B. Salzberger (Hrsg.)

Therapie-Handbuch – Infektionskrankheiten und Schutzimpfungen

Bernd Salzberger (Hrsg.)

Therapie-Handbuch
Infektionskrankheiten und Schutzimpfungen

1. Auflage

Mit Beiträgen von:
Dr. Anja Berger, Oberschleißheim; Dr. Markus R. Benz, Dachau; Dr. Aila Caplunik-Pratsch, Regensburg; Prof. Dr. Roland Diel, Großhansdorf; Dr. Hans-Jörg Epple, Berlin; Dr. Volker Fingerle, Oberschleißheim; Prof. Dr. Beate Grüner, Ulm; Priv.-Doz. Dr. Frank Hanses, Regensburg; Priv.-Doz. Dr. Florian Hitzenbichler, Regensburg; Prof. Dr. Herbert Hof, Heidelberg; Prof. Dr. Tomas Jelinek, Berlin; Prof. Dr. Markus Knuf, Worms; Prof. Dr. Henrik Köhler, Aarau (CH); Dr. Josef Köstler, Regensburg; Dr. Margarethe Konik, Essen; Dr. Klaus Magdorf †; Dr. Volker Melichar, Neunkirchen a. Brand; Prof. Dr. Hans Helmut Niller, Regensburg; Prof. Dr. Hilmar Prange, Göttingen; Dr. Anca Rath, Regensburg; Prof. Dr. Bernd Salzberger, Regensburg; Dr. Stefan Schliep, Erlangen; Prof. Dr. Wulf Schneider-Brachert, Regensburg; Prof. Dr. Volker Schuster, Leipzig; Priv.-Doz. Ulrich Seybold, München; Prof. Dr. Britta Siegmund, Berlin; Prof. Dr. Andreas Sing, Oberschleißheim; Priv.-Doz. Dr. Christoph D. Spinner, München; Prof. Dr. Michael Sticherling, Erlangen; Priv.-Doz. Thomas M.K. Völkl, Augsburg; Prof. Dr. Lutz T. Weber, Köln; Prof. Dr. Uwe Wintergerst, Braunau (A); Prof. Dr. Oliver Witzke, Essen

ELSEVIER

Elsevier GmbH, Bernhard-Wicki-Str. 5, 80636 München, Deutschland
Wir freuen uns über Ihr Feedback und Ihre Anregungen an kundendienst@elsevier.com

ISBN 978-3-437-23817-8
eISBN 978-3-437-17179-6

1. Auflage 2023

Wichtiger Hinweis
Die medizinischen Wissenschaften unterliegen einem sehr schnellen Wissenszuwachs. Der stetige Wandel von Methoden, Wirkstoffen und Erkenntnissen ist allen an diesem Werk Beteiligten bewusst. Sowohl der Verlag als auch die Autorinnen und Autoren und alle, die an der Entstehung dieses Werkes beteiligt waren, haben große Sorgfalt darauf verwandt, dass die Angaben zu Methoden, Anweisungen, Produkten, Anwendungen oder Konzepten dem aktuellen Wissensstand zum Zeitpunkt der Fertigstellung des Werkes entsprechen.
Der Verlag kann jedoch keine Gewähr für Angaben zu Dosierung und Applikationsformen übernehmen. Es sollte stets eine unabhängige und sorgfältige Überprüfung von Diagnosen und Arzneimitteldosierungen sowie möglicher Kontraindikationen erfolgen. Jede Dosierung oder Applikation liegt in der Verantwortung der Anwenderin oder des Anwenders. Die Elsevier GmbH, die Autorinnen und Autoren und alle, die an der Entstehung des Werkes mitgewirkt haben, können keinerlei Haftung in Bezug auf jegliche Verletzung und/oder Schäden an Personen oder Eigentum, im Rahmen von Produkthaftung, Fahrlässigkeit oder anderweitig übernehmen.

Für die Vollständigkeit und Auswahl der aufgeführten Medikamente übernimmt der Verlag keine Gewähr.
Geschützte Warennamen (Warenzeichen) werden in der Regel besonders kenntlich gemacht (®). Aus dem Fehlen eines solchen Hinweises kann jedoch nicht automatisch geschlossen werden, dass es sich um einen freien Warennamen handelt.

Bibliografische Information der Deutschen Nationalbibliothek
Die Deutsche Nationalbibliothek verzeichnet diese Publikation in der Deutschen Nationalbibliografie; detaillierte bibliografische Daten sind im Internet über https://www.dnb.de abrufbar.

23 24 25 26 27   5 4 3 2 1

In ihren Veröffentlichungen verfolgt die Elsevier GmbH das Ziel, genderneutrale Formulierungen für Personengruppen zu verwenden. Um jedoch den Textfluss nicht zu stören sowie die gestalterische Freiheit nicht einzuschränken, wurden bisweilen Kompromisse eingegangen. Selbstverständlich sind **immer alle Geschlechter** gemeint.

Planung: Ursula Jahn, M. A., München
Projektmanagement und Redaktion: Michaela Mohr/Michael Kraft, mimo-booxx | textwerk., Augsburg
Rechteklärung: Lisa Neulinger
Herstellung: Dietmar Radünz, Leipzig; Karin Kühnel, München
Satz: Thomson Digital, Noida/Indien
Druck und Bindung: EGEDSA, Sabadell (Barcelona)/Spanien
Umschlaggestaltung: SpieszDesign, Neu-Ulm
Titelfotografie: © istock.com/peterschreiber.media

Aktuelle Informationen finden Sie im Internet unter **www.elsevier.de.**

Vorwort

Infektionskrankheiten sind anders. Sie unterscheiden sich von anderen Erkrankungen fundamental: Ihre Ursachen (Erreger) haben spezifische biologische und ökologische Eigenschaften. Die Kenntnisse dieser Eigenschaften und deren Interaktionen mit dem Wirt sind für Diagnostik und Therapie entscheidend. Aber Krankheiten manifestieren sich meist an spezifischen Organen und nur selten verlaufen Infektionen so typisch, dass allein aus der Anamnese und den klinischen Zeichen der Erreger bestimmt werden kann. Hierzu – zur Diagnose und Charakterisierung der Erreger – ist die medizinische Mikrobiologie für die Diagnose unverzichtbarer Partner.

Ein Handbuch der Infektionskrankheiten muss beide Aspekte, die Erreger und die Manifestationen, aufgreifen, deshalb haben wir die Liste der Erreger systematisch erweitert, vollständig ist sie nicht und kann sie auch kaum sein. Bei den meisten Organinfektionen muss aber bei diesem Format auf die entsprechenden Kapitel in den anderen Handbüchern dieser Reihe verwiesen werden.

Dies spiegelt auch den Wandel in der Infektiologie wider. Infektionskrankheiten waren früher die häufigsten Erkrankungen, heute sind sie hinter chronischen/degenerativen Erkrankungen „nur" noch an zweiter Stelle weltweit. Proportional ist die Abnahme der Krankheitslast im Vergleich zu anderen Erkrankungen viel größer, sie ist auf Verbesserungen der Lebensumstände und Fortschritte in der Medizin zurückzuführen. Bei den Änderungen der Lebensumstände ist die Versorgung mit sauberem Trinkwasser, die bessere Ernährung und die Lebensmittelhygiene zu nennen – alles angewandtes Wissen aus den Anfängen von Mikrobiologie und Hygiene im 19. Jahrhundert. Beim medizinischen Fortschritt muss zuallererst die Entwicklung und Anwendung von Impfungen genannt werden. Epidemien mit Masern und Poliomyelitis sind in Ländern mit hohen Einkommen Geschichte, hier bringen nur kleine Ausbrüche bei ungeimpften Kindern die Zeit vor der Einführung von Impfungen in Erinnerung. Auch die Einführung wirksamer antimikrobieller Substanzen haben zu dieser Entwicklung beigetragen, vermutlich aber zu einem viel geringeren Teil. Diese Fortschritte waren so bedeutend, dass Gesundheitspolitiker bereits in den 1960er-Jahren dachten, Infektionskrankheiten seien besiegt.

Der Ausbruch neuer Infektionskrankheiten, in den 1980er-Jahren die HIV-Infektion, die kürzliche Ausbreitung von Bakterien mit breiten Resistenzen gegen Antibiotika und zuletzt die Pandemie mit *SARS-CoV-2* zeigen eindrücklich, dass dies nicht der Fall ist.

Sowohl die Fortschritte als auch die aktuellen Probleme haben die spezialisierte moderne klinische Infektionsmedizin – die Infektiologie – verändert. Die Behandlung der meisten Infektionen erfordert heute nicht mehr den Spezialisten, sondern den gut ausgebildeten Allgemeinarzt oder Organspezialisten. Damit ist der Spezialist nicht überflüssig geworden, sein Arbeitsfeld und seine Rolle konzentrieren sich heute auf die Diagnostik und die Therapie komplizierter Infektionen, Infektionen mit schwer behandelbaren oder resistenten Mikroorganismen und Infektionen bei schwer immunkompromittierten Patienten. Diese Tätigkeit ist interdisziplinär, eine enge Kooperation mit Kolleginnen und Kollegen aus der Allgemeinmedizin, Organfächern, der Mikrobiologie, der Krankenhaushygiene und dem öffentlichen Gesundheitswesen prägt die moderne Infektiologie.

Regensburg, im April 2023
Bernd Salzberger

Herausgeber

Prof. Dr. Bernd Salzberger
Klinikum der Universität Regensburg
Innere Medizin I
Franz-Josef-Strauß-Allee 11
93053 Regensburg

Autorinnen und Autoren

Dr. Anja Berger
Bayerisches Landesamt für Gesundheit & Lebensmittelsicherheit
Dienststelle Oberschleißheim
Veterinärstr. 2
85764 Oberschleißheim

Dr. Markus R. Benz
Kindernephrologie Dachau
Schleißheimer Straße 12
85221 Dachau

Dr. Aila Caplunik-Pratsch
Universitätsklinikum Regensburg
Abteilung Krankenhaushygiene und Infektiologie
Franz-Josef-Strauß-Allee 11
93053 Regensburg

Prof. Dr. Roland Diel
Christian-Albrechts-Universität zu Kiel
Institut für Epidemiologie c/o
LungenClinic Grosshansdorf
Wöhrendamm 80
22927 Großhansdorf

Priv. Doz. Dr. Hans-Jörg Epple
Charité – Universitätsmedizin Berlin
Campus Benjamin Franklin
Antibiotic Stewardship, Vorstand Krankenversorgung
Hindenburgdamm 30
12203 Berlin

Dr. Volker Fingerle
Bayerisches Landesamt für Gesundheit & Lebensmittelsicherheit
Dienststelle Oberschleißheim
Veterinärstr. 2
85764 Oberschleißheim

Prof. Dr. Beate Grüner
Universitätsklinikum Ulm
Zentrum für Innere Medizin, Klinik für Innere Medizin III
Sektion Klinische Infektiologie
Albert-Einstein-Allee 23
89081 Ulm

Priv.-Doz. Dr. Frank Hanses
Universitätsklinikum Regensburg
Interdisziplinäre Notaufnahme
Franz-Josef-Strauß-Allee 11
93053 Regensburg

Priv.-Doz. Dr. Florian Hitzenbichler
Universitätsklinikum Regensburg
Abteilung Krankenhaushygiene und Infektiologie
Franz-Josef-Strauß-Allee 11
93042 Regensburg

Prof. Dr. Herbert Hof
MVZ, Labor Dr. Limbach & Kollegen GbR
Im Breitspiel 16
69126 Heidelberg

Prof. Dr. Tomas Jelinek
Berliner Centrum für Reise- und Tropenmedizin GmbH
Friedrichstr. 134
10117 Berlin

Prof. Dr. Markus Knuf
Klinik für Kinder- und Jugendmedizin
Gabriel-von-Seidl-Str. 81
67550 Worms

Prof. Dr. Henrik Köhler
Kantonspital Aarau
Klinik für Kinder und Jugendliche
Tellstraße 15
CH-5501 Aarau

Dr. Josef Köstler
Universitätsklinikum Regensburg
Institut für Mikrobiolgie und Hygiene
Franz-Josef-Strauss-Allee 11
93042 Regensburg

Dr. Margarethe Konik
Universitätsmedizin Essen
Klinik für Infektiologie
Hufelandstraße 55
45147 Essen

Dr. Klaus Magdorf †

Dr. Volker Melichar
Kinderarztpraxis Neunkirchen
Neuropädiatrie, Allergologie,
Kinderpneumologie
von-Pechmann-Str. 15
91077 Neunkirchen a. Br.

Prof. Dr. Hans Helmut Niller
Universitätsklinikum Regensburg
Institut für Mikrobiolgie und Hygiene
Franz-Josef-Strauss-Allee 11
93042 Regensburg

Prof. Dr. Hilmar Prange
Universitätsmedizin Göttingen
Zentrum Neurologie
Robert-Koch-Straße 40
37075 Göttingen

Dr. Anca Rath
Universitätsklinikum Regensburg
Abt. Krankenhaushygiene und Infektiologie
Franz-Josef-Strauß-Allee 11
93053 Regensburg

Dr. Stefan Schliep
Universitätsklinikum Erlangen
Hautklinik
Ulmenweg 18
91054 Erlangen

Prof. Dr. Wulf Schneider-Brachert
Universitätsklinikum Regensburg
Abt. Krankenhaushygiene und
Infektiologie
Franz-Josef-Strauß-Allee 11
93053 Regensburg

Prof. em. Dr.Volker Schuster
bis März 2021 ehemal. Leiter der Poliklinik
für Kinder und Jugendliche
Universitätsklinikum Leipzig
privat: Paul-Küstner-Straße 11a
04177 Leipzig

Priv.-Doz. Ulrich Seybold
Klinikum der Universität München
Campus Innenstadt
Medizinische Klinik und Poliklinik IV
Sektion Klinische Infektiologie,
Pettenkoferstr. 8a
80336 München

Prof. Dr. Britta Siegmund
Charité – Universitätsmedizin
Campus Benjamin Franklin
Medizinische Klinik für Gastroenterologie,
Infektiologie und Rheumatologie
Hindenburgdamm 30
12200 Berlin

Prof. Dr. med. Dr. phil. Andreas Sing
Bayerisches Landesamt für Gesundheit &
Lebensmittelsicherheit
Dienststelle Oberschleißheim
Veterinärstr. 2
85764 Oberschleißheim

Priv.-Doz. Dr. Christoph D. Spinner
Klinikum rechts der Isar der TU München
Klinik und Poliklinik für Innere Medizin II
Ismaninger Str. 22
81675 München

Prof. Dr. Michael Sticherling
Universitätsklinikum Erlangen
Hautklinik
Ulmenweg 18
91054 Erlangen

Priv.-Doz. Thomas M.K. Völkl
KjF Klinik Josefinum gGmbH
Klinik für Kinder und Jugendliche
Kapellenstr. 30
86154 Augsburg

Prof. Dr. Lutz T. Weber
Universitätsklinikum Köln
Klinik und Poliklinik für Kinder- und
Jugendmedizin
Kerpener Straße 62
50937 Köln

Prof. Dr. Uwe Wintergerst
Krankenhaus St. Josef Braunau GmbH
Kinderheilkunde
Ringstr. 60
A-5280 Braunau

Prof. Dr. Oliver Witzke
Universitätsmedizin Essen
Klinik für Infektiologie
Hufelandstraße 55
45147 Essen

Abkürzungen

Symbol

®	Handelsname
↔	normal (im Normbereich)
↑	hoch, erhöht
↓	tief, erniedrigt
→	vgl. mit, daraus folgt

A

A., Aa.	Arteria/e
ABPA	allergische bronchopulmonale Aspergillose
ABS	Antibiotic Stewardship
ABSSSI	Acute Bacterial Skin and Skin Structure Infections
ABZ	Albendazol
ACA	Acrodermatitis chronica atrophicans
AE	alveoläre Echinokokkose
AGI	Arbeitsgemeinschaft Influenza
AK, Ak	Antikörper
ALI	Acute Lung Injury
allo-SZT	allogene Stammzelltransplantation
Am	Amikacin
AMG	Arzneimittelgesetz
ARDS	Acute Respiratory Distress Syndrome
ART	antiretrovirale Therapie
ASDB	anti-Streptokokken DNase B
ASL	Anti-Streptolysin
ATV	Atazanavir
AVP	Apothekenverkaufspreis
AZ	Allgemeinzustand
AZT	Zidovudin (Azidothymidin)

B

BAL	bronchoalveoläre Lavage
BB	Blutbild
BCG	Bacille-Galmette-Guérin
Bdq	Bedaquilin
BIC	Bictegravir
BKS	Blutkörperchensenkung
BoDV-1	*Borna-Disease*-Virus
BSG	Blutkörperchensenkungsgeschwindigkeit
BWS	Brustwirbelsäule
BZ	Blutzucker
BZGA	Bundeszentrale für gesundheitliche Aufklärung

C

CAB	Cabotegravir
cMRSA	Community-acquired Methicillin-resistant *Staphylococcus aureus*
CAP	ambulant erworbene Pneumonie (Community-acquired Pneumonia)
cART	antiretrovirale Kombinationstherapie
CDI	*Clostridioides-difficile*-Infektion
CE	zystische Echinokokkose
CEUS	kontrastverstärkte Sonographie (Contrast Enhanced Ultra Sound)
CF	zystische Fibrose
CFZ	Clofazimin
CGD	chronische Granulomatose
CK	Kreatinkinase
CL	Clearance
CLD	chronische Lungenerkrankung
CLRs	C-Type-Lectin-Rezeptor/en
CMT	Cardiolipin-Mikroflockungstest
CMV	Zytomegalievirus
COBI	Cobicistat
cp	Kopie/n
CRP	C-reaktives Protein
CT	Computertomographie, Computertomogramm
CVID	Common Variable Immunodeficiency

D

DAMPs	Damage-Associated Molecular Patterns
DD	Differenzialdiagnose/n
ddI	Didanosin
DHF	hämorrhagisches Dengue-Fieber
DHPG	Dihydroxypropoxymethylguanin
DLD	Diphtheria-like Disease
Dlm	Delamanid
DOR	Doravirin
DRV	Darunavir
DSS	Dengue-Schock-Syndrom
DSTIG	Deutsche STI-Gesellschaft e. V.
DT	Diphtherietoxin
DTG	Dolutegravir
d4T	Stavudin

E

E	Einheit/en
EAEC	enteroaggregative *Escherichia coli*
EBV	Epstein-Barr-Virus
EC	Elite Controller/s
ECMO	extrakorporale Membranoxygenierung
ED	Einzeldosis
EFV	Efavirenz
EHEC	enterohämorrhagische *Escherichia coli*
EIEC	enteroinvasive *Escherichia coli*
ELISA	Enzyme-linked Immunosorbent Assay
E'lyte	Elektrolyte
EMA	Europäische Arzneimittel-Agentur
EMB	Ethambutol
EMG	Elektromyogramm
ENF	Enfuvirtid
EPEC	enteropathogene *Escherichia coli*
ESBL	Extended-Spectrum-β-Laktamase/n
ETEC	enterotoxische *Escherichia coli*
Eto	Ethionamid
ETR	Etravirin
EUCAST	European Committee on Antimicrobial Susceptibilty Testing
EVG	Elvitegravir

F

FDC	Fixdosiskombination/en
FEV_1	Forced Exspiratory Volume in 1 Second, Einsekundenkapazität
FFP	Fresh Frozen Plasma
FPV	Fosamprenavir
FSME	Frühsommer-Meningoenzephalitis
FTC	Emtricitabin

FTR	Fostemsavir
FUO	Fieber unbekannter Ursache

G

GAS	Group A-Streptococci
GBS	Streptokokken der Gruppe B
GC	Glukokortikoid/e
GCS	Streptokokken der Gruppe C; Glasgow Coma Scale
G-CSF	granulozytenkoloniestimulierender Faktor (Granulocyte-Colony Stimulating Factor)
GFR	glomeruläre Filtrationsrate
GGS	Streptokokken der Gruppe G
GK	Glukokortikoid/e
GOT	Glutamat-Oxalacetat-Transaminase
GvHD	Graft versus Host-Disease

H

HAART	hochaktive antiretrovirale Therapie (Highly Active Anti-retroviral Therapy)
haMRSA	Hospital-associated Methicillin-resistant *Staphylococcus aureus*
HAP	Hospital Acquired Pneumonia
HF	Herzfrequenz; Hochfrequenz
HHT	Hämagglutinationshemmtest
HiB	*Haemophilus influenzae b*
HLH	hämophagozytische Lymphohistiozytose
HMO	Human Milk Oligosaccharides
HRCT	hochauflösendes Computertomogramm
HRIG	humanes Rabies-Immunoglobulin
HRST	Herzrhythmusstörungen
HSE	Herpes-Enzephalitis
HSR	Hypersensitivitätsreaktion
HSV	Herpes-simplex-Virus
HUS	hämolytisch-urämisches Syndrom
HWI	Harnwegsinfektion/en
HWS	Halswirbelsäule

I

i. a.	intraartikulär
IBA	Ibalizumab
ID	Initialdosis
IDV	Indinavir
IE	internationale Einheit
IFA	indirektes Immunofluoreszenz-Assay
IfSG	Infektionsschutzgesetz
IFT	Immunfluoreszenztest
IGRA	Interferon-Gamma-Release-Assay/s
i. m.	intramuskulär
IMP-CLN	Imipenem-Celastin
INH	Isoniazid
INI	Integraseinhibitor/en
INR	International Normalized Ratio
INSTI	Integrase-Strang-Transfer-Inhibitor/en
IRIS	Immunrekonstitutionssyndrom
ISR	Injection Site Reactions
i. v.	intravenös
IWGE	Informal Working Group on Echinococcosis

J

K

KG	Körpergewicht; Krankengymnastik
KHK	koronare Herzkrankheit
KI	Kontraindikation/en; künstliche Intelligenz
KKK	Katzenkratzkrankheit
KM	Kontrastmittel
KO	Komplikation
KOF	Körperoberfläche
KPNS	koagulasenegative Staphylokokken
Kps.	Kapsel/n
Krea	Kreatinin
KS	Kaposi-Sarkom
KSHV	Kaposi-Sarkom-Herpesvirus

L

laMRSA	Livestock-acquired Methicillin-resistant *Staphylococcus aureus*
LB	Lyme-Borreliose
LCMV	Virus der lymphozytären Choriomeningitis
LD	Lipodystrophie-Syndrom
LFX	Levofloxacin
LISA	Less Invasive Surfactant Administration
Lj.	Lebensjahr/e
LKS	Lymphknotenschwellung
LM	Lebensmonat/e
LNB	Lyme-Neuroborreliose
LPS	Lipopolysaccharid/e
LTBI	latente tuberkulöse Infektion
LTx	Lebertransplantation
Lzd	Linezolid

M

M., Mm.	Musculus, Musculi
MAC	*Mycobacterium-avium*-Komplex
MAI	*Mycobacterium avium/intracellulare*
MALDi-TOF	Matrix Assisted Laser Desorption-Time Of Flight
MBZ	Mebendazol
MCU	Miktionszystourographie/-gramm
MFX	Moxifloxacin
MH	Methenamin Hippurat
MHK	minimale Hemmkonzentration
MNS	Mund-Nasen-Schutz
Mpm	Meropenem
MRE	multiresistente/r Erreger
MRSA	methicillinresistenter *Staphylococcus aureus*/Staphylokokken
MRSE	methicillinresistenter *Staphylococcus epidermidis*
MRT	Magnetresonanz-/Kernspintomographie
MSCRAMM	Microbial Surface Components Recognizing Adhesive Matrix Molecules
MSM	Männern, die Sex mit Männern haben
MSSA	methicillinsensible *Staphylococcus aureus*
MSSE	methicillinsensible *Staphylococcus epidermidis*
Mtb	*Mycobacterium tuberculosis*
MUS	Miktionsurosonographie
MVC	Maraviroc

N

NAAT	Nukleinsäure-Amplifikationstest
NAT	Nukleinsäure-Amplifikations-Technik
NE	Nephropathia epidemica
NGS	New Genomic Sequencing
NHL	Non-Hodgkin-Lymphom
NLRs	Leucine Rich Repeats
NNR	Nebennierenrinde

NNRTI	nichtnukleosidische Reverse-Transkriptase-Inhibitor/en
NO	Stickstoffmonoxid
NOD	Nucleotide Oligomerization Domain
NRTI	nukleosidische Reverse-Transkriptase-Inhibitor/en
NRTTI	nukleosidale Reverse-Transkriptase-Translokations-Inhibitor/en
NSAR	nichtsteroidale/s Antirheumatikum/a
nSSTI	Necrotizing Skin and Soft Tissue Infections
NTM	nichttuberkulöse Mykobakterien
NVP	Nevirapin
NW	Nebenwirkung/en

O

OP	Operation
OPSI	Overwhelming Post-splenectomy Infection

P

$PaCO_2$	Kohlendioxidpartialdruck
PAMP	Pathogen-assoziierte molekulare Muster (Pathogen-Associated Molecular Patterns)
PaO_2	Sauerstoffpartialdruck
PAP	perioperative Antibiotikaprophylaxe
PAS	Paraaminosalicylsäure
pAVK	periphere arterielle Verschlusskrankheit
PBP	Penicillin-bindende/s Protein/e
PCR	Polymerase-Kettenreaktion
PEEP	positiver endexpiratorischer Druck
PEI	Paul-Ehrlich-Institut
PEP	Postexpositionsprophylaxe
PET/CT	Positronenemissionstomographie/Computertomographie
PH	pulmonale Hypertonie
PI	Proteaseinhibitor/en
PjP	*Pneumocystis-jirovecii*-Pneumonie
PML	progressive multifokale Leukenzephalopathie
p. o.	per os, peroral
PPI	Protonenpumpeninhibitoren/-hemmer
PrEP	Präexpositionsprophylaxe
PRRs	Pattern-Recognition Receptors
PSA	persönliche Schutzausrüstung
PT	PT Pertussis-Toxin
PTLD	posttransplantations-lymphoproliferative Erkrankung
Pto	Protionamid
PVL	Panton-Valentine-Leukozidin
PZA	Pyrazinamid

Q

qSOFA	quick Sequential [Sepsis-related] Organ Function Assessment

R

RAL	Raltegravir
RF	rheumatisches Fieber
RKI	Robert Koch-Institut
RLRs	RIG-I-Like-Rezeptor/en
RMP	Rifampicin
RMSF	Rocky Mountain Spotted Fever
RR	Blutdruck nach Riva-Rocci
RSV	respiratorisches Synzytialvirus (Respiratory Syncytial Virus)
RTV	Ritonavir

S

s	Sekunde/n
s. c.	subkutan
SCCmec	Staphylococcus Chromosomal Cassette mec
SCID	Severe Combined Immunodeficiency Syndrome
SFEMG	Single-Fiber-Elektromyogramm
SM	Streptomycin
SNV	Sin-Nombre-Virus
SOFA	Sequential Organ Failure Assessment
SOP	Standard Operating Procedures
SOT	solide Organtransplantation
SQV	Saquinavir
SSPE	subakute sklerosierende Panenzephalitis
SSSS	Staphylococcal Scalded Skin Syndromê
SSW	Schwangerschaftswoche/n
STI	sexuell übertragene Infektion/en (Krankheit/en)
STIKO	Ständige Impfkommission
STR	Single Tablet Regime/s
STSS	Streptococcal Toxic Shock Syndrome
SZT	Stammzelltransplantation

T

TAF	Tenofoviralafenamid-Fumarat
TB	Lungentuberkulose
Tbl.	Tablette/n
TDF	Tenofovir-Disoproxil-Fumarat
TEE	transösophageale Echokardiographie
THT	Tuberkulinhauttest
TIG	Tetanus-Immunglobulin
TLRS	Toll-Like-Rezeptor-System
TMP	Trimethoprim
TMP-SMZ	Trimethoprim-Sulfamethoxazol
TPHA	*Treponema-pallidum*-Hämagglutinationstest
TPPA	*Treponema-pallidum*-Partikelagglutinationstest
TPV	Tipranavir
Trd	Terizidon
Trpf.	Tropfen
TSS	toxisches Schocksyndrom (Toxic Shock Syndrome)
TTP	thrombotisch-thrombozytopenische Purpura

U

U.	Ureaplasma
UAW	unerwünschte Arzneimittelwirkungen
UCTD	undifferenzierte Kollagenose/Undifferentiated Connective Tissue Disease
US	Ultraschall, Sonographie

V

V. a.	Verdacht auf
VAP	ventilatorassoziierte Pneumonie, Beatmungspneumonie
VAPP	vakzineassoziierte paralytische Poliomyelitis
VDRL	Veneral Disease Research Laboratory
VITT	vakzineinduzierte Thrombose-Thrombozytopenie
VL	Viruslast; viszerale Leishmaniasis
VRE	Vancomycin-resistente Enterokokken
VUR	vesikoureterorenaler Reflux
VZV	Varicella-zoster-Virus

X

XDR-TB	extensiv-resistente Tuberkulose

Y

YOPI	Young, Old, Pregnant Women, Immunocompromised

Z

Z. n.	Zustand nach
ZNS	zentrales Nervensystem
ZVK	zentraler Venenkatheter

Abbildungsverzeichnis

Der Verweis auf die jeweilige Abbildungsquelle befindet sich bei allen Abbildungen im Werk am Ende des Legendentextes in eckigen Klammern.

E325	Kumar P, Clark M: Kumar and Clark's Clinical Medicine. Elsevier/Saunders, 7. A. 2009.
E355	Goldman L et al.: Cecil MEDICINE. 23. A. Philadelphia: Elsevier Saunders, 2008
E422	Weston WL, Lane AT, Morelli JG: Color Textbook of Pediatric Dermatology. Elsevier/Mosby, 4. Aufl. 2007
E430-002	Kanski J: Klinische Ophthalmologie. 8.A. München: Elsevier Urban & Fischer, 2017
E430-003	Kanski J: Klinische Ophthalmologie. 9.A. München: Elsevier Urban & Fischer, 2023
E499-002	Ralston, Stuart H et al.: Davidson's Principles and Practice of Medicine, Twenty-Third Edition, Elsevier Ltd, 2018
E948-002	James, WD et al.: Andrews' Diseases of the Skin. Clinical Dermatology. Elsevier/Saunders, 11. Aufl. 2011.
E948-005	Micheletti Robert G, MD: Andrews' Diseases of the Skin Clinical Atlas, Second Edition. Elsevier, 2023.
F201-034	Schmiemann G et al.: The Diagnosis of Urinary Tract Infection. A Systematic Review. In: Dtsch Arztebl Int 2010. Issue 107, Volume 21, Pages 361-7. 2010
F201-054	Kranz J et al.: Clinical practice guideline: Uncomplicated bacterial community-acquired urinary tract infection in adults – epidemiology, diagnosis, treatment, and prevention. In: Medizin. Volume 50, Issue 114, Pages 866–873. Dtsch Arztebl Int, 2017.
F545-008	Ewig S et al.: Behandlung von erwachsenen Patienten mit ambulant erworbener Pneumonie und Prävention – Update 2016. In: Pneumologie. Volume 70, Issue 03, Pages 151-200. Georg Thieme Verlag KG, 2016.
F588-004	Dellinger R et al.: Surviving Sepsis Campaign: international guidelines for management of severe sepsis and septic shock. In: Critical Care Medicine. Volume 41, Issue 2, Pages 580-637. Wolters Kluwer Health, Inc., 2013
F1029-002	Kranz, Jennifer et al.: The 2017 Update of the German Clinical Guideline on Epidemiology, Diagnostics, Therapy, Prevention, and Management of Uncomplicated Urinary Tract Infections in Adult Patients. Part II: Therapy and Prevention. In: Urologia Internationalis. Volume 100, Issue 3, Pages 271–278. Karger Publishers, 2018.
G539	James WD et al.: Andrews' Diseases of Skin: Clinical Dermatology - Expert Consult, 11th ed. 2011, Elsevier
G764-002	Kliegman et al.: Nelson Textbook of Pediatrics, 21th ed., Elsevier Saunders 2020
G808-006	Zimmerman JT, Rotta AT et al.: Fuhrman & Zimmerman's Pediatric Critical Care, 6th Edition. Elsevier, 2021
H017-001	Vincent J-L et al.: The SOFA (Sepsis-related Organ Failure Assessment) score to describe organ dysfunction/failure. In: Intensive Care Medicine. Volume 22, Issue 7, Pages 707–710. Springer, July 1996.
H033-002	van Prehn Joffrey et al.: European Society of Clinical Microbiology and Infectious Diseases: 2021 update on the treatment guidance document for Clostridioides difficile infection in adults. In: Clinical Microbiology and Infection. Volume 27, Supplement 2, Pages S1-S21. Elsevier, 2021.
H295-001	Li Yuping et al.: Development and validation of a user-friendly risk nomogram for the prediction of catheter-associated urinary tract infection in neuro-intensive care patients. In: Intensive and Critical Care Nursing. Volume 74, Elsevier, 2023
J787	Colourbox.com
J812-042	Adobe Stock/panyawat
L231	Stefan Dangl, München
M123	Prof. Dr. med. Thomas Dirschka, Wuppertal
M349	Prof. Dr.med Dr. h.c. Classen, München; Prof. Dr. med. Diehl, Köln; Prof. Dr.Dr.h.c. Kochsiek, Würzburg
M552	Prof. Dr. med. Ertan Mayatepek
M668	Dr. med. Micha Löbermann, Klinikum der Universität Rostock
M1202	Dr. Uwe Wintergerst, Braunau
M1203	Prof. Dr. K. P. Schaal, Bonn
O530	Prof. Dr. med. Dr. sci. nat. Christoph Klein, München
O562	Dr. Andreas Dubitzky, Hebertshausen
P580	Prof. Dr. med. Joachim Dissemond, Essen
P932	Dr. med. Christoph Boesecke, Bonn
P1307	Prof. Dr. Bernd Salzberger, Regensburg
R190-003	Michalk, D., Schönau, E.: Differentialdiagnose Pädiatrie. Elsevier/Urban & Fischer. 3.Aufl., 2011
R246	Gruber G, Hansch A: Kompaktatlas Blickdiagnosen in der Inneren Medizin. Elsevier/Urban & Fischer, 2. Aufl. 2009
T409	Fotosammlung des Dr. von Haunerschen Kinderspitals, München
W798	World Health Organization (WHO), Genf
X221-041	Robert Koch-Institut: EUCAST-Neudefinition der Kategorie „I" – zum Umgang hinsichtlich der Meldepflicht. Epid Bull 2019, Volume 9, Pages 81- 88. DOI 10.25646/5917
X221-042	Ständige Impfkommission: Empfehlungen der Ständigen Impfkommission (STIKO) beim Robert Koch-Institut 2023 Epid Bull 2023. Ausgabe 4, Seite 3-68.

Fehler gefunden?

An unsere Inhalte haben wir sehr hohe Ansprüche. Trotz aller Sorgfalt kann es jedoch passieren, dass sich ein Fehler einschleicht oder fachlich-inhaltliche Aktualisierungen notwendig geworden sind.
Sobald ein relevanter Fehler entdeckt wird, stellen wir eine Korrektur zur Verfügung. Mit diesem QR-Code gelingt der schnelle Zugriff.

https://else4.de/978-3-437-23817-8

Wir sind dankbar für jeden Hinweis, der uns hilft , dieses Werk zu verbessern. Bitte richten Sie Ihre Anregungen, Lob und Kritik an folgende E-Mailadresse: kundendienst@elsevier.com

Inhaltsverzeichnis

I

Allgemeines

KAPITEL

1

Anca Rath, Aila Caplunik-Pratsch und Wulf Schneider-Brachert[1]

Allgemeine Infektionsprophylaxe

Kernaussagen

- Durch die **strikte Einhaltung der Standardhygienemaßnahmen** lässt sich die Übertragung von Infektionserregern weitestgehend vermeiden. Diese sind so ausgerichtet, dass nicht nur die gefürchtete Erregerübertragung durch Blut oder Körperflüssigkeiten verhindert wird, sondern auch die meisten Kontakt- oder Tröpfcheninfektionen verhütet werden können.
- **Grundsätzlich gilt: Alle Körperflüssigkeiten** sind potenziell **infektiös,** Patienten sind mögliche Träger von multiresistenten Erregern und Oberflächen im Krankenhaus sind Träger von Mikroorganismen.
- Zu den Standardhygienemaßnahmen gehört v. a. die indikationsgerechte Durchführung der **Händedesinfektion sowie ggf. das Tragen von Einmalhandschuhen, MNS und Schutzkittel.**
- **Spezielle Hygienemaßnahmen sind erforderlich bei**
  - aerogen (Tröpfchen < 5 µm) oder anderweitig (> 5 µm) tröpfchenübertragenen Infektionen,
  - bei bestimmten (multiresistenten) Erregern sowie
  - bei besonderem Risiko durch Umgebungskontamination (z. B.) Noroviren und erhöhter Umweltpersistenz, (z. B.) Carbapenemase-positiver *Acinetobacter baumannii.*

1.1 Übertragungswege

Infektionspräventive Maßnahmen nehmen im klinischen Alltag eine besondere Rolle ein und sind eine Grundvoraussetzung für die erfolgreiche Patientenversorgung. Um diese korrekt umsetzen zu können, sind Kenntnisse über die Eigenschaften und den Übertragungsweg von Infektionserregern entscheidend. Die wichtigsten Übertragungswege von Infektionen sind

- durch direkten oder indirekten (z. B. kontaminierte Gegenstände) Kontakt,
- über luftgetragene Tröpfchen bzw. „Tröpfchenkerne" (Aerosole),
- über Vehikel, wie z. B. Nahrung, Wasser, Blut und Blutprodukte, sowie
- über Vektoren, wie z. B. Insekten.
- Grundsätzlich müssen bei den meisten Erregern verschiedene Übertragungswege beachtet werden.

1.1.1 Verhütung von durch Kontakt übertragbaren Infektionen – Contact Precautions

Cave

In der klinischen Praxis werden (nosokomiale) Krankheitserreger **häufig über die kontaminierten Hände des medizinischen Personals übertragen.** Die indikationsgerechte Händedesinfektion (➤ Tab. 1.1) ist somit die wichtigste infektionspräventive Einzelmaßnahme.

[1] Autor der Vorauflage: Thomas Hauer

Tab. 1.1 Indikationen für die Händedesinfektion (nach WHO und ASH) [W798]

Indikation 1	Vor Patientenkontakt
Indikation 2	Vor aseptischen Tätigkeiten, z. B. beim Verbandswechsel, bei Schleimhautkontakt, Bereitstellung von Infusionen, Herstellung von Mischinfusionen, Aufziehen von Medikamenten, vor invasiven Maßnahmen, vor Kontakt zu jeder Art von Kathetern o. Drainagen etc.
Indikation 3	Nach Kontakt mit potenziell infektiösem Material wie Blut, Exkreten, Sekreten u. unmittelbar nach Ausziehen der Handschuhe
Indikation 4	Nach Patientenkontakt
Indikation 5	Nach Kontakt mit der unmittelbaren Patientenumgebung

Mit einer effektiven **Händedesinfektion (alkoholisches Händedesinfektionsmittel,** Einhaltung der Einwirkzeit von i. d. R. 30 s; ➤ Tab. 1.1), die die häufig „vergessenen" Stellen wie Fingerspitzen, Daumen, Fingerzwischenräume und Querfalten der Handfläche miteinbezieht, soll die sog. transiente Hautflora eliminiert werden. Für eine **korrekte Händedesinfektion** muss folgendes beachtet werden:

- Bei stark verschmutzten Händen werden diese zunächst vorsichtig mit Wasser und Seife gewaschen, dann ausreichend desinfiziert. **Cave: Umgebungskontamination!**
- In Arbeitspausen oder nach Arbeitsende auf geeignete Hautpflege achten, da rissige Haut nicht sicher desinfiziert werden kann und die Compliance mit der Händehygiene behindert.
- Bei besonders hohem Übertragungsrisiko von Infektionserregern sollten zusätzlich immer Einmalhandschuhe getragen werden:
  - **Bei Kontakt mit Blut oder anderen potenziell infektiösen Körperflüssigkeiten** (Amnion-, Perikard-, Peritoneal-, Pleuraflüssigkeit, Liquor und jede andere Körperflüssigkeit)
  - Bei **Kontakt mit Schleimhäuten und nicht intakter Haut**
  - **Nach Beendigung der Tätigkeit** Handschuhe sofort ausziehen und Händedesinfektion durchführen

Eine **Wiederverwendung** von Einmalhandschuhen nach Desinfektion kann **nicht als Routinemaßnahme empfohlen** werden. Sinnvolle Ausnahmen sind mit dem Krankenhaushygieniker abzustimmen und sollten allenfalls patientenbezogen erfolgen.

Cave

Handschuhe sollten **nur indikationsgerecht (Arbeitsschutz!)** getragen werden **und nicht** als falsch verstandene Hygienemaßnahme (psychologischer Selbstschutz) **permanent** getragen werden.

1.1.2 Verhütung von durch Tröpfchen übertragbaren Infektionen – Droplet Precautions

Beispielsweise beim Sprechen, Atmen sowie verschiedenen medizinischen Eingriffen (Intubieren, Absaugen) kommt es zur Freisetzung von erregerbeladenen Tröpfchen unterschiedlicher Größe. Bei einer Größe > 5 µm spricht man von einer **Tröpfchenübertragung. Beispiele** sind

- die meisten viralen Atemwegsinfektionen (RSV, Influenza, *SARS-CoV-2*),
- Keuchhusten und
- Infektionen mit Meningokokken.

Einzelzimmerunterbringung des Patienten erfolgt bereits bei Erkrankungsverdacht.

Das Personal sollte **bei nahem Patientenkontakt** (< 2 m) eine **chirurgische** oder ggf. FFP2-Maske tragen. .ei Husten oder tröpfchengenerierenden Maßnahmen sollte zudem das Tragen einer Schutzbrille erwogen werden

1.1.3 Verhütung von aerogen übertragbaren Infektionen – Airborne Precautions

Kommt es zur Bildung von Tröpfchenkernen (< 5 µm), spricht man von einem Aerosol bzw. der aerogenen Übertragung. Dieser Übertragungsweg spielt eine Rolle z. B. bei der offenen Lungentuberkulose, Masern, Windpocken sowie aktuell bei *SARS-CoV2* und erfordert zusätzliche infektionspräventive Maßnahmen.

Patienten mit z. B. offener Lungentuberkulose sollten in einem **Einzelzimmer** – und wenn verfügbar – nach Möglichkeit **mit raumlufttechnischer Anlage und negativem Druck** im Vergleich zu den angrenzenden Räumen gepflegt werden. Die **Lüftung** wird nur über das **Fenster** empfohlen.

Das Personal sollte eine **Maske,** die Partikel < 5 µm abhält (Schutzstufe FFP2 oder FFP3), schon vor dem Betreten des Zimmers tragen sowie erst nach Verlassen des Zimmers ausziehen.

Die Schlussdesinfektion erfolgt mit geeigneten Flächendesinfektionsmitteln.

1.2 Standard-/Basishygienemaßnahmen

Die sog. Standardhygienemaßnahmen müssen **bei allen Patienten unabhängig von ihrem Kolonisations- oder Infektionsstatus situationsadaptiert angewandt** werden. Sie reduzieren das Übertragungsrisiko aller Erreger. Je nach Übertragungsweg (➤ Kap. 1.1) der einzelnen Erreger können unterschiedliche Maßnahmen notwendig sein: das Tragen von persönlicher Schutzausrüstung (PSA) wie z. B. Handschuhe, Schutzkittel, Mund-Nasen-Schutz (MNS) und FFP-Masken.

Im Rahmen der Standardhygiene werden schon **vor** einem mikrobiologischen Erregernachweis zu erwartende Übertragungswege berücksichtigt:

- Diarrhö bei vermuteter infektiöser Genese – Kontaktisolierung und viruzide Hände- und Flächendesinfektionsmittel
- Diarrhö unter Antibiotikatherapie: V. a. *C. difficile:* Zusätzlich: Hände desinfizieren, dann waschen sowie sporozide Flächendesinfektionsmittel
- Meningitis – Schutzmaßnahmen vor Tröpfchenübertragung für 24 h nach Beginn der antibiotischen Therapie (Schutzkittel und MNS oder FFP2) und ggf. Postexpositionsprophylaxe

MERKE

Die wichtigsten Standardhygienemaßnahmen sind mit Abstand die indikationsgerechte **Händedesinfektion,** gefolgt von dem situationsbedingten Einsatz von speziellen Barrieremaßnahmen (Tragen von PSA – Handschuhe und Schürze) und einer sicheren Injektions- und Infusionstechnik.

1.2.1 Schutzkittel

Schutzkittel sollen eine Kontamination der Arbeitskleidung sowie der Haut des Personals mit Blut, Körperflüssigkeiten oder großen Keimdichten verhindern. Sie sind nur dann erforderlich, wenn die Bereichskleidung durch direkten oder engen Kontakt mit einem infizierten Patienten oder mit einem Träger eines isolierungspflichtigen Erregers kontaminiert werden kann. Arztkittel oder Bereichskleidung sind keine Schutzkleidung, sondern gelten als Berufskleidung.

1.2.2 Übertragung von Patient zu Patient

Die Patienten sind die wichtigste Quelle für Infektionserreger im klinischen Alltag. Diese können direkt oder indirekt (gemeinsam genutzte Flächen und Medizinprodukte) auf andere Patienten oder auf medizinisches Personal übertragen werden. Die Aufklärung über und Einbeziehung des Patienten (und Angehörigen) in diese Maßnahmen ist dabei eine wichtige infektionspräventive Komponente.

1.2.3 Übertragung von Patient auf Personal

Grundsätzlich müssen **alle Körperflüssigkeiten und Kontaktflächen** als **potenziell infektiös** angesehen werden. Beim Umgang oder bei möglichem Kontakt mit Blut, Sekreten, Exkreten oder anderen Körperflüssigkeiten sowie mit der unmittelbaren und erweiterten Patientenumgebung müssen ungeachtet dessen, ob ein Patient als Träger oder als infiziert mit einem bestimmten Erreger bekannt ist oder nicht, entsprechende Vorsichtsmaßnahmen eingehalten werden (sog. Standardhygienemaßnahmen).

1.2.4 Prävention von Stichverletzungen

ALS FAUSTREGEL GILT

Beim Personal sind **Nadelstichverletzungen** die **häufigsten Ursachen für parenteralen Blutkontakt.** Dabei besteht grundsätzlich das Risiko der Übertragung einer Infektion wie HBV, HCV oder HIV, weswegen jede Nadelstichverletzung dringend abzuklären ist (ggf. Postexpositionsprophylaxe).

Um Nadelstichverletzungen zu vermeiden, sind **Kanülen niemals in die Kappe zurückzustecken, von Hand umzubiegen oder gar abzubrechen** und sollten mit großer Sorgfalt gehandhabt werden.

Nach dem Gebrauch sind Spritzen, Kanülen und Skalpelle sowie andere scharfe Gegenstände unmittelbar **in durchstichfesten Containern sicher zu entsorgen.** Sicherheitskanülen sind immer vorzuziehen.

1.2.5 Impfungen

Alle Mitarbeiter mit Patientenkontakt sollten gegen folgende Erkrankungen ausreichend geschützt sein:

- Masern (Impfpflicht)
- Hepatitis B
- Influenza (jährlich)

Bei Tätigkeiten **in bestimmten Bereichen auch gegen:**

- Hepatitis A (Pädiatrie, Infektionsmedizin, Psychiatrie, Labor)
- Mumps, Röteln (Pädiatrie, Geburtshilfe)
- Pertussis (Pädiatrie, Geburtshilfe, Infektionsmedizin)
- Varizellen (Pädiatrie, Geburtshilfe, Onkologie, Intensivstation)
- Meningokokken (Labor)

1.3 Spezielle Hygienemaßnahmen

Cave

Die medizinische Versorgung des Patienten darf nicht unter falsch umgesetzten oder übertriebenen **Hygienemaßnahmen leiden** bzw. im Notfall verzögert werden. Besonders **Patienten** mit multiresistenten Erregern **(MRSA, VRE und MRGN)** werden aufgrund von Unsicherheiten und höherem Versorgungsaufwand **häufig schlechter versorgt** (seltenere Erfassung von Vitalparametern sowie weniger Visiten).

Spezielle Hygienemaßnahmen sind über die Standardhygiene hinausgehende Maßnahmen. Diese sind erforderlich bei bestimmten Erregern mit besonderem Ausbreitungspotenzial sowie bei Patienten, die ihre Umgebung in gesteigertem Maße mit Infektionserregern kontaminieren z. B. wegen Durchfalls oder weil sie verwirrt sind. In diesen Fällen besteht die Indikation zur Kontaktisolierung unabhängig davon, ob ein bestimmter (multiresistenter) Erreger vermutet oder nachgewiesen wurde.

Beispiele für die Notwendigkeit einer **Kontaktisolierung im Einzelzimmer:**

- Clostridioides-difficile-Infektion (bis 2 d nach Sistieren des Durchfalls)
- Furunkulose mit PVL-positiven-*Staphylococcus aureus* / MRSA (Panton-Valentine-Leukozidin)
- Herpes Zoster, bis die Läsionen verkrustet sind (bei generalisiertem Herpes Zoster oder in Risikobereichen zusätzlich Airborne Precautions)
- Keratoconjunctivitis epidemica (Red Eye)

1.3.1 Besiedlung mit multiresistenten Erregern (MRE)

- Die Einzelzimmer- oder ggf. Kohortenunterbringung bei Besiedlung mit MRE (MRSA, MRGN und VRE) ist in vielen Einrichtungen gängige Praxis. *S. aureus,* gramnegative Erreger oder Enterokokken sind aber nicht nur in ihrer multiresistenten

Variante krankenhaushygienisch bedeutsame nosokomiale Infektionserreger. MRE können durch direkten oder indirekten Kontakt übertragen werden, sodass als Ergänzung der horizontalen (d. h. erreger**un**abhängigen) Standardhygienemaßnahmen (Händehygiene und Flächendesinfektion) bei Umgang mit allen Patienten der Einsatz zusätzlicher vertikaler (d. h. erregerabhängigen) Hygienemaßnahmen abzielend z. B. auf bestimmte MRE für einen Teil des Patientenkollektivs (z. B. Screeningmaßnahmen und Einzelzimmerunterbringung) infrage kommt (s. a. KRINKO-Empfehlungen).
- Der Nutzen von zusätzlichen Maßnahmen (z. B. Einzelzimmer und das Tragen von PSA) ist derzeit in der Literatur sehr umstritten und nicht endgültig belegt. Isolierungsmaßnahmen führen allerdings zu einer schlechteren Versorgung der betroffenen Patienten. Deswegen bleiben hier die Händedesinfektion und die Flächendesinfektion der Patientenumgebung die wichtigsten Maßnahmen zur Verhinderung von Erregerübertragungen.

Zusätzliche Hygienemaßnahmen sind in jedem Fall v. a. **bei Infektionen** nötig, **die aerogen oder durch größere respiratorische Tröpfchen übertragen werden (MNS oder FFP2).**

Wichtig für die Praxis

- Die korrekte und durchgehende Umsetzung der **Standardhygiene** ist die wichtigste Maßnahme in der Infektionsprävention.
- Sowohl die **Schulung zur korrekten Umsetzung der Händehygiene** als auch die **Verfügbarkeit des Desinfektionsmittels** an kritischen Stellen ist wichtig für die Steigerung der Compliance.

Die **Umsetzung der Präventionsmaßnahmen** wird bereits bei V. a. eine Erkrankung empfohlen (z. B. Erkältungssymptome: MNS- oder FFP2-Masken für Patient und medizinisches Personal).

LITERATUR

Caplunik-Pratsch A, Rath A, Fritsch J et al.: Infektionsprävention und VRE: eine unendliche Geschichte. In: Krankenhaushygiene up2date 15(04) (2020) 355–371

Kramer A et al.: Händehygiene in Einrichtungen des Gesundheitswesens. Empfehlung der Kommission für Krankenhaushygiene und Infektionsprävention (KRINKO) beim Robert-Koch-Institut (RKI). Bundesgesundheitsbl 59 (2016) 1189–1220

Leistner R, Lemmen S: Das „MRSA-Isolierungs-Dogma" – Glaubensfrage oder Wissenschaftsdiskurs? In: Krankenhaushygiene up2date 15(02) (2020) 103–104

Maechler F: Multiresistente gramnegative Escherichia coli und Klebsiella pneumoniae; In: Krankenhaushygiene up2date Teil 1 16(03) (2021) 299–312; Teil 2: 16(04): 445–456

Wendt C et al.: Infektionsprävention im Rahmen der Pflege und Behandlung von Patienten mit übertragbaren Krankheiten. Empfehlung der Kommission für Krankenhaushygiene und Infektionsprävention (KRINKO) beim Robert Koch-Institut. Bundesgesundheitsbl 58 (2015) 1151–1170

Ziegler R et al.: Infektionsprävention bei Tuberkulose – Empfehlungen des DZK. Pneumologie 66(05) (2012) 269–282

KAPITEL

2

Bernd Salzberger

Infektionsschutzgesetz, Meldepflicht

2.1 Meldepflichtige Krankheiten und Krankheitserreger

Der Katalog der meldepflichtigen Krankheiten ist in § 6 IfSG, der meldepflichtigen Krankheitserreger in § 7 IfSG geregelt. Die Kataloge werden auf Bundesebene durch mehrere Verordnungen ergänzt. Da Gesundheit und damit auch gesetzliche Regelungen Ländersache sind, kann die Meldepflicht in einzelnen Bundesländern vom Infektionsschutzgesetz abweichen.

2.2 Meldepflichtige Krankheiten nach § 6 IfSG

(1) Namentlich ist zu melden:

1. Der Krankheitsverdacht, die Erkrankung sowie der Tod an
   a. Botulismus
   b. Cholera
   c. Diphtherie
   d. humaner spongiformer Enzephalopathie, außer familiär-hereditärer Formen
   e. akuter Virushepatitis
   f. enteropathischem hämolytisch-urämischem Syndrom (HUS)
   g. virusbedingtem hämorrhagischen Fieber
   h. Masern
   i. Meningokokken-Meningitis oder -Sepsis
   j. Milzbrand
   k. Poliomyelitis (als Verdacht gilt jede akute schlaffe Lähmung, außer wenn traumatisch bedingt)
   l. Pest
   m. Tollwut
   n. Typhus abdominalis / Paratyphus

   sowie die Erkrankung und der Tod an einer behandlungsbedürftigen Tuberkulose, auch wenn ein bakteriologischer Nachweis nicht vorliegt,
2. der Verdacht auf und die Erkrankung an einer mikrobiell bedingten Lebensmittelvergiftung oder an einer akuten infektiösen Gastroenteritis, wenn
   a. eine Person betroffen ist, die eine Tätigkeit im Sinne des § 42 Abs. 1 ausübt,
   b. zwei oder mehr gleichartige Erkrankungen auftreten, bei denen ein epidemischer Zusammenhang wahrscheinlich ist oder vermutet wird,
3. der Verdacht einer über das übliche Ausmaß einer Impfreaktion hinausgehenden gesundheitlichen Schädigung,
4. die Verletzung eines Menschen durch ein tollwutkrankes, -verdächtiges oder -ansteckungsverdächtiges Tier sowie die Berührung eines solchen Tieres oder Tierkörpers,
5. soweit nicht nach den Nummern 1 bis 4 meldepflichtig, das Auftreten
   a. einer bedrohlichen Krankheit oder
   b. von zwei oder mehr gleichartigen Erkrankungen, bei denen ein epidemischer Zusammenhang wahrscheinlich ist oder vermutet wird,

wenn dies auf eine schwerwiegende Gefahr für die Allgemeinheit hinweist und Krankheitserreger als Ursache in Betracht kommen, die nicht in § 7 genannt sind.

Die Meldung nach Satz 1 hat gemäß § 8 Abs. 1 Nr. 1, 3 bis 8, § 9 Abs. 1, 2, 3 Satz 1 oder 3 oder Abs. 4 zu erfolgen.

(2) Dem Gesundheitsamt ist über die Meldung nach Abs. 1 Nr. 1 hinaus mitzuteilen, wenn Personen, die an einer behandlungsbedürftigen Lungentuberkulose leiden, eine Behandlung verweigern oder abbrechen. Die Meldung nach Satz 1 hat gemäß § 8 Abs. 1 Nr. 1, § 9 Abs. 1 und 3 Satz 1 oder 3 zu erfolgen.

(3) Dem Gesundheitsamt ist unverzüglich das gehäufte Auftreten nosokomialer Infektionen, bei denen ein epidemischer Zusammenhang wahrscheinlich ist oder vermutet wird, als Ausbruch nichtnamentlich

zu melden. Die Meldung nach Satz 1 hat gemäß § 8 Abs. 1 Nr. 1, 3 und 5, § 10 Abs. 6 zu erfolgen.

2.3 Infektionsmedizin und öffentliches Gesundheitswesen

Für Infektionskrankheiten hat das öffentliche Gesundheitswesen **zwei wichtige Aufgaben:**

1. den Infektionsschutz durch Verhinderung der Verbreitung dieser Krankheiten und
2. die Erfassung wichtiger Infektionen zu deren epidemiologischer Bewertung.

Das öffentliche Gesundheitswesen ist dabei auf die enge Kooperation der klinischen und Labormedizin angewiesen. Ohne diese Kooperation kann das öffentliche Gesundheitswesen diese Aufgaben nicht wahrnehmen. Aus diesem Grund ist die Kooperation v. a. für die Übertragung von Informationen (Meldepflicht für Infektionskrankheiten und -erreger) durch das Infektionsschutzgesetz (IfSG) geregelt. In den meisten Fällen ist heute die epidemiologische Bewertung der wichtigste Grund für eine Meldung. Ohne zuverlässige Zahlen zur Neudiagnose von Tuberkuloseerkrankungen ist keine sinnvolle Planung von Maßnahmen zur Eindämmung möglich. In den meisten Fällen geschieht dies durch die Labormeldung des Nachweises von *M. tuberculosis* im mikrobiologischen Labor. Aber es gibt auch Tuberkuloseerkrankungen, bei denen der Erreger nicht nachgewiesen und die Diagnose z. B. durch die typische Histologie gestellt wird. An diesem Beispiel zeigt sich die Bedeutung der Meldung durch den behandelnden Arzt. Ohne diese wäre die wichtige Tätigkeit des Gesundheitsamtes bei der Überwachung der Therapie und des Therapieerfolgs nicht möglich.

2.4 Meldepflichtige Nachweise von Krankheitserregern nach § 7 IfSG

(1) Namentlich ist bei folgenden Krankheitserregern, soweit nicht anders bestimmt, der direkte oder indirekte Nachweis zu melden, soweit die Nachweise auf eine akute Infektion hinweisen:

1. Adenoviren; Meldepflicht nur für den direkten Nachweis im Konjunktivalabstrich
2. Bacillus anthracis
3. Borrelia recurrentis
4. Brucella sp.
5. Campylobacter sp., darmpathogen
6. Chlamydia psittaci
7. Clostridium botulinum oder Toxinnachweis
8. Corynebacterium diphtheriae, Toxin bildend
9. Coxiella burnetii
10. Cryptosporidium parvum
11. Ebolavirus
12. a. Escherichia coli, enterohämorrhagische Stämme (EHessenC)
    b. Escherichia coli, sonstige darmpathogene Stämme
13. Francisella tularensis
14. FSME-Virus
15. Gelbfiebervirus
16. Giardia lamblia
17. Haemophilus influenzae; Meldepflicht nur für den direkten Nachweis aus Liquor oder Blut
18. Hantaviren
19. Hepatitis-A-Virus
20. Hepatitis-B-Virus
21. Hepatitis-C-Virus; Meldepflicht für alle Nachweise, soweit nicht bekannt ist, dass eine chronische Infektion vorliegt
22. Hepatitis-D-Virus
23. Hepatitis-E-Virus
24. Influenzaviren; Meldepflicht nur für den direkten Nachweis
25. Lassavirus
26. Legionella sp.
27. Leptospira interrogans
28. Listeria monocytogenes; Meldepflicht nur für den direkten Nachweis aus Blut, Liquor oder anderen normalerweise sterilen Substraten sowie aus Abstrichen von Neugeborenen
29. Marburgvirus
30. Masernvirus
31. Mycobacterium leprae
32. Mycobacterium tuberculosis / africanum, Mycobacterium bovis; Meldepflicht für den direkten Erregernachweis sowie nachfolgend für das Ergebnis der Resistenzbestimmung; vorab auch für den Nachweis säurefester Stäbchen im Sputum
33. Neisseria meningitidis; Meldepflicht nur für den direkten Nachweis aus Liquor, Blut, hämorrhagischen Hautinfiltraten oder anderen normalerweise sterilen Substraten
34. Norwalk-ähnliches Virus; Meldepflicht nur für den direkten Nachweis aus Stuhl
35. Poliovirus
36. Rabiesvirus
37. Rickettsia prowazekii
38. Rotavirus
39. Salmonella Paratyphi; Meldepflicht für alle direkten Nachweise
40. Salmonella Typhi; Meldepflicht für alle direkten Nachweise
41. Salmonella, sonstige
42. Shigella sp.
43. Trichinella spiralis
44. Vibrio cholerae O 1 und O 139
45. Yersinia enterocolitica, darmpathogen
46. Yersinia pestis
47. andere Erreger hämorrhagischer Fieber.

Die Meldung nach Satz 1 hat gemäß § 8 Abs. 1 Nr. 2, 3, 4 und Abs. 4, § 9 Abs. 1, 2, 3 Satz 1 oder 3 zu erfolgen.

(2) Namentlich sind in dieser Vorschrift nicht genannte Krankheitserreger zu melden, soweit deren örtliche und zeitliche Häufung auf eine schwerwiegende Gefahr für die Allgemeinheit hinweist. Die

Meldung nach Satz 1 hat gemäß § 8 Abs. 1 Nr. 2, 3 und Abs. 4, § 9 Abs. 2, 3 Satz 1 oder 3 zu erfolgen.

(3) Nichtnamentlich ist bei folgenden Krankheitserregern der direkte oder indirekte Nachweis zu melden:

1. Treponema pallidum
2. HIV
3. Echinococcus sp.
4. Plasmodium sp.
5. Rubellavirus; Meldepflicht nur bei konnatalen Infektionen
6. Toxoplasma gondii; Meldepflicht nur bei konnatalen Infektionen.

Die Meldung nach Satz 1 hat gemäß § 8 Abs. 1 Nr. 2, 3 und Abs. 4, § 10 Abs. 1 Satz 1, Abs. 3, 4 Satz 1 zu erfolgen.

Wichtig für die Praxis

Die **Labormeldepflicht** ist in aller Regel die schnellste und wichtigste Information für das öffentliche Gesundheitswesen. Dabei darf die **Meldung zu klinischen Komplikationen** nicht vergessen werden. **Klinische Daten** (Erkrankung, Behandlung, Tod) sind wichtig und dürfen nicht vergessen werden!

KAPITEL

3 Impfungen

Bernd Salzberger[1]

Kernaussagen

- **Aktive Impfungen** erfolgen durch Antigengabe, die spezifische Antikörper und ggf. eine zelluläre Immunantwort induziert.
- **Passive Impfungen** erfolgen durch Übertragung von Antikörpern. Es resultiert eine vorübergehende Immunität. Der häufigste Einsatz ist postexpositionell.
- **Impfstoffe** zur aktiven Immunisierung beinhalten: attenuierte Lebendimpfstoffe, Totimpfstoffe, gereinigte oder rekombinante Proteinimpfstoffe, neu sind DNA- und mRNA-basierte Impfstoffe.
- Bei **schwerster Immunkompromittierung** darf eine Impfung mit Lebendimpfstoffen nur in Ausnahmefällen erfolgen. Totimpfstoffe sind auch hier unbedenklich.
- Eine generelle **Kontraindikation** gegen aktive Impfungen ist nicht bekannt.
- Die **Ständige Impfkommission** des Robert Koch-Instituts bewertet Impfstoffe und deren Indikationen regelmäßig, diese werden elektronisch (STIKO-App) und in den Epidemiologischen Bulletins des RKI und auf dessen Internetseiten veröffentlicht.

3.1 Vorbemerkungen

Das Konzept der Impfung ist eine der großen Errungenschaften der Medizin. Bereits im Altertum war bekannt, dass einige Infektionen lebenslange Immunität hinterlassen. In Indien und China wurde mit dieser Erkenntnis eine Inokulation von Pockenviren (Variolisierung) benutzt, um Kinder vor Pockeninfektionen zu schützen. Auch in England wurde im 18. Jahrhundert die Variolisierung eingeführt. Es war bekannt, dass Menschen nach einer Kuhpockeninfektion immun gegen die Pocken waren und Benjamin Jesty, ein Farmer, führte vermutlich die erste „Vakzinierung" (Inokulation von Kuhpocken zum Schutz vor Pocken) bei seinem Sohn und seiner Frau durch. Edward Jenner evaluierte diese Methode als erster systematisch (1798) und gilt als Begründer der Pockenimpfung. Impfungen haben z. B. bei den Viruskrankheiten Pocken, Poliomyelitis, Masern viele Millionen Todesfälle verhindert, zur Eradikation der Pocken geführt und zur weitgehenden Elimination von Poliomyelitis und Masern.

[1] Autor der Vorauflage: Henrik Köhler

Trotz der unbestreitbaren Erfolge werden Impfungen und Impfstoffe nicht generell akzeptiert. Impfskeptiker und -kritiker, die auch aktiv gegen Impfungen aufrufen, gibt es bei Laien wie Ärzten. Die so verbreiteten meist falschen Informationen werden von der WHO als **großes Gesundheitsrisiko** eingestuft.

3.2 Impfstoffe und Anwendungen

Aktive Impfstoffe können eingeteilt werden in (attenuierte) Lebendimpfstoffe, Totimpfstoffe (inaktivierte Erreger), Toxoid-Impfstoffe (z. B. Tetanus- oder Diphterie-Toxin), Proteinimpfstoffe (extrahiert, gereinigt oder rekombinant hergestellt), DNA- und mRNA-Impfstoffe. Im Gegensatz zu reinen Polysaccharid-Impfstoffen (z. B. gegen Pneumokokken) induzieren Impfstoffe, bei denen das Antigen aus Proteinen besteht bzw. an Proteine konjugiert ist, neben der Antikörperbildung auch eine zelluläre Immunantwort und ein immunologisches Gedächtnis. Damit ist eine Boosterung (Verstärkung) der Impfantwort möglich.

Viele Lebendimpfstoffe induzieren eine lebenslang anhaltende Immunantwort, nahezu alle anderen Impfstoffe haben eine zeitlich begrenzte Wirkung und müssen in Abständen aufgefrischt werden. Nicht-Lebend-Impfstoffe werden häufig mit einem Adjuvans gegeben (z. B. Aluminium-Salze, Öl-in Wasser-, Wasser-in Öl-Emulsionen oder Squalen-Derivate). Hierdurch wird die Immunogenität deutlich gesteigert.

Immunglobuline zur passiven Impfung können monoklonal produziert werden (z. B. *RSV, SARS-CoV-2*) oder von menschlichen Spendern (z. B. Hepatitis B-, CMV- oder Varizella-zoster-Hyperimmunglobulin) oder heterolog aus tierischer Produktion (z. B. Diphterie-Antitoxin) gewonnen werden.

3

3.2.1 Aktive Standard- und Indikationsimpfungen

Standardimpfungen

In der Anwendung können Standardimpfungen (von der STIKO für alle Personen empfohlene Impfungen) und Indikationsimpfungen (zur Anwendung bei spezifischen Indikationen oder bei Reisen) unterschieden werden. Die Durchführung bzw. Aktualität der Standardimpfungen soll regelmäßig vom behandelnden Arzt überprüft werden, ebenso für Indikationsimpfungen bei chronisch kranken oder immunkompromittierten Patienten.

Die **Ständige Impfkommission** (STIKO) beim Robert Koch-Institut (RKI) gibt nach dem Infektionsschutzgesetz (IfSG) **Empfehlungen** zur Durchführung von Schutzimpfungen und zur Durchführung anderer Maßnahmen der spezifischen Prophylaxe übertragbarer Krankheiten beim Menschen. Außerdem entwickelt sie Kriterien zur Abgrenzung einer üblichen Impfreaktion und einer über das übliche Ausmaß einer Impfreaktion hinausgehenden gesundheitlichen Schädigung.

Die STIKO wurde im Jahr 1972 eingerichtet und wurde mit dem Infektionsschutzgesetz im Jahr 2001 gesetzlich verankert. Die STIKO empfiehlt keine spezifischen Impfstoffe, sondern die Durchführung von Schutzimpfungen gegen impfpräventable Krankheiten generell oder bei bestimmten Indikationen.

Die Empfehlungen der STIKO entfalten keine unmittelbare rechtliche Wirkung. Die obersten Landesgesundheitsbehörden entscheiden jedoch gemäß § 20 Abs. 3 IfSG auf der Grundlage der Empfehlungen der STIKO über ihre öffentlichen Empfehlungen, die u. a. für das **soziale Entschädigungsrecht** in § 60 IfSG relevant sind.

Die Empfehlungen sind gemäß § 20d Abs. 1 des V. Buches Sozialgesetzbuch (SGB V) Grundlage für Richtlinien des Gemeinsamen Bundesausschusses, in denen die Einzelheiten zu Voraussetzungen, Art und Umfang von Schutzimpfungen als Pflichtleistung der gesetzlichen Krankenversicherung bestimmt werden.

Die Empfehlungen werden nach dem Stand der Wissenschaft insbesondere auf der Grundlage von Informationen zu Wirksamkeit und Verträglichkeit und unter Einbeziehung der epidemiologischen Nutzen-Risiko-Abwägung entwickelt und fortgeschrieben. Empfehlungen gibt die STIKO grundsätzlich nur dann, wenn in Deutschland für die entsprechende Indikation Impfstoffe zugelassen sind.

Die Empfehlungen der STIKO werden i. d. R. **einmal jährlich im Epidemiologischen Bulletin des RKI und auf den Internetseiten des RKI** (www.rki.de) **veröffentlicht bzw. aktualisiert.**

Die Internetseiten zu den Empfehlungen der STIKO beinhalten die aktuellen Empfehlungen und das Archiv mit den Empfehlungen aus den Vorjahren.

Bei den aktuellen Empfehlungen wird der Impfkalender für Säuglinge, Kinder, Jugendliche und Erwachsene (➤ Tab. 3.1) zur raschen Orientierung gekürzt aufgeführt.

Zur Anwendung v. a. bei Säuglingen und Kleinkindern können Impfstoffe kombiniert gegeben werden, z. B. Masern, Mumps, Röteln ± Varizella oder Diphterie, Tetanus, Pertussis und *H. influenzae b* als Kombinationspräparate.

Indikationsimpfungen

Als Indikationsimpfungen sind hier die Impfungen übersichtsweise aufgeführt (➤ Tab. 3.2), die aufgrund der Zugehörigkeit zu speziellen Gruppen, aufgrund chronischer Krankheiten und anderer Bedingungen empfohlen sind. Hepatitis A- und -B Impfungen werden von den entsprechenden Fachgesellschaften auch für Patienten mit Vorschädigung der Leber empfohlen, da hier das Risiko von schweren Infektionen höher ist, diese Empfehlungen gehen über die der STIKO hinaus. Die hier aufgeführten Indikationen sind nicht vollständig, sie sollen den Anstoß zur genauen Prüfung der Indikation bei individuellen Patienten liefern.

Reiseimpfungen

Die Beratung zu und die Durchführung von Reiseimpfungen sind nur ein Teil der reisemedizinischen Beratung und sollte nicht isoliert geschehen. Je nach Aufenthaltsort bzw. Reiseland kommen Impfungen gegen Cholera, FSME / TBE, Gelbfieber, Hepatitis A, Meningokokken, Typhus, Tollwut in Betracht und sollten in die reisemedizinische Beratung mit entsprechenden Prophylaxen und Verhaltensregeln integriert werden.

Andere Impfstoffe

Gegen eine Reihe von Erregern existieren Impfstoffe, die nicht standardmäßig eingesetzt werden. Zum Teil sind diese Impfstoffe gegen potenzielle Biowaffen entwickelt oder vorrätig gehalten worden. Zu diesen gehören Impfstoffe gegen Pocken (hier sind Impfstoffe weiter zugelassen, aufgrund der Elimination der Pocken werden sie nur zur Prävention anderer Orthopoxviren eingesetzt, z. B. Affenpocken), gegen Anthrax und gegen die Pest.

Weitere Entwicklungen

Gegen eine Reihe von wichtigen Infektionskrankheiten sind keine gut wirksamen Impfungen vorhanden: gegen Tuberkulose, Malaria und

Tab. 3.1 Impfstoffe zur Standardimmunisierung (STIKO 2022) [X221-042]

	Impfstoff	Alter			Impfschema
		0–2 J.	2–18 J.	≥ 18 J.	
Diphtherie	Toxoid (Protein)	X	X	X	3 × : 2, 4 u. 11 Mon. Auffrischungen 5 J., 10 J., ≥ 18 J. alle 10 J.
H. influenzae b	Polysacch.-Protein-Konjugat	X			3 × : 2, 4 u. 11 Monate
Hepatitis B	Rekomb.. Protein	X			3x: 2, 4 u. 11 Mon.
Herpes zoster	Rek. Protein			≥ 60 J.	2 × , Mon. 0 u. 2–6
HPV		X	X		2 × , 9 u. 14 J.
Influenza	Protein			≥ 60 J.	Jährlich
Masern	Att. Lebend	X		Ohne sicheren Impfschutz	2 × , 11 u. 15 Mon. 1 × bei Geburt ab 1979 (MMR-Impfstoff)
Meningokokk. C	Konjugat	X			1 × , 12 Mon.
Mumps	Att. Lebend	X			2 × , 11 u. 15 Mon.
Pertussis	Toxoid (Protein)	X	X	X	3 × , 2, 4 u. 11 Mon. Auffrischung 9, 14 u. 18 J.
Pneumokokken	Polysacch.-Protein-Konjugat	X			3 × , 2, 4 u. 11 Mon.
	Polysacch.			≥ 60 J.	Alle
Poliomyelitis	Inaktiv. Viren	X	X		3 × , 2, 4 u. 11 Mon., Auffrischung 1 × (10 J.)
Rotaviren	Att. lebend	X			2 (Rotarix) oder 3 Dosen (Rotateq) laut PEI bzw. RKI Beginn ab 6 Wochen
Röteln	Att. lebend	X			2 × , 11 u.15 Mon.
SARS-CoV-2	Protein, DNA, mRNA	Derzeit noch nicht als Standard zu betrachten, rasche Änderungen möglich (➤ Kap. 47)			
Tetanus	Toxoid (Protein)	X	X	X	3 × , 2, 4 u. 11 Mon. Auffrischungen 5 J., 10 J., ≥ 18 alle 10 J.
Varizellen	Att. lebend	X			2 × , 11 u. 15 Mon.

Tab. 3.2 Indikationsimpfungen (adaptiert nach STIKO und med. Fachgesellschaften) [X221-042]

	Berufliche Indikation, andere Gruppen	Chron. Erkrankungen						Immundefekt (angeboren oder erworben, auch med. induziert)
		Kardio-vask.	Diabetes mellitus	Lunge	Niere	Leber	Entzündl.	
FSME / TBE	Personen, die in FSME-Risikogebieten zeckenexponiert sind (innerhalb u. außerhalb Deutschlands), in Freizeit. beruflich (z. B. Forstarbeit)	X						
Haemophilus influenzae b								Bei Asplenie
Hep. A	Gesundheits- u. Fürsorgeberufe; erhöhte Exposition durch Sexualkontakte o. gegenüber Blutbestandteilen; Abwasserkontakt					X[1]		
Hep. B	Gesundheits- u. andere Berufe						X[1]	X (auch vor geplanter Immunsuppression!)
Herpes zoster			X	X	X	X	X	X (jew. ≥ 50 J.)
Influenza	Schwangere, Gesundheits- u. andere Berufe (z. B. Geflügelkontakt)	X	X	X	X	X	X	x
Meningokokken ACWX, B	Ggf. Impfung im Ausbruch							X, Asplenie, Therapie mit Komplement-Inhibit.
Pertussis	Schwangere, Gesundheits- u. andere Berufe, Betreuung von Säuglingen							
Pneumokokken (PSV 23)		X	X	X	X	X	X	X (seq. Konjugat u. PSV23)
Varizellen	Seroneg. Frauen mit Kinderwunsch, Gesundheits- u. andere Berufe							X Seronegative **vor** geplanter Immunsuppression

HIV. Die bisherige attenuierte Lebendimpfung gegen die Tuberkulose mit dem Bacille-Galmette-Guérin (BCG)-Stamm hat eine begrenzte Wirksamkeit, die eine Impfung nur in Hochinzidenzregionen sinnvoll macht. Gleiches gilt für die bisher wirksamste Malaria-Vakzine (Schutzwirkung ca. 41 % bei Kindern). Eine wirksame Vakzine gegen die HIV-Infektion konnte bisher nicht entwickelt werden.

Weitere Herausforderungen sind hier das Dengue-, das Chikungunya- und das Zika-Virus. Die bei der *SARS-CoV-2*-Pandemie erfolgreiche neue Impftechnologie mittels mRNA kann möglicherweise auch bei anderen Infektionskrankheiten Fortschritte befördern.

3.2.2 Passive Impfung: Präparate und Indikationen

Die passive Immunisierung wird v. a. eingesetzt zur **prä- oder postexpositionellen Prophylaxe** gegen Infektionserreger und Toxine, die neutralisierbar sind, wenn eine erfolgreiche aktive Immunisierung nicht (mehr) durchgeführt werden kann (➤ Tab. 3.3 und ➤ Tab. 3.4).

Für wenige Indikationen ist eine passive Immunisierung auch therapeutisch wirksam, z. B. bei *SARS-CoV-2*, Ebola-Infektionen und *RSV*.

Auf die Anwendung unspezifischer Immunglobuline wird hier nicht eingegangen, diese werden nicht gegen spezifische Erreger eingesetzt, sondern zur Substitution bei Immunglobulinmangelzuständen oder auch zur Immunmodulation.

Unter einer **Simultanimpfung** versteht man die gleichzeitige passive und aktive Immunisierung, z. B. Hepatitis B, Tetanus oder Tollwut gegen das gleiche Antigen zur Überbrückung der Zeitspanne bis zur eigenen Antikörperbildung durch die aktive Immunisierung.

Monoklonale Antikörper sind in der Anwendung sicher, ebenso humane Hyperimmunglobuline, Nebenwirkungen sind sehr selten.

! **Heterologe Immunglobuline** dürfen **nur bei strenger Indikation und dem Fehlen entsprechender Präparate humaner Herkunft** eingesetzt werden. Anwendungsbeispiele sind Diphterie oder Botulismus (beide sehr selten).

! Eine spätere (> 4 d) **zweite Gabe eines heterologen Immunglobulins von der gleichen Tierspezies ist zu vermeiden.**

3.3 Unerwünschte Wirkungen von Impfungen

Unerwünschte Wirkungen von Impfungen sind zu unterteilen in lokale und systemische Reaktionen. Lokale Reaktionen können durch lokale Verletzungen oder Entzündungsreaktionen bedingt sein, systemische Reaktionen sind typischerweise Fieber, Kopfschmerzen oder Abgeschlagenheit. Sie können Ausdruck einer Immunstimulation oder Reaktionen auf spezifische Bestandteile von Impfungen sein. Lokale wie systemische unerwünschte Wirkungen werden je nach Stärke in die Grade 1 (leicht) bis 4 (potenziell lebensbedrohlich) eingeteilt. Das Spektrum bzw. die Häufigkeit dieser Wirkungen wird in den Zulassungsstudien festgestellt.

Kinder mit einer Familienanamnese von zerebralen Krampfanfällen haben ein höheres Risiko für Krampfanfälle nach Impfung, v. a. mit Ganz-Zell-Pertussis-Vakzinen, monovalenten Masern, MMR- oder MMRV-Impfung. Eine Verzögerung der Masern-Impfung wird für solche Kinder nicht empfohlen, aber eine Trennung der Impfungen mit MMR und Varizellen (statt MMRV). Bei Kindern mit einer Eigenanamnese von zerebralen Krampfanfällen kann die Pertussis-Impfung bis zur Klärung der zugrunde liegenden Ursache aufgeschoben werden.

Allergische Reaktionen können sowohl lokale als auch systemische Reaktionen auslösen, von lokalen Hypersensitivitätsreaktionen bis zur Anaphylaxie. Mehrere Bestandteile in Impfungen, z. B. Proteine, Latex, antimikrobielle Substanzen oder Thimerosal (zur Konservierung benutzt), können als Allergen wirken. Anaphylaktische Reaktionen sind möglich, jedoch bei nahezu allen Impfungen eine ausgesprochene Rarität

Seltene unerwünschte Reaktionen sind solche, die so selten sind, dass sie nicht mit hoher Wahrscheinlichkeit in typischen Zulassungs-

Tab. 3.3 Substanzen / Präparate zur passiven Immunisierung [X221-042]

Erkrankung	Art	Substanzen	Anwendung / Indikationen
Anthrax	Monoklon. Antikörper Hum. Hyperimmunglob.	Obiltoxaximab Racibacumab	Schwere Erkrankung
Botulismus	Heterol. Hyperimmunglb.		Schwere Erkrankung
Diphterie	Heterol. Hyperimmunglob.		Syst. Toxoid-Wirkung (nicht reine Hautdiphterie!)
Hepatitis A	Hum. Hyperimmunglob.		Postexpositionell
Hepatitis B	Hum. Hyperimmunglob.		Postexpositionell
RSV-Infektion	Monoklon. Antikörper	Palivizumab	Prophylaxe, Kinder mit schwerem Immundefekt
SARS-CoV-2-Infektion / *COVID-19*	Monoklon. Antikörper	Casirivimab / Imdevimab Regdanvimab Sotrovimab Tixagevimab / Cilgavimab	Prophylaxe, Therapie (stammspezifisch!)
Tetanus	Hum. Hyperimmunglob.		
Tollwut (Rabies)	Hum. Hyperimmunglob.		Postexpositionell
Varizella-zoster-Virus-Infektion	Hum. Hyperimmunglob.		Postexpositionell
Zytomegalie-Virus-Infektion	Hum. Hyperimmunglob.		Prophylaxe bei seronegativen Organempfängern

Tab. 3.4 Wichtige Indikationen zur postexpositionellen (inkl. passiven) Immunisierung [X221-042]

	Exposition bzw. Status		Vorgehen
Hepatitis A	Enger Kontakt zu Erkranktem, keine Immunität		Aktive Impfung
	Bei Menschen mit hohem Risiko schwerer Infektion, z. B. HBV o. HCV-Infektion, ohne Immunität		+ Hepatitis-A-Hyperimmunglobulin
Hepatitis B	Verletzung mit potenziell HBV haltigen Gegenständen o. Blutkontakt mit Schleimhaut o. nicht intakter Haut Neugeborene HBsAg-pos. Mütter	Ungeimpft, Non-Responder (anti-HbS n < 10 u. niemals > 100 IE / ml	Passive u. aktive Impfung
		Geimpft, aktuell anti-HbS 10–99 u. nicht > 100 in den letzten 10 J.	Aktive Impfung
		Geimpft, anti-HbS aktuell o. in den letzten 10 J. ≥ 100 IE / l	Keine Maßnahmen
Tetanus	Saubere geringfügig verschmutzte Wunde	Ungeimpft o unbekannt	Passive u. aktive Impfung
		< 3 Impfdosen o. letzte Dosis > 10 J.	Aktive Impfung
	Alle anderen Wunden	Ungeimpft, unbekannt o. < 3 Impfdosen	Passive u. aktive Impfung
		Letzte Dosis > 10 J.	Aktive Impfung
Tollwut	Exposition durch ein tollwutverdächtiges o. tollwütiges Wild- o. Haustier[1] o. eine Fledermaus		
	Bissverletzung o. Kratzwunden, Kontakt von Schleimhaut o. Wunde mit Speichel, V. a. Biss o. Kratzer o. Schleimhautkontakt mit Fledermaus (WHO Grad III)		Falls nicht vollständig grundimmunisiert: passive und aktive Impfung Falls vollständig immunisiert: 2 aktive Impfdosen, Abstand 3 d
	Nicht blutende oberflächliche Kratzer o. Hautabschürfung, Lecken o. Knabbern an nicht intakter Haut (WHO Grad II)		Falls nicht vollständig grundimmunisiert: aktive Impfserie Falls vollständig grundimmunisiert: 2 aktive Impfungen, Abstand 3 d
Varizellen	Kontakt mit Varizellen (> 1 h im gleichen Raum, Face-to-Face-Kontakt, Haushaltskontakt) bei Personen mit erhöhtem Risiko für Komplikationen		Postexpositionelle Gabe von Varizella-zoster-Immunglobulin bis spätestens 96 h nach Kontakt (ggf. in Kombination mit antiviraler Therapie)

studien mit mehreren 10.000 Personen identifiziert werden. Ein Beispiel ist das Auftreten von Guillain-Barré-Syndromen nach Influenza-Impfung (ca. 1 : 1.000.000), zwei Beispiele aus jüngerer Zeit sind das seltene VITT (vakzineinduzierte Thrombose-Thrombozytopenie)-Syndrom nach der Impfung mit adenoviralen *SARS-CoV-2*-Impfstoffen (Häufigkeit ca. 1 : 50.000) oder die Peri- / Myokarditis nach *SARS-CoV-2*-mRNA-Impfung (Häufigkeit ca. 1 : 50.000, bei männlichen Jugendlichen). Viele bekannte seltene Nebenwirkungen, z. B. durch frühere Rabies-Impfstoffe, sind mittlerweile durch besser entwickelte Impftechnologien obsolet.

Cave

Personen, die nach Exposition mit Hühnereiweiß (oral oder parenteral) mit anaphylaktischen Symptomen reagieren, sollten nicht mit Impfstoffen, die Hühnereiweiß enthalten – Gelbfieber-, Influenza-Impfstoff – geimpft werden bzw. dies sollte unter enger Überwachung und Notfallbereitschaft geschehen.

Kontraindikationen

Kinder, Jugendliche und Erwachsene mit **akuten behandlungsbedürftigen Erkrankungen** sollten frühestens 2 Wo. nach Genesung geimpft werden. Ausnahme: postexpositionelle Impfung.

Impfhindernisse können Allergien gegen Bestandteile des Impfstoffs sein. In Betracht kommt z. B. eine Hühnereiweißallergie. Anaphylaktische Reaktionen auf spezifische Impfungen sind eine Kontraindikation gegen eine Wiederholung.

Häufig unterbleiben Impfungen, weil **irrtümlicherweise eine Kontraindikation angenommen** wird. Die häufigsten diesbezüglichen Irrtümer sollen deshalb hier aufgeführt werden:

- **Banale Infekte sind, auch wenn sie mit subfebrilen Temperaturen (≥ 38,5 °C) einhergehen, keine Kontraindikation gegen eine Impfung.**
- Ein möglicher Kontakt des Impflings zu Personen mit ansteckenden Krankheiten ist keine Kontraindikation.
- Krampfanfälle in der Familie sind keine Kontraindikation.
- Fieberkrämpfe in der Anamnese des Impflings sind keine Kontraindikation.
- Ekzem u. a. Dermatosen, lokalisierte Hautinfektionen sind keine Kontraindikation.
- Behandlung mit Antibiotika oder mit niedrigen Dosen von Kortikosteroiden oder lokal angewandten steroidhaltigen Präparaten sind keine Kontraindikation.
- **Unerwünschte Arzneimittelwirkungen** im zeitlichen Zusammenhang mit einer Impfung sind in aller Regel keine Kontraindikation gegen eine nochmalige Impfung mit dem gleichen Impfstoff.
- Angeborene oder erworbene Immundefekte sind keine Kontraindikation gegen eine Impfung mit Totimpfstoffen.

3.4 Durchführung der Impfung

Zu einer **Impfung** gehörten selbstverständlich auch die Beratung, Aufklärung und Dokumentation:

- Informationen über Nutzen der Impfung, der zu verhütenden Krankheit,
- Hinweise auf mögliche unerwünschte Arzneimittelwirkungen und Komplikationen,
- Erhebung der Anamnese und der Impfanamnese einschließlich der Befragung über das Vorliegen möglicher Kontraindikationen,
- Feststellen der aktuellen Befindlichkeit zum Ausschluss akuter Erkrankungen,
- Empfehlungen über Verhaltensmaßnahmen im Anschluss an die Impfung,
- Aufklärung über Beginn und Dauer der Schutzwirkung sowie
- Hinweise zu Auffrischimpfungen.

Informationen für Laien über Impfungen und die zu verhütende Erkrankung durch Merkblätter haben für den Arzt den Vorteil, dass er eine ordnungsgemäße Aufklärung hiermit nachweisen kann. Zusätzlich muss aber auch Gelegenheit zum **Gespräch** gewesen sein. Solche Merkblätter sind z. B. von der BZGA und vom Deutschen Grünen Kreuz erhältlich.

3.4.1 Dokumentation der Impfung

MERKE

Jede Impfung wird mit Datum, Impfstoffcharge und Inokulationsart sowie mit den anamnestischen Angaben dokumentiert.

Der Impfling oder die Erziehungsberechtigten müssen im Gespräch auf mögliche Impfkomplikationen hingewiesen werden, ggf. schriftlich.

Bei **Indikationsimpfungen** wie der Gelbfieberimpfung ist eine **schriftliche Aufklärung empfehlenswert.** Vor allem bei der Gabe von **Impfstoffen, die in Deutschland nicht zugelassen sind,** sollte die Aufklärung des Patienten schriftlich dokumentiert werden.

Impfkomplikationen müssen ebenfalls dokumentiert werden.

! Letzteres kann von erheblicher Bedeutung sein, da für Geimpfte bei Impfschäden **nach öffentlich empfohlenen Impfungen Versorgungsansprüche** erwachsen können. Der **Impfling oder seine Eltern bzw. Sorgeberechtigten** sind auf die **gesetzlichen Bestimmungen zur Versorgung nach Impfschäden hinzuweisen** (§§ 60–64 IfSG). Der Antrag auf Versorgung ist beim zuständigen Versorgungsamt zu stellen.

3.4.2 Applikation des Impfstoffs

Zur Vorbereitung soll die Haut an der zu impfenden Stelle mit alkoholischem Desinfektionsmittel desinfiziert werden, nach ausreichender Einwirkungszeit kann die Impfung erfolgen. Beim Durchführenden erfolgt eine Händedesinfektion, das Tragen von Handschuhen ist nur bei eventueller Kontamination der Hände mit potenziell infektiösen Körperflüssigkeiten notwendig.

Das Aufziehen bzw. die Rekonstitution von Impfungen geschieht steril.

Für i. m. zu injizierende Impfstoffe ist die **bevorzugte Impfstelle** der M. deltoideus. Solange dieser Muskel nicht ausreichend ausgebildet ist, wird empfohlen, in den M. vastus lateralis (anterolateraler Oberschenkel) zu injizieren. An diesen Stellen sind keine großen Gefäße vorhanden, eine Aspiration vor Injektion ist nicht notwendig.

Subkutan werden MMR, Varizellen (auch H.-zoster-Lebendimpfung) verabreicht.

In der Regel sind adjuvantierte Impfstoffe zur s. c. Injektion nicht geeignet, da die Adjuvanzien schwere lokale unerwünschte Wirkungen haben können. Zur s. c. Impfung kann z. B. die Region um den M. triceps benutzt werden. Hier wird eine Hautfalte gebildet und dann im 45°-Winkel eingestochen.

Bei Patienten mit erhöhtem Blutungsrisiko sollte eine Impfung vor der Applikation von antikoagulatorischen Therapien erfolgen und Nadeln mit einer Stärke von 23 G oder höher verwendet werden.

Eine intradermale Injektion erfolgt bei der BCG-Vakzine und z. T. bei der Pockenvakzine. Spezialnadeln sind für die Applikation vorhanden.

3.4.3 Abstände zwischen Impfungen

Lebendimpfstoffe können simultan verabreicht werden. Werden sie nicht simultan verabreicht, ist i. d. R. ein Abstand von 4 Wo. einzuhalten. Ausnahme: Typhus oral.

Bei Totimpfstoffen braucht weder untereinander noch zu Lebendimpfstoffen ein Abstand eingehalten zu werden.

Bei **operativen Wahleingriffen** sollte nach Gabe von Totimpfstoffen ein **Mindestabstand** von 3 d und nach Verabreichung von Lebendimpfstoffen ein Mindestabstand von 14 d eingehalten werden.

Weder klinische Beobachtungen noch theoretische Erwägungen geben Anlass zu der Befürchtung, dass Impfungen und operative Eingriffe inkompatibel sind. Um aber mögliche Impfreaktionen von Komplikationen der Operation unterscheiden zu können, wird empfohlen, zwischen Impfungen und Operationen diese Mindestabstände einzuhalten.

Diese Mindestabstände gelten, mit Ausnahme von Impfungen aus vitaler Indikation, z. B. Tetanus-, Tollwut- und Hepatitis-B-Schutzimpfung, **auch für die Durchführung von Impfungen nach größeren operativen Eingriffen.**

Impfungen bei immunkompromittierten Personen

Im Fall eines schweren angeborenen oder erworbenen Immundefekts sollte vor der Impfung mit einem **Lebendimpfstoff** der den Immundefekt behandelnde Arzt konsultiert werden.

Die Verwendung von **Totimpfstoffen** ist generell als sicher zu werten.

Der **Impferfolg ist bei Immundefekten** nicht sicher.

Keine Kontraindikationen!

3.4.4 Verdacht von Impfkomplikationen

Das **Spontanerfassungssystem** zu Verdachtsfällen von Nebenwirkungen (*Syn.:* unerwünschte Arzneimittelwirkungen, UAW) als eine Methode der passiven Surveillance, stellt das wichtigste Instrument zum möglichst zeitnahen Erkennen von Risikosignalen dar. Für Impfstoffe besteht in Deutschland neben der Meldeverpflichtung des Zulassungsinhabers und / oder pharmazeutischen Unternehmers nach dem Arzneimittelgesetz (AMG) und der standesrechtlichen Verpflichtung zur Meldung von Nebenwirkungen eine gesetzliche Meldeverpflichtung von Ärzten zu Verdachtsfällen von Impfkomplikationen nach dem **Infektionsschutzgesetz** (IfSG).

Nach § 6 IfSG hat der Arzt bzw. Heilpraktiker den Verdacht einer Impfkomplikation namentlich an das Gesundheitsamt zu richten.

Das Gesundheitsamt ist nach § 11 IfSG seinerseits verpflichtet, die Meldung pseudonymisiert der zuständigen Landesbehörde und dem Paul-Ehrlich-Institut (PEI) weiterzugeben.

Die **Meldebögen** werden **über diese Behörden** bezogen.

Wichtig für die Praxis

- Auch im **Erwachsenenalter** sind eine Reihe von **Impfungen** indiziert, z.B. Pneumokokken, Zoster ab 60 J.
- **Kontraindikationen** gegen Totimpfungen sind prinzipiell nur spezifische allergische oder andere spezifische Reaktionen auf den speziellen Impfstoff.
- Alle **Impfindikationen** und **Empfehlungen** werden durch die STIKO regelmäßig und zuverlässig aktualisiert.
- Von der **STIKO empfohlene Impfungen** werden von der Krankenkasse übernommen.

LITERATUR

Plotkin SA, Orenstein WA, Offit PA, Edwards KM: Plotkin's Vaccines. 7th ed. Elsevier, Philadelphia (2018)

Robert Koch-Institut (RKI): Mitteilung der Ständigen Impfkommission am Robert Koch-Institut (RKI)

Spiess H, Heininger U: Impfkompedium. Georg Thieme Verlag, Stuttgart (2005)

Ständige Impfkommission (STIKO): Mitteilung der Ständigen Impfkommission (STIKO) am Robert Koch-Institut: Hinweise zu Impfungen für Patienten mit Immundefizienz. Epidemiologischen Bulletin Nr. 39 (2005)

Ständige Impfkommission (STIKO): Empfehlungen der Ständigen Impfkommission (STIKO) am Robert Koch-Institut (Stand: Juli 2012). Epidemiologisches Bulletin Nr. 30 (2012)

Weißer K, Meyer C, Petzold D et al.: Verdachtsfälle von Impfkomplikationen nach dem Infektionsschutzgesetz und Verdachtsfälle von Nebenwirkungen (von Impfstoffen) nach dem Arzneimittelgesetz vom 1.1.2004 bis zum 31.12.2005. Bundesgesundheitsbl – Gesundheitsforsch – Gesundheitsschutz 50 (2007) 1404–1417

KAPITEL

4

Josef Köstler und Hans Helmut Niller

Mikrobiologische Diagnostik – Proben, Erreger und Methoden

Kernaussagen

- Für die Diagnostik von Infektionserregern ist das **Material,** dessen **Menge,** die **Lagerung** und der **Transport** in das mikrobiologische Labor von sehr hoher Bedeutung. Dies gilt sowohl für die Sensitivität als auch für die Spezifität der Methode zum Nachweis des Erregers.
- Im Folgenden werden für unterschiedliche Proben die **Abnahme- und Lagerungsbedingungen** sowie für spezifische Erreger die anzufordernden **Untersuchungsmethoden** tabellarisch aufgeführt.
- Für die wichtigsten Organsysteme sind **tabellarische Methoden** und die **häufigsten Erreger** gelistet. Insbesondere bei Infektionen, bei denen eine Schleimhautbeteiligung vorhanden ist (u. a. Pneumonie, Harnwegsinfektionen) muss auch häufig zwischen kolonisierenden Bakterien und Infektionserregern differenziert werden.

4.1 Abnahme, Lagerung und Transport von Probenmaterial

➢ Tab. 4.1.

Tab. 4.1 Abnahme, Lagerung und Transport von Probenmaterial

Material	Menge, Lagerung, Transport	Kommentar
Liquor	Absolute Mindestmenge: 2 ml Mikrobiologische Diagnostik: ≥ 5 ml; Tuberkulosediagnostik: 10–15 ml Virologische Diagnostik: ≥ 2 ml Liquor umgehend innerhalb von 2 h bei Raumtemperatur (15–22 °C) in das Labor senden	Parallel zur Liquorentnahme ist ein Serumröhrchen u. (bei V.a. auf bakt. Meningitis) Blut für Blutkulturen abzunehmen + Blut für Parameter der klinischen Chemie Falls die Zeitdauer von Probennahme bis Verarbeitung > 2 h ist, sollte eine Liquorportion in eine Blutkulturflasche eingebracht werden
Blut zur Durchführung einer Blutkultur	**Säuglinge:** 1 päd. Blutkulturflasche **Kinder:** 1–2 Blutkulturflaschen (aerob); auf anaerobe Blutkulturflasche muss oft verzichtet werden aufgrund Blutvolumen	Abnahme unmittelbar bei Auftreten einer auf Sepsis hindeutenden klinischen Symptomatik Abnahme vor Beginn einer antibiotischen Therapie
	Erwachsene: Mind. 2 Blutkulturpärchen (aerob u. anaerob); Blutkulturen innerhalb von 2–4 h bei Raumtemperatur in das Labor senden; Zwischenlagerung bis 16 h bei nächtlicher Blutkulturabnahme bei Raumtemperatur möglich	Kontrollblutkulturen innerhalb der ersten 72 h nach Therapiebeginn z. B. bei Endokarditis, bei *Staph.-aureus*-Bakteriämie, Fungämie o. Katheterinfektionen ohne Entfernung des Katheters durchführen
Material des Mundes u. der oberen Atemwege: • Punktate, Biopsien u. Spülflüssigkeiten sind am besten geeignet • Abstriche	Transport innerhalb von 2 h; max. Lagerung bis 12 h im Transportmedium; Lagerung u. Transport bei 2–8 °C, wobei *Haemophilus spp.* und *Neisseria spp.* evtl. nicht mehr vermehrungsfähig sind	Abstriche sind geeignet zum Nachweis obligat pathogener Bakterien Sputum ist zur Diagnostik oberer Atemwegsinfektionen nicht geeignet „Point of care tests" wie z. B. für *Strep. pyogenes* haben geringe Spezifität (50–80 %) bei brauchbarer Sensitivität (80–95 %)
Material der tiefen Atemwege: • Sputum • Trachealsekret • Bronchoalveoläre Lavage (BAL) • asen-Rachen-Spülwasser • Lungenbiosiematerial • Pleuraflüssigkeit	Flüssige Proben sollten bei 2–8 °C gelagert u. transportiert werden wegen der Gefahr der Autolyse von Pneumokokken Transport innerhalb von 2 h in das Labor Falls die Probe innerhalb 1 h verarbeitet wird, ist ein Transport bei Raumtemperatur möglich (eigene Angabe)	Tuberkulosediagnostik: Sputum, Bronchialsekret: 2–5 ml BAL: 20–30 ml Andere Körperflüssigkeiten: 30–50 ml
Stuhl	3–5 ml Bei parasitologischer, quantitativ-mikrobiologischer o. immunologischer Untersuchung Stuhlgefäß bis zur Hälfte füllen Stuhl innerhalb von 2–4 h bei Raumtemperatur in das Labor senden	Rektalabstriche, falls kein Stuhl gewonnen werden kann Probenlagerung in Ausnahmefällen bis 24 h bei 2–8 °C möglich
Urin	Urin sollte nach Probennahme innerhalb von 4 h verarbeitet werden Von der Abnahme bis zur Verarbeitung sollte eine durchgehende Kühlung (2–8 °C) erfolgen Probenlagerung in Ausnahmefällen bis 24 h bei 2–8 °C möglich	Nativurin ist das am besten geeignete Material zur mikroskopischen Untersuchung Objektträgerkulturen sind nicht zu empfehlen, da die Prüfung auf Leukozyturie nicht möglich ist
Haut u. subkutanes Weichgewebe: • Abstriche • Gewebeproben • Punktate u. Sekrete	Gewebeproben sind für die Diagnostik von Bakterien, Pilzen u. Parasiten besser geeignet als Abstrichtupfer Punktate u. Sekrete in ausreichender Menge (> 2 ml) Verarbeitung innerhalb von 2 h nach Probengewinnung bei Raumtemperatur anstreben	**Cave:** Nur im nativen Zustand (nicht formalinfixiert!) sind Kultur u. Nukleinsäurediagnostik möglich Bei längerer Lagerung/Transport wird die Probe bei 2–8 °C für bis zu 12 h temperiert

4.2 Organsystem und Probenmaterial

➢ Tab. 4.2.

Tab. 4.2 Organsystem und Probenmaterial

Organe, Infektionskrankheiten	Material, Menge, Lagerung, Transport	Kommentar
Gelenke und Knochen		
Arthritis	Synovialis-Proben (Minimum eine für die Mikrobiologie u. eine für die Zytologie) Sinnvoll sind 3 Proben für die Mikrobiologie, um die Sensitivität zu steigern	**Cave:** Nur im nativen Zustand (nicht formalinfixiert!) sind Kultur u. Nukleinsäurediagnostik möglich Bei gelenkendoprothesenassoziierter Arthritis sind 5–6 Proben für die Mikrobiologie empfohlen Falls möglich ist eine Sonifikation von Fremdmaterialien durchzuführen (Ablösung von Biofilm) Bei einer vertebralen o. hämotogenen Osteomyelitis können Blutkulturen in 20–50 % den Erregernachweis bringen Nukleinsäurediagnostik bei kulturell negativen Proben
Osteitis / Osteomyelitis	Proben aus dem Knochen sind der Goldstandard Mehrere Proben erhöhen die Sensitivität Punktate, Flüssigkeiten: ≥ 1–3 ml Verarbeitung der Probe innerhalb von 2 h nach Abnahme und Transport (Raumtemperatur)	
Infektionen des Auges	Transport innerhalb von 2 h in das Labor, ansonsten Lagerung bei 4 °C über Nacht in einem Transportmedium	
Lidphlegmone, Orbitalphlegmone	Aspirat, Sekret	*H. influenzae, Strep. pneumoniae* u. N. *gonorrhoeae* können bei längerem Transport (> 2 h) / Lagerung bei 4 °C absterben; evtl. noch NAT Diagnostik möglich Konjunktivitis: Abstrich der gesunden Gegenseite ist durchzuführen, um die Normalbesiedlung definieren zu können
Granulomatöse Blepharitis	Lidbiopsie	
Kanalikulitis	Sekret	
Dakrozystitis / -adenitis	Sekret	
Konjunktivitis (eitrig, neonatal)	Sekret	
Keratitis, eitrig	Hornhautabrasiomaterial	
Endolphthalmitis	Glaskörper-, Vorderkammermaterial	
Weiblicher Gentialtrakt	Transport innerhalb von 2 h in das Labor, bei längerem Probenversand (< 24 h) Verwendung von modifiziertem Stuart- o. Amiesmedium; Direktmikroskopie oft sehr wichtig	
Vulva		
Vulvitis	Abstrich	Oft *Candida albicans* und *Staph. aureus;* ca. 90 % Mischinfektionen
Bartholinitis	Abszessflüssigkeit, Abstrich	Zum Ausschluss einer Infektion mit Gonokokken o. Chlamydien sollte auch ein Zervixabstrich untersucht werden
Vagina		
Bakterielle Vaginose	Fluorprobe direkt vom Spekulum o. mit Watteträger von Scheidewand	Bakterielle Fehlbesiedlung mit *Gardnerella vaginalis* und Anaerobiern; Menge geht in Bewertung ein, nicht das Wachstum
Vulvovaginalkandidose	Fluorprobe direkt vom Spekulum o. mit Watteträger von Scheidewand	Meist *Candida albicans*
Uterus		
Zervizitis	Zervixsekret o. Zervixabstriche	Spekulumuntersuchung
Nichtpuerperale Endomyometritis	Direkt aus dem Uterus entnommene Proben Entnahmekits für Chlamydien u. N. *gonorrhoeae*	*Chlamydia trachomatis, N. gonorrhoeae,* seltener *Staph. aureus,* u. a.
Puerperale Endomyometritis	s. o.	Gonokokken, Chlamydien, *Strep. pyogenes, Strep. agalactiae* u. a.
Adnexitis / Salpingitis	Optimale Entnahme bei Laparoskopie	Nachweis von *C. trachomatis* u. N. *gonorrhoeae* aus Cervix uteri und der Urethra sinnvoll
Amnioninfektiossyndrom	Probe aus dem Zervixkanal Am sichersten Amniozentese	Prävention: Identifikation von B-Streptokokken-Trägerinnen Prophylaxe mit Antibiotika
Urethritis	Zervix- u. Urethralabstriche	Ausschluss einer Zystitis u. Urethritis, da ähnliche Symptome
Urethralsyndrom der Frau	Zervix- u. Urethralabstriche	Ausschluss einer Zystitis u. Urethritis, da ähnliche Symptome

Tab. 4.2 Organsystem und Probenmaterial (*Forts.*)

Organe, Infektionskrankheiten	Material, Menge, Lagerung, Transport	Kommentar
Männlicher Gentialtrakt	Transport innerhalb von 2 h in das Labor, bei längerem Probenversand (< 24 h) Verwendung von modifiziertem Stuart- o. Amiesmedium	
Balanitis	Abstrich mit Stieltupfer von der Glans, dem Sulcus coronarius o. aus den Ulzera	
Prostatitissyndrom • Akute bakterielle Prostatitis	• Mittelstrahlurin	• Prostatamassage kontraindiziert, da evtl. Bakteriämie entstehen kann
• Chronische bakterielle Prostatitis	• Vier-Gläser-Probe: Anfangs-, Mittelstrahlurin, Prostatasekret, Exprimaturin	• Oder Zwei-Gläser-Probe: Mittelstrahl-, Exprimaturin
Chronisches Beckenschmerzsyndrom	Vier- o. Zwei-Gläser-Probe	Entzündliche u. nicht entzündliche Form möglich
Male Accessory Gland Infection (Infektion der Samenwege)	Erststrahl-, Mittelstrahlurin, Prostatasekret, Exprimaturin, Ejakulat	
Epididymitis	Urethralsekret, Urethralabstriche, ggf. Mittelstrahl- o. Erststrahlurin	*C. trachomatis, N. gonorrhoeae, Enterobacteriaceae, Pseudomonas aeruginosa*
Orchitis	Antikörper, PCR bei Mumps, Blutkultur bei Brucellen NAT bei Brucellen aus Urin	Mumps, Brucellen
Infektiöse Proktitis	Rektumabstriche, Rektalsekret	STD
Urethritis	Urethralabstrich, Urethralsekrete, Erstrahlurin	STD

4.3 Parasitendiagnostik nach befallenem Organsystem

➢ Tab. 4.3.

Tab. 4.3 Parasitendiagnostik nach befallenem Organsystem

Symptomatik	Untersuchung	Parasitose
Gastrointestinale Symptomatik	Mikroskopie aus Stuhl	Lambliose, intestinale Nematoden-. Zestoden-Infektionen, Amöbose, Lebertrematoden-Infektion, intestinale Trematoden-Infektion, Kokzidiosen, Balantidiose, Mikrosporidiose
Fieber	Serologie	Amöbiasis, Bilharziose, andere Lebertrematoden-Infektionen, Echinokokkose, Toxokariasis
	Mikroskopie von Blutausstrich u. dickem Tropfen	Malaria, afrikan. Trypanosomiasis, Babesiose, Chagas
Hepatogene Erkrankung	Mikroskopie von Stuhl	Bilharziose, Lebertrematoden-Infektionen
	Serologie (Antikörper)	Amöbiasis, Bilharziose, Leishmaniose, Echinokokkose, Toxokariasis, Leber-Trematoden-Infektionen
Atemwegserkrankungen	Mikroskopie von Sputum	Nematoden-Infektionen, Paragonimose
	Serologie (Antikörper)	Toxokariasis, weitere Nematodeninfektionen, Echinokokkose, Paragonimose
Lymphadenopathie / Lymphangitis	Serologie, Lymphknotenpunktat	Toxoplasmose, Leishmaniose, Filiariose, afrik. Trypanosomiasis, Chagas
	Mikroskopie von Vaginalabstrichen	Trichomoniasis
	Mikroskopie von Urin	Bilharziose
	Mikroskopie von Blutausstrich, dickem Tropfen	Malaria
	Serologie (Antikörper)	Bilharziose, afrikan. Trypanosomiasis
Kardiale Erkrankung	Mikroskopie von Blutausstrich, dickem Tropfen	Malaria, Chagas, afrikan. Trypanosomiasis
Hautveränderungen / Exanthem	Morphologie der Effloreszenz	Larva migrans cutanea
	Histologie von Hautbiopsien	Leishmaniose, Skabies, Demodexbefall
	Mikroskop. Direktnachweis aus Punktaten / Hautbiopsie / Knoten	Leishmaniose, Filariose
	Serologie (Antikörper)	Ektoparasitenbefall, Zerkariendermatitis, Onchozerkose, Leishmaniose, afrikan. Trypanosomiasis, Chagas

4

Tab. 4.3 Parasitendiagnostik nach befallenem Organsystem (*Forts.*)

Symptomatik	Untersuchung	Parasitose
ZNS-Erkrankungen	Mikroskopie von Blutausstrich, dickem Tropfen	Malaria, afrikan. Trypanosomiasis, Chagas
	Serologie aus Serum u. Liquor	Echinokokkose, Zystizerkose, Toxoplasmose
Augen-Erkrankungen	Serologie aus Serum und ggf. Liquor	Toxoplasmose, Toxokariasis, Onchozerkose, Zystizerkose, Echinokokkose, seltenere Helminthosen, Acanthamöbenkeratitis
Eosinophilie, IgE-Erhöung	Serologie	Gewebshelminthosen: Filariose, Toxokariasis, Askaridose, Hakenwurminfektion, Strongyloidose, Bilharziose, Trichinose u. a.
Immunsuppression	Mikroskopie von Stuhl	Kryptosporidiose, Mikrosporidiose, Strongyloidose, Hymenolepiose, Cyclospora-Infektionen
	Serologie	Toxoplasmose, Leishmaniose
	Mikroskopie von Bronchiallavage, induziertem Sputum (Liquor)	Kryptosporidiose, Toxoplasmose

4

4.4 Probenmaterial, Versand und Diagnostik bei Parasitenverdacht

➢ Tab. 4.4.

Tab. 4.4 Probenmaterial, Versand und Diagnostik bei Parasitenverdacht

Probenmaterial	Probenart u. Versand	Parasiten (direkter u. indirekter Nachweis)
Parasit selbst o. Teile davon	Phys. NaCl-Lösung (Endoparasiten) 70 % Ethanol (Ektoparasiten)	z. B. Askariden, Proglottiden, Ektoparasiten z. B. Flöhe, Läuse
Stuhl für Transport	Stuhlröhrchen für Lawless-Färbung fixieren in Sublimatalkohol	Eier bzw. Larven von intestinalen Nematoden, Zestoden, Trematoden; Zyten von Protozoen: Amöben, Flagellaten, Ziliaten, Kokzidien, Mikrosporidien, vegetative Formen von Protozoen (v. a. Amöben, Lamblien)
Stuhl für Sofortuntersuchung	Bei Raumtemperatur für Nativuntersuchung	Vegetative Formen von Protozoen (v. a. Amöben, Lamblien)
Duodenalsaft	Bei Raumtemperatur für Nativuntersuchung	Vegetative Formen von Lamblien
Urin	24-h-Urin	*Schistosoma haematobium*
Blut	Ausstrich, dicker Tropfen, Heparin-Blut	Plasmodien, Trypanosomen, Mikrofilarien
Knochenmark	Ausstrich, steriles Knochenmark mit EDTA	Leishmanien
Sputum, Bronchiallavage	Sputumröhrchen	Paragonimus-Eier, Larven von intestinalen Nematoden, u. U. Echinococcus-Häkchen, Kryptosporidium, Toxoplasma
Haut	Phys. NaCl-Lösung, sterile Hautbiopsie	Onchocerca (Mikrofilarien), Leishmanien
Analhaut-Abdruck	Klarsicht-Klebestreifen-Abdruck	Enterobius
Vaginalschleimhaut-Abstrich	Abstrich, Objektträgerausstrich	Trichomonaden
Serum, Liquor für immunbiologische Verfahren	Serumröhrchen	Serologie ist die Methode der Wahl: Protozoonosen u. Helminthosen des Gewebes, Larven-Infektionen (z. B. Echinokokkose, Zystizerkose, Toxokariasis), geringe Erregerdichte (Chagas), Screeninguntersuchungen (Einsatz verschiedener Antigene)
Serum, Liquor, Vollblut, Nabelschnurrblut, Gewebe u. a. für molekularbiolog. Verfahren	Serumröhrchen, ggf. gekühlt, Gewebe in phys. NaCl-Lösung, ggf. gekühlt	z. B. Toxoplasma, Echinococcus (nur Gewebe)

4.5 Virusdiagnostik nach viralen Infektionserregern

➢ Tab. 4.5.

Tab. 4.5 Virusdiagnostik nach viralen Infektionserregern

Diagnose, Erreger	Test der Wahl	Kommentar
Adenovirus		
Akuter Durchfall	PCR aus Stuhl, auch Antigennachweis möglich	Keine Eradikationskontrolle bei klinischer Genesung
Symptomatische Infektion bei schwerem B- oder T-Zell-Defekt	PCR aus EDTA-Blut, ggf. auch Urin, Liquor, je nach Symptomatik bronchoalveoläre Lavage (BAL)	
Keratokonjunktivitis epidemica, „Augengrippe"	PCR aus Bindehautabstrich	Adenovirus, Typen 8, 19, 37, hochansteckend, meldepflichtig nach IfSG
Borrelia burgdorferi		
Erythema chronicum migrans	Rein klinische Diagnose	Serologie nicht indiziert
In späteren Stadien u. nur bei richtungsweisenden Symptomen wie Facialisparese, lymphozytäre Meningitis, Monarthritis, AV-Block	Stufendiagnostik: • Suchtest: ELISA, Westernblot als Bestätigungstest • PCR nur in Spezialfällen, z. B. aus Gelenkpunktat bei unklarer Arthritis; aus Liquor nur bei Einsendung eines ausreichenden Volumens > 5 ml, da ansonsten Sensitivität zu gering	• In der Zusammenschau von Klinik u. den durchgeführten Tests (d. h. vorliegende klin. Symptomatik, Titerhöhe, Ak-Klasse, Bandenmuster im Immunoblot) lässt sich sehr häufig eine eindeutige Diagnose stellen; im Einzelfall kann die serologische Bewertung schwierig bzw. eine definitive Aussage nicht möglich sein • Verlaufskontrolle der Borrelienserologie: i. d. R. nicht indiziert • PCR aus der Zecke: nicht indiziert • Bei Neuroborreliose: Liquorzytologie obligat. Lymphopleozytose? • Ein erhöhter Liquor / Serum-Antikörperindex ist beweisend; hierzu ist die Bestimmung von Albumin u. Gesamt-IgG in Liquor u. Serum im klinisch-chemischen Labor notwendig (Reiber-Diagramm)
Epstein-Barr-Virus		
Primäre EBV-Infektion bei Immunkompetenten	• Mononukleose-Schnelltest • EBV-spezifische Serologie: VCA-IgG, VCA-IgM u. Anti-EBNA • EBV-Blot ermöglicht eine ungefähre Datierung der Primärinfektion	Schnelltest: hoher positiver prädiktiver Wert, falsch negativ in 10–15 %, bei Kindern häufiger; daher bei negativem Schnelltest u. weiterhin bestehendem Verdacht immer spezifische EBV-Serologie durchführen
Identifizierung empfänglicher Patienten z. B. vor KMT o. Tx	EBV-anti-VCA-IgG	
EBV-Infektion bei schwerem B- o. T-Zell-Defekt	Quantitative PCR aus EDTA--Blut, ggf. auch Gewebe (PTLD etc.)	Serologie kann falsch negativ sein
Enteroviren (Echo-, Coxsackie-, Polioviren)		
Akute Infektion, z. B. seröse Meningitis, schlaffe Lähmung	Picornavirus-PCR aus Liquor, ggf. respiratorischem Material o. Stuhl	Kostenfreie Untersuchung von Stuhl o. Liquor im Rahmen der Enterovirus-Surveillance; spezielle Einsendescheine benutzen
Hand-Fuß-Mund-Krankheit, Sommergrippe, Herpangina	Ggf. PCR vom Exanthem, aus respiratorischem Material o. aus Stuhl	Enterovirus-Infektionen (ECHO-Viren, Coxsackie-Viren) können mit Exanthemen o. seröser Meningitis einhergehen, auch Durchfall ist möglich
Chronische Infektion bei Immundefekt	Picornavirus-PCR, Virusisolierung u. Typisierung aus Liquor	
Neugeboreneninfektion	Picornavirus-PCR aus Blut, Urin, respiratorischem Material, ggf. Liquor	
FSME-Virus		
Akute Infektion	FSME-IgM u. -IgG im Serum FSME-PCR aus Liquor ist im neurologischen Stadium der Erkrankung meist bereits negativ	• Evtl. Nachweis intrathekaler Ak-Produktion (Serum-Liquor-Paar) bei V. a. frische Infektion u. negativem IgM mit positivem IgG (Reiber-Diagramm) • IgM kann nach erster Impfung positiv sein, nach späteren Impfungen nur sehr selten
Hantavirus		
Akute Infektion, z. B. akutes Nierenversagen	Nachweis von IgM- u. IgG-Antikörpern im Serum mit Immunoblot. PCR aus Urin o. respiratorischem Material selten positiv	Blot ermöglicht teilweise auch Typdifferenzierung

4

Tab. 4.5 Virusdiagnostik nach viralen Infektionserregern (*Forts.*)

Diagnose, Erreger	Test der Wahl	Kommentar
Hepatitis-A-Virus		
Akute Infektion	HAV-IgM u. HAV-Gesamt-Antikörper (ELISA)	IgM kann mehrere Mon. bis > 1 Jahr positiv bleiben
Durchseuchung	HAV-Gesamt-Antikörper	Positive HAV-Gesamt-Antikörper sprechen für Immunität **Cave:** Gabe von Immunglobulinen o. FFP kann Immunität vortäuschen
Hepatitis-B-Virus		
Akute Infektion	• HBsAg: bei akuter, nicht chronischer Infektion ca. 2 Mon. nachweisbar • **Plus** Anti-HBc-IgM	Anti-HBc-IgM für HBs-Ag-negative Fälle (ca. 3–5 %), überbrückt auch die diagnostische Lücke, wenn HBsAg bereits negativ u. Anti-HBs noch nicht positiv ist
Infektionsscreening vor OP, Transplantation, Transfusion, bei Patient aus Endemiegebiet o. anderer Risikopatient	HBs-Ag u. anti-HBc	• Wenn beide Tests negativ: keine weitere Diagnostik erforderlich • Bei negativem HBs-Ag u. positivem anti-HBc: Testung auf anti-HBs u. anti-HBc-IgM • Bei positivem HBs-Ag: zusätzlich HBe-Ag u. anti-HBe • Bei isoliert positivem anti-HBc: HBV-PCR
Verlaufsuntersuchungen bei HBs-Ag-positiven Patienten	• HBsAg • HBeAg, Anti-HBe • HBV-DNA-PCR (quantitativ)	• Bei Persistenz von HBsAg > 6 Mon.: chronische Hepatitis B • HBeAg u. anti-HBe geben indirekten Hinweis auf Grad der Infektiosität, sind Marker für das Monitoring bei Interferon-Therapie • HBV-DNA-PCR: – Direkter u. empfindlichster Marker der Infektiosität, wichtigster Marker für Monitoring bei Nukleosidanaloga-Therapie – Wichtig für frühe Erfassung von Reaktivierungen bei Immunsuppression, v. a. bei Patienten, die HBs-Ag neg., anti-HBs u. anti-HBc-positiv sind o. mit isoliert positivem anti-HBc • HBe-Serokonversion u. persistierende Transaminasenerhöhung: an Pre-Core-Mutante denken u. HBV-PCR zur Klärung der Infektiosität durchführen
Infektion bei schwerem B- oder T-Zell-Defekt	HBsAg, HBeAg, HBV-PCR	Serologie kann falsch negativ sein
Kontrolle des Impferfolgs	Anti-HBs	• Nur bei Immundefekt / Immunsuppression / Arbeitsmedizin • Unterscheidung Z. n. Impfung vs. Z. n. Infektion: nach Impfung nur anti-HBs positiv, nach Infektion auch anti-HBc **Cave:** Gabe von Immunglobulinen o. FFP kann Immunität vortäuschen
Hepatitis-C-Virus		
Akute Infektion	HCV-Antikörper (ELISA als Suchtest, Blot als Bestätigungstest) u. HCV-PCR, wenn konkreter Verdacht	Diagnostisches Fenster für Antikörpertest ca. 8–12 Wo.
• Infektionsscreening vor OP, Transplantation, Transfusion, bei Risikopatienten • V. a. chronische Infektion	HCV-Antikörper (ELISA)	HCV-PCR: hier kein Routinetest, zum Screening nur bei schwerem B- o. T-Zell-Defekt, ansonsten zur Abklärung bei positivem ELISA
Nachgewiesene chronische Infektion	HCV-PCR (quantitativ) u. HCV-Genotypisierung	
Therapiemonitoring	HCV-PCR (quantitativ)	
Neugeborene HCV-infizierter Mütter	HCV-PCR	• Vertikale Transmission sehr selten, außer bei HIV-Co-Infektion • Im 1. Lj. nur HCV-PCR aussagekräftig wegen diaplazentar übertragener Antikörper
Hepatitis-D-Virus		
Infektionsscreening: nur bei bekannter Hepatitis B sinnvoll	Anti-HDV	• Einmalig bei allen Patienten mit chronischer Hepatitis B • HDV-PCR: bei positivem anti-HDV u. / o. Exazerbation einer chronischen Hepatitis B
Bekannte Hepatitis B bei schwerem B- o. T-Zell-Defekt	HDV-PCR	

Tab. 4.5 Virusdiagnostik nach viralen Infektionserregern (*Forts.*)

Diagnose, Erreger	Test der Wahl	Kommentar
Hepatitis-E-Virus		
Akute Infektion	HEV-IgG u. HEV-IgM	• Weltweit sehr häufige Infektion, auch zoonotische Infektion: Schwein, Wildschwein bzw. auch durch Rohwurst • HEV-Infektion kann auch neurologische Symptome verursachen
Infektion bei schwerem B- oder T-Zell-Defekt	HEV-PCR	• Serologie kann falsch negativ sein • Chronische Infektion möglich
Herpes-simplex-Virus		
Stomatitis aphthosa (Gingivostomatitis herpetica) als Primärinfektion / Herpes labialis als Rezidiv	Klinisch	
Verdächtige Haut- o. Schleimhautläsionen	Herpes simplex-PCR o. Virusisolierung aus Abstrich / Bläscheninhalt	Antikörpertests generell wenig aussagekräftig
V. a. Enzephalitis	Herpes-simplex-PCR aus Liquor	PCR soll HSV-1 u. HSV-2 erfassen, zusätzlich sollte VZV-PCR durchgeführt werden
Neugeboreneninfektion	Herpes-simplex-PCR aus Abstrichen (Auge, Läsionen, Rachen), ggf. auch Liquor, Urin, Blut	
HIV		
Infektionsverdacht / Infektionsscreening, außer Kinder HIV-infizierter Mütter (s. u.)	Suchtest: kombinierter HIV1 / 2-Antikörper-Antigentest	• Bestätigung: HIV-Immunoblot u. separater HIV-Antigennachweis • PCR (quantitativer RNA-Nachweis im Plasma) nur bei V. a. akute Infektion, ansonsten neben CD4 als Infektiositätsmarker u. für Therapieindikation • Molekulare Resistenzbestimmung durch Sequenzierung auch schon bei Erstdiagnose
Neugeborene HIV-infizierter Mütter	HIV-PCR (EDTA-Vollblut): • Mind. 3 Testungen • Erste Lebenstage: Ausschluss intrauterine Infektion • Nach ca. 4–6 Wo. • Nach dem 3. LM • Möglichst auch ab 24. LM	• Screeningtests (ELISA, Westernblot) im 1. Lj. positiv aufgrund mütterlicher Leihimmunität • Auch bei negativen HIV-1-PCR-Befunden Verschwinden der mütterlichen Ak mind. einmal dokumentieren (zum Ende der Überwachung nach 24 LM)
Humanes Herpesvirus 6 und 7		
Exanthema subitum	Klinisch	Tritt bei HHV-6 u. HHV-7-Infektion auf, hohe Durchseuchungsrate für beide Viren wird schon im Vorkindergartenalter erreicht
Akute Infektion o. Reaktivierung bei schwerem B- o. T-Zell-Defekt	HHV-6-PCR aus EDTA-Blut	Serologie kann falsch negativ sein
ciHHV-6: chromosomal (telomerisch) integriertes HHV-6-Genom, bei ca. 1 % aller Menschen, auch in der Keimbahn, daher vererblich	HHV-6-PCR ist konstant aus allen Zell- o. DNA-haltigen Materialien (auch Liquor) eines Patienten deutlich positiv, > 10^3 Viruskopien / ml EDTA-Blut o. Serum bzw. ~1 Viruskopie / Zelle in Biopsiematerial	• Nachweis von ciHHV-6 durch HHV-6-PCR aus Fingernagelgeschnipsel • Chromosomale Integration sehr selten auch bei HHV-7 beschrieben • Keine klinischen Zeichen einer Infektion
Influenzavirus		
Akuter respiratorischer Infekt	PCR aus Nasen-, Rachenabstrich o. Nasopharyngealsekret, auch Antigen-Schnelltest möglich	• Bei Kindern meist starke Virusausscheidung, daher Sensitivität der Schnelltests relativ gut • PCR ggf. bei negativem Schnelltest u. weiter bestehendem starkem Verdacht sowie in besonderen epidemiologischen Situationen, z. B. bei V. a. „neue Influenza" • Falsch positive Schnelltests bei blutigem Material möglich, dann besser PCR • Auch an SARS-CoV-2, Adenoviren, Parainfluenzavirus und humanes Metapneumovirus denken: Multiplex-PCR

Tab. 4.5 Virusdiagnostik nach viralen Infektionserregern (*Forts.*)

Diagnose, Erreger	Test der Wahl	Kommentar
Masernvirus		
Masern bei Immunkompetenten	• Masern-IgM (ELISA) • Masern-IgG (ELISA)	• Positiv, sobald Exanthem auftritt bis 4–5 Wo. nach Infektion • Serokonversion o. mind. 4-facher Titeranstieg in konsekutiven Seren
Masern bei schwerem B- oder T-Zell-Defekt	PCR aus respiratorischem Material	
Masern bei Geimpften	PCR aus respiratorischem Material	Unterscheidung zwischen Impf- u. Wildvirus bei positiver PCR möglich (im NRZ)
Mumpsvirus		
Mumps bei Immunkompetenten	IgM u. IgG (ELISA)	
Mumps bei schwerem B- oder T-Zell-Defekt	PCR aus respiratorischem Material	
Mumps bei Geimpften	PCR aus respiratorischem Material	Unterscheidung zwischen Impf- u. Wildvirus bei positiver PCR möglich (im NRZ)
Norovirus		
Akuter Durchfall	• PCR aus Stuhl o. aus Erbrochenem als Standard in der Klinik • Antigennachweis im Stuhl ist ebenfalls möglich	• Keine Eradikationskontrolle bei klinischer Genesung • Kein Besuch einer Gemeinschaftseinrichtung bis 3 d nach Genesung, Ausscheidung bis > 14 möglich
Parvovirus B19		
Ringelröteln	IgM	Bei typischem Exanthem rein klinische Diagnose
Anämie, Knochenmarkinsuffizienz	PCR aus EDTA-Blut, evtl. Knochenmark	PCR auch bei V.a. konnatale Infektion
Rötelnvirus		
Röteln bei Immunkompetenten	• Klinische Diagnose meist ausreichend • IgM u. IgG (ELISA) u. Hämagglutinationshemmtest (HHT),	• Positiv ab 2. d nach Exanthem • Röteln-IgM kann lange persistieren (12 Mon.) • Frische Infektion anzunehmen bei hoch positivem Röteln-IgM u./o. Serokonversion bzw. mind. 4-fachem Anstieg der Titer in konsekutiven Seren
Röteln bei schwerem B- oder T-Zell-Defekt	PCR aus Nasen-Rachen-Sekret	Serologie kann falsch negativ sein
Röteln bei Geimpften	PCR aus Nasen-Rachen-Sekret	Unterscheidung zwischen Impf- u. Wildvirus bei positiver PCR möglich
Konnatale Röteln	Neugeborenes: PCR aus Nasen-Rachen-Sekret u. Urin IgM postnatal	Namentliche Meldepflicht nach IfSG für Röteln, einschließlich konnatale Röteln
Rotavirus		
Akuter Durchfall	PCR aus Stuhl, auch Antigennachweis möglich	Keine Eradikationskontrolle bei klinischer Genesung
RSV (respiratorisches Synzytialvirus, Respiratory Syncytial Virus)		
Akute Bronchitis, Bronchiolitis	PCR aus Trachealsekret o. Nasopharynxabstrich, auch Antigennachweis möglich	• Bei negativem Abstrich u. weiter bestehendem Verdacht Trachealsekret untersuchen; PCR in unklaren Fällen ebenfalls möglich • Bei klinischer Besserung keine Eradikationskontrolle indiziert
SARS-Coronavirus-2		
Akuter respiratorischer Infekt	Antigen-Schnelltest o. PCR aus Nasen-, Rachenabstrich, Rachenspülwasser o. Nasopharyngealsekret	
Varicella-Zoster-Virus		
Windpocken bei Immunkompetenten	Anti-VZV-IgM u. -IgG (ELISA)	• Bei typischem klinischen Bild keine Diagnostik erforderlich • Klinische DD: Enteroviren, HSV
Windpocken bei schwerem B- oder T-Zell-Defekt	PCR von Läsion (Vesikel, Papel, Kruste)	Serologie ggf. falsch negativ
Windpocken bei Geimpften	PCR von Läsion (Vesikel, Papel, Kruste)	Unterscheidung OKA-Impfvirus vs. Wildvirus bei positiver PCR möglich (Konsiliarlabor)
V.a. Enzephalitis	VZV-PCR aus Liquor	HSV-1/2-PCR sollte ebenfalls durchgeführt werden

Tab. 4.5 Virusdiagnostik nach viralen Infektionserregern (*Forts.*)

Diagnose, Erreger	Test der Wahl	Kommentar
Zytomegalie-Virus		
Symptomatische Infektion bei Immunkompetenten	CMV-IgM u. -IgG im Serum	• Spezifisches IgM kann auch bei Reaktivierung positiv sein • Typische Konstellation bei Primärinfektion: IgM hoch, IgG niedrig positiv
Identifizierung empfänglicher Patienten vor KMT, Transfusion etc.	CMV-IgG	**Cave:** Gabe von Immunglobulinen o. FFP kann Immunität vortäuschen
Symptomatische Infektion bei Immundefekt o. Immunsuppression	Quantitative PCR aus EDTA-Blut, je nach Symptomatik zusätzlich auch Liquor, Trachealsekret, BAL, bei Colitis Schleimhautbiopsie	Serologie kann falsch negativ sein o. wird meist erst mit deutlicher Verzögerung positiv
Überwachung des Therapieerfolgs bei Immunsuppression	Quantitative PCR aus EDTA-Blut	
Primärinfektion in der Schwangerschaft	CMV-IgM u. -IgG im Serum, CMV-Blot mit Aviditätsbestimmung ermöglicht eine ungefähre Datierung der Primärinfektion	Einige Labore heben Serum-Rückstellproben aus der Frühschwangerschaft für einen späteren Vergleich bei V. a. konnatale Infektion für 1–2 J. auf
Konnatale Infektion	Je nach Symptomatik PCR aus EDTA-Blut, Liquor, Urin, Speichel, Trachealsekret	• Zur retrospektiven Klärung konnatale vs. postnatale Infektion kann für die PCR die Screening-Trockenblutkarte verwendet werden • CMV-IgM als Marker einer konnatalen Infektion unzuverlässig • PCR-Diagnostik in den ersten 1–2 Wo. schließt eine frühe postnatale Infektion, z. B. über die Muttermilch, aus

4.6 Meningitis / Enzephalitis

4.6.1 Erreger und Nachweismethoden

➢ Tab. 4.6.

Tab. 4.6 Erreger akuter bakterieller Meningitiden (mod. nach Kniehl et al., MiQ 17, 2001)

Krankheitsbild	Erreger	Diagnostik
Akute bakterielle Meningitis		Liquor-Sofortdiagnostik!
Neonatale Meningitis	*Strep. agalactiae* *E. coli* u. a. Enterobacteriacea *Listeria monocytogenes* Seltener: Enterokokken, Nonfermenter	Mikrobiologie: Grampräparat, Kultur, ggf. Antigentest, NAT (Stufendiagnostik, ➢ Tab. 4.7) Laborchemie: Zellzahl u. Zelldifferenzierung Nachweis von Infektionsmarkern: Laktat, Glukosequotient, Albumin, Immunglobulin, Protein in Serum u. Liquor
Ambulant erworbene Meningitis	*Strep. pneumonia* *N. meningitides* *H. influenzae* Bei Grunderkrankungen: *Listeria monocytogenes,* β-hämolysierende Streptokokken, *Staph. aureus*	
Nosokomiale Meningitis	Enterobacteriaceae *Staph. aureus* koagulasenegative Staphylokokken *Strep. pneumoniae* Nonfermenter	

4.6.2 Erreger der akuten viralen Meningitis und Meningoenzephalitis

➢ Tab. 4.7.

Tab. 4.7 Erreger der akuten viralen Meningitis und Meningoenzephalitis (mod. nach Kniehl et al., MiQ 17, 2001)

Krankheitsbild	Erreger	Diagnostik
Erreger der akuten viralen Meningitis u. Meningoenzephalitis		Wichtig: Liquor soll nativ u. zellhaltig sein, nicht nur Überstand nach Zentrifugation einsenden
Virale Meningitis	Enteroviren Mumpsvirus *Herpes-simplex*-Virus *Varizella-Zoster*-Virus	Diagnose wird jeweils durch virusspezifische PCR gestellt, außer bei V. a. FSME, hier wird eine Serologie durchgeführt
Virale Meningoenzephalitis	*FSME*-Virus *Herpes-simplex*-Virus *Varizella-Zoster*-Virus	FSME-Diagnose wird serologisch gestellt, nicht durch PCR: Antikörper-Bestimmung aus gleichzeitig gewonnenem Liquor- u. Serum-Paar (Reiber-Diagramm)
	Borna-Disease-Virus (BoDV-1)	Seltene Erkrankung, BoDV-1-PCR aus Liquor (häufig negativ) o. Hirnbiopsie (beweisend), Immunfluoreszenztest (IFT) aus Serum u. Liquor, einfachere Verfahren befinden sich in Entwicklung
	Sandfliegenfieber-Virus	Die Diagnose des Pappataci-Fiebers wird ebenfalls serologisch gestellt, seltene Erkrankung

4.6.3 Wichtigste Erreger chronischer Meningitiden und Enzephalitiden

➢ Tab. 4.8.

Tab. 4.8 Wichtigste Erreger chronischer Meningitiden und Enzephalitiden[1]

Bakterien	Spezies	Vorkommen
	Actinomyces spp. *Bartonella bacilliformis* Brucella spp. Borrelia burgdorferi s. l. *Listeria monocytogenes* *Mycoplasma pneumonia* *Mycobacterium tuberculosis* Atypische Mykobakterien Nocardia spp. *Treponema pallidum* Tropheryma whipplei	Weltweit Südamerika Weltweit Europa, Nordamerika Weltweit Weltweit Weltweit Weltweit Weltweit Weltweit Weltweit
Parasiten	Acanthamoeba spp. *Angiostrongylus cantonensis* *Gnathosthoma spinigerum* *Paragonimus westermani* Schistosoma spp. *Strongyloides stercoralis* *Taenia solium* (Zystizerkose) *Toxoplasmosa brucei* *Trypanosoma bancrofti* *Wucheria bancrofti*	Unbekannt Tropen Thailand Asien Asien, Südamerika, Afrika Asien Weltweit Weltweit Afrika Asien
Pilze	*Aspergillus fumigatus* *Blastomyces dermatitidis* Candida spp. Coccidioides immitis *Cryptococcus neoformans* *Histoplasma capsulatum* *Paracoccidioides brasiliensis* *Sporothrix schenkii* Rhizopus spp.	Weltweit Vorwiegend USA Weltweit Süden der USA, Mittel- u. Südamerika Weltweit Vorwiegend USA Zentral- u. Mittelamerika Weltweit Weltweit

Tab. 4.8 Wichtigste Erreger chronischer Meningitiden und Enzephalitiden[1] (*Forts.*)

Bakterien	Spezies	Vorkommen
Viren	HI-Virus JC-Virus Masernvirus	Weltweit Weltweit Weltweit
Prione	Prione	Unbekannt

[1] aus Kniehl et al., MiQ 17, 2001

4.7 Diagnostik bei viralen Erregern von ZNS-Infektionen

➢ Tab. 4.9.

Tab. 4.9 Diagnostik bei viralen Erregern von ZNS-Infektionen[1]

	Erreger	Nachweismethode
1	*Herpes-simplex*-Virus (HSV-1 u. HSV-2)	PCR im Liquor
	Varizella-Zoster-Virus (VZV)	PCR im Liquor
	FSME-Virus	Anti-FSME-IgM u. IgG in Serum u. Liquor, Ak-Index, keine routinemäßige PCR
	Coxsackie- und andere Enteroviren	PCR im Liquor, Stuhl, Nasopharynx
2	Borna-Virus (BoDV-1)	PCR im Liquor, Hirnbiopsie, anti-BoDV-1 in Serum u. Liquor (IFT)
	Cytomegalovirus (v. a. bei Immunsuppression)	PCR im Liquor u. EDTA-Blut
	Humanes Herpesvirus 6	PCR im Liquor, Serologie
	Humanes Herpesvirus 7	PCR im Liquor, Serologie
	Epstein-Barr-Virus	PCR im Liquor, Serologie
	Parechoviren (v. a. Kinder < 3 J.)	PCR im Liquor
	Humanes Immundefizienzvirus 1 u. 2 (HIV-1/-2)	Anti-HIV im Serum, PCR im Liquor
	Adenoviren (v. a. Kinder)	Antikörper im Serum, PCR aus Nasopharynx, Stuhl
	Mumpsvirus (v. a. bei nicht geimpften Patienten)	Antikörper im Serum, PCR aus Speichel, Gingivasekret
	Masern-Virus (v. a. bei nicht geimpften Patienten)	Antikörper im Serum u. Liquor, PCR aus Nasopharynx, Gingivasekret, Urin, Liquor
	Rubella-Virus (v. a. bei nicht geimpften Patienten)	Serologie
	Influenza- u. Parainfluenza-Virus	PCR im Liquor u. aus Nasopharynx
3	JC-Virus (v. a. bei Immunsuppression, Marklagerdegeneration)	PCR im Liquor, Serologie
	Polio-Virus (schlaffe Paresen)	PCR im Liquor, Stuhl
	Virus der lymphozytären Choriomeningitis (LCMV)	Serologie, PCR im Liquor
	HTLV-1 (spastische Paraparese)	Serologie, PCR im Liquor
	Rabies-Virus	PCR aus Liquor, Haarwurzel, Kornea, Nackenhautbiopsie
	Rotavirus (Diarrhö mit Fieberkrämpfen bei Kleinkindern, Säuglingen)	PCR aus Stuhl
	Hepatitis-E-Virus	PCR im Liquor, Serologie
	Japanische Enzephalitis-Virus, West-Nil-Virus, Eastern Equine Encephalitis Virus, andere Arboviren (bei entsprechender Reiseanamnese)	PCR im Liquor, Serologie
4	Unbekannter Erreger, Stufendiagnostik erfolglos	NGS aus Liquor

Stufe 1: häufigere Erreger
Stufe 2: weniger häufige Erreger
Stufe 3: Immunsuppression, seltenere Erreger o. seltenere ZNS-Beteiligung
Stufe 4: wenn sämtliche Stufendiagnostik ergebnislos bleibt: NGS (New Genomic Sequencing) des Liquor
[1] Vorschlag zur Stufendiagnostik bei Virusinfektionen des ZNS, Enzephalitiden auf der Grundlage von Tyler KL, Acute Viral Encephalitis, N Engl J Med 2018; 379:557–566, und Kniehl et al., Infektionen des Zentralnervensystems, MiQ 17, 2001.

4.8 Blutkulturdiagnostik

Es werden nur die Erreger nachgewiesen, welche sich in dem entsprechenden Medium in der Zeitdauer der Bebrütung ausreichend vermehren können (➤ Tab. 4.10).

Häufige Kontaminanten sind koagulasenegative Staphylokokken, Corynebakterien, Micrococcus spp., Bacillus spp. oder vergrünende Streptokokken.

Über spezielle Anzuchtverfahren können weitere Keime mittels Blutkulturdiagnostik nachgewiesen werden (➤ Tab. 4.11). Oft ist die Verlängerung der Bebrütungszeit für langsam wachsende Keime von entscheidender Bedeutung.

Tab. 4.10 Erregerspektrum von Bakteriämien (Nachweis über die Blutkulturdiagnostik)[1]

Erreger	Rosenthal (2002) [%]	Wisplinghoff et al. (2004) Nosokomiale Infektionen [%]
Staph. aureus	21,6	20,2
Koagulasenegative Staphylokokken	9,2	31,1
Enterokokken	8,1	9,4
Streptococcus spp.	9,9	
Escherichia coli	22,6	5,6
Enterobacter spp.	4,2	3,9
Proteus mirabilis	1,9	
Klebsiella spp.	6,2	4,8
Pseudomonas aeruginosa	3,4	4,3
Candida spp.	1,9	9,0

[1] Tabelle modifiziert aus Seifert et al., Blutkulturdiagnostik, MiQ 3a, 2007

4.9 Erregerspektrum von Bakteriämien

➤ Tab. 4.11.

Tab. 4.11 Erreger und Anzuchtverfahren zum Nachweis in der Blutkultur

Erreger	Anzuchtverfahren
Bartonellen	4–6 Wo., wöchentliche Abimpfung
Brucellose	21 d
Legionellose	Zu hoher Aufwand, Antigentest u. NAT
Leptospirose	Zu hoher Aufwand, NAT
Mykoplasmen u. Ureaplasmen	NAT
Mykobakterien	*Mycobacterium avium-intracellulare* kann wachsen, *Mycobacterium tuberculosis* wächst nicht
Candida spp.	5 d Bebrütung
Fadenpilze (Hyphomyceten) z. B. Aspergillus spp.	Anzucht sehr selten, sehr geringe Sensitivität
Endokarditis – HACEK-Gruppe	5 d
Chlamydien, Rickettsien, *Tropheryma whipplei*	Zu hoher Aufwand, geringe Sensitivität, NAT

4.10 Erregerspektrum Pneumonie

Die Diagnostik der ambulant erworbenen Pneumonie erfordert die Kenntnis der infrage kommenden Erreger. ➤ Tab. 4.12 gibt hierzu eine Einteilung der Erreger, welche häufig, selten oder nicht infrage kommen. *Haemophilus parainfluenzae* kann selten eine ambulant erworbene Pneumonie verursachen.

Im Gegensatz zur ambulant erworbenen Pneumonie sind bei der nosokomialen Pneumonie v. a. Enterobakterien, Pseudomonas spp. und *Staphylococcus aureus* zu finden.

Weitere besondere Erreger der ambulant erworbenen Pneumonie sind aufgrund der Anamnese in die Diagnostik einzubeziehen (➤ Tab. 4.13).

Tab. 4.12 Infektionserreger bei Pneumonie – kolonisierende bakterielle Spezies[1] [F545-008]

Häufige u. mögliche Erreger	Seltene Erreger	Keine Erreger
• *Streptococcus pneumoniae* • *Haemophilus influenzae* • *Staphylococcus aureus*	• Enterobakterien *(E. coli, K. pneumoniae, Proteus mirabilis)* • *Pseudomonas aeruginosa*	• Vergrünende Streptokokken • Koagulase-negative Staphylokokken, Enterokokken, Corynebakterien, Neisserien (außer sehr selten *N. meningitidis*) • Haemophilus spp. (außer *H. influenzae*) • Candida spp.

[1] Interpretation von Sputumkulturen bei der ambulant erworbenen Pneumonie (aus Ewig et al.; S3-Leitlinie: Behandlung von erwachsenen Patienten mit ambulant erworbener Pneumonie – Update, 2021)

Tab. 4.13 Erreger der ambulanten Pneumonie, welche aufgrund der Anamnese und meist spezifischen Nachweismethode detektiert werden können[1] [F545-008]

Erreger	Anamnese	Diagnostik
Bakterien		
Mycoplasma pneumoniae	Junger Patient, ambulant, manchmal Ausbrüche, epidemiologische Situation	NAT, Serologie (IgM)
Legionella pneumophila	Epidemiologische Situation, Reise mit Hotelaufenthalt	Urinantigen, NAT
Chlamydophila pneumoniae		NAT
Chlamydophila psittaci	Tierkontakt (Papageien, Sittiche, Tauben)	NAT, Serologie
Coxiella burnetii	Epidem. Situation, Tier (Schaf)-Kontakte	NAT, Serologie
Burkholderia pseudomallei	Reisen nach Südostasien (Melioidose)	Kultur
Mycobacterium tuberculosis, atypische Mykobakterien	Kontakt	NAT, Kultur, IGRA
Respiratorische Viren		
Influenza A / B Parainfluenzaviren Saisonale Coronaviren Adenoviren *RSV* Enteroviren *ECHO*-Viren Metapneumovirus *SARS-CoV-2* *HSV* (Reaktivierung) *SARS-CoV-1, MERS*	Epidemiologische Situation (Saison, Epidemie, Pandemie)	NAT
Pilze		
Coccidioidomykose *(Coccidioidis immitis)*	Aufenthalt in trockenen Zonen / Regionen der südl. USA, Mittel- u. Südamerika	Kultur, Serologie, NAT
Histoplasmose *(Histoplasma capsulatum)*	Aufenthalt in gefährdeten Regionen der USA	Kultur, Serologie, NAT
Cryptococcus neoformans, var. Gattii	Endemisch auf Vancouver Island, Nordwesten der USA, in Australien, Südamerika, China	Kultur, Antigen-Test, NAT
Pneumocystis jirovecii	Immunsuppression (z. B. HIV)	NAT, Fluoreszenzfärbung

[1] nach Ewig et al. S3-Leitlinie: Behandlung von erwachsenen Patienten mit ambulant erworbener Pneumonie – Update, 2021

4.11 Erregerspektrum bei gastrointestinalen Infektionen

Gastrointestinale Infektionen treten oft epidemiologisch in zeitlichem und räumlichem Zusammenhang auf. Für bestimmte Erkrankungen besteht nach dem Infektionsschutzgesetz eine Meldepflicht.

Eine Aufstellung über die Häufigkeiten meldepflichtiger Erreger (RKI, Infektionsepidemiologisches Jahrbuch für 2019) zeigen ➢ Tab. 4.14, ➢ Tab. 4.15 und ➢ Tab. 4.16.

4.12 Urindiagnostik

Für die Entscheidung einer Therapie einer Harnwegsentzündung ist die Kenntnis der Pathogenität des Mikroorganismus mitentscheidend. Anhand der Einteilung der Erreger in uropathogen, potenziell uropathogen und urogentiales Mikrobiom ist eine Entscheidungshilfe gegeben (➢ Tab. 4.17).

Tab. 4.14 Gastrointestinale Infektionen durch Bakterien

Keime	Fälle in Deutschland 2019 (RKI)
Campylobacter jejuni / coli	61.526
Enteritis-Salmonellen	13.693
Clostridium difficile	2262
Yersinia enterocolitica	2168
Darmpathogene *E. coli* (EPEC, EHEC, ETEC, EIEC, EAEC)	EHEC: 1877, HUS: 73
Shigellen	627
Arcobacter spp	
Salmonella Typhi	
Salmonella Paratyphi A, B, C	
Aeromonas spp	
Yersinia pseudotuberculosis	
Vibrio parahaemolyticus	
Plesiomonas shigelloides	
Vibrio cholera	1
Andere Vibrionen	

Tab. 4.15 Gastrointestinale Infektionen durch Viren

Erreger	Fälle in Deutschland 2019 (RKI)
Rotaviren	36.874
Norovirus	78.665
Astroviren	
Enterale Adenoviren	

Tab. 4.16 Gastrointestinale Infektionen durch Darmprotozoen

Erreger	Fälle in Deutschland 2019 (RKI)
Cryptosporidium parvum	1974
Cyclospora cayetanensis	
Entamoeba histolytica	
Giardia lamblia	3296
Isospora belli	
Mikrosporidien	
Blastocystis hominis	

Tab. 4.17 Infektionserreger bei Harnwegsinfektionen und Mikrobiom des Harntrakts[1]

Typischerweise uropathogene Erreger	Potenziell uropathogene Erreger	Urogenitales Schleimhautmikrobiom
E. coli Klebsiella sp. Proteus sp. Morganella sp. Providencia sp. Enterobacter sp. Citrobacter sp. *Pseudomonas aeruginosa* *Staphylococcus saprophyticus* β-hämolysierende Streptokokken der serologischen Gruppe A u. B	*Staph. aureus* Enterokokken Hefen (Candida spp.) *Aerococcus urinae* *Aerococcus sanguinicola* *Actinotignum schaalii* *Corynebacterium urealyticum*	Haemophilus spp. Vergrünende Streptokokken Neisseria spp. Lactobacillus sp.p. Koagulase-neg. Staphylokokken (außer *Staph. saprophyticus*) Corynebacterium spp. (außer *C. urealyticum*) Aerococcus spp. (außer *A. urinae* und *A. sanguinicola*)

[1] mod. nach Schubert et al., Harnwegsinfektionen, MiQ 02, 2020

Folgende Erreger können mit herkömmlicher Urinkultur nicht angezüchtet werden:
- Mycoplasma spp.
- Ureaplasma spp.
- *Chlamydia trachomatis*
- *Neisseria gonorrhoeae*
- *Mycobacterium tuberculosis*
- Anaerobier

Hierzu kann eine NAT- bzw. eine spezifische Kulturdiagnostik durchgeführt werden.
Weiterhin können folgende Viren Infektionen verursachen:
- Adenoviren (Typ 11: hämorrhagische Zystitiden)
- *Herpes-simplex-*, *Varizella-Zoster-*, Zytomegalie- und Polioma-virus BK (seltene Harnwegsinfektionen)
- Papillomaviren (Infektion der distalen Harnwege).

Wichtig für die Praxis

Die **wichtigsten Vorbedingungen** für eine **gute und korrekte Diagnostik** in der mikrobiologischen Diagnostik sind:
- Detaillierte Angaben zum Krankheitsbild
- Die Auswahl des richtigen Probematerials und das Versandgefäß

LITERATUR

Abele-Horn M et al.: Mikrobiologisch-infektiologische Qualitätsstandards; MiQ, Heft: 10, Genitalinfektionen Teil I. 2. A. Elsevier Urban & Fischer, München (2011)

Abele-Horn M et al.: Mikrobiologisch-infektiologische Qualitätsstandards; MiQ, Heft: 11a, Genitalinfektionen Teil II, Infektionserreger Bakterien. 2. A. Elsevier Urban & Fischer, München (2011)

Abele-Horn M et al.: Mikrobiologisch-infektiologische Qualitätsstandards; MiQ, Heft: 11a, Genitalinfektionen Teil II, Infektionserreger Parasiten, Viren. 2. A. Elsevier Urban & Fischer, München (2011)

Becker K et al.: Mikrobiologisch-infektiologische Qualitätsstandards; MiQ, Heft: 6a, Infektionen der Haut und der subkutanen Weichgewebe – Teil I. 2. A. Elsevier Urban & Fischer, München (2013)

Ewig S et al.: S3-Leitlinie: Behandlung von erwachsenen Patienten mit ambulant erworbener Pneumonie – Update 2021. AWMF online (2021) www.awmf.org/uploads/tx_szleitlinien/020-020l_S3_Behandlung-von-erwachsenen-Patienten-mit-ambulant-erworbener-Pneumonie__2021-05.pdf (letzter Zugriff. 31.5.2022)

Kist M et al.: Mikrobiologisch-infektiologische Qualitätsstandards; MiQ, Heft: 9, Gastrointestinale Infektionen. 2. A. Elsevier Urban & Fischer, München (2010)

Kniehl G et al.: Qualitätsstandards in der mikrobiologisch-infektiologischen Diagnostik; MiQ, Heft: 17, Infektionen des Zentralnervensystems. Elsevier Urban & Fischer, München (2001)

Podbielski A et al.: Mikrobiologisch-infektiologische Qualitätsstandards; MiQ, Heft: 7, Infektionen der tiefen Atemwege Teil I. 2. A. Elsevier Urban & Fischer, München (2010)

Podbielski A et al.: Mikrobiologisch-infektiologische Qualitätsstandards; MiQ, Heft: 13a, 13b, Infektionen des Mundes und der oberen Atemwege, Teil I und Teil II. 2. A. Elsevier Urban & Fischer, München (2010)

Podbielski A et al.: Mikrobiologisch-infektiologische Qualitätsstandards; MiQ, Heft: 04, Parasitosen. 2. A. Elsevier Urban & Fischer, München (2013)

Podbielski A et al.: Mikrobiologisch-infektiologische Qualitätsstandards; MiQ, Heft: 18, Mikrobiologische Diagnostik der Arthritis und Osteomyelitis Teil I. 2. A. Elsevier Urban & Fischer, München (2014)

Podbielski A et al.: Mikrobiologisch-infektiologische Qualitätsstandards; MiQ, Heft: 02, Harnwegsinfektionen. 3.A. Elsevier Urban & Fischer, München (2020)

Robert Koch-Institut: Infektionsepidemiologisches Jahrbuch für 2019 (2020)
Rosenthal EJK: Epidemiologie von Septikämie-Erregern. Dtsch Med. Wochenschr 127 (2002) 2435–2440
Seifert H et al.: Mikrobiologisch-infektiologische Qualitätsstandards; MiQ, Heft: 3a, Blutkulturdiagnostik. 2. A. Elsevier Urban & Fischer, München (2007)
Tyler KL.: Acute Viral Encephalitis. N Engl J Med 379 (2018) 557–566
Wellinghausen N et al.: Mikrobiologisch-infektiologische Qualitätsstandards; MiQ, Heft: 31, Infektionen des Auges. Elsevier Urban & Fischer, München (2011)
Wisplinghoff H et al.: Nosocomial bloodstream infections in US hospitals: analysis of 24,179 cases from a prospective nationwide surveillance study. Clin Infect Dis 39 (2004) 309–317

KAPITEL

5 Grundlagen und Prinzipien der antimikrobiellen Therapie

Bernd Salzberger

Kernaussagen

- Viele **Antibiotika** sind nur wirksam bei proliferierenden Bakterien und die Expositition gegen die minimale inhibitorische Konzentration führt nicht unbedingt zum Absterben des Bakteriums.
- **Spezifische Antibiotikaresistenzen** können **konstitutionell** (z.B. Resistenz gegen Penicillin G bei *Pseudomonas aeruginosa*) oder **erworben** sein (β-Laktamase bei *E. coli*). Erworbene Resistenzen können durch Punktmutationen (z.B. Gyrase für Fluorchinolone) oder spezifische genetische Elemente vermittelt werden.
- Der **Einsatz antimikrobieller Substanzen** hat viele Verfahren der modernen Medizin erst möglich oder sicher gemacht, der Wert dieser Substanzen für die moderne Medizin ist unschätzbar.
- **Ziel von Antibiotic/Antimicrobial-Stewardship-Programmen** sind die Optimierung und Fokussierung von Antibiotikatherapien. Vor allem eine Reduktion des unnötigen, des zu breiten und zu lang dauerndem Einsatzes von Antibiotika bieten ein hohes Optimierungspotenzial.

5.1 Einleitung

Antimikrobielle Substanzen sind besondere Pharmaka: Ihr Ziel ist nicht ein menschlicher Rezeptor oder Stoffwechselweg, sondern eine Schädigung oder Hemmung infektiöser Mikroorganismen. Idealerweise also ein Pharmakon, das einen Infektionserreger zerstört oder mindestens im Wachstum hemmt und den Menschen nicht tangiert – Paul Ehrlichs utopische Zauberkugel.

In der Realität muss die Entwicklung die Wirkung auf den Mikroorganismus und die (unerwünschte) Wirkung auf den Menschen berücksichtigen. Generell zielen antimikrobielle Substanzen darauf ab, Stoffwechsel bzw. Vermehrung von Erregern zu hemmen. Nicht alle Infektionserreger können durch eine solche Therapie abgetötet werden, sodass in vielen Fällen die antimikrobielle Therapie und das Immunsystem synergistisch wirken müssen, um Infektionen zu beenden.

Die Wirksamkeit einer antimikrobiellen Substanz gegen eine Erregerspezies kann beschrieben werden durch die MHK_{90} für Bakterien (minimale Hemmkonzentration für 90% der Stämme einer Spezies, engl. MIC90) und entsprechend der MHK_{50} (MIC_{50}) für Viren. Geeignet für die Therapie einer Infektion ist eine Substanz prinzipiell also dann, wenn die MHK deutlich niedriger als die für den Menschen toxische oder unverträgliche Konzentration ist.

Die Entwicklung antimikrobieller Substanzen begann Ende des 19. Jahrhunderts. Die ersten Präparate wie das Salvarsan und die Sulfonamide wurden in Analogie zu Färbemethoden von Bakterien entwickelt. Penicillin wurde durch einen Zufall entdeckt und nach der chemischen Charakterisierung 1941 zum produktions- und einsatzfähigen Pharmakon. Penicillin kommt dem Ideal der Zauberkugel sehr nah, es ist sehr wirksam und gleichzeitig sehr sicher.

Mittlerweile sind wirksame antimikrobielle Substanzen gegen viele durch Viren, Pilze, Bakterien und Parasiten/Helminthen verursachte Erkrankungen vorhanden. Die antimikrobielle Therapie hat dazu geführt, dass viele tödliche Erkrankungen heute heilbar oder langfristig behandelbar sind. Die breite Anwendung – vielleicht auch angestoßen durch Therapieerfolge – hat aber auch zu Problemen geführt. Vor allem Antibiotika sind aufgrund ihrer hohen Wirksamkeit und Sicherheit zunehmend auch für weniger schwere oder gar für nicht bakterielle Infektionen, z.B. obere Atemwegsinfektionen eingesetzt worden. Auch in der Veterinärmedizin sind Antibiotika wirksam gegen bakterielle Infektionen. Hier zeigte sich eine ähnliche Entwicklung von der gezielten Therapie zu zunehmend breiterer und prophylaktischer Anwendung z.B. in der Massentierhaltung.

Diese Entwicklung hat erheblich zur Entwicklung und rasanten Verbreitung von Antibiotikaresistenzen beigetragen. Mikroorganismen haben Mechanismen zur evolutionären Anpassung an Umgebungsbedingungen, die aufgrund der kurzen Generationszeiten sehr rasch wirksam werden. Punktmutationen, aber auch der Erwerb genetischer Elemente (Plasmide, Genkassetten), die durch horizontalen oder vertikalen Gentransfer auch übertragbar sind, können bei Exposition mit Antibiotika zur Resistenzentwicklung führen. Einmal erworbene Resistenzen werden dann unter Selektionsdruck, z.B. in Krankenhäusern, selektiert und konzentrieren sich in diesen Umgebungen.

Antimikrobielle Resistenzen komplizieren heute v.a. die Therapie schwerer bakterieller Infektionen bei immunkompromittierten Patienten. Hier kommt es durch häufige Infektionen und Antibiotikatherapien zur Selektion antibiotikaresistenter Erreger, die zunächst Haut und Schleimhäute kolonisieren und dann zu schwer behandelbaren Infektionen führen können. Zusätzlich trägt die Konzentration solcher Patienten in Behandlungseinrichtungen zur nosokomialen Übertragung solcher Erreger auf andere Patienten bei.

Aktuell ist das drängendste Problem die Resistenzsituation bei gramnegativen Enterobakterien (z.B. *E. coli* und *K. pneumoniae*). Diese Bakterien haben in den letzten Jahren zunehmend breite Resistenzmechanismen gegen ß-Laktam- und andere Antibiotika entwickelt oder erworben, sodass 3.-Generations-Cephalosporine und zunehmend auch Carbapeneme häufig unwirksam sind. *Klebsiella-pneumoniae*-Stämme sind z.B. in Südeuropa zu mehr als 50% gegen Carbapeneme resistent. Aber auch grampositive Erreger wie *S. aureus, S.pneumoniae* und *E. faecium, Mycobacterium tuberculosis* und *Plasmodium falciparum* zeigen häufig Resistenzen auf und sind dann entsprechend schwer behandelbar.

Die Entwicklung neuer Antibiotika kann die bestehenden Therapieprobleme kurzfristig lösen. Diese Aufgabe ist für Forschung und Industrie vorrangig. Dies allein adressiert das Problem jedoch nicht langfristig: Jeder Einsatz von Antibiotika hat Folgen für Ökologie und Resistenzentwicklung. Generell muss deshalb der Einsatz von Antibiotika so erfolgen, dass der Behandlungserfolg bei schweren Infektionen maximiert wird, die bisher häufig vernachlässigten ökologischen Folgen und Resistenzentwicklunen aber minimiert werden. Im Folgenden sollen die Grundprinzipien der antimikrobiellen Therapie für die verschiedenen Substanzklassen dargestellt werden, der Fokus liegt hierbei auf dem besten Zeitpunkt für den Therapiebeginn, auf Dosierungsprinzipien, der Therapiedauer und dem Einsatz von Kombinationstherapien. Dabei wird hier auf die Antibiotika und antiviralen Substanzen fokussiert. Die Therapie mit Antimykotika, antiparasitären Substanzen und Anthelmintika folgt den gleichen Prinzipien.

Ihr Einsatz sollte gezielt und basierend auf möglichst guter Evidenz aus klinischen Studien erfolgen.

5.2 Antibiotika

5.2.1 Antibiotische Substanzen und -klassen

Penicillin G war die erste Substanz in der bis heute wichtigsten Klasse von Antibiotika, den β-Laktam-Antibiotika. Weiterentwicklungen der Penicilline waren breiter wirksam gegen gramnegative Erreger (Ampicillin, Piperacillin) bzw. auch wirksam gegen die β-Laktamase von Staphylokokken (Dicloxacillin, Flucloxacillin). Neben den Penicillinen gehören auch die Cephalosporine, Carbapeneme und Monobactame zu den β-Laktam-Antibiotika. Zusätzlich sind Kombinationen mit Hemmern des häufigsten Resistenzmechanismus, der β-Laktamase möglich (z.B. Sulbactam, Tazobactam oder Avibactam). Die Bindung der β-Laktamringe an bakterielle Enzyme führt bei der Teilung von Bakterien zur Hemmung der Zellwandsynthese und damit zum Tod der Bakterien **(Bakterizidie)**.

Weitere Antibiotikaklassen mit einer Hemmung der Zellwandsynthese sind z.B. die Glykopeptide und Daptomycin.

Andere Antibiotikaklassen hemmen die Proteinsynthese (z.B. Makrolide, Sulfonamide, Aminoglykoside, Tetrazykline, Oxazolidinone) oder die bakterielle DNA-Replikation (z.B. Fluorochinolone). Die meisten dieser Substanzen sind bakteriostatisch.

Viele Substanzen sind nur wirksam bei proliferierenden Bakterien und die Expositition gegen die minimale inhibitorische Konzentration führt nicht unbedingt zum Absterben des Bakteriums. Hierfür sind i.d.R. bei Substanzen, die potenziell bakterizid sind, höhere Konzentrationen notwendig. Hier kann als Faustregel für β-Laktam die vierfache MHK_{90} genommen werden. Diese Bedingungen müssen bei der Dosierung berücksichtigt werden.

Welche Substanz sollte primär für spezifische Erreger ausgewählt werden? Hier ist unmittelbar klar, dass primär dabei die In-vitro Empfindlichkeit ein wichtiger Parameter ist. Allerdings ist diese allein nicht die Entscheidungsgrundlage: Hier muss nach dem Erfolg in der klinischen Anwendung ausgewählt werden, i.d.R. werden so Substanzen der ersten Wahl für spezifische Erreger identifiziert.

5.2.2 Prinzipien der antibiotischen Therapie – akute, chronische Infektionen und Prophylaxen

Der Einsatz bei akuten Infektionen sollte **so rasch wie möglich** erfolgen. Bei lebensbedrohlichen Infektionen wie der Sepsis, der Meningitis und der schweren Pneumonie muss eine antibiotische Therapie rasch empirisch, d.h. ohne Kenntnis des eigentlichen Erregers, aber mit dem Wissen um das potenzielle Erregerspektrum erfolgen. Hier ist deshalb initial eine breite Therapie notwendig, diese sollte dann bei Identifizierung des Erregers sofort auf die Therapie der ersten Wahl umgestellt werden. Dies verstärkt die Therapiewirkung und vermindert gleichzeitig das Risiko einer Resistenzentwicklung

Vor allem bei Infektionen, die eine lange Behandlungsdauer erfordern, z.B. Endokarditis oder Osteomyelitis, sollte die Therapie erst dann erfolgen, wenn die Diagnostik erfolgt ist. Blutkulturen sind dabei wie bei der Sepsis und Meningitis vor dem Therapiebeginn anzulegen, sowohl bei der Endokarditis als auch der Osteomyelitis soll die Diagnostik über einen längeren Zeitraum erfolgen (häufigere Abnahme von Blutkulturen, bei der Osteomyelitis ggf. Biopsien).

Die wichtigste chronische bakterielle, lang behandlungspflichtige Infektion ist die Tuberkulose, alle anderen chronischen bakteriellen Infektionen wie Aktinomykosen, Nokardiosen, Q-Fieber oder Morbus Whipple sind Seltenheiten. Bei chronischen Infektionen sind i.d.R. Therapiezeiten von vielen Monaten notwendig.

Die Therapiedauer bei akuten Infektionen hat sich in den letzten Jahren gewandelt: Wenn Antibiotika mit guter Wirksamkeit in hoher Konzentration an die Infektionsstelle gelangen, ist in den meisten Fällen eine Therapiedauer von einigen Tagen (statt früher einigen Wochen) ausreichend. So beträgt die Therapiedauer bei der ambulant erworbenen Pneumonie heute regelhaft 5–7 d, bei intraabdominellen Infektionen < 1 Wo. und auch die meisten Osteomyelitiden sind über 6 Wo. ausreichend behandelt. Die Verkürzung der Therapiedauer ist eine wichtige Maßnahme zur **Reduktion der Exposition** gegen Antibiotika und wird derzeit für viele weitere Infektionen evaluiert.

Prophylaktisch werden Antibiotika perioperativ und bei spezifischen Expositionen eingesetzt, z.B. zur Prophylaxe einer Meningokokken-Infektion nach Exposition oder bei Patienten mit besonders hohem Risiko einer Endokarditis. Allerdings wurde hier die lang angewandte Praxis einer breiten Anwendung von Antibiotikaprophylaxen bei Zahneingriffen verlassen – bei Patienten mit einem niedrigen Risiko ist eine Prophylaxe nicht indiziert. Eine prophylaktische Antibiotikagabe muss klar indiziert sein, ansonsten bringt eine Prophylaxe mehr Schaden als Nutzen.

5

5.2.3 Kombinationstherapie, pharmakokinetische bzw. -dynamische Besonderheiten

In-vitro wirken Kombinationen von Antibiotika häufig synergistisch, z.B. β-Laktam-Antibiotika und Aminoglykoside gegen viele Streptokokken-Stämme.

Neben der potenziellen synergistischen Wirkung könnten Kombinationstherapien gleichzeitig auch die Resistenzentwicklung behindern. Beide Effekte konnten in der klinischen Anwendung in prospektiven randomisierten Studien praktisch nur bei der Tuberkulose gezeigt werden – hier sind auch beide Effekte nachzuweisen, die Wirkungsverstärkung und die Vermeidung der Resistenzentwicklung.

Bei einigen schwer behandelbaren Erregern (z.B. Enterokokken oder Listerien) oder Infektionen wie der nekrotisierenden Fasziitis werden Kombinationstherapien v.a. aufgrund der schlechten Prognose und In-vitro- oder Daten aus Tiermodellen empfohlen. Allerdings sollte dies nach den Regeln der Evidenzbewertung nicht als Grundlage für starke Empfehlungen in Leitlinien dienen.

Die Dosierung von Antibiotika sollte so erfolgen, dass sie die Wirkung maximiert und Nebenwirkungen minimiert. Spezifische Dosierungen können für Antibiotikaklassen tatsächlich beide Ziele erreichen, da Wirkung und Toxizität unterschiedlich beeinflusst werden. Die Kombination von pharmakokinetischen mit Parametern der Wirksamkeit wird auch **Pharmakodynamik** genannt (➤ Abb. 5.1).

Die pharmakokinetischen Parameter C_{max} und AUC werden durch die Einbeziehung der MHK zu Parametern der Pharmakodynamik: C_{max}/MHK, AUC/MHK und Zeit über der MHK.

Die Substanzgruppen der Antibiotika unterscheiden sich darin, welcher Parameter am besten mit dem Therapieerfolg korreliert. Grob kann man unterscheiden zwischen Substanzgruppen, bei denen die Wirkung mit Parametern der Konzentration, z.B. C_{max}/MHK bzw. AUC/MHK korreliert, und solchen, bei denen die Wirksamkeit am besten mit T > MHK korreliert (konzentrationsabhängige vs. zeitabhängige Substanzen).

Mit dieser Einteilung kann man für verschiedene Substanzklassen Dosierungsschemata optimieren. Bei Aminoglykosiden korreliert z.B. die Wirkung am besten mit dem pharmakodynamischen Parameter des Spitzenspiegels (C_{max}/MHK), die Toxizität dagegen mit der Dauer der Serumkonzentration über einem Schwellenwert. Aminoglykoside hemmen die Proteinbiosynthese von Bakterien rasch bei einem hohen Spitzenspiegel, nach Abfall des Spiegels hält diese Hemmung dann einige Stunden an (postantibiotischer Effekt). Dies führt zur Dosierungsempfehlung einer einmal statt einer dreimal täglichen Gabe von Aminoglykosiden. Somit bleibt die Wirksamkeit erhalten und die Toxizität wird deutlich reduziert.

Bei β-Laktam-Antibiotika ist die Wirkung am besten mit der Dauer der Konzentration über der MHK korreliert, der Spitzenspiegel spielt

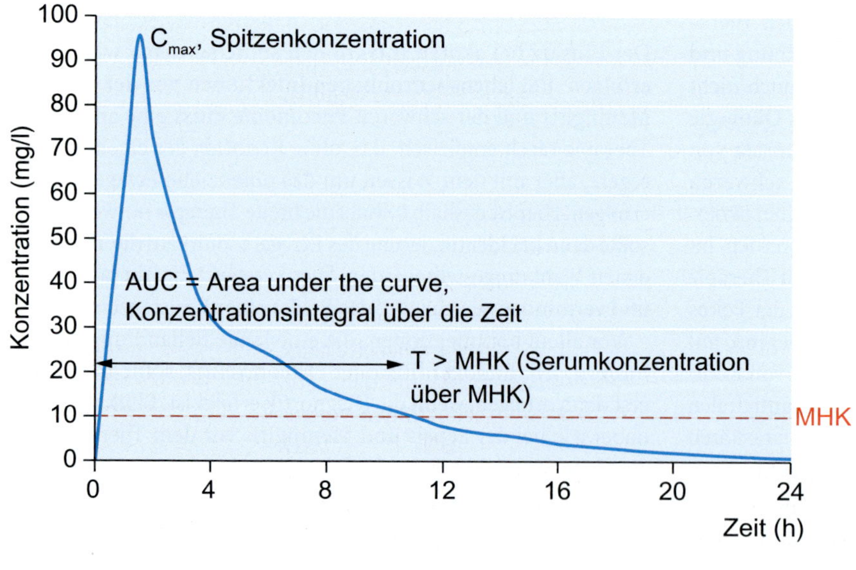

Abb. 5.1 Pharmakokinetische/pharmakodynamische Parameter bei Antibiotika [L231]

keine Rolle. Damit kann die Wirkung von β-Laktam-Antibiotika durch die Häufigkeit oder Geschwindigkeit der Dosierung moduliert werden, theoretisch ist eine Dauerinfusion optimal. Ein solcher Einsatz kann z.B. bei Infektionen mit schwer behandelbaren Erregern, z.B. *Pseudomonas aeruginosa,* die Konzentration des Antibiotikums am Infektionsort verbessern

Ein weiterer wichtiger Aspekt der Dosierung ist die **Therapiedauer.** Die Dauer der Antibiotikatherapien ist in den letzten Jahren für viele Infektionen kritisch evaluiert worden und konnte damit häufig reduziert werden. So beträgt heute z.B. die Therapie der Osteomyelitis i.d.R. 6 statt früher 12 Wo., die Therapie der ambulant erworbenen Pneumonie von 5- statt 10–14 d. Diese Entwicklung zeigt auch, dass Antibiotikatherapien aufgrund der frühen Einführung in die Pharmakotherapie nicht immer mit der heute etablierten Methodik prospektiver randomisierter Studien, sondern mit niedrigerer Evidenz etabliert wurden.

5.2.4 Resistenzen und Resistenzentwicklung bei Antibiotika

Spezifische Resistenzen können konstitutionell (z.B. Resistenz gegen Penicillin G bei *Pseudomonas aeruginosa*) oder erworben sein (β-Laktamase bei *E. coli*). Erworbene Resistenzen können durch Punktmutationen (z.B. Gyrase für Fluorchinolone) oder spezifische genetische Elemente vermittelt werden. Solche genetischen Elemente sind bei Bakterien in der Evolution lange vor der Anwendung von Antibiotika in der Human- und Tiermedizin vorhanden gewesen. In Permafrostbohrungen fanden sich bei Bakterien, die vor ca. 60.000 J. eingefroren wurden, genetische Elemente, die solche Resistenzen vermitteln und hohe Verwandtschaft zu den heute bekannten Resistenzgenen aufweisen. Da viele Antibiotika aus Stoffwechselprodukten anderer Mikroorganismen stammen, ist dies nicht verwunderlich.

Resistenzen können natürlich vererbt (vertikal) weitergegeben, sie können aber auch zwischen Bakterien ausgetauscht werden. Umgebungsbedingungen, die das Wachstum von Bakterien behindern, führen bei einigen Bakterien dazu, dass genetische Elemente (z.B. Plasmide) leichter abgegeben und auch aufgenommen werden. So kann Stress, z.B. unter Antibiotikatherapie, zur Weitergabe oder zum Erwerb von Resistenzen beitragen.

Theoretisch und in vitro sind dabei subinhibitorische Konzentrationen von Antibiotika am ehesten treibend für Resistenzentwicklung – Bakterien geraten unter „Stress", werden aber nicht abgetötet. Aufgrund der kurzen Generationszeit vieler Bakterien können so die Mechanismen von genetischer Anpassung und Selektion rasch zur Resistenzentwicklung führen.

5.3 Antivirale Therapie

5.3.1 Antivirale Substanzen

Die Entwicklung antiviraler Substanzen folgte der Entwicklung von Antibiotika mit einiger Zeitverzögerung ab den 1960er-Jahren. Dies wurde möglich durch die raschen Fortschritte im Verständnis der molekularen viralen Vermehrungsmechanismen. Mittlerweile gibt es eine Vielzahl von Substanzen gegen eine lange Liste von Ansatzpunkten (➤ Tab. 5.1). Keine dieser systemisch anwendbaren Substanzen ist im eigentlichen Sinn viruzid. Dieses Prinzip ist nur lokal (z.B. Desinfektionsmittel) anwendbar.

Tab. 5.1 Systemische antivirale Mechanismen, Angriffspunkte, Substanzen und Erregerspektrum

Mechanismus	Angriffspunkt, Substanz (Virus)
Virusbindung u. -eintritt	Fusionsblockade: Enfuvirtide *(HIV)* Neutralisierung durch monoklonale Antikörper: Palivicumab, Nirvesimab *(RSV),* Casarivimab/Indevimab, Sotrovimab, Tixagevimab/Cilgavimab *(SARS-CoV-2)* Koreptorblockade: Maraviroc *(HIV)*
Virusentpackung/-enthüllung	M2-Protein-Inhibition: Amantadin/Rimantidin (Influenza A)
RNA-Replikation	Nukleosid/Nukleotidanaloga: Ribavirin (*HCV* u.a.), Sofosbuvir, Dasbuvir *(HCV),* Faviripavir (Influenza u.a.), Remdesivir, Molnupiravir *(SARS-CoV-2)* 5A-Inhibitoren: Ledipasvir, Daclatasvir, Velpatasvir, Biprentasvir, Ombitasvir, Elbasivir *(HCV)*
DNA-Replikation	Nukleosidanaloga Acyclovir, Famciclovir *(HSV, VZV),* Ganciclovir, Cidofovir (CMV u.a.)
Inhibition Reverse-Transkriptase	Nukleosianaloga Zidovudin, Lamivudin/Emtricitabine, Abacavir, Tenofovir *(HIV)* Direkte Inhibition Nevirapin, Efavirenz, Dalavirdin, Rilpivirin, Etravirin *(HIV)*
Integrase	Raltegravir, Elvitegravir, Dolutegravir, Bictegravir *(HIV)*
Terminase	Letermovir *(CMV)*
Virusausschleusung	Neuraminidase-Inhibition: Oseltamivir, Zanamivir, Peramivir (Influenza A u. B) Nitazoxanid (Influenza, RSV u.a.), Tecovirimat (Pockenviren)
Protease	Lopinavir, Atazanavir, Darunavir *(HIV)* Boceprevir, Telaprevir, Simeprevir, Paritaprevir, Grazoprevir, Voxilaprevir, Glecoprevir *(HCV),* Nirmatrelvir *(SARS-CoV-2)*
Immunstimulatorisch	Imiquimod *(HPV)* Interferon-α (*HCV* u.a.)

5.3.2 Prinzipien der antiviralen Therapie – akute, chronische Infektionen und Prophylaxen

Prinzip jeder Therapie ist es, den Schaden durch die Erkrankung bzw. Infektion zu minimieren. Der Einsatz der Therapie soll bei akuten Infektionen so rasch wie möglich erfolgen, dies ist besonders offensichtlich bei *SARS-CoV-2*-Infektionen: Hier haben antivirale Therapien den stärksten Effekt auf den Verlauf der Infektion, wenn der Einsatz in den ersten Tagen (5–7 d) nach Symptombeginn erfolgt. Eine rasche Hemmung der Virusreplikation kann dann einen Progress zu Komplikationen verhindern. In späteren Krankheitsstadien, z.B. bei intensivpflichtiger Pneumonie, ist ein Effekt der antiviralen Therapie dagegen kaum noch zu messen. Dies gilt ebenso für die Influenza. Der Einsatz von Neuraminidase-Hemmern ist nur klinisch wirksam, wenn er früh (bis 72 h nach Symptombeginn) erfolgt.

Bei den meisten Patienten hemmt oder beendet das Immunsystem nach einer Zeitspanne von einigen Tagen die Virusreplikation. In dieser Krankheitsphase dominieren dann Effekte, die nicht mehr durch die Virusreplikation beeinflusst werden, z.B. sekundäre Entzündungsreaktionen der Lunge bei *SARS-CoV-2* oder Neuropathien bei Reaktivierung einer *Varicella-zoster*-Infektion.

Bei chronischen Virusinfektionen (z.B. Hepatitis-C-, Hepatitis-B- und *HIV*-Infektion) ist nicht der möglichst rasche Einsatz der Therapie entscheidend, hier ist die Wirksamkeit der Therapie bei viel langsamer ablaufenden Schädigungsmechanismus von der möglichst kompletten langfristigen Hemmung der Virusreplikation abhängig. Bei der Hepatitis-C-Virus-Infektion führt diese Hemmung über einen Zeitraum von etwa 3 Mon. dazu, dass alle virusinfizierten Hepatozyten bis dahin durch die normale Zellalterung eliminiert werden. Damit kann die Infektion ausgeheilt werden. Bei der Hepatitis B- und *HIV*-Infektion führt die Therapie nicht zur Viruselimination, aber zum weitestgehenden Schutz vor den Folgen der Infektion. Die Hemmung der Virusreplikation muss auch deshalb vollständig sein, damit nicht bei residueller Virusreplikation eine Resistenzentwicklung auftreten kann – Mutationen können nur bei aktiver Replikation entstehen – insofern ist der Langzeiteffekt untrennbar verbunden mit der möglichst vollständigen Hemmung.

Ein prophylaktischer Einsatz von antiviralen Substanzen kann als Expositionsprophylaxe oder bei latenten Virusinfektionen (z.B. Herpesvirusinfektionen) erfolgen. Ein prophylaktischer Einsatz ist i.d.R. nur bei Hochrisikopatienten, z.B. immunkompromittierte Patienten ohne Impfschutz nach Exposition mit Influenza oder *SARS-CoV-2* oder bei Patienten nach Stammzell- oder Organtransplantation mit hohem Risiko für Reaktivierungen v.a. von Herpesviren. Für diese Patienten sind Prophylaxen für *HSV* und *VZV* mit Acyclovir gut etabliert, die Prophylaxe von *CMV*-Infektionen war bis vor Kurzem nur mit dem sehr viel toxischeren Ganciclovir möglich. Die Toxizität der Substanz führte zur Entwicklung gezielterer prophylaktischer Therapien, z.B. zur präemptiven Therapie. Diese wird durch regelmäßige (wöchentliche) Messung der *CMV*-DNA im Blut gesteuert, bei Beginn der Replikation wird eine antivirale Therapie begonnen. Diese Therapieform verhindert ähnlich wirksam wie eine allgemeine Prophylaxe schwere *CMV*-Erkrankungen, führt aber zu einer sehr viel niedrigeren kumulativen Exposition mit der Substanz.

5.3.3 Kombinationstherapie, pharmakokinetische bzw. -dynamische Besonderheiten

Kombinationen von antiviralen Substanzen können synergistisch in der Hemmung der Replikation sein. In der antiviralen Therapie sind **Kombinationstherapien** bei einer Reihe von Infektionen sehr viel wirksamer als Monotherapien: bei der ***HIV***- und der ***HCV***-Infektion. Durch die modernen Therapieformen ist die ***HIV***-Infektion von einer fast unabwendbar tödlichen Erkrankung zu einer chronisch supprimierbaren Infektion mit nahezu normaler Langzeitprognose geworden, die *HCV*-Infektion ist heute heilbar. Kombinationstherapien zeigen eine stärkere Hemmung der Virusreplikation und verhindern vermutlich dadurch Resistenzentwicklungen, die durch Punktmutationen und Selektion bei Monotherapien ansonsten rasch zum Wirkungsverlust führen. Ob z.B. für die Influenza oder *SARS-CoV-2* Kombinationen von antiviralen Substanzen wirksamer als Monotherapien sind, ist nicht untersucht. Für die Influenza zeigen mathematische Modelle aber eine rasche Resistenzentwicklung unter einer Monotherapie, die besonders bei immunkompromittierten Patienten relevant sein könnte.

Nur bei zwei Schritten des Replikationszyklus ist der Serumspiegel der antiviralen Substanz direkt mit der Wirksamkeit korreliert: bei der Hemmung der Bindung bzw. Neutralisation und bei der Protease (sofern diese am Ende des Zyklus einsetzt, z.B. bei *HIV*). Ansonsten sind vielmehr die intrazellulären Konzentrationen des Pharmakons mit Wirksamkeit korreliert.

Dieser Zusammenhang ist mit Acyclovir gut untersucht. Acyclovir penetriert gut nach intrazellulär In *HSV*- oder *VZV*-infizierten Zellen wird Acyclovir durch eine virale Thymidinkinase phosphoryliert, die beiden nächsten Phosphorylierungsschritte geschehen durch zelluläre Kinasen. Der erste Schritt führt zu einem Konzentrationsgefälle von Acyclovir zwischen dem Extra- und Intrazellulärraum, sodass mehr Acyclovir in die Zelle penetriert. So findet in virusinfizierten Zellen eine Konzentration der Substanz statt, die dann wirksam die Replikation hemmt. Aufgrund der Komplexität intrazellulärer Konzentrationsmessungen ist so für die meisten antiviralen Substanzen eine Therapiesteuerung durch Konzentrationsmessungen nicht sinnvoll. Hier müssen In-vitro-Zellkulturdaten und pharmakokinetische Phase I/II-Studiendaten zur Dosisfindung herangezogen und in Phase II/III-Studien evaluiert und optimiert werden.

5.3.4 Resistenzen und Resistenzentwicklung

Eine Resistenzentwicklung bei Viren geschieht i.d.R. durch eine oder mehrere Punktmutationen, z.B. M184V der reversen Transkriptase von *HIV* gegen Lamivudin. In manchen Fällen führen solche Punktmutationen auch zu einer Verringerung der Virusreplikation (Verlust von viraler Fitness). Dann sind i.d.R. weitere kompensatorische Mutationen notwendig, um echte Resistenz zu vermitteln. Die Mutationsrate ist ein wichtiger Parameter für die Geschwindigkeit von Resistenzentwicklungen. Diese ist am höchsten bei den RNA-Viren, z.B. Influenza, *HIV* und *HCV.*

Die Resistenzentwicklung bei DNA-Viren, z.B. den Herpesviren ist sehr viel langsamer.

Bei den RNA-Viren *HIV* und *HCV* entstehen unter Monotherapien innerhalb von wenigen Wochen Resistenzen, wohingegen bei Patienten mit oralen *HSV*-Läsionen Acyclovir auch noch nach vielen Therapiezyklen wirksam sein kann.

Prinzipiell können Resistenzen auch übertragen werden, dies ist u.a. für *HIV* und Influenza gezeigt.

5.4 Antibiotic-/Antimicrobial Stewardship

Der Einsatz antimikrobieller Substanzen hat viele Verfahren der modernen Medizin erst möglich oder sicher gemacht, der Wert dieser Substanzen für die moderne Medizin ist unschätzbar. Gleichzeitig bedroht die aktuelle Entwicklung bei den Antibiotikaresistenzen dieses wertvolle Gut. Der enge Zusammenhang zwischen der Intensität des Einsatzes von Antibiotika und der Entwicklung von Resistenzen bei Bakterien ist seit Langem bekannt. Bereits 1945 hat Alexander Fleming, der Erfinder des Penicillins, auf die Gefahren der Resistenzentwicklung unter diesen Bedingungen hingewiesen.

Die rasche Entwicklung neuer Antibiotika ist dringend notwendig, wird die aktuellen Probleme aber nicht vollständig lösen. Ein optimierter und verantwortungsvoller Einsatz von Antibiotika muss essenzieller Teil der Strategie gegen die Resistenzentwicklung sein. Der rationale Einsatz von Antibiotika vermeidet nicht nur Nebenwirkungen, sondern hat das Potenzial, diese Entwicklung zu verlangsamen.

Wie kann dies erreicht werden? Es ist offensichtlich, dass dies nicht allein durch Formulierung einfacher Regeln oder gar Restriktionen erreicht werden kann. Der rasche Einsatz eines Antibiotikums ist in vielen klinischen Situationen lebensrettend. Regeln, die einen solchen Einsatz verhindern, würden kaum akzeptiert und beachtet werden.

Ansätze, die einen rationaleren Antibiotikaeinsatz erfolgreich erwirken sollen, müssen dieser Verantwortung gerecht und müssen deshalb von erfahrenen Ärzten in Organisationsstrukturen umgesetzt werden.

Entsprechende Programme mit dem Titel „Antibiotic-/antimicrobial Stewardship“ sind seit den 1990er-Jahren von Infektiologen, Mikrobiologen, Krankenhaushygienikern und Apothekern entwickelt worden. Der Begriff „Antibiotic Stewardship“ hat sich auch im Deutschen so durchgesetzt, obwohl die Begriffe „Steward“ und „Stewardship“ keineswegs selbsterklärend sind. Stewardship bedeutet hier die Übernahme von Verantwortung. In diesem Fall für das Wohl der Patienten, aber auch das wertvolle Gut Antibiotika.

Ziel eines solchen Programms ist die Optimierung und Fokussierung von Antibiotikatherapien. Vor allem eine Reduktion des unnötigen (z.B. bei viralen Infektionen oder einer reinen Kolonisierung statt Infektion), des zu breiten (statt erregerfokussierten) und zu lang dauerndem Einsatzes von Antibiotika bieten ein hohes Optimierungspotenzial. Neben der ständigen Fortbildung der verschreibenden Ärzte sind hierzu eine Reihe verschiedener Maßnahmen, wie Erarbeitung von lokalen Leitlinien, Restriktion von Reserveantibiotika und Verbrauchsanalysen etabliert worden. Ein wichtiger Teilaspekt ist dabei die Aus- und Bewertung der Maßnahmen und die Rückkopplung der Ergebnisse an die Kliniker, die Antibiotika einsetzen. Der Aspekt, dass der Prozess aus Intervention, Messung, Bewertung der Ergebnisse und Rückkopplung einen hohen Anteil von Organisation beinhaltet, wird in der englischsprachigen Literatur betont.

Die Arbeit und Ergebnisse solcher Programme sind in einer Vielzahl von Publikationen dargestellt und bewertet worden. In der Regel zeigt sich, dass eine Reduktion des Antibiotikaeinsatzes ohne negative Folgen für den Behandlungserfolg erreicht werden kann, häufig auch mit einer Reduktion der Kosten.

Der Erfolg solcher Programme hat die Centers for Disease Control in den USA dazu veranlasst, die Etablierung solcher Programme für alle Krankenhäuser zu empfehlen.

5.4.1 Stand in Deutschland

In Deutschland wird in der DART 2020 der Surveillance von Antibiotikaresistenzen und dem Einsatz von Antibiotika breiter Raum gegeben, Antibiotic Stewardship wird als wichtiges Feld der ärztlichen Aus-, Weiter- und Fortbildung aufgeführt, konkrete Empfehlungen fehlen hier aber noch.

Mittlerweile sind durch den Aufbau einer strukturierten Fortbildungsreihe und einer Förderung des Bundes in Deutschland eine Vielzahl von Antibiotic-Stewardship-Programmen etabliert und in einer Netzwerkstruktur verbunden. Mit dieser 4-stufigen Fortbildung wurden > 800 ABS-Experten ausgebildet. Eine S3-Leitlinie zu Aufbau und Organisation eines solchen Programms und ist publiziert. Diese Programme sind wichtige Elemente der Qualitätssicherung für alle Krankenhäuser.

5

Wichtig für die Praxis

- **Antibiotikatherapie** ist nur in seltenen Situationen (z. B. Sepsis, Meningitis, Erysipel) eine **Notfalltherapie**, die ohne Verzögerung begonnen werden muss.
- Besonders bei **Infektionen, die eine lange Behandlung erfordern** (z. B. Endokarditis, Osteomyelitis) muss vor Beginn der Therapie eine ausreichende Zahl und Auswahl von Proben entnommen werden
- Eine **begonnene breite empirische Therapie** soll nach der Identifizierung des Erregers auf die Therapie der ersten Wahl fokussiert werden – auch, wenn die begonnene Therapie Wirksamkeit zeigt.

LITERATUR

Bundesministerium für Gesundheit, Bundesministerium für Ernährung und Landwirtschaft, Bundesministerium für Bildung und Forschung: DART 2020 Antibiotika Resistenzen bekämpfen zum Wohl von Mensch und Tier. Berlin: Bundestag (2015)

CDC: Core Elements of Hospital Antibiotic Stewardship Programs. Atlanta, GA: US Department of Health and Human Services, CDC (2014)

Craig WA: Pharmacokinetic/Pharmacodynamic Parameters: Rationale for Antibacterial Dosing of Mice and Men. Clinical Infectious Diseases 26 (1998) 1–12

de With K, Allerberger F, Amann S et al.: Strategies to enhance rational use of antibiotics in hospital: a guideline by the German Society for Infectious Diseases. Infection 44 (2016) 395–439

Fleming A: On the Antibacterial Action of a Culture of A Penicillium with Special Reference to their Use in the Isolation of B. influenazae. British Journal of Experimental Pathology 10 (1929) 226–236

Gould IM: Stewardship of antibiotic use and resistance surveillance: the international scene. The Journal of hospital infection 43 Suppl (1999) 253–260

Kunin CM, Tupasi T, Craig WA: Use of antibiotics. A brief exposition of the problem and some tentative solutions. Annals of Internal Medicine 79 (1973) 555–560

Salzberger B, Hitzenbichler F: Antivirale Therapie – Mechanismen, Substanzen, Anwendung. Krankenhaushygiene. up2date 15 (2020) 135–150

Schwartz RS: Paul Ehrlich's magic bullit. New England Journal of Medicine 350 (2004) 1079–1080

II

Bakterielle Infektionen

KAPITEL

6

Frank Hanses[1]

Staphylokokken

Kernaussagen

- Staphylokokken sind **fakultativ pathogene Erreger** und besiedeln die Haut und die Schleimhäute von Mensch und Tier. Etwa ein Viertel bis ein Drittel der Bevölkerung ist permanent asymptomatisch nasal mit *S. aureus* kolonisiert.
- Staphylokokken sind haufenförmig wachsende, grampositive Kokken. Sie werden diagnostisch und klinisch nach dem Besitz der Koagulase in **koagulasepositive** (beim Menschen: *Staphylococcus aureus*) **und koagulasenegative Staphylokokken** (KNS) eingeteilt.
- *S. aureus* produziert stammspezifisch eine Vielzahl verschiedener **Virulenzfaktoren**, die den Erreger zur Adhäsion, Invasion, Persistenz und Aggression gegenüber dem Wirt befähigen. Einige **Toxine** sind für die Genese toxinvermittelte Syndrome (u. a. Toxic-Shock-Syndrome-Toxin) verantwortlich bzw. mit (per)akuten Infektionsverläufen (α-Toxin, Panton-Valentine-Toxine) assoziiert worden. Viele KNS sind spezies- und stammspezifisch durch den Besitz von Adhäsinen zur Anheftung an natürliche und künstliche Oberflächen charakterisiert.
- *S. aureus* ist einer der häufigsten Erreger ambulant oder nosokomial erworbener bakterieller Infektionen. Er verursacht ein breites Spektrum pyogener Infektionen der Haut und Weichgewebe sowie innerer Organe / Organsysteme einschließlich systemischer Verläufe (u. a. Endokarditis, Sepsis).
- **KNS** verursachen typischerweise fremdkörperassoziierte Infektionen (*S. epidermidis*-Gruppe). *S. saprophyticus* wird mit akuter Urethritis assoziiert. Hämatogene Infektionen mit *S. lugdunensis* (Endokarditis) sind wie *S. aureus*-Infektionen einzustufen.
- Die *S. aureus* Bakteriämie ist eine besondere Entität mit hoher Letalität. Wichtig ist ein strukturiertes Vorgehen mit gründlicher Fokussuche/Endokarditisausschluss und angepasster, ausreichend langer intravenöser Antibiotikatherapie.
- Fast alle Staphylokokken-Isolate im Krankenhaus bilden eine Betalaktamase, die zur Resistenz gegenüber nicht penicillinasefesten Penicillinen führt. *S. aureus* wird durch den Erwerb des *mecA*-Gen beinhaltenden SCC*mec*-Elements resistent gegenüber Betalaktam-Antibiotika, sog. **MRSA** (methicillinresistente [MR] *S. aureus*). Diese ist häufig mit einer **Multiresistenz** verknüpft. MRSA bedingen erhebliche therapeutische und krankenhaushygienische Probleme. Auch KNS (*S. epidermidis, S. haemolyticus*) sind im Krankenhaus zumeist methicillinresistent.
- Der **Nachweis** von Staphylokokken erfolgt mittels **Kultur**, die die Speziesdifferenzierung, Empfindlichkeitsbestimmung und ggf. Genotypisierung erlaubt. Für das **MRSA-Screening** sind zum Zeitgewinn auch molekulargenetische Schnellteste (PCR) geeignet, die jedoch stets von einer Kultur begleitet sein müssen.
- Die **Verhinderung von MRSA-Übertragungen** in medizinischen Einrichtungen ist eine der wichtigsten krankenhaushygienischen Aufgaben, bei der die konsequente Einhaltung der entsprechenden Maßnahmen zur MRSA-Prophylaxe ständige Aufgabe aller in der Patientenbetreuung involvierten Beschäftigten ist.

[1] Autor der Vorauflage: K. Becker

- Die **Antibiotikatherapie** ist primär abhängig von der Empfindlichkeit gegenüber den Betalaktamen. Abgesehen von heute seltenen, sicher penicillinempfindlichen Isolaten, sind Isoxazolylpenicilline bzw. Erst- oder Zweitgenerations-Cephalosporine die Mittel der Wahl für methicillinsensible *S. aureus* (MSSA). Glykopeptide (Vancomycin, Teicoplanin) sowie Linezolid, Daptomycin bzw. Tigecyclin sind geeignet für die MRSA-Therapie. Je nach Empfindlichkeitsprofil sind Clindamycin, Trimethoprim-Sulfamethoxazol sowie (nicht als Monotherapie) Rifampicin, Fusidinsäure und Fosfomycin weitere Therapieoptionen.

6.1 Erreger

Mitglieder der Gattung *Staphylococcus* (Familie *Staphylococcaceae*) sind fakultativ pathogene, grampositive Haufenkokken. Zu ihnen gehören *Staphylococcus aureus* als humanassoziierter Vertreter koagulasepositiver Staphylokokken und einer der häufigsten Verursacher bakterieller Infektionen sowie die große Gruppe der koagulasenegativen Staphylokokken. Staphylokokken haben eine besondere medizinische Relevanz durch ihr fast ubiquitäres Vorkommen, ihre fakultativ hohe Pathogenität, ihre leichte Übertragbarkeit und Umweltresistenz sowie verbreiteter Multiresistenz.

Cave

Staphylococcus aureus ist die klinisch wichtigste Staphylokokken-Spezies mit potenziell hoher Virulenz. Der Nachweis von *S. aureus* in eigentlich sterilem Material (insbesondere Blut) sollte immer ernst genommen werden.

6

6.1.1 *Staphylococcus aureus*

Staphylococcus aureus ist der medizinisch wichtigste Vertreter der Staphylokokken. Die koagulase- und Clumping-Factor-positive Spezies ist in stammspezifischer Ausprägung in der Lage, eine große Anzahl verschiedenster, oft multifunktioneller und funktionell redundanter Virulenzfaktoren zu bilden, die in die Adhäsion, Aggression, Invasion, Persistenz sowie Evasion der angeborenen und erworbenen Immunabwehr involviert sind. Andere koagulasepositive bzw. -variable Spezies, z. B. *S. intermedius, S. pseudintermedius, S. hyicus* und *S. schleiferi* subsp. *coagulans,* sind vorrangig tieradaptiert und finden sich selten in humanem Untersuchungsmaterial.

Zur Adhäsion von *S. aureus* dienen Oberflächenproteine wie das das Protein A (Spa) und die MSCRAMM-Proteine (Microbial Surface Components Recognizing Adhesive Matrix Molecules). Sie vermitteln die Anheftung des Erregers an Wirtszellen, extrazelluläre Matrixproteine und Fremdkörper. Zu ihnen zählen z. B. der Clumping Factor (Fibrinogenrezeptor) und eine Vielzahl fibrin-, fibronectin-, thrombin-, elastin-, laminin- und kollagenbindender Proteine. Weitere Adhäsine, z. B. EAP und EMP, können zusätzlich zu adhäsiven Funktionen auch in Immunmodulation und Wundheilung eingreifen. *S. aureus*-Stämme können mit unterschiedlichen Toxinen (Superantigen-Toxine, Exfoliativtoxine, Zytotoxine) ausgestattet sein. Zytolytische Toxine umfassen Hämolysine (z. B. Alpha-Toxin) und Leukozidine. Zu letzterer Gruppe zählt auch das Panton-Valentine-Leukozidin (PVL). Einige *S.-aureus*-assoziierte Erkrankungsbilder werden durch definierte Exotoxine wie pyrogene Superantigentoxine und Exfoliativtoxine verursacht. Zu den toxinvermittelten Krankheitsbildern zählen das Toxic-Shock-Syndrom (TSS), das Staphylococcal Scalded Skin Syndrome (SSSS) und Lebensmittelvergiftungen durch Staphylokokken-Enterotoxine. Superantigentoxine sind in der Lage, hohes Fieber und einen systemischen Schock auszulösen und die Immunabwehr zu modulieren. Die „klassischen" Enterotoxine (SEA bis SEE) besitzen zusätzlich eine starke emetische Wirkung.

S. aureus verfügt weiter über eine umfangreiche Ausstattung, um nach erfolgter Adhärenz in das Wirtsgewebe einzudringen. An der Invasion sind mehrere Enzyme (Nukleasen, Phospholipasen, Kollagenasen und Hyaluronidasen) und Exotoxine (Hämolysine) beteiligt. Von besonderer Bedeutung für die Etablierung von *S. aureus*-Infektionen sind Evasionsstrategien des Erregers, die humorales und zelluläres Immunsystem inhibieren. Phagozytose, Komplementsystem, Chemotaxis von Leukozyten und andere Komponenten des angeborenen und erworbenen Immunsystems werden durch Bildung von Biofilmen, eine Polysaccharidkapsel, phagozytenzerstörende Hämolysine und Leukozidine sowie eine Vielzahl weiterer mit dem Immunsystem interferierender Faktoren (Protein A, Staphylokinase, Efb, CHIPS, SCIN, SSLs) beeinträchtigt. Nach etablierter Infektion tragen die Ausbildung von Biofilmen (insbesondere auf Fremdkörpern) sowie phänotypischer Varianten (z. B. Small Colony Variants) zu einer möglichen langen Persistenz von Staphylokokken bei.

MERKE

S. aureus ist ein verbreitetes fakultatives Pathogen, dessen Virulenzfaktoren mit fast allen Komponenten des Immunsystems interferieren können.

6.1.2 Koagulasenegative Staphylokokken (KoNS)

KoNS umfassen eine große, uneinheitliche Gruppe mit mehr als 40 beschriebenen Arten. Zu den wichtigsten (d. h. am häufigsten im Rahmen von humanen Infektionen isolierten) Spezies gehören *S. epidermidis, S. haemolyticus, S. saprophyticus* und *S. lugdunensis. S. epidermidis* ist der mit Abstand am häufigsten isolierte Vertreter und wichtiger Bestandteil der normalen menschlichen Hautflora. Viele KoNS (v. a. S. *epidermidis*) besitzen die Fähigkeit, an Polymeroberflächen zu adhärieren und diese durch Proliferation zu besiedeln. Im Verlauf der Kolonisierung kommt es durch interzelluläre Adhäsion und Produktion einer extrazellulären Matrix zum Aufbau eines Biofilms, bestehend aus multiplen Staphylokokken-Zelllagen und Serumproteinen (u. a. Fibrinogen). Ein etablierter Biofilm kann die Staphylokokken vor Wirtsabwehrmechanismen wie der Opsonophagozytose sowie vor der Wirkung von Antibiotika schützen. *S. saprophyticus* subsp. *saprophyticus* scheint eine spezifische Affinität zum Uroepithelium zu haben und ist ein Erreger (oft unkomplizierter) Harnwegsinfektionen v. a. bei jüngeren Frauen. Eine gewisse Sonderrolle unter den KoNS nimmt *S. lugdunensis* ein als einer der virulentesten KoNS, der zu *S.-aureus*- ähnlichen Krankheitsbildern führen kann.

6.2 Ätiologie und Krankheitsbilder

Staphylokokken besiedeln die Häute und Schleimhäute von Menschen und Tieren und können je nach Spezies ubiquitär oder eher wirts- / nischenspezifisch vorkommen. Aufgrund des verbreiteten Vorkommens und gleichzeitig vorhandenen Pathogenitätsfaktoren reicht das fakultativ verursachte Krankheitsspektrum von asymptomatischer Besiedlung über lokal begrenzte Infektionen, toxinvermittelte Erkrankungen, fremdkörperassoziierte Infektionen, tiefe teils abszedierenden Infektionen bis hin zu schwersten, z. B. septisch, verlaufenden Krankheitsbildern.

6.2.1 *Staphylococcus aureus*

Das primäre Habitat von *S. aureus* ist die vordere Nasenhöhle des Menschen, die bei ca. 20–30 % der Bevölkerung permanent besiedelt ist; ein ähnlich hoher Anteil ist mindestens intermittierend kolonisiert. Ausgehend von der Nasenhöhle werden insbesondere der Rachen und über die Hände andere Bereiche (Perinealbereich, intertriginöse Hautfalten und Vagina) besiedelt. Infektionen mit *S. aureus* resultieren aus der Durchbrechung der Haut- / Schleimhaut-Barriere z. B. durch Bagatellverletzungen oder andere traumatische Ereignisse, auch iatrogener Natur (Operationen, Injektionen oder Insertionen von Fremdmaterialien). Hierbei ist der patienteneigene *S. aureus*-Klon zu etwa 80 % die Quelle für nachfolgende invasive Infektionen.

Cave

S.-aureus-Infektionen sind überwiegend endogene Infektionen. Im Krankenhaus sind die Hände des medizinischen Personals die Hauptüberträger, ergänzt um kontaminierte Instrumente, Geräte u. a. Utensilien.

Als lokal prädisponierend für *S.-aureus*-Infektionen können sich eine vorgeschädigte Haut u. a. bei Ulcus cruris, Psoriasis und atopischer Dermatitis sowie Fremdkörper erweisen. Funktionelle Phagozytosedefekte wie z. B. eine chemotherapiebedingte Neutropenie, Diabetes mellitus oder angeborene Granulozytendefekte können systemisch prädisponierend sein. Während der Anteil an MRSA-bedingten Infektionen rückläufig ist, ist die Inzidenz invasiver *S.-aureus*-Infektionen insgesamt über mehrere Jahre hinweg deutlich gestiegen.

Die von *S. aureus* verursachten Krankheitsbilder verteilen sich auf systemische oder pyogene Infektionen und toxinvermittelte Syndrome (Auswahl):

- Haut- und Weichgewebeinfektionen (v. a. zu Studienzwecken je nach Ausdehnung auch als Acute Bacterial Skin and Skin Structure Infections, ABSSSI, subsummiert):
  - Oberflächliche, nicht follikuläre Pyodermien: Impetigo contagiosa, Paronychie, Panaritium, sekundäre Infektion vorbestehender Dermatosen mit unterbrochener epithelialer Barriere
  - Oberflächliche, follikuläre Pyodermien: Follikulitis, Furunkel, Karbunkel
  - Tiefe Haut- und Weichteilinfektionen: kutane Abszesse, Phlegmone, Weichgewebeinfektion, nekrotisierende Weichgewebeinfektionen (Necrotizing Skin and Soft Tissue Infections, nSSTI), Pyomyositis
- Infektionen von Organen und Organsystemen:
  - Mastitis
  - Empyeme und tiefe Abszesse
  - Wundinfektion
  - Pneumonie
  - (chronische) Osteomyelitis, Spondylodiszitis
  - Fremdkörperassoziierte Infektion (ohne Blutstromzugang)
- Systemische Infektionen:
  - Sepsis
  - Nativklappenendokarditis
  - Fremdkörperassoziierte Infektion (mit Blutstromzugang) inkl. Kunstklappenendokarditis, Gefäßprotheseninfektionen, Shuntinfektionen
  - Akute hämatogene Osteomyelitis
- Toxinvermittelte Erkrankungen
  - Staphylokokken-Toxic-Shock-Syndrom (TSS)
  - Staphylokokken-Lebensmittelvergiftung (Enterotoxikose)
  - Staphylococcal Scalded Skin Syndrome (SSSS)

Neben einer asymptomatischen Besiedlung oder einem akuten Verlauf sind auch lange chronische Infektionsverläufe mit persistierenden Erregern wie z. B. bei chronischen Osteomyelitiden oder Besiedlungen bzw. Infektionen der Lunge von Mukoviszidose-Patienten möglich. Insbesondere die beiden letzteren werden mit einem Small-Colony-Variant-Phänotyp in Verbindung gebracht.

6.3 Koagulasenegative Staphylokokken

6.3.1 *S.-epidermidis*-Gruppe

Diese KoNS-Arten besiedeln mit unterschiedlicher Präferenz Haut und Schleimhäute des Menschen. Ohne das Vorliegen prädisponierender Faktoren sind Infektionen aufgrund der vergleichsweise geringen Virulenz selten. Das klinische Bild ist typischer Weise durch einen wenig akuten, protrahierten Verlauf gekennzeichnet. Ein akuter Verlauf (bis hin zur Sepsis) ist jedoch bei abwehrgeschwächten (insbesondere neutropenischen) Patienten oder Früh- / Neugeborenen mit nicht ausgereiftem Phagozytose-System möglich.

Die klinische Bedeutung dieser KoNS ergibt sich aus ihrer Fähigkeit zur Besiedlung von transient oder permanent gelegten bzw. implantierten Fremdkörpern aus Polymermaterial, die zu den sog. biofilmassoziierten Fremdkörperinfektionen führt. Typische fremdkörperassoziierte Infektionen und Syndrome umfassen:

- Bakteriämie / Sepsis / Endokarditis bei intravaskulären Kathetern, Shunts und Portsystemen, Herzschrittmachern, künstlichen

Herzklappen, ventrikulären Assistsystemen, ventrikulo-atrialen Shunts, Gefäßendoprothesen
- Peritonitis bei Kathetersystemen zur chronischen ambulanten Peritonealdialyse, ventrikulo- / lumboperitonealen Shunts
- Ventrikulitis bei externen Ventrikel-Shunts, ventrikuloventrikulären / -atrialen / -peritonealen Shunts
- Gelenkprothesenlockerung / -infektionen, Infektionen von ossärem Fremdmaterial
- Kapselfibrose bzw. -kontraktur bei Mammasilikonprothesen
- Late-Onset-Endophthalmitis bei artifiziellen Linsen

MERKE

Koagulasenegative Staphylokokken (KoNS) wie *S. epidermidis* sind auf Haut und Schleimhäuten weit verbreitet und in klinischem Untersuchungsmaterial oft von unklarer Relevanz. KoNS können jedoch gerade auf Kunststoffen schwer zu behandelnde Biofilme und Fremdkörperinfektionen bilden. Mit anderen Krankheitsbildern assoziierte KoNS sind *S. saprophyticus* (Harnwegsinfektionen) und *S. lugdunensis* (*S.-aureus*-ähnliche Infektionen).

6.3.2 *S. saprophyticus* subsp. *saprophyticus*

Diese KoNS-Subspezies besiedelt Rektum und Urogenitaltrakt und ist bei jungen, sexuell aktiven Personen Erreger von Zystitiden bei Frauen bzw. seltener einer unspezifischen Urethritis bei Männern. In Einzelfällen wurden auch Prostatitiden und Pyelonephritiden beschrieben.

6

6.3.3 *S. lugdunensis*

S. lugdunensis besiedelt die Haut, insbesondere die unteren Extremitäten und den unteren Rumpf. Während seine Rolle als Erreger von Haut- und Wundinfektionen strittig ist, ist er bekannt als seltener Erreger bisweilen akuter, teils fulminant verlaufender Endokarditiden (bei Nativ- und Kunstklappen) und Fremdkörperinfektionen, wobei der Krankheitsverlauf mehr dem *S.-aureus*-bedingter Krankheitsbilder als dem anderer KoNS ähnelt.

6.4 Diagnostik

Entscheidend ist die mikrobiologische Diagnostik aufgrund eines klinischen Verdachts aus adäquatem Probenmaterial. Je nach Erkrankung oder Manifestation kommen hierzu Blutkulturen, Gewebeproben (nativ), Punktate oder Abstriche infrage. Bei Infektionen mit V. a. systemische Beteiligung bzw. hämatogene Prozesse sollten mind. 2–3 Paar Blutkulturen vor Beginn einer empirischen Antibiotikatherapie gewonnen werden (eines aus zentralvenösen Zugängen / Ports, wenn vorhanden). Für den Nachweis aus tiefen, aber u. U. lokal begrenzten Infektionen sind Gewebeproben am besten geeignet. Weitere Möglichkeiten sind Punktate von Flüssigkeiten und Abstriche, die idealerweise entweder unter sterilen Bedingungen (OP) oder nach Säuberung / Débridement gewonnen werden. Oberflächliche Abstriche von Haut oder Schleimhäuten haben eher beim Screening auf multiresistente Erreger ihren Platz.

Der kulturelle Nachweis der Staphylokokken ist Grundvoraussetzung für die Speziesidentifizierung und Empfindlichkeitstestung sowie u. U. für weitere Untersuchungen (z. B. Nachweis von Toxingenen, MRSA-Typisierung). Staphylokokken sind eher anspruchslose und umweltresistente Bakterien, die sich nicht nur relativ transportstabil zeigen, sondern auch auf einem breiten Spektrum von festen (z. B. Columbia-Schafblutagar) und flüssigen (z. B. mit Dextrose-Nährbouillon) Nährmedien anzüchtbar sind. Ergänzend können Selektiv- bzw. chromogene Nährböden für spezielle Fragestellungen in der Lebensmittel- und Krankenhaushygiene bzw. zum MRSA-Screening eingesetzt werden. Ausgehend von der Koloniemorphologie, dem mikroskopischen Bild (grampositive Haufenkokken) und der Prüfung von Grundkriterien (positive Katalase-, negative Oxidasereaktion) wird die Gattungs- und Spezieszugehörigkeit klassisch biochemisch, molekulargenetisch oder mittlerweile oft mittels Massenspektrometrie (MALDI-TOF-MS) bestimmt. Ergänzt wird die Typisierung um eine Resistenztestung mittels Indikatorsubstanzen für die klinisch relevanten Antibiotikagruppen.

Abzugrenzen von dem Staphylokokken-Nachweis im Kontext einer Infektion ist das Screening auf eine Besiedlung mit MRSA (auf der Anforderung entsprechend vermerken!). Neben dem Screening in den Nasenvorhöfen kann bei dringendem MRSA-Verdacht bzw. bekannter Besiedlung das Einbeziehen weiterer Prädilektionsstellen wie Leiste, Achsel, Perinealregion, Wunden sinnvoll sein. Für MRSA-Screeninguntersuchungen werden häufig spezielle Verfahren eingesetzt, die Geschwindigkeits- oder Ressourcenvorteile bieten. Infrage kommen klassisch selektive / chromogene Medien oder PCR-basierte Nachweisverfahren.

6.5 Resistenzen

Die bei Staphylokokken sehr häufige Resistenz (speziesabhängig bis ca. 90 %) gegenüber den nicht penicillinasefesten Betalaktamantibiotika (Benzylpenicilline, Amino- und Ureidopenicilline) ist Betalaktamase-vermittelt.

Die Methicillinresistenz und damit (fast) die komplette Betalaktamresistenz (v. a. Resistenz gegen die Staphylokokken-Penicilline wie Flucloxacillin) werden bei allen Staphylokokken-Spezies auf gleicher genetischer Grundlage codiert. Verantwortlich ist das mecA-Gen (bzw. selten andere Genhomologe), das Teil eines mobilen genetischen Elements ist, der sog. Staphylococcus chromosomal cassette mec (SCCmec). Das phänotypische Korrelat der mecA-codierten Methicillinresistenz besteht in der Bildung eines zusätzlichen Penicillinbindeproteins (PBP) 2a bzw. 2′, das die Funktion des durch Betalaktame inaktivierten PBP übernimmt. In Deutschland variiert der Anteil an MRSA unter den *S.-aureus*-Isolaten regional sowie je nach Einrichtung und Station. Insgesamt zeigte sich der Anteil unter Krankenhausisolaten nach einem Anstieg auf etwa 20 % über mehrere Jahre hinweg deutlich rückläufig. Ambulant erworbene MRSA (community acquired, cMRSA) treten v. a. im Vergleich zu den USA weiterhin eher sporadisch auf, wohingegen sich regional gehäuft vergleichsweise hohe MRSA-Raten in viehhaltenden Betrieben (v. a. in der Massentierhaltung) finden lassen (livestock associated, laMRSA). Unter den KoNS ist Methicillinresistenz bei *S. epidermidis* und *S. haemolyticus* weit verbreitet, bei bei *S. lugdunensis* und *S. saprophyticus* seltener.

Verminderte Empfindlichkeiten gegenüber Glykopeptiden treten in Deutschland bei Staphylokokken insgesamt noch selten, etwas häufiger bei KoNS (insbesondere gegenüber Teicoplanin) auf. Während echte Resistenzen (wie etwa bei Vancomycin-resistenten Enterokokken) weltweit sehr selten sind, gibt es Beschreibungen über eine allmähliche Zunahme der minimalen Hemmkonzentration (MHK) für Vancomycin noch unterhalb der entsprechenden Grenzwerte (MIC creep). Resistenzen gegenüber neueren MRSA-wirksamen Substanzen wie Linezolid oder Daptomycin sind in Europa weiterhin selten, Gleiches gilt (bei schlechterer Datenlage) für die neuen Lipoglykopeptide wie Dalbavancin oder Cepahlosporine der neuesten generation (Ceftebiprol, Ceftarolin). Bei den typischen Krankenhaus-MRSA-Vertretern ist mit Resistenzen gegenüber weiteren Antibiotika / -klassen (Lincosamide, Makrolide, Fluorchinolone, Tetrazykline, Cotrimoxazol u. a.) zu rechnen, während cMRSA oft gegen weniger Substanzklassen resistent sind. Auch KoNS (v. a. *S. epidermidis* und *S. haemolyticus*) sind oft methicillinresistent (MRSE).

6.6 Therapie und Management

Die erfolgreiche Therapie von Staphylokokken-Infektionen ist i. d. R. eine Kombination aus antibiotischer Therapie und anderen Maßnahmen zur Fokussuche und -kontrolle. Grundsätzlich kommen unter Berücksichtigung komplizierender Faktoren (erwartete Resistenzmuster, Erkrankungsschwere, Fremdkörper) bei *S. aureus* und KoNS die gleichen Antibiotika zum Einsatz. Größte Therapierelevanz besitzen Resistenzen gegenüber Betalaktamantibiotika als Mittel der ersten Wahl.

Für sicher nicht penicillinasebildende Isolate (Minderheit!) sind Benzylpenicilline (Penicillin G) die Substanzen mit höchster bakterizider Aktivität. Für penicillinasebildende Isolate sind Isoxazolylpenicilline („Staphylokokken-Penicilline", z. B. Flucloxacillin) oder alternativ 1.- oder 2.-Generations-Cephalosporine (z. B. Cefazolin i. v., Cefalexin / Cefaclor p. o.) einzusetzen. Cephalosporine der 3. und 4. Generation sind nur schwächer oder nicht ausreichend gegen Staphylokokken aktiv.

Cave

Bei der kalkulierten Antibiotikatherapie von *S. aureus* ist die Wahrscheinlichkeit einer MRSA-bedingten Infektion abzuschätzen. Bei (noch) unklarer Resistenz und schwerer Erkrankung sind empirisch MRSA-wirksame Antibiotika einzusetzen und nach erfolgter Resistenztestung anzupassen. Bei V. a. KoNS-Infektionen der *S.-epidermidis*-Gruppe ist von methicillinresistenten Stämmen auszugehen.

Bei methicillinresistenten Erregeren weisen klassische Betalaktamantibiotika (Penicilline, Cephalosporine, Carbapeneme; Ausnahmen s. u.) keine therapeutische Wirkung auf. Einsetzbar sind Glykopeptide wie Vancomycin, das jedoch über eine geringere therapeutische Breite und schlechtere Bakterizidie als Betalaktamantibiotika verfügt. Weitere Alternativen sind das bakterizid wirkende Daptomycin (ein Lipopeptid), das bei Staphylokokken bakteriostatisch wirkende Linezolid (ein Oxazolidinon), das ebenfalls bakteriostatische Tigecyclin (ein Glycylcyclin) sowie die neueren auch MRSA-wirksamen Cephalosporine (Ceftebiprol, Ceftarolin).

Abhängig vom Resistenzprofil (auch bei manchen MRSA) zeigen weitere Substanzen eine Wirksamkeit gegen Staphylokokken. Hierzu zählen Clindamycin (besonders für Haut- und Weichgewebeinfektionen aufgrund guter Gewebegängigkeit), Moxifloxacin und Trimethoprim-Sulfamethoxazol. Akute unkomplizierte Harnweginfektionen durch *S. saprophyticus* lassen sich i. d. R. mit Kurzzeittherapien (über 3 d) z. B. mittels Gabe von Cotrimoxazol bzw. Trimethoprim behandeln. Makrolide, Tetrazykline sowie die älteren Fluorchinolone wie Ciprofloxacin, zeigen nur eine schwache bzw. nicht sicher ausreichende Aktivität gegenüber *S. aureus.* Für schwere, invasive Infektionen mit *S. aureus* sollte generell zunächst eine i. v. Therapie durchgeführt werden. Trotz nicht eindeutiger Evidenz wird für tief sitzende Infektionen, schwer erreichbare Kompartimente wie z. B. Knochen und Infektionen mit Fremdkörperbeteiligung meist eine Kombinationstherapie bevorzugt. Kombinationspartner für Betalaktamantibiotika und Glykopeptide sind z. B. die gut staphylokokkenaktiven Substanzen Rifampicin, Fusidinsäure und Fosfomycin, die jedoch aufgrund einer schnellen Resistenzentwicklung nur in Kombination mit anderen staphylokokkenwirksamen Antibiotika eingesetzt werden sollten.

MERKE

Wenn als empfindlich getestet, sind die bakterizid wirkenden Betalaktamantibiotika Mittel der ersten Wahl zur antibiotischen Therapie von Staphylokokken-Infektionen.

6

Unabhängig von der Antibiotikatherapie ist eine frühzeitige Fokuskontrolle wichtig (z. B. chirurgische Maßnahmen bei Abszessen, Fremdkörperentfernung); bei kleinen Abszessen kann eine alleinige Drainage bereits ausreichend sein. Beim Vorliegen von fremdkörperassoziierten Infektionen wird - sofern klinisch möglich – eine Entfernung des Fremdkörpermaterials empfohlen; oft genügt sie bei KoNS zur Therapie. Bei *S. aureus* als Erreger sollte auf jeden Fall zusätzlich eine antibiotische Therapie durchgeführt werden. „Salvage"-Versuche, z. B. bei Portsystemen durch die Installation von Antibiotikalösungen für eine intraluminale Therapie (Antibiotic-Lock Technique), sollten nur bei Infektionen mit KoNS versucht werden und müssen bei Rezidiven oder systemischen Infektionszeichen abgebrochen werden. Im Einzelfall kann (abhängig von der klinischen Gesamtsituation) auch antibiotische Suppressionstherapie notwendig sein, die dann i. d. R. lange oder sogar dauerhaft durchgeführt werden muss.

6.6.1 *S.-aureus*-Bakteriämie

Aufgrund der potenziell hohen Virulenz, der hohen Komplikationsrate und der entsprechend schlechten Prognose sollten bakteriäm verlaufende *S.-aureus*-Infektionen mit besonderem Augenmerk behandelt werden. Die *S.-aureus*-Bakteriämie ist mit einer hohen Mortalität von 20–30 % verbunden und der Nachweis von *S. aureus* im Blutstrom (d. h. in Blutkulturen) sollte immer als klinisch relevant gewertet werden. Die Prognose kann durch ein Bündel von Maßnahmen (deren Durchführung national und international immer noch zu niedrig ist) signifikant verbessert werden:

- **i. v. Therapie mit Staphylokokken-wirksamen Betalaktamen** (Flucloxacillin, 1.-Generations-Cepahlosporine) für MSSA oder Vancomycin / Daptomycin für MRSA. Empfohlene Therapiedauer (ab negativer Blutkultur) sind 14 d für die unkomplizierte Bakteriämie, 4 Wo. für die komplizierte Bakteriämie und 4–6 Wo. für die Endokarditis.
- **Fokussuche(!).** Typisch sind Haut- und Wundinfektionen, Fremdkörper, vaskuläre Zugänge, Osteomyelitis, Endokarditis. Hinzu kommt die Suche nach möglichen Absiedlungen (Abszesse? Osteomyelitis / Spondylodiszitis? Superinfizierte Fremdkörper?) und Sanierung von Fokus und anderen Herden. Besonderes Augenmerk sollte auf den Ausschluss einer Endokarditis gelegt werden (s. u.)
- **Kontrollblutkulturen** im Abstand von 24–48 h. Die Länge der antibiotischen Therapie hängt auch von der Dauer der Bakteriämie ab. Der Nachweis einer persistierenden *S.-aureus*-Bakteriämie ist mit einer schlechteren Prognose verbunden und sollte zu einer gründlichen Suche (und Sanierung) möglicher Foci (inkl. Endokarditis) führen.

MERKE

Die *S.-aureus*-Bakteriämie ist häufig und mit hoher Mortalität assoziiert. Schlüsselpunkte im Management sind i. v. Therapie, Fokussuche / -sanierung inkl. Endokarditis-Ausschluss, Kontrollblutkulturen und infektiologische Expertise.

S. aureus ist einer der häufigsten Endokarditis-Erreger. Bei einer *S.-aureus*-Bakteriämie muss daher auch die Endokarditis differenzialdiagnostisch in Betracht gezogen und die Indikation zur Echokardiographie großzügig gestellt werden. Insbesondere bei Risikopatienten (persistierende Bakteriämie, intrakardiale Fremdkörper, Dialyse, Osteomyelitis / Spondylodiszitis) ist eine transösophageale Echokardiographie (TEE) zum Ausschluss einer kardialen Beteiligung indiziert.

Cave

Insbesondere bei i. v. Drogennutzern an eine Rechtsherzendokarditis denken!

Patienten mit schweren *S.-aureus*-Infektionen (*S.-aureus*-Bakteriämie) haben eine bessere Prognose, wenn sie in Zusammenarbeit mit Spezialisten für Infektionserkrankungen behandelt werden. Dies ist in einer Reihe von unabhängigen Studien klar gezeigt worden. Wo verfügbar, sollte daher die Möglichkeit eines infektiologischen Konsils in Anspruch genommen werden (➤ Tab. 6.1).

Empfohlene Therapiedauer:

- *S.-aureus*-Bakteriämie: 14 d unkompliziert, 28 d unkompliziert (i. v. Therapie)

Tab. 6.1 Substanzen und empfohlene Dosierung[1] zur Therapie von Staphylokokken-Infektionen

	p. o.	i. v.	Kommentar
Penicillin	Penicillin V 3–4 × 1–1,5 Mio. IE	Penicillin G 2–24 Mio. iE in 4–6 Dosen	Ausreichend hoch dosieren, nur bei nachgewiesener Empfindlichkeit
Flucloxacillin	Mind. 3 × 1 g	Mind. 3–4 × (1–)2 g	Bei Endokarditis o. anderen schweren Infektionen 12 g / d
1.-Generations-Cephalosporine	Cefalexin 3–4 × 1 g Cefaclor 3 × 0,5–1 g	Cefazolin 3 × 1–2 g	Ausreichend hoch dosieren
Clindamycin	3 × 600 mg	3 × 600 mg	Gute Gewebspenetration, (allein) nicht ausreichend bei schweren Infekten
Vancomycin	Nicht sinnvoll	~30 mg / kg KG u. d, z. B. 2 × 1 g	Unter Spiegelkontrolle (Talspiegel, mind. 10–15 mg / l; bei schweren Infekten bis 20 mg / l)
Daptomycin	n. a.	Zulassung (Weichteilinfektionen) 1 × 4–6 mg / kg KG Schwere Infektionen Dosis von 6–8(– 10) mg / kg KG sinnvoll	**Cave:** keine ausreichende Wirksamkeit bei pulmonalen Infektionen
MRSA-Cephalosporine	n. a.	Ceftebiprol 3 × 500 mg Ceftarolin 2(– 3) × 600 mg	Reservesubstanzen, auch gegen manche gramnegative wirksam
Linezolid	2 × 600 mg	2 × 600 mg	**Cave:** eher bakteriostatisch, zugelassene Therapiedauer von max. 4 Wo. beachten; Thrombopenien
Rifampicin	1 × 600 mg	Mind. 1 × 600 mg (bis 900 mg; 1200 mg in 2 Dosen bei Klappenprothesen)	Keine Monotherapie; **cave:** Interaktionen!
Fosfomycin	Nur für unkomplizierte Zystitis	z. B. 3 × 5 g	Keine Monotherapie
Fusidinsäure	3 × 500 mg	3 × 500 mg	Keine Monotherapie
Cotrimoxazol	2 × 960 mg	2 × 960 mg	Nach Resistenzprofil
Moxifloxacin	1 × 400 mg	1 × 400 mg	Nach Resistenzprofil
Dalbavancin	n. a.	Verschiedene Schemata, z. B. **einmalig** 1500 mg	Grampositive Reservesubstanz mit extrem langer Halbwertszeit

[1] Dosierungen für normalgewichtige Erwachsene ohne Nieren- oder Leberinsuffizienz

- Endokarditis: 28 d (i. v. Therapie, Oralisierung nach 14 d [nur] im Ausnahmefall); bei isolierter Rechtsherzendokarditis im Einzelfall auch 14 d möglich
- Osteomyelitis: 6 Wo.
- Pneumonie: 2–4 Wo. (variable Klinik)
- Sept. Arthritis: 28 d
- Haut- / Weichteilinfektionen: unterschiedlich (nach Klinik und Ausdehnung)

6.7 Prophylaxe

Die Besiedlung der Haut und Schleimhäute mit Staphylokokken kann Ausgangspunkt für postoperative Wundinfektionen und andere infektassoziierte Komplikationen sein. Für viele Indikationen sind deshalb im Rahmen einer perioperativen Antibiotikaprophylaxe (PAP) staphylokokkenwirksame Substanzen (1.- / 2.-Generations-Cephalosporine) die erste Wahl, bei MRSA wird Vancomycin zur PAP empfohlen.

Hospital-associated (ha)-MRSA sind durch die hohe Übertragungsrate ein besonderes krankenhaushygienisches Problem in medizinischen Einrichtungen. Lokal können auch außerhalb von medizinischen Einrichtungen besondere Probleme durch ambulant zirkulierende MRSA-Stämme (caMRSA) sowie mit Stämmen, die mit der landwirtschaftlichen Tierproduktion (Schweine, Rinder, Geflügel) assoziiert sind (laMRSA), bestehen.

Cave

Das kulturelle MRSA-Screening umfasst üblicherweise einen Nasenabstrich beider Nasenvorhöfe, ggf. ergänzt um einen Rachenabstrich. Liegen Wunden vor, sind diese in das Screening einzubeziehen.

Ein erhöhtes Risiko für eine MRSA-Kolonisation besitzen laut RKI / KRINKO u. a.:

- Patienten mit bekannter MRSA-Anamnese
- Patienten aus Regionen / Einrichtungen mit bekannt hoher MRSA-Prävalenz
- Patienten mit einem stationären Krankenhausaufenthalt (> 3 d) in den zurückliegenden 12 Mon.
- Patienten, die (beruflich) direkten Kontakt zu Tieren in der landwirtschaftlichen Tiermast (insbesondere Schweine) haben
- Patienten, die während eines stationären Aufenthalts Kontakt zu MRSA-Trägern hatten (z. B. bei Unterbringung im selben Zimmer)
- Patienten mit zwei oder mehr der nachfolgenden Risikofaktoren:
  - Chronische Pflegebedürftigkeit
  - Antibiotikatherapie in den zurückliegenden 6 Mon.
  - Liegende Katheter (z. B. Harnblasenkatheter, PEG-Sonde)
  - Dialysepflichtigkeit
  - Hautulkus, Gangrän, chronische Wunden, tiefe Weichteilinfektionen
  - Brandverletzungen

Cave

Eine Besiedlung oder Infektion mit MRSA darf nicht zur Unterlassung notwendiger medizinischer, rehabilitativer bzw. pflegerischer Maßnahmen führen. Bei elektiven Eingriffen (insbesondere an Knochen und / oder Implantation von Fremdkörpern) ist eine vorherige MRSA-Sanierung sinnvoll.

Besiedlungen mit MRSA erfordern umfangreiche präventive Maßnahmen aller Beteiligten, um ihre Ausbreitung zu verhindern (s. RKI-Empfehlungen). Wichtige Maßnahmen umfassen die Einzel- und Kohortenisolierung von MRSA-Patienten, die strikte Einhaltung krankenhaushygienischer Grundregeln (Händehygiene!), ergänzt um zusätzliche Maßnahmen zur Übertragungsverhinderung, und die Information / Aufklärung aller Beteiligten (Patient, Angehörige, Besucher und Personal). Diese Maßnahmen sind so zu gestalten, dass die notwendige medizinische Betreuung nicht beeinträchtigt wird und die Teilhabe des Patienten am sozialen Leben so wenig wie möglich eingeschränkt wird. Bei Verlegungen bzw. beim Transport von MRSA-Patienten sind Maßnahmen zu ergreifen, um Übertragungen zu vermeiden, und die Zieleinrichtung zu informieren (s. RKI-Empfehlungen). Bei elektiven Eingriffen, die ein relevantes Risiko für Infektionen mit Staphylokokken nach sich ziehen (z. B. Knochenoperationen, Implantation von Fremdkörpern) sollte eine vorherige MRSA-Sanierung angestrebt werden. Das wichtigste Prinzip bei der Sanierung von MRSA-Trägern ist die Beseitigung der nasalen MRSA-Kolonisierung unter Verwendung topisch applizierter Antibiotika (vorzugsweise Mupirocin) oder alternativ antiseptischer Substanzen (der Einsatz systemisch wirkender Antibiotika ist i. d. R. nicht notwendig). Wichtig sind das Erkennen und die Beseitigung sanierungshemmender Faktoren (Wunden, Haut- und Weichgewebeinfektion, atopisches Ekzem, Katheter, MRSA-selektierende antibiotische Therapie etc.); die Sanierungsmaßnahmen sollten mikrobiologisch überprüft werden.

Wichtig für die Praxis

- Auch bei eitrigen Infektionen von Haut, Weichteilen und Wunden unterschiedlichen Schweregrades ist *S. aureus* der wichtigste Erreger.
- Bei lokalen *S. aureus* Infektionen (oder dem Verdacht auf) und ausgeprägten systemischen Entzündungszeichen sollte an eine Bakteriämie gedacht werden. Der Nachweis von *S. aureus* in sterilem Material (z. B. Blut) ist immer ernst zu nehmen und nicht als Kontamination zu interpretieren.
- Spätestens bei multiplen oder rezidivierenden Abszessen sollte auch bei Immunkompetenten ein Erregernachweis mit Antibiogramm durchgeführt werden; auch ambulant erworbene MRSA Stämme (cMRSA) treten auf.
- Mittel der Wahl (auch bei leichten Infektionen) können Staphylokokken-wirksame Penicilline (z.B. Flucloxacillin) oder Cephalosporine der ersten Generation (z.B. Cefalexin oder Cefaclor) sein. Oft sind auch andere orale Antbiotika wie Cotrimoxazol oder Moxifloxacin gut wirksam (und geeignet, wenn keine i.v. Therapie indiziert ist).

6

- Die Sanierung einer Besiedlung mit MRSA kann vor geplanten Risikoeingriffen (z.B. größere Operationen an Knochen und/oder mit Fremdkörperimplantation) sinnvoll sein. Wesentliche Bestandteile sind neben der Beseitigung sanierungshemmender Faktoren (Wunden!) die nasale Dekolonisierung (z.B. mit Mupirocin), ggf. ergänzt um antiseptische Waschungen. Eine systemische Antibiotikatherapie ist i.d.R. nicht notwendig.

LITERATUR

Bassetti M, Carnelutti A, Castaldo N, Peghin M: Important new therapies for methicillin-resistant Staphylococcus aureus. Expert Opin Pharmacother Dec;20(18) (2019) 2317–2334

Escrihuela-Vidal F, Kaasch AJ, Von Cube M et al.; International Staphylococcus Aureus Collaboration Study Group, The European Society of Clinical Microbiology and Infectious Diseases Study Group For Bloodstream Infections, Endocarditis And Sepsis. Impact of adherence to individual quality-of-care indicators on the prognosis of bloodstream infection due to Staphylococcus aureus: a prospective observational multicentre cohort. Clin Microbiol Infect Oct 23 (2022) S1198-743X(22)00533-X

Gagliotti C, Högberg LD, Billström H et al.; EARS-Net study group participants: Staphylococcus aureus bloodstream infections: diverging trends of meticillin-resistant and meticillin-susceptible isolates, EU/EEA, 2005 to 2018. Euro Surveill Nov;26(46) (2021) 2002094

Jung N, Rieg S: Essentials in the management of S. aureus bloodstream infection. Infection Aug;46(4) (2018) 441–442

Kaasch AJ, Fowler VG Jr, Rieg S et al.: Use of a simple criteria set for guiding echocardiography in nosocomial Staphylococcus aureus bacteremia. Clin Infect Dis Jul 1;53(1) (2011) 1–9

Kommission für Krankenhaushygiene und Infektionsprävention (KRINKO): Empfehlung der Kommission für Krankenhaushygiene und Infektionsprävention (KRINKO) beim Robert Koch-Institut: Empfehlungen zur Prävention und Kontrolle von Methicillin-resistenten Staphylococcus aureus-Stämmen (MRSA) in medizinischen und pflegerischen Einrichtungen. Bundesgesundheitsbl 57 (2014) 696–732

Kuehl R, Morata L, Boeing C et al.; International Staphylococcus aureus collaboration study group and the ESCMID Study Group for Bloodstream Infections, Endocarditis and Sepsis: Defining persistent Staphylococcus aureus bacteraemia: secondary analysis of a prospective cohort study. Lancet Infect Dis Dec;20(12) (2020) 1409–1417

Markwart R, Willrich N, Eckmanns T et al.: Low Proportion of Linezolid and Daptomycin Resistance Among Bloodborne Vancomycin-Resistant Enterococcus faecium and Methicillin-Resistant Staphylococcus aureus Infections in Europe. Front Microbiol May 31;12 (2021) 664199

Mehraj J, Akmatov MK, Strömpl J et al.: Methicillin-sensitive and methicillin-resistant Staphylococcus aureus nasal carriage in a random sample of non-hospitalized adult population in northern Germany. PLoS One Sep 24;9(9) (2014) e107937

Que YA, Moreillon P: Staphylococcus aureus (Including Staphylococcal Toxic Shock Syndrome). In: Mandell, Douglas, and Bennett's Principles and Practice of Infectious Diseases. 9th ed. Elsevier (2019) 2393–2431

Rieg S, Ernst A, Peyerl-Hoffmann G et al.: Combination therapy with rifampicin or fosfomycin in patients with Staphylococcus aureus bloodstream infection at high risk for complications or relapse: results of a large prospective observational cohort. J Antimicrob Chemother Aug 1;75(8) (2020) 2282–2290

Rieg S, Küpper MF: Infectious diseases consultations can make the difference: a brief review and a plea for more infectious diseases specialists in Germany. Infection Apr;44(2) (2016) 159–166

Rupp ME, Fey PD: Staphylococcus epidermidis and Other Coagulase-Negative Staphylococci. In: Mandell, Douglas, and Bennett's Principles and Practice of Infectious Diseases. 9th ed. Elsevier (2019) 2432–2443

Walter J, Haller S, Blank HP et al.: Incidence of invasive meticillin-resistant Staphylococcus aureus infections in Germany, 2010 to 2014. Euro Surveill 20(46) (2015)

KAPITEL

7 Streptokokken

Florian Hitzenbichler[1]

Kernaussagen

- **Streptokokken** werden zum einen nach ihrer Hämolyseeigenschaft, zum anderen nach der Polysaccharidzusammensetzung der Zellwand eingeteilt (Lancefield-Klassifikation). Sie sind für eine Vielzahl von Infektionen verantwortlich, sowohl in der ambulanten als auch in der stationären Medizin.
- **A-Streptokokken** (*S. pyogenes,* GAS) sind die Erreger der Tonsillitis, können aber auch Infektionen der Atemwege und Hautinfektionen (Erysipel) hervorrufen oder ursächlich für die nekrotisierende Fasziitis sein. Somit ist das klinische Spektrum der Infektionen und Differenzialdiagnosen sehr breit.
- Die **Diagnose** wird oft klinisch gestellt, jedoch spielt die mikrobiologische Diagnostik zur Sicherung der Diagnose eine Rolle (z. B. Streptokokkenschnelltest bei Tonsillitis, Blutkulturdiagnostik oder Kultur aus intraoperativem Material).
- **B-Streptokokken** sind die wichtigsten Erreger der Neugeborenensepsis, auch wenn diese aufgrund des Screenings und der antibiotischen Prophylaxe inzwischen selten ist.
- **Andere Streptokokken** sind ursächlich bei Infektionen im HNO-Gebiet, im ZNS sowie bei der Endokarditis.
- Die **Antibiotikatherapie** aller Streptokokken erfolgt als Mittel der 1. Wahl mit **Penicillin** (in unterschiedlichen Dosierungen).

Streptokokken sind kettenförmig wachsende, grampositive Kokken. Sie werden aufgrund ihrer Hämolyseeigenschaften klassifiziert in **α-, β- und γ-Hämolyse.**

Bei der α-Hämolyse kommt es zu einer Reduktion von Hämoglobin im Blutagar, was zu einer grünlichen Färbung führt, bei der β-Hämolyse werden Erythrozyten komplett hämolysiert, was auf dem Blutagar als hell oder transparent imponiert, wohingegen bei der γ-Hämolyse keine Hämolyse (also kein Farbumschlag) auf dem Blutagar zu sehen ist.

Die **Lancefield-Einteilung** in verschiedene Gruppen (u. a. A für *S. pyogenes*, B für *S. agalactiae*) richtet sich nach spezifischen Polysacchariden in der Zellwand und ist nicht auf alle Streptokokken anwendbar (u. a. S. *pneumoniae*).

Streptokokken produzieren verschiedene **Toxine** und Hämolysine. Von klinischer Bedeutung sind z. B. erythrogene Toxine, die Scharlachexantheme verursachen.

7.1 Streptokokken der Gruppe A (*S. pyogenes*)

Das einzige Reservoir von *S. pyogenes* (nach Lancefield A-Streptokokken) sind die menschliche Haut und Schleimhaut. Es stellt die häufigste Ursache der bakteriellen Pharyngitis im Alter zwischen 5 und 15 J. dar; Infektionen treten mit einer Häufung in den Wintermonaten auf. Bis zu etwa 20 % der Schulkinder sind pharyngeal mit A-Streptokokken asymptomatisch kolonisiert (Shaikh et al. 2010). Die **Übertragung** erfolgt durch Tröpfcheninfektionen, seltener durch Schmierinfektionen oder über Nahrungsmittel. Sie wird durch engen Kontakt – Kindergarten, Schule, Familie – begünstigt.

Aber auch andere, klinisch teilweise dramatische Infektionen kommen bei GAS vor, neben Erysipel und nekrotisierender Fasziitis auch Bakteriämien und Sepsis.

[1] Autor der Vorauflage: Frederik Roos

7.1.1 Streptokokken-Tonsillitis

Die **Streptokokken-A-Tonsillitis** (GAS-Tonsillitis) hat ihre höchste Inzidenz im Alter zwischen 6 und 12 J. während der kalten Jahreszeit. Selten können auch andere Streptokokken für eine Pharyngitis verantwortlich sein (Gruppe C und G).

Erst ältere Kinder haben bei A-Streptokokken-Pharyngitis das typische Bild der akuten, follikulären, eitrigen **Tonsillitis** oder **Scharlach.**

Die **Inkubationszeit** beträgt 1–7 d, durchschnittlich 3 d.

Die Tonsillitis beginnt abrupt mit Halsschmerzen, Abgeschlagenheit, hohem Fieber, Kopfschmerzen, Übelkeit, Erbrechen und Gliederschmerzen. Bauchschmerzen sind im Kindesalter häufig und führen zur Differenzialdiagnose der akuten Appendizitis.

Scharlach wird durch Streptokokken hervorgerufen, die ein **erythrogenes Toxin** produzieren. Die Erkrankung beginnt akut mit Fieber, Erbrechen, Kopfschmerzen, Pharyngitis, manchmal Schüttelfrost. Nach 12–48 h kommt es zum typischen Exanthem und Enanthem: ein juckender Hautauschlag, der sich von der Brust über die Axilla und Leisten auf den gesamten Körper ausbreitet; um den Mund herum ist die Haut blass (periorale Blässe), Handinnenflächen und Fußsohlen bleiben ausgespart. Zudem kann es zur sog. Himbeerzunge kommen.

Cave

(Inzwischen) sehr selten kommt es zum lebensbedrohlichen **toxischen Scharlach** mit einem Streptokokken-Toxin-Schock-Syndrom mit foudroyantem Verlauf, septischem Schock, Hyperpyrexie, Delirium und Krampfanfällen und als Exanthem petechialen Blutungen.

Ein **Wundscharlach** kann bei Wundinfektionen, Verletzungen oder Verbrennungen auftreten. Das Exanthem erscheint dann in der Umgebung der Wunden, die Angina fehlt.

Diagnostik

Verschiedene Scores (u. a. Centor-Score, McIssac-Score) sind untersucht worden, um anhand klinischer Kriterien die Diagnose bakterielle Streptokokkenpharyngitis zu stellen. Dabei zeigt sich jedoch, dass eine Diagnose nach rein klinischen Kriterien nicht sicher gelingt.

Folgender praktischer Algorithmus hat sich bewährt (Shulman et al. 2012): **Patienten mit** einer typischen eitrigen **Pharyngitis und / oder** einem mit Scharlach vereinbarem **Hautauschlag** sollten eine mikrobiologische **Testung auf GAS** erhalten, **wenn keine** klinischen Zeichen für eine **virale Infektion** bestehen (u. a. Konjunktivitis, Rhinitis, Diarrhö, Heiserkeit).

Hierbei haben **Streptokokkenschnelltests** aus Rachenabstrichen eine Sensitivität von 80–90 % gegenüber der Kultur, aber eine gute Spezifität von 95 %. Ein negativer Schnelltest schließt also eine Streptokokkeninfektion und -besiedelung nicht sicher aus. Diese **Bedside-Tests** haben den Vorteil der schnellen Verfügbarkeit, gerade im ambulanten Setting. Der Goldstandard bleibt jedoch die mikrobiologische Kultur (die aber Zeit benötigt und somit keine schnelle Entscheidung ermöglicht). Das positive Ergebnis beweist die Infektion nicht (sondern kann auch nur eine „harmlose" Besiedelung dokumentieren).

Serologische Untersuchungen haben in der Akutdiagnostik keinen Platz.

Aus diesen Ausführungen wird klar, dass eine sichere Diagnostik der GAS-Pharyngitis nicht immer gelingt, eine Unschärfe bleibt in der Diagnose.

Komplikationen bei GAS-Pharyngitis

Zum einen besteht ein **Risiko** für infektiöse Komplikationen durch das **Fortschreiten der Infektion** (Otitis media, Parapharyngealabszess, Meningitis, Bakteriämie). Durch eine frühzeitige **antibiotische Therapie** konnte zumindest für einen Teil dieser infektiösen Komplikationen in einer Cochrane-Analyse eine **Reduktion des Auftretens** gezeigt werden (Spinks et al. 2103).

Der Effekt der Therapie auf nichtinfektiöse Folgeerkrankungen ist zum Teil widersprüchlich oder nicht eindeutig: So scheint es einen Effekt auf die Reduktion des rheumatischen Fiebers (RF) als Folge einer GAS-Infektion zu geben, dieser ist aber vielleicht in Industrieländern (mit sehr niedriger Inzidenz für RF) nicht sehr ausgeprägt. Gleiches gilt für die Poststreptokokken-Glomerulonephritis.

Nicht unterschätzt werden darf ein möglicher Effekt auf die **Infektiosität;** bereits kurz nach Therapiebeginn sind GAS im Pharynx nicht mehr nachweisbar (Snellman et al. 1993).

In der Summe spricht dies für die **Einleitung einer antibiotischen Therapie.**

Therapie

Ziel der Therapie ist die Vermeidung von Komplikationen.

Dabei ist jedoch die Evidenz für die Verhinderung der o. g. Komplikationen gering. Trotzdem wird die Therapie bei Patienten mit typischer Pharyngitis und positivem GAS-Schnelltest oder positiver mikrobiologischer Kultur meist empfohlen.

Ein zusätzlicher Grund für die Therapie ist, dass nach den Empfehlungen des RKI eine **Wiederzulassung zu Gemeinschaftseinrichtungen** 24 h nach Einleitung der Therapie und nach Abmilderung der Symptome möglich ist.

Bevorzugt eingesetzt werden sollten **Penicilline** mit entweder Penicillin V 500 mg 2–3 × / d oder alternativ Amoxicillin 500 mg 2–3 × / d. Eine Therapiedauer von 10 d wird empfohlen, bei kurzen Therapiedauern besteht ggf. eine höhere Rezidivgefahr (umstritten!). Resistenzen gegenüber Penicillin bestehen in Deutschland praktisch nicht.

Bei (echter) Penicillinallergie sind Clarithromycin 2 × 250 mg oder Clindamycin 3 × 600 mg mögliche Alternativen.

7.1.2 Infektionen der Haut

Impetigo

Eine **Impetigo** durch β-hämolysierende Streptokokken der Gruppe A führt meist zu **bläschenförmigen Effloreszenzen** an Armen, Beinen sowie um Mund, Nase und auf der Kopfhaut und tritt v. a. bei Kleinkindern auf. Eine Lymphangitis oder regionale Lymphadenitis ist möglich; Fieber fehlt meist. Da differenzialdiagnostisch auch *S. aureus* eine kausale Rolle spielen kann, werden zur Therapie meist Erstgenerationscephalosporine empfohlen.

Erysipel

Ein **Erysipel** ist eine Phlegmone durch β-hämolysierende Streptokokken der Gruppe A, sie zeigt eine lymphogene Ausbreitung. Charakteristisch sind die scharfe Demarkationslinie zur gesunden Haut, die kräftig rote Färbung sowie die leichte Erhabenheit der entzündeten Haut. Systemische Zeichen wie Fieber und Schüttelfrost werden auch beobachtet.

Neben GAS kommen auch Streptokokken der Gruppe B, C oder G als Auslöser infrage, selten auch *S. aureus*.

Diagnostik

Es handelt sich um eine Blickdiagnose. Beim **Erysipel** kann **Punktionsmaterial** aus der Grenzzone zwischen gesunder und befallener Haut gewonnen werden: etwas 0,9 % Kochsalzlösung in diesen Bezirk spritzen und wieder aspirieren; dies dann (nativ) an das mikrobiologische Labor weiterleiten.

Therapie

Behandelt wird je nach klinischer Schwere mit Penicillinen, entweder p. o. z. B. Amoxicillin 3 × 1 g oder i. v. mit Penicillin G 4 Mio. E 6 × / d. Alternativ kann auch i. v. Cefazolin 3 × 2 g oder Ceftriaxon 1 × 2 g eingesetzt werden. Bei echter Penicillinallergie ist Vancomycin (i. v.) eine Alternative.

Nekrotisierende Fasziitis

Dies beschreibt eine Infektion der tiefen Hautschichten und der Faszien, die durch eine rasche Ausbreitung mit Nekrotisierung des Gewebes gekennzeichnet ist. Typisch ist auch ein **rasches Fortschreiten** mit dramatischer Verschlechterung der Klinik. Initial bestehen oft Fieber und starke Schmerzen, die Läsionen an der Haut können zudem eher unspektakulär sein.

Cave

Die nekrotisierende Fasziitis ist ein **absoluter Notfall,** der rasch behandelt werden muss, hier ist ein **interdisziplinärer Ansatz** (Chirurgie) **essenziell!**

Diagnostik

Entscheidend ist die Klinik, laborchemisch finden sich Zeichen der bakteriellen Sepsis mit erhöhten Entzündungswerten, eine Leukozytose mit Linksverschiebung sowie erhöhter Glutamat-Oxalacetat-Transaminase (GOT) und Kreatinkinase (CK). Jedoch ist keiner dieser Parameter mit einer hohen Sensitivität behaftet.

Eine Computertomographie oder ein MRT können die Diagnose erhärten.

Jedoch kann die Diagnose nur allein durch die Operation gestellt werden (makroskopisches und mikroskopisches Bild der Faszienekrose)!

Neben GAS kommen als Erreger auch Anaerobier (Gasbildung im CT) oder polymikrobielle Infektionen in Betracht, diese werden aber hier nicht gesondert besprochen.

Therapie

Die Therapie der Fasziitis ist primär chirurgisch!

Zudem werden Antibiotika eingesetzt.

Initial wird i. d. R. ein sehr breites, sog. **Fasziitis-Schema** kalkuliert eingesetzt. Dies besteht aus Meropenem 3 × 1–2 g **plus** Clindamycin 3 × 600–900 mg **plus** Vancomycin 3 × 15 mg / kg / Dosis. Werden final GAS nachgewiesen, kann auf Penicillin G 4 Mio. E alle 4 h **plus** Clindamycin 3 × 600–900 mg umgestellt werden.

Clindamycin hat über die Hemmung der Proteinbiosynthese einen Effekt auf die Toxinbildung der Streptokokken und sollte deshalb additiv eingesetzt werden.

7.1.3 Streptococcal Toxic Shock Syndrome (STSS)

Das STSS beschreibt eine Streptokokkeninfektion die mit einer **Schocksymptomatik und / oder** einem **Organversagen** vergesellschaftet ist (Hypotension mit ≤ 90 mmHg und Organmanifestation, so z. B. Koagulopathie, Leberbeteiligung, ARDS oder akutes Nierenversagen).

Dabei kann jede lokale Streptokokkeninfektion als Eintrittspforte für diese schwere invasive Infektion dienen.

Verschiedene Risikofaktoren prädisponieren für eine STSS: Alkoholismus, Diabetes mellitus, chirurgische Eingriffe mit Schädigung der Hautbarriere oder Trauma, Varizelleninfektionen (Superinfektion mit Streptokokken), hohes Alter oder Säuglingsalter.

Therapie

Essenziell ist die **Fokussuche und -kontrolle** (z. B. chirurgisch), daneben werden die Prinzipien der medizinischen Schocktherapie angewandt (Volumengabe, Einsatz von Vasopressoren, intensivmedizinische Therapie mit Organersatz / Beatmung / Dialyse).

Bei Nachweis von GAS sollte eine **Kombinationstherapie** von hochdosiertem Penicillin (6 × 4 Mio. E Penicillin G) und Clindamycin (3 × 600–900 mg) durchgeführt werden.

Für die Kombinationstherapie gibt es eine **Reihe von Gründen** (Benett et akl. 2015; Stevens et al. 1993):

1. Penicillinresistenzen sind sehr niedrig.
2. Clindamycin hat einen Effekt auf die Proteinbiosynthese und vermindert die Toxinbildung und -freisetzung.
3. Die Halbwertszeit von Penicillin G ist sehr kurz, die von Clindamycin deutlich länger.
4. Bei einer hohen Bakterienlast / -dichte ist Penicillin weniger effektiv (Penicillin-bindende Proteine werden nicht in jeder Wachstumsphase der Streptokokken exprimiert).

Der Einsatz von Immunglobulinen oder einer hyperbaren Sauerstofftherapie sollte – wenn überhaupt – frühzeitig erfolgen, die Evidenz hierzu ist widersprüchlich (Waddington et al. 2014). Allerdings gibt es Hinweise, dass der frühe Einsatz von Ersteren (1 g IgG / kg KG an d 1, gefolgt von 0,5 g IgG / kg KG an d 2 und 3) die Mortalität reduziert (Parks et al. 2018).

7.2 Pneumokokken *(S. pneumoniae)*

Pneumokokken nehmen eine gewisse Sonderrolle unter den Streptokokken ein. Bis zu 10 % der Erwachsenen und 40 % der Kinder sind mit Pneumokokken im Rachen besiedelt. Dabei existieren > 90 Serotypen.

Sie gehören zu den häufigsten Erregern der ambulant erworbenen Pneumonie, können aber auch eine Otitis media, Sinusitis, eine Mastoiditis oder eine Meningitis auslösen. Sehr selten sind die Erreger einer Endokarditis. Eine besondere Bedeutung kommt den invasiven Infektionen zu (Nachweis von Pneumokokken in der Blutkultur), da diese häufig besonders schwer verlaufen. Die Fokussuche (Lungenempyem, Endokarditis, einschmelzender Lungenabszess) ist hier besonders wichtig, die Therapie dann interdisziplinär (Chirurgie).

Über die Jahre ist die Penicillin-Resistenz in Deutschland sehr gering, bei etwa 1–2 % je nach Jahrgang, also deutlich günstiger als die Resistenz gegenüber Makroliden, die zwischen 5 und 10 % liegt.

7.2.1 Therapie

Die **Antibiotikatherapie** richtet sich nach dem Fokus der Infektion.

Bei invasiven Infektionen (positive Blutkultur) ist **Mittel der Wahl Penicillin** (Penicillin G 4 Mio. E alle 4 h). Bei Allergie kann alternativ ein 3.-Generations-Cephalosporin eingesetzt werden (z. B. Ceftriaxon 1 × 2 g) oder Vancomycin.

Bei weniger schweren Infektionen (Sinusitis, Otitis media) kann – wenn überhaupt behandelt werden muss – Amoxicillin, Doxycyclin, Makrolide oder (nachrangig) Levofloxacin / Moxifloxacin eingesetzt werden.

Die **Therapie der ambulant erworbenen Pneumonie** wird im Therapie-Handbuch Pneumologie (Vogelmeier 2022) ausführlich besprochen. Pneumokokken müssen aber hier bei jeder kalkulierten Therapie mit abgedeckt werden, dies geschieht je nach Schweregrad der Pneumonie mit Amoxicillin, Amoxicillin / Clavulansäure, Ceftriaxon oder Piperacillin / Tazobactam. Alle sind gut gegen Pneumokokken wirksam.

Cave

Ciprofloxacion sollte **nicht** eingesetzt werden.

7.2.2 Prävention

Es existieren zwei Impfungen gegen Pneumokokken, ein 13-valenter Pneumokokken-Konjugatimpfstoff (PCV13, Prevenar 13), der bei Kindern zu den Standradimpfungen zählt, und ein 23-valenter Polysaccharidimpstoff (PPSV23, Pneumovax 23), der von der STIKO für Erwachsene empfohlen wird.

Beide Impfstoffe haben Vor- und Nachteile. Da es > 90 Serotypen bei den Pneumokokken gibt, kann keiner der beiden Impfstoffe eine Infektion sicher verhindern.

Neu zugelassen (2021) wurde ein 20-valenter Konjugatimpfstoff (Apexxnar), der die Vorteile beider Impfstoffe (breitere Abdeckung verschiedener Serotypen, bessere Immunogenität) vereint; ggf. werden sich also hier die Empfehlungen bald ändern (➤ Tab. 7.1).

7.3 Andere Streptokokken

Streptokokken der Gruppe B (GBS, *S. agalactiae*) führen beim **Neugeborenen** zur Sepsis und Meningitis. Sie werden peripartal von der vaginal besiedelten Mutter auf das Neugeborene übertragen.

Tab. 7.1 Indikation für Pneumokokkenimpfung nach STIKO (2022)

Indikation	Patientengruppe	Impfstoff / -serie
Standardimpfung	Patienten ≥ 60 J.	PPSV23 (einmalig)
Indikationsimpfung	Angeborene o. erworbene Immundefekte (angeborene o. erworbene B- o. T-Zellfunktionseinschränkung, HIV, Asplenie, chronische Leber- o. Niereninsuffizienz) Anatomische u. fremdkörperassoziierte Risiken für Pneumokokken Meningitis (Cochlea Implantat, Liquorfistel)	Sequenzielle Impfung mit PCV13, gefolgt von PPSV23 nach 6–12 Mon. (PPSV23 erst ab dem 2. Lj.!)
Indikationsimpfung	Chronische Herzerkrankungen o. Atemwegserkrankungen, ZNS-Erkrankungen mit Paresen, Stoffwechselerkrankungen (Diabetes mellitus)	PPSV23 ≥ 16. Lj. 2–15. Lj.: sequenzielle Impfung mit PCV13, gefolgt von PPSV23 nach 6–12 Mon. (PPSV23 erst ab dem 2. Lj.!)
Berufliche Indikation	Berufliche Tätigkeit mit Schweißen von Metallen, Metallrauch, Schweißrauch	PPSV23, alle 6 J. wiederholen (solange Exposition)

Im **späteren Kindesalter** können sie Infektionen wie Otitis media, Osteomyelitis, septische Arthritis und Harnwegsinfektionen hervorrufen. Zudem spielen sie eine Rolle bei schwangeren Frauen und können hier Harnwegsinfektionen, eine Amnioninfektion oder eine postpartale Endometritis verursachen.

GBS gehören zur **normalen Flora** und können im Nasenrachenraum, Intestinaltrakt oder in der Vagina isoliert werden.

Seltener sind Infektionen durch **Streptokokken der Gruppe C (GCS,) und G (GGS), Vertreter sind hier:** *S. equi, S. dysgalactiae, S. anginosus*. Letzterer spielt auch klinisch oft eine Rolle, weil er für seine Abszessbildung bekannt ist. *S. anginosus* kommt im Mikrobiom von Mund und GI-Trakt vor und kann verschiedene Infektionen auslösen, angefangen von lokalen Abszessen im oropharyngealen Bereich, gefolgt von Abszessen in zervikalen Bereich, ZNS-Infektionen bis hin zur Bakteriämie. Oft kommt dieser Erreger auch in polymikrobiellen Infektionen vor (Singh et al. 1988).

Die sog. Viridans-Streptokokken (klassisch: α-Hämolyse) spielen vor allem als Endokarditiserreger eine herausragende Rolle, dazu zählen u. a. die *S. anginosis, S. mitis, S. salivarius* und *S. mutans*-Gruppe.

Zusammenfassend lässt sich sagen, dass neben GAS verschiedene andere Streptokokkenspezies bei einer ganzen Reihe von Infektionen ätiologisch verantwortlich sein können.

7.3.1 Bakteriämie

Wie in ➤ Kap. 7.1.3 aufgeführt, können alle lokalen Streptokokkeninfektionen zu einer Bakteriämie führen.
Essenziell bleibt die Fokussuche.

Therapie

Penicillin ist Mittel der Wahl bei allen Streptokokkeninfektionen.

Dabei wird bei der Bakteriämie initial immer intravenös behandelt, entweder sollte Penicillin G 4 × 4 Mio. E i. v. eingesetzt werden, alternativ ist auch Ceftriaxon 1 × 2 g i. v. sehr effektiv.

Bei septischem Schock kann ggf. in Kombination mit Clindamycin (3 × 600–900 mg) behandelt werden (➤ Kap. 7.1.3).

Bei Penicillinallergie kommt Vancomycin zum Einsatz.

Entscheidend ist wie bei jeder Infektion die Fokussuche und -sanierung.

Prophylaxe

Das Risiko für **Neugeborene,** eine invasive Streptokokken-B-Infektion – Sepsis oder Meningitis – kurz nach der Geburt zu erleiden, ist erhöht, wenn

- die Mutter rektovaginal mit Streptokokken der Gruppe B besiedelt ist oder, wenn zusätzliche **geburtshilfliche Komplikationen** auftreten, z. B.
  - vorzeitiger Blasensprung ≥ 18 h vor der Geburt,
  - drohende Frühgeburt < 37 + 0 SSW oder
  - Fieber der Mutter ≥ 38 °C während der Geburt.
- die Mutter schon einmal ein Kind mit einer GBS-Infektion geboren hat
- während der Schwangerschaft eine GBS-Bakteriurie auftrat (diese sollte immer behandelt werden).

Deswegen besteht die Empfehlung der Deutschen Gesellschaft für Gynäkologie und Geburtshilfe sowie der Deutschen Gesellschaft für Pädiatrische Infektiologie, bei allen Schwangeren zwischen 35 + 0 und 37 + 0 SSW, einen kombinierten **rektovaginalen Abstrich** zu machen und nach einer Streptokokken-B-Besiedelung zu suchen (kultureller Nachweis hat höchste Sensitivität).

Ist diese gegeben und / oder bestehen die o. g. Risiken, soll die Mutter **subpartal** (mit Beginn der Wehentätigkeit bzw. nach Blasensprung) eine **antibiotische Prophylaxe** mit Penicillin G mit zu Beginn 5 Mio. E. i. v. und anschließend 2,5 Mio. E i. v. alle 4 h bis zur Entbindung bekommen.

Ampicillin 2 g initial, dann 1 g alle 4 h bis zur Geburt ist eine Alternative. Bei Penicillin-Allergie kommen auch Cefazolin (2 g initial, dann 1 g alle 8 h) und Clindamycin (900 mg alle 8 h) infrage.

Das (klinisch unauffällige) **Neugeborene** muss danach sorgfältig für 48 h überwacht werden, ob klinische Infektionssymptome auftreten (BVF et al. 2016).

Wichtig für die Praxis

- **Streptokokken** spielen bei zahlreichen Infektionen in der ambulanten und stationären Medizin als kausale Erreger eine Rolle.
- Dabei können **nahezu alle Organsysteme** betroffen sein (Haut, Herz, Abdomen, Lunge, HNO Gebiet, Gehirn).
- Trotz der z. T. erheblichen Krankheitsschwere (z. B. durch eine Streptokokkensepsis) ist die **Therapie der Wahl** i.d.R. **Penicillin.** Auf eine der Symptomatik angemessene Dosierung ist zu achten.
- Nur gegen **Pneumokokken** gibt es eine Impfung, die antibiotische Prophylaxe ist bei Schwangeren mit B-Streptokokken etabliert.

LITERATUR

Bennett J, RD, Martin Blaser M: Mandell, Douglas an Bennett's principles and practice of infectious diseases, 8th ed. (2015)

Berufsverband der Frauenärzte e.V. (BVF), B.D.f.K.e.V. et al.: S2k-Leitlinie: Prophylaxe der Neugeborenensepsis – frühe Form – durch Streptokokken der Gruppe B. AWMF, 03 / 2016. 024 / 020 (2016)

Parks T et al.: Polyspecific Intravenous Immunoglobulin in Clindamycin-treated Patients With Streptococcal Toxic Shock Syndrome: A Systematic Review and Meta-analysis. Clin Infect Dis 67(9) (2018) 1434–1436

Shaikh N, Leonard E, Martin JM:, Prevalence of streptococcal pharyngitis and streptococcal carriage in children: a meta-analysis. Pediatrics 126(3) (2010) e557–564

Shulman ST et al.: Clinical practice guideline for the diagnosis and management of group A streptococcal pharyngitis: 2012 update by the Infectious Diseases Society of America. Clin Infect Dis 55(10) (2012.) e86–102

Singh KP et al.: Clinically significant Streptococcus anginosus (Streptococcus milleri) infections: a review of 186 cases. N Z Med J 101(859) (1988) 813–816

Snellman LW et al.: Duration of positive throat cultures for group A streptococci after initiation of antibiotic therapy. Pediatrics 91(6) (1993) 1166–1170

7

Spinks A, Glasziou PP, Del Mar CB: Antibiotics for sore throat. Cochrane Database Syst Rev 2013(11) (2013) Cd000023
Ständige Impfkommission (STIKO): Epidemiologisches Bulletin 4/2022 (2022).
Stevens DL, Yan S, Bryant AE: Penicillin-binding protein expression at different growth stages determines penicillin efficacy in vitro and in vivo: an explanation for the inoculum effect. J Infect Dis 167(6) (1993) 1401–1405
Vogelmeier C (Hrsg.): Therapie-Handbuch Pneumologie. München Elsevier Urban & Fischer (2022).
Waddington CS, Snelling TL, Carapetis JR: Management of invasive group A streptococcal infections. J Infect 69 Suppl 1 (2014) 63–69

KAPITEL

8

Florian Hitzenbichler

Enterokokken

Kernaussagen

- Invasive **Enterokokkeninfektionen** nehmen zu, auch und v. a. im nosokomialen Setting.
- *E. faecalis, E. faecium* und *Vancomycin-resistente Enterokokken (VRE)* sind hier die klinisch relevantesten Isolate, sie unterscheiden sich zum Teil deutlich in **Resistenzverhalten** und **therapeutischen Optionen.**
- Vor allem die **Bakteriämie** sollte immer ernst genommen werden, schwere Infektionen (Endokarditis, Meningitis, Fremdkörperinfektionen) sollten auch immer kombiniert behandelt werden.
- Dabei stehen bei *E. faecalis* v. a. **Ampicillin** (mit Gentamicin oder Ceftriaxon), bei *E. faecium* **Vancomycin** (mit ggf. Gentamicin) und bei *VRE* **Daptomycin** oder **Linezolid** (mit div. Kombinationsoptionen) therapeutisch zur Verfügung.
- Seltener pathogen sind Enterokokken bei abdominellen Infektionen und bei Harnwegsinfektionen – hier ist der Nachweis nicht immer relevant, was die **Beurteilung der Therapienotwendigkeit** aber nicht erleichtert.
- Nie behandelt werden sollten Enterokokken, wenn sie **in den tiefen Atemwegen** gefunden werden.

8.1 Vorbemerkung

Enterokokken verursachen eine **Reihe verschiedener Infektionen,** u. a. Bakteriämien und Harnwegsinfektionen, zudem spielen sie eine Rolle bei abdominellen Infektionen. Sie verfügen über eine Reihe von intrinsischen und erworbenen Resistenzen, welche die antibiotische Therapie erschweren können.

8.2 Mikrobiologie

Enterokokken (früher als D-Streptokokken bezeichnet) sind fakultativ anaerobe, grampositive Kokken, die in der Mikroskopie als Ketten imponieren (sog. Kettenkokken, seltener auch Diplokokken).

Enterokokken finden sich, wie der Name nahelegt, v. a. in Gastrointestinaltrakt, aber auch auf der Haut (Leistengegend). Sie spielen **v. a. bei nosokomialen Infektionen** eine zunehmende Rolle.

Sie können Austrocknung, hohe Temperaturen und manche antiseptischen Lösungen überstehen.

Insbesondere nach antibiotischer (Vor-)Therapie kommt es zu einer Selektion von Enterokokken im Darm; dies kann im Folgenden v. a. nosokomiale Infektionen begünstigen (insb. bei kritisch kranken Patienten!).

Vornehmlich werden klinisch relevante Infektionen durch *E. faecalis* **(dritthäufigster Erreger der Endokarditis!)** verursacht, zunehmend **an Bedeutung gewinnen** neben *E. faecium* auch *VRE* (i. d. R. ebenfalls *E. faecium*), deren Anteil an invasiven Infektionen stetig steigt.

Selten werden auch andere Enterokokken nachgewiesen, u. a. *E. casseliflavus* und *E. gallinarum*. Diese spielen in der Praxis weniger oft eine Rolle und sind auch aus hygienischen Aspekten weniger relevant (Fiore et al. 2019).

8.3 Resistenzen

Enterokokken haben viele intrinsische Resistenzen (z. B. die bek. „Enterokokkenlücke“ bei Cephalosporinen). Durch antibiotische Vortherapien mit Cephalosporinen oder Fluorchinolonen wird die Selektion der (resistenten) Enterokokken begünstigt und es kommt eher zu nosokomialen Infektionen.

Dabei ist *E. faecalis* i. d. R. Ampicillin- (Amoxicillin / Piperacillin) und Vancomycin-empfindlich, *E. faecium* praktisch immer Ampicillin-resistent, dafür aber empfindlich gegenüber Vancomycin.

Im Folgenden werden die Resistenzen gegenüber häufig eingesetzten Substanzen näher beleuchtet.

8.3.1 Ampicillin/Betalaktamantibiotika

Ampicillin und auch Penicillin inhibieren die Petioglykansynthese, welche die Hauptstruktur der Zellwand darstellt. Penicillin-bindende Proteine (PBP) sind enzymatisch entscheidend an der Zellwandsynthese beteiligt. Durch Modifizierungen in den PBPs kommt es zur Resistenz gegenüber Penicillin und Ampicillin. Seltener ist die Ausbildung einer Betalaktamase. Vor allem bei *E. faecium* (seltener *E. faecalis*) findet sich eine Ampicillin-Resistenz, diese wird durch ein modifiziertes PBP vermittelt (PBP5).

Enterokokken werden im Gegensatz zu Streptokokken durch Penicilline schlechter inaktiviert, so sind die MHKs nach EUCAST für Enterokokken und Ampicillin hundertfach höher als bei Streptokokken (d. h. es benötigt deutlich höhere Plasmaspiegel von Penicillinen, um Enterokokken zu inaktivieren); für die (optimale) Bakterizidie werden deshalb in der Klinik synergistisch wirksame Substanzen benötigt (➤ Kap. 8.5); dies ist insb. bei der Therapie der Endokarditis zu beachten.

Ampicillin ist bezogen auf die MHKs die ideale Substanz zur Behandlung empfindlicher Enterokokken, danach folgen Penicillin und Piperacillin und Imipenem, nicht wirksam sind: Oxacillin, Ertapenem, Aztreonam und fast alle Cephalosporine.

Für die Cephalosporine ist ein ähnlicher Synergismus bei *E. faecalis* beschrieben wie für die Aminoglykoside (➤ Kap. 8.3.2).

VRE ist auch nahezu immer resistent gegenüber Penicillinen / Ampicillin (Mischnik et al. 2019).

8.3.2 Aminoglykoside

Enterokokken sind intrinsisch gegenüber Aminoglykosiden resistent **(Low-Level-Resistenz),** allerdings wird ein Synergismus mit Penicillinen und Vancomycin gesehen. Bei *E. faecium* gibt es die Besonderheit, dass insb. Tobramycin deutlich schlechter wirksam ist (ein Synergismus besteht hier nicht; Costa et al. 1993). Um den beschriebenen synergistischen Effekt zu erreichen, sollten bei Enterokokken nur Gentamicin und Streptomycin eingesetzt werden.

Leider sind seit dem vermehrten Einsatz von Aminoglykosiden in der Therapie der Endokarditis zunehmend auch sog. **High-Level-Resistenzen** gegenüber Gentamicin und Streptomycin beschrieben worden (entweder durch eine ribosomale Mutation oder durch eine enzymatische Deaktivierung; Chow 2000).

8.3.3 Vancomycin

VRE als **Ursache nosokomialer Infektionen** nimmt europaweit zu! Insb. auch in Deutschland werden invasive Infektionen mit *VRE* mit jedem Jahr häufiger. Immer wieder kommt es auch zu lokalen Ausbrüchen in Krankenhäusern.

In den 1980er-Jahren wurde erstmals eine Vancomycinresistenz bei klinischen Isolaten beschrieben. Zwischenzeitlich sind mehrere Genotypen der Vancomycinresistenz beschrieben, in der Praxis relevant sind *VanA* und *VanB*. Glykopeptidantibiotika binden an Pentapeptide der Zellwand, über die Resistenzgene wird eine Modifikation dieser Pentapeptide erreicht und Vancomycin kann deutlich schlechter binden. *VanA* wird überwiegend Plasmid-gebunden vermittelt, wohingegen *VanB* auf dem bakteriellen Chromosom sitzt (Bender et al. 2018). **Beide Resistenzgene** sind **übertragbar** (und deshalb auch aus hygienischen Gesichtspunkten so relevant).

Dabei ist *VanA* mit einer Resistenz gegenüber Teicoplanin vergesellschaftet, wohingegen *VanB* tragende *VREs* i. d. R. gegenüber Teicoplanin empfindlich bleiben. Ob Teicoplanin bei VanB eine geeignete Therapieoption ist, bleibt weiterhin unsicher (Mischnik et al. 2019).

Schon länger war in Deutschland eine Zunahme von *VRE* des Typs *VanA* zu dokumentieren, in den vergangenen Jahren hat aber auch *VanB* deutlich zugenommen und war für mehrere Krankenhausausbrüche verantwortlich (Werner et al. 2020).

Die *VRE*-Bakteriämie ist im Vergleich zu den Vancomycin-empfindlichen Enterokokken mit einer erhöhten **Mortalität** verbunden (Mischnik et al. 2019)!

8.4 Klinisch relevante Infektionen

8.4.1 Bakteriämie und Endokarditis

Die **Ursache für** eine **Bakteriämie** sind oft der Urogenitaltrakt oder ein abdomineller Fokus (Gallenwege, Peritonitis), oft handelt es sich um nosokomiale Infektionen bei Patienten unter bestehender Antibiotikatherapie.

Insb. bei der ambulant erworbenen Enterokokkenbakteriämie sollte immer eine Endokarditis ausgeschlossen werden. Hier sind sowohl Kunst- als auch Nativklappen betroffen, je nach Quelle stehen Enterokokken an zweiter oder dritter Stelle der Endokarditiserreger. Vor allem *E. faecalis* spielt hier eine wesentliche Rolle und ist für > 95 % der Enterokokkenendokarditiden verantwortlich. Bei unklarem Fokus der Enterokokkenendokarditis sollte eine Koloskopie zum Ausschluss eines Malignoms durchgeführt werden.

8

Abdominelle Eingriffe stellen einen **Risikofaktor** für invasive Enterokokkeninfektionen dar, ebenso wie Malignome oder Entzündungen im Darm. Auch bei Fremdkörperinfektionen und bei Harnwegsinfektionen kann es zur Bakteriämie kommen.

8.4.2 Harnwegsinfektionen

Harnwegsinfektionen mit Enterokokken sind selten und kommen im ambulanten Setting bei unkomplizierten Infektionen praktisch nicht vor. So konnte dokumentiert werden, dass Enterokokken (und auch Streptokokken) häufig zusammen mit *E. coli* im Mittelstrahlurin bei Frauen mit Cystitis gefunden werden, aber dann im gleichzeitig abgenommenen Katheterurin nicht nachweisbar sind (Hooton et al. 2013).

Eher sind Enterokokken bei nosokomialen Infektionen relevant, hier ist jedoch die Unterscheidung zwischen Kontamination und Infektion deutlich erschwert. Es besteht allerdings eine Assoziation zwischen Harnblasenkatheter, Eingriffen am Harntrakt oder Harnobstruktion (Jones et al. 1999).

8.4.3 Abdominelle Infektionen

Bei **ambulant erworbenen abdominellen Infektionen** mit niedrigem Risiko (Divertikulitis, Appendizitis, Ulkusperforation) werden zwar wiederholt **Enterokokken** (zusammen mit gramnegativen Erregern) nachgewiesen, spielen aber anscheinend **keine wesentliche Rolle.** Eine (auch empirische) antibiotische Therapie ist nicht erforderlich und nach internationalen Leitlinien auch nicht empfohlen (hier spielt die operative Fokussanierung eine viel größere Rolle als die antibiotische Therapie). Eine Abdeckung der Enterokokken kann bei Patienten mit hohem Risiko (Immunsuppression, Komorbidität) erwogen werden.

Bei nosokomialen abdominellen Infektionen (z. B. Anastomoseninsuffizienz) wird jedoch zu einer kalkulierten, Enterokokken-wirksamen Therapie geraten; auch der isolierte Nachweis von Enterokokken in diesem Setting sollte antibiotisch adressiert werden (Solomkin et al. 2010).

8.4.4 Andere Infektionen

Selten sind Enterokokken Auslöser einer i. d. R. dann nosokomialen Meningitis, insb. nach Eingriffen am Schädel, bei liegenden intrathekalen Sonden oder postoperativ. Selten kann sie auch Folge einer septischen Embolie bei Endokarditis sein oder im Rahmen einer Bakteriämie bei schwerer Immunsuppression.

Auch bei Fremdkörper-assoziierten Infektionen (orthopädische Prothesen) spielen Enterokokken eine zunehmende Rolle.

Und obwohl Enterokokken häufig in den **tiefen Atemwegen** gefunden werden, insb. bei kritisch kranken Patienten mit antibiotischer Vortherapie, sollten sie in diesem Fall nicht behandelt werden. Sie stellen eine **Kolonisation** dar und keine Infektion.

Cave

Der Nachweis von **Enterokokken** in der **Lunge** (Sputum, BAL) ist als **Besiedelung** zu werten und sollte **nicht antibiotisch** behandelt werden.

8.5 Antibiotische Therapie

8.5.1 Bakteriämie/Endokarditis/Fremdkörperinfektionen

Therapie der Wahl ist Ampicillin i. v. bei *E. faecalis* und Vancomycin i. v. bei *E. faecium.* Bei *VRE* kommt bevorzugt Daptomycin i. v. zum Einsatz, alternativ Linezolid i. v.

Insb. bei der Endokarditis ist eine **Kombinationstherapie** immer empfohlen, bei *E. faecalis* (häufigster Nachweis!) wird Ampicillin (12 g / d) zusammen mit Gentamicin (5 mg / kg KG als Einmalgabe) eingesetzt (**cave:** hohe Toxizität), alternativ kann Ampicillin (12 g / d) zusammen mit Ceftriaxon (2 × 2 g!) eingesetzt werden, was aufgrund der besseren Verträglichkeit gegenüber der Therapie mit Aminoglykosiden auch Eingang in die Leitlinien der Endokarditis gefunden hat und gerade bei älteren Patienten vorteilhaft erscheint; Baddour et al. 2015; Habib et al. 2015). Der Synergismus von Ampicillin und Ceftriaxon ist auch in einem klinischen Kollektiv gezeigt, allerdings nur für *E. faecalis* (mit **Low-Level-Gentamicin-Resistenz**) und nicht randomisiert (Fernándz-Hidalgo et5 al. 2013).

Bei einer Endokarditis durch *E. faecium* sollte Vancomycin oder Daptomycin eingesetzt werden, auch hier in Kombination mit zum Beispiel Gentamicin und / oder Fosfomycin und / oder Ampicillin in sehr hoher Dosierung (➤ Tab. 8.1).

Bei Fremdkörperinfektionen gelten die gleichen Prinzipien wie bei der Behandlung der Bakteriämie. Das Fremdmaterial sollte, wo immer möglich, entfernt werden.

Cave

Cephalosporine sind **allein nicht wirksam** gegenüber Enterokokken. Der Synergismus mit Ampicillin ist auch nur für *E. faecalis* gezeigt!

8.5.2 Harnwegsinfektionen

Zunächst sollte **liegendes Fremdmaterial entfernt** oder **gewechselt** werden (Katheter).

Bei *E. faecalis* sind Amoxicillin, Nitrofurantoin und Fosfomycin orale Optionen. Eine (orale) Alternative ist insb. bei *E. faecium* Linezolid.

Intravenös können je nach Empfindlichkeit Ampicillin oder Vancomycin eingesetzt werden.

8.5.3 Abdominelle Infektionen

In der kalkulierten Therapie bei komplizierten abdominellen Infektionen wird im nosokomialen Setting ohnehin eine **breit wirksame**

Tab. 8.1 Antibiotische Therapie von Enterokokkeninfektionen

Infektion	Enterokokkenspezies	Antibiotische Therapie
Bakteriämie (ohne Endokarditis)	*E. faecalis*	Ampicillin 6 × 2 g i.v.
	E. faecium	Vancomycin 30 mg / kg / d
	VRE	Daptomycin 1 × 10–12 mg / kg KG i.v. o. Linezolid 2 × 600 mg
Endokarditis	*E. faecalis*	Ampicillin 6 × 2 g + Ceftriaxon 2 × 2 g o. Gentamicin 1 × 3 mg / kg KG i.v.
	E. faecium	Vancomycin 30 mg / kg / d + Gentamicin 1 × 3 mg / kg KG
	VRE	Daptomycin 12 mg / kg KG + Ampicillin 16 g / d u. / o. Fosfomycin 3 × 5 g u. / o. Gentamicin 1 × 3–5 mg / kg KG
Harnwegsinfektion (**cave:** häufig Besiedelung u. keine Infektion)	*E. faecalis*	Zystitis: Amoxicillin 3–4 × 1 g p.o., Fosfomycin 1 × 3 g p.o. Pyelonephritis: Ampicillin 6 × 2 g i.v. o. Vancomycin
	E. faecium	
	VRE	Pyelonephritis: Daptomycin 1 × 10–12 mg / kg KG i.v.
Abdominelle Infektion	*E. faecalis*	i.d.R. Teil des Regimes der polymikrobiellen Therapie (Ampicillin, Piperacillin)
	E. faecium	Vancomycin 30 mg / kg / d o. Linezolid 2 × 600 mg
	VRE	Linezolid 2 × 600 mg o. Daptomycin 1 × 10–12 mg / kg KG

Therapie begonnen, die dann auch Enterokokken (v. a. E. *faecalis*) mit abdeckt, also entweder Piperacillin / Tazobactam oder Meropenem und Vancomycin.

Optionen beim Nachweis von *VRE* intraabdominell sind: Linezolid, Daptomycin und Tigecyclin.

8.5.4 Meningitis

Keine evidenzbasierte Therapieoption.
E. faecalis: Kombination aus Ampicillin, Gentamicin und Ceftriaxon.
E. faecium: Kombination aus Vancomycin, Gentamicin und / oder Fosfomycin.
VRE: Kombinationstherapie nach Empfindlichkeit: Linezolid, Fosfomycin, Gentamicin.

8.5.5 Sonderfall VRE

VRE spielen zunehmend eine Rolle bei invasiven Enterokokkeninfektionen.

Hier sollte idealerweise eine infektiologische Einzelfallbeurteilung erfolgen, die auch gut mit dem mikrobiologischen Labor abgesprochen werden sollte. Auch die Vorerkrankungen des Patienten sollten miteinbezogen werden.

Folgende (ausgewählte, weil oft verwendete) Substanzen besitzen eine Wirksamkeit gegenüber *VRE.*

Linezolid

Linezolid, ein Oxazolidinon, das auch für die *VRE*-Bakteriämie zugelassen ist, wirkt bakteriostatisch über eine Hemmung der ribosomalen 50S-Untereinheit. Es ist auch als orale Substanz mit exzellenter oraler Bioverfügbarkeit verfügbar. Nach längerer Therapie kann es zu Knochenmarkstoxizität kommen (Thrombo- und Leukopenie), sodass ein Monitoring unbedingt erforderlich ist und sich der längere Einsatz oft dadurch limitiert (Yim et al. 2017).

Daptomycin

Daptomycin ist ein Lipopeptid-Antibiotikum, das bakterizid wirkt und mit Kalzium Komplexe bildet und die Zellmembranintegrität zerstört. Dabei muss jedoch insb. bei Enterokokken (MHK 2–4 µg / ml) eine höhere Dosis verwendet werden, die außerhalb der Zulassung liegt: 8–12 mg / kg KG 1 × / d (nur i. v. Gabe), niedrige Dosen sind mit Therapieversagen assoziiert (Yim et al. 2017). Wichtig ist, dass mikrobiologische Testverfahren wie Etest und Mikrodilutionsmethoden nicht gut reproduzierbar sind und deshalb die gemessenen MHKs im klinischen Kontext bewertet werden müssen (Campeau et al. 2018).

Zu beachten ist eine seltene Muskeltoxizität, ein Monitoring der CK ist erforderlich (insb. bei hoher Dosierung).

Bei der *VRE*-Bakteriämie gibt es Hinweise, dass Daptomycin in hoher Dosierung ggf. dem Linezolid überlegen ist (Chuang et al. 2017; Peiffer-Smadja et al. 2018), sodass es in vielen Literaturquellen als Therapie der ersten Wahl bei *VRE*-Bakteriämie bezeichnet wird (jedoch nicht übereinstimmend; Mischnik et al. 2019).

Tigecyclin

Tigecyclin ist ein Glycylcyclin-Antibiotikum mit bakteriostatischem Effekt über eine Hemmung der Proteinsynthese der 30S-Untereinheit; es hat ein hohes Verteilungsvolumen mit niedrigen Plasmaspiegeln (eher ungeeignet zur Therapie der Bakteriämie).

Neue Substanzen

Hier sind insbesondere **neue Lipoglykopeptide interessant:** Dalbavancin, zugelassen für die Behandlung von Haut- und Weichteilinfektionen, wird nur einmal wöchentlich appliziert und ist wohl gegenüber *VanB-VRE* wirksam. Der Einsatz bei der Bakteriämie ist aber Off-Label. Das neuere Oritavancin ist sowohl gegen *VanA* als auch gegenüber *VanB* wirksam und international erhältlich (in Deutschland bislang nicht zugelassen); auch diese Substanz zeichnet sich durch eine sehr lange Halbwertszeit aus (Zulassung bislang ebenfalls nur für Haut- und Weichteilinfektionen; Mischnik et al. 2019).

Kombinationstherapie

Insb. bei schweren Infektionen (Endokarditis, Fremdkörperinfektionen) sollte kombiniert behandelt werden, jedoch existieren hier i. d. R. **nur Fallberichte** und keine Evidenz aus randomisierten Studien.

So scheint die Kombination von Daptomycin und hochdosiertem Ampicillin synergistisch zu werken (selbst bei Ampicillinresistenz), ebenso die Kombination von Daptomycin und Fosfomycin und Daptomycin und Ceftarolin, sowie Daptomycin und Gentamicin. Andere verwendete Kombinationen sind Linezolid und Gentamicin. Der Einsatz richtet sich nach der Empfindlichkeitstestung und nach den Vorerkrankungen des Patienten.

Keine dieser Kombinationen ist durch gute prospektive Studien gestützt und so bleibt die Auswahl der Substanzen i. d. R. eine **Einzelfallentscheidung.**

8.6 Aspekte der Krankenhaushygiene

Dies gilt nur für *VRE*.

Hierzu gelten die Empfehlungen der KRINKO, die jedoch auch betonen, dass die Evidenz der einzelnen Maßnahmen durchaus schlecht ist (KRINKO 2018); deshalb wird eine Anpassung an die lokale Situation der Enterokokkeninfektionen empfohlen, dies kann ein Bündel von Maßnahmen beinhalten mit u. a. Surveillance, Isolation, Verbesserung der Händehygiene, ABS Programmen sowie verstärkte Desinfektion der Patientenumgebung. Eine klare Präferenz für eine dieser Maßnahmen gibt es nicht.

In der ambulanten Praxis muss VRE jedoch nicht isoliert werden.

Wichtig für die Praxis

- Die **Rolle der Enterokokken** ist bei vielen Infektionen unklar: Beschrieben sind Harnwegsinfektionen, abdominelle Infektionen, Fremdkörperinfektionen und Endokarditis (Enterokokken sind häufige Endokarditiserreger).
- Eine **Enterokokken-Pneumonie** gibt es nicht.
- Enterokokken sind sehr resistent, bei *E. faecalis* sind **Ampicillin / Amoxicillin** jedoch fast immer wirksam. Cephalosporine hingegen sind immer resistent.
- **Probleme** machen zunehmend **Vancomycin-resistente Enterokokken** (VRE), die im Krankenhaus nicht nur hygienische Implikationen haben, sondern auch invasive Blutstrominfektionen verursachen. Die therapeutischen Optionen sind begrenzt. Eine Dekolonisierung wie bei MRSA ist nicht etabliert.

LITERATUR

Baddour LM, Wilson WR, Bayer AS et al.: Infective Endocarditis in Adults: Diagnosis, Antimicrobial Therapy, and Management of Complications. Circulation 132(15) (2015) 1435–1486

Bender JK, Cattoir V, Hegstad K et al.: Update on prevalence and mechanisms of resistance to linezolid, tigecycline and daptomycin in enterococci in Europe: Towards a common nomenclature. Drug Resist Updat 40 (2018) 25–39

Campeau SA, Schuetz AN, Kohner P et al.: Variability of Daptomycin MIC Values for Enterococcus faecium When Measured by Reference Broth Microdilution and Gradient Diffusion Tests. Antimicrob Agents Chemother 62(9) (2018)

Chow JW: Aminoglycoside resistance in enterococci. Clin Infect Dis 31(2) (2000) 586–589

Chuang Y-C, Lin H-Y, Chen P-Y et al.: Effect of Daptomycin Dose on the Outcome of Vancomycin-Resistant, Daptomycin-Susceptible Enterococcus faecium Bacteremia. Clinical infectious diseases : an official publication of the Infectious Diseases Society of America 64(8) (2017) 1026–1034

Costa Y, Galimand M, Leclercq R et al.: Characterization of the chromosomal aac(6')-Ii gene specific for Enterococcus faecium. Antimicrob Agents Chemother 37(9) (1993) 1896–1903

Fernández-Hidalgo N, Almirante B, Gavaldà J et al.: Ampicillin plus ceftriaxone is as effective as ampicillin plus gentamicin for treating enterococcus faecalis infective endocarditis. Clinical infectious diseases : an official publication of the Infectious Diseases Society of America 56(9) (2013) 1261–1268

Fiore E, Van Tyne D, Gilmore MS: Pathogenicity of Enterococci. Microbiol Spectr 7(4) (2019)

Habib G, Lancellotti P, Antunes MJ et al.: 2015 ESC Guidelines for the management of infective endocarditis. European Heart Journal 36(44) (2015) 3075–3128

Hooton TM, Roberts PL, Cox ME, Stapleton AE: Voided midstream urine culture and acute cystitis in premenopausal women. N Engl J Med 369(20) (2013) 1883–1891

Jones RN, Kugler KC, Pfaller MA, Winokur PL: Characteristics of pathogens causing urinary tract infections in hospitals in North America: results from the SENTRY Antimicrobial Surveillance Program, 1997. Diagn Microbiol Infect Dis 35(1) (1999) 55–63

KRINKO: Hygienemaßnahmen zur Prävention der Infektion durch Enterokokken mit speziellen Antibiotikaresistenzen: Empfehlung der Kommission für Krankenhaushygiene und Infektionsprävention (KRINKO) beim Robert Koch-Institut. Bundesgesundheitsblatt Gesundheitsforschung Gesundheitsschutz 61(10) (2018) 1310–1361

Mischnik A, Werner G, Bender J, Mutters NT: [Enterococci With Special Resistance Patterns – Epidemiology, Hygiene and Therapy]. Dtsch Med Wochenschr 144(8) (2019) 553–560

Peiffer-Smadja N, Abbara S, Rizk N et al.: High-dose daptomycin in patients with infective endocarditis or sternal wound infections. Clinical Microbiology and Infection 24(10) (2018) 1106–1108

Solomkin JS, Mazuski JE, Bradley JS et al.: Diagnosis and management of complicated intra-abdominal infection in adults and children: guidelines by the Surgical Infection Society and the Infectious Diseases Society of America. Clin Infect Dis 50(2) (2010) 133–164

Werner G, Neumann B, Weber RE et al.: Thirty years of VRE in Germany – "expect the unexpected": The view from the National Reference Centre for Staphylococci and Enterococci. Drug Resist Updat 53 (2020) 100732

Yim J, Smith JR, Rybak MJ: Role of Combination Antimicrobial Therapy for Vancomycin-Resistant Enterococcus faecium Infections: Review of the Current Evidence. Pharmacotherapy 37(5) (2017) 579–592

KAPITEL

9 Diphtherie

Andreas Sing und Anja Berger[1]

Kernaussagen

- Die **Diphtherie** der oberen Atemwege ist eine **weltweit verbreitete**, in westlichen **Industrieländern jedoch seltene Erkrankung** (Inzidenz in D < 0,1 / 1 Mio. Einwohner). Eine Wunddiphtherie kann nach Reisen in Endemiegebiete bzw. hierzulande nach Tierkontakt erworben werden (D: 1–30 Fälle / J.).
- Diphtherietoxinproduzierende *Corynebacterium (C.) diphtheriae* (Erregerreservoir: Mensch), *C. ulcerans* und *C. pseudotuberculosis* (Erregerreservoir: Haus-, Nutz- und Wildtiere) sind Verursacher der Diphtherie.
- Das Diphtherietoxin (DT), ist eines der wirksamsten bekannten **Zellgifte**, das neben der typischen Ausbildung lokaler Pseudomembranen auch lebensbedrohliche systemische Nebenwirkungen wie Herzmuskel- und Nervenlähmung verursachen kann.
- Die **Diagnose** wird anhand der klinischen Symptomatik und unter Berücksichtigung der Patientenanamnese (Auslandsanamnese, Tierkontakt) gestellt. Der kulturelle Erregernachweis mit PCR-Nachweis des Diphtherietoxingens und / oder Nachweis des Diphtherietoxins im Elek-Test sichert die Diagnose (Abstrichentnahme vor Antibiotikagabe!).
- Bereits bei klinischem V. a. Diphtherie der oberen Atemwege muss **Diphtherie-Antitoxin** frühzeitig verabreicht werden (Neutralisation von zirkulierendem und nicht bereits zellgebundenem Diphtherietoxin). Unterstützend werden **Antibiotika** (i. d. R. Penicillin oder Erythromycin) gegeben.
- Die wirksamste Prophylaxe ist die **Impfung**. Daneben sind Isolierungs- und Sanierungsmaßnahmen sowie die Verabreichung einer Postexpositionsprophylaxe bei Kontaktpersonen wichtige Maßnahmen zur Verhinderung der weiteren Ausbreitung toxigener Stämme.
- Nach § 6 IfSG ist der Krankheitsverdacht, die Erkrankung und der Tod an Diphtherie **namentlich meldepflichtig**. Nach § 7 ist der Labornachweis toxinbildender Corynebakterien (C. diphtheriae, C. ulcerans, C. pseudotuberculosis) namentlich meldepflichtig.

9.1 Vorbemerkungen

Der klassische Diphtherieerreger *Corynebacterium diphtheriae* ist ein sporenloses, unbekapseltes und unbewegliches grampositives Stäbchenbakterium, dessen Enden kolbenförmig aufgetrieben sind (gr. „koryne“: Keule).

- Die Erregervirulenz entsteht durch das Diphtherietoxin. Toxigene Stämme haben durch Infektion mit einem spezifischen Corynephagen (*tox* + -Phagen) die genetische Fähigkeit erworben, Diphtherietoxin zu produzieren. Das Toxin bewirkt eine Hemmung der zelleigenen Proteinsynthese und führt so zu einer **Gewebszerstörung.** Durch hämatogene Aussaat werden auch primär nicht befallene Organe geschädigt.
- *C. diphtheriae* besiedelt v. a. den **Nasen-Rachenraum** des Menschen (natürlicher Wirt). Die Übertragung erfolgt aerogen über erregerhaltige Tröpfchen oder über direkten Kontakt und Schmierinfektion. Häufig liegt anamnestisch der Aufenthalt in oder Kontakt zu Personen aus einem **(Hoch-)Endemiegebiet** vor. Sehr selten wird *C. diphtheriae* auch bei Tieren nachgewiesen.
- *C. ulcerans* und *C. pseudotuberculosis* sind zoonotische Diphtherieerreger, die durch Kontakt mit **Haus- und Nutztieren** (Hund, Katze, Schwein, Schaf, Ziege u. a.) erworben werden. Diese Erreger verursachen v. a. Wundinfektionen, seltener können sie ein diphtherieähnliches Krankheitsbild (Diphtheria-like Disease, DLD) verursachen. Die Tiere können dabei erkrankt (z. B. Rhinitis, Wundinfektion) oder asymptomatisch kolonisiert sein.
- Symptome treten nach einer **Inkubationszeit** von **2–5 d** (seltener 1–10 d) auf.

[1] Autor der Vorauflage: Frederik Roos

- Neben zunächst unspezifischen **grippalen Symptomen** kommt es zu einer unverhältnismäßig starken **Beeinträchtigung des Allgemeinbefindens** mit mäßigem Fieber, Ödem- und Pseudomembranbildung (Toxinwirkung). Je nach Lokalisation unterscheidet man Nasen-, Rachen- oder Kehlkopfdiphtherie. Bei der Haut- und Wunddiphtherie treten schmierige Wundbeläge auf.
- Erkrankte müssen **isoliert** werden, bis sie nicht mehr infektiös sind. Die Antibiotikatherapie führt normalerweise nach 48–96 h zur Beendigung der Erregerausscheidung. Für die Entisolierung müssen jedoch 2 negative Abstrichergebnisse frühestens 24 h nach Beendigung der Antibiotikatherapie vorliegen (RKI-Richtlinien).
- Die gegen das Diphtherietoxin gerichtete Impfung schützt vor einer Erkrankung, immunisierte Patienten können jedoch kolonisiert sein. Mildere Krankheitsverläufe sind bei Teilimmunität und bei zoonotischen Erregern möglich.
- Eine durchgemachte **Infektion** hinterlässt **keine langfristige Immunität,** sodass nach Rekonvaleszenz eine Impfung angeschlossen werden sollte.

Cave

Diphtherieantitoxin wird weiterhin wie zu Emil von Behrings Zeiten aus Pferdeserum gewonnen (heterologes Immunglobulin) und kann daher zu **anaphylaktischen Reaktionen** führen. Eine intrakutane **Vortestung** mit einer Serumverdünnung gemäß Produktinformation muss vor Therapiebeginn durchgeführt werden. Diphtherie-Antitoxin kann von Notfalldepots der Landesapothekerkammern (siehe Rote Liste) bezogen werden. **Antibiotika** (Penicillin oder Erythromycin, bei Unverträglichkeit Azithromycin oder Clarithromycin) werden **14 d unterstützend** zur Erregerelimination parallel verabreicht und ersetzen die Antitoxin-Behandlung nicht.

9.2 Einteilung

Man unterscheidet die folgenden Manifestationsformen der Diphtherie:

- **Nasendiphtherie:** häufiger bei Säuglingen mit wenig reduziertem Allgemeinzustand auftretende Verlaufsform, die mit einem blutig-serösen Schnupfen einhergeht.
- **Rachendiphtherie:** bei mäßigem Fieber besteht ein schweres, allgemeines Krankheitsgefühl (Toxinämie) mit Halsschmerzen und Schluckbeschwerden. Pathognomonisch sind konfluierende grauweiße, später durch Einblutung bräunlich verfärbte, fest aufsitzende Beläge (Pseudomembranen). Die Bildung festhaftender Beläge ist zwar typisch, liegt jedoch nicht immer vor. Ein süßlich-fauliger Mundgeruch ist möglich. Bei Beteiligung der zervikalen und submandibulären Lymphknoten kann es zu einer starker Weichteilschwellung (Cäsarenhals) kommen. **Cave:** leichtere, primär pharyngitische Verlaufsformen bei (Teil-)Immunität.
- **Kehlkopfdiphtherie (Krupp):** Diese **lebensbedrohliche Form** tritt vorwiegend bei **Kleinkindern** auf. Charakteristisch sind eine zunehmende Heiserkeit mit Aphonie und trockenem, bellendem Husten, sowie Dyspnoe und inspiratorischem Stridor („Würgeengel der Kinder“). Eine Verlegung der Atemwege durch abgelöste Pseudomembranen ist möglich. Eine Larynxdiphtherie erfordert ggfs. die notfallmäßige Freilegung der Atemwege (Intubation, Tracheotomie).
- **Haut- und Wunddiphtherie:** Schmierige Beläge und wie ausgestanzt wirkende Läsionen (Ekthymata) sind typisch. Häufig erschweren jedoch unspezifische Krankheitsbilder und Mischinfektionen die Diagnose. Systemische Toxinwirkung ist nur bei großflächigen Hautläsionen zu erwarten. Nur in diesen Fällen (> 2 cm^2) sollte Antitoxin-Gabe erwogen werden.
- Das Diphtherietoxin kann neben den oben beschriebenen lokalen Befunden und in Abhängigkeit der zirkulierenden Toxinmenge zu erheblichen systemischen Komplikationen wie Myokarditis, Neuritis und Nephritis führen:

Eine **interstitielle Myokarditis** kann bei verzögerter Therapie und großen Schleimhautläsionen infolge großer Toxinämie auftreten. Sie manifestiert sich bevorzugt in der 2. Wo. (1.–6. Wo.) und führt zu Herzrhythmusstörungen (Tachykardie, Arrhythmien). Einschränkungen der Herzmuskelfunktion sind möglich, durch Linksherzversagen kann es auch bei geringfügiger Belastung zu einem plötzlichen Herztod kommen (konsequente Bettruhe für 3–4 Wo. erforderlich).

- **Neurologische Komplikationen** sind durch Demyelinisierung bedingt und betreffen besonders die motorischen Nerven. Besonders häufig sind die Gaumensegelparese mit Schluckstörungen und näselnder Sprache ab der 2. Krankheitswoche, Augenmuskellähmungen, Akkommodationsstörungen und Fazialislähmung. Eine Neuritis des N. phrenicus kann zur akuten Dyspnoe führen. Die Landry-Paralyse ist ein sehr seltenes Krankheitsbild, das dem Guillain-Barré-Syndrom ähnelt und durch ausgeprägte Parästhesien und schlaffe Lähmungen der Körpermuskulatur **(cave: Zwerchfelllähmung)** gekennzeichnet ist.
- In der **Niere** kann es zur akuten tubulären Nekrose und somit Funktionsverlust kommen.
- Die **Letalität** der respiratorischen Diphtherie liegt bei **5–10 %.** Bei Kindern < 5 J. und Erwachsenen > 40 J. kann sie höher liegen (20–40 %). Alle neurologischen Symptome sind potentiell reversibel, selten kommt es zu bleibenden Herzmuskelschäden.

9.3 Diagnostik

Die **Diagnose** einer Diphtherie erfolgt in erster Linie aufgrund der **klinischen Symptomatik,** bereits bei Krankheitsverdacht muss die spezifische Therapie (Antitoxin, Antibiotika) erfolgen. **Vor Therapiebeginn** sollten jedoch **Abstrichproben** (Nasen-, Rachen- Wundabstriche, Unterseite von Pseudomembranen u. a.) für die Erregerkultur gewonnen werden. Der Probentransport sollte schnellstmöglich und unter Verwendung eines geeigneten Transportmediums und nach Rücksprache mit dem zuständigen Labor erfolgen (Anzucht auf Spezialnährmedien erforderlich!). Ein mikroskopisches Direktpräparat (grampositive Stäbchen in typischer Lagerung chinesischer

Schriftzeichen sowie metachromatische Granula in der Neisser-Färbung) kann die Verdachtsdiagnose stützen. Aus dem kultivierten Erreger kann die Diphtherietoxingen-PCR sowie der Nachweis der DT-Produktion (Elek-Test, Immunpräzipitationstest) erbracht werden. Über molekulardiagnostische Feintypisierungsverfahren können zudem epidemiologische Zusammenhänge z. B. im Rahmen von Ausbruchsuntersuchungen aufgeklärt werden.

Folgende **Laborparameter** können beim Patienten vorliegen: Zeichen einer bakteriellen Infektion mit auffälligen Entzündungsparametern (z. B. Leukozytose, CRP-Anstieg) und möglicher Anämie, ggf. Zeichen einer Verbrauchskoagulopathie. Bei Herzbeteiligung sind Erregungsausbreitungs- und -rückbildungsstörungen im EKG sichtbar.

Differenzialdiagnostisch ist bei respiratorischer Diphtherie an Infektiöse Mononukleose, Angina Plaut-Vincenti, Agranulozytose, Glottisödem und Soor zu denken.

9.4 Therapie

Bei Diphtherie ist der Patient **stationär** aufzunehmen und zu **isolieren.** Eine frühzeitig einsetzende Behandlung mit **Antitoxin** beeinflusst den Krankheitsverlauf entscheidend. Da zellulär gebundenes DT über Antitoxin-Gabe nicht mehr neutralisiert werden kann, darf nicht auf eine Laborbestätigung gewartet werden.

Therapeutisch werden je nach Schweregrad und Ausdehnung des lokalen Befalls (z. B. milde Nasendiphtherie bis zu einer schweren Kehlkopfdiphtherie) zwischen insgesamt 10.000–120.000 IE Antitoxin verabreicht (siehe entsprechende Produktinformation). Die unterstützende antibiotische Therapie dient der Erregereradizierung und ist kein Ersatz für eine Antitoxin-Gabe.

Bei der **Hautdiphtherie** wird eine Antitoxingabe i. d. R. nicht empfohlen. Lediglich bei Vorliegen großer Hautläsionen (> 2 cm^2), die mit einer ausreichenden Toxinabsorption mit Gefahr systemischer Symptome einhergehen können, sollte die Antitoxingabe in Erwägung gezogen werden. Bei der Sanierung chronischer Wundinfektionen können lokal antiseptische Maßnahmen unterstützend eingesetzt werden.

9

Wichtig für die Praxis

- Die **Wunddiphtherie** ist hierzulande die **häufigste Diphtherieform.** Typisch ist hierbei die Konstellation einer Wundinfektion nach Bagatelltrauma (z. B. superinfizierter Mückenstich) nach Asien- oder Afrikareise. Bei Asylsuchenden aus Endemiegebieten ist stets differenzialdiagnostisch an eine Wunddiphtherie zu denken. *C. ulcerans* und *C. pseudotuberculosis* sind zoonotische Diphtherieerreger, die hierzulande nach Haustier- und Nutztierkontakt erworben werden.
- **Abstriche** für den Erregernachweis müssen **vor** Beginn der **Antibiotikatherapie** entnommen werden.
- Eine durchgemachte Diphtherie hinterlässt **keine langfristige Immunität,** Impfung ist nach Rekonvaleszenz erforderlich.
- Eine **EKG**-Verlaufskontrolle nach durchgemachter Diphtherie wird empfohlen.
- Die wirksamste primärpräventive Maßnahme ist die aktive **Schutzimpfung** gegen Diphtherie. Die STIKO empfiehlt diese als Standardimpfung für Säuglinge, Kinder, Jugendliche und Erwachsene (siehe aktuelle Empfehlungen der STIKO).
- Die durch Impfung erzeugte antitoxische Immunität verhindert schwerwiegende Erkrankungen, nicht aber die Erregerkolonisation (Keimträgertum).
- Engen Kontaktpersonen und asymptomatischen Keimträgern wird die Gabe einer Postexpositionsprophylaxe (PEP; z. B. Einmaldosis Benzyl-Penicillin i. m. oder Erythromycin p. o. über 7 d), sowie die Kontrolle des Impfstatus empfohlen. Falls die letzte Diphtherie-Auffrischimpfung > 5 J. zurückliegt, sollte einmalig gegen Diphtherie geimpft werden. Bei unvollständiger oder fehlender Grundimmunisierung sollte diese vervollständigt bzw. begonnen werden.
- Nach § 6 IfSG sind der Krankheitsverdacht, die Erkrankung und der Tod an Diphtherie **namentlich meldepflichtig.** Nach § 7 ist der Labornachweis toxinbildender Corynebakterien *(C. diphtheriae, C. ulcerans, C. pseudotuberculosis)* namentlich meldepflichtig.

LITERATUR

Robert Koch-Institut: Epidemiologisches Bulletin 34. Empfehlungen der Ständigen Impfkommission (2021)

Robert Koch-Institut: Epidemiologisches Bulletin 20. Übertragung von Hautdiphtherie innerhalb einer Familie – Erster Diphtherie-Ausbruch in Deutschland seit fast 40 Jahren(2019)

Robert Koch-Institut: Epidemiologisches Bulletin 10. Diphtherie Ratgeber für Ärzte (2018)

Robert Koch-Institut: Epidemiologisches Bulletin 27. Diphtherie: Erkrankung durch toxigene Corynebacterium ulcerans nach Katzenkontakt – Fallbericht (2011)

Robert Koch-Institut: Epidemiologisches Bulletin 2. Aktuelle Aspekte zur Diphtherie in Europa (2009)

KAPITEL

10 Anthrax

Bernd Salzberger[1]

Kernaussagen

- Der **Hautmilzbrand** ist die häufigste Form, **Lungen- und Darmmilzbrand** sind seltenere Formen.
- **Antibiotische Therapie:**
  - Bei schweren Formen Kombinationstherapie aus Fluorchinolon plus Carbapenem plus Substanz mit Toxinhemmung (z. B. Clindamycin) i. v.
  - Nur bei einfachen Formen des Hautmilzbrands (keine Beteiligung von Kopf und Hals, kein Ödem) Therapie mit Penicillin oder Doxycyclin p. o.
  - In Deutschland ist kein **Impfstoff** zugelassen. Die in den USA verabreichte Totvakzine scheint wirksam und sicher zu sein.
  - Eine **Postexpositionsprophylaxe** bei Inhalationsrisiko sollte mit Antibiotika – Ciprofloxacin oder Doxycyclin, eventuell Levofloxacin – erfolgen.

10.1 Vorbermerkungen

Der **Milzbrand** (Synonyma: maligne Pustel, malignes Ödem) tritt auf der ganzen Welt auf. Er wird durch *Bacillus anthracis*, ein grampositives, stäbchenförmiges Bakterium, das im Zentrum eine Spore bildet, hervorgerufen. Die Bakterien bilden ein Toxin, das Blutungen, Ödem und Nekrose verursacht.

Die **Sporen** sind hochresistent und können Jahrzehnte überleben. Sie kommen vorwiegend in erkrankten Tieren – u. a. in Haustieren, Kühen, Pferden, Schafen, Ziegen und Schweinen – und deren Ausscheidungen, auf landwirtschaftlichen Nutzflächen sowie in vielen tierischen Produkten – z. B. in Fellen, Wolle, Haaren, Knochen, Knochen- und Hornmehl – vor. Mit diesen Produkten können die Sporen über die ganze Welt verbreitet werden.

Die **Übertragung** geschieht vorwiegend durch direkten engen Kontakt, seltener aerogen oder p. o. durch Aufnahme von infiziertem rohem oder unzureichend zubereitetem Fleisch. Eine Übertragung von Mensch zu Mensch ist beim Lungenmilzbrand nicht beschrieben, beim Hautmilzbrand aber vereinzelt möglich.

Milzbrandsporen sind als **biologische Kampfstoffe** im Zweiten Weltkrieg entwickelt worden, es besteht für diese Sporen auch ein Potenzial für **Terroranschläge (Bioterrorismus)**. Bei einem Unfall in einer Produktionsstätte in Jekaterinburg mit großflächiger Aerosolbildung sind über 100 Todesfälle durch Lungenmilzbrand aufgetreten. In Europa sind kleine Serien von Hautmilzbrand durch verunreinigtes Heroin aufgetreten (➤ Abb. 10.1).

[1] Autor der Vorauflage: Horst Scholz

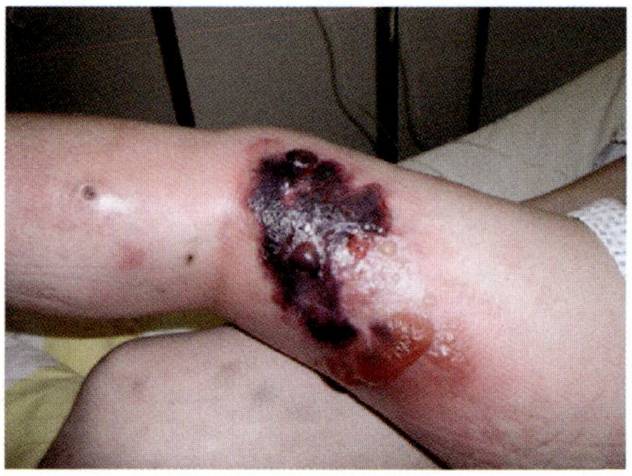

Abb. 10.1 Hautmilzbrand mit ausgeprägtem Ödem und schwerem Verlauf nach Injektion mit verunreinigtem Heroin [P1307]

10.2 Klinische Formen

Man unterscheidet Hautmilzbrand, Lungenmilzbrand, Darmmilzbrand und seltenere Formen, z. B. Meningitis. Alle Formen können in eine Sepsis oder Meningitis übergehen. Die Meningitis kann auch primär entstehen.

Am häufigsten ist der **Hautmilzbrand.** Das **Anthraxgeschwür,** meist an den oberen Extremitäten lokalisiert, beginnt mit einer Papel, aus der sich innerhalb von 1–2 d ein Bläschen und danach ein 1–3 cm großes indolentes Ulkus mit einer schwarzen, harten, adhärenten Kruste entwickelt. Das Ulkus ist von einem Ödem ohne Entzündungszeichen und nicht selten von Tochterbläschen umgeben. Eine Eiterbildung unter dem Ödem kommt nicht vor.

Der **Lungenmilzbrand** ist durch Fieber, Husten, blutigen Auswurf, Dyspnoe, Zyanose und Tachykardie sowie durch eine hämorrhagische thorakale Lymphadenitis und eine hämorrhagische Mediastinitis gekennzeichnet.

! Die **Letalität** ist trotz antibiotischer Therapie sehr hoch.

Der **Darmmilzbrand** äußert sich als:

- Oropharyngeale Form: Ulkus im Mund, Rachen oder Ösophagus mit regionaler Lymphadenopathie und Ödem
- Intestinale Form: Infektion der Magen-Darmschleimhaut mit starken Bauchschmerzen, hämorrhagischer Gastroenteritis und Peritonitis

10.3 Diagnostik

Anamnestische Hinweise sind ganz besonders wichtig, um Risikogruppen zu identifizieren.

Bei **Hautmilzbrand** weist das harte, schmerzlose und nicht eitrige Infiltrat, das oft von einem massiven Ödem umgeben ist, auf die richtige Diagnose hin.

Nachgewiesen wird Milzbrand durch den **mikroskopischen** oder in Laboratorien der Sicherheitsstufe 3 (BSL 3) durch den **kulturellen Erregernachweis** aus Abstrichen von Hautläsionen sowie aus Blut – wichtig bei Lungenmilzbrand und systemischer Beteiligung – und anderen erregerhaltigen Körperflüssigkeiten, z. B. Pleuraflüssigkeit oder Aszites. Der Nachweis des Erregers ist auch mit **PCR** oder Antigennachweis mit **immunhistochemischen Methoden** möglich. Serologische Untersuchungen spielen keine Rolle.

ALS FAUSTREGEL GILT

Die **Diagnose eines Lungenmilzbrands** ist **schwierig.** Die ersten Symptome sind unspezifisch. Eine hämorrhagische, nekrotisierende Mediastinitis – Röntgen: breites Mediastinum – oder Lymphadenitis im Thorax bei bislang gesunden Patienten sollte an Lungenmilzbrand denken lassen.

Zur **Frühdiagnose** eines **Anschlags** mit biologischen oder chemischen Waffen wird in den **USA** ein **diagnostisches Netzwerk** aus Laboratorien aufgebaut: In ausgewählten Laboratorien werden Verdachtsproben auf Anthrax, Botulismus, Pest, Pocken, Tularämie, Ebola-Fieber etc. analysiert.

10.4 Prognose

Der **Lungenmilzbrand** endet aufgrund der späten Diagnose auch heute noch häufig tödlich. 2001 wurden in den USA Milzbrandsporen in Briefen an mehrere Personen verschickt, fünf von elf Patienten verstarben. Ähnlich schlecht ist die Prognose für den **Darmmilzbrand** und die **Meningitis.** Besser ist die Prognose des Hautmilzbrands, aber auch diese Patienten können sterben.

Cave

Die wichtigsten Ziele sind: effektive Prophylaxe, frühzeitige Diagnose und adäquate antibiotische Therapie.

10.5 Antibiotische Therapie

Milzbrandbakterien sind gegen eine Vielzahl von Antibiotika sensibel, jedoch sind **Resistenzen** – konstitutive Betalaktamasen, experimentell entwickelte Resistenzen – zu beachten.

Cave

Bei **allen schweren Formen** von Milzbrand ist die Therapie der Wahl ein Fluorchinolon plus ein Carbapenem plus eine Substanz zur Hemmung der Toxinbildung (z. B. Clindamycin). Penicillin und Ampicillin dürfen nur bei nachgewiesener Sensibilität verordnet werden. Cephalosporine haben keine ausreichende Wirksamkeit.

Die **antibiotische Therapie verhindert die Ausbreitung der Infektion** und **reduziert** im Fall eines Hautmilzbrands die **Letalität** auf nahe Null. *B. anthracis* ist bereits 5 h nach der Penicillingabe nicht mehr aus der Hautläsion zu isolieren. Die Heilung des Geschwürs lässt sich durch die antibiotische Behandlung nicht beschleunigen.

Penicillin hat keinen Effekt auf das bereits in das Gewebe abgegebene nekrotisierende Toxin, die eigentliche Ursache der Krankheit. Es ist auch unwirksam gegen Sporen von *B. anthracis,* verhindert aber die weitere Vermehrung der vegetativen Formen.

Spezifische Immunglobuline könnten eine **weitere Therapieoption** bei lebensbedrohlichen Formen von Milzbrand sein. Getestet werden

- Immunglobuline von Menschen, die gegen Milzbrand geimpft worden sind,
- monoklonale Antikörper.

10.5.1 Hautmilzbrand ohne Beteiligung von Hals und Kopf, ohne ausgeprägtes Ödem oder systemische Symptome

ALS FAUSTREGEL GILT

Bei der Behandlung von Hautmilzbrand sollte bei der Antibiotikaauswahl zwischen **„normalem" Milzbrand** und **Milzbrand durch einen Anschlag** differenziert werden.

- Bei gleichzeitiger Testung auf Sensibilität:
  - Penicillin V 4 × 750.000 IE / d p. o., Kinder 100.000 IE / kg KG / d in 4 ED p. o. oder
  - Amoxicillin, 80 mg / kg KG / d in 3 ED p. o.,
- oder Doxycyclin: 2 × 100 mg / d, Kinder > 9. Lj. 4 mg / kg KG / d in 2 ED p. o.
- Dauer jeweils 5–7 d.

10.5.2 Hautmilzbrand im Zusammenhang mit Bioterrorismus

- Ciprofloxacin 2 × 500 mg / d, Kinder 30 mg / kg KG / d in 2 ED p. o.
- Dauer: 60 d, um Lungenmilzbrand zu verhindern
- Alternative: Doxycyclin

10.5.3 Hautmilzbrand mit Beteiligung von Kopf, Hals, mit ausgeprägtem Ödem oder systemischen Symptomen, Lungen- oder Darmmilzbrand

- Ciprofloxacin 2 × 400 mg, Kinder 2 × 10 mg / kg KG / d i. v. (alternativ Levofloxacin oder Moxifloxacin),
- plus Carbapenem, Meropenem 3 × 1 g i. v. (Erwachsene), 3 × 20 mg / kg i. v. (Kinder ≥ 28 d)
- oder Amoxicillin bei nachgewiesener Sensibilität
- plus Clindamycin 4 × 600 mg (alternativ Linezolid, Rifampicin oder Chloramphenicol).
- Dauer 7–10 d.

10.5.4 Meningitis und Sepsis

- Ciprofloxacin 3 × 400 mg, Kinder 3 × 10 mg / kg KG / d i. v.
- plus Carbapenem in Meningitisdosis, z. B. Meropenem 3 × 2 g i. v. (Erwachsene), 3 × 40 mg / kg (Kinder ≥ 28 d)
- oder Amoxicillin bei nachgewiesener Sensibilität
- plus Clindamycin 4 × 600 mg (alternativ Linezolid, Rifampicin oder Chloramphenicol).
- Zusätzliche Maßnahmen: intensivmedizinische Betreuung, Drainage des Pleuraergusses.

10.6 Chirurgische Therapie

Die Wirksamkeit einer chirurgischen Therapie ist nicht bewiesen. Bei ausgeprägtem Hautmilzbrand mit großflächigen Nekrosen kann ein Débridement notwendig sein.

10.7 Prophylaxe

10.7.1 Impfung

Cave

In Deutschland ist **kein Impfstoff** verfügbar.

In den **USA sind zwei Impfstoffe zugelassen,** eine aus einem zellfreien Filtrat eines unbekapselten, attenuierten *B.-anthracis*-Stamms hergestellte **Vakzine,** die an Aluminiumhydroxyd adsorbiert ist, und eine **Präzipitatvakzine,** die auch in Großbritannien verwendet wird. Außerdem wird eine rekombinante Vakzine in klinischen Studien getestet, und es wird nach weiteren neuen Impfstoffen geforscht. In der früheren Sowjetunion wurde eine Lebendvakzine eingesetzt.

Die in den USA zugelassene **Totvakzine** wird über 18 Mon. s. c. verabreicht, mit jährlicher Auffrischung. Die Vakzine scheint wirksam und ausreichend gut verträglich zu sein. Die bisher geimpften schwangeren Frauen und deren Neugeborene zeigten keine Auffälligkeiten. Für Kinder und Jugendliche sind Wirkung und Sicherheit des Impfstoffs nicht untersucht.

10.7.2 Passive Immuntherapie

In den USA sind zwei monoklonale Antikörper (Raxibacumab und Obiltoxaximab) erfolgreich in der Behandlung und Therapie bei Tieren getestet. Obiltoxaximab ist in den USA für die Behandlung inhalativer Anthraxfälle zugelassen, überwindet aber nicht die Blut-Hirnschranke.

Ebenfalls in den USA ist eine Immunglobulinpräparation aus dem Plasma geimpfter Personen über das CDC und lokale Gesundheitsbehörden erhältlich.

10.7.3 Expositionsprophylaxe

Ungeschützte Hautkontakte mit erkrankten Tieren oder kontaminierten Tierprodukten etc. sollten vermieden werden. **Kontami-**

nierte Tiermaterialien sind zu verbrennen, kontaminierte Kittel, Bettwäsche etc. sind zu sterilisieren.

In **Betrieben mit Milzbrandrisiko** gelten Sondervorschriften für Hygiene und Arbeitssicherheit.

10.7.4 Postexpositionsprophylaxe

Personen, die gegenüber *B.-anthracis*-haltigem Material exponiert waren, sollten – ganz besonders bei Inhalation von kontaminiertem Material – eine **Chemoprophylaxe** erhalten:

- Ciprofloxacin oder Doxycyclin, jeweils in therapeutischer Dosis (s. o.) und p. o.
- Bei Erwachsenen und Jugendlichen kann auch Levofloxacin 1 × 500 mg / d p. o. verordnet werden. Kinder < 50 kg KG: 2 × 8 mg / kg KG / d.
- Dauer: 60 d.

Eine Alternative ist Amoxicillin, wenn sicher ist, dass kein penicillinresistenter Stamm vorliegt.

Eine **Isolierung** ist nicht notwendig, da Milzbrand praktisch nicht von Mensch zu Mensch übertragen wird (Hautmilzbrand ➤ Kap. 10.2).

Bei einem Ausbruch ist nach den Empfehlungen des Robert Koch-Instituts vorzugehen: www.rki.de. Hier stehen auch Informationen zu Milzbrand-Falldefinitionen und zum Verhalten bei V. a. einen bioterroristischen Anschlag.

Cave

Der Milzbrand ist bei Krankheitsverdacht, Erkrankung und Tod **meldepflichtig.** Laboratorien müssen direkte und indirekte Nachweise von *B. anthracis* melden.

Wichtig für die Praxis

- **Anthrax** ist eine extrem seltene Erkrankung mit schwerem Verlauf.
- Eine **Therapie mit Antibiotika und passiver Immunisierung** muss rasch begonnen werden.
- Insbesondere bei **ulzerierenden Hautveränderungen nach Tierkontakt** muss eine Anthraxinfektion in Betracht gezogen werden.

LITERATUR

Bower WA, Hendricks KA, Pillai SK et al.: Clinical Framework and Medical Countermeasure Use During an Anthrax Mass-Casualty Incident. MMWR 64 (2015) 1–22

Hanczaruk M, Reischl U, Holzmann T et al.: Injectional anthrax in heroin users, Europe, 2000–2012. Emerg Infect Dis 20 (2014) 322–323

Pillai SK, Huang E, Guarnizo JT et al.: Antimicrobial Treatment for Systemic Anthrax: Analysis of Cases from 1945 to 2014 Identified Through a Systematic Literature Review. Health Secur 13 (2015) 355–364

KAPITEL

11

Herbert Hof

Listeriose

Kernaussagen

- Listerien sind häufig, v.a. in diversen Lebensmitteln. Die Listeriose ist hingegen selten.
- Die übliche Darmflora hemmt eine Vermehrung der Listerien im Darm.
- Die häufigsten Manifestationen einer **Listeriose** sind **Bakteriämie** und **Meningitis,** seltener Encephalitis.
- Betroffen sind besonders bestimmte **Risikopatienten** wie Neugeborene, alte Menschen, Schwangere und Abwehrgeschwächte, die sog. **YOPIs** (Young, Old, Pregnant Women, Immunocompromised).
- **Mittel der 1. Wahl** zur Behandlung einer Listeriose ist **Amoxicillin,** das etwas besser wirkt als **Ampicillin,** obwohl keines der beiden hohe intrazelluläre Wirkspiegel erreicht.
- Da es **keine Impfung** gibt, muss man versuchen, anfällige Menschen vor kontaminierter Nahrung zu schützen.

11.1 Erreger

Listeria monocytogenes ist ein ubiquitär vorkommendes fakultativ anaerobes grampositives Stäbchen. Es wird in Bodenproben nachgewiesen, ist Teil der Darmflora vieler Spezies.

11.2 Epidemiologie und Klinik

Die häufigsten Manifestationen einer **Listeriose** sind **Bakteriämie** und **Meningitis,** seltener Encephalitis. Betroffen sind besonders bestimmte **Risikopatienten** wie Neugeborene, alte Menschen, Schwangere und Abwehrgeschwächte, die sog. **YOPIs** (Young, Old, Pregnant Women, Immunocompromised). *Listeria monocytogenes* als typischer Opportunist kann solche prädisponierenden Situationen ausnützen.

Dementsprechend sind die **klinischen Zeichen häufig uncharakteristisch,** gelegentlich verläuft eine Infektion nur inapparent oder als fieberhafte, grippeähnliche Infektion. Die sporadisch auftretende, **manifeste Erkrankung** ist selten, eben **bei Prädisposition oder** bei **massiver Exposition,** dann auch sogar in kleinen Epidemien, oder beim Erwerb von recht virulenten Stämmen.

11.3 Prognose

Von den 700–800 Fällen / J. in Deutschland, die nach IfSG gemeldet werden, **sterben** immerhin **30 %** trotz einer gezielten antibiotischen Therapie, nicht zuletzt, weil zu spät an diesen Erreger gedacht wird.

11.4 Pathogenese

Die Exposition erfolgt überwiegend durch **kontaminierte Lebensmittel.** Nach oraler Aufnahme werden die **Listerien** im Allgemeinen durch die Darmflora in Schach gehalten. Ist das Mikrobiom gestört, z. B. durch Antibiotikatherapie anderer Infektionen, können sie überleben, sich vermehren und die **Darmwand überwinden.** Sie sind in der Lage, sich in Parenchymzellen als auch in professionellen

Phagozyten wie den Makrophagen intrazellulär – und zwar im Zytoplasma – zu vermehren, nachdem sie aus der Phagozytosevakuole mithilfe von Virulenzfaktoren entwichen sind. Sie können dann von Zelle zu Zelle wandern und so anatomische Barrieren überwinden. Infizierte Zellen können zerstört werden, sodass die Erreger auch extrazellulär, z. B. im Liquor zu finden sind.

Ein funktionstüchtiges zelluläres Abwehrsystem, gekennzeichnet durch die Kooperation von T-Lymphozyten und Makrophagen, kann meistens die Ausbreitung stoppen. Im infizierten Gewebe bilden sich Granulome.

11.5 Diagnostik

Bei manifest Erkrankten findet man **Listerien** hauptsächlich kulturell im **Blut** oder im **Liquor,** bei Neugeborenenlisteriose auch im Fruchtwasser und im Mekonium. Der Nachweis mittels PCR ist z. B. für Liquor möglich. Die **Serologie** ist **unzuverlässig** (eine Nonsense-Reaktion in der Labordiagnostik!). Eine Monozytose im Blut bzw. im Liquor, die Hinweise auf diese spezifische Infektion geben könnte, findet man nicht regelmäßig. Folglich muss häufig eine **kalkulierte Therapie** erfolgen. Wegen der unbefriedigenden Diagnostik verzögert sich oft der Therapiebeginn, was die Prognose dieser bedrohlichen Infektion noch verschlechtert.

Listerien sind geophil, sodass man sie regelmäßig an diversen Standorten in der Umwelt findet, von wo sie auf Lebensmittel übertragen werden. Von den vielen Listerienarten hat praktisch nur *Listeria monocytogenes,* die man mittels biochemischen, immunologischen und massenspektroskopischen Methoden eindeutig differenzieren kann, eine **humanpathologische Bedeutung.**

11.6 Therapie

Die klinischen Isolate sind **in vitro** gegen die allermeisten der üblichen Antibiotika empfindlich mit Ausnahme von Fosfomycin und Cephalosporinen der 3. Generation. Die neuen Chinolone, v. a. Moxifloxacin, haben ebenfalls eine recht gute Wirkung. **Erschwert** wird allerdings die **Wirksamkeit von Antibiotika in vivo** dadurch, dass die **Erreger** sich **innerhalb von Wirtszellen** aufhalten und auch vermehren. Nur wenige Antibiotika sind jedoch in der Lage, dorthin zu gelangen und auch noch an diesem Ort die volle Wirkung zu entfalten. Manche Körperzellen haben Exportpumpen, die auch Antibiotika transportieren; Listerien, die sich in solche Wirtszellen zurückgezogen haben, sind weitgehend geschützt, weil die intrazellulären Wirkspiegel der Antibiotika zu niedrig sind.

Mittel der 1. Wahl zur Behandlung einer Listeriose ist Amoxicillin, das etwas besser wirkt als Ampicillin, obwohl keines der beiden hohe intrazelluläre Wirkspiegel erreicht. Da die Infektion meistens im ZNS geschieht, und diese Antibiotika die Blut-Hirn-Schranke nur schwer überwinden, muss hoch dosiert werden. Ein empfohlenes Regime wäre z. B. 2–3 g Amoxicillin i. v. 3 × oder 4 × / d für Erwachsene. Der klinische Nutzen einer zusätzlichen Therapie mit Aminoglykosiden (z. B. 1 × / d 360 mg Gentamicin als 60-minütige Infusion; ggf. muss die Dosierung der Nierenfunktion angepasst werden) ist umstritten, obwohl in vitro ein synergistischer Effekt nachgewiesen ist. Bei Schwangeren sollte man jedoch ganz auf Aminoglykoside verzichten. Kinder sollten 200–400 mg Amoxicillin / kg KG verteilt auf 3–4 Dosen / d erhalten.

Da die Infektion im abwehrgeschwächten Patienten verläuft, wo die Kooperation mit der körpereigenen Abwehr fehlt, muss auch lange therapiert werden, da sonst die intrazellulär vermehrungsfähigen Bakterien sich in Nischen verstecken und überleben, sodass nach frühzeitigem Therapieende eine endogene Reinfektion erfolgt. Deswegen muss diese **Therapie** über **mind. 14–21 d** erfolgen evtl. sogar noch länger, auch wenn sich der Zustand anfänglich bereits gebessert haben sollte. Bei Schwangeren reicht ein Zeitraum von 2–3 Wo. aus. Wenn nötig, d. h. bei Persistenz der Symptome, kann eine weitere Behandlungsrunde angeschlossen werden. Dabei kann durchaus das gleiche Therapieschema wiederverwendet werden, da **kaum Resistenzen** entstehen. Gerade wegen der intrazellulären Lagerung der pathogenen Listerien wurde die zusätzliche Gabe von Rifampicin (600 mg / d i. v. für 14 d) zumindest bei Erwachsenen (nicht während einer Schwangerschaft) erwogen, um eine Ausheilung zu erzwingen.

Als **Mittel der 2. Wahl** bei Allergie oder bei Therapieversagen aus besonderen Gründen gilt **Cotrimoxazol.** Empfohlen wird eine Tagesdosis von 320 mg i. v. für 4 Wo. Auch zur oralen Sequenztherapie nach Besserung der Symptome kann dieses Medikament in der gleichen Dosierung verwendet werden. Makrolide, wie etwa **Erythromycin** (z. B. 2 g / d i. v. über 2–3 Wo.), wären eine weitere Alternative. Auch **Moxifloxacin** hat – nicht zuletzt wegen seiner intrazellulären Wirkung – einen möglichen Stellenwert.

Parallel zur Antibiotikatherapie muss man daran denken, die Körperabwehr zu stärken entweder durch Reduktion der Immunsuppression, etwa von Zytostatika, von Kortikoiden oder Cyclosporin A u. Ä. m. oder durch Beseitigung der prädisponierenden Faktoren. Sonst muss man umso mehr mit einem Therapieversagen bzw. mit einer rekurrierenden Infektion rechnen.

11.7 Prävention

Da es **keine Impfung** gibt, muss man versuchen, anfällige Menschen vor kontaminierter Nahrung zu schützen. **Diverse Lebensmittel** wie Wurst (Salami), Weichkäse (Romadur, Limburger, Münster, Camembert, Brie), geräucherter Lachs oder Rohkost (Kopfsalat) sind **häufig besiedelt.** Karotten, Tomaten und Äpfel sind dagegen meist unbelastet. Durch **Erhitzen** oder **starke Ansäuerung** der Lebensmittel kann man **Listerien beseitigen.** Die Lebensmittelindustrie verwendet Bacteriocine wie Pediocin, um die Oberflächen von Lebensmitteln zu sanieren.

Wichtig für die Praxis

Vor allem bei **alten Menschen, Abwehrgeschwächten und Schwangeren** muss man bei fieberhaften Erkrankungen an eine Listeriose denken. So kann durch Blutkultur eine frühzeitige Diagnose erzielt werden und eine gezielte, **hoch dosierte Therapie mit Ampicillin bzw. Amoxicillin** eingeleitet und für 2-3 Wo. durchgeführt werden.

LITERATUR

Becattini S, Littmann ER, Carter RA et al.: Commensal microbes provide first line defense against Listeria monocytogenes infection. J Exp Med 214 (2017) 1973–1989. doi: 10.1084/jem.20170495

Henneke P, Berner R, Handrick W, Hof H: Listeriose. In: Berner R, Bialek R, Forster J, et al. (Hrsg.), DGPI Handbuch, Infektionen bei Kindern und Jugendlichen. 7. A., Stuttgart: Thieme Verlag (2018) 599–602

Hof H: Chemotherapy of Listeria infections. GMS Infectious Diseases 1: 06 (2013). www.egms.de/static/de/journals/id/2013-1/id000006.shtml (letzter Zugriff: 26.6.2022)

Hof H: Listeriosis. In: Firth JD, Conlon CP, Cox TM, Oxford Textbook of Medicine. 6th ed. Vol.1 Chapter 8.6.38 1223–1226. Oxford: Oxford University Press (2020)

KAPITEL

12

Bernd Salzberger

Meningokokken

Kernaussagen

- Meningokokken sind Erreger, die bei Invasion der Schleimhäute **dramatische Erkrankungen** verursachen können, eine meist als schwere Sepsis verlaufende Bakteriämie oder eine Meningitis.
- Der **diagnostische Nachweis** des Erregers erfolgt durch Kultur, PCR oder Antigentests aus Blut, Liquor oder Hautläsionen. Antigentests sind bei Erregern der Serogruppe B weniger sensitiv.
- Die **Therapie** erfolgt mit β-Laktam-Antibiotika, z. B. Penicillin G, Cephalosporinen oder Aminopenicillinen. Entscheidend ist v. a. die schnelle Therapie des **septischen Schocks bzw. der Meningitis.**

12.1 Vorbemerkungen

Neisseria meningitidis wird aufgrund seiner Kapselpolysaccharide u. a. in die **Serogruppen** A, B, C, W 135, X, Y, Z eingeteilt. Mehrer **Pathogenitätsfaktoren sind bekannt,** darunter ein Endotoxin-ähnliches Lipopolysaccharid der Zellwand. Die Pathogenese wird auch durch Wirtsfaktoren beeinflusst. Angeborene Defekte der Antikörper- oder Komplementfaktoren-bildung sind mit einem höheren Risiko für schwere und chronische Verläufen assoziiert.

N. meningitidis kann auch Teil der Nasopharynxflora asymptomatischer Träger sein. Die Trägerrate beträgt ca. 10 % mit einem Altersgipfel in der Adoleszenz.

Invasive Infektionen werden in Mitteleuropa in ca. 70 % durch die **Serogruppe B,** ca. 30 % durch die der **Serogruppe C** verursacht. Andere Serogruppen sind selten. Erkrankungen durch die Serogruppen A und C treten in Ländern der Sahelzone oder Arabiens epidemisch gehäuft auf.

Das höchste **Erkrankungsrisiko** mit ca. 1 : 100.000 besteht bei Säuglingen < 1 J. 80 % der Meningokokken-Erkrankungen werden bei Kindern < 10 J. beobachtet.

Die **Übertragung** erfolgt durch **Tröpfcheninfektion.** Das Risiko einer Meningokokken-Erkrankung in der Familie oder Wohngemeinschaft eines Erkrankten beträgt ca. 1 % und ist damit ca. 1000-mal höher als in der allgemeinen Bevölkerung.

Nach der Impfempfehlung für Kinder zur Impfung gegen Meningokokken der Serogruppen ACWY ist die Zahl der invasiven Infektionen deutlich zurückgegangen, in den Jahren 2019–2021 (Corona-Pandemie) durch Reduktion der Kontakte zusätzlich. Daten zur Wirksamkeit der Impfung gegen Meningokokken der Serogruppe B aus England zeigen auch für diese Impfung eine deutliche Wirksamkeit mit einer Reduktion invasiver Infektionen aus der häufigsten Serogruppe.

12.2 Krankheitsverlauf

Eine Meningokokken-Erkrankung beginnt oft als **Infekt der oberen Luftwege.** Darauffolgend kann es zur **Bakteriämie** mit *N. meningitidis* kommen. Die Patienten entwickeln **hohes Fieber,** Kopfschmerzen und Erbrechen.

Im Verlauf treten **allgemeines schweres Krankheitsgefühl,** Myalgien und Arthralgien auf. Die Symptome sind oft stärker ausgeprägt als bei einem grippalen Infekt.

Es kann sich zunächst ein **makulo-papulöses masernähnliches, fast urtikarielles Exanthem** entwickeln. Innerhalb weniger Stunden kommt es dann zum **petechialen Exanthem** und dann typisch zu größeren **Suffusionen** und **Sugillationen** mit Hautnekrosen (➤ Abb. 12.1). Das Exanthem ist in der Frühphase ähnlich bei Infektionen durch Echo-Viren, Coxsackie-Viren und evtl. bei Masern. Die schweren Hautveränderungen an den Extremitäten sind sehr

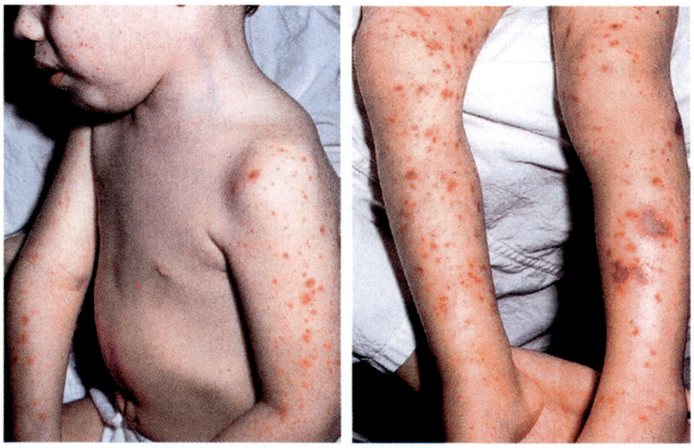

Abb. 12.1 Petechien bei einem Kind mit Meningokokken-Meningitis [G764]

selten auch bei schweren invasiven Pneumokokken-Infektionen bei Patienten mit Asplenie vorhanden.

20–30 % der Meningokokken-Bakteriämien verlaufen als Sepsis. Die Patienten sind in kurzer Zeit schwer krank, Kleinkinder wimmern oder schreien schrill. Blutdruckabfall, Nierenversagen, Koma, Schock, Thrombozytopenie, Leukopenie sind Charakteristika des **septischen Schocks.** Bei Sepsis und Schockzustand mit Blutung in die Nebennierenrinde spricht man vom **Waterhouse-Friderichsen-Syndrom.** Trotz des meist niedrigen Alters der Patienten liegt die Letalität der Meningokokken-Sepsis auch in Ländern mit hohen Ressourcen bei über 10 %.

Eine Meningitis im Rahmen einer **Meningokokken-Sepsis oder Bakteriämie** ist häufig. Sie kann die üblichen Komplikationen einer Meningitis wie Taubheit und neurologische Schäden zur Folge haben. Eine Endophthalmitis ist selten. Unter adäquater Therapie ist meist nach Stunden eine Erholung des Kindes erkennbar. Überlebt es die folgenden 48 h, kann mit einer **Restitutio ad integrum** gerechnet werden.

Seltene Komplikationen sind **metastatischen Absiedlungen** mit Arthritis, Endokarditis, Myokarditis, Perikarditis, Endophthalmitis und Pneumonie.

Die in der Sepsis entstehenden schweren Haut- und Muskelnekrosen, die auch zum Verlust von Extremitäten führen können, sind die wichtigsten Langzeitkomplikationen.

Neben invasiven Erkrankungen können auch eine Otitis media, Konjunktivitis oder Urethritiden verursacht werden.

12.3 Diagnostik

Meningokokken können außer in der Blutkultur und dem Liquor auch aus **Hautläsionen** isoliert werden. Im **Grampräparat** aus petechialen Blutungen können gramnegative Diplokokken gefunden werden. Alternativ kann eine PCR aus diesen Materialien die Diagnose sichern.

Ein **Antigennachweis** ist im Blut, Liquor und Urin möglich. Für die Serogruppen A und C ist dieser zuverlässig, für Serogruppe B weniger sensitiv.

Eine Resistenzbestimmung ist durch Kultur wie durch PCR möglich.

12.4 Therapie

Entscheidend ist die frühzeitige i. v. Therapie, bei Erreichen von wirksamen Antibiotikakonzentrationen kommt es innerhalb weniger Stunden zur Bakterizidie. Eine hohe Wachsamkeit für den Verdacht und rasches entsprechendes Handeln sind essenziell.

Die initiale Therapie der Sepsis bzw. Meningitis beginnt vor der definitiven Diagnose und richtet sich deshalb empirisch nach dem jeweiligen Syndrom (Sepsis bzw. Meningitis).

Auch die supportive Therapie erfolgt nach dem initialen Krankheitsbild, z. B. Dexamethason bei der Meningitis.

Meningokokken sind i. d. R. gegen alle β-Laktam-Antibiotika empfindlich, in Europa ist eine Resistenz gegen Penicillin G selten, eine intermediäre Empfindlichkeit (MHK 0,094–0,25 mg / l) allerdings häufiger (bis zu 30 %). Die **Therapie der Wahl** ist bei Sensibilität gegen Penicillin G, ansonsten Cefotaxim oder Ceftriaxon.

Spezifische Therapie bei Erregernachweis (Penicillin G nur bei Nachweis der Sensibilität):

- Penicillin G: Kinder ab 28 d 25–50.000 IE / kg 4 × / d (Sepsis), 6 × / d(Meningitis) i. v.
- Erwachsene 3–4 Mio. IE 4 × / d (Sepsis), 6 × / d(Meningitis) i. v.

Alternativ:

- Cefotaxim:
  - Kinder 150–200 mg / kg (Sepsis), 225–300 mg / kg 3 × / d i. v.
  - Erwachsene 2 g 3 × / d (Sepsis), 6 × / d (Meningitis) i. v.
- Ceftriaxon:
  - Kinder ab 28 d 50–100 mg / kg 1 × / d (Sepsis), 50 mg / kg 2 × / d (Meningitis) i. v.
  - Erwachsene 2 g 1 × / d (Sepsis), 2 × / d (Meningitis) i. v.

Die **Therapiedauer** einer Meningokokken-Sepsis bzw. Meningitis beträgt 7(– 10) d. Septisch-metastatische Absiedlungen erfordern eine längere Therapie.

12.5 Prophylaxe

Kontaktpersonen aus der Wohngemeinschaft eines Patienten sollen eine Prophylaxe erhalten.

- Neugeborene und Säuglinge: Rifampicin 10 mg / kg KG / d in 2 ED
- Kinder von 1–12 J.: Rifampicin 20 mg / kg KG / d in 2 ED
- Jugendliche: Rifampicin 2 × 600 mg / d
- Jeweils für nur 2 d
- Erwachsene ab 18 J.: eine einmalige Dosis Ciprofloxacin 500 mg p. o. (nicht bei Schwangerschaft / Stillen)

Alternativ ist eine einmalige Dosis von **Ceftriaxon** 125 mg bei Kindern < 12 J. und 250 mg > 12 J. i. v. oder i. m.

12.6 Prävention

Die **Impfung** gegen die Serotypen C wird bei Kleinkindern empfohlen, für den Serotyp B gibt es bisher keine allgemeine Empfehlung. Bei Immundefekten bzw. besonders gefährdeten Personen (z. B. Asplenie) wird eine Impfung mit dem Kombinationsimpfstoff gegen die Serotypen ACWY und dem Serotyp-B-Impfstoff empfohlen (➤ Kap. 3).

Wichtig für die Praxis

- **Meningokokkeninfektionen** können durch Impfung (➤ Kap. 3) wirksam verhindert werden.
- Bei **V. a. eine Meningokokkeninfektion** muss rasch eine Behandlung (stationär) erfolgen.
- Typisch treten **konfluierende Einblutungen** an der Haut der Extremitäten auf.

LITERATUR

Deutsche Gesellschaft für Pädiatrische Infektiologie DGPI: DGPI-Handbuch, Infektionen bei Kindern und Jugendlichen. 7. A. Stuttgart, New York: Thieme (2019)

RKI: Invasive Meningokokken Erkrankungen 2012–2015, Epidem. Bulletin Nr. 43/2016 (2016) 471–484

Stephens DS, Apicella MA: Neisseria meningitidis, Kap. 213 in: Bennett, JE, Dolin R, Blasser, MJ: Mandell, Douglas and Bennett's Principles and Practices of Infectious Diseases, 8th. Ed. Philadelphia: Elsevier (2015, upd. 2017)

KAPITEL

13

Stefan Schliep und Michael Sticherling

Neisseria-gonorrhoeae-Infektionen bei Neugeborenen und Kindern

Kernaussagen

- Neugeborene können perinatal mit *Neisseria gonorrhoeae* infiziert werden, die schwerwiegendsten Erkrankungen sind die **Gonoblennorrhö** und **disseminierte / septische Infektionen.**
- Bei Kindern bis zur Pubertät muss an **Kindesmissbrauch** gedacht werden.
- Bei Adoleszenten zählt die Gonorrhö neben Chlamydien-Infektionen zu den **häufigsten Geschlechtserkrankungen.**

13.1 Vorbemerkungen

Bei **Neugeborenen** kann es bei unbehandelter Gonokokken-Infektion der Mutter zur perinatalen Exposition mit der infektiösen Zervix kommen. **Pränatales Screening** auf sexuell übertragbare Erkrankungen ist daher die effektivste Methode zur Prophylaxe von Gonokokken-Infektionen bei Neugeborenen. Im Fall einer **Infektion** kommt es **nach** ca. **2–5 d** zur **Erkrankung,** wobei eitrige Bindehautentzündungen (Ophthalmoblennorrhö) und septische / disseminierte Infektionen die schwersten Krankheitsbilder darstellen. Eine generelle Prophylaxe der Blennorrhö („Credé-Prophylaxe") wird in Deutschland nicht mehr empfohlen.

Nach dem Säuglingsalter bis zur Pubertät sollte der Nachweis einer Gonorrhö immer an einen Kindesmissbrauch denken lassen. Vor diesem Hintergrund sollte die **Diagnostik mehrere** unterschiedliche **Testmethoden** umfassen (Kultur und Nukleinsäure-Amplifikationstest) und andere sexuell erworbene Infektionen einschließen.

Zur Diagnostik und Therapie der Gonorrhö liegt eine **S2k-Leitlinie** vor, die im Dezember 2018 aktualisiert wurde. Darin sind auch spezifische Therapieempfehlungen zur Behandlung von Säuglingen und Kindern enthalten.

13.2 Diagnostik

Die **purulente Konjunktivitis** bei Neugeborenen stellt einen ophthalmologischen Notfall dar, hier sollten sofort **Nukleinsäure-Amplifikationstests (NAATs)** durchgeführt werden. Von potentiell infizierten Schleimhäuten sollten Abstriche für die bakterielle Kultur und ggf. für einen NAAT entnommen werden. Daneben können auch Punktate z. B. von Abszessen mikrobiologisch untersucht werden.

13.3 Therapie

Therapie der Gonoblennorrhö:

- Neugeborene < 2500 g: Ceftriaxon 1 × 50 mg / kg KG i. v. oder i. m.
- Neugeborene ≥ 2500 g und im 1. Lj.: Ceftriaxon 1 × 125 mg i. v. oder i. m.

Disseminierte Gonokokken-Erkrankungen bei Neugeborenen / Säuglingen:

- Ceftriaxon 25–50 mg / kg KG / d (max. 125 mg) als ED i. v. oder
- Cefotaxim 100–150 mg / kg KG / d in 2–3 Dosen i. v. für 7 d, bei dokumentierter Meningitis bis zu 14 d

Gonokokken-Infektionen bei Kindern ≥ 2J.:

- Kinder < 45 kg KG: Ceftriaxon 1 × 20–50 mg / kg KG (max. 1 g) i. v. / i. m.
- Kinder > 45 kg KG: Erwachsenendosis: Ceftriaxon 1 × 1–2 g i. v. / i. m.

Wichtig für die Kinderarztpraxis

- Bei purulenter Konjunktivitis bei **Säuglingen** sollte sofort ein **NAAT** zum Ausschluss einer Gonoblennorrhö durchgeführt werden.
- **Ceftriaxon** ist bei Kindern wie bei Erwachsenen das Medikament der ersten Wahl zur Behandlung der Gonorrhö.

LITERATUR

AWMF-Leitlinie: Diagnostik und Therapie der Gonorrhoe. AWMF-Reg.Nr. 059–004 (2018). https://register.awmf.org/de/leitlinien/detail/059-004 (letzter Zugriff: 3.3.2023)

European Centre for Disease Prevention and Control (ECDC). Gonorrhoea–Annual epidemiological report for 2018 (2020)

Lemly D, Gupta N: Sexually Transmitted Infections Part 2: Discharge Syndromes and Pelvic Inflammatory Disease. Pediatrics in Review 41(10) (2020) 522–537

Robert Koch-Institut (RKI): Deutsche Gonokokken-Resistenz-Surveillance (Go-Surv): Endbericht (2021). www.rki.de/DE/Content/InfAZ/G/Gonorrhoe/GORENET/GORENET-Bericht_2021.pdf (letzter Zugriff: 3.3.2023)

Saldanha N: STIs in Adolescents: Chlamydia, Gonorrhea, Mycoplasma Genitalium, and HPV. Current Problems in Pediatric and Adolescent Health Care. 100835 (2020)

Workowski KA, Bachmann LH, Philip A. Chan PA: Sexually Transmitted Infections Treatment Guidelines. MMWR Recomm Rep 70(No. 4) (2021) 71–80

KAPITEL

14

Stefan Schliep und Michael Sticherling

Neisseria-gonorrhoeae-Infektionen bei Erwachsenen

Kernaussagen

- Die **Gonorrhö,** umgangssprachlich auch **Tripper** genannt, ist eine der weltweit **häufigsten sexuell übertragbaren Erkrankungen.**
- *Neisseria gonorrhoeae* kann genitale, oropharyngeale u. / o. rektale Infektionen hervorrufen und wird am häufigsten bei jungen Erwachsenen im Alter von 15–35 J. diagnostiziert.
- Sie hat eine kurze **Inkubationszeit** von **wenigen Tagen** und verläuft bei Frauen und an extragenitalen Lokalisationen häufig asymptomatisch. Bei beiden Geschlechtern kann es aber auch zu aufsteigenden genitalen Infektionen und septischen Krankheitsbildern kommen.
- Für die **Diagnostik** stehen der mikroskopische Direktnachweis, die bakterielle Kultur und Nukleinsäure-Amplifikationstests zur Verfügung. Nur bei Männern mit purulenter Urethritis ist ein mikroskopischer Direktnachweis zielführend.
- **Co-Infektionen** mit anderen sexuell übertragbaren Erkrankungen sind häufig. Vor allem Infektionen mit Chlamydien rufen häufig ähnliche Beschwerden hervor.
- *Neisseria gonorrhoeae* ist genetisch hochvariabel und neigt zu **Resistenzentwicklung.**

14.1 Vorbemerkungen

Infektionen durch *Neisseria gonorrhoeae* sind die **zweithäufigste sexuell übertragene Infektion** (STI) in Europa, mit in den letzten Jahren weiter steigender Inzidenz. Gonokokken sind gramnegative Diplokokken, die keine protektive Immunität induzieren. **Reinfektionen,** auch durch den nichtbehandelten Partner, sind jederzeit **möglich.** Eine entsprechende Information, Diagnostik und Therapie der Sexualpartnerinnen und -partner von Patienten ist daher erforderlich.

Weltweit werden zunehmende **Antibiotikaresistenzen** beobachtet. Erfreulicherweise sind in den letzten Jahren in Deutschland die **Resistenzen gegen** das Antibiotikum der ersten Wahl **(Ceftriaxon)** auf niedrigem Niveau < **1 %** der untersuchten Isolate stabil. Dagegen kam es zu einem Anstieg der Resistenzen gegen Azithromycin. Daher wird bei adhärenten Patientinnen und Patienten in der aktuellen Leitlinie die Monotherapie mit Ceftriaxon empfohlen (mit Therapiekontrolle). Im Jahr 2020 wurde eine **Labormeldepflicht** für Isolate mit verminderter Empfindlichkeit gegen Azithromycin, Cefixim oder Ceftriaxon eingeführt.

Bei Männern verursacht die Urethritis in aller Regel typische Symptome. Bei Frauen sowie bei Männern insbesondere bei pharyngealer Lokalisation verläuft die Gonorrhö **häufig asymptomatisch.** Entsprechend sind eine genaue Sexualanamnese und Abstrichdiagnostik an allen potenziell infizierten Schleimhäuten angezeigt. Bei ausbleibender oder verzögerter Behandlung kann es zu **aufsteigenden Infektionen** im Urogenitaltrakt sowie **Folgeerkrankungen** wie reaktiven Arthritiden kommen. Die unbehandelte Gonorrhö kann auch Ursache einer männlichen oder weiblichen sekundären Infertilität sein.

14.2 Diagnostik

Neben der mikroskopischen Untersuchung und dem kulturellen Nachweis stehen heute sensitive und spezifische **Nukleinsäure-Amplifikationstests (NAATs)** zur Verfügung und sollten **kombiniert** durchgeführt werden. Aufgrund der zunehmenden Antibiotikaresistenzen sollte immer eine Kultur angelegt werden, hierbei sind kurze Transportwege und geeignete Abstrichmedien von Bedeutung.

Urethrale Infektionen führen bei **Männern** 2–6 d nach Exposition i. d. R. zu einer schmerzhaften, purulenten **Urethritis.** Nur in dieser klinischen Situation wird ein mikroskopischer Direktnachweis der

Diplokokken empfohlen. Bei Männern kann die **Diagnose** je nach Symptomatik und Geschlechtspraktiken durch urethrale / pharyngeale / rektale Abstriche erfolgen (Kultur und NAAT empfohlen), alternativ kann bei urethralen Infektionen Erststrahlurin mittels NAAT untersucht werden.

Bei **Frauen** liegt am häufigsten eine Infektion der **Zervix** vor, die in > 50 % der Fälle asymptomatisch verläuft. Bei aufsteigenden Infektionen kann eine sog. **Pelvic Inflammatory Disease** auftreten, die jedoch auch von anderen Erregern hervorgerufen werden kann. Die Abstrichdiagnostik sollte durch die behandelnde Gynäkologin / den behandelnden Gynäkologen durchgeführt werden.

Zusätzlich liegen häufig **Co-Infektionen** vor, z. B. mit Chlamydia trachomatis. Je nach Anamnese und klinischem Befund sollte die Diagnostik auch weitere STIs einschließen.

14.3 Therapie

In der aktuellen Leitlinie wird die **duale kalkulierte Therapie** mit Ceftriaxon und Azithromycin weiterhin empfohlen, wenn eine kurzfristige Wiedervorstellung zur Kontrolle nicht möglich ist. Bei gegebener Adhärenz mit kurzfristiger Kontrollvorstellung ist die Monotherapie mit Ceftriaxon zu bevorzugen, um weiterer Resistenzen gegen Azithromycin vorzubeugen. Wenn bereits vor Einleitung der antibiotischen Therapie ein Antibiogramm vorliegt, sollte möglichst auf sensible Antibiotika ausgewichen werden. Pharyngeale Infektionen müssen immer parenteral behandelt werden.

Bei jeder Gonorrhö wird eine Therapiekontrolle 4 Wo. nach Ende der Behandlung empfohlen, idealerweise durch Kultur in Kombination mit einem NAAT.

14.3.1 Kalkulierte Therapie der unkomplizierten Gonorrhö (Urethra, Zervix, Pharynx, Rektum)

- Ceftriaxon 1–2 g i. m. oder i. v. als Einmaldosis oder: Wenn eine i. m. Verabreichung kontraindiziert und eine i. v. Verabreichung nicht möglich ist:
- Cefixim 800 mg p. o. als Einmaldosis oder 2 × 400 mg p. o. im Abstand von 8–12 h

Cave

Wenn keine Adhärenz mit kurzfristiger Wiedervorstellung für Kontrollabstriche gegeben ist, wird weiterhin die zusätzliche Gabe von Azithromycin 1,5 g p. o. als Einmalgabe empfohlen. Bei pharyngealen Infektionen wird Cefixim p. o. nicht empfohlen.

Für komplizierte Gonokokken-Infektionen (Pelvic Inflammatory Disease, Epididymo-Orchitis, Opthalmoblennorrhoe des Erwachsenen, disseminierte / septische Infektionen) werden in der aktuellen Leitlinie dezidierte Empfehlungen gegeben, auf die an dieser Stelle verwiesen wird.

Wichtig für die Praxis

- Neben urogenitalen auch an pharyngeale und rektale Infektionen denken und **Abstriche** entnehmen.
- Aufgrund der **Resistenzproblematik** bei V. a. Gonorrhö immer Kultur anlegen.
- **Sexualpartnerinnen und -partner** informieren, untersuchen, behandeln.
- **Therapiestandard** zur kalkulierten Therapie der unkomplizierten Gonorrhö ist Ceftriaxon i. v. oder i. m., bei fehlender Adhärenz zusätzliche Einmalgabe von Azithromycin.
- Bei jeder Gonorrhö **Therapiekontrolle** nach 4 Wo.

LITERATUR

AWMF-Leitlinie: Diagnostik und Therapie der Gonorrhoe. AWMF-Reg.Nr. 059-004 (2018). www.awmf.org/uploads/tx_szleitlinien/059-004l_S2k_Gonorrhoe-Diagnostik-Therapie_2019-03.pdf (letzter Zugriff: 27.6.2022)

European Centre for Disease Prevention and Control (ECDC). Gonorrhoea – Annual epidemiological report for 2018 (2020)

Lemly D, Gupta N: Sexually Transmitted Infections Part 2: Discharge Syndromes and Pelvic Inflammatory Disease. Pediatrics in Review 41(10) (2020) 522–537

Robert Koch-Institut (RKI): Deutsche Gonokokken-Resistenz-Surveillance (Go-Surv): Endbericht (2021). www.rki.de/DE/Content/InfAZ/G/Gonorrhoe/GORENET/GORENET-Bericht_2021.pdf (letzter Zugriff: 27.6.2022)

Saldanha N: STIs in Adolescents: Chlamydia, Gonorrhea, Mycoplasma Genitalium, and HPV. Current Problems in Pediatric and Adolescent Health Care. 100835 (2020)

Selb R, Bremer V, Jansen K et al.: Einführung einer Meldepflicht für N. gonorrhoeae mit verminderter Empfindlichkeit gegenüber Azithromycin, Cefixim oder Ceftriaxon. Epid Bull 2020 (2020) 6–12

Workowski KA, Bachmann LH, Philip A. Chan PA: Sexually Transmitted Infections Treatment Guidelines. MMWR Recomm Rep 70(No. 4) (2021) 71–80

KAPITEL

15 Infektionen mit Bakterien aus der Familie *Enterobacteriaceae*

Bernd Salzberger[1]

Kernaussagen

- Die Familie *Enterobacteriaceae* enthält eine Reihe von Gattungen und Spezies mit gramnegativen, nicht sporenbildenden Bakterien, die fakultativ pathogen sind.
- Viele der Spezies kommen in Erde und Wasser vor, kolonisieren den Gastrointestinaltrakt vieler Tiere und können bei Invasiven schwere Organinfektionen auslösen.
- Einige Spezies, z. B. *Klebsiella spp.*, *Enterobacter spp.*, haben mittlerweile hohe Raten von Resistenzen gegen ß-Laktam-Antibiotika entwickelt.

15.1 Erreger

Die Familie Enterobacteriaceae enthält eine große Zahl humanpathogener Bakterien (➤ Tab. 15.1). Alle sind gramnegative, nicht spore-bildende, fakultativ anaerobe Bakterien.

Die Mitglieder der Familie besitzen eine Reihe von Virulenzfaktoren, z. B. Lipoopolysaccharide (LPS), aber auch andere Kapsel-Polysaccharide, Adhäsine, Toxine, Eisenaquisition und Plasmide.

Plasmide als mobile extrachromosomale und übertragbare genetische Elemente sind nicht per se Virulenzfaktoren, sie können aber z. B. Epithelinvasion vermitteln. Die besondere Bedeutung der Plasmide bei *Enterobacteriaceae* ist jedoch die mittlerweile sehr hohe Rate an Plasmiden, die für eine erweiterte ß-Laktam (ESBL)-Antibiotikaresistenz (Resistenz gegen 3.-Generations-Cephalosporine) codieren. Auch Plasmide mit Carbapenemasen nehmen an Häufigkeit zu, v. a. bei *Klebsiella* und *Escherichia spp.*

Tab. 15.1 Medizinisch relevante *Enterobacteriaceae*

Gattung	Spezies
Citrobacter spp.	*C. freundii, C. koseri, C. amalonicatus*
Edwardsiella spp.	*E. tarda*
Enterobacter spp.	*E. cloacae, E. aerogenes, E. sakasakii*
Escherichia spp.	*E. coli, E.albertii, Shigella dysenteriae, S. flexneri, S. boydii, S. sonnei*
Hafnia spp.	*H. alvei*
Klebsiella spp.	*K. pneumoniae, K. oxytoca, K. granulomatis*
Morganella spp.	*M. morganii*
Pantoea spp.	*P. agglomerans*
Plesiomonas spp.	*P. shigelloides*
Proteus spp.	*P. mirabilis, P. vulgaris*
Providencia spp.	*P. stuartii, P. rettgeri*
Salmonella spp.	*S. enterica, S. typhi, S. paratyphi*
Serratia spp.	*S. marcescens*
Yersinia spp.	*Y. pestis, Y. pseudotuberculosis*

15.2 Epidemiologie

Enterobacteriaceae kommen ubiquitär im Erdreich und Wasser vor. Neben dem Gastrointestinaltrakt können sie auch Schleimhäute des Oropharynx und des Respirationstraktes kolonisieren. Kolonisierungen außerhalb des GI-Traktes sind bei Personen mit Immundefekten, auch aber nosokomial häufig.

[1] Autoren der Vorauflage: Frederik Roos, Thomas Weinke und Michael Weiß

Einige Spezies gehören zum normalen Mikrobiom (z. B. eine große Zahl von apathogenen *Escherichia coli,* spezielle Stämme von *Escherichia spp.). Enterobacteriaceae* sind aber auch häufig als Erreger von bakteriellen Diarrhöen. Auch *E.-coli*-Stämme können durch die multiplen Virulenzfaktoren sowohl Diarrhöen als auch invasive Infektionen auslösen. Diese und andere Spezies verursachen eine Reihe von Organinfektionen, z. B. Cholangitiden, Pneumonien, urogenitale Infektionen, mit und ohne Bakteriämien.

Insbesondere mit multiresistenten Stämmen, z. B. *Klebsiella spp.,* sind durch die Kombination von Virulenz und Antibiotikaresistenz auch schwere nosokomiale Ausbrüche bei immunsupprimierten Patienten beschrieben.

15

15.3 Klinik

Die Klinik der wichtigsten Organinfektionen mit *Enterobacteriaceae* ist nicht typisch für diese, bei einigen Infektionen sind sie ohnehin die häufigsten Erreger, z. B. E. *coli* als häufigster Erreger von unkomplizierten Harnwegsinfektionen (➤ Kap. 71). Dies gilt (mit einem breiteren Spektrum der *Enterobacteriaceae*) auch für komplizierte Harnwegsinfektionen bis zur Urosepsis, für Cholangitiden und für nosokomiale Pneumonien.

15.4 Diagnostik

Der Nachweis der Erreger erfolgt durch **Kultur** aus dem entsprechenden klinischen Material. In der Regel lassen sich die Bakterien gut anzüchten, die Identifizierung erfolgt über Maldi-Tof (➤ Kap. 4).

Eine besondere Rolle hat die **Resistenzbestimmung.** Der Nachweis einer Resistenz gegen 3.-Generations-Cephalosporine limitiert die Therapie, noch weiter der Nachweis einer Carbapenem-Resistenz, Resistenzentwicklung von wichtigen Enterobacteriaceae.

Eine (Teil-)Sequenzierung von chromosomalen oder Plasmid-Elementen ist zur genauen Charakterisierung von Resistenzmechanismen (z. B. ESBL-Varianten) häufig zur Therapieplanung notwendig und muss mit dem mikrobiologischen Labor rasch kommuniziert werden.

15.5 Therapie

Ursprünglich waren die meisten Spezies (mit einigen Ausnahmen) empfindlich gegenüber Ampicillin und 3.-Generations-Cephalosporinen. Mittlerweile sind durch Mutationen, Übertragung von Plasmiden und Selektion v. a. im stationären Bereich die Resistenzraten gegen diese Substanzen bzw. -gruppen hoch (➤ Tab. 15.2). In südlichen Ländern Europas sind diese Raten z. T. deutlich höher, die Raten von Carbapenem-resistenten *K. pneumoniae* liegen zwischen 26 % (Italien) und 74 % (Griechenland).

In der deutschen Literatur wird bei der ebenfalls zunehmenden Multiresistenz auch von 3-MRGN (resistent gegen 3 Substanzgruppen) und 4-MRGN (resistent gegen 4 Substanzgruppen), jeweils bezogen auf die Gruppen

- Piperacillin / Tazobactam,
- 3.-Generations-Cephalosporine (für *Pseudomonas aeruginosa* Ceftazidim / Cdfepim),
- Fluorchinolone und
- Carbapeneme.

gesprochen. International ist diese Klassifikation nicht gebräuchlich, sie definiert aber für Deutschland unterschiedliche Hygienemaßnahmen, die sich v. a. auf Carbapenem-resistente Erreger beziehen.

Carbapenem-Resistenz wird überwiegend durch drei Klassen von β-Laktamasen vermittelt (KPC, OXA-48, NDM-1), die in unterschiedlichen Regionen der Welt unterschiedliche Häufigkeit haben. Zusätzlich haben sie eine Bedeutung für die Therapie: Während *E. coli* und *K. pmeumoniae* mit OXA-48 oder KPC empfindlich für die Kombinationen von Ceftazidim bzw. Carbapenemen mit neuen β-Laktamase-Inhibitoren (z. B. Avibactam, Relebactam) sind, sind NDM-1-tragende Stämme hier resistent. Für diese Stämme sind als Reserveantibiotika meistens nur Cefiderocol oder Colistion vorhanden.

ALS FAUSTREGEL GILT

- Antibiotikaresistenzen bei *K. pneumoniae, E. coli* und *E. cloacae* sind v. a. bei nosokomial übertragenen und im Ausland erworbenen Erregern häufig.
- Bei schweren Infektionen mit solchen Charakteristika ist eine Initialtherapie mit Carbapenemen adäquat (bis zum Vorliegen des Antibiogramms).

Tab. 15.2 Aktuelle Resistenzraten (2021) für wichtige Spezies in Deutschland (ARS-RKI)

Spezies / Substanz	Ampicillin [%]	Piperacillin / Tazobactam [%]	ESBL (3.-Gen.-Ceph.) [%]	Carbapeneme[1] [%]	Aminoglykoside [%]	Ciprofloxazin [%]	Cotrim. [%]
E. coli	46	8	9	0	6	15	20
K. pneumoniae	21	15	10	1	4	11	10
E. cloacae	(100)	36	24	< 1	3	4	4
P. mirabilis	29	1	1	0[2]	10	14	28
C. freundii	(100)	21	24	< 1	6	3	5

[1] Raten höher für Ertapenem
[2] Imipenem 9 % resistent

15.6 Prophylaxe und Prävention

Da *Enterobacteriaceae* auch Teil des gastrointestinalen Mikrobioms sind, ist eine Primärprävention nicht möglich. Spezifische Vakzine gegen den Erwerb pathogener Spezies sind nur für *S. typhi* vorhanden; sie sind auch wirksam gegen einige andere Spezies. Bei Reiserückkehrern mit Diarrhö finden sich hohe Raten von antibiotikaresistenten Erregern, am höchsten bei Reisenden aus Südostasien und nach Einnahme von Antibiotika während der Reise. Ob dies zur dauerhaften Besiedlung führt, ist nicht bekannt.

Zur Vermeidung nosokomialer Akquisition sind die wichtigsten Maßnahmen die hygienische Händedesinfektion des medizinischen Personals und die Beachtung weiterer Hygieneregeln nach den aktuellen Leitlinien der KRINKO.

Antimikrobielle Präparationen zur Dekolonisation sowie zur selektiven Dekontamination der oropharyngealen bzw. gastrointestinalen Schleimhäute haben keine Wirksamkeit hinsichtlich der Vermeidung der Akquisition resistenter Bakterienstämme oder der Vermeidung nosokomialer Infektionen.

Wichtig für die Praxis

- **Enterobakterien** können sowohl den Gastrointestinaltrakt kolonisieren als auch schwere Infektionen (z. B. Urosepsis) verursachen.
- **Therapie der Wahl** sind Cephalosporine der 3. Generation oder Piperacillin/Tazobactam.
- Häufig muss die **Therapie bei Resistenzen** angepasst werden.

LITERATUR

David S, Reuter S, Harris SR et al.: Epidemic of carbapenem-resistant Klebsiella pneumoniae in Europe is driven by nosocomial spread. Nat Microbiol 4 (2019) 1919–1929.

Donnenberg MS: Enterobacteriaceae. In: Bennett JE, Dolin R, Blaser MJ (eds.), Mandell Douglas and Bennett's Principles and Practices of Infectious Diseasess. Philadelphia: Elsevier (2015).

Grundmann H, Glasner C, Albiger B et al.: Occurrence of carbapenemase-producing Klebsiella pneumoniae and Escherichia coli in the European survey of carbapenemase-producing Enterobacteriaceae (EuSCAPE): a prospective, multinational study. Lancet Infect Dis. 17 (2017) 153–163.

Kaase M, Schimanski S, Schiller R et al.: Multicentre investigation of carbapenemase-producing Escherichia coli and Klebsiella pneumoniae in German hospitals. Int J Med Microbiol 306 (2016) 415–420.

Kommission für Krankenhaushygiene und Infektionsprävention (KRINKO): Hygienemaßnahmen bei Infektionen oder Besiedlung mit multiresistenten gramnegativen Stäbchen. Bundesgesundheitsblatt 55 (2012) 1311–1354.

Kommission für Krankenhaushygiene und Infektionsprävention (KRINKO): Ergänzung zu den „Hygienemaßnahmen bei Infektionen oder Besiedlung mit multiresistenten gramnegativen Stäbchen" (2012) im Rahmen der Anpassung an die epidemiologische Situation. Epidem Bulletin (2014) 183–184.

Robert Koch-Institut (RKI): Antibiotika Resistenz Surveillance (Daten 2021). Berlin (2021). https://ars.rki.de/Content/Database/ResistanceOverview.aspx (letzter Zugriff 22.01.2023).

KAPITEL

16 Haemophilus influenzae

Bernd Salzberger[1]

Kernaussagen

- *H. influenzae* kann **lebensbedrohliche** invasive **Infektionen** im **Kindes- und Erwachsenenalter** hervorrufen, darunter Meningitis, Pneumonie, Osteomyelitis, Phlegmonen, Epiglottitis und Perikarditis. Im Kindesalter verursacht *H. influenzae* auch häufig eine Otitis media, im Erwachsenenalter spielt *H. influenzae* eine wichtige Rolle bei Pneumonien und Exazerbationen einer COPD.
- Der **diagnostische Nachweis** erfolgt kulturell, Blutkulturen sollten bei schweren Infektionen angelegt werden.
- Zur **Therapie** sind Aminopenicilline + β-Laktamase-Inhibitoren oder Cephalosporine der 3. Generation Mittel der 1. Wahl.
- Mit Einführung der **Impfung** gegen den wichtigsten Serotyp sind invasive Erkrankungen sehr viel seltener geworden und werden nun v. a. durch nichttypisierbare Stämme verursacht.

16.1 Vorbemerkungen

Haemophilus influenzae ist ein gramnegatives pleomorphes, kokkoides Stäbchen, das in die Serotypen a – f und unbekapselte Stämme eingeteilt wird. Seinen Namen hat es durch die Isolierung in der Influenza-Pandemie 1889–1992 erhalten, es wurde als Erreger der Influenza verdächtigt. Fast alle invasiven Infektionen bei Kindern wurden vor Einführung der Impfung durch den Typ b verursacht.

Insgesamt werden heute 70 % der invasiven Infektionen durch unbekapselte (nicht typisierbare) Stämme verursacht, der Typ b ist bei < 5 % der invasiven Erkrankungen nachzuweisen.

H. influenzae gehört in geringen Keimzahlen zur **Normalflora** des Nasopharynx. Die Übertragung erfolgt durch direkten Kontakt oder Tröpfcheninfektion.

Etwa 6 % der Stämme sind Betalaktamasebildner und damit ampicillinresistent.

ALS FAUSTREGEL GILT

Invasive Haemophilus-influenzae-Infektionen sind bei **Kindern** < 6 J. und Erwachsenen ≥ 60 J. am häufigsten.

H. influenzae kann zu **lebensbedrohlichen Infektionen** im **Kindes- und späten Erwachsenenalter** führen. Die Fallzahlen invasiver Infektionen sind seit Einführung der Impfung drastisch gesunken, in den letzten Jahren nehmen Infektionen bei älteren Patienten zu.

[1] Autor der Vorauflage: Frederick Roos

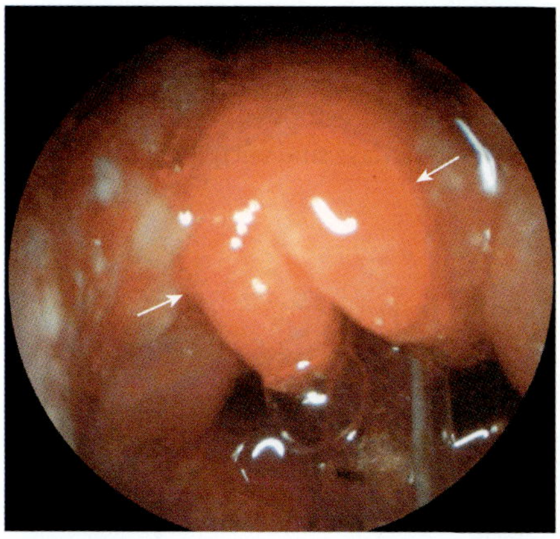

Abb. 16.1 Epiglottitis mit stark angeschwollener Epiglottis (Pfeile), die eine endotracheale Intubation erforderlich machte. Die Abbildung dient nur zur Anschauung und soll Rettungskräfte keineswegs dazu verleiten, den Mund-Rachenraum des Kindes selber zu inspizieren. [G808-006]

16.2 Erkrankungen im Kindesalter

16.2.1 Meningitis

Der häufigste Erreger der Meningitis im Kindesalter ist *H. influenzae b,* durch die Impfung sind v. a. Meningitisfälle durch *Hib* selten geworden. Infektionen durch unbekapselte Stämme sind möglich.

Regelmäßig besteht eine Bakteriämie. Es kann zur **metastatischen** Absiedelung des Erregers mit Pneumonie, Arthritis, Osteomyelitis, Perikarditis oder Endophthalmitis kommen.

Zwischen 5 und 10 % der Kinder haben infolge der Meningitis eine **bleibende Schwerhörigkeit. Neurologische Spätschäden** treten in ca. 20 % der Fälle auf.

16.2.2 Epiglottitis

Da die Epiglottitis praktisch nur durch *H. influenzae b* verursacht wird, ist diese seit Einführung der Impfung sehr selten geworden (➤ Abb. 16.1).

Charakteristisch ist ein **foudroyanter Verlauf** mit hohem Fieber, Schluckschmerzen, kloßiger Sprache, vermehrtem Speichelfluss, Atemnot und inspiratorischem, oft leicht rasselndem Stridor. Innerhalb kürzester Zeit kann es zum Verschluss der oberen Atemwege mit Apnoe kommen, die zum Tod des Kindes führen kann.

Die **Epiglottitis** hinterlässt hohe Serum-Antikörper und damit eine Immunität.

16.2.3 Pneumonie

Das **Prädilektionsalter** liegt < 6 J.

Es gibt keinen spezifischen radiologischen Befund, jedoch ist ein **Pleuraerguss** mit ca. 30 % häufig.

Heute sind Pneumonien durch unbekapselte Stämme häufig.

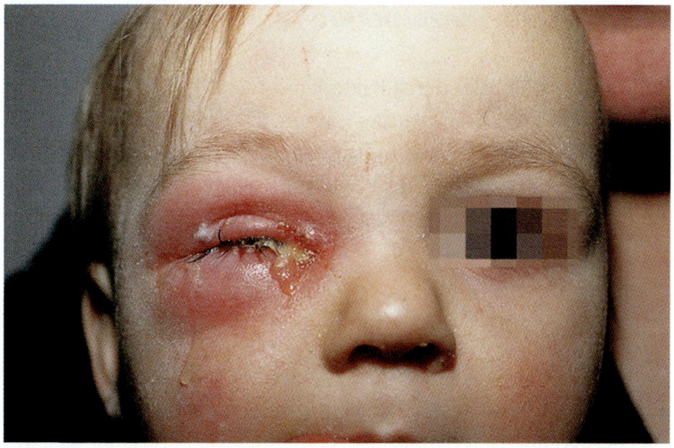

Abb. 16.2 Orbitaphlegmone bei Tränenwegsinfektion [R190-003]

16.2.4 Arthritis, Osteomyelitis

H. influenzae kann häufig bei Osteomyelitiden von **Kindern** < 2 J. isoliert werden. Auch eine eitrige Arthritis ist möglich. Bevorzugt sind Kniegelenk, Hüfte, Ellenbogengelenk.

16.2.5 Phlegmonen

H. influenzae ist einer der **häufigsten Erreger** von Phlegmonen bei jungen Kindern (➤ Abb. 16.2).

Besonders Phlegmonen in der **oberen Gesichtshälfte,** z. B. Orbitalphlegmone, sind wegen der komplizierend auftretenden Meningitis gefährlich.

Häufig geht der Phlegmone ein **Infekt** der oberen Luftwege voraus.

16.2.6 Perikarditis

Rund 15 % der bakteriellen Perikarditiden im Kindesalter werden durch *H. influenzae* verursacht, häufig als Mitbeteiligung bei **Pneumonie.**

16.2.7 Sonstige

Auch bei der **Otitis media** kann *H. influenzae* in ca. 20 % isoliert und muss bei der Therapie berücksichtigt werden.

Selten sind isolierte *H.-influenzae*-Bakteriämien ohne erkennbaren Fokus.

16.3 Erkrankungen im Erwachsenenalter

16.3.1 Pneumonie

Nicht typisierbare *H.-influenzae*-Stämme sind einer der häufigsten Erreger der ambulant erworbenen Pneumonie bei älteren Erwachsenen, v. a. bei Vorliegen struktureller Lungenerkrankungen und Schwächung des Immunsystems.

16.3.2 COPD-Exazerbation

Bei etwa der Hälfte der durch Bakterien verursachten Exazerbationen einer COPD sind *H.-influenzae*-Stämme die Erreger. Typisch ist die Trias einer erhöhten Sputumproduktion, purulentes Sputum und Dyspnoe. Anders als bei der Pneumonie ist Fieber selten. Die Diagnose kann durch eine Sputumkultur gestellt werden

16.3.3 Sonstige

Invasive Erkrankungen mit nicht typisierbaren Stämmen sind bei älteren Menschen > 60 J. häufiger, die Inzidenz steigt mit dem Alter an. Hierbei sind bakteriämische Erkrankungen bei Erkrankungen der Atemwege häufiger, Meningitiden selten.

16.4 Diagnostik

Schwere Infektionen mit *H.-influenzae* verlaufen häufig **bakteriämisch,** deswegen soll bei solchen immer eine **Blutkultur** angelegt werden.

H. influenzae Typ B lässt sich durch **Antigentests** im Liquor, Serum oder Urin nachweisen. Besonders häufig mit > 95 % ist der Antigennachweis im Liquor bei *H.-influenzae*-Meningitis möglich. Etwa 50 % der Pneumonien scheiden erfassbare Mengen von Antigenen im Urin aus.

Unbekapselte Stämme werden mit Serumagglutination und PCR differenziert.

16.5 Therapie

In Mitteleuropa ist *H. influenzae* – noch – zu ungefähr 94 % ampicillinempfindlich. In anderen Ländern, z. B. Spanien und USA, ist die β-Laktamasen-bedingte Resistenzquote deutlich höher. Aus diesem Grund sind bei invasiven Infektionen therapeutisch Kombinationen von Aminopenicillin mit β-Laktamase-Inhibitoren oder **Cephalosporine der 3. Generation,** z. B. Cefotaxim, Mittel der 1. Wahl. Orale Therapien sind bei minder schweren Infektionen, z. B. Otitis media oder Sinusitis, möglich:

Bei schweren (allen invasiven) Infektionen ist eine **i. v. Therapie** indiziert.

- Meningitis / Sepsis:
  - Kinder: Ceftriaxon 50 mg / kg i. v. 2 × / d
  - Erwachsene: Ceftriaxon 2 g i. v. 2 × / d
  - Bei Meningitis adjuvant: Dexamethason (0,15 mg / kg 4 × / d bzw. 6 mg 4 × / d) über 4 d
- Zur **p. o. Therapie** bieten sich an:
  - Kinder: Amoxicillin / Clavulansäure 90 / 6,4 mg / kg p. o. 2 × / d
  - Erwachsene: Amoxicillin / Clavulansäure 875 / 125 mg p. o. 2 × / d

Alternativen sind Cephalosporine der 2. / 3. Generation. Bei sicherem Ausschluss einer β-Laktamase sind auch Penicillin G bzw. Amoxicillin wirksam.

16.6 Prävention

Die **aktive Impfung** verhindert einen großen Teil der *H.-influenzae*-Infektionen im Kindesalter. Invasive Infektionen durch *H. influenzae b* sind deshalb heute eine Rarität.

Die Impfung ist bei Erwachsenen mit spez. Immundefekt (z. B. Asplenie) indiziert (➤ Kap. 3).

16.7 Prophylaxe

Kinder < 4 J., bei älteren Kontaktpersonen optional, aus der Wohngemeinschaft eines Patienten mit *H.-influenzae*-Meningitis oder -Epiglottitis sollten prophylaktisch mit **Rifampicin** behandelt werden, sofern sie nicht komplett geimpft sind. Der Indexpatient erhält Rifampicin bei Abschluss der Therapie, wenn er mit Ampicillin therapiert wurde.

Zusätzlich wird empfohlen, den Patienten, der nach Abschluss der Therapie pharyngeal immer noch kolonisiert sein kann, und erwachsene Kontaktpersonen, die zwar nicht erkranken, aber den Keim verbreiten können, ebenfalls **prophylaktisch** zu behandeln. **Dosis:**

- 1 Mon. – 12 J.: 20 mg / kg KG / d in 1 ED für 4 d
- > 12 J.: 600 mg / d in 1 ED für 4 d

Das Risiko einer *Haemophilus*-Infektion nach normalem sozialem Kontakt, z. B. in einem Kindergarten, ist auch für Kleinkinder so gering erhöht, dass es nicht erforderlich ist, diese stets prophylaktisch zu behandeln. In Einzelfällen, z. B. sehr enger Kontakt in einer Kinderkrippe über mehrere Stunden pro Tag, kann eine Prophylaxe sinnvoll sein.

Wichtig für die Praxis

- *Hämophilus influenzae* ist ein häufiger Erreger oberer und tiefer **Atemwegsinfektionen.**
- **Invasive Infektionen** sind durch die Impfung selten geworden.
- **Therapie der Wahl** ist Ampi- bzw. Amoxicillin, bei schweren Infektionen Ceftriaxon.

LITERATUR

Deutsche Gesellschaft für Pädiatrische Infektiologie (DGPI): DGPI-Handbuch, Infektionen bei Kindern und Jugendlichen. 7. A. Stuttgart, New York: Thieme (2016)

Robert Koch-Institut (RKI): Infektionsepidemiologisches Jahrbuch meldepflichtiger Erkrankungen für 2020. Berlin (2020)

KAPITEL

17

Uwe Wintergerst

Brucellose

Kernaussagen

- **Brucellosen** beim Menschen sind die Bang-Erkrankung, das Maltafieber und die Schweinebrucellose. Sie werden übertragen durch den Genuss kontaminierter Milch(produkte) oder kontaminierten Fleischs sowie durch engen Kontakt mit infizierten Tieren.
- Es handelt sich um **zyklische Allgemeininfektionen** mit undulierendem Fieber, Schwäche, Gewichtsverlust, Nachtschweiß, Arthralgien, Myalgien, Kopfschmerzen und – im weiteren Verlauf – Befall unterschiedlicher Organsysteme.
- Der **bakteriologische Erregernachweis** ist schwierig und langwierig. Schneller und effektiver ist der Nachweis spezifischer Antikörper, wobei aber mögliche Kreuzreaktionen und die unterschiedliche Sensitivität für verschiedene Brucellen-Biovare zu beachten sind.
- Die **Standardtherapie** besteht in der Gabe von Doxycyclin plus Rifampicin (für Kinder < 9 J. Cotrimoxazol + Rifampicin), wobei die Chemotherapie aber abhängig von Art und Verlauf der Brucellose ist. Der Übergang zur Organmanifestation kann nicht immer verhindert werden.

17.1 Vorbemerkungen

Die Brucellose ist eine bei Haustieren **weltweit verbreitete Zoonose** mit besonderer Affinität zu den Geschlechtsorganen der befallenen Tiere.

Die Erreger sind Brucellen, gramnegative, kurze, unbewegliche und sporenlose Stäbchenbakterien. Sie bilden nach neueren molekularbiologischen Untersuchungen nur **eine Genospezies** *(Brucella melitensis)* **mit unterschiedlichen Biovaren.** Aus klinischen Gründen ist aber die althergebrachte Einteilung (s. u.) weiter sinnvoll.

Die **Infektion des Menschen** erfolgt durch Genuss von kontaminierter Milch, Milchprodukten oder Fleisch oder durch engen Kontakt mit infizierten Tieren – eine Berufserkrankung bei Schlächtern, Tierärzten usw. Für den Menschen **sicher pathogen** sind

- *B. abortus* (Rind),
- *B. melitensis* (Ziege und Schaf) und
- *B. suis* (Schwein, Hase, Rentier).

Die entsprechenden **Brucellosen beim Menschen** sind die

- **Bang-Erkrankung** (in Deutschland sehr selten),
- das **Maltafieber** und
- die **Schweinebrucellose.**

Die Brucellose hat eine **Inkubationszeit** von 1–3 Wo. oder auch länger und verläuft beim Menschen als **zyklische Allgemeininfektion.**

- Das typische undulierende Fieber ist der klinische Ausdruck des Generalisationsstadiums.
- Die Fieberanfälle können sich häufig wiederholen und treten bei Nichtbehandlung im Verlauf von Monaten bis Jahren immer wieder auf.
- Im weiteren Verlauf kann es zur Organmanifestation kommen mit Knochen, Gelenken, Milz, Leber, Endokard und ZNS, Lunge, Augen.

17.2 Diagnostische Voraussetzungen

Das klinische Bild kann sehr vielgestaltig sein und ist in vielen Fällen uncharakteristisch.

ALS FAUSTREGEL GILT

Bei **unklaren Fieberzuständen,** v. a. verbunden mit anderen uncharakteristischen Entzündungszeichen und einer entsprechenden Reiseanamnese mit Kontakt zu entsprechenden Tieren (Schafe, Schweine etc.) – im Mittelmeerraum, Afrika, Mittel- und Südamerika, Indien – ist differenzialdiagnostisch immer eine Brucellose auszuschließen.

Die Diagnostik ist durch den **direkten Erregernachweis** aus Blutkulturen, aber auch aus Sternalpunktat und lokalen Herden möglich. Mittels **PCR** sind ein schneller Nachweis aus mononukleären Zellen und die Identifikation des Biovars möglich.

- Der bakteriologische **Diagnoseweg** ist **schwierig** (Vorinformation an das Labor!), langwierig und wenig sensitiv. Neuere BACTEC-Systeme können die Zeit bis zum Nachweis auf ca. 7 d verkürzen. Die höchste Sensitivität hat die Kultur von Knochenmark (ca. 92 %). Im Knochenmark können zudem nicht-verkäsende Granulome und Riesenzellen hinweisend sein.

Zusätzlich sollte der **Nachweis von spezifischen Antikörpern im Serum** der Patienten erfolgen (4-facher Anstieg im Abstand von 2 Wo.).

Bedeutsam sind hier die **Agglutinationsreaktionen** (Widal-Reaktion) und eine **Komplementbindungsreaktion** (Titer von ≥ 1 : 160 ca. 2–4 Wo. nach Beginn der Symptomatik nahezu beweisend).

- Nachweis **von IgM- und IgG-Antikörpern, bei negativem Agglutinationstest und entsprechender Klinik noch nicht standardisiert.**
- Alle **serologischen Tests** sind geno- und nicht „Biovar"-spezifisch, aber je nach benutztem Antigen **unterschiedlich „Biovar"-sensitiv**.

17

Kreuzreaktionen mit z. B. Yersinien, Salmonellen und Vibrionen (auch nach Choleraimpfung!) sind möglich.

Cave

Zu beachten ist, dass bei der serologischen Testung wegen kreuzreagierender Antigene eine differenzialdiagnostische Abgrenzung zu einer Infektion mit *Yersinia enterocolitica, Serovar O9* plus *Vibrio cholerae* ebenso wenig möglich ist wie gegen *E. coli D157, Stenotrophomonas maltophila* plus Salmonellen und *Francisella tularensis.*

17.3 Therapie

17.3.1 Chemotherapie

Grundsätzlich benötigt es für die Behandlung eine Kombination von 2 Antibiotika, die in einer sauren intrazellulären Umgebung wirksam sind. Die Therapiedauer beträgt mind. 6 Wo. Zudem wird unterschieden, ob zum Zeitpunkt des Therapiebeginns schon ein Organbefall (Endocarditis, Neurobrucellose; Spondylitis etc.) vorliegt.

Bei fehlendem Organbefall ist die **Standardtherapie** bei Patienten **≥ 9 J.** die kombinierte Gabe von Doxycyclin (2–4 mg / kg KG / d, max. 1 × 200 mg / d über mind. 6 Wo.) + Gentamicin für die ersten 7–10 d. Die Kombination mit Rifampicin (2 × 300 mg / d p. o. [20 mg / kg KG / d]) z. B. bei Kontraindikation für Aminoglykoside ist weniger wirksam. Empfehlungsgrad A. Bzgl. der Therapie bei Organbefall s. u.

- **Bei Patienten < 9 J.** wird die Kombination von Cotrimoxazol 2 × 5 mg / kg KG / d Trimethoprim und 2 × 25 mg / kg KG / d Sulfamethoxazol plus Rifampicin 1 × 20 mg / kg KG / d empfohlen. Die **Rückfallrate** liegt bei 4–8 % (Empfehlungsgrad B). Die gleiche Kombination wird für schwangere Frauen empfohlen mit Dosen von Cotrimoxazol 320 mg / kg KG / d Trimethoprim und 1600 mg / kg KG / d Sulfamethoxazol plus Rifampicin 1 × 600–900 / d.
- Eine mögliche **Alternative** – insbesondere zu bedenken **bei ZNS-Manifestation** (Liquorgängigkeit!) – besteht in der Gabe von Cephalosporinen der 3. Generation, z. B. Cefotaxim, in Kombination mit Rifampicin. Diese Therapie ist über mind. 3 Wo. durchzuführen.
- **Bei schweren Verlaufsformen** mit Organmanifestationen wird für die ersten 7–14 d die Gabe von Gentamicin empfohlen, zusätzlich zu der Kombination von Doxycyclin und Rifampicin für mindestens 3 Mon. Die Therapiedauer sollte dann 4–6 Mon. betragen. Bei Kindern < 9 J. wird Doxycyclin wieder durch Trimethoprim-Sulfamethoxazol ersetzt. Es kann ferner erforderlich sein, einschleichend mit niedrigen Dosen zu beginnen, um eine Herxheimer-Reaktion zu vermeiden. Bei Organbefall in der Schwangerschaft sollte vor der 36. Wo. die Kombination von Ceftriaxon für 4–6 Wo. in Kombination mit Rifampicin und TMP-SMX für mind. 12 Wo. verwendet werden. TMP-SMX muss nach der 36. SSW bis zur Geburt wegen des Risikos eines Kernikterus beim Kind abgesetzt werden. Nach der Entbindung wird die Therapie wie bei Nichtschwangeren weitergeführt.

! Bei *B. melitensis*-Ätiologie kann die doppelte Doxyzyklindosis erforderlich sein.

Die Chemotherapie ist abhängig von Art und Verlauf der Brucellose.

Der Übergang zur **Organmanifestation** lässt sich nicht in allen Fällen durch die Chemotherapie verhindern. Im Stadium der Organmanifestation selbst ist die Therapie über mind. 6–9 Mon. fortzuführen. Dabei ist die Aussicht auf Heilung sehr viel geringer.

In diesen Fällen, aber auch im akuten Stadium mit hyperergischen Reaktionen kann die **Indikation für die gleichzeitige Gabe von Kortikosteroiden** gegeben sein. Diese sollte auf wenige Tage beschränkt bleiben.

Bei Therapie mit Tigecyclin beträgt die anekdotische Rückfallrate ca. 5–15 % in den ersten 12 Mon. nach Therapieende.

Cave

B.-abortus-Stämme können Rifampicin-resistent sein.

17.3.2 Begleittherapie

Flankierende **symptomatische Maßnahmen** können je nach Art der Symptome und des möglichen Organbefalls erforderlich werden.

- Hierzu gehören insbesondere auch die **Schmerzbekämpfung** und die **Bekämpfung von hyperergischen Reaktionen.**
- Eitrige Einschmelzungen in bestimmten Geweben oder Organen erfordern eine **chirurgische Intervention.**
- Zu Beginn einer Behandlung kann eine **Jarisch-Herxheimer-Reaktion** auftreten, die in seltenen Fällen die **Gabe von Kortikosteroiden** erfordern kann.

17.4 Prophylaxe

Der Prophylaxe kommt **besondere Bedeutung** zu.

Hierzu gehört insbesondere, die Erregerreservoire in erkrankten Tieren auszurotten und die Übertragungsmöglichkeiten durch tierische Produkte zu verhindern. In Ländern mit Risiko für Brucellose sollten unpasteurisierte Milchprodukte bzw. nicht erhitzte Fleischprodukte nicht gegessen werden.

Die Rinder- und Schweinenutztierbestände in Deutschland gelten als brucellosefrei, was für Schafe und Ziegen noch nicht sicher zutrifft.

Während es für Tiere bereits eine **Impfprophylaxe** gibt, ist diese heute **beim Menschen noch nicht möglich.**

Nach Exposition wird eine Prophylaxe mit Doxycyclin plus Rifampicin oder Cotrimoxazol plus Rifampicin für drei Wo. empfohlen.

Wichtig für die Praxis

Bei **unklaren Fieberzuständen,** v. a. verbunden mit anderen uncharakteristischen Entzündungszeichen und einer entsprechenden Reiseanamnese mit Kontakt zu entsprechenden Tieren (Schafe, Schweine etc.) – im Mittelmeerraum, in Afrika, Mittel- und Südamerika, Indien – ist differenzialdiagnostisch immer eine Brucellose auszuschließen.

LITERATUR

Bosilkovski M, Calderwood S, Edwards M, Baron E: Brucellosis: Treatment and prevention. (2022). www.uptodate.com/contents/brucellosis-treatment-and-prevention (letzter Zugriff: 12.1.2022)

Cocchi S, Bisi L, Codeluppi M et al.: Brucellosis in a patient with end-stage liver disease undergoing liver transplantation: successful treatment with tigecycline. Liver Transpl. 16 (2010) 1215–1216

DGPI (Hrsg.): DGPI-Handbuch – Infektionen bei Kindern und Jugendlichen. 7. A. Thieme, Stuttgart (2018)

Dizbay M, Kilic S, Hizel K et al.: Tigecycline: its potential for treatment of brucellosis. Scand J Infect Dis 39 (2007) 432–434

Irajian GR, Jazi FM, Mirnejad R et. al.: Species-specific PCR for the Diagnosis and Determination of Antibiotic Susceptibilities of Brucella Strains Isolated from Tehran, Iran Affiliations expand. Iran J Pathol 11(3) (2016) 238–247

Kattar MM, Zalloua PA, Araj GF et al.: Development and evaluation of real-time polymerase chain reaction assays on whole blood and paraffin-embedded tissues for rapid diagnosis of human brucellosis. Diagn Microbiol Infect Dis 59 (2007) 23–32

Khuri-Bulos NA, Daoud AH, Azab SM: Treatment of childhood brucellosis: results of a prospective trial on 113 children. Pediatr Infect Dis J 12 (1993) 377–381

Kimberlin DW, Barnett ED, Lynfield R et. al.: Report of the Committee on Infectious Diseases. American Academy of Pediatrics. Red Book: 2021–2024 Report of the Committee on Infectious Diseases, 32rd ed, American Academy of Pediatrics, Itasca, IL (2021)

Lubani MM, Dudin KI, Sharda DC et al.: A multicenter therapeutic study of 1100 children with brucellosis. Pediatr Infect Dis J 8 (1989) 75–78

KAPITEL

18 Tularämie, *Francisella tularensis*

Florian Hitzenbichler[1]

Kernaussagen

- Die Tularämie (*Francisella tularensis*-Infektion, „Hasenpest") ist eine seltene Zoonose, die **Übertragung** erfolgt meist durch direkten oder indirekten Kontakt mit infizierten Tieren oder deren Ausscheidungen, sowie durch blutsaugende Arthropoden (v. a. Zecken!).
- Dabei besteht eine sehr **variable Klinik:** ulzeroglanduläre, glanduläre, okuloglanduläre, oropharyngeale, pulmonale, abdominale und typhoidale (septische) Formen treten auf (je nach Infektionsort).
- Die **Verdachtsdiagnose** wird anhand des klinischen Bildes und der Anamnese (Jäger, Förster, Waldarbeiter) gestellt, die Diagnosesicherung erfolgt serologisch sowie zunehmend mittels PCR.
- **Mittel der Wahl zur Therapie** ist inzwischen Ciprofloxacin (sowie nachrangig Doxycyclin). Bei schweren Verläufen kommen (additiv) Aminoglykoside zum Einsatz.

18.1 Mikrobiologie und Epidemiologie

Francisella tularensis (4 versch. Subspezies beschrieben) ist ein gramnegatives, kokkoid bis stäbchenförmiges Bakterium mit weiter zoonotischer Verbreitung auf der Nordhalbkugel, besonders bei Hasen (Hasenpest), Kaninchen und anderen Nagetieren (Eichhörnchen, Mäuse).

Relevant sind *F. tularensis subspezies holarctica* (Typ B), welches in Europa dominant ist, wohingegen in Nordamerika eher *F. tularensis subspezies tularensis* (Typ A) vorkommt, welches auch virulenter ist.

Die Tularämie ist eine sehr seltene Erkrankung (Meldezahlen für Deutschland < 50 Fälle / J.) mit einer jedoch mutmaßlich hohen Dunkelziffer.

Die **Übertragung** erfolgt durch (Kohlmann, Geis et al. 2014; Faber, Heuner et al. 2018):

- Direkten und indirekten Kontakt mit infizierten Tieren: Organe, Blut oder Ausscheidungen über Haut, Schleimhaut oder oral z. B. bei Jägern, Tierärzten, Waldarbeitern, Landwirte und im Rahmen der Zubereitung und dem Verzehr von infiziertem Fleisch
- Zecken und andere blutsaugende Insekten: Bremsen, Stechfliegen / Mücken
- Tierbisse
- Inhalation oder Ingestion von kontaminiertem Staub, Erde, Wasser oder Nahrungsmitteln

MERKE

- Laborinfektionen beim Umgang mit Erregern (bes. durch erregerhaltige Aerosole).
- Niedrige Konzentrationen des Erregers reichen für die Infektion aus!

Cave

Francisella tularensis in **Aerosolform** ist ein potenzieller biologischer Kampfstoff (Kategorie A nach der Einteilung der amerikanischen CDC). Der Erreger ist hochinfektiös, es reichen geringe Mengen, um eine Infektion auszulösen und eine aerogene Infektion ist möglich; zudem persistiert der Erreger lange in der unbelebten Umgebung (Erde, Wasser).

Der Verdacht muss dem Labor unbedingt mitgeteilt werden. Mensch-zu-Mensch Übertragungen sind jedoch nicht beschrieben!

[1] Autor der Vorauflage: T. Löscher

18.2 Klinischer Verlauf

Die **Inkubationszeit** beträgt i. d. R. 3–5 d (selten Wochen).

Abhängig von der Eintrittspforte treten **unterschiedliche Erkrankungsformen** auf:

- Am häufigsten ist die **ulzeroglanduläre** Form nach kutaner Übertragung durch Stich, Biss oder kutane Inokulation mit Fieber, regionaler Lymphknotenschwellung (LKS) und singulärer **papuloulzerativer Hautläsion** (Eschar) an der Eintrittspforte.
- Die glanduläre Form erscheint als LKS ohne Primärläsion, insb. nach Zeckenstichen.
- Seltener ist die okuloglanduläre Form: Konjunktivitis mit ohrnaher LKS.
- Nach oraler Übertragung: Pharyngitis oder Tonsillitis mit zervikaler LKS – oropharyngeale Form genannt (daran denken bei atypischer Tonsillitis!).
- Seltener ist die abdominale (intestinale) Form mit Bauchschmerzen, Durchfall und Erbrechen.
- Nach Inhalation können Pneumonie und / oder Pleuritis auftreten, was dann unter die pulmonale bzw. thorakale Form fällt (wichtige infektiöse Differenzialdiagnose nach der Tuberkulose zur mediastinalen Lymphadenopathie!)

Primär oder sekundär können **schwere, generalisierte Erkrankungen** – die sog. septische oder typhoidale Form – auftreten; sehr seltene Komplikationen sind Meningitis und Endokarditis.

18.3 Diagnostische Voraussetzungen

- Die Verdachtsdiagnose ergibt sich aus klinischem Bild sowie anamnestischen Hinweisen (Tierkontakt).
- Die **Erregeranzucht** aus Blut, Hautläsionen, Sputum, Punktaten und Biopsien von Lymphknoten oder anderen Geweben ist schwierig und gelingt selten (Spezialnährböden). **Cave: L3-Sicherheitsbedingungen,** Gefahr der Laborinfektion (Labor unbedingt Verdachtsdiagnose mitteilen)!
- Die **Diagnose** erfolgt daher meist mittels **Antikörpernachweis,** der initial gelegentlich negativ ausfällt, sodass ggf. eine Wiederholung notwendig ist (signifikanter Titeranstieg),
- sowie zunehmend mittels **PCR** aus Abstrich- und Biopsiematerial: Problem hier ist die Verfügbarkeit der PCR, die nicht in allen Laboren gegeben ist (ggf. Versand anstreben); allerdings gelingt die Diagnose hier schneller als mit der Serologie und sensitiver als mit der Kultur (Maurin, Gyuranecz 2016).

MERKE
Direkter und indirekter Erregernachweis sind meldepflichtig.

18.4 Therapie

Wichtig ist die rasche Einleitung der Therapie bei Verdacht, ein frühzeitiger Beginn der Therapie wirkt sich auch auf die Rezidivrate positiv aus (➤ Tab. 18.1).

Kontrollierte klinische Studien zur Wirksamkeit antimikrobieller Substanzen bei der Tularämie liegen nicht vor. Aufgrund langjähriger Erfahrung sind die Aminoglykoside Streptomycin und Gentamicin (Tobramycin ist unzuverlässig) in der Literatur als Mittel der Wahl bei schweren Infektionen beschrieben, jedoch mit dem Preis der deutlich höheren Nebenwirkungsrate.

Insb. bei milden Verlaufsformen werden aber inzwischen v. a. in Europa eher Chinolone und Doxycyclin empfohlen, ggf. in Kombination mit Aminoglykosiden.

Bei schweren Verlaufsformen mit Einschmelzung oder Fistel: chirurgische Sanierung erforderlich (RKI-Stellungnahme 10 / 2021).

Betalaktame sind unwirksam! Gleiches gilt für Clindamycin, Linezolid und Daptomycin!

18.4.1 Allgemeine Maßnahmen

- Bei der Pflege sind die **üblichen Hygienemaßnahmen** ausreichend. Übertragungen von Mensch zu Mensch sind nicht bekannt.
- Kontaminiertes Patientenmaterial sollte fachgerecht entsorgt werden.

18.5 Prophylaxe

Zur Postexpositionsprophylaxe, z. B. bei Bioterrorismus, werden über mind. 14 d empfohlen:

- Doxycyclin, 2 × 100 mg, v. a. bei Erwachsenen und Kindern > 8 J.
- Ciprofloxacin, 2 × 500 mg (Kinder: 15 mg / kg KG, max 1 g / d) als bevorzugte Substanz bei Kindern, Schwangeren und Erwachsenen.

Tab. 18.1 Therapie der Tularämie

Patientenkategorie	Empfohlene Schemata
Erwachsene, milder bis moderater Verlauf	Ciprofloxacin 500 mg 1-0-1 für 10–14 d Doxycyclin 100 mg 1-0-1 für 14–21 d
Erwachsene, schwerer Verlauf	Gentamicin 5 mg / kg IV 1 × / d **plus** Ciprofloxacin 500 mg 1-0-1 p. o. o. 400 mg i. v. 1-0-1 für 10–14 d
Immunsuppression	Therapie wie schwerer Verlauf, Therapiedauer: > 14 d
Kinder (> 1 Mon.)	**Mild / moderat:** Ciprofloxacin 15 mg / kg p. o. o. i. v. 1-0-1 / d (max. ED von 500 mg – nicht mehr als 1 g / d) für 10–14 d **Schwer: Additiv** Gentamicin 5 mg / kg IV, 1 × / d
Schwangere	Nur Fallberichte (Ata, Kılıç et al. 2013), Rücksprache mit Zentrum empfohlen, ggf. Einsatz von Azithromycin (je nach Biovar) o. Gentamicin

18

Eine Impfung ist aktuell in Deutschland nicht zugelassen / erhältlich.

Wichtig für die Praxis

- Die Tularämie ist eine seltene Erkrankung, die hauptsächlich Patienten mit Kontakt zur Natur betrifft (Jäger, Waldarbeiter); v. a. **Zecken** spielen als Überträger eine wesentliche Rolle
- Der **Anamnese** kommt deshalb eine **wichtige Funktion** zu.
- Insbesondere bei **unklarer Lymphadenopathie** sollte daran gedacht werden, allerdings ist die Beteiligung verschiedenster Organe möglich (Lunge, Abdomen, Sepsis).
- Betalaktamantibiotka sind **nicht** wirksam, **Therapie der Wahl:** Ciprofloxacin oder Doxycyclin.

LITERATUR

Ata N, Kılıç S, Övet G et al.: Tularemia during pregnancy. Infection 41(4) (2013) 753–756

Faber M, Heuner K, Jacob D et al.: Tularemia in Germany – A Re-emerging Zoonosis. Frontiers in Cellular and Infection Microbiology 8 (2018) 40

Kohlmann R, Geis G, Gatermann SG: Tularemia in Germany. Dtsch Med Wochenschr 139(27) (2014) 1417–1422

Maurin M, Gyuranecz M: Tularaemia: clinical aspects in Europe. Lancet Infect Dis 16(1) (2016) 113–124

Robert Koch-Institut (RKI): Stellungnahme: Hinweise zur Therapie der Tularämie. 10 (2021). www.rki.de/DE/Content/Kommissionen/Stakob/Stellungnahmen/Stellungnahme_Tularaemie.pdf?__blob=publicationFile (letzter Zugriff. 30.6.2022)

KAPITEL

19

Henrik Köhler

Bordetella-Infektion: Pertussis

Kernaussagen

- **Keuchhusten** ist eine sehr ansteckende Infektionskrankheit, die bei persistierendem Husten – und bei Säuglingen auch bei Apnoen – in allen Altersstufen berücksichtigt werden sollte.
- Der klinisch typische stakkatoartige Husten mit konsekutivem Keuchen ist eine Manifestation vor allem **des Säuglings- und Kleinkindesalters.**
- Im **Kindesalter** findet sich häufig eine ausgeprägte Leukozytose mit relativer Lymphozytose.
- **Antibiotika der Wahl** sind Makrolide, die, obwohl sie die Bakterien erfolgreich eliminieren, nur bei frühzeitiger Gabe den Verlauf der toxininduzierten Erkrankung beeinflussen.
- Nach der **Grundimmunisierung** sollten alle Kinder und Jugendlichen sowie Erwachsene Auffrischimpfungen erhalten. Schwangere sollten zum Schutz des Neugeborenen geimpft werden.
- Da **bei Erwachsenen der Keuchhusten häufig undiagnostiziert** bleibt, spielt dieser Personenkreis eine **wichtige Rolle bei der Krankheitsverbreitung.**

19.1 Vorbemerkungen

Dem Keuchhusten liegt eine Infektion durch *Bordetella pertussis,* einem kleinen, unbeweglichen gramnegativen Stäbchen zugrunde. Pertussiforme Krankheitsbilder mit meist milderem Verlauf können auch durch weitere drei der insgesamt 9 Spezies des Genus Bordetella, nämlich *B. parapertussis, B. bronchiseptica* und *B. holmesii* hervorgerufen werden.

- In der 1- bis 3-wöchigen **Inkubationszeit** heften sich Erreger zunächst auf den Zilien der Atemwegsepithelien an und vermehren sich dort.
- Während des sich daran anschließenden, etwa 2 Wo. dauernden, **katarrhalischen Stadiums** (Husten, Rhinitis) erreicht die Erregerausscheidung ihr Maximum.
- Es folgt das bezeichnende Stadium convulsivum, geprägt von Hustenattacken mit konsekutivem Inspirationskeuchen und zum Teil auch Erbrechen. Dieses Stadium dauert meist 4–6 Wo.
- Neugeborene und Säuglinge bis 3 Mon. zeigen den schwersten Verlauf. Bei ihnen dominiert oft nicht der Husten, sondern die Hauptgefährdung geht von gefährlichen Apnoen aus.
- Auf der anderen Seite des Spektrums präsentieren sich Jugendliche und Erwachsene zum Teil nur mit einem anhaltenden, trockenen Husten.
- Die **Elimination** der Keuchhustenbakterien ist meist nach 4–7 Wo. abgeschlossen.
- Das symptomatische Krankheitsbild dauert meist 6–12 Wo. **Hustenanfälle** können, wenn auch in abgeschwächter Form, **über das akute Stadium hinaus noch Wochen bis Monate** anhalten.
- In der **Pathogenese** des Keuchhustens spielt das Pertussis-Toxin (PT) eine zentrale Rolle. Verschiedene andere Toxine wie das Tracheal-Toxin, das dermonekrotische Toxin oder das Adenylat-Cyclase-Toxin sind zudem für die Gewebeschädigung mitverantwortlich.

Die **Komplikationen** des Keuchhustens hängen unter anderem vom Alter der betroffenen Patienten ab und bestehen aus begleitenden Pneumonien, Krampfanfällen, Enzephalopathien und Otitis media. Seltener wird eine Hyperleukozytose beobachtet.

Cave

Säuglinge zeigen in einem Viertel der Fälle zum Teil lebensbedrohliche Apnoen. Kinder < 3 Mon. sollten hospitalisiert werden. Die Letalität bei Neugeborenen beträgt 1–3 %.

19.2 Diagnostik

Bei entsprechenden klinischen Symptomen kann eine **Leukozytose mit Lymphozytose** den Krankheitsverdacht erhärten, diese Blutbildveränderungen können aber auch fehlen. Das CRP ist meist nicht oder nur leicht erhöht.

Zur Diagnose dienen das klinische Bild, der labordiagnostische Erregernachweis und gegebenenfalls die epidemiologische Bestätigung.

19.2.1 Klinisches Bild

Das (typische) klinische Bild eines Keuchhustens ist eine Erkrankung mit **Husten von mehr als 14 d Dauer** plus **mind. 1 der 4 folgenden Kriterien:**

- Anfallsweise auftretender Husten
- Inspiratorischer Stridor
- Erbrechen nach den Hustenanfällen
- Bei Säuglingen: Apnoen, Pneumonie, Krampfanfälle

19.2.2 Labordiagnostischer Nachweis

Verlangt wird ein positiver Befund mit **mind. 1 der 4 folgenden Methoden:**

- **Direkter Erregernachweis:** Die Sensitivität sinkt 4 Wo nach Krankheitsbeginn deutlich, sodass der direkte Erregernachweis dann nur noch selten positiv und damit nicht mehr sinnvoll ist.
  - PCR mit **Nukleinsäure-Nachweis** aus Abstrichen und Sekreten des Nasenrachenraums (sensitivste Methode)
  - Kulturelle **Erregerisolierung** aus Abstrichen und Sekreten des Nasenrachenraums
- **Indirekter, serologischer Nachweis:**
  - **IgG-Antikörper-Nachweis,** z. B. im ELISA, mit einem einmalig deutlich erhöhten Wert, wobei aber der serologische Nachweis eines Einzelwerts ≤ 36 Mon. nach Impfung mit azellulären Pertussis-Impfstoffen nicht verwertbar ist; i. d. R. erst ab Stadium convulsivum sinnvoll
  - **Deutliche Änderung zwischen zwei Proben** beim IgG- oder IgA-Antikörpernachweis, z. B. im ELISA

19.2.3 Epidemiologische Bestätigung

Die epidemiologische Bestätigung ist unter Berücksichtigung der Inkubationszeit von ca. 7–20 d definiert als Nachweis eines **epidemiologischen Zusammenhangs mit einer labordiagnostisch nachgewiesenen Infektion beim Menschen** und **Übertragung von Mensch zu Mensch.**

19.3 Therapie

ALS FAUSTREGEL GILT

Antibiotika eliminieren erfolgreich *Bordetella pertussis.* Sie beeinflussen den Verlauf der Erkrankung am stärksten, wenn sie **frühzeitig im katarrhalischen Stadium oder zu Beginn des konvulsiven Stadiums** verabreicht werden. Ein wesentliches Ziel der antimikrobiellen Therapie ist die Eindämmung der Verbreitung.

Neben der antimikrobiellen Therapie in einem frühen Stadium (möglichst erste 7–14 d) sind v. a. für Säuglinge und junge Kinder supportive Maßnahmen wichtig. Säuglinge unter 3 Mon. sollten primär aufgrund der Apnoegefahr zum Monitoring hospitalisiert und eine ausreichende Flüssigkeitszufuhr gewährleistet werden. Bei Bedarf ist Sauerstoffsupplementation selbstverständlich, weiter sollte darauf geachtet werden, dass externe Trigger von Hustenattacken (z. B. gestörte Ruhephasen) möglichst vermieden werden.

Kortikosteroide, Antihistaminika und Bronchodilatatoren (Betamimetika) haben keinen Benefit in der Behandlung.

Antitussiva, wie z. B. Codein, sollten insb. bei Säuglingen wegen unerwünschter Nebenwirkungen, nicht gegeben werden

Zur Behandlung sind **Makrolide Mittel der 1. Wahl.**. Im klinischen Alltag wurde das klassische Erythromycin-Estolat unter anderem bei kürzerer Therapiedauer und vergleichbarer Wirksamkeit weitgehend durch andere Substanzen ersetzt.

Als **Alternativen** zu den Makroliden wird bei z. B. Allergien zu der Substanzgruppe **Cotrimoxazol** als erstes Ausweichpräparat gesehen. **Cave:** Kontraindikation in den ersten 8 Lebenswochen beachten.

Die Behandlungsempfehlungen sind in ➤ Tab. 19.1 zusammengefasst.

Schule oder andere Gemeinschaftseinrichtungen können frühestens 5 d nach Beginn einer Antibiotikatherapie wieder besucht

Tab. 19.1 Altersabhängige Antibiotikatherapie bei Keuchhusten

Alter	Antibiotikum	Dosierung	Behandlungsdauer
< 1 Mon.	Azithromycin	10 mg / kg KG / d in 1 ED	5 d
5 Mon.	Azithromycin	10 mg / kg KG / d in 1 ED	5 d
	Erythromycin	40–60 mg / kg KG / d in 2–4 ED	14 d
	Clarithromycin	15 mg / kg KG / d in 2 ED	7 d
≥ 6 Mon. – Schulkinder	Clarithromycin	15 mg / kg KG / d in 2 ED	7 d
	Azithromycin	10 mg / kg KG / d in 1 ED	5 d
Jugendliche u. Erwachsene	Azithromycin	500 mg an d 1; ab d 2 250 mg in 1 ED	5 d
	Clarithromycin	1000 mg / d in 2 ED	7 d

werden. Ohne antimikrobielle Therapie ist die Wiederzulassung erst 3 Wo. nach den ersten Symptomen möglich.

19.4 Prophylaxe

Eine **Postexpositionsprophylaxe** (analog zu den Therapieempfehlungen) von engen Kontaktpersonen wird empfohlen, insb., wenn Kontakt zu besonders gefährdeten Personen wie z. B. ungeimpfte Säuglinge < 6 Mon. oder Kindern mit kardiopulmonalen Grundleiden besteht. Die Kontaktperson selbst gilt als geschützt, wenn die letzte Impfung nicht mehr als 5 J. zurückliegt.

Zur **Pertussis-Schutzimpfung** (➤ Kap. 3):

- Die **Grundimmunisierung** mit 3 Impfdosen wird möglichst bald ab dem vollendeten 2. Lebensmonat begonnen und im 1. Lj. abgeschlossen.
- **Erste Auffrischimpfungen** werden im Rahmen der nationalen Impfempfehlungen (Deutschland, Österreich, Schweiz) zwischen dem 4. und 9. Lj. durchgeführt.
- Bei Jugendlichen und Erwachsenen, die an Pertussis erkrankt sind, wird die Diagnose oft spät oder gar nicht gestellt. Diese Personen sind somit in erheblichem Maße an der Übertragung der Infektionserreger beteiligt. Aus diesem Grund wird die konsequente **Fortführung des Pertussisimpfschutzes bei Kindern, Jugendlichen und Erwachsenen** empfohlen. Dies gilt insb. bei Kontakt zu gefährdeten Personen. Antikörperbestimmungen geben keine zuverlässige Aussage über den Impfschutz.

Um einen ausreichenden Impfschutz (primär zum Schutz des Kindes) zu haben, sollten sich Frauen in jeder Schwangerschaft früh im 3. Trimenon (oder z. B. bei drohender Frühgeburt im 2. Trimenon) gegen Pertussis impfen lassen. Diese Empfehlung gilt unabhängig von der letzten regulären Pertussisimpfung der Mutter.

Ein aktueller Pertussisimpfstatus für den Vater und andere enge Kontaktpersonen des Neugeborenen sollte sichergestellt werden.

Wichtig für die Praxis

- **Keuchhusten tritt in jedem Alter auf.** Bei Erwachsenen ist Keuchhusten eine wichtige Diagnose bei länger bestehendem Husten.
- Die **Wirksamkeit der Impfung** lässt nach, **regelmäßige Auffrischungen** sind für einen guten Schutz notwendig.
- **Schwangere** sollten für den Schutz der Neugeborenen geimpft werden.

LITERATUR

Bundesamt für Gesundheit, Eidgenössische Kommission für Impffragen: Schweizerischer Impfplan 2021. Richtlinien und Empfehlungen. Bern: Bundesamt für Gesundheit, 2021

Bundesministerium Soziales, Gesundheit, Pflege und Konsumentenschutz: Impfplan Österreich (2021)

STIKO: Empfehlungen der Ständigen Impfkommission beim Robert Koch-Insititut (2021). Epidemiologisches Bulletin 34 (2021)

Nieves DJ, Heiniger U: Bordetella pertussis. Microbiol Spectr Jun;4(3) (2016) doi: 10.1128/microbiolspec.EI10-0008-2015

Vygen-Bonnet S, Hellenbrand W, Garbe E et. al.: Safety and effectiveness of acellular pertussis vaccination during pregnancy: a systematic review. BMC Infect Dis. Feb 13;20(1) (2020) 136. doi: 10.1186/s12879-020-4824-3

Wang K, Bettiol S, Thompson MJ et. al.: Symptomatic treatment of the cough in whooping cough. Cochrane Database Syst Rev. Sep 22;2014(9) (2014) CD003257. doi: 10.1002/14651858.CD003257.pub5

KAPITEL

20 Pseudomonas-Infektionen

Aila Caplunik-Pratsch, Anca Rath und Wulf Schneider-Brachert[1]

Kernaussagen

- *Pseudomonas aeruginosa* ist ein ubiquitär vorkommender **Bodenkeim („Pfützenkeim")**, der insb. in feuchter Umgebung auch unter widrigen Bedingungen überleben und somit in Krankenhäusern hoch problematisch werden kann.
- **Pseudomonas-Infektionen** betreffen überwiegend Patienten mit lokal (z. B. Kontaktlinsen, Trauma) oder allgemein geschwächter Immunabwehr (z. B. Chemotherapie, Suppression des normalen Mikrobioms durch Antibiotika).
- Besonders gefährdet sind Patienten mit **zystischer Fibrose** (CF).
- Pseudomonaden sind primär **resistent** gegen eine Vielzahl von Antibiotika, die damit als Therapieoption generell nicht in Frage kommen. Zusätzlich sind erworbene Resistenzen häufig und können eine adäquate Therapie erschweren.
- Pseudomonas-Infektionen auf **Intensivstationen**, in der Hämatologie-Onkologie und bei Frühgeborenen weisen eine hohe Letalität auf.

20.1 Vorbemerkungen

Pseudomonas aeruginosa ist der medizinisch relevanteste Vertreter unter den vielen Pseudomonas-Arten. Daneben spielt er eine wesentliche Rolle im Ökosystem des Bodens und besitzt die Fähigkeit, eine beeindruckende Vielfalt von organischen, darunter auch toxischen Verbindungen, zu degradieren.

Cave

Die Fähigkeit, alle Arten von „Nährstoffen" für sich zu verwerten zusammen mit der Eigenschaft Biofilme zu bilden, macht es *P. aeruginosa* möglich, in einem **Krankenhaus** insb. in Siphons von Waschbecken oder unzureichend aufbereiteten Medizinprodukten wie Bronchoskopen, aber auch in Flüssigkeiten wie Shampoos und sogar Desinfektionsmitteln zu überleben. Bei **Häufungen von Pseudomonas-Infektionen** sollte daher eine **systematische Suche** nach einer möglichen Ausbruchsquelle durchgeführt werden. Eine typische Quelle ist z. B. eine Spritzkontamination von Materialien, die am Patienten eingesetzt werden, durch Lagerung in der **Umgebung von Waschbecken.**

20.1.1 Erreger

P. aeruginosa ist ein gramnegatives Stäbchen mit einem **oxidativen Stoffwechsel.** Charakteristisch sind eine gelblich-dunkelgrün-bläuliche Farbe, ein metallischer Glanz und ein süßlicher Geruch. Der Keim gehört (zusammen mit z. B. *Acinetobacter baumanii* und *Burkholderia cepacia*) zur Gruppe der „**Nonfermenter**". Dies bedeutet, dass Lactose nicht fermentiert werden kann. Der Oxidase-Test fällt positiv aus.

Einige *P.aeruginosa*-Stämme produzieren Alginat und haben ein „mukoides" (schleimiges) Aussehen auf der Agarplatte.

Eine wesentliche Eigenschaft des Erregers ist die Bildung von **Biofilmen.** Biofilme sind dicke Schichten von Bakterien, die über

[1] Autor der Vorauflage: Reinhard Berner

eine Polysaccharidmatrix verbunden sind. Sie sind ein medizinisches Problem, da Bakterien in ihnen wenig metabolisch aktiv und kaum empfindlich gegenüber der Wirkung von Antibiotika sind. Die Biofilmbildung spielt eine wesentliche Rolle in der Pathogenese von Lungeninfektionen bei Patienten mit zystischer Fibrose (CF).

Etliche weitere **Virulenzfaktoren** sind pathogenetisch von Bedeutung. Dazu gehören verschiedene **Exotoxine** und **Adhäsine.** Darüber hinaus besitzt *P. aeruginosa* eine Reihe von **Proteasen** und **Elastasen** sowie **Typ-III-Sekretionssysteme,** mit denen verschiedene bakterielle Toxine direkt in die Wirtszelle injiziert werden.

Es gibt ein breites Spektrum an wichtigen **Resistenzmechanismen** bei *P.aeruginosa* und diese treten häufig in Kombination auf. Der wichtigste durch eine β-Laktamase-vermittelte Resistenzmechanismus ist das Vorliegen von *AmpC,* einer chromosomalen β-Laktamase. Besonders ist hierbei, dass die *AmpC*-vermittelte Resistenz häufig erst unter der Therapie mit einem β-Laktam-Antibiotikum durch Hochregulation zu Tage tritt und die Wirksamkeit des Antibiotikums auch durch eine zusätzliche Gabe eines β-Laktamase-Inhibitors (z. B. Tazobactam) nicht wieder hergestellt werden kann. Plasmid-vermittelte β-Laktamasen mit einem erweiterten Spektrum (ESBLs) treten eher seltener bei *P. aeruginosa* auf. Eine Resistenz gegenüber Carbapenemen kann durch unterschiedliche Mechanismen vermittelt werden. Eine besondere Bedeutung in der **Infektionsprävention** und auch einen Einfluss auf Therapieentscheidungen kann die **Detektion von Carbapenemasen** haben. Bei *P. aeruginosa* kommen vorwiegend Metallo-Carbapenemasen (VIM, NDM) vor. Häufig tritt bei *P. aeruginosa* jedoch auch eine phänotypische Carbapenem-Resistenz auf, die zustande kommt durch besonders effektive Effluxpumpen u. / o. durch den Verlust von Membranporen. Diese zwei Mechanismen können dazu führen, dass die Antibiotika-Konzentration in der Bakterienzelle so reduziert wird, dass es zu einem Wirkverlust kommt. Die wichtigsten Mechanismen, die zur Resistenz gegenüber Fluorchinolonen führen, sind Mutationen in den Zielenzymen der Quinolone Gyrase und Topoisomerase IV.

20.2 Ätiologie und Krankheitsbilder

Der Infektion mit *P. aeruginosa* geht häufig eine **Kolonisierung** insb. der oberen Atemwege und des Intestinums durch Stämme aus der Umgebung, z. B. der Krankenhausumgebung, voraus.

Bei Patienten, bei denen die normale Abwehr gestört ist (z. B. durch Schleimhauttrauma, gestörte Physiologie, Suppression des normalen Mikrobioms durch eine intensive Antibiotikatherapie) kann *P. aeruginosa* transient Haut und Schleimhäute besiedeln.
Infektionen mit *P. aeruginosa* treten praktisch ausschließlich bei Patienten mit **lokal oder allgemein geschwächter Abwehr** auf:

- Patienten auf Intensivstationen
- immunsupprimierte Patienten (insb. neutropene Patienten)
- Patienten mit großflächigen Verbrennungen
- Patienten mit zystischer Fibrose (Mukoviszidose)
- Neu- und Frühgeborene auf Intensivstationen
- Patienten mit Harnblasendauerkathetern
- Kontaktlinsenträger

Infektionen mit *P. aeruginosa* können fast jedes Organ befallen. Eine starke Prädilektion gibt es jedoch für die Lunge. *P. aeruginosa* ist ein typischer Erreger der beatmungsassoziierten Pneumonie (VAP). Chronische Atemwegsinfektionen mit *P. aeruginosa* treten bei Patienten mit einer strukturellen Lungenerkrankung auf, das klassische Beispiel dafür ist die zystische Fibrose (CF).

Die *P. aeruginosa*-Bakteriämie wird aufgrund der mit ihr verbundenen hohen Mortalität besonders gefürchtet. Charakteristische Hautläsionen (Ecthyma gangraenosum) treten v. a. bei neutropenen Patienten auf: Die Läsionen sind zunächst rosa, werden dann rot und schließlich schwarz und nekrotisch.

Häufig findet man den Erreger auch **bei Dermatitiden** nach dem Besuch von kontaminierten Whirlpools.

Die **Otitis externa,** eine durch *P. aeruginosa* verursachte Infektion des äußeren Ohrkanals, kann sowohl als harmlose Infektion, typischerweise nach einem Schwimmbadbesuch beginnend („Schwimmerohr"), verlaufen als auch als maligne Otitis externa, die v. a. bei Patienten mit Diabetes u. / o. älteren Patienten diagnostiziert wird, und mit einem hohen Risiko für Komplikationen einhergeht und daher aggressiv behandelt werden sollte.

Im Bereich **Augenheilkunde** sind Keratitis und Kornealulzera am häufigsten und treten vor allem bei Kontaktlinsenträgern auf. Die Keratitis ist ein medizinischer Notfall, da es zum Sehverlust kommen kann (➤ Abb. 20.1). Auch die durch *P. aeruginosa* verursachte Endophthalmitis verläuft ohne adäquate Therapie fulminant.

Harnwegsinfektionen treten v. a. auf bei Patienten mit Risikofaktoren auf. Eine Entfernung von Fremdkörpern (Katheter, Schiene, Steine) sollte angestrebt werden.

Endokarditiden durch *P. aeruginosa* finden sich vor allem bei Patienten mit i. v. Drogenabusus.

Ein klassisches Beispiel für eine durch *P. aeruginosa* verursachte Osteomyelitis ist eine Verletzung des Fußes durch das Treten in einen Nagel.

20.2.1 Patienten mit zystischer Fibrose

Die **Lebenserwartung von CF-Patienten** wird i. d. R. durch die Schwere der pulmonalen Manifestation bestimmt. Die Lungenfunktion verschlechtert sich dabei mit fortschreitender Erkrankung durch chronische Infektionen begleitet von einer Entzündungsreaktion.

Cave

Ein wesentlicher prognostischer Faktor für CF-Patienten ist die chronische Besiedelung mit *P. aeruginosa.* Studien haben gezeigt, dass sich die chronische Infektion mit *P. aeruginosa* negativ auf die Erhaltung der Lungenfunktion und auch auf die Lebenserwartung auswirkt.

Die **initiale Besiedelung mit** *P. aeruginosa* erfolgt meist mit nicht mukoiden Stämmen. Bei Erstnachweis ist das Ziel eine Eradikation des Erregers. Sobald der Patient einmal chronisch mit *P. aeruginosa* infiziert ist, kann der klinische Zustand zwar gebessert und die Keimdichte durch eine optimale antibiotische Therapie reduziert werden, eine **Eradikation** des Erregers **gelingt** auf lange Sicht jedoch nur noch in den **seltensten Fällen.** Das Ziel ist vielmehr eine Verringerung

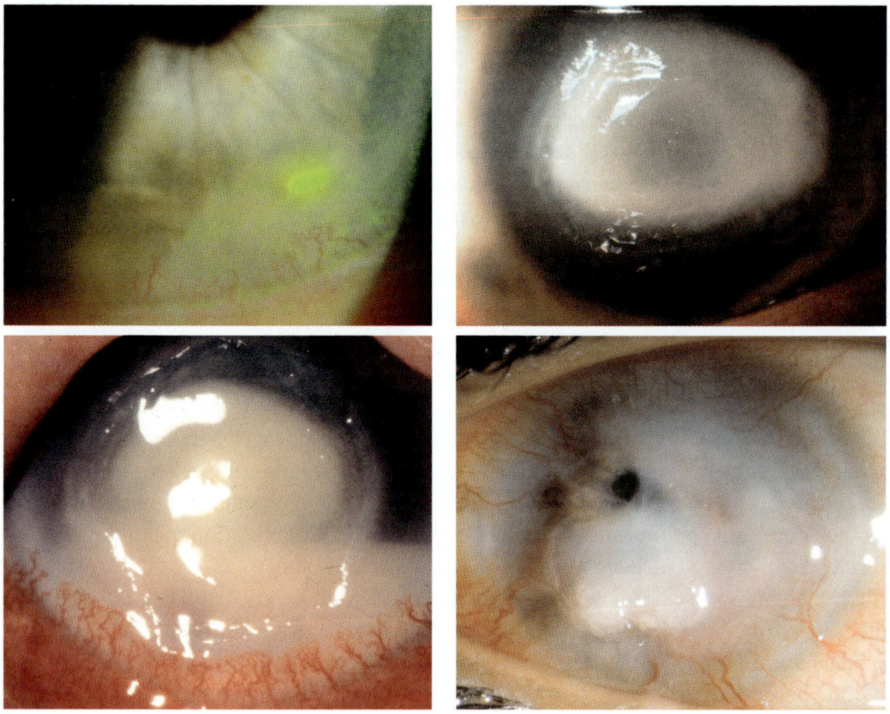

Abb. 20.1 Bakterielle Keratitis. **(A)** Frühes Ulkus. **(B)** Großes Ulkus. **(C)** Fortgeschrittene Erkrankung mit Hypopyon. **(D)** Perforation bei einer Pseudomonas-Infektion. [E430-002]

der Keimzahl und der Aktivität von *P. aeruginosa* durch eine sog. Suppressionstherapie.

20.3 Diagnostik

Die **typischen Eigenschaften** von *P. aeruginosa* in der mikrobiologischen Diagnostik sind schon in ➤ Kap. 20.1.1 beschrieben worden.

P. aeruginosa wächst ohne besondere Ansprüche auf Universalmedien wie Blutagar oder Selektivmedien wie McConkey-Agar oder Cetrimid-Agar. Auf McConkey-Agar ist die Morphologie von Pseudomonas-Varianten weniger gut beurteilbar.

Die **Erregeridentifizierung** bis auf Speziesebene erfolgt heute in den meisten Laboren mittels **MALDI-TOF** (Matrix Assisted Laser Desorption-Time Of Flight), einem massenspektrometrischen Verfahren.

Insb. bei **CF-Patienten** sind noch weitere mikrobiologische Eigenschaften von *P. aeruginosa* aus Atemwegsmaterial von Interesse: So sind mukoide Stämme schwieriger zu eliminieren und führen häufiger zu Exazerbationen. Auch sog. „Small-Colony-Variants" können durch ihre ausgeprägte Fähigkeit zur Biofilmbildung besonders gut in der Lunge persistieren.

Der **Resistenztestung** kann insb. bei Infektionen mit multiresistenten Pseudomonaden besondere Bedeutung zukommen. In diesem Fall ist auch die Einbeziehung von Reserveantibiotika in die Resistenztestung zur Ermittlung der optimalen Therapie wichtig.

Auch aus Gründen der Infektionsprävention sollte bei **Carbapenem-Resistenz** von *P. aeruginosa* eine Abklärung auf das Vorhandensein einer Carbapenemase durchgeführt werden (phänotypische Tests wie CIM, CarbaNP oder genetischer Nachweis mittels PCR).

Bei **chronischer** *P. aeruginosa*-**Infektion** befinden sich typischerweise unterschiedliche Morphotypen im Sputum eines Patienten. Diese Morphotypen unterscheiden sich in der Regel auch in Bezug auf ihre Resistenzen. Es sollte daher in diesem Fall eine Resistenztestung der dominanten phänotypisch unterschiedlichen Morphotypen erfolgen.

Außerdem ist die automatisiert durchgeführte Resistenztestung von *P. aeruginosa*-Isolaten bei einer chronischen Infektion ungenau; **Agardiffusion** oder **E-Test** sind daher vorzuziehen.

Die Therapieauswahl nach **In-vitro-Synergie-Testung** von Antibiotikakombinationen zeigte für CF-Patienten in Studien **keinen klinischen Vorteil.** Auch neuere Verfahren zur Resistenztestung wie die Biofilm-Testung oder die Testung in artifiziellem Sputum haben noch keinen etablierten klinischen Nutzen.

Bei CF-Patienten spielen auch **Antikörperbestimmungen** eine Rolle: Zum Zeitpunkt des kulturellen Erstnachweises von *P. aeruginosa* und 1 J. nach durchgeführter Eradikationstherapie sollen gemäß der Leitlinien Antikörper gegen sezernierte *Pseudomonas-aeruginosa*-Proteine (z. B. Exotoxin A, alkalische Phosphatase) bestimmt werden. Ein positiver Wert ist mit einem höheren Risiko für die Re-Kolonisation assoziiert.

Treten in einem Bereich gehäuft Infektionen mit *P. aeruginosa* auf, insb. mit multiresistenten Pseudomonaden, sollte eine molekulargenetische Untersuchung der Isolate angestrebt werden, um Transmissionen erkennen zu können.

20.4 Therapie

P. aeruginosa ist **resistent gegen eine Reihe von Antibiotika,** gegen die andere gramnegative Stäbchen empfindlich sein können. Da es sich hier um eine speziesspezifische Eigenschaft handelt, brauchen diese Substanzen grundsätzlich nicht für eine Resistenztestung oder Therapie in Betracht gezogen werden. Beispiele für solche grundsätzlich nicht wirksamen Antibiotika sind Ampicillin / Amoxicillin, Erst- und Zweitgenerations-Cephalosporine, die meisten Drittgenerations-Cephalosporine mit der Ausnahme von Ceftazidim und Sulfonamiden.

In der **Regel** ist auch für die kalkulierte Initialtherapie von Pseudomonas-Infektionen eine **Monotherapie** mit einem Pseudomonas-wirksamen Beta-Laktam **ausreichend.** Allerdings sollte bei **Patienten mit Risikofaktoren** für das Vorliegen eines multiresistenten *P. aeruginosa* oder bei Patienten in einem kritischen Zustand eine **Kombinationstherapie** erwogen werden. Diese kann dann auf Grundlage des Antibiogramms auf eine adäquate Monotherapie reduziert werden. Bei einer Kombinationstherapie sollten Wirkstoffe mit unterschiedlichen Wirk- und Resistenzmechanismen eingesetzt werden, meist Betalaktam-Antibiotika + Aminoglykoside oder Betalaktam-Antibiotika + Ciprofloxacin / Levofloxacin. Die Dosierungen sind in ➤ Tab. 20.1 wiedergegeben.

Cave

Keines der gegen *P. aeruginosa*-wirksamen Antibiotika erfasst alle klinischen Isolate. Eine **Resistenztestung** ist deshalb zur gezielten Ausrichtung der Antibiotikatherapie unverzichtbar.

20.4.1 β-Laktam-Antibiotika

- Penicilline: Piperacillin. Für *P. aeruginosa* keine relevante Wirkungssteigerung durch Kombination mit Tazobactam
- Cephalosporine: Ceftazidim, Cefepim, Cefiderocol
- Neuartige Cephalosporin / Betalaktam-Inhibitor-Kombinationen: Ceftolozan-Tazobactam, Ceftazidim-Avibactam
- Monobaktam: Aztreonam
- Carbapeneme: Meropenem, Imipenem.
- Die β-Laktam-Antibiotika Piperacillin-Tazobactam, Ceftazidim, Cefepim und Meropenem gelten als **Mittel der ersten Wahl** für

Tab. 20.1 Antibiotikatherapie von Pseudomonas-Infektionen

Präparat	Dosierung	
Piperacillin / Tazobactam	Erwachsene	3–4 × 4 g / 0,5 g
	Kinder	300 mg / kg / d in 4 ED
Ceftazidim	Erwachsene	2–3 × 2 g
	Kinder, Säuglinge > 2 Mon.	150–200 mg / kg / d in 3 ED
Cefepim	Erwachsene	2–3 × 2 g
	Kinder 1–12 J.	150 mg / kg / d in 3 ED
Aztreonam	Erwachsene	3–4 × 2 g
	Kinder	90–120 mg / kg / d in 3 ED (max. 8 g / d)
Imipenem	Erwachsene	3–4 × 1 g
	Kinder, Säuglinge > 3 Mon.	60–100 mg / kg / d in 4 ED (max. 4 g / d)
Meropenem	Erwachsene	3 × 1–2 g
	Kinder, Säuglinge > 1 Mon.	60 mg / kg / d in 3 ED bei Meningitis 120 mg / kg / d (max. 6 g / d)
Ceftolozan-Tazobactam	Erwachsene	3 × 1 g / 0,5 g über 1 h Bei HAP / VAP 3 × 2 g / 1 g über 1 h
Ceftazidim-Avibactam	Erwachsene	3 × 2 g / 0,5 g über 2 h
Cefiderocol	Erwachsene	3 × 2 g über 3 h
Tobramycin	Kinder und Erwachsene	7 mg / kg Initialdosis (ID), dann 5,1 mg / kg / d in 1 ED
Gentamicin	Kinder und Erwachsene	7 mg / kg ID, dann 5,1 mg / kg / d in 1 ED
Amikacin	Erwachsene	15 mg / kg / d in 1 ED
	Kinder	15–20 mg / kg / d in 1 ED
Ciprofloxacin	Erwachsene	3 × 400 mg i. v. 2 × 500 mg – 750 mg p. o.
	Kinder	p. o.: 20–40 mg / kg / d in 2 ED, max. 1,5 g / d i. v.: 20–30 mg / kg / d in 2 ED, max. 1,2 g / d
Levofloxacin	Erwachsene	1 × 500–750 mg p. o. / i. v.
	Kinder	16–20 mg / kg / d in 2 ED (max. 750 mg / d)
Colistimethat-Natrium	Erwachsene	ID: 4 × KG in kg (Ideal- o. tatsächliches Gewicht, das niedrigere von beiden) × 30.000 = Dosis in IU Colistimethat Im Abstand von 12 h erste Gabe der Erhaltungsdosis: Bei CrCl 50 ml / Min. und größer: 9.000.000 IU / d aufgeteilt in 2 o. 3 ED (EMA-Empfehlung)

P. aeruginosa-Infektionen, sofern es sich um ein als sensibel getestetes Isolat handelt. Bei schweren Infektionen kann es sinnvoll sein, ein prolongiertes Infusionsschema zu verwenden. Innerhalb der Carbapeneme ist Meropenem wirksamer als Imipenem gegen *P. aeruginosa*.

- In den letzten Jahren sind die **neu entwickelten Cephalosporin / β-Laktam-Inhibitor-Kombinationen** Ceftolozan-Tazobactam und Ceftazidim-Avibactam verfügbar geworden. Besonders **Ceftolozan-Tazobactam** ist in der Therapie von multiresistenten Pseudomonaden bedeutsam, da es auch wirksam ist gegenüber vielen Isolaten, die gegen andere β-Laktam-Antibiotika resistent sind. So waren in einer Studie 87,6 % der Meropenem-resistenten Isolate sensibel gegenüber Ceftolozan-Tazobactam. Ein Nachteil ist allerdings das häufige neue Auftreten einer Resistenz von *P.aeruginosa* nach oder unter der Therapie mit Ceftolozan / Tazobactam oder Ceftazidim / Avibactam.
- **Cefiderocol** ist ein neuartiges Siderophor-Cephalosporin, welches das Eisentransport-System der Bakterienzelle ausnutzt, um an den Wirkort zu gelangen. Cefiderocol kann bei Infektionen mit *P. aeruginosa*-Isolaten, die gegenüber ansonsten bevorzugten Antibiotika resistent sind, in Betracht gezogen werden.

20.4.2 Aminoglykoside

Aminoglykoside werden **inhalativ** (Tobramycin, Amikacin) **oder parenteral** appliziert.

Bei schweren *P. aeruginosa*-Infektionen mit Risikofaktoren für das Vorliegen von resistenten Isolaten sind Aminoglykoside ein wichtiger Kombinationspartner in der empirischen Initialtherapie. Einer der Nachteile der Aminoglykoside ist, dass kein guter Wirkspiegel in der Lunge erreicht wird, sodass sie **bei Pneumonien weniger effektiv** sind. Generell sollten sie bei schweren systemischen Infektionen nicht als Monotherapie eingesetzt werden. Eine Ausnahme können **Infektionen des Urintrakts** sein, da sich Aminoglykoside gut im Urin anreichern.

20

Unter Therapie mit Aminoglykosiden sollten Serumspiegelbestimmungen durchgeführt werden zur Minimierung der Nephro- und Ototoxizität.

Bei parenteraler Verabreichung wird die gesamte Tagesdosis in einer Gabe appliziert. Dies führt zu effektiveren Spitzenspiegeln bei reduzierter Toxizität.

20.4.3 Chinolone

Chinolone sind die einzige Wirkstoffgruppe mit Aktivität gegen *P. aeruginosa*, die für eine **orale Therapie** geeignet sind. **Ciprofloxacin** ist gegen *P. aeruginosa* das aktivste unter den zugelassenen Chinolonen.

Eine **Resistenz** gegenüber Chinolonen ist allerdings nicht selten, so betrug in Deutschland im Jahr 2019 die Rate an invasiven *P.-aeruginosa*-Isolaten mit einer Resistenz gegenüber Quinolonen 13,4 %.

20.4.4 Colistimethat-Natrium

Colistimethat ist das Prodrug von Colistin. Aufgrund der Nephrotoxizität und schwierigen Dosierung hat die Gabe von Colistin entscheidende Nachteile. Bei Infektionen mit multiresistenten Pseudomonaden kann es aber unter Umständen eine relevante Therapieoption darstellen, da es keine Kreuzresistenzen zu anderen Antibiotika gibt. Für CF-Patienten stehen auch Präparate zur Inhalation zur Verfügung.

20.4.5 Antibiotikatherapie bei zystischer Fibrose

Es wird in Bezug auf den Therapieansatz zwischen CF-Patienten, die *Pseudomonas aeruginosa*-frei sind, solchen mit intermittierender Infektion und solchen mit chronischer Infektion unterschieden.

ALS FAUSTREGEL GILT

Aufgrund der negativen prognostischen Bedeutung einer **chronischen** *P.aeruginosa*-**Infektion** soll durch eine **Eradikationstherapie** versucht werden, diese zu vermeiden. Wenn eine chronische Infektion schon eingetreten ist, soll durch eine **Suppressionstherapie** versucht werden, die negativen Auswirkungen der chronischen Infektion zu minimieren.

Cave

CF-Patienten sollten **6 × / J.** routinemäßig auf ihren **Infektionsstatus** (respiratorisches Material oder tiefer Rachenabstrich) hin untersucht werden, um eine genaue Kategorisierung und somit eine Definition des Therapieziels vornehmen zu können. Bei bekannter chronischer *P. aeruginosa*-Infektion kann das Intervall der mikrobiologischen Analysen auf 4 reduziert werden.

Patienten, die noch nie einen kulturellen Nachweis von *P. aeruginosa* hatten, oder bei denen dieser mind. 1 J. her ist und danach 6 Proben negativ waren und *P. aeruginosa*-Antikörper negativ sind, gelten dabei als *P. aeruginosa*-frei. Demgegenüber spricht man von einer **chronischen Infektion**, wenn in einem Zeitraum von **mind. 1 J. die Hälfte oder mehr der kulturellen Proben positiv** auf *P. aeruginosa* war (mind. 6 Proben, mind. 1 Probe pro Quartal; ➤ Tab. 20.2).

Wichtig für die Praxis

- Bei **Patienten mit Risikofaktoren** für eine Pseudomonas-Infektion sollte auch bei einer empirischen Initialtherapie ein Antibiotikum mit Pseudomonas-Wirksamkeit ausgewählt werden, z. B. statt Ampicillin/Sulbactam die Gabe von Piperacillin/Tazobactam.
- Normalerweise ist auch für die **kalkulierte Initialtherapie** eine Monotherapie ausreichend, bei Patienten mit Risikofaktoren für das Vorliegen eines multiresistenten P. aeruginosa oder bei kritisch kranken Patienten kann eine **Kombinationstherapie** erwogen werden.
- Die **Antibiotikatherapie** sollte so schnell wie möglich an die **Ergebnisse der Resistenztestung** angepasst werden.

Tab. 20.2 Therapieziele bei Patienten mit zystischer Fibrose

Krankheitsstadium	Therapieziel	Therapie	
Erstnachweis von *P. aeruginosa* (PA)	Verzögerung der chronischen Kolonisation mit *P. aeruginosa*	Eradikationstherapie	z. B. Tobramycin inhalativ für 4 Wo. oder Colistin inhalativ + Ciprofloxacin p. o. für 3 Wo.
PA-Nachweis nach erster Eradikationstherapie	Verzögerung der chronischen Kolonisation mit *P. aeruginosa*	2. Eradikationsversuch	z. B. Kombinationstherapie i. v.
Chronische Kolonisation mit PA	Verzögerung der Verschlechterung der Lungenfunktion, Reduktion der Häufigkeit der Exazerbationen und Reduktion der Bakterienlast	Suppressionstherapie	Mehrere Optionen: • Inhalative Antibiotika: z. B. Colistin, Tobramycin • Abhängig von der Zulassung der Medikamente dauerhafte Anwendung o. on / off • i. v. meist als Kombinationstherapie entweder bei klinischer Verschlechterung o. in festem Intervall • p. o. mit Chinolonen i. d. R. keine Langzeittherapie wegen Resistenzentwicklung • Zusätzlich adjuvante Therapie mit Azithromycin erwägen
Pulmonale Exazerbation	Verbesserung der Symptome und Restaurierung der Lungenfunktion zur „Baseline"	Exazerbationstherapie	i. v. Therapie meist als Kombinationstherapie: z. B. Ceftazidim o. Piperacillin / Tazobactam o. Meropenem in Kombination mit Tobramycin o. Amikacin; Therapiedauer 14–21 d

LITERATUR

Bauernfeind A, Marks MI, Strandvik B (Hrsg.): Cystic fibrosis pulmonary infections: lessons from around the world. Birkhäuser, Basel, Boston, Berlin (1996)

European Centre for Disease Prevention and Control. Antimicrobial resistance in the EU / EEA (EARS-Net) – Annual Epidemiological Report 2019. Stockholm: ECDC (2020)

Frederiksen B, Koch C, Høiby N: Antibiotic treatment of initial colonization with Pseudomonas aeruginosa postpones chronic infection and prevents deterioration of pulmonary function in cystic fibrosis. Pediatr. Pulmonol. 23 (1997) 330–335

Griese M, Ballmann M, Baker M et al.: Atemwegsinfektionen bei Mukoviszidose. In: DGPI-Handbuch. 5. A. Georg Thieme Verlag, Stuttgart, New York (2009) 592–603

Harrisons Innere Medizin. 20. A. Georg Thieme Verlag, Stuttgart, New York (2020)

Langton Hewer SC, Smyth AR: Antibiotic strategies for eradicating Pseudomonas aeruginosa in people with cystic fibrosis. Cochrane Database Syst Rev. Apr 25;4(4) (2017) CD004197

Shortridge D, Castanheira M, Pfaller MA et al.: Ceftolozane-Tazobactam Activity against Pseudomonas aeruginosa Clinical Isolates from U. S. Hospitals: Report from the PACTS Antimicrobial Surveillance Program, 2012 to 2015. Antimicrob Agents Chemother Jun 27;61(7) (2017) e00465-17

S3-Leitlinie: Lungenerkrankung bei Mukoviszidose – Modul 1: Diagnostik und Therapie nach dem ersten Nachweis von Pseudomonas aeruginosa. Monatsschr Kinderheilkd 163 (2015) 590–599

S3-Leitlinie: Lungenerkrankung bei Mukoviszidose – Modul 2: Diagnostik und Therapie bei der chronischen Infektion mit Pseudomonas aeruginosa. Pneumologie May;72(5) 2018 (2018) 347–392

Simon A, Fleischhack G, Lehrnbecher T: Pseudomonas-, Stenotrophomonas-, Burkholderia-Infektionen. In: DGPI-Handbuch. 5. A. Georg Thieme Verlag, Stuttgart, New York (2009) 436–440

Tamma PD, Aitken SL, Bonomo RA et. al.: Infectious Diseases Society of America 2022 Guidance on the Treatment of Extended-Spectrum β-lactamase Producing Enterobacterales (ESBL-E), Carbapenem-Resistant Enterobacterales (CRE), and Pseudomonas aeruginosa with Difficult-to-Treat Resistance (DTR-P. aeruginosa). Clin Infect Dis Apr 19:ciac268 (2022). doi: 10.1093 / cid / ciac268. Epub ahead of print

KAPITEL

21 Bartonellen

Bernd Salzberger[1]

Kernaussagen

- Die Katzenkratzkrankheit (KKK) wird durch *Bartonella henselae* verursacht.
- Die häufigste Form der KKK ist eine einseitig auftretende, unilokuläre **Lymphadenitis / Lymphadenopathie.** Transient können auch Fieber und Allgemeinsymptome auftreten.
- Die **Diagnose** wird i. d. R. serologisch gestellt. Eine spezifische **Therapie** ist nur selten indiziert.

21.1 Klinik

Bartonellen sind pleomorphe, gramnegative Stäbchenbakterien. Die Spezies *Bartonella henselae* ist der Erreger der Katzenkratzkrankheit mit **ubiquitärer zoonotischer Verbreitung** bei Katzen und anderen Feliden. Die Übertragung erfolgt durch den Katzenfloh.

Die **Infektion** erfolgt durch direkten Kontakt zu infizierten Katzen über Hautverletzungen, Kratzer, Bisse, evtl. auch durch Flöhe (Katzenflöhe u. a.) und Zecken (➤ Abb. 21.1).

B. henselae können bei **Immunkompromittierten** zur bazillären Angiomatose und zu disseminierten bakteriämischen Infektionen führen.

B. quintana ist der Erreger des Wolhynischen- oder Schützengrabenfiebers, Ausbrüche kommen weltweit im Zusammenhang mit schlechten sanitären Bedingungen vor. *B. bacilliformis* kommt nahezu ausschließlich in den Anden vor und ist der Erreger des Oroya-Fiebers und der Verruga peruana, einer typischen Hautläsion, die den kutanen Manifestationen der bazillären Angiomatose ähnelt. Einige andere Spezies sind selten Erreger einer Bakteriämie oder Endokarditis.

Bei der **klassisch verlaufenden** Katzenkratzkrankheit entwickelt sich in 85 % der Fälle

- an der Eintrittspforte nach 3–10 d eine papulöse oder pustulöse **Primärläsion,**
- nach 1–3 Wo. eine regionäre Lymphadenitis mit transientem **Fieber** und
- eine **Spontanheilung** nach 2–4 Mon.

Typisch, aber in < 10 % tritt die Kombination aus Konjunktivitis mit präaurikulärer Lymphadenitis auf: **okuloglanduläres** oder **Parinaud-Syndrom.**

Gelegentlich treten **schwerere Allgemeinsymptome** mit protrahiertem Fieber, generalisierter Lymphadenopathie und abszessähnlichen Absiedelungen oder Mikroabszessen in parenchymatösen Organen wie Leber, Milz und Niere auf. Typisch für eine solche **abdominelle Beteiligung** sind rezidivierende, oft heftige Bauchschmerzen in der Regel im Oberbauch oder periumbilikal.

Mehrfach wurden auch **Thrombosen** z. B. der Pfortader beschrieben.

Osteomyelitische Herde wie Mikroabszesse im Knochen können vorkommen.

Selten werden Komplikationen wie abszedierende Lymphadenitis, Parotitis, Hepatitis, Endokarditis, Neuroretinitis oder Enzephalitis beobachtet.

Cave

Die Katzenkratzkrankheit sollte **differenzialdiagnostisch** bei allen Patienten mit intraabdomineller Lymphadenopathie, abdominellen Schmerzen und unklarem Fieber berücksichtigt werden (➤ Tab. 21.1).

[1] Autor der Vorauflage: Reinhard Berner

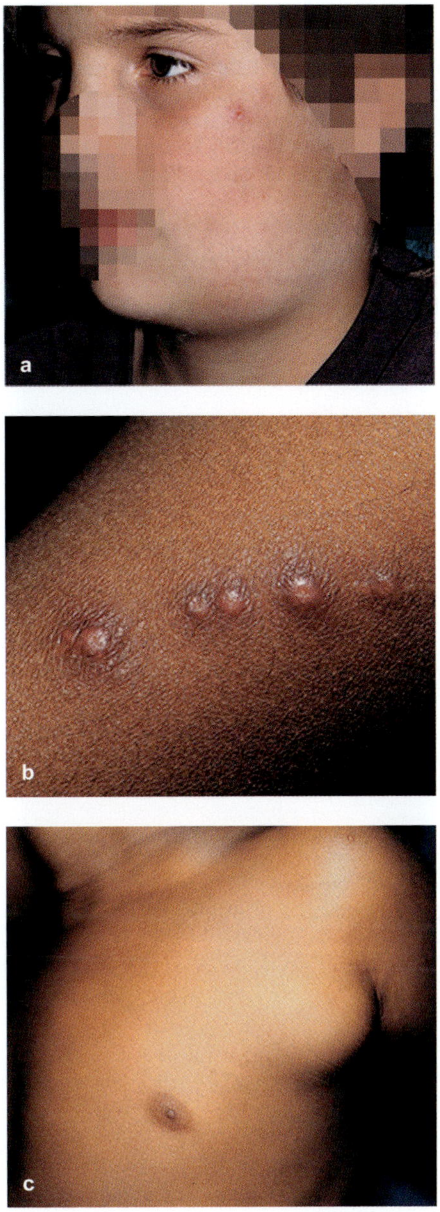

Abb. 21.1 Katzenkratzkrankheit. **a** Ulzerierte Papel auf der Wange, verursacht durch eine Katzenkralle vor 2 Wo. und vergrößerte submandibuläre Lymphknoten; **b** Linie aus Papeln auf dem Unterarm eines anderen Patienten im Bereich der Katzenkratzspur; **c** starke Vergrößerung der ipsilateralen axillären Lymphknoten. [E430-003]
(Zur Verfügung gestellt von BJ Zitelli und HW Davis, aus Atlas of Pediatric Physical Diagnosis, Mosby 2002)

! **Wichtig** ist, dass eine **Infektion auch bei anamnestisch fehlendem Kontakt zu Katzen** nicht ausgeschlossen werden kann.

Die **bazilläre Angiomatose,** eine bisher v. a. bei AIDS-Patienten beobachtete Erkrankung, führt durch Endothelproliferation zu Gefäßtumoren der Haut in Form von schmerzhaften, blauroten Papeln variabler Größe. DD: Kaposi-Sarkom.

Tab. 21.1 Klinische Symptome der Katzenkratzkrankheit (KKK)

Häufige Symptome	• Typische KKK: Fieber u. lokalisierte Lymphknotenschwellung • Protrahiertes Fieber u. Fieber m. unklarer Ursache (FUO) • Hepatosplenale Beteiligung mit abdominellen Schmerzen
Seltenere Symptome	• Okuloglanduläres Symptom (Parinaud-Syndrom) • Enzephalopathie • Radikulopathie • Fazialisparese • Guillain-Barré-Syndrom • Zerebrale Arteriitis • Myelitis transversa • Neuroretinitis • Osteomyelitis • Thrombozytopenische Purpura • (Pleuro-)Pneumonie • Endokarditis • Glomerulonephritis • Arthritis • Thrombozytopenische Purpura • „Pseudomaligne" Systemerkrankung • Bazilläre Angiomatose

21.2 Diagnostische Voraussetzungen

Bartonellen können in **Gewebebiopsien** mit speziellen Färbungen – Versilberung, z. B. nach Warthin-Starry –, **immunzytochemisch** oder mit **PCR** nachgewiesen werden. Die **kulturelle Isolierung** ist **schwierig** – Spezialnährböden, langsames Wachstum – und gelingt i. d. R. nicht.

Die **Serologie** – empfohlen ist der Immunfluoreszenztest – besitzt den wohl wichtigsten Stellenwert in der Diagnostik. Ein **IFT-IgG-Titer** von ≥ 1 : 256 ist diagnoseweisend. Der Nachweis von spezifischem IgM kann zur Klärung beitragen, bleibt aber i. d. R. negativ.

! Bei Immunkompromittierten ist die Serologie nur von sehr begrenzter Aussagekraft.

Von Bedeutung ist die **Sonographie** und **Magnetresonanztomographie** zur Darstellung von Abszessen in parenchymatösen Organen und zur Diagnostik bei V. a. einschmelzende Lymphadenitis.

21.3 Therapie

Bei unkomplizierter Katzenkratzkrankheit ist keine spezifische Therapie indiziert.

Azithromycin 500 mg / d über 5 d – Kinder 10 mg / kg KG an d 1, danach 5 mg / kg KG – führte in einer kontrollierten Studie zu einer signifikant schnelleren Rückbildung der Lymphadenopathie.

Hier wird eine Behandlungsdauer von **mind. 10 d** empfohlen.

Lediglich **In-vitro-Empfindlichkeit** besteht gegen Penicilline, Breitspektrum-Cephalosporine und Carbapeneme.

Eine **chirurgische Therapie** ist i. d. R. **nicht indiziert.** Sie wird allenfalls notwendig bei Einschmelzung und drohender Perforation.

Auch in diesen Fällen wird jedoch aufgrund des Risikos der Fistelbildung weniger die Inzision als die **Punktion** empfohlen.

Mittel der Wahl zur Behandlung der **bazillären Angiomatose bei immunkompromittierten Patienten** und anderen komplizierten Verläufen sind Azithromycin (s. o.) bei nicht disseminierten Formen, bei disseminierter Erkrankung Doxycyclin 2 × 100 mg und Rifampicn 2 × 300 mg / d, hier über 4 Mon.

Bakteriämische, disseminierte und Organinfektionen sollten zumindest initial parenteral und über mind. 2–4 Mon. behandelt werden. Bei **Rückfällen** ist eine Dauertherapie zu erwägen.

Wichtig für die Praxis

- In Deutschland sind **Infektionen mit Bartonellen** v. a. durch *B. henselae* durch Kratz- und **Bissverletzungen von Katzen** verursacht.
- Typisch neben Allgemeinsymptomen sind **lokale Lymphkontenschwellungen.**
- Eine **antibiotische Therapie** ist wirksam, aber selten indiziert.

LITERATUR

Bass JW, Freitas BC, Freitas AD et al.: Prospective randomized double blind placebo-controlled evaluation of azithromycin for treatment of cat-scratch disease. Pediatr Infect Dis J 17 (1998) 447–452

Florin TA, Zaoutis TE, Zaoutis LB: Beyond cat scratch disease: widening spectrum of Bartonella henselae infection. Pediatrics 121 (2008) 1413–1425

Maguiña C, Guerra H, Ventosilla P: Bartonellosis. Clin Dermatol 27 (2009) 271–280

Salehi N, Custodio H, Rathore MH: Renal microabscesses due to Bartonella infection. Pediatr Infect Dis J May;29(5) (2010) 472–473

Sander A, Berner R, Ruess M: Serodiagnosis of cat scratch disease: response to Bartonella henselae in children and a review of diagnostic methods. Eur J Clin Microbiol Infect Dis 20 (2001) 392–401

KAPITEL

22

Thomas Völkl

Legionellose

Kernaussagen

- Legionellen können **schwere Pneumonien** v. a. bei chronisch kranken und immunkompromittierten Patienten verursachen
- Die Infektion mit Legionellen erfolgt über **kontaminierte Aerosole oder Wasser,** weshalb wasserführende Systeme als Infektionsquelle besondere Bedeutung haben und es dadurch zu Krankheitshäufungen kommen kann (Hotels, Gemeinschaftseinrichtungen). Verordnungen regeln deshalb bauliche Vorgaben sowie Überwachung und ggf. Dekontamination solcher Anlagen.
- Der **Erregernachweis** erfolgt über Antigennachweis aus dem Urin, PCR bzw. Kultur aus respiratorischem Material.
- Die **Therapie** erfolgt mit Fluorochinolonen bzw. Makrolidantibiotika.

Weitere Informationen

Das **Pontiac-Fieber** erhielt seinen Namen nach einem Ausbruch in der Stadt Pontiac im U. S.-Bundesstaat Michigan im Jahr 1968.

22.1 Erreger

Legionellen sind gramnegative, nicht sporenbildende aerobe, intrazellulär replizierende Bakterien, die zur Familie der *Legionellaceae* gehören, über 70 Serogruppen umfassen und potentiell alle humanpathogen sind. Beim Menschen ist für > **90 % der Erkrankungen** *Legionella pneumophila* mit 16 Serogruppen verantwortlich, wobei die **Serogruppe 1** die größte Bedeutung hat.

Legionellen kommen in **natürlichen** (Teiche, Seen) und **künstlichen süßwasserführenden Systemen** vor. Sie vermehren sich in Amöben und anderen Protozoen **(Protozoonose),** besondere gut in Biofilmen. Warmwasserbehälter, Klimaanlagen und ähnliche Rohrsystemen (Hotels, Bäder, Duschen) bieten somit ggf. ideale Vermehrungsbedingungen (**Temperaturoptimum 25–45 °C,** ≥ 60 °C absterben). Legionellen leben in Biofilmen mit Amöben und können sich in diesen vermehren. Unter ungünstigen Umgebungsbedingungen bilden die Amöben Zysten, in denen auch Legionellen langfristig überleben können.

Die **Inkubationszeit** beträgt für die Legionellose mit Pneumonie **(Legionärskrankheit)** ca. 2–10 d, für die Legionellose ohne Pneumonie **(Pontiac-Fieber)** 1–2 d (möglich 5 h bis 3 d).Legionellen werden nach Infektion in **Alveolarmakrophagen** aufgenommen und können dort replizieren. Eine Übertragung von Mensch zu Mensch ist in wenigen Einzelfällen beschrieben und findet praktisch nicht statt.

Der Erreger wurde erstmals 1978 nach einem Krankheitsausbruch von schweren Pneumonien bei 181 Personen. Alle Erkrankten hatten bei einem Treffen von Kriegsveteranen im gleichen Hotel übernachtet. Die Klimaanlage des Hotels war die Erregerquelle. Dieser Zusammenhang war namensgebend: *Legionella pneumophila* **(Legionärskrankheit).**

Die Legionellose tritt **weltweit sporadisch**, aber auch in Ausbrüchen auf. Eine besondere Bedeutung kommt nosokomialen und **reiseassoziierten Erkrankungen** zu.

Man geht davon aus, dass **4–5 % aller ambulant erworbenen Pneumonien durch Legionellen verursacht** sind. In anderen europäischen Ländern ist die Inzidenz höher (Spanien, Frankreich, u. a.)

22.2 Klinik

Legionellosen kommen **v. a. bei Erwachsenen** vor, Infektionen bei Kindern sind sehr selten.

Es werden zwei typische Formen der Legionellose unterschieden: die Legionärskrankheit und das Pontiac-Fieber. Die **Legionärskrankheit** stellt den schweren Verlauf einer Legionellose dar. Sie beginnt mit einem kurzen grippalen Prodromalstadium mit Gliederschmerzen, Kopfschmerzen und Reizhusten. Innerhalb von wenigen Stunden verschlechtert sich der klinische Zustand mit Thoraxschmerzen, Schüttelfrost, Fieber bis 40,5 °C, Nausea und gastrointestinalen Beschwerden (Erbrechen, Diarrhö).

Es entsteht eine **Pneumonie,** insbesondere der Unterlappen mit zunehmenden Infiltraten und eitrigem und / oder blutigem Sputum. Ein Drittel der Fälle manifestiert sich mit **Pleuraergüssen.** Eine ZNS-Beteiligung mit Wesensveränderung, Verwirrtheit und Somnolenz ist möglich. Insbesondere bei **Immunsupprimierten,** v. a. bei eingeschränkter Makrophagenfunktion, Kortisontherapie, Rauchern, Alkoholikern und chronisch Kranken kann es zur **Beteiligung anderer Organe** (Herz, Nieren, ZNS) und schweren, letalen Verläufen kommen (Letalität bis 50 %). Die Letalität liegt bei Immungesunden dagegen unter 5 %. Auch nach oft langwieriger Rekonvaleszenz sind Residuen mit eingeschränkter Lungenfunktion und Lungenfibrose möglich.

Grundsätzlich sind insbesondere Erwachsene betroffen. Innerhalb der pädiatrischen Patienten sind **Neu- und Frühgeborene** häufiger als ältere Kinder erkrankt.

Das **Pontiac-Fieber** stellt eine mildere Verlaufsform dar und äußert sich als **grippaler Infekt** mit Glieder- und Kopfschmerzen, Myalgien und Husten **ohne Pneumonie.** Da bei dieser Form bisher nie ein Erreger nachgewiesen werden konnte, wird pathophysiologisch auch eine Hypersensitivitätsreaktion auf bakterielle Lipopolysaccharide (LPS) angenommen. Die Prognose ist gut und der Verlauf selbstlimitierend.

Ein Großteil der Infektionen verläuft **asymptomatisch** oder wird (als Pneumonie) nicht als Legionellose diagnostiziert.

Differentialdiagnostisch kommen andere typische virale und bakterielle Pneumonieerreger in Betracht. Ein pathognomoisches Symptom einer Legionellenpneumonie gibt es nicht.

22.3 Diagnostik

Goldstandard ist der **kulturelle Nachweis** (Spezialagar). Als Material eignet sich Bronchial / Trachealsekret (ggf. Lavage), Sputum, Lungengewebe und Pleuraflüssigkeit. Bei positivem Nachweis ist die Typisierung in Speziallabors möglich.

Der Nachweis von Legionellen-DNA durch **PCR** ist eine alternative Methode mit hoher Sensitivität und Spezifität zum Erregernachweis aus o. g. Materialien.

Legionella-**Antigen kann** mittels ELISA **im Urin** nachgewiesen werden, allerdings ist die Sensitivität nur für *Legionella pneumophila* der Serogruppe 1 und einige kreuzreagierende Serogruppen ausreichend (60–80 %). Die Spezifität ist sehr hoch (nahezu 100 %). Die Antigenausscheidung setzt **24 h nach Infektion** ein und persistiert meist einige Wochen, selten über Monate. Diese Methode erlaubt eine frühzeitige und vor allem schnelle Diagnose und ist zudem nicht invasiv.

Serologische Antikörperbestimmungen haben keine Bedeutung in der Akutdiagnostik, da sie erst nach 6–8 Wo. positiv werden.

22.4 Therapie

Es gibt keine randomisierten Studien zur antibiotischen Therapie der Legionellose. ß-Laktam-Antibiotika und Aminoglykoside sind nicht wirksam, vermutlich aufgrund der niedrigen intrazllulären Konzentrationen.

Wirksame Substanzen nach Erfahrungen aus kleinen Studien und retrospektiven Kohortenstudien sind Makrolide (Clarithromycin, Azithromycin, Erythromydin), Fluorchinolone (Ciprofloxacin, Levofloxacin, Moxifloxacin) und Tetrazykline. In vitro haben die stärkste Aktivität Azithromycin, Moxifloxacin und Levofloxacin. Klinische Daten zur Therapie mit Tetrazyklinen sind weniger vorhanden, die zusätzliche Gabe von Rifampicin ist umstritten.

Therapieschemata:

Levofloxacin 750 mg / d oder Moxifloxacin 400 mg / d (initial i. v., nach Stabilisierung p. o.)

Azithromycin 500 mg / d (initial i. v., nach Stabilisierung oral)

Die Dauer der Therapie sollte bei immunkompetenten Patienten **7–10 d,** bei abwehrgeschwächten Patienten 14–21 d betragen.

22.5 Prävention

Hier sind in erster Linie Maßnahmen gegen eine Legionellenkontamination durch Verminderung der Verkeimung warmwasserführender, aerosolbildender Systeme und die Limitierung von Aerosolkontakten notwendig. Bei neu zu planenden Trinkwassererwärmungs- und Leitungsanlagen gibt die **technische Regel DVGW W 551** vom April 2004 Hinweise zur Vermeidung von Kontamination und Dekontamination. Zusammengefasst werden u. a. folgende Maßnahmen empfohlen: orientierende Untersuchungen auf Legionellen bei Anlagen mit > 3 l Warmwasser in den Leitungen oder Speichern mit > 400 l Inhalt; bei festgestellter Kontamination Sanierung und Kontrolle des Sanierungserfolges (Nachuntersuchungen). Weitere Informationen unter www.dvgw.de und beim Umweltbundesamt.

Da eine Mensch-zu-Mensch-Übertragung praktisch nicht stattfindet, ist eine **Isolierung von Patienten nicht erforderlich.** Bei nachgewiesener Legionellose sollte prinzipiell immer versucht werden, den **Infektionsweg aufzuklären** und die Infektionsquelle zu bestimmen.

Es besteht **Meldepflicht** des direkten oder indirekten Nachweises einer akuten Infektion durch *Legionella spp.*

22.6 Beratung und Spezialdiagnostik

Konsiliarlaboratorium für Legionellen
(Beratung, Diagnostik, Stammtypisierung)
Institut für Medizinische Mikrobiologie und Hygiene
des Universitätsklinikums der TU Dresden
Fiedlerstr. 42
01307 Dresden
Ansprechpartner: Dr. Christian Lück
Tel.: 0351 / 458 6580 / 6554
E-Mail: christian.lueck@ukdd.de
Umweltbundesamt (technische Fragen)

Forschungsstelle Bad Elster
Heinrich-Heine-Str. 12
08645 Bad Elster
Ansprechpartner: Benedikt Schaefer
Tel.: 037437 / 76–225
E-Mail: benedikt.schaefer@uba.de

Wichtig für die Praxis

- Die **Legionellose** muss **bei jeder schweren Pneumonie** mitbedacht werden – bei Diagnostik wie Therapie.
- Der **Legionellen-Antigen-Test im Urin** ist ein guter **Schnelltest,** der **Goldstandard** ist der **Nachweis aus dem Respirationstrakt** (mittels PCR oder Kultur).

LITERATUR

DGPI-Handbuch Infektionen bei Kindern und Jugendlichen. 7. A. Thieme: Stuttgart (2018)

Diederen BM: Legionella spp. and Legionnaires' disease. J Infect 56(1) (2008) 1–12

Eckmanns T et al.: Prävention nosokomialer Legionellosen. Dtsch Arztebl 103(19) (2006) A-1294/B-1099/C-1059

Lück C, Jacobs E: Legionellen. In: Suerbaum S, Hahn H u. a. (Hrsg.), Medizinische Mikrobiologie und Infektiologie. 7. A. Springer: Berlin, Heidelberg (2012)

Ortiz AP et al.: Severe Pneumonia in Neonates Associated with Legionella pneumophila: Case Report and Review of the Literature. Pathogens Aug 15;10(8) (2021) 1031. doi: 10.3390/pathogens10081031

Robert Koch-Institut (RKI): Infektionsepidemiologisches Jahrbuch für 2020. RKI: Berlin (2021)

Robert Koch-Institut (RKI): Infektionskrankheiten A–Z, RKI-Ratgeber für Ärzte, Legionellose. www.rki.de (Stand: 20.10.2019)

KAPITEL

23 Lyme-Borreliose

Volker Fingerle und Andreas Sing[1]

Kernaussagen

- **Die Lyme-Borreliose (LB)**
  - ist endemisch etwa zwischen 40° und 60° nördlicher Breite.
  - ist die häufigste durch Zecken verursachte humane Erkrankung, in Deutschland geschätzt 60.000–215.000 Neuerkrankungen / J.
  - befällt insbesondere Haut, Nervensystem, Gelenke und Herz.
  - zeigt als häufigste (ca. 80–90 % aller Fälle) Manifestation das Erythema migrans (Blickdiagnose, benötigt keine Bestätigung durch mikrobiologische Tests).
  - zeigt selten späte Manifestationen (chronische Verläufe), die jedoch vielfältige diagnostische Probleme verursachen können.
- Die **Verdachtsdiagnose** ergibt sich aus Anamnese und klinischen Symptomen, die durch weitere Untersuchungen abgesichert wird, wie z. B. durch bildgebende Verfahren, Untersuchung des Liquors oder der Gelenksflüssigkeit.
- **Mikrobiologische Befunde,** insbesondere der Nachweis borrelienspezifischer Antikörper, können die Diagnose untermauern.
- Die **Therapie** ist insbesondere bei frühen Manifestationen sehr erfolgreich.
- **Erreger und Vektoren:**
  - *Borrelia burgdorferi* sind 10–30 µm lang und ca. 0,3 µm dick, spiralig gewunden, mit Endoflagellen zur Fortbewegung auch in hochvisköser Umgebung.
  - Die **Erreger der LB** zeigen eine unterschiedliche geografische Verbreitung. In Europa wird die LB gesichert durch die 5 Spezies *Borrelia (B.) burgdorferi sensu stricto (s. s.), B. afzelii, B. garinii, B. spielmanii* und *B. bavariensis* verursacht, in Amerika durch *B. burgdorferi s. s.* und *B. mayonii,* in Asien durch alle, außer *B. burgdorferi s. s.* und *B. mayonii.*
  - **Klinisch bedeutsam** ist ein partieller Organotropismus: Die **Lyme-Arthritis** wird relativ häufig durch *B. burgdorferi s. s.* verursacht, die **Acrodermatitis chronica atrophicans** (ACA) nahezu ausschließlich von *B. afzelii* und die **Neuroborreliose** insbesondere durch *B. bavariensis* und *B. garinii.*
  - **Übertragen** wird *B. burgdorferi sensu lato* von **Schildzecken,** in Mitteleuropa v. a. von Ixodes ricinus (der gemeine Holzbock), in Asien von I. persulcatus, in Amerika von I. scapularis und I. pacificus
  - **Zeckenstiche** sind nicht schmerzhaft und bleiben häufig unbemerkt; entsprechend erinnern sich viele Patienten mit einer Lyme-Borreliose nicht an einen Zeckenstich.
  - Die im Mitteldarm der Zecken vorhandenen **Erreger** müssen im Verlauf des Saugaktes aktiviert werden und in die Speicheldrüsen wandern, von wo sie dann auf den Wirt übertragen werden.
  - Das **Risiko einer Borrelieninfektion** nach Zeckenstich korreliert mit der Dauer des Saugaktes und beträgt etwa 2–6 % für Infektion und 1–2 % für Erkrankung
  - Etwa **10–30 % der Zecken** sind in Deutschland **mit Borrelien infiziert.**
  - Eine **Übertragung durch andere Vektoren,** z. B. Stechfliegen, ist nicht gesichert.
- **Diagnostik der Lyme-Borreliose:**
  - Die Diagnose der Lyme-Borreliose setzt sich zusammen aus **anamnestischen Daten, klinischen Symptomen und (mikrobiologischen) Untersuchungen.**

[1] Autorin der Vorauflage: Annette Pohl-Koppe

- **Mikrobiologische Diagnostik** ist nur beim Vorliegen hinweisender Symptome sinnvoll, wobei das typische Erythema migrans keiner mikrobiologischen Diagnostik bedarf.
- **Cave:** Je unspezifischer die Symptome, umso geringer ist der positive- und umso höher der negative Vorhersagewert von (mikrobiologischen) Tests.
- **Wichtigste Methode** ist der **Antikörpernachweis,** nachgeordnet PCR und Kultur.
- **Frühe Erkrankungsformen** zeigen ein enges erkanntes Bandenspektrum im Immunoblot, **späte Formen** dagegen ein breites Spektrum.
- Bei **späten Erkrankungsformen** sind nahezu immer IgG-Antikörper nachweisbar, IgM-Antikörper sind nicht relevant. Nur positives IgM (bei negativem IgG) spricht gegen die Diagnose einer späten Erkrankungsform.

23.1 Klinische Manifestationen der Lyme-Borreliose

23.1.1 Frühe Infektion

- **Erythema migrans:** zentrifugal expandierend (≥ 5 cm ø), z. T. zentrale Abblassung. Nicht erhaben oder überwärmt. Bei atypischer Form ggf. einen Dermatologen hinzuziehen. Häufig seronegativ. Multiple Erythemata migrantia sind möglich (➤ Abb. 23.1).
- **Borrelien-Lymphozytom:** bläulich roter Knoten oder Plaque. Bei Kindern v. a. an Ohrläppchen oder Skrotum, Erwachsene v. a. Mamillarregion. Selten multipel.
- **Bannwarth-Syndrom** (Meningopolyneuritis)**:** v. a. nachts fluktuierende, radikuläre Schmerzen, Hirnnervenparesen (v. a. N. facialis), typisches Liquorbild.
- **Meningitis:** v. a. Kinder, selten Myelitis, Enzephalitis.
- **Myokarditis:** typischerweise mit AV-Block wechselnden Grades.
- **Auge:** Konjunktivitis, Uveitis.
- **Begleitsymptome** (nicht charakterisierend!)**:** evtl. unspezifische Allgemeinsymptome wie Kopf-, Muskel- und Gelenkschmerzen, subfebril, Lymphadenitis, selten flüchtige Arthritis. Keine respiratorischen / gastrointestinalen Symptome. Diagnostisch unklar.

23.1.2 Späte Infektion

- **Akrodermatitis chronica atrophicans:** initial ödematös-infiltrative Schwellung, im Verlauf livide Verfärbung, später Hautatrophie mit perivaskulären plasmazellreichen Entzündungsinfiltraten und Hervortreten der Gefäße; teilweise Ulnarstreifen, juxtaartikulär derbe fibroide Knoten, periphere Polyneuropathie und Gelenkdeformierungen im Bereich befallener Haut
- **Lyme-Arthritis (**➤ Abb. 23.2)**:** voluminöse, rezidivierende, seltener persistierende Mon- oder Oligoarthritis großer Gelenke, meist Kniegelenk; kein Achsenskelettbefall
- **Bursitis, Enthesitis,** selten Myositis
- **Meningitis, Myelitis, Enzephalitis, Enzephalomyelitis:** sehr selten; meist Myelitis mit Spastik und Ataxie; Enzephalopathie mit kognitiven Störungen, fraglich v. a. USA
- **Periphere Polyneuropathie** nur bei ACA, keine isolierte PNP
- **Dilatative Kardiomyopathie:** fraglich
- **Begleitsymptome (nicht charakterisierend!):** evtl. unspezifische Allgemeinsymptome wie bei früher Infektion

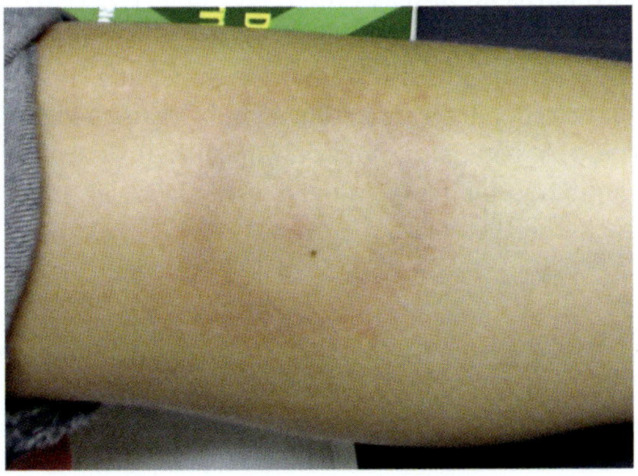

Abb. 23.1 Erythema migrans nach Zeckenstich [M668]

MERKE

Vor einer Diagnostik auf Lyme.Borreliose steht die Frage im Vordergrund: Bestehen überhaupt Symptome, die mit einer Lyme-Borreliose charakteristischerweise vereinbar sind? So sind z. B. Schmerzen und Schwellungen an kleinen Gelenken oder nur rezidivierende Arthralgien nicht hinweisend auf eine Lyme-Arthritis.

23.2 Diagnostik der Lyme-Borreliose

➤ Tab. 23.1.

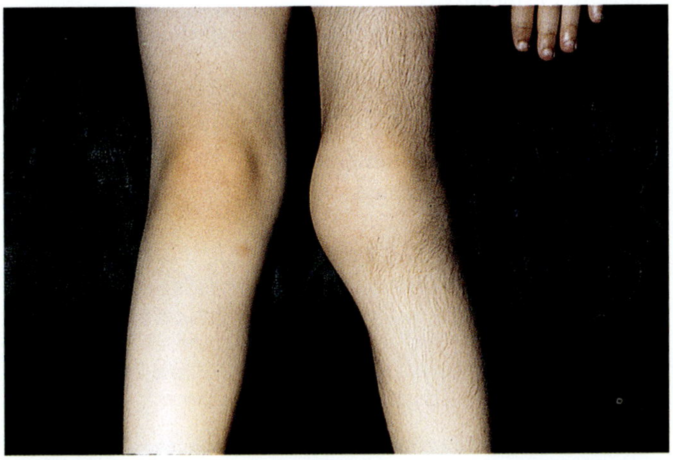

Abb. 23.2 Lyme-Arthritis im linken Kniegelenk [M552]

Tab. 23.1 Sinnvolles diagnostisches Vorgehen

Verdacht auf	Antikörpernachweis (borrelienspezifisch)	Sensitivität	PCR/Kultur aus Punktat o. Biopsie	Sensitivität
Frühe Erkrankungsformen				
Erythema migrans	Nur bei unklaren Fällen; ggf. sofort (Ausgangswert) u. Kontrolle[1]	20–> 50 %	Nur wenn atypisch: Biopsie aus verdächtigem Hautareal (auch für Histologie!)	50–70 %
Erythemata migrantia	Obligat; ggf. Verlaufskontrolle[1]	70–90 %	Ggf. Biopsie aus verdächtigem Hautareal (auch für Histologie!)	–
Borrelien-Lymphozytom	Obligat; ggf. Verlaufskontrolle[1]	70–90 %	Ggf. Biopsie aus verdächtigem Hautareal; auch für Histologie (B- u. T-lymphozytäre Infiltrate)	–
Frühe Neuroborreliose (Morbus Bannwarth, Meningitis u. a.)	Obligat. Liquor-Serum-Paar vom selben Tag; Nachweis borrelienspezifische Antikörperbildung (mit lymphozytärer Pleozytose) im Liquor; ggf. Verlaufskontrolle[1]	70–> 90 %	Liquor; ggf. Nachweis von CXCL13 aus Liquor	10–30 %
Späte Erkrankungsformen				
Lyme-Arthritis	Obligat; hohe IgG-Antikörperwerte u. breites Bandenspektrum im IgG-Blot	95–100 %	PCR aus Gelenkpunktat (Kultur selten positiv); Punktatdiagnostik mit Zellzahl und -art	50–70 % (nur mit PCR)
ACA	Obligat; hohe IgG-Antikörperwerte u. breites Bandenspektrum im IgG-Blot	95–100 %	ggf. Biopsie aus betroffenem Hautareal; auch für Histologie	50–70 %
Späte Neuroborreliose	Obligat; Liquor-Serum-Paar vom selben Tag; Nachweis borrelienspezifischer Antikörperbildung (in Kombination mit Entzündungszeichen) im Liquor	95–100 %	PCR u. Kultur aus Liquor typischerweise negativ; Wertigkeit des CXCL13 unklar	

[1] Mit der Fragestellung: Serokonversion, signifikanter Titeranstieg;

Cave

Diagnostik, die derzeit nicht empfohlen werden kann:

- Lymphozyten-Transformations- oder -Aktivierungstests (z. B. LTT, ELISPOT)
- Lichtmikroskopischer / immunhistochemischer Direktnachweis aus Patientenmaterial
- Nachweis von Borrelien-Phagen
- Mikrobiologische Diagnostik auf Borrelien ohne klinisches Korrelat
- Testung auf Co-Infektionen ohne klinisches Korrelat (z. B. auf Babesien, Anaplasmen)
- HLA-Typisierung, Nachweis erniedrigter CD57-positiver / CD3-negativer Lymphozyten
- Testung von Zecken auf Borrelien für Therapieindikation
- PCR aus Urin oder Blut
- Nachweis von Antikörpern aus zirkulierenden Immunkomplexen
- Nachweis von Borrelien-Antigenen
- Bestätigungstests als Suchtest

ALS FAUSTREGEL GILT

- Je unspezifischer die klinischen Symptome eines Patienten, umso geringer ist der positive Vorhersagewert eines Tests, der negative Vorhersagewert ist in diesem Fall dagegen hervorragend!
- Bei V. a. auf späte Manifestation spricht isoliert positives IgM – also ohne IgG-Antikörper – gegen diese Verdachtsdiagnose.

23.3 Therapie

23.3.1 Hinweise zur Antibiotikatherapie

Die LB ist überwiegend **gut antibiotisch behandelbar mit guter Prognose,** insbesondere bei Frühformen der Erkrankung (➤ Tab. 23.2). Frühmanifestationen der Lyme-Borreliose heilen oft auch ohne Antibiotikatherapie und führen nicht schicksalhaft zu einer Spätmanifestation. Trotzdem soll jede Manifestation der Lyme Borreliose antibiotisch therapiert werden. Hauptziele der antibiotischen Therapie sind

- die Verkürzung des klinischen Verlaufs,
- die Vermeidung von Komplikationen und Defektheilungen sowie
- die Verhinderung später Erkrankungsformen.

Posttherapeutische Beschwerden ohne objektivierbare Zeichen einer noch andauernden Infektion (wie z. B. Entzündungszeichen im Liquor) sind als Ausdruck einer Defektheilung (insbesondere bei länger bestehenden Erkrankungen mit Organschäden) oder im Sinne eines postinfektiösen Syndroms möglich. In diesen Fällen sind weitere antibiotische Interventionen nicht angezeigt, sondern eine symptomatische Therapie.

23.3.2 Auswahl der Antibiotika

Die Wahl des Antibiotikums sowie Art und Dauer der Anwendung hängen von der klinischen Manifestation, dem Alter des Patienten, dem Schweregrad der Erkrankung, dem Allergie- und Nebenwir-

Tab. 23.2 Eckdaten zur Therapie der verschiedenen Manifestationen der Lyme-Borreliose

Erkrankung	Empfohlene Antibiotika	Dosierung / d	Dauer in d
Erythema migrans	Doxycyclin[1]	2 × 100 mg / 1 × 200 mg p. o.	10–14
	Amoxicillin	3 × 500–1000 mg p. o.	14
	Cefuroximaxetil	2 × 500 mg p. o.	14
	Azithromycin[2]	2 × 250 mg p. o.	5–10
Borrelien-Lymphozytom, Erythemata migrantia	Doxycyclin[1]	2 × 100 mg / 1 × 200 mg p. o.	14–21
	Amoxicillin	3 × 500–1000 mg p. o.	14–21
	Cefuroximaxetil	2 × 500 mg p. o.	14–21
	Azithromycin[2]	2 × 250 mg p. o.	5–10
Frühe Neuroborreliose, Karditis	Ceftriaxon	1 × 2 g i. v.	14–21
	Cefotaxim	3 × 2 g i. v.	14–21
	Penicillin G	4 × 5 Mio. E i. v.	14–21
	Doxycyclin[1,3]	200[5] mg p. o.	14–21
Arthritis, ACA	Doxycyclin[1]	2 × 100 mg / 1 × 200 mg p. o.	30
	Amoxicillin	3 × 500–1000 mg p. o.	30
	Ceftriaxon	1 × 2 g i. v.	14–21
	Cefotaxim	3 × 2 g i. v.	14–21
Späte Neuroborreliose	Ceftriaxon[4] Cefotaxim[4] Penicillin G[4] Doxycyclin[1,4,5]	1 × 2 g i. v. 3 × 2 g i. v. 4 × 5 Mio. E i. v. 200–300[5] mg p. o.	14–21 14–21 14–21 14–21

[1] Resorption von Doxycyclin beeinträchtigt durch Milch, Milchprodukte, kalziumhaltige Fruchtsäfte, Magnesium in Antazida, Eisenpräparate, Aktivkohle oder Colestyramin. Nur für Jugendliche und Erwachsene ≥ 50 kg KG
[2] Nur bei Kontraindikationen gegen Doxycyclin und Amoxicillin; andere Makrolide können nicht empfohlen werden.
[3] Nur bei unkompliziertem Verlauf einer Neuroborreliose bzw. bei AV-Block 1. Grades
[4] Optimale Therapiedauer unklar
[5] Optimale Tagesdosis für Neuroborreliose noch unklar; 200–300 mg / d

kungsprofil des Medikaments sowie möglichen Co-Infektionen mit anderen durch Zecken übertragene Krankheitserreger ab.

Intrinsisch resistent sind *B. burgdorferi* gegen Fluorchinolone, Rifampicin, Trimethoprim-Sulfamethoxazol und Cephalosporine der ersten Generation.

Die bevorzugten Wirkstoffe für die **Therapie von Frühmanifestationen** – mit Ausnahme der Lyme-Neuroborreliose (LNB) – sind Doxycyclin, Amoxicillin, Cefuroxim-Axetil und Phenoxymethylpenicillin, während das Makrolid Azithromycin als Zweitlinienbehandlung empfohlen wird. Spätformen können p. o. mit Doxycyclin oder Amoxicillin, i. v. mit Ceftriaxon, Cefotaxim oder Penicillin G behandelt werden. LNB wird normalerweise i. v. mit Ceftriaxon, Cefotaxim oder Penicillin G behandelt, kann aber auch p. o. mit Doxycyclin behandelt werden.

Die Dauer der Behandlung liegt zwischen 5 und 30 d, je nach klinischer Ausprägung und verwendetem Antibiotikum. Eine deutliche Verlängerung oder höhere Dosierung ist in der Regel nicht ratsam, da das **Risiko schwerer Nebenwirkungen** wie der pseudomembranösen Kolitis überproportional steigt.

Die für eine erfolgreiche Antibiotikabehandlung erforderliche Mindestdauer für die verschiedenen antimikrobiellen Wirkstoffe wurde nie systematisch untersucht. Lediglich für Erythema migrans wurde gezeigt, dass eine 10-tägige Behandlung mit Doxycyclin p. o. einer 2-wöchigen Behandlung nicht unterlegen ist.

Die meisten Leitlinien empfehlen eine Antibiotikatherapie von 10–21 d im Falle einer frühen, lokal begrenzten Erkrankung und eine 2- bis 4-wöchige Behandlung bei früh disseminierten und späten Manifestationen.

Der Erfolg der Therapie kann erst Wochen bis Monate nach Therapieende beurteilt werden, insbesondere bei langjährigen Erkrankungen.

Bisher gibt es keine Hinweise auf das Entstehen einer sekundären Antibiotikaresistenz von *B. burgdorferi* gegen die empfohlenen Antibiotika.

Therapie in Schwangerschaft und Stillzeit

Empfohlen wird eine orale Therapie mit Amoxicillin p. o., alternativ Penicillin G oder Ceftriaxon i. v. Bei Penicillinallergie kann Cefuroximaxetil oder Azithromycin eingesetzt werden, unter Überwachung auch Ceftriaxon i. v., da die Gefahr einer Kreuzallergie mit Penicillin nur bei etwa 1 % liegt.

Therapie bei Kindern

Kinder können ab einem Alter ≥ 8 J. mit Doxycyclin behandelt werden. Amoxicillin ist bei Kindern < 8 J. die Therapie der Wahl, wobei die Verteilung auf 3 Tagesdosen bei Kindergarten- und Schulkindern schwierig sein kann. Alternativen sind Cefuroximaxetil, Azithromycin oder Clarithromycin.

Cave

Nicht empfohlene Therapien: u. a. Fluconazol, Vancomycin, Gyrasehemmer, Trimethoprim-Sulfamethoxazol, Metronidazol, Hydroxychloroquin, Disulfiram (Antabus), Langzeit-, Kombinations-, Hochdosis- oder gepulste antibiotische Therapie; Photonen- oder Elektrotherapie, Bismut oder H_2O_2 i. v., Hyperthermie, Stammzelltransplantation.

23.4 Prävention

Nachdem kein Impfstoff verfügbar ist, steht zum einen die **Expositionsprophylaxe** – vermeiden von Zeckenhabitaten, körperbedeckende Kleidung und hohe Schuhe, Repellents auf exponierte Haut und Kleidung (**cave:** Schutzdauer beachten!) – im Vordergrund. Zum anderen die **frühzeitige Entfernung von Zecken (** ➤ Abb. 23.3**).** D. h., nach Aufenthalt im Freien Absuchen der Haut und des behaarten Kopfs möglichst durch einen Partner – Kinder nicht vergessen! – und zeitnahes Entfernen von Zecken, da das Infektionsrisiko mit der Dauer des Saugaktes ansteigt!

Nicht empfohlen werden: prophylaktische Antibiotikagaben, serologische Untersuchungen oder Untersuchung der Zecke auf Borrelien. Sollten bei der Inspektion der Wunde Zeckenreste als schwarzer Punkt sichtbar sein, handelt es sich um den gut verankerten Stechrüssel, der keine spezifische Infektionsgefahr besitzt. Dieser kann z. B. mit einer Kanüle entfernt werden.

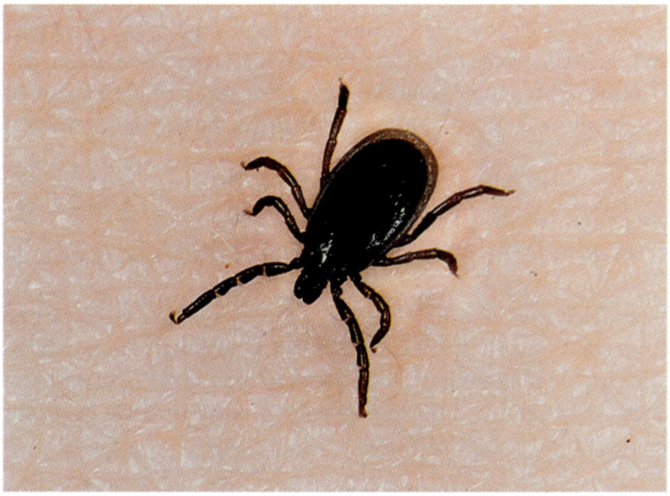

Abb. 23.3 Schildzecke [O562]

Wichtig für die Praxis

- Das **typische Erythema migrans** ist eine Blickdiagnose und wird ohne weitere mikrobiologische Bestätigung therapiert. Es tritt mit einer Latenz von 3–30 d auf, d. h., die Rötung direkt nach Zeckenstich ist normalerweise kein Erythema migrans.
- Symptome wie Arthralgien, Fieber, Schlafstörungen können als **Begleitsymptome** auftreten, sind jedoch ohne charakteristische Symptome für die Diagnose Lyme-Borreliose nicht zielführend.
- **Wichtigste diagnostische Methode:** Nachweis borrelienspezifischer Antikörper. Soll nur bei ausreichendem klinischen Verdacht angefordert werden
- **Stufendiagnostik:** sensitiver Suchtest als Stufe 1. Nur bei positiv oder grenzwertigem Suchtest als Stufe 2 Bestätigungstest (u. a. Westernblot, Line-Blot). Für das Befundergebnis ist der **Bestätigungstest** entscheidend!
- **Kultur und PCR** sind nachgeordnete Testverfahren; nur für diagnostisch schwierige Fälle und bei Lyme-Arthritis zur Beschleunigung der Diagnostik.
- Der **Nachweis borrelienspezifischer Antikörper** beweist keine Lyme-Borreliose, ist aber speziell für späte Erkrankungsformen eine notwendige diagnostische Voraussetzung.
- Erwartungshorizont für **nachweisbare Antigene im Bestätigungstest Immunoblot:**
  - **Bei früher Infektion:** enges Bandenspektrum, insb. OspC, p41i, VlsE (IgM und / oder IgG)
  - **Bei später Infektion:** breites Bandenspektrum, insb. p83 / 100, p58, p43, p39, p30, p18, p17, VlsE; nur IgG diagnostisch
- Die **Therapie** wird **p. o.** mit Doxycyclin, Amoxicillin, Cefuroxim-Axetil und Phenoxymethylpenicillin, alternativ mit Azithromycin durchgeführt; **i. v.** mit Ceftriaxon, Cefotaxim oder Penicillin G.
- Die **Neuroborreliose** wird **i. v.** mit Ceftriaxon, Cefotaxim oder Penicillin G, **p. o.** mit Doxycyclin therapiert.
- **Therapiedauer** je nach eingesetztem Antibiotikum und Manifestation:
  - 5–14 d für **Erythema migrans**
  - 14–21 d für **frühe disseminierte Manifestationen**
  - 14–30 d für **späte Erkrankungsformen**
  - ! Nicht deutlich länger oder höher dosiert als empfohlen behandeln.
- Der **Therapieerfolg** kann erst Wochen bis Monate nach Therapieende beurteilt werden, insbesondere bei langjährigen Erkrankungen. Serologie zur Beurteilung normalerweise nicht geeignet.
- Erneute Therapie erst nach **Abklärung der Differenzialdiagnostik** und begründetem V. a. weiterbestehende Lyme-Borreliose.

LITERATUR

Figoni J, Chirouze C, Hansmann Y et al.: Lyme borreliosis and other tick-borne diseases. Guidelines from the French Scientific Societies (I): prevention, epidemiology, diagnosis. Med Mal Infect Aug; 49(5) (2019) 318–334. doi: 10.1016/j.medmal.2019.04.381. Epub 2019 May 13

Fingerle V, Eiffert H, Gessner A et al.: MIQ12 Lyme-Borreliose. Qualitätsstandards in der mikrobiologisch-infektiologischen Diagnostik. München: Elsevier Urban & Fischer (2017)

Gaubitz M, Dressler F, Huppertz HJ et al.: Diagnostik und Therapie der Lyme-Arthritis. Empfehlungen der Kommission Pharmmakotherapie der DGRh. Z Rheumatol 73 (2014) 469–474

Gocko X, Lenormand C, Lemogne C et al.: Lyme borreliosis and other tick-borne diseases. Guidelines from the French scientific societies. Med Mal Infect Aug;49(5) (2019) 296–317. doi: 10.1016/j.medmal.2019.05.006. Epub 2019 Jun 27

Herzer P, Fingerle V, Pfister HW, Krause A: [Lyme borreliosis]. Internist (Berl) Jul;55(7) (2014) 789–802; quiz 803–4. PubMed PMID: 24969608

Hofmann H, Fingerle V, Hunfeld KP et al.: Cutaneous Lyme borreliosis: Guideline of the German Dermatology Society. Ger Med Sci, 15, Doc14 (2017). https://doi.org/10.3205/000255

Jaulhac B, Saunier A, Caumes E, Bouiller K et al.: Lyme borreliosis and other tick-borne diseases. Guidelines from the French scientific societies (II). Biological diagnosis, treatment, persistent symptoms after documented or suspected Lyme borreliosis. Med Mal Infect 49 (2019) 335–346

Lantos PM, Rumbaugh J, Bockenstedt LK et al.: Clinical Practice Guidelines by the Infectious Diseases Society of America (IDSA), American Academy of Neurology (AAN), and American College of Rheumatology (ACR): 2020 Guidelines for the Prevention, Diagnosis and Treatment of Lyme Disease. Clin Infect Dis 72(1) (2021) 1–8. doi: 10.1093/cid/ciab049

Leeflang MM, Ang CW, Berkhout J et al.: The diagnostic accuracy of serological tests for Lyme borreliosis in Europe: a systematic review and meta-analysis. BMC Infect Dis 16 (2016) 140

Pfister HW, Wilske B, Preac-Mursic V,K.E.: Clinical and serological follow-up of patients with Bannwarth's syndrome: comparison of patients with and without penicillin treatment. Zbl. Bakt. Lyme Borreliosis II (1989) 276–279

Raffetin A, Saunier A, Bouiller K et al.: Unconventional diagnostic tests for Lyme borreliosis: a systematic review. Clin Microbiol Infect 26(1) (2020) 51–59

Rauer S., Kastenbauer S., Hofmann H et al.: Neuroborreliose, S3-Leitlinie, 2018; in: Deutsche Gesellschaft für Neurologie (Hrsg.), Leitlinien für Diagnostik und Therapie in der Neurologie (2018). https://register.awmf.org/assets/guidelines/030-071l_S3_Neuroborreliose_2018-4-verlaengert.pdf (letzter Zugriff: 13.12.2022)

Stanek G, Fingerle V, Hunfeld KP et al.: Lyme borreliosis: clinical case definitions for diagnosis and management in Europe. Clin Microbiol Infect 17 (2011) 69–79

Stupica D, Lusa L, Ruzic-Sabljic E et al.: Treatment of erythema migrans with doxycycline for 10 days versus 15 days. Clin Infect Dis 55 (2012) 343–350

KAPITEL

24

Uwe Wintergerst

Leptospirose

Kernaussagen

- Die Leptospirose wird durch **direkten oder indirekten Kontakt** mit dem Urin infizierter Tiere übertragen, wobei weltweit viele Tierarten durchseucht sind. Sie kommt in den Tropen ca. 10 × häufiger vor als in gemäßigten Zonen.
- Es handelt sich um eine meist selbstlimitierende **systemische Infektionskrankheit** mit unterschiedlichem Verlauf. 10 % der Erkrankungen verlaufen schwer mit hämorrhagischer Pneumonitis, kardialen Arrhythmien, Ikterus und renaler Dysfunktion.
- Die **Diagnose** wird serologisch über den Antikörpernachweis abgesichert, wobei schon der erste Nachweis hinweisend, der zweite mit Titeranstieg beweisend ist.
- **Antibiotika der Wahl** sind Penicillin oder Tetrazykline.

24.1 Vorbemerkungen

Die Leptospirose ist eine meist selbstlimitierende **akut-septische, systemische Infektionskrankheit,** verursacht durch Leptospiren, gramnegative schraubenförmige Bakterien (Spirochäten).

- Man unterscheidet heute **zwei Spezies,** die sich in mehr als 200 Serovare und 23 Serogruppen unterteilen lassen.
- Weltweit sind viele Wild- und Haustierarten – v. a. Hunde – mit pathogenen Leptospiren infiziert bzw. durchseucht.

Leptospiren werden überwiegend **im Urin ausgeschieden** und können auf diesem Weg direkt oder indirekt auf Menschen übertragen werden. **Eintrittspforten** sind Hautverletzungen oder Schleimhäute von Auge, Mund, Nasopharynx und Ösophagus. Gefährdet sind Farmer, Toilettenreiniger, Tierärzte, Tierhändler, aber auch Touristen bei Outdoor-Freizeitaktivitäten.

Die **Klinik** der Leptospirose ist durch **unterschiedliche Verläufe** gekennzeichnet, von asymptomatischen Fällen über grippeähnliche Verläufe bis hin zum Multiorganbefall mit Leber-, Nieren- und Meningenbeteiligung.

Grundsätzlich können sämtliche Serovare bei allen Verläufen vorkommen; bestimmte Serovare, wie z. B. **Serovar icterohaemorrhagiae**, verursachen jedoch häufiger schwere Krankheitsbilder, z. B. den klassischen **Morbus Weil**.

Nach einer mittleren **Inkubationszeit** von 10–12 d kommt es **abrupt** zum Auftreten der **Symptomatik** mit

- Fieber, Schüttelfrost.
- starken Kopfschmerzen.
- Muskel-, Gelenk- und Gliederschmerzen sowie
- Konjunktivitis.

Es werden eine **initial septische Phase** (3–7 d Myalgie, **Konjunktivitis,** Fieber, Schüttelfrost, positive Blutkultur) und eine **immunvermittelte Phase** – Fieber, aseptische Meningitis, Konjunktivitis, Uveitis, Muskelschmerzen, Ausschlag – unterschieden, die durch eine kurze fieberfreie Zeit unterbrochen sein können.

Etwa **10 % der Erkrankungen verlaufen schwer** mit hämorrhagischer Pneumonitis, Ikterus, kardialen Arrhythmien und renaler Dysfunktion. **Pulmonale Blutungen** sind **prognostisch besonders ungünstig.**

24.2 Diagnostische Voraussetzungen

Grundsätzlich ist der kulturelle **Nachweis von Leptospiren, v. a. aus Urin,** in der ersten Krankheitswoche möglich. Die Kultur ist jedoch schwierig, mit 4–16 Wo. langwierig und damit normalerweise außerhalb der Möglichkeiten eines diagnostisch-bakteriologischen Labors. Auch gelingt sie oft erst 7–10 d nach Beginn der Erkrankung.

Daher wird die Diagnose nahezu ausschließlich **serologisch** abgesichert.

Antikörper können mit **Komplementbindungsreaktion, Mikroagglutination oder Hämagglutinationslysisreaktion** etwa ab Beginn der zweiten Krankheitswoche nachgewiesen werden.

Schon der positive Antikörpernachweis in einer Serumprobe ist hinweisend, der **Titeranstieg in der zweiten Probe beweisend.** Bei sog. Slow Respondern kann dies erst nach 4–6 Wo. erfolgen. Differenzialdiagnostisch müssen Malaria, Typhus, Rickettsiosen, Ehrlichiose, Dengue, Chikungunya, Hanta und Influenza-Infektionen abgegrenzt werden.

Für den Nachweis von Leptospiren mittels **PCR** wird in einer rezenten Metaanalyse eine Sensitivität von 70–87 % und eine Spezifität von 95–98 % angegeben. In den ersten 7 d sollte Blut, nach 7 d eher Urin untersucht werden. Die PCR ist somit nicht perfekt, aber besser als alle anderen Methoden. Zur sicheren Diagnose sollte eine Kombination von Methoden genutzt werden.

Cave

Ein **Problem** ist die große **Artenvielfalt.** In Sonderfällen müssen zahlreiche Antigene untersucht werden (Referenzlabor: Bundesinstitut für gesundheitlichen Verbraucherschutz und Veterinärmedizin, BgVV, Berlin, www.bfr.bund.de/de/start.html).

24.3 Therapie

Die pathogenen Leptospiren sind empfindlich gegenüber den meisten gebräuchlichen antibakteriellen Chemotherapeutika. Eine **Antibiotikatherapie** ist aufgrund klinischer Erfahrungen dann besonders effektiv, wenn sie bereits an den ersten 2–4 Krankheitstagen begonnen wird. Nach neueren Studien kann aber eine später begonnene Therapie den Krankheitsverlauf positiv beeinflussen und die Dauer der Erkrankung abkürzen.

Therapeutika der Wahl sind **Penicillin** oder **Tetrazykline**:

- **Bei leichten Verläufen** ist eine p. o. Therapie mit Doxycyclin (2 mg / kg / d für Kinder > 8 J. bzw. 200 mg / d, 7 d), oder Azithromycin (10 mg / kg / d bzw. 500 mg / d, 3 d) oder Amoxicillin 3 × 17 mg / kg / d bzw. 3 × 500 mg / d, 7 d) ausreichend.
- Weitere wirksame Antibiotika sind Fluorchinolone (Empfehlungsgrad A).

Für schwere Verläufe:

- **Penicillin G:**
  - Erwachsene: 4 × 1,5 Mio. E / d
  - Kinder: 250.000–400.000 E / kg in 4–6 ED
- Cefotaxim 100–200 mg / kg KG / d, max. 6–12 g / d, Ceftriaxon 50–100 mg / kg KG / d, max. 2–4 g / d oder
- **Doxycyclin:**
  - Erwachsene; 2 × 100 mg i. v. / d
  - Kinder (> 8 J.): 2 × 2 mg / kg / d i. v. (Empfehlungsgrad A)

Bei fehlenden Alternativen kann Doxycyclin auch bei jüngeren Kindern eingesetzt werden.

- Ceftriaxon: Erwachsene; 1–2 g / d, Kinder (> 8 J.): 80–100 mg / kg
- Die Therapiedauer beträgt 7 d

Bei sehr **schwer verlaufenden Infektionen** ist eine Intensivbehandlung mit der Möglichkeit der Dialyse erforderlich.

In seltenen Fällen kann es auch zu Herxheimer-ähnlichen Reaktionen kommen.

Die **Therapiedauer** muss dem Verlauf angepasst werden, liegt aber meist bei 10–14 d.

Wichtig ist auch die **flankierende symptomatische Therapie,** je nach Organmanifestation und Schweregrad des Organversagens.

Die **Prognose** ist überwiegend gut.

ALS FAUSTREGEL GILT

Die serologische Diagnosesicherung mit den zzt. routinemäßig zur Verfügung stehenden Methoden (➤ Kap. 24.2) kann zur Indikationsstellung für die antibiotische Therapie nicht herangezogen worden. Die empirische antibiotische Therapie muss bei **hinreichendem klinischem Verdacht** erfolgen.

24.4 Prophylaxe

Eine aktive oder passive **Impfung** gegen Leptospirose gibt es bisher für den Menschen nicht, aber für Haustiere liegt eine aktive Impfung vor.

Eine wirksame Prophylaxe ist auch das Zurückdrängen von tierischen Schädlingen, z. B. Ratten, aus Arbeits- und Wohngebieten. **In Endemiegebieten** ist die **Vakzination von Haustieren** sinnvoll.

Bei zeitlich begrenzter Exposition in Endemiegebieten mit hoher Erkrankungsinzidenz ist eine Prophylaxe mit 200 mg Doxycyclin (bzw. 2–4 mg / kg KG 1 × / Wo. p. o.) eine wirksame Schutzmöglichkeit.

Cave

In der Klinik sollte der **direkte Kontakt mit Patientenurin unbedingt vermieden** werden.

Wichtig für die Praxis

Bei plötzlich auftretendem **hohem Fieber mit Kopf-und Gliederschmerzen** sollte bei **entsprechenden Berufen** (z. B. Landwirt, Toilettenreiniger, Tierarzt, Tierhändler) bzw. bei Kontakt mit Harn von Tieren die Leptospirose in die Differenzialdiagnose einbezogen werden.

LITERATUR

Balassiano IT, Vital-Brazil JM, Pereira MM: Leptospirosis diagnosis by immunocapture polymerase chain reaction: a new tool for early diagnosis and epidemiologic surveillance. Diagn Microbiol Infect Dis. 74 (2012) 11–15

Cermáková Z, Plísková L, Rysková O: Laboratory diagnosis of leptospirosis. Folia Microbiol (Praha) 50 (2005) 345–347

Chen YS, Cheng SL, Wang HC, Yang PC: Successful treatment of pulmonary hemorrhage associated with leptospirosis and scrub typhus coinfection by early plasma exchange. J Formos Med Assoc 106 (2 Suppl) (2007) 1–6

DGPI (Hrsg.): DGPI-Handbuch – Infektionen bei Kindern und Jugendlichen. 7. A. Stuttgart: Thieme (2018)

Dolhnikoff M, Mauad T, Bethlem EP et al.: Leptospiral pneumonias. Curr Opin Pulm Med 13 (2007) 230–235

Ghouse M, Maulana AB, Mohamed Ali MG et al.: A two-year study of the efficacy of azithromycin in the treatment of leptospirosis in humans. Indian J Med Microbiol 24 (2006) 345–346

Griffith ME, Hospenthal DR, Murray CK: Antimicrobial therapy of leptospirosis. Curr Opin Infect Dis 19 (2006) 533–537

Kimberlin DW, Barnett ED, Lynfield R, Sawyer MH (Eds): Report of the Committee on Infectious Diseases. American Academy of Pediatrics. Red Book: 2021–2024 Report of the Committee on Infectious Diseases, 32nd ed. American Academy of Pediatrics, Itasca, IL 2021

Pappas G, Cascio A: Optimal treatment of leptospirosis: queries and projections. Int J Antimicrob Agents 28 (2006) 491–496

Report of the Committee on Infectious Diseases. 29th ed. American Academy of Pediatrics (2012)

Suputtamongkol Y, Niwattayakul K, Suttinont C et al.: An open, randomized, controlled trial of penicillin, doxycycline, and cefotaxime for patients with severe leptospirosis. Infect Dis 39 (2004) 1417–1424

Tappero JW, Ashford DA, Perkins BA: Leptospira species (Leptospirosis). In: Mandell JL, Bennett JE, Dolin R (Hrsg.): Principles and Practice of Infectious Disease. 5th ed. Churchill Livingstone, New York (2000) S. 2495ff

Villumsen S, Pedersen R, Borre MB et al.: Novel TaqMan® PCR for detection of Leptospira species in urine and blood: Pit-falls of in silico validation. J Microbiol Methods. 2012 Jun 29. (Epub ahead of print)

Yang B, de Vries SG, Ahmed A, Visser BJ, Nagel IM, Spijker R, Grobusch MP, Hartskeerl RA, Goris MG, Leeflang MM: Nucleic acid and antigen detection tests for leptospirosis. Cochrane Database Syst Rev. 2019; 8:CD011871. Epub 2019 Aug 1

KAPITEL

25 *Treponema pallidum* (Syphilis)

Christoph Spinner[1]

Kernaussagen

- Die **Syphilis** ist in Deutschland eine bedeutende sexuell übertragbare Infektion, insbesondere bei Männern, die Sex mit Männern (MSM) haben.
- Die **Diagnose** wird regelhaft mithilfe des serologischen Antikörpernachweises gestellt.
- **Antibiotikum der Wahl** ist parenteral appliziertes retardiertes Penicillin **(Benzathin-Penicillin).** Resistenzen gegenüber Penicillin sind nicht bekannt.
- Therapeutische Alternativen sind Ceftriaxon und Doxycyclin. Bei **Penicillin-Unverträglichkeit** kommt eine Desensibilisierung infrage.

25.1 Vorbemerkungen

Die Syphilis ist eine chronisch verlaufende, zyklische Infektionskrankheit, die durch *Treponema pallidum* hervorgerufen wird. Die **Übertragung** erfolgt fast ausschließlich durch **sexuelle Kontakte.**

In den vergangenen Jahren kam es in Deutschland zu einem kontinuierlichen **Anstieg der Syphilis-Inzidenz.** Dieser Anstieg ist hauptsächlich bedingt durch sexuelle Kontakte von Männern mit Männern. Ursächlich dürften viele Gründe, einschließlich verändertes Sexualverhalten und zunehmende kondomlose Kontakte sein.

Die **klinischen Symptome** und Befunde sind – abhängig vom jeweiligen Stadium – unterschiedlich und werden in Primär-, Sekundär- und Tertiärstadium eingeteilt. Dabei wechseln klinisch manifeste mit z. T. lang dauernden Latenzphasen.

25.2 Diagnostische Voraussetzungen

Der erste Schritt für die Behandlung der Syphilis ist die **korrekte (serologische) Diagnose.**

ALS FAUSTREGEL GILT

Wichtigste diagnostische Maßnahme ist die serologische Diagnose einer aktiven *Treponema pallidum*-Infektion des Patienten.

Treponemenspezifische Antikörper werden durch **TPHA-** oder **TPPA-Tests** nachgewiesen.

Positive Suchtests erfordern die Durchführung von **Bestätigungstests,** z. B. FTA-ABS-Test.

IgM-Antikörper treten etwa 1 Wo., **IgG-Antikörper** etwa 2 Wo. nach den ersten klinischen Symptomen auf.

Mit dem **VDRL-Test** (Veneral Disease Research Laboratory) oder dem **CMT** (Cardiolipin-Mikroflockungstest) werden lipoidale Antikörper nachgewiesen, die mit Zellwandbestandteilen der Treponemen reagieren und auf eine seroaktive Infektion hinweisen. Ihr Nachweis ist charakteristisch, aber **nicht spezifisch** für eine Syphilis, da sie aufgrund der Antigenverwandschaft auch mit körpereigenen Mitochondrienantigenen reagieren können.

ALS FAUSTREGEL GILT

VDRL- und CMT-Titer erlauben eine Beurteilung der **Krankheitsaktivität** sowie der **Effektivität der Therapie.**

[1] Autor der Vorauflage: Werner Handrick†

Cave

Bei positiven Ergebnissen der Syphilis-Serologie bei **Neugeborenen** und **Säuglingen** ist es wichtig, zwischen transplazentar übertragenen, mütterlichen Antikörpern und Antikörpern als Ausdruck der Infektion des Kindes zu unterscheiden.

Im Vergleich zu den serologischen Methoden spielt der direkte Erregernachweis – Dunkelfeld-Mikroskopie, PCR in Speziallabors – in der Syphilis-Diagnostik nur eine untergeordnete Rolle. Die Diagnose des Primäraffekts ist primär eine klinische Blickdiagnose, wobei die PCR in der klinischen Praxis aufgrund einer eingeschränkten Sensitivität kaum Einsatz findet.

Weitere Informationen

Leitlinie der Deutschen STI-Gesellschaft (DSTIG): www.awmf.org/leitlinien/detail/ll/059-002.html.

25.3 Therapie

Antibiotikum der Wahl in der Therapie ist **parenteral appliziertes retardiertes Penicillin (Benzathin-Penicillin).** Es gibt bislang keine penicillinresistenten Treponemen-Stämme. Am sichersten ist die i. v. Gabe von Penicillin G.

Cave

! Mit **Benzathin-Penicillin** werden keine wirksamen Liquorspiegel erreicht, weshalb es nur zur Therapie früher Infektionsstadien ohne Hinweise auf Beteiligung des zentralen Nervensystems geeignet ist.

Da Penicillin in seiner Wirksamkeit unübertroffen ist, empfehlen manche Autoren bei Patienten mit Penicillin-Allergie die Gabe von Penicillin nach vorheriger Desensibilisierung.

Bei Penicillin-**Unverträglichkeit** können **Ceftriaxon** (**cave:** Kreuzallergie mit Penicillin in 5–10 % der Fälle) oder **Doxycyclin** gegeben werden. Doxycyclin ist nur bei Penicillin-Unverträglichkeit indiziert und dem Penicillin in der Wirksamkeit unterlegen, diverse Nebenwirkungen und Kontraindikationen sind zu beachten. Ceftriaxon ist offensichtlich wirksam, es gibt aber nur wenig valide Daten.

Azithromycin ist offensichtlich bei Frühsyphilis wirksam, wobei zwischenzeitlich über Resistenzen und Therapieversager berichtet wurde, weshalb es nicht regelhaft zum Einsatz kommen soll.

Cave

- Bei der Auswahl des Antibiotikums, der Dosierung und der Therapiedauer müssen das jeweilige **Syphilis-Stadium** und evtl. **Besonderheiten** seitens des Patienten – relevanter Immundefekt, z. B. durch HIV, AIDS oder Schwangerschaft, Neu- und Frühgeborenes – berücksichtigt werden.
- Bei Therapiebeginn besteht ab erregerreicher Sekundärsyphilis das Risiko einer **Jarisch-Herxheimer-Reaktion,** weshalb eine **adjuvante Steroid-Therapie** erfolgen soll.

Die folgenden Ausführungen entsprechen weitestgehend den Empfehlungen der DSTIG.

25.3.1 Frühsyphilis: Infektion vor < 1 J.

Benzathin-Penicillin 2,4 Mio. E i. m.
Bei **Penicillin-Unverträglichkeit:**
- Doxycyclin p. o. 2 × 100 mg / d für 14 d
- Alternativ Ceftriaxon 2 g / d für 10 d

Cave

Bei der **Einmalgabe** von Benzathin-Penicillin wurden Fälle von Therapieversagen beschrieben. Differenzialdiagnostisch muss auch an Re-Infektionen bei anhaltendem Risiko gedacht werden.

25.3.2 Spätsyphilis: Infektion vor > 1 J.

Benzathin-Penicillin: 2,4 Mio. E am 1., 8. und 15. d.
Bei **Penicillin-Unverträglichkeit**:
- Doxycyclin p. o. 2 × 100 mg / d für 28 d
- Alternativ Ceftriaxon 2 g / d für 2 Wo.

Cave

- Bei einer Spätsyphilis müssen immer eine **Neurosyphilis** und eine **kardiovaskuläre Syphilis** ausgeschlossen werden.
- Bei der Gabe von Benzathin-Penicillin werden **keine wirksamen Liquor-Konzentrationen** erreicht.

25.3.3 Neurosyphilis und syphilitische Uveitis

Penicillin-G-Na i. v.:
- 6 3–4 Mio. E / d über 14 d (mind. 10 d)
- 3 × 10 Mio. E / d oder 5 × 5 Mio. E / d

Bei **Penicillin-Unverträglichkeit:**
- Alternativ Ceftriaxon 1. Gabe 4 g, dann 2 g / d für 10–14 d
- Doxycyclin 2 × 200 mg / d für 4 Wo. Dies ist aber allenfalls eine Therapie der 2. Wahl!
- Evtl. Desensibilisierung.

Cave

Mit Benzathin-Penicillin lassen sich **keine treponemoziden Wirkspiegel im ZNS** erreichen.

25.3.4 Syphilis in der Schwangerschaft

Therapie stadienabhängig mittels Penicillin oder Betalaktam nach Leitlinie (s. o.)

Cave

Nach der Gabe von Benzathin-Penicillin bei Schwangeren mit Syphilis wurden **Therapieversager** beobachtet und in der Folge konnatale Syphilitiden.

25.3.5 Patienten mit HIV-Infektion oder AIDS

Behandlung wie bei Spätsyphilis.

Bei V. a. **ZNS-Beteiligung** erfolgt eine Therapie wie bei Neurosyphilis.

Cave

Auch bei Menschen mit HIV wurde, insbesondere bei relevantem Immundefekt, über **Therapieversager** nach Benzathin-Penicillin berichtet.

25.3.6 Konnatale Syphilis

Neugeborene mit einer konnataler Syphilis werden mit 100.000–150.000 IE / kg KG / d Penicillin G behandelt:

- 1. – 7. Lebenstag: 100.000 IE / kg KG / d verteilt auf 2 Gaben
- 8. – 28. Lebenstag: 150.000 IE / kg KG / d verteilt auf 3 Gaben i. v. über 10 d

Wichtig für die Praxis

Die Syphilis ist bei **rechtzeitiger Diagnostik** mit sehr hoher Wahrscheinlichkeit therapierbar. Daher kommt der hausärztlichen Praxis eine besondere Rolle bei der Diagnostik der Erkrankung zu, die ein **breites klinisches Bild** verursachen kann. Die **Therapie** erfolgt in Abhängigkeit des Infektionsstadiums.

LITERATUR

Amaratunge BB, Camuglia JE, Franzco AJH: Syphilitic uveitis: a review of clinical manifestations and treatment outcomes of syphilic uveitis in human immunodeficiency virus-positive and negative patients. Clin Exp Ophthalmol 2010; 38: 68–74

Borte M et al.: Syphilis, in: Deutsche Gesellschaft für Pädiatrische Infektiologie (Hrsg.): DGPI-Handbuch, Infektionen bei Kindern und Jugendlichen. 5. A., Georg Thieme Verlag, Stuttgart, 2009, S. 494–498

Deutsche STD-Gesellschaft: Diagnostik und Therapie der Syphilis Aktualisierung S2k 2021, Version 1.1. Addendum 1 / 21 Deutsche STI-Gesellschaft (DSTIG) www.awmf.org/leitlinien/detail/ll/059-002.html (letzter Zugriff: 25.5.2022)

Fenton KA et al.: Infectious syphilis in high-income settings in the 21st century. Lancet Infect Dis 2008; 8: 244–253

Ficarra G Carlos R: Syphilis: the renaissance of an old disease with oral implications. Head Neck Pathol 2009; 3: 195–206

Ghanem KG et al.: Doxycycline compared with benzathine penicillin for the treatment of early syphils. Clin Infect Dis 2006; 42: e45 – e49

Hagedorn H-J, Münstermann D: Immunologie und Labordiagnostik der Syphilis. derm 2006; 12: 452–460

Handrick W et al.: Konnatale Syphilis – eine Übersicht. Mikrobiologe 2006; 16: 83–86

Katz KA, Klausner JD: Azithromycin resistance in Treponema pallidum. Curr Opin Infect Dis 2008; 21: 83–91

Nenoff P, Handrick W, Herrmann J: Syphilis im Vormarsch. Moderne Diagnostik und Therapie. Dtsch Dermatol 2008; 6: 396–402

Stamm LV: Global challenge of antibiotic-resistant Treponema pallidum. Antimicrob Agents Chemother 2010; 54: 583–589

Zhou P et al.: Azithromycin treatment failure among primary and secondary syphilis patients in Shanghai. Sex Transm Dis 2010; 37 726–729

KAPITEL

26 Clostridien

Bernd Salzberger[1]

Kernaussagen

Botulismus

- Die Therapie des schweren **Nahrungsmittelbotulismus** besteht aus Toxinelimination, supportiven intensivmedizinischen Maßnahmen und Toxinneutralisation durch Botulinus-Antitoxin vom Pferd.
- Beim **Säuglingsbotulismus** stehen intensivmedizinische Maßnahmen im Vordergrund.
- Die Basistherapie des **Wundbotulismus** entspricht der des schweren Nahrungsmittelbotulismus. Ergänzt wird die Therapie durch eine gründliche chirurgische Wundrevision.

Gasbrand

- Die **Therapie** des manifesten **Gasbrands** ist immer interdisziplinär. Sie besteht aus breiter chirurgischer Revision, anaerobierwirksamer antibiotischer Therapie und adäquater intensivmedizinischer Überwachung und Behandlung.
- Empfohlen, wenn auch ohne klare Evidenz, ist eine **Sauerstoff-Überdrucktherapie.**
- Die **Antitoxintherapie** ist wegen zahlreicher Nebenwirkungen und fraglicher therapeutischer Wirksamkeit umstritten.

Tetanus

- Die **Therapie** des manifesten Tetanus ist immer interdisziplinär und erfordert eine adäquate intensivmedizinische Überwachung und Behandlung.
- Zur **Eradikation der Toxinquelle** muss eine chirurgische Sanierung erfolgen. Zur Erreichung aerober Verhältnisse wird die infizierte Region breit eröffnet und sämtliches nekrotisches Gewebe débridiert.
- Eine spezifische **antibiotische Therapie** mit Metronidazol wird empfohlen.
- Die **Immuntherapie** besteht aus der Gabe von humanem Tetanus-Antitoxin (Tetagam®, Hypertet®, Tetaglobulin®, Tetanobulin®) sowie der simultanen Verabreichung des Tetanus-Toxoid-Absorbat-Impfstoffs.
- Ziel der **symptomatischen Behandlung** ist eine komplette Durchbrechung der Muskelkrämpfe und der Krampfbereitschaft. Bei einem milden Ausmaß der Erkrankung ohne generalisierte Spasmen oder Dysphagien beginnt die Therapie vorzugsweise mit Diazepam in einschleichender Dosierung.
- Die manifeste Tetanuserkrankung und der V. a. Tetanus sind **meldepflichtig!**

Clostridium difficile > 70.4

[1] Autor der Vorauflage: Reinhard Berner

Weitere Informationen

Spezialdiagnostik – Konsiliarlaboratorium für anaerobe Bakterien

Zentrum für Infektionsmedizin, Institut für Medizinische Mikrobiologie und Infektionsepidemiologie des Universitätsklinikums Leipzig
Liebigstraße 24, 04103 Leipzig
Leitung: Prof. Dr. A. C. Rodloff
Tel.: 0341.971–5200
Fax: 0341.971–5209
E-Mail: acr@medizin.uni-leipzig.de

26.1 Botulismus

Clostridium botulinum ist ein grampositives, sporenbildendes, obligat anaerobes Stäbchenbakterium. Die **hitzeresistenten Sporen** kommen **ubiquitär** vor.

Das **klinische Bild** einer Infektion mit *C. botulinum* resultiert aus der Wirkung eines hochpotenten Neurotoxins. Das Toxin blockiert an der motorischen Endplatte und an den parasympathischen Synapsen die Freisetzung von Acetylcholin. Sieben **Toxintypen**, A, B, C1, C2, D, E, F und G werden aufgrund der serologischen Spezifität des gebildeten Toxins definiert. Unterschiedliche Wirkungen der Neurotoxine im Tierversuch werden nicht beobachtet. Vor allem die **Typen A, B und E** sind für Erkrankungen des Menschen von Bedeutung.

Das Toxin ist **hitzelabil** und wird durch **Sterilisation** zerstört.

Botulinumtoxin A wird heutzutage in Form eines Neurotoxin-Hämagglutinin-Komplexes **therapeutisch** bei einer Reihe von Indikationen eingesetzt, insbesondere bei Krankheiten, die mit einer erhöhten Muskelspannung einhergehen, z. B. spastische Zerebralparese.

26.1.1 Nahrungsmittelbotulismus

Der Nahrungsmittelbotulismus **ist definitionsgemäß eine Intoxikation.** Der Erreger vermehrt sich in verunreinigten Nahrungsmitteln, anschließend erfolgt die orale Toxinaufnahme.

Klinisch zeigen sich:

- Gastrointestinale Symptome: Übelkeit, Erbrechen, Völlegefühl
- Neurologische Symptome: Ptosis, Doppelbilder, Mydriasis, Akkommodationsstörungen, Zungenlähmung, Schluckstörungen und Sprachstörungen
- Vegetative Symptome: Abgeschlagenheit, Apathie, Durst bei fehlender Speichelsekretion

Die **„Inkubationszeit"** liegt, je nach Toxinmenge, variabel zwischen 2 h und 8 d.

Der Nahrungsmittelbotulismus tritt als **Einzel- oder Gruppenerkrankung** auf.

Ein **erhöhtes Erkrankungsrisiko** besteht beim Verzehr von Räucherwaren sowie hausgemachten Konserven mit verunreinigtem Gemüse, Obst, Fisch oder Fleisch. Hier kann sich der Erreger aufgrund der strikt anaeroben Verhältnisse gut vermehren. Durch die Gasbildung entsteht die typische Bombierung von Konservendosen.

Die **Diagnose** wird anhand der Anamnese – oft erkranken mehrere Patienten gleichzeitig –, der Klinik, des Toxinnachweises und des mikrobiologischen Nachweises gestellt. Notwendig in diesem Zusammenhang ist immer die Untersuchung der mutmaßlich kontaminierten Nahrungsmittel. Parallel dazu sollte eine mikrobiologische Untersuchung von Blut, Magensaft und Speiseresten durchgeführt werden. Der **Toxinnachweis** muss serologisch und in Magen-Darm-Sekreten erfolgen und ist für die Intoxikation beweisend.

Für die Differenzialdiagnose: das Elektromyogramm (EMG), speziell ein **Single-Fiber-EMG** (SFEMG), zeigt ein spezifisches pathologisches Muster.

Therapie

Die Therapie besteht aus

- Toxinelimination,
- supportiven intensivmedizinischen Maßnahmen und
- Toxinneutralisation durch Gabe von Botulinus-Antitoxin vom Pferd.

Die Gabe von Aktivkohle oder die Magenspülung wird nicht mehr empfohlen, bei Nahrungsmittelbotulismus kann die Gabe von Laxanzien hilfreich sein, es darf aber kein Ileus vorliegen.

Die **intensivmedizinische Überwachung** und Therapie, die in allen Fällen von Botulismus indiziert ist, richtet sich nach der Schwere der Erkrankung und der begleitenden vegetativen Symptomatik. Allgemeine **Intubations- und Beatmungsindikationen** sind respiratorische Insuffizienz, Symptome bulbärer Lähmung und fehlende Schutzreflexe (Empfehlungsgrad A).

! Zu achten ist auf einen **möglichen Harnverhalt.**

Es existieren verschiedene **Antitoxine vom Pferd.** Sie wirken gegen die Toxine Typ A, B und E und binden und neutralisieren den freien, im Blut zirkulierenden Anteil des Toxins.

! Bereits synaptisch gebundenes und neurologisch wirkendes Toxin wird nicht neutralisiert.

Die **Antitoxingabe** wirkt somit nur in der **Frühphase der Intoxikation** (Empfehlungsgrad A). **Dosierung** nach Gabe einer **Testdosis:**

- Bei **Erwachsenen** 500 ml langsam i. v. Bei schwerem Verlauf können 4–6 h später erneut 250 ml gegeben werden.
- Bei **Kindern** 5–7,5 ml / kg KG.
- Für Säuglinge ist in den USA ein humanes Antitoxin zugelassen (➤ Kap. 26.1.2).

Zu beachten sind mögliche **allergische** Reaktionen.

Die Gabe von **Antibiotika** ist wirkungslos (Empfehlungsgrad A).

MERKE
Ein wichtiger Anhalt für Nahrungsmittelbotulismus ist das Auftreten der Symptome bei mehreren Personen in einem sozialen Netzwerk.

26.1.2 Säuglingsbotulismus

Eher schleichend als akut zeigt sich das klinische Bild des Säuglingsbotulismus. Die **Inkubationszeit** wird zwischen 3 und 30 d angenommen. Je nach Schwere der Erkrankung bieten die Säuglinge, die

C. botulinum über Nahrungsmittel, z. B. Honig, Erde oder Hausstaub, gastroenteral aufnehmen, **Symptome** wie:

- Zunehmende Obstipation bei reduziertem Sphinktertonus
- Trinkschwäche
- Schluckstörungen mit häufigem Verschlucken
- Heiseres Wimmern
- Allgemeine Muskelhypotonie und Adynamie, von kranial nach kaudal fortschreitend
- Ptosis, langsam reagible Pupillen, Augenmuskellähmungen

Fieber tritt nicht auf.

Die Symptomatik bildet sich erst nach Wochen zurück.

Als **schwerste Komplikationen** können **Atemlähmungen und Aspirationspneumonien** auftreten, die zum Tod des Säuglings führen können.

Beim seltenen **fulminanten Säuglingsbotulismus** kann das Bild eines plötzlichen Säuglingstods imitiert werden.

Die Erkrankung wird durch Toxine von *C. botulinum* Typ A und B, selten durch Typ G verursacht. Das Toxin entsteht durch sich vermehrende Clostridien im Darm der Säuglinge.

Cave

Säuglinge können mehrere Monate Clostridien-Ausscheider sein.

Die **Diagnose** basiert auf dem Toxinnachweis im Stuhl, in Magen-Darm-Sekreten, im betreffenden Nahrungsmittel oder in Ausnahmefällen im Serum. Ein kultureller Nachweis ist aus dem betreffenden Nahrungsmittel und beim Wundbotulismus möglich

Im **Elektromyogramm** zeigen sich eine normale Nervenleitgeschwindigkeit und Aktionspotenziale niedriger Amplitude.

Therapie

Im Vordergrund der Therapie stehen **intensivmedizinische Maßnahmen** nach gängigen Richtlinien zur Erhaltung der Vitalfunktionen (Empfehlungsgrad A).

In den USA wurde in einer prospektiven randomisierten Studie ein **i. v. humanes Hyperimmunserum** erfolgreich eingesetzt, das über die Auslandsapotheke importiert werden kann (Empfehlungsgrad A).

26.1.3 Wundbotulismus

Die **ubiquitär vorkommenden Erreger oder Sporen** gelangen über Verschmutzung in eine Wunde. Unter anaeroben Bedingungen, begünstigt durch Nekrose oder anaerobe Mischinfektionen, kommt es zur Sporenauskeimung, Vermehrung und **Toxinbildung.**

Das klinische Bild entspricht dem Nahrungsmittelbotulismus, die gastrointestinalen Symptome fehlen jedoch. Die **Inkubationszeit** beträgt 4–18 d.

Die **Diagnostik** entspricht der des Nahrungsmittelbotulismus, ergänzt durch bakteriologische Wundabstriche.

Therapie

Die **Basistherapie** – intensivmedizinische Maßnahmen, Antitoxin – wird entsprechend dem alimentären Botulismus durchgeführt (Empfehlungsgrad A). Ergänzt wird die Therapie durch eine **gründliche Wundrevision** (Empfehlungsgrad A). Hierbei müssen eine sorgfältige Nekrosektomie und die Schaffung aerober Wundverhältnisse erfolgen.

! Je nach Schwere der Verletzung und Ausmaß der Wunde besteht die Indikation zur **wiederholten Wundrevision.**

Begleitend zum Wunddébridement kann eine **antibiotische Therapie mit Penicillin G** in der Dosierung 500.000 IE / kg KG / d – max. 20 Mio. IE / d – durchgeführt werden (Empfehlungsgrad B).

26.1.4 Verdeckter Botulismus

Das seltene Krankheitsbild des verdeckten Botulismus entspricht der **Erwachsenenvariante des Säuglingsbotulismus.** Es tritt bei Erwachsenen mit gastrointestinalen anatomischen Anomalien, z. B. postoperativ, auf, die eine Kolonisation mit *C. botulinum* erlauben.

Das **klinische Bild** ist sehr variantenreich.

Die **Diagnostik** basiert auf Toxinnachweis in Serum und Stuhl sowie auf bakteriologischen Stuhluntersuchungen.

Therapie

Die Therapie richtet sich nach der **Schwere der Erkrankung** und entspricht der Therapie des **Nahrungsmittelbotulismus.** In schweren Fällen besteht die Indikation zur operativen Beseitigung der gastrointestinalen anatomischen Anomalie, z. B. in der Revision eines Blind Loops nach Darmoperation.

26.1.5 Iatrogener Botulismus

Bei schweren Formen von muskulärer Spastik kann das **Toxin A** in Form eines Toxin-Hämagglutinin-Komplexes als lang anhaltende symptomatische Therapie eingesetzt werden. Im Rahmen dieser Therapie kann es durch **Überdosierung oder Fehlinjektion** zu einem iatrogenen Botulismus kommen.

Die Therapie entspricht der des alimentären Botulismus.

26.2 Gasbrand

Obwohl **Meldepflicht bei Erkrankung und Tod** durch Gasbrand besteht, fehlen exakte epidemiologische Angaben über die Häufigkeit in Deutschland. In der Literatur wird zunehmend über Gasbrandinfektionen als Komplikation der **minimalinvasiven Chirurgie** berichtet, sodass eine nicht unerhebliche Dunkelziffer angenommen werden muss. Weiterhin ist eine deutliche Koinzidenz des spontan auftretenden Gasbrands mit **kolorektalen Karzinomen** bekannt.

Die **Erreger** des echten Gasbrands sind die sporenbildenden, obligat anaeroben Stäbchenbakterien der Spezies *Clostridium perf-*

ringens, Clostridium novyi, Clostridium septicum und *Clostridium histolyticum*. Die Erreger kommen **ubiquitär** vor; ihre Sporen entwickeln sich innerhalb von 48–72 h. Hauptvorkommen der Sporen sind **Erdreich und Fäzes von Mensch und Tier.**

Der **exogene Gasbrand** nimmt seinen Ausgang von kontaminierten Wunden, v. a. Polytraumata und Frakturen, mit starken Gewebeschädigungen, die den Erregern für ihr Wachstum und zur Toxinbildung ein anaerobes Milieu bieten.

Der **endogene Gasbrand** kann bei schweren entzündlichen Darmerkrankungen, kolorektalen Karzinomen, intestinalen Durchblutungsstörungen und immunsuppressiver Therapie auftreten.

Die Gasbranderreger produzieren als **Exotoxine** teils saccharolytische, teils proteolytische Enzyme, z. B. Kollagenasen, Hyaluronidasen und Desoxyribonukleasen. Das wichtigste von *C. perfringens* gebildete Exotoxin ist eine hämolysierend und nekrotisierend wirkende **Lezithinase,** das **α-Toxin.**

Die **Klinik** ist je nach Erreger etwas unterschiedlich. Neben der lokalen Symptomatik zeigen sich allgemeine, teils septische Symptome. Bei ausgeprägter Toxinwirkung droht ein **Multiorganversagen** mit Ikterus, Hämolyse, Nierenversagen und pulmonalem Versagen.

Die **differenzialdiagnostische** Abgrenzung eines echten Gasbrands von anderen gasbildenden entzündlichen Infektionen muss sofort nach Auftreten der Frühsymptome – inadäquater Schmerz und lokale Symptomatik im Wundbereich – versucht werden.

Cave

Eine **unmittelbare bakteriologische Untersuchung** einschließlich Mikroskopie – massenhaft plumpe grampositive Stäbchen – von Wundesekret ist **zwingend.**

Die **mikrobiologische Erregerdiagnostik** schließt sich an. Bei der Clostridien-Sepsis ist die anaerobe Blutkultur erforderlich.

Radiologische Weichteilaufnahmen zur Beurteilung der infizierten Region können für die Diagnose hilfreich sein und müssen ggf. in 2- bis 4-stündigem Abstand wiederholt werden. Sie zeigen Gasansammlung und -ausbreitung im Gewebe sowie eine charakteristische Fiederung der Muskulatur.

Je **nach Verlauf** lassen sich die Patienten mit manifestem Gasbrand in **4 Gruppen** einteilen: Patienten mit

- rascher diffuser Ausbreitung der Infektion und Zeichen der Toxinämie (eigentlicher Gasbrand),
- lokal begrenzter Infektion ohne Toxinämie,
- Zellulitis ohne Muskelbefall mit Toxinämie und
- Zellulitis ohne Toxinämie.

26.2.1 Therapie

MERKE

- Die Therapie des manifesten Gasbrands ist immer **interdisziplinär:** chirurgisch, infektiologisch und intensivmedizinisch.
- Der schnellstmögliche Transport in ein **Therapiezentrum** ist empfehlenswert, sofern es der Allgemeinzustand des Erkrankten erlaubt.

Cave

Aufgrund der raschen Ausbreitung der Infektion und der schlechten Prognose ist bereits bei der **Verdachtsdiagnose** sofortiges Handeln zwingend.

Als **Primärtherapie** sollte die **chirurgische Revision** unter adäquater Antibiotikatherapie erfolgen (Empfehlungsgrad A):

- Breite Eröffnung der infizierten Region bis in gesunde Areale
- Radikales Débridement der befallenen Muskeln und Muskelgruppen unter kompletter Fasziotomie
- Komplette Dekompression der Wundumgebung bei Extremitätengasbrand, im Notfall primäre Amputation oder Exartikulation
- Offene Wundbehandlung und H_2O_2-Spülungen.

Das Débridement muss in schweren Fällen ggf. täglich wiederholt werden.

! Zur **Prophylaxe eines Kompartmentsyndroms** sollte eine breite Fasziotomie erfolgen.

Es schließt sich eine offene, antiseptische Wundbehandlung an.

Erst nach **vollständiger Abheilung** können **rekonstruktive chirurgische Maßnahmen** – Faszienverschlüsse, Hautdeckungen oder Hauttransplantationen – durchgeführt werden.

Die **Antibiotikatherapie** muss wegen der **häufigen Mischinfektionen** zunächst breit erfolgen. In der Regel wird mit einer empirischen i. v. Therapie aus **Penicillin G** – Erwachsene 20–40 Mio. IE / d, Kinder 0,5–1,0 Mio. IE / kg KG / d – kombiniert mit **Clindamycin 4 × 600 mg** begonnen (Empfehlungsgrad A).

Antibiotisch wirksam sind als **Alternative** zu Penicillin Carbapeneme, z. B. Imipenem oder Meropenem geeignet, alternativ zu Clindamycin sind Metronidazol und Tetrazykline wirksam

Wenn möglich kann zusätzlich zu den o. a. Maßnahmen eine **hyperbare Oxygenierung** durchgeführt werden. Zur Schaffung von aeroben Verhältnissen in den infizierten Körperarealen, welche die Vermehrung der obligat anaeroben Clostridien unmöglich macht, werden die Patienten in einer **Überdruckkammer** reinem Sauerstoff mit einem Druck von 3 bar ausgesetzt. Die Patienten werden, wenn der Allgemeinzustand es zulässt, mehrfach am Tag bis zu 2 h in die Überdruckkammer eingeschleust (Empfehlungsgrad B).

Die **Serumtherapie** ist wegen zahlreicher Nebenwirkungen und fraglicher therapeutischer Wirksamkeit umstritten. Zur Verfügung steht Gasbrand-Antitoxin vom Pferd (Polyvalent Behring) mit Antitoxin gegen *C. perfringens, C. novyi* und *C. septicum* (Empfehlungsgrad C).

Die Behandlung erfolgt i. d. R. auf einer **Intensivstation** und umfasst

- die Aufrechterhaltung der Vitalfunktionen,
- eine ausreichende Sedierung, ggf. in Kombination mit einer Relaxierung,
- die mechanische Beatmung, ggf. über ein Tracheostoma,
- die Therapie der vegetativen Begleitsymptomatik sowie
- die Verhinderung sekundärer Komplikationen.

Es besteht ein **erhöhter Kalorien- und Flüssigkeitsbedarf,** da innerhalb weniger Tage eine katabole Stoffwechselsituation entsteht. Die **Ernährung,** enteral und parenteral über einen ZVK, soll hochkalorisch erfolgen, bei Erwachsenen bis zu 7000 kcal / d.

! **Zu beachten** ist jedoch, dass öfter eine **Glukoseverwertungsstörung** vorliegt, sodass der **Einsatz von Insulin** erforderlich werden kann.

Cave

Die **Prognose** bei manifestem Gasbrand ist abhängig von der Schnelligkeit einer adäquaten Diagnostik und Therapie. Dies bedeutet, dass bei der Verdachtsdiagnose Gasbrand
- eine sofortige, ggf. wiederholte Diagnostik,
- eine antibiotische Therapie,
- die frühzeitige Verlegung in ein Zentrum mit der Möglichkeit der hyperbaren Sauerstofftherapie und
- eine großzügige Indikationsstellung zur operativen Revision erfolgen müssen.

Evidenzbasierte Angaben bezüglich Klassifikation, Therapie und Behandlungserfolg sind aufgrund geringer Fallzahlen und unterschiedlicher Kriterien nicht möglich. In der Literatur bestehen unterschiedliche Angaben über die Wirksamkeit der hyperbaren Sauerstofftherapie.

! Solange die Unwirksamkeit nicht bewiesen ist, sollte aufgrund der insgesamt schlechten Prognose nach chirurgischer Revision eine **Sauerstoff-Überdrucktherapie angestrebt** werden.

26.3 Tetanus

Der Erreger des Wundstarrkrampfs ist das ubiquitär vorkommende, grampositive, obligat anaerob wachsende, sporenbildende Stäbchenbakterium *Clostridium tetani*. Der Erreger ist durch peritriche Begeißelung stark beweglich. Sporen entstehen innerhalb von 48–72 h. Hauptvorkommen der Sporen ist das **Erdreich** und **Fäzes** von Mensch und Tier.

Die **Sporen** sind **resistent gegen Hitze und gebräuchliche Antiseptika,** sie überleben in Geweben für Monate, im Erdreich bei fehlender Sonnenlichteinstrahlung für Jahre.

Vorbedingung für den Ausbruch der Erkrankung ist eine oft nur **kleine Eintrittspforte.** Bekannte krankheitsauslösende Momente sind verschmutzte Wunden, Verbrennungen oder Verbrühungen, Katzen- oder Hundebisse sowie Verletzungen beim diabetischen Fuß. *C. tetani* vermehrt sich lokal unter anaeroben Bedingungen, wobei Nekrosen und anaerobe Mischinfektionen durch Senkung des Redoxpotenzials die Vermehrung des Erregers begünstigen. Neben den durch kutane Eintrittspforten ausgelösten Erkrankungen sind postoperative Tetanus-Ausbrüche nach Eingriffen am Gastrointestinaltrakt beschrieben. Die **Inkubationszeit** beträgt in der Regel 3 d bis 3 Mon., bei Neugeborenen ist sie i. d. R. kurz.

C. tetani produziert drei **Exotoxine:**
- das **Tetanospasmin,** das die wichtigste Komponente und das eigentliche Tetanustoxin ist und neurotoxisch wirkt,
- das **Tetanolysin** mit hämolytischen Eigenschaften und
- ein weiteres, nicht spasmogen wirkendes **Neurotoxin.**

Das **Tetanospasmin** wandert hämatogen, lymphogen, aber v. a. entlang der peripheren motorischen, sensiblen und vegetativen Neuroaxone in die Erfolgsorgane. Die Geschwindigkeit der neuronalen Ausbreitung ist ca. 5 mm / h.

Die **spezifische Wirkung des Tetanustoxins** beruht auf der Blockierung der Freisetzung der Transmittersubstanzen Glyzin und γ-Aminobuttersäure, deren Synapsen eine Erregungsmodulation der motorischen Vorderhornzelle und des vegetativen Nervensystems bewirken. Somit entsteht durch den Wegfall dieser Erregungsdämpfung eine **unkontrollierte Übererregung** in den befallenen ZNS-Abschnitten.

Die **Klinik** erklärt sich aus der Pathogenese. Zunächst kommt es zu tonischen Spasmen der Skelettmuskulatur, gefolgt von paroxysmalen Kontraktionen. Die Symptomatik kann deszendierend erfolgen mit **Beginn der Tonuserhöhung im Mundbereich:**
- Kiefersperre
- Schluck- und Sprechstörungen
- Trismus

Durch Befall der mimischen Muskulatur entsteht das Bild des **Risus sardonicus,** ein grinsend-weinerlicher Gesichtsausdruck. Mit Einbeziehung des Pharynx entsteht eine Dysphagie.

Cave

Fatal kann sich ein Laryngospasmus auswirken: Es droht eine **Aspiration.**

Spasmen der Interkostal-, Zwerchfell- und Bauchdeckenmuskulatur bis hin zum Opisthotonus können auftreten. Dabei ist die **Bewusstseinslage stets intakt!**

Ist das **autonome Nervensystem** betroffen, kommt es zu anfallsartiger arterieller Hypertension, Tachykardie, Kreislaufzentralisation, Hyperpyrexie und Schwitzen.

Die tonischen Anfälle werden durch audiovisuelle und taktile Reize ausgelöst.

Die **Diagnose wird klinisch gestellt,** ein Erregernachweis aus der Wunde ist nur selten erfolgreich. **Differenzialdiagnostisch** ergeben sich:
- Kieferklemme anderer Ursachen, z. B. Tonsillarabszess, Kiefergelenkentzündung, Luxation, Zahnerkrankungen
- Meningitis und Enzephalitis
- Rabies
- Elektrolytstörungen, z. B. Tetanie
- Intoxikationen, z. B. Strychnin, Phenothiazine

26.3.1 Therapie

Die Therapie des manifesten Tetanus erfolgt **interdisziplinär.**

Wundsanierung

Zur **Eradikation der Toxinquelle** muss zunächst eine **chirurgische Sanierung** erfolgen (Empfehlungsgrad A). Zur Erreichung aerober Verhältnisse wird die infizierte Region breit eröffnet und sämtliches nekrotisches Gewebe débridiert. Gegebenenfalls erfolgt das Débridement mehrfach.

Zur **Prophylaxe eines Kompartmentsyndroms** an den Extremitäten kann eine breite Fasziotomie notwendig werden.

Es schließt sich eine **offene,** antiseptische Wundbehandlung an.

Erst nach **vollständiger Abheilung** der Erkrankung können **rekonstruktive chirurgische Maßnahmen** – Faszienverschlüsse, Hautdeckungen oder Hauttransplantationen – durchgeführt werden.

Radikale Maßnahmen wie Amputationen sind im Regelfall nicht notwendig.

Antibiotische Therapie

Eine spezifische antibiotische Therapie wird **empfohlen,** obwohl es sich um eine klassische Toxinkrankheit handelt. Insbesondere wird **Metronidazol** wegen seiner sehr guten antimikrobiellen Aktivität empfohlen (Empfehlungsgrad A). In einer nicht randomisierten Studie wurde eine deutlich langsamere Progredienz der Symptome bei Therapie mit Metronidazol nachgewiesen als bei Gabe von Penicillin.

Immuntherapie

Die Immuntherapie besteht in der Gabe von **humanem Tetanus-Antitoxin** (Tetagam®, Hypertet®, Tetaglobulin®, Tetanobulin®; Empfehlungsgrad A) sowie der simultanen Gabe des **Tetanus-Toxoid-Absorbat-Impfstoffs** (Empfehlungsgrad A).

Die **Dosierung** des Immunglobulins liegt im Bereich von 3000–6000 IE / d beim Erwachsenen und 250–500 IE / kg KG / d beim Kind. Eine höhere Dosierung ist nicht sinnvoll, da dadurch die aktive Impfung neutralisiert werden könnte. Die Therapie erfolgt über 4 d. Die Gabe von Antitoxin eliminiert lediglich das zirkulierende Tetanustoxin, bereits an Nervenzellen gebundenes Toxin wird nicht neutralisiert.

Da durch eine manifeste Tetanuserkrankung keine natürliche Immunisierung entsteht, muss die aktive Impfung trotz Erkrankung frühzeitig durchgeführt werden.

Symptomatische Therapie

Die weitere symptomatische Therapie erfolgt i. d. R. auf der **Intensivstation.** Sie umfasst

- die Aufrechterhaltung der Vitalfunktionen,
- ausreichende Sedierung, ggf. in Kombination mit Relaxierung,
- die mechanische Beatmung, ggf. über ein Tracheostoma,
- die Therapie der vegetativen Begleitsymptomatik sowie
- die Verhinderung sekundärer Komplikationen.

! Die Patienten müssen isoliert werden, um eine möglichst **reizarme Umgebung** zu schaffen.

Cave

Ziel ist eine komplette Durchbrechung der Muskelkrämpfe und der Krampfbereitschaft.

Bei einem milden Ausmaß der Erkrankung ohne generalisierte Spasmen oder Dysphagien beginnt die Therapie vorzugsweise mit **Diazepam** in einschleichender Dosierung:

- Bei Erwachsenen: beginnend mit 2 mg / h, Maximaldosis 300–400 mg / d
- Bei Kindern: 0,2 mg / kg KG alle 3–4 h, als Dauerinfusion 5–10 mg / kg KG / d

Eine beginnende Dysphagie oder die notwendige tiefe Sedierung ist die **Indikation zur Intubation** und Beatmung.

Lassen sich durch die Diazepam-Therapie die Krämpfe nicht durchbrechen, ist als Kombination eine zusätzliche **Barbituratgabe** (Phenobarbital) indiziert. Auf eine ausreichende Analgesierung ist zu achten.

Es besteht ein **erhöhter Kalorien- und Flüssigkeitsbedarf,** da innerhalb weniger Tage eine katabole Stoffwechselsituation entsteht. Die Ernährung, enteral und parenteral über einen ZVK, sollte hochkalorisch erfolgen, bei Erwachsenen bis zu 7000 kcal / d.

! Zu beachten ist jedoch, dass auch hier öfter eine **Glukoseverwertungsstörung** vorliegt, sodass der **Einsatz von Insulin** erforderlich werden kann.

Bei starker **vegetativer Symptomatik** und **kardiovaskulärer Instabilität** sollten $MgSO_4$ 5–10 mg / kg KG / h, alternativ ein kombinierter α- und β-Rezeptorenblocker eingesetzt werden.

Therapie der Muskelkrämpfe

Sollten auch weiterhin Krampfanfälle auftreten, ist zusätzlich ein nicht depolarisierendes **Muskelrelaxans** zu verabreichen. Zunächst niedrig dosiert (1–2 mg Pancuronium), bei fehlendem Erfolg muss eine volle Relaxierung unter kontrollierter Beatmung mit 2–4 mg Pancuronium eingeleitet werden.

! Zur **Vermeidung einer sekundären Muskelatrophie,** v. a. der Atemmuskulatur, muss die Relaxierung frühestmöglich unter strengem Monitoring ausgeschlichen werden. Hierzu ist eine intensive zielgerichtete Krankengymnastik notwendig.

Interessante Ansätze zur Unterdrückung der generalisierten Krampfneigung sind der intrathekale Einsatz von **Baclofen** und die Gabe von **Dandrolen.** Die Anwendung von Dandrolen als intrazellulärer Ca^{2+}-Antagonist kann zu einer Verminderung des Muskeltonus durch Inhibition der Freisetzung von Ca^{2+}-Ionen aus dem sarkoplasmatischen Retikulum führen. Die Indikation ist **in der Erholungsphase** gegeben. Nach i. v. Dosierung zur Testung der Effektivität erfolgt die p. o. Gabe in der Dosierung von 2–3 mg / kg KG.

26.4 Komplikationen

Die **Prophylaxe** von Komplikationen mit folgenden Maßnahmen hat einen hohen Stellenwert:

- **Stressulkus**-Prophylaxe: Gabe von Omeprazol oder Ranitidin
- Gefahr der **toxischen Tetanus-Myokarditis:** regelmäßiges Herzecho zur frühzeitigen Diagnose und medikamentösen Therapie
- **Thrombose- und Emboliephylaxe:** niedermolekulares Heparin. **Cave:** heparininduzierte Thrombozytopenie

26

Tab. 26.1 Tetanusprophylaxe bei Verletzungen

Dosen	Saubere, geringfügige Wunden		Alle anderen Wunden	
Unbekannt	DT[1], Td	Kein TIG	DT[1], Td	TIG
0–1				
2				Kein TIG[2]
3	DT[1], Td[3]		DT[1], Td[4]	Kein TIG

1 bei Kindern, die das 7. Lj. noch nicht vollendet haben
2 ja, wenn die Verletzung > 24 h zurückliegt
3 nein, wenn seit der letzten Impfung < 10 J. vergangen sind
4 nein, wenn seit der letzten Impfung < 5 J. vergangen sind

DT = Tetanus-Diphtherie-Impfstoff
Td = Tetanus-Impfstoff mit vermindertem Diphtherieanteil, zu verwenden für Grundimmunisierung und Auffrischimpfungen ≥ 7. Lj.
TIG = Tetanus-Immunglobulin

Weitere Komplikationen können Dekubitus, Wirbelfrakturen v. a. an der BWS, Diabetes insipidus und Myositis ossificans sein.

26.5 Prognose

Die Prognose der Erkrankung richtet sich nach der **initialen Krankheitsschwere.** Bei schwerem Tetanus muss mit einem Verlauf von 6 Wo. gerechnet werden. Bei notwendiger Intensivbehandlung besteht eine 10- bis 20-prozentige Mortalität.

26.5.1 Neugeborenen-Tetanus

Eine Sonderform ist der Neugeborenen-Tetanus bei Säuglingen **ungeimpfter Mütter.** Die neonatale Infektion ist in Industrieländern eine sehr seltene Diagnose, führt aber zu schweren Erkrankungen mit ungünstiger Prognose.

Eintrittspforten sind Nabel und Darmschleimhaut.

Die **Klinik** kann sich als Omphalitis, Peritonitis, Meningitis, Zellulitis, nekrotisierende Fasziitis und Konjunktivitis zeigen.

Die **Clostridien-Sepsis** kann durch intravasale Hämolyse, Hyperbilirubinämie und Hämoglobinämie kompliziert werden. Sie hat eine **hohe Letalität.**

Die Erkrankung beginnt 3–10 d postnatal und äußert sich durch Schwierigkeiten beim Saugen und Schlucken, anhaltendes Schreien sowie durch tonische Starre und Spasmen der Muskulatur.

Neugeborene geimpfter Mütter haben bis zum 3. – 4. Lebensmonat einen passiven Schutz.

Cave

- Es sollten alle **ungeimpften Schwangeren** im 5., 6. und 8. Schwangerschaftsmonat geimpft oder der Impfschutz vervollständigt werden.
- **Kinder ungeimpfter oder unvollständig geimpfter Mütter** erhalten bis zum 3. Lebensmonat bei entsprechenden Verletzungen 250 IE Tetanus-Immunglobulin (TIG).

26.6 Prophylaxe

Zur Tetanus-Schutzimpfung ➤ Kap. 3. Das prophylaktische Vorgehen bei Verletzungen ist in ➤ Tab. 26.1 zusammengefasst.

Wichtig für die Praxis

Bei jeder (!) Verletzung muss die Immuniät gegen Tetanus evaluiert werden, im Zweifel wird geimpft.

LITERATUR

American Academy of Pediatrics. RED BOOK ONLINE 2021. Report of the Committee on Infectious Diseases. 32nd Ed. American Academy of Pediatrics. ELK Grove Village, IL (2021)
Arnon SS, Schechter R, Maslanka SE et al.: Human botulism immune globulin for the treatment of infant botulism. N Engl J Med 354 (2006) 462–471
DGPI. Infektionen bei Kindern und Jugendlichen. Handbuch der Deutschen Gesellschaft für Pädiatrische Infektiologie. 7. A. Thieme Verlag, Stuttgart (2019)
Robert Koch-Institut (RKI): Infektionskrankheiten von A–Z. www.rki.de
Stevens DL, Bryant AE: The role of clostridial toxins in the pathogenesis of gas gangrene. Clin Infect Dis 35 (2002) 93–100

KAPITEL

27

Roland Diel und Klaus Magdorf†

Lungentuberkulose und andere Mykobakteriosen

Kernaussagen

- Die Tuberkulose ist eine Infektionskrankheit mit **sehr hoher Inzidenz und Mortalität.**
- 8 % der inzidenten Tuberkulosepatienten weltweit sind **zusätzlich mit *HIV* infiziert.**
- Die **Behandlung der Tuberkulose** erfolgt stets mit einer Kombination aus mehreren Antibiotika.
- Der **Arzt ist verpflichtet,** eine behandlungsbedürftige Tuberkulose, die Entlassung aus dem Krankenhaus sowie einen Therapieabbruch **an das zuständige Gesundheitsamt zu melden.**
- In der **Tuberkulosekontrolle** sind Vorkehrungen der Infektionsprävention wie übertragungsspezifische Hygienemaßnahmen zu beachten.
- Bei **früher Diagnosestellung und Therapieeinleitung** besteht eine günstige Prognose.
- Die **Behandlungserfolge** multi- und extensiv resistenter Erreger sind deutlich schlechter als die der sensiblen Tuberkulose. Medikamentenresistenzen und / oder *HIV*-Co-Infektionen erhöhen die Letalität.

27.1 Epidemiologie, Ätiologie und Pathogenese

Trotz des Rückgangs in den Industrieländern gehört die Tuberkulose (TB) weltweit zu den Infektionskrankheiten mit sehr hoher Inzidenz und Mortalität. 2019 verursachte sie

- 10 Mio. Neuerkrankungen und
- mehr als 1,4 Mio. Tote.

Schätzungen zufolge ist ein Drittel der Weltbevölkerung mit dem Erreger der Tuberkulose infiziert. Von ihnen erkranken im Lauf ihres Lebens ca. 5–10 % an einer aktiven Tuberkulose. In Südostasien (44 %), besonders in China, Indien und Indonesien sowie in Afrika (25 %), besonders Südafrika, treten die meisten Tuberkulosefälle auf.

Schätzungsweise 8,2 % der inzidenten Tuberkulosepatienten sind mit *HIV*-infiziert, wobei die Länder des südlichen Afrikas ***HIV*-TB-Co-Infektionsraten** bis zu ca. 80 % aufweisen.

Höchst problematisch ist die Entwicklung der Erkrankungsfälle mit resistenten Tuberkuloseerregern. Aufgrund der hohen Bevölkerungszahl sind neben der Russischen Förderation besonders viele **multiresistente Tuberkulosen** (MDR-TB) in Indien und China zu finden. 2019 entfielen fast die Hälfte (49 %) aller neuen MDR-TB-Fälle auf diese drei Staaten. Die MDR-TB weist eine Resistenz mindestens gegen Isoniazid und Rifampicin auf. Es ist davon auszugehen, dass

2019 weltweit ca. 465.000 Tuberkulosepatienten an einer multiresistenten Form leiden.

MERKE

Die Behandlungserfolge der komplex resistenten Formen sind deutlich schlechter als die der sensiblen Tuberkulose.

Folgende Faktoren begünstigen die Entwicklung und **Übertragung resistenter Tuberkulose-Erreger:**

- Inadäquate Therapie infolge fehlerhafter Verordnungen oder unzureichender Therapiemöglichkeiten.
- Ungenügende Therapieüberwachung.
- Fehlende Einsicht der Patienten in die Notwendigkeit der Behandlung.
- Inadäquate Hygienemaßnahmen, gerade auch in Krankenhäusern.
- Migrationsbewegungen bedingt durch Auswanderer, Spätaussiedler, Asylsuchende sowie die hohe Mobilität mancher Bevölkerungsgruppen.
- Reisen in Länder mit hoher TB-Prävalenz verbreiten den Erreger über Grenzen hinweg.

In Deutschland zeigte sich dagegen in den letzten Jahren kein deutlicher Anstieg resistenter Tuberkuloseformen. Für 2019 liegen folgende Daten für Deutschland vor:

- 4791 neu gemeldete Tuberkulosefälle.
- Inzidenz von 5,8 / 100.000.
- 72 % der Betroffenen waren im Ausland geboren.
- 384 (11,4 %) hatten eine Resistenz gegen Isoniazid, Rifampicin, Pyrazinamid, Ethambutol und / oder Streptomycin.
- 87 (2,6 %) wiesen eine Multiresistenz auf.

Bei Patienten, die aus den Ländern der früheren Sowjetunion stammen, fand sich eine hohe Resistenzrate mit 38,1 bzw. 20,2 %.

27.1.1 Prognose

Durch eine frühe Diagnosestellung sowie eine konsequente antituberkulöse Behandlung kann die Tuberkulose nahezu folgenlos ausheilen. Rückfälle lassen sich so weitgehend vermeiden und die Letalität senkt sich erheblich. Bei Medikamentenresistenzen und / oder *HIV*-Co-Infektionen ist die Mortalität erhöht und die Heilungsraten reduziert.

27.1.2 Prophylaxe

In der Tuberkulosekontrolle sind **Vorkehrungen der Infektionsprävention** wie übertragungsspezifische Hygienemaßnahmen zu beachten. Infektiöse Tuberkulosepatienten, meist pulmonale Tuberkulose mit Erregernachweis, und Situationen mit der Gefahr der Aerolisierung von *Mycobacterium tuberculosis (M. tb)*, z. B. Abszessspülung bei extrapulmonaler Tuberkulose, sind zu identifizieren und entsprechende Schutzmaßnahmen sind einzuleiten.

Die **Schutzmaßnahmen** umfassen:

- Isolierung ansteckungsfähiger Patienten.
- Tragen von Mund-Nasen-Schutz durch diese Patienten in Anwesenheit anderer Personen bzw. bei Verlassen des Isolierzimmers.
- I. d. R. Tragen eines Atemschutzes, der die Kriterien einer FFP2-Maske nach DIN EN 149 erfüllt, vom Personal und Besuch.
- Wenn Kontamination zu erwarten ist, sind außerdem Schutzhandschuhe und -kittel anzulegen.

Hinsichtlich genauer Kriterien für das Isolierzimmer, zur Isolierung bei Sonderfällen und zu ihrer Aufhebung und weiteren Maßnahmen wie Desinfektion und Entsorgung (Ziegler et al. 2012; Diel et al. 2018). Wichtig ist eine gründliche Patientenaufklärung, ggf. in Muttersprache.

Ein weiteres wesentliches Instrument der Tuberkulosekontrolle ist das rechtlich im Infektionsschutzgesetz (IfSG) verankerte **Meldeverfahren.** Dieses verpflichtet Ärzte zur Meldung einer behandlungsbedürftigen Tuberkulose, das heißt einer Erkrankung, auch ohne Erregernachweis und Tod. Die Meldung erfolgt an das zuständige Gesundheitsamt (§ 6 und 8); dies gilt zusätzlich auch für das diagnostizierende Labor (§ 7).

Darüber hinaus müssen die behandelnden Ärzte die stationäre Entlassung (§ 9) und einen Behandlungsabbruch melden (§ 6 Abs. 2).

Eine Meldepflicht (§ 202 Sozialgesetzbuch V) besteht darüber hinaus bei begründetem Verdacht auf das Vorliegen einer Berufskrankheit. Hierzu zählt bereits eine beruflich erworbene latente tuberkulöse Infektion (LTBI), die mit einem immunologischen Test, bevorzugt Interferon-γ Release Assay (IGRA), nachgewiesen wurde.

In Deutschland gelten ca. 10 % der im Gesundheitswesen Beschäftigten als IGRA positiv. Junge Beschäftigte sind dabei deutlich seltener positiv (ca. 2 %) als ältere (ca. 25 % IGRA positiv).

27.1.3 Diagnostik

Die Röntgendiagnostik inklusive Computertomographie (CT) ist ein Grundpfeiler der Diagnostik der pulmonalen TB. Daneben sind Sonographie und Kernspintomographie v. a. bei extrapulmonalem Befall indiziert. Der extrapulmonale Befall macht in Deutschland etwa 25 % der TB-Fälle aus. Eine Tuberkulose kann in der Bildgebung vielgestaltig sein, so dass es meist nur typische, keine beweisenden Befunde gibt.

Symptomatik und klinische Befunde sind ebenfalls unspezifisch und unsensibel. Bei ungefähr 75 % der Erkrankten sind Symptome der Diagnoseanlass. Die höchste Aussagekraft kommt der **Bakteriologie** mit Nachweis des ***Mycobacterium tuberculosis (M. tb)*** zu, auch wenn bei etwa 24 % der pulmonalen Tuberkulosen keine Erreger gefunden werden. Ggf. sollte eine gezielte bronchoskopische Materialentnahme erfolgen, insbesondere bei V. a. eine Resistenz. Bei operativen diagnostischen Eingriffen, v. a. bei V. a. extrapulmonale Tuberkulosen, sollte Material in physiologischer Kochsalzlösung zur bakteriologischen Untersuchung gegeben werden.

Moderne molekularbiologische **Untersuchungsverfahren** wie die Polymerase-Kettenreaktion (PCR) und Gensonden haben die Standardmethoden noch nicht ersetzt. Sie können die Diagnosestellung unterstützen, z. B. bei mikroskopisch negativem Sputum, und sind insbesondere bei Untersuchungen von schwer zu gewinnenden Materialien, z. B. Liquor, wichtig. Ein positiver PCR-Befund sollte hinsichtlich der Therapieentscheidung in der Zusammenschau sämtlicher erhobener Befunde interpretiert werden, auch kommen gelegentlich negative Befunde trotz florider Tuberkulose vor. Resistenztestungen können für einige Medikamente, z. B. Rifampicin und Isoniazid, innerhalb von Stunden auf molekularbiologischer Basis durchgeführt werden. Vorteilhaft ist dies besonders bei Verdacht auf das Vorliegen von Medikamentenresistenzen, z. B. Herkunft aus MDR-TB-Hochprävalenzland, Vorbehandlung oder Kontakt zu infektiösem MDR-TB-Patienten, sodass der diagnostische Ablauf wesentlich beschleunigt werden kann. Auf die kulturelle Anzüchtung der Mykobakterien in Fest- und Flüssigmedien kann jedoch nicht verzichtet werden, da nur die phänotypische Resistenztestung die Untersuchung aller Medikamente ausreichend zuverlässig ermöglicht.

Die **Sensibilitätstestung** auf die Erstrangmedikamente ist bei jedem Tuberkulosefall mit Erregeranzüchtung obligatorisch, bei nachgewiesenen Resistenzen auch auf Zweitrangmedikamente. Eine Erregertypenbestimmung ist Standard, um Erreger des *M.-tb*-Komplexes von nichttuberkulösen Mykobakterien (NTM) sowie innerhalb des *M. tb*-Komplexes insbesondere *M. bovis* (PZA-Resistenz bei *M. bovis*) abzugrenzen.

Bei Erwachsenen haben die Interferon-γ Release Assays inzwischen den Tuberkulinhauttest (THT) abgelöst. Diese Assays, für die eine Blutentnahme notwendig ist, beruhen auf dem Nachweis von Interferon-γ, das nach spezifischer in vitro Stimulation von T-Lymphozyten sezerniert wird, die nach Infektion mit *M. tb* entsprechend sensibilisiert wurden. Vorteilhaft ist, dass IGRAs im Gegensatz zum THT weder auf die Impfung mit BCG noch auf eine Infektion mit fast allen nichttuberkulösen Mykobakterien reagieren. Dies erhöht die Spezifität. Im Rahmen der Diagnostik einer latenten tuberkulösen Infektion (LTBI) bei Umgebungsuntersuchungen werden daher ab einem Alter von 15 J. v. a. die IGRAs empfohlen. Im Gegensatz dazu haben IGRAs bei der Diagnose einer manifesten, behandlungsbedürftigen Tuberkuloseerkrankung nur einen untergeordneten Stellenwert. Falsch negative, falsch positive Testresultate oder unklare Ergebnisse (Indeterminates) sind möglich.

ALS FAUSTREGEL GILT

IGRAs können weder als Rule-in- noch als Rule-out-Tests verwendet werden. Auch die Unterscheidung zwischen nur latenter Infektion, manifester Erkrankung oder früherer Erkrankung ist mittels IGRAs nicht möglich.

27.2 Therapie

Therapieziele sind:

- Abtöten proliferierender Erreger mit bedingt bakterizider Effekt und nicht proliferierender Erreger mit sterilisierendem Effekt
- Verhüten der Entwicklung einer sekundären bakteriellen Resistenz
- Wirkungssteigerung und Nebenwirkungsminderung durch Kombination von Antituberkulotika
- Zuverlässiges Vermeiden eines Rezidivs

Bestimmte Eigenschaften des Erregers wie auch des Kranken beeinflussen die Wirkungsbedingungen für die Antituberkulotika: Die medikamentöse Therapie stößt in den verschiedenen Herdtypen und bei den verschiedenen Subpopulationen der Erreger auf ganz unterschiedliche Wirkungsbedingungen mit erheblichen Differenzen in der Keimzahl, den Vermehrungsbedingungen der Erreger, ihrer intra- und extrazellulären Lagerung sowie in pH-Werten und O_2-Konzentrationen des Milieus.

In den Populationen von *M. tb* kommen zudem **spontane Mutationen mit Initialresistenz** gegen einzelne Chemotherapeutika vor, besonders häufig bei ausgedehnten Tuberkulosen, die bei inadäquater Behandlung selektioniert würden.

MERKE

Je schneller die Bakterien abgetötet werden, desto geringer ist die Wahrscheinlichkeit für die Entwicklung weiterer Mutationen. Damit ist auch das Risiko einer sekundären Resistenzentwicklung geringer.

Die unregelmäßige Medikamenteneinnahme ist mit der Gefahr einer sekundären Resistenzentwicklung verbunden. In vielen Entwicklungs- und Schwellenländern sowie in den Folgestaaten der ehemaligen Sowjetunion stehen nicht immer alle Medikamente zur Verfügung, die für eine wirkungsvolle Kombinationsbehandlung erforderlich sind, sodass eine Selektion resistenter Keime begünstigt wird. In diesen Ländern weisen zahlreiche Tuberkuloseerreger Mehrfachresistenzen auf. Bei bakterienreichen Tuberkulosen mit vielen initial resistenten Erregern schon vor **Therapiebeginn** kann es bei korrekt durchgeführter Kombinationstherapie zum Therapieversagen kommen.

27.2.1 Medikamentöse Therapie

ALS FAUSTREGEL GILT

Aus den genannten Gründen muss die Behandlung der Tuberkulose stets mit einer Kombination aus mehreren Antibiotika erfolgen.

Standardbehandlung

Für die **Standard-Tuberkulosebehandlung** stehen folgende Erstrangmedikamente (➤ Tab. 27.1) Verfügung: Isoniazid (INH), Rifampicin (RMP), Pyrazinamid (PZA) und Ethambutol (EMB).

In der **Initialphase** der Behandlung wird eine intensive, kombinierte Vierfachbehandlung mit INH, RMP, PZA und EMB über eine Dauer von 2 Mon. eingesetzt, um eine Keimselektion resistenter Erreger zu vermeiden. In der **Kontinuitätsphase** genügt die Weiterbehandlung mit INH und RMP, wenn Verträglichkeit und Wirksamkeit vorliegen. Auf die Notwendigkeit der Durchführung einer Resistenztestung, ggf. zusätzlich molekularbiologisch, sei nochmals hingewiesen. Erfolgt keine kulturelle Sicherung der Diagnose und besteht kein V. a. das Vorliegen von Medikamentenresistenzen, wird

Tab. 27.1 Standardbehandlung der gegenüber Erstrangmedikamenten sensiblen Tuberkulose

	Initialphase	Kontinuitätsphase
Medikamente	INH, RMP, PZA, EMB	INH, RMP
Dauer	2 Mon.	4 Mon.

die Therapie in gleicher Weise in Abhängigkeit vom klinischen und radiologischen Behandlungserfolg durchgeführt.

Die Wirkstoffe werden sowohl als Einzelsubstanzen als auch in fixen Kombinationen in verschiedenen Kombinationen angeboten. Innerhalb der **Erstrangmedikamente** ergibt sich eine Gewichtung der einzelnen Substanzen: INH und RMP sind die wichtigsten bakterizid wirkenden und resistenzvermeidenden Medikamente, deren besondere Bedeutung in der raschen Verminderung der am Beginn der Erkrankung vorliegenden Erregermengen liegt. RMP und PZA sind die wichtigsten sterilisierend wirkenden Medikamente, die entscheidende Bedeutung für das endgültige Beseitigen der Erreger und damit für das Vermeiden von Rezidiven haben. Die Vorteile der Verwendung von fixen Kombinationen liegen in einer verbesserten Compliance und dem Vermeiden einer Monotherapie; daher werden sie von der WHO empfohlen. In Deutschland sollte der Einsatz individuell geprüft werden.

Die **Dosierung der Medikamente** erfolgt i. d. R. bezogen auf Körpergewicht, jedoch sind Höchstdosen zu beachten (➤ Tab. 27.2). Bis auf wenige Ausnahmen bei den **Zweitrangmedikamenten** (Delamanid, Bedaquilin, Levofloxacin, Terizidon, PAS oral, AMX / CLV) werden alle oralen Medikamente zusammen täglich morgens gegeben, da sie nur so synergistisch oder additiv wirken können. Von einer intermittierenden Behandlung wird abgeraten.

Wenn die **Standardmedikamentenkombination** eingesetzt werden kann, gilt die sog. „Kurzzeittherapie" von 6 Mon. Dauer als Standard. Bei ausgedehnter kavernöser Lungentuberkulose und / oder mikroskopischem Erregernachweis noch nach 8 Wo. Therapie kann zusätzlich – Medikamentensensibilität vorausgesetzt – zwischen Initial- und Kontinuitätsphase ein weiterer Monat mit **Dreifachtherapie** (INH, RMP, PZA) eingeschoben und die Kontinuitätsphase um 2 Mon. verlängert werden. Die Gesamttherapiedauer beträgt dann 9 Mon.

Liegt eine bekannte **Resistenz** oder eine **Unverträglichkeit** eines der Medikamente vor, muss die Gesamttherapiedauer in Abhängigkeit davon, um welches Medikament es sich handelt, ggf. verlängert und die Medikamentenkombination angepasst werden (➤ Tab. 27.5). Eine Verlängerung der Gesamttherapiedauer kommt bei Monoresistenz gegen EMB nicht infrage.

Bei einer **Silikotuberkulose** muss die Dauer der Kontinuitätsphase bei gleicher Medikamentenwahl auf 6–10 Mon. ausgedehnt werden. Die Gesamttherapiedauer liegt dann bei 8–12 Mon. Abhängig von der extrapulmonalen Lokalisation der TB wird in ➤ Tab. 27.3 die unterschiedliche Dauer, insbesondere bei Beteiligung des ZNS, aufgeführt. Voraussetzungen für den Behandlungserfolg sind:

- Zuverlässige Medikamenteneinnahme, die – sobald Zweifel daran vorhanden sind oder sie dem Patienten nicht möglich ist, z. B. wegen Demenz – durch direkte Überwachung der Therapie (Directly Observed Treatment, DOT) gesichert werden muss.
- Eine der Krankheit angepasste Lebensführung mit vollwertiger Ernährung und Alkoholkarenz.

ALS FAUSTREGEL GILT

Vor Beginn der Therapie sind der Patient und ggf. seine Angehörigen oder Betreuer umfassend und verständlich über die Grundprinzipien der Tuberkulosetherapie zu informieren und über die wichtigsten und häufigsten unerwünschten Arzneimittelwirkungen aufzuklären.

Eine ergänzende schriftliche **Information** sowie eine sorgfältige **Dokumentation** sind zu empfehlen. Bei Zweifeln an der Therapieadhärenz ist eine überwachte Einnahme der Medikamente zu empfehlen. Bei Patienten, die die Therapie verweigern, kann auf richterliche Anordnung eine Zwangsisolierung angeordnet werden. Indikationen

Tab. 27.2 Dosierung der Erstrangmedikamente bei Erwachsenen (nach Schaberg et al. 2017)

Medikament	Dosis [mg / kg KG]	Dosisbereich [mg / kg KG]	Maximaldosis [mg]
INH	5	4–6	300
RMP	10	8–12	600
PZA	25	20–30	2500
EMB	15	15–25	1600

Tab. 27.3 Therapie der extrapulmonalen TB (vollsensibel. Nach Schaberg et al. 2017)

Lokalisation	Initialphase [Mon.]	Kontinuitätsphase [Mon.]	Dauer insgesamt [Mon.]	Adjuvante Kortikosteroide
Pleura Lymphknoten Urogenital Abdominal	2: INH, RMP, PZA, EMB	4: INH, RMP	6	Nein
Knochen, Gelenke	2: INH, RMP, PZA, EMB	7: INH, RMP[1]	9[1]	Nein
Perikard	2: INH, RMP, PZA, EMB	4: INH, RMP	6	Evtl. vorteilhaft
ZNS	2: INH, RMP, PZA, SM	10: INH, RMP	12	Ja
Miliar-TB	2: INH, RMP, PZA, EMB. Bei ZNS-Beteiligung SM o. Fluorchinolon statt EMB	4: INH-RMP 10 bei ZNS-Beteiligung	6 12 bei ZNS-Beteiligung	Evtl. vorteilhaft

[1] Die längere Therapiedauer basiert auf WHO-Empfehlungen.

zur Durchführung einer überwachten Therapie sind (nach Schaberg et al. 2017):

- Substanzmittelmissbrauch
- Relevante psychiatrische Erkrankung
- Relevante Gedächtnisstörung
- Disziplinarische Probleme während des Krankenhausaufenthalts
- Ungünstige Wohnverhältnisse, fehlender fester Wohnsitz
- Fehlende Krankenversicherung
- Aufenthalt in Gemeinschaftsunterkünften, Alten- oder Pflegeheimen, Kliniken, Justizvollzugsanstalten
- Pflegebedürftigkeit
- Therapie eines Rezidivs, nach Therapieversagen oder -abbruch
- Therapie bei komplexen Resistenzen des Erregers

Die ausgedehnte Lungentuberkulose, extrapulmonale Tuberkulosen sowie Tuberkulosen bei schweren Grunderkrankungen wie Diabetes mellitus, Niereninsuffizienz, Immundefekte, Lebervorschädigung oder Polyneuropathie erfordern eine **individuell angepasste Therapie** (➤ Tab. 27.3). In der Regel erfolgt diese initial stationär.

INH, RMP und EMB, von den Zweitrangmedikamenten die Aminoglykoside, PAS und FQ können parenteral gegeben werden, z. T. auch über eine Magensonde. Die Infusionsdauer beträgt bei INH, RMP und EMB in 500 ml 5 % Glukoselösung 1–2 h, bei SM als langsame Infusion unbedingt über mind. 90 Min. (Fachinformation der Hersteller).

Verlaufskontrollen

Vor Beginn der antituberkulösen Therapie sind folgende Untersuchungen vorzunehmen:

- Eine Bestimmung der Standard-Laborparameter: Blutbild, Leber- und Nierenfunktionswerte.
- Eine *HIV*-Serologie als Angebotsuntersuchung mit entsprechender Beratung.
- Ggf. eine Hepatitis-Serologie.
- Bei EMB-Gabe muss eine augenärztliche Funktionsuntersuchung durchgeführt werden.
- Bei der Gabe von Aminoglykosiden erfolgt die Prüfung der N. statoacusticus.

Während der Behandlung sind in regelmäßigen Abständen radiologische, bakteriologische und laborchemische **Kontrolluntersuchungen** notwendig:

- Rö-Thorax-Übersichten (Lungentuberkulose) nach 4 und 8 Wo., bei ungünstigem Therapieverlauf ggf. auch häufiger. Im Weiteren sind die Kontrollabstände individuell festzulegen. Um den Erfolg der Therapie abschließend beurteilen zu können, sollte zum Therapieende auf alle Fälle geröntgt werden.
- Augenärztliche Kontrolluntersuchungen in 4-wöchigen Abständen während der Gesamtdauer der EMB-Gabe.
- Bei erfolgreich durchgeführter Therapie sollten radiologische Kontrollen 3, 6, 12 und 24 Mon. nach Ende erfolgen.
- Laborchemische Kontrollen sollten im Behandlungsverlauf – unauffällige Befunde vorausgesetzt – in Wo. 2 und 4, danach alle 4 Wo. durchgeführt werden.
- Bei unauffälligem Therapieverlauf werden bakteriologische Kontrollen mittels Mikroskopie alle 2 Wo. empfohlen. Kulturen sollten nach 4, 8 und 12 Wo. erneut angelegt werden. Um das Therapieergebnis beurteilen zu können, sollte die kulturelle Konversion am Ende der Initialphase und sowie mind. eine weitere negative Kultur im letzten Behandlungsmonat dokumentiert werden.

ALS FAUSTREGEL GILT

Als **Versagen einer Tuberkulosebehandlung** wird die ausbleibende kulturelle Konversion nach 5 Mon. Therapie oder der erneute kulturelle Nachweis definiert. Als **Therapieabbruch** gilt eine Behandlungsunterbrechung > 2 Mon. Dieser ist meldepflichtig.

Bei einer MDR-TB sollten mindestens monatliche Kontrollen mit Mikroskopie und Kulturen durchgeführt werden. Eine Therapie gilt als erfolgreich, wenn mindestens drei dieser Kulturen in Folge ohne Erregerwachstum sind.

Nebenwirkungen und Wechselwirkungen

Alle Antituberkulotika können **allergische und substanzspezifische Reaktionen** in Abhängigkeit von der individuellen Toleranz – z. B. aufgrund von Vorerkrankungen – des Patienten hervorrufen (➤ Tab. 27.4).

Tab. 27.4 Häufige Nebenwirkungen der Erstrangmedikamente und einige Interaktionen mit anderen Medikamenten (nach Schaberg et al. 2017)

Medikament	Häufige Nebenwirkungen	Beispiele für Interaktion
INH	Transaminasenerhöhung Akne	Steroide (Serumspiegelerhöhung von INH) PTH (Serumspiegelerhöhung von INH) Cumarine (Serumspiegelerhöhung) Diazepam (Serumspiegelerhöhung Phenytoin (Serumspiegelerhöhung)
RMP	Transaminasenerhöhung, Cholestase Rotfärbung von Körperflüssigkeiten	Viele Medikamente, u. a. Antikoagulanzien Kontrazeptiva (Eliminationsbeschleunigung) Steroide (Serumspiegelsenkung) Methadon (Serumspiegelsenkung)
PZA	Transaminasenerhöhung Übelkeit, Flush-Syndrom Arthralgie Hyperurikämie	Probenecid (Harnsäureausscheidung vermindert)
EMB	Selten: retrobulbäre Neuritis → augenärztliche Kontrollen erforderlich	Antazida (verminderte Resorption u. Senkung des Serumspiegels)

27

Therapie bei Medikamentenresistenz oder -unverträglichkeit

Lässt sich nach Beginn der Behandlung eine **Resistenz** nachweisen oder entwickelt sich unter der Therapie eine Resistenz, müssen möglichst zwei bisher nicht eingesetzte Medikamente zusätzlich oder im Tausch gegeben werden, da mit einer zwischenzeitlichen Ausweitung der Keimselektion mit zunehmender Resistenz zu rechnen ist. Andernfalls würde die Entstehung einer gefürchteten komplexen Resistenz begünstigt.

27

ALS FAUSTREGEL GILT

Im Fall einer nachgewiesenen Monoresistenz oder Unverträglichkeit eines Medikaments der Standardtherapie, die dazu führt, dass dieses nicht verwendet werden kann, muss die Therapie in Zusammensetzung und ggf. Dauer angepasst werden (➤ Tab. 27.5).

Therapie bei Poly- und Multiresistenz

Hierfür gibt es Zweitrangmedikamente, die für die MDR-TB von der WHO seit Ende 2018 in drei Gruppen A – C eingeteilt werden (➤ Tab. 27.6). Im Jahre 2014 waren 2 neue Medikamente zur MDR-XDR-Therapie (für 6 Mon.), nämlich das Nitro-Dihydroimidazooxazol Delamanid und das Diarylquinolin Bedaquilin, zugelassen worden.

MERKE

Der Einsatz dieser Medikamente sollte grundsätzlich Ärzten oder Zentren vorbehalten bleiben, die in der Tuberkulosetherapie ausreichende Erfahrung haben.

Eine **Polyresistenz** ist definiert als Resistenz gegen mindestens zwei antituberkulös wirksame Medikamente, jedoch nicht Isoniazid und Rifampicin zusammen. Aufgrund der eingeschränkten Studienlage handelt es sich bei den in ➤ Tab. 27.7 empfohlenen Therapien um international konsensbasierte Vorschläge. Die optimale Therapie bei RMP-Polyresistenz ist unklar. Die WHO empfiehlt, diese Situation der MDR-TB-Therapie gleichzustellen.

Die WHO-Empfehlungen zur **medikamentöse Therapie** der MDR-TB stellen seit Ende 2018 auf eine möglichst vollständige Oralisierung ab. Nach Verschreibung von 5 Medikamenten für die ersten 6 Mon. („Intensivphase“) wird die Behandlung mit mind. 4 wirksamen Medikamenten für den verbleibenden Zeitraum („Fortführungsphase“) fortgesetzt. Insgesamt ist eine Mindestdauer von 18–20 Mon. erforderlich. Von den injizierbaren Medikamenten sollen lediglich Am, SM, IMP oder Mpm Verwendung finden; aber auch dann nur, wenn nach Resistenztestung kein in vitro wirksames Regime aus Medikamenten der Gruppen A und B zusammengestellt werden konnte. Die Definition der extensiv-resistenten Tuberkulose (XDR-TB) musste dementsprechend verändert werden und lautet nun: MDR-TB plus Resistenz gegen ein FQ und ein weiteres Medikament der Gruppe A (Bdq oder Lzd).

Die hier vorgestellte Kombinationstherapie muss bei primärem Vorliegen von Resistenzen gegen eines oder mehrere der genannten

Tab. 27.6 Einteilung der für die Therapie der MDR-TB empfohlenen Medikamente in Gruppen nach WHO 2018

Gruppe	Medikamente
A Alle 3 Medikamente einsetzen (sofern möglich)	Levofloxacin (LFX) o. Moxifloxacin (MFX), Bedaquilin (Bdq), Linezolid (Lzd)
B Beide Medikamente einsetzen (sofern möglich)	Clofazimin (CFZ) o. Terizidon (Trd)
C Zur Komplettierung, wenn Medikamente der Gruppen A o. B nicht ausreichen	Ethambutol (EMB), Delamanid (Dlm), Pyrazinamid (PZA), Imipenem-Celastin (IMP-CLN), Amikacin (Am) o. Streptomycin (SM; SM nach phänotypischer Resistenztestung, falls Am nicht eingesetzt werden kann), Meropenem (Mpm), Protionamid (Pto) o. Ethionamid (Eto), Paraaminosalicylsäure (PAS)

Tab. 27.7 Therapie bei ausgewählten Polyresistenzen (nach Schaberg et al. 2017, WHO 2008 und WHO 2018)

Resistenz	Therapie	Mindestdauer [Mon.]
INH u. PZA	RMP EMB LFX o. MFX	9–12
INH u. EMB	RMP PZA LFX o. MFX	9–12
INH, PZA u. EMB	RMP LFX o. MFX Pto Am, Kanamycin o. Capreomycin	18
RMP u. PZA	MDR-Tuberkulose-Regime	18–20
RMP u. EMB	MDR-Tuberkulose-Regime	18–20

Tab. 27.5 Therapievorschlag bei gesicherter Monoresistenz oder Unverträglichkeit (Schaberg et al. 2017)

Monoresistenz, Unverträglichkeit von	Initialphase[1] [Mon.]	Kontinuitätsphase [Mon.]	Dauer insgesamt [Mon.]
INH	2: RMP, PZA, EMB, FQ	4–7: RMP, EMB, FQ	6–9
RMP[1]	2: INH, PZA, EMB, FQ	10–18: INH, EMB, FQ	12–20
PZA	2: INH, RMP, EMB (FQ)	7: INH, RMP	9
EMB	2: INH, RMP, PZA, (FQ)	4: INH, RMP	6

[1] Empfehlung gilt nur bei Unverträglichkeit; bei Monoresistenz Behandlung wie eine MDR-Tuberkulose.

Medikamente individuell modifiziert werden. Ein solches Behandlungsregime sollte von Experten erarbeitet und durchgeführt werden.

Besonderheiten der medikamentösen Therapie

Leberinsuffizienz

Infolge der potenziellen **Lebertoxizität der Erstrangmedikamente,** bis auf EMB, ist der therapeutische Spielraum eng. Lebernebenwirkungen sind auf die gemeinsame Hepatoxizität von INH, RMP und PZA zurückzuführen, sodass sich zunächst – bei entsprechend sensiblen Erregern – eine Kombination von EMB, SM und Levofloxacin anbietet. Es sollte dann versucht werden, INH oder RMP einzusetzen, ggf. in einschleichender Dosierung. Anfangs bietet sich INH wegen der schnelleren Keimelimination an, in der Folgezeit RMP wegen der sterilisierenden Wirkung. Wöchentliche, ggf. sogar noch häufigere, Kontrollen der entsprechenden Laborparameter in den ersten Wochen sind unverzichtbar.

Niereninsuffizienz

Wahl der Medikamente, Dosierungen und Dosisintervalle richten sich einerseits nach ihrer Ausscheidung und Metabolisierung andererseits nach dem **Ausmaß der Niereninsuffizienz:** INH und RMP werden hauptsächlich in der Leber metabolisiert, sodass sie in normaler Dosierung eingesetzt werden können. Das gilt bis zu einer GFR von 30 ml / Min. auch für PZA und EMB. Bei einer GFR < 30 ml / Min. sollten PZA und EMB nur noch 3 × / Wo. gegeben werden. Mit zu berücksichtigen sind bei der Dosierungsentscheidung weitere Faktoren wie Alter, Trinkgewohnheiten, Begleitmedikation und Diuretika. Schwierig ist die Dosierung bei Dialysebedürftigkeit wegen der Beeinflussung der Pharmakokinetik durch die Dialyse, unterschiedlicher Eiweißbindung etc. Es sei auf die Fachinformation der Hersteller und weiterführende Fachliteratur verwiesen.

Schwangerschaft

Eine **Tuberkulose in der Schwangerschaft** oder das Eintreten einer Schwangerschaft während einer Tuberkulosebehandlung ist keine Indikation zum Schwangerschaftsabbruch, wenn die folgenden Hinweise berücksichtigt werden:

- **Aminoglykoside** sollten in der Schwangerschaft unbedingt vermieden werden.
- **EMB** kann bedenkenlos eingesetzt werden.
- **INH** penetriert die Plazenta und findet sich in der Muttermilch, hat jedoch keine teratogene Wirkung.
- **Pyridoxingaben** sind sinnvoll. Teratogene Wirkungen sind beim Menschen nicht beobachtet worden.
- **PZA** hat sich bei nur begrenzten Erfahrungen als nicht gefährdend erwiesen.
- **RMP** ist in niedriger Konzentration im Fetus und in der Amnionflüssigkeit zu finden.
- Diverse **Zweitrangmedikamente** sind kontraindiziert oder sollten nur bei fehlenden Alternativen eingesetzt werden, z. B. LFX o. MFX.

27.2.2 Chirurgische Therapie

Operative Verfahren im Rahmen der Lungentuberkulose werden heute hauptsächlich zur **Entfernung unklarer Rundherde** vorgenommen, bei denen erst der histologische Befund eine Tuberkulose oder ein Tuberkulom aufdeckt. Außerdem können bei persistierender Erregerausscheidung, besonders bei komplex resistenten Erregern, Resektionen die medikamentöse Behandlung sinnvoll ergänzen, wenn das übrige Lungenparenchym nicht befallen ist und die postoperativ verbleibende Lungenfunktion ausreichend ist. Auch bei extrapulmonalen Tuberkulosen können operative Eingriffe indiziert sein, z. B. wenn das Skelettsystem, die Nieren oder das Perikard betroffen sind. Eine bronchoskopische Freilegung der zentralen Atemwege ist bei deren Verlegung erforderlich, z. B. bei einem Lymphknoteneinbruch in die Atemwege.

27.2.3 Stationäre oder ambulante Behandlung

Eine, zumindest initial **stationäre Behandlung** ist indiziert bei:

- Differenzialdiagnostisch unklaren Fällen
- Ausgeprägten Krankheitsbildern, z. B. mit ausgedehnter Kavernisierung, Fieber, Hämoptoe oder Pleuraerguss
- Gravierenden Begleiterkrankungen wie Diabetes mellitus, *HIV*-Infektion bzw. AIDS-Erkrankung, Leber- oder Niereninsuffizienz
- Fraglicher Compliance, Abhängigkeitssyndromen oder anderen psychiatrischen Erkrankungen
- Komplexen Resistenzen
- Schweren unerwünschten Arzneimittelwirkungen
- Schlechten sozialen Verhältnissen
- Extrapulmonalen Tuberkulosen je nach Lokalisation und Ausprägung

Die Entlassung muss an das Gesundheitsamt gemeldet werden (§ 9 IfSG). Für länger notwendige stationäre Behandlungen ist nach medizinischen und seuchenhygienischen Gründen zu differenzieren. Die Kostenübernahme ist mit den entsprechenden Kostenträgern – Krankenversicherung oder Gesundheitsamt (öffentliche Hand) – rechtzeitig zu klären.

MERKE

Ein frühzeitiges und umfassendes **Entlassungsmanagement** ist gerade bei Patienten mit unsicheren Lebensverhältnissen und Schwierigkeiten mit der Therapieadhärenz wesentlich. Dabei sollten stationär und ambulant behandelnde Ärzte, das zuständige Gesundheitsamt mit Sozialarbeitern sowie die Patienten und ggf. die Angehörigen zusammenarbeiten.

27.2.4 Therapie bei *HIV*-Co-Infektion

Ein erhöhtes Risiko an Tuberkulose zu erkranken, ist insbesondere bei fortgeschrittener ***HIV*-Infektion** mit deutlich verminderter CD4-Zellzahl gegeben. Die Wahrscheinlichkeit, eine Tuberkulose zu entwickeln, ist bei *HIV*-positiven Personen weltweit bis zu 34-mal höher als bei *HIV*-negativen. In Deutschland jedoch spielt die Problematik der *HIV*-TB-Co-Infektion nur eine untergeordnete Rolle:

Schätzungsweise 2–4 % der Tuberkulosepatienten sind zusätzlich *HIV*-infiziert und ungefähr 8 % der AIDS-Patienten in Deutschland sind an Tuberkulose erkrankt.

Aufgrund der Verbreitung einer **hochaktiven antiretroviralen Therapie (HAART)** ist davon auszugehen, dass die Co-Infektion *HIV* und Tuberkulose in Deutschland nicht zunehmen wird. Allerdings ist die Prävalenz der Co-Infektion in bestimmten Risikogruppen wie i. v. Drogenabusus deutlich höher und liefert in der Kombination mit Hepatitis-C-Infektion und oft eingeschränkter Compliance eine besondere Herausforderung bei der Therapie einer Tuberkulose.

Probleme kann die **Diagnosestellung** – insbesondere bei schlechtem Immunstatus – bieten, da extrapulmonale oder disseminierte Verlaufsformen und Bildgebung uncharakteristisch sein können. Besonders beachtet werden müssen **Interaktionen** mit den antiretroviralen Medikamenten, v. a. Rifampicin, und die Möglichkeit des Auftretens eines **Immunrekonstitutionssyndroms** (IRIS). Es wird empfohlen, über 9 Mon. zu behandeln. Gegenwärtig noch kontrovers diskutiert wird das Vorgehen bei Patienten, die zum Zeitpunkt der Diagnose Tuberkulose noch keine antiretrovirale Behandlung erhalten.

ALS FAUSTREGEL GILT

Je weiter die Immunsuppression fortgeschritten ist, desto früher sollte man zusätzlich zur Therapie der Tuberkulose den Einsatz antiretroviraler Medikamente erwägen.

Wegen der vielfältigen Interaktionen zwischen RMP und antiretroviralen Substanzgruppen der Proteaseinhibitoren (PI) und der nichtnukleosidischen Inhibitoren der reversen Transkriptase (NNRTI) sollen diese nicht zusammen mit RMP gegeben werden. Entweder wird bei Einsatz von RMP bei der Behandlung der AIDS-Erkrankung auf diese Substanzgruppen verzichtet oder es wird kein RMP verwendet. Alternativ kann RMP durch Rifabutin ersetzt werden, das hinsichtlich der Induktion von CYP-Enzymen deutlich weniger potent ist, wobei weiterhin die nichtnukleosidischen Inhibitoren zu vermeiden sind, jedoch Proteinaseinhibitoren in erhöhter Dosis gegeben werden können. Die Rifabutin-Dosis ist bei Gabe von PI auf 150 mg / d (2–3 × / Wo.) zu reduzieren, bei Gabe von NNRTI auf 450–600 mg / d, bei Gabe von nukleosidischen Inhibitoren, Raltegravir oder Maraviroc kann die Standarddosis von 300 mg / d verwendet werden, allerdings ist die Erfahrung hier nur begrenzt.

27.2.5 Chemoprävention, Chemoprophylaxe bei latenter tuberkulöser Infektion

Die **latente tuberkulöse Infektion** (LTBI) ist diagnostisch durch folgende Merkmale gekennzeichnet:
- Immunologischer Nachweis der Sensibilisierung durch M. tb-Antigene mit Interferon-γ Release Assay (IGRA) bei Erwachsenen und ggf. Jugendlichen oder Tuberkulinhauttest (THT) bei Kindern
- Unauffälliger Organbefund, i. d. R. Rö-Thorax-Aufnahme
- Fehlen von Symptomen

Bei folgenden Personengruppen besteht die Indikation zur Behandlung einer latenten tuberkulösen Infektion (modifiziert nach Schaberg et al. 2017):
- Enge Kontaktperson eines ansteckungsfähigen Tuberkulosepatienten. Anwendung der bei einer Umgebungssuche gültigen Kriterien (Diel et al. 2011)
- *HIV*-positive Personen, insbesondere mit schlechtem Immunstatus: CD4-Zellzahl unter Normbereich
- Schwangere, wenn eine kurz zurückliegende Infektion oder eine definierte Immunsuppression (insbesondere *HIV*-Infektion) vorliegt
- Organtransplantierte unter medikamentöser Immunsuppression
- Patienten vor geplanter Therapie mit TNF-α-Inhibitoren und z. T. anderen Biologika
- Grunderkrankungen wie Silikose, DM, maligne Lymphome, Leukämien, Kopf-Hals-Ca, Z. n. Gastrektomie oder jejunoilealem Bypass
- I. v. Drogenabhängigkeit, insbesondere innerhalb von Substitutionsprogrammen
- Ggf. Migranten aus Hochprävalenzländern; mögliche Resistenzen beachten!
- Ggf. Inhaftierte

Die **prophylaktische und präventive Chemotherapie** soll einen frisch Tuberkuloseinfizierten oder Personen mit erhöhtem Risiko zu erkranken (s. o.) vor einer Erkrankung an Tuberkulose schützen. Bei der Chemoprophylaxe werden enge Kontaktpersonen von ansteckungsfähigen Tuberkulosepatienten sobald wie möglich nach Exposition noch vor immunologischer Nachweisbarkeit einer LTBI behandelt. Dies ist in Deutschland nur selten notwendig und betrifft Kinder < 5 J. sowie Personen mit relevanter Immunschwäche. Diese wird über 8–12 Wo. durchgeführt. Nach diesem Zeitraum kann ein IGRA oder THT durchgeführt und entschieden werden, ob bei positivem Testbefund die Medikation im Sinne einer Chemoprävention weitergeführt wird. Mittel der Wahl ist INH – Wirksamkeit beim Indexfall möglichst vorausgesetzt – mit einer Tagesdosis von 5 mg / kg KG über 9 Mon. (auch bei *HIV*-Infizierten). Alternativen bei *HIV*-negativen Personen sind die Kombination von INH und RMP über 3–4 Mon. oder RMP allein über 4 Mon.

Die Wirksamkeit der Chemoprävention ist in Studien belegt. Die Tuberkulosefolgefälle reduzieren sich um > 90 %. Der Erfolg ist im Wesentlichen abhängig von der Therapieadhärenz.

Noch nicht in Deutschland zugelassen ist die Gabe von 900 mg Rifapentin und 900 mg INH 1 × / Wo. über 3 Mon. Womöglich wird dieses Regime jedoch in Zukunft die Behandlung einer LTBI deutlich vereinfachen.

Ist bei dem Indexpatienten eine MDR-TB nachgewiesen, kann – insbesondere bei Kindern < 5 J. und immunsupprimierten Personen – die Gabe von eines Fluorchinolons in Kombination mit z. B. EMB oder Ethionamid, je nach Resistenzmuster des Indexfalls, erwogen werden. Alternativ kann eine engmaschige Kontrolle über mind. 2 J., die Zeit des höchsten Risikos für die Entwicklung einer Tuberkuloseerkrankung, erfolgen.

27.3 Nichttuberkulöse Mykobakteriosen (NTM)

27.3.1 Epidemiologische und pathogenetische Aspekte

Mykobakteriosen, die nicht zur Tuberkulose und zur Lepra zu rechnen sind, sog. **nichttuberkulöse Mykobakteriosen (NTM,** früher auch als Umweltmykobakteriosen, „atypische Mykobakteriosen" oder MOTT (Mycobacteriosis other than Tuberculosis) bezeichnet, weisen keine Ansteckungsgefahr von Mensch zu Mensch auf. Nichttuberkulöse Mykobakterien sind weitverbreitet und finden sich in Erde und Gewässern. Gegenwärtig sind mehr als 160 verschiedene Spezies beschrieben (Diel et al. 2018). Sie haben insbesondere Bedeutung bei Erkrankungen, die mit **systemischen Immundefekten** einhergehen, treten jedoch vermehrt auch bei vorbestehenden Lungenerkrankungen wie COPD, Bronchiektasen oder zystischer Fibrose sowie bei Thoraxdeformitäten auf.
Weltweit werden diese Mykobakteriosen zunehmend diagnostiziert. Mögliche Gründe sind:

- Sensitivere diagnostische Laborverfahren
- Häufige Koinfektionen bei *HIV* und AIDS
- Therapien mit Immunsuppressiva, z. B. mit TNF-α-Inhibitoren oder nach Transplantation
- Höheres Lebensalter
- Weltweit Zunahme der COPD und der Bronchiektasenerkrankung

Eine Sonderform ist die durch NTM, vorwiegend durch MAC (*M.-avium-* und *M.-intracellulare*-Komplex), ausgelöste **exogen-allergische Alveolitis** (Hot Tub Lung).

27.3.2 Diagnostik

ALS FAUSTREGEL GILT

Der Nachweis von NTM bedeutet **nicht** in jedem Fall, dass eine behandlungsbedürftige Erkrankung vorliegt. Eine kavernöse Verlaufsform ist mit einer deutlich höheren Mortalität assoziiert als eine vorwiegend nodulär-bronchiektatische Erkrankung (Diel et al. 2018) und bedarf in der Regel einer frühzeitigen Therapieeinleitung.

Neben dem Vorhandensein **bronchopulmonaler Symptome** und entsprechenden Befunden wie nodulären, bronchiektatischen oder kavernösen Herden in der Thoraxübersicht oder besonders im hochauflösenden Computertomogramm (HRCT) müssen andere Krankheitsursachen ausgeschlossen sein. Der **Erregernachweis** muss bei den pulmonalen Formen kulturell mittels zweier unabhängiger Sputen oder mindestens einer bronchoskopisch gewonnen Probe – Bronchialsekret oder bronchoalveoläre Lavage – geführt werden. Bei der Entnahme von Gewebeproben ist auch der histopathologische Befund von Bedeutung.

Allerdings ist selbst ein eindeutiger Erregernachweis nicht in jedem Fall mit einer Behandlungsbedürftigkeit gleichzusetzen. Als gering pathogen gilt z. B. M. *gordonae,* wohingegen der Nachweis von z. B. *M. kansasii* meist Krankheitswert hat.

Eine rasche **Identifizierung der einzelnen NTM-Spezies** ist ebenso wie die Differenzierung gegenüber *M. tb* rasch mittels molekularbiologischer Methoden wie Gensonden, Hybridisierungstests und DNA-Sequenzierung möglich. Unterschieden wird zwischen langsam wachsenden nichttuberkulösen Mykobakterien, z. B. M. *avium-* und *M. intracellulare*-Komplex (MAC), *M. kansasii, M. xenopi,* und schnell wachsenden nichttuberkulösen Mykobakterien, z. B. M. *abscessus, M. chelonae, M. fortuitum.*

Der THT kann falsch positiv ausfallen, der IGRA fällt bis auf wenige Ausnahmen *(M. kansasii, M. szulgai, M. marinum)* negativ aus.

27

27.3.3 Therapie

Cave

Bei der Behandlung ist das **speziescharakteristische Resistenzmuster** zu beachten. Es gibt daher keine identische Standardbehandlung für alle nichttuberkulösen Mykobakteriosen.

Die meisten nichttuberkulösen Mykobakteriosen werden mit einer Dreifachkombinationstherapie mind. 12 Mon. nach der kulturellen Konversion behandelt. Beispielweise empfiehlt sich bei Erkrankungen mit MAC, einem der häufigsten Erreger, eine Kombinationstherapie mit Clarithromycin / Azithromycin, einem Rifamycin und EMB, ggf. zusätzlich mit SM oder Amikacin, oder bei *M. kansasii*-Erkrankungen mit INH, einem Rifamycin und EMB, ggf. mit Clarithromycin. Bei refraktärem Verlauf einer pulmonalen Erkrankung mit MAC ist die zusätzliche Gabe von liposomalem inhalativem Amikacin (ALIS) oder Clofazimin in Betracht zu ziehen.

Ähnlich wie bei der Tuberkulose kann auch bei nichttuberkulösen Mykobakteriosen zusätzlich ein **chirurgisches Vorgehen** angezeigt sein, wenn die rein medikamentöse Therapie keinen ausreichenden Erfolg verzeichnet. Immer sollte gleichzeitig die Grunderkrankung behandelt werden.

27.4 Pädiatrische Hinweise

Klaus Magdorf†

27.4.1 Epidemiologische und pathogenetische Aspekte

Der **Rückgang** der Kindertuberkulose hat sich in Deutschland in den letzten Jahren **verlangsamt,** zuletzt ist sogar ein **leichter Anstieg** zu beobachten. Im Jahr 2019 sind in Deutschland 196 Kinder < 15 J. an Tuberkulose erkrankt (2018: 216 Fälle), wesentlich (fast 14-mal) häufiger aus ausländischen Familien stammend. Erwachsene mit offener Lungentuberkulose sind in den meisten Fällen die Infektionsquellen für Kinder. Kinder unter 10 J. sind aufgrund der geringen Keimzahl und -dichte bei der Primärtuberkulose **selten infektiös** (paucibazilläre Tuberkulosen). Kinder besitzen zum Zeitpunkt der primären Infektion keine protektive Immunität gegen Mykobakterien.

Das **Erkrankungsrisiko** nach unbehandelter **latenter Infektion mit *M. tuberculosis* (LTBI),** definiert durch ein positives Ergebnis im

Tuberkulinhauttest (THT) und / oder in einem **Interferon-γ Release Assay (IGRA),** ist in den ersten 2 J nach Exposition am höchsten und besonders **hoch** im Säuglings- und Kleinkindesalter mit bis zu 40 %. Parallel ist das Risiko für schwere Erkrankungsformen bei Kleinkindern erhöht (Meningitis tuberculosa und Miliartuberkulose). Dies verdeutlicht die Bedeutung einer chemoprophylaktischen und -präventiven Behandlung speziell im Kleinkindalter.

Bei Kindern < 5 J. mit Kontakt zu einer Person mit ansteckungsfähiger Tuberkulose sollte bei positivem THT- und / oder IGRA-Testergebnis und nach Ausschluss der aktiven Erkrankung immer eine **präventive Chemotherapie** durchgeführt werden, bei negativen Testergebnissen immer eine **Chemoprophylaxe.**

Ob es aber überhaupt nach Infektion zur Ausbildung einer klinisch manifesten Tuberkulose kommt, hängt von der Balance zwischen der Virulenz und Menge der Mykobakterien und der Kompetenz des Immunsystems ab. Die LTBI als Infektion ohne klinisch oder radiologisch sichtbaren Organbefall verläuft **meist inapparent.** Gelegentlich kann es zu grippeartigen Symptomen mit leichtem Fieber kommen. Vereinzelte Mykobakterien können jedoch innerhalb kleinster Granulome persistieren (LTBI) und zu einem späteren Zeitpunkt reaktiviert werden (postprimäre Tuberkulose).

27.4.2 Diagnostik

Die **Diagnose** der aktiven Tuberkulose ist im Kindesalter aufgrund des eingeschränkten bakteriologischen Nachweises bei meist paucibazillärer Erkrankung **erschwert** und beruht daher oft auf einer **Kombination** aus Symptomen, radiologischen und immunologischen Befunden und der Infektionsanamnese. Der Keimnachweis sollte jedoch in jedem Fall angestrebt werden, um die Behandlung gezielt abstimmen zu können. Bei fehlendem Keimnachweis muss entsprechend dem Resistenzspektrum des Indexfalls behandelt werden.

Bei Nachweis einer tuberkulösen Infektion oder beim Vorhandensein von verdächtigen Symptomen muss eine klinisch manifeste Tuberkulose in jedem Fall ausgeschlossen werden. Zur primären **Standarddiagnostik** gehören eine **Thorax-Röntgenaufnahme in zwei Ebenen** bzw. die bildgebende Darstellung fraglich betroffener Organe und eine Immundiagnostik (THT und / oder IGRA).

Der **Goldstandard** für die Diagnose einer Tuberkulose ist der kulturelle Nachweis von *M. tuberculosis.* Mittels moderner Flüssigmedien können positive Ergebnisse bereits nach 1 ± 2 Wo. (Diel et al. 2016) vorliegen. Bei jedem positiven Erstisolat muss obligat eine Resistenztestung durchgeführt werden. Für die Mykobakterienkultivierung wird Sputum oder bei Säuglingen und Kleinkindern Nüchternmagensaft an 3 aufeinanderfolgenden Tagen gewonnen. Durch Inhalation mit hochprozentiger Kochsalzlösung induziertes Sputum ist eine geeignete, gut reproduzierbare, auch bei Säuglingen anwendbare Alternative zur Gewinnung von Magensaft. Gegebenenfalls ist eine diagnostische Bronchoskopie und bronchoalveoläre Lavage (BAL) indiziert. Aufgrund der im Kindesalter meist paucibazillären Tuberkulose liegt die Sensitivität für den mikroskopischen Nachweis von säurefesten Mykobakterien mittels Ziehl-Neelsen-Färbung mit durchschnittllich 7 % deutlich unter der Sensitivität bei Erwachsenen (dort im Durchschnitt ca. 52 %). Dennoch sollte der färberische Nachweis immer versucht werden, v. a. bei älteren Kindern und Jugendlichen, die eine kavernöse, „Adult – Type"-Tuberkulose mit hohen Bakterienzahlen aufweisen können. Der kulturelle Nachweis von *M. tb* gelingt bei Kindern mit Verdacht auf pulmonale Tuberkulose nur in ca. 30–40 %, bei Kindern bzw. Jugendlichen mit ausgedehnter Lungentuberkulose, z. B. Lymphknoteneinbruch, jedoch in bis zu 70 %.

Die **Diagnose der LTBI** basiert auf einer Expositionsanamnese, der Einschätzung des Infektionsrisikos, einem positiven **THT** oder einem positiven **IGRA** (IFN-γ Release Assay, s. u.) sowie dem Ausschluss von klinischen Symptomen und Veränderungen im Thorax-Röntgenbild, die für eine aktive Tuberkulose sprechen.

In-vitro-Diagnostik der tuberkulösen Infektion

Die seit Mitte der 2000er-Jahre eingeführten **IGRAs** (Interferon Gamma Release Assays) ermöglichen eine deutlich spezifischere Diagnose der tuberkulösen Infektion im Kindesalter als der THT. In diesen In-vitro-Testverfahren wird die IFN-γ-Produktion durch aktivierte T-Zellen nach Stimulation mit tuberkulosespezifischen Antigenen gemessen. Die tuberkulosetypischen Antigene (ESAT-6, CFP-10, TB 7.7) werden von allen Stämmen des Komplexes *(M. tuberculosis),* jedoch **nicht von BCG – Impfstämmen** sowie den häufig bei Kindern vorkommenden NTM wie *M. avium* produziert.

27.4.3 Therapie verschiedener Tuberkuloseformen im Kindesalter

MERKE

Die **medikamentöse Therapie der Tuberkulose im Kindesalter** unterscheidet sich nicht wesentlich von der des Erwachsenen. Besonderheiten ergeben sich aber aus der Dosierung, der Anzahl der Medikamente, dem Spektrum der Nebenwirkungen und der therapeutischen Indikation.

Da bei der Behandlung der Tuberkulose im Kindesalter, d. h. ≤ 15 J., **einige Besonderheiten** beachtet werden müssen, sollte jede Tuberkulose im Kindesalter in enger Abstimmung mit erfahrenen Fachzentren versorgt werden.

Im Regelfall werden Kinder mit medikamentensensibler Tuberkulose täglich **initial über 2 Mon. mit einer Dreifachkombination** mit INH, RMP und PZA behandelt und anschließend über 4 Mon. mit INH und RMP. Diese Dreifachkombination kann bei Kindern eingesetzt werden, da es sich hier i. d. R. um relativ kleine Erregermengen handelt und daher spontane Resistenzmutationen unwahrscheinlich sind. Bei unbekannter Erregersensibilität sollte jedoch mit einer Vierfachtherapie (INH, RMP, PZA und EMB) begonnen werden. Aufgrund des unterschiedlichen Verteilungsvolumens sollte die Dosierung der Medikamente im Kindesalter nach kg KG erfolgen und muss bei Größen- und Gewichtszunahme im Verlauf angepasst werden (➤ Tab. 27.8).

Die **Behandlungsdauer** variiert mit Lokalisation und Schweregrad der Erkrankung. **Bei komplizierten Formen** sowie bei unbekannter Sensibilität oder einem Verdacht auf das Vorliegen von Resistenzen

Tab. 27.8 Dosierung der Erstrangmedikamente im Kindesalter (nach Feiterna-Sperling et al. 2017)

	INH	RMP	PZA	EMB
Dosis	10 mg / kg KG (7–15 mg / kg KG	15 mg / kg KG (10–20 mg / kg KG)	35 mg / kg KG (30–40 mg KG)	20 mg / kg KG
Max. Tagesdosis	300 mg / d	600 mg / d	2000 mg / d	2000 mg / d

sollte mit einer **Vierfachtherapie** (INH, RMP, PZA, EMB) begonnen werden. Die unkomplizierte Primärtuberkulose, d. h. röntgenologischer Nachweis eines Primärkomplexes bzw. einer Hiluslymphknotenvergrößerung, sowie die periphere Lymphknotentuberkulose werden mit der Standard-Dreifachtherapie (INH, RMP, PZA) für 2 Mon. und anschließend mit INH und RMP für weitere 4 Mon. behandelt, sodass die Gesamtbehandlungszeit 6 Mon. beträgt.

Bei der **komplizierten progressiven Primärtuberkulose,** z. B. Einschmelzungen, spezifische Pneumonien, durch bronchiale Lymphknotenkompression oder -einbruch verursachte Belüftungsstörungen, sollte 9 Mon. bei initialer Dreifachtherapie oder 6 Mon. bei Initialphase mit vier Medikamenten nach WHO behandelt werden. Die Tuberkulose vom Erwachsenentyp (kavernöse TB) wird initial immer mit vier Medikamenten behandelt.

ALS FAUSTREGEL GILT

Die komplizierte pulmonale Tuberkulose mit zusätzlichem Lymphknoteneinbruch und / oder Belüftungsstörungen sollte immer über 9 Mon. behandelt werden.

Die **Miliartuberkulose** wird initial mit einer Vierfachkombination, bestehend aus INH, RMP, PZA und EMB behandelt. Zur Therapie der Meningitis tuberculosa wird in der Vierfachkombination Prothionamid (PTH) statt EMB empfohlen, da PTH gegenüber SM oder EMB eine deutlich besserer Liquorgängigkeit aufweist. Nach 2 Mon. erfolgt eine Weiterbehandlung mit INH und RMP, abhängig vom klinischen Verlauf über eine Gesamtdauer von insgesamt 12 Mon. Bei der Meningitis ist die **zusätzliche Gabe von Prednisolon** (2 mg / kg KG / d) oder **Dexamethason** (0,6 mg / kg KG / d) abhängig vom Verlauf für mind. 6 Wo. in absteigender Dosierung empfohlen.

MERKE

Bei jedem Kind mit neurologischen Symptomen und V. a. Tuberkulose muss eine tuberkulöse Meningitis ausgeschlossen werden!

Die Therapie von **extrapulmonalen Tuberkulosen** erfolgt wie bei der komplizierten Primärtuberkulose. Bei der Knochentuberkulose werden in der Initialphase immer vier Medikamente eingesetzt. Je nach klinischer Indikation sollte die Therapiedauer mind. 9 Mon. betragen, die WHO empfiehlt grundsätzlich 12 Mon. Bei extrapulmonaler Tuberkulose sollten immer erfahrene Experten und andere Fachdisziplinen einbezogen werden.

Die **konnatale Tuberkulose** wird, auch bei Verdacht, bis zum Ausschluss einer Erkrankung wie eine Miliartuberkulose behandelt. **Folgende zusätzliche Maßnahmen bei kindlichen Tuberkulosen können erforderlich werden:**

- Bei einer **Pleuritis tuberculosa exsudativa** muss aus diagnostischen und therapeutischen Gründen eine Pleurapunktion erfolgen. Darüber hinaus kann bei entsprechender Konstellation auch eine Entlastungspunktion und / oder eine Pleura-Saugdrainagen-Behandlung, u. a. zur Vermeidung von Schwartenbildung, sinnvoll sein.
- Bei der lymphadenogenen **Bronchustuberkulose mit Lymphknoteneinbruch** und Belüftungsstörung ist eine therapeutische Bronchoskopie, ggf. auch mehrmals, zur Bronchusrekanalisation erforderlich und eine Steroidgabe sinnvoll.
- Im Kindesalter sind **chirurgische Interventionen** bei der Tuberkulose nur selten indiziert, z. B. Lappenresektion bei multiresistenter Tuberkulose, Enukleation von Lymphknoten zur Dekompression bei kompliziertem Bronchusverschluss.

Neben- und Wechselwirkungen

Wenngleich die meisten Medikamente zur Therapie der Tuberkulose im Kindesalter besser verträglich sind als im Erwachsenenalter, sollten bei der kombinierten Chemotherapie Laborkontrollen nach 2, 4 und 8 Wo. erfolgen, um **unerwünschte Arzneimittelwirkungen** (➤ Tab. 27.4) möglichst rechtzeitig zu erkennen:

- Blutbild
- Bilirubin
- Serumtransaminasen
- Gamma-GT
- aP
- Harnsäure im Serum bei PZA-Gabe
- Kreatinin und Harnstoff im Serum bei SM oder Amikacin-Gabe

Bei Gabe von SM oder Amikacin sind 4-wöchentlich HNO-ärztliche Untersuchungen, mindestens aber Audiometrien, bei Gabe von EMB 4-wöchentlich ophthalmologische Untersuchungen indiziert. Farbsehprüfung sind ab dem 3. Lj. möglich, ansonsten kann man Abhilfe mit speziellen Farbtafeln für Kleinkinder schaffen.

Hepatotoxische Nebenwirkungen stehen bei Isoniazid, Rifampicin und Pyrazinamid im Vordergrund. Häufig beruhen sie auf einer Vorschädigung der Leber und werden im Kindesalter weniger oft beobachtet.

Unter der **Isoniazidtherapie** kann es in seltenen Fällen zu einer peripheren Neuritis und zu Krampfanfällen durch eine Hemmung des Pyridoxinstoffwechsels kommen. Daher wird bei mangelernährten Kindern, Säuglingen und Kindern mit *HIV*-Infektion eine Substitution von Vitamin B_6 (10–15 mg / d) empfohlen. Im Rahmen einer Hypersensitivität kann es zu Blutbildveränderungen kommen.

Bei Rifampicin und anderen Rifamycin-Derivaten, z. B. Rifabutin (in Deutschland für das Kindesalter nicht zugelassen), kommt es zu vielfältigen **Wechselwirkungen** mit anderen Medikamenten. Vor einer Kombination von antiretroviraler Therapie und Rifampicin sollte eine Rücksprache mit Experten erfolgen.

Weitere, detaillierte Hinweise auf unerwünschte Wirkungen und Risiken können den Empfehlungen der Fachgesellschaften sowie der Produktinformation entnommen werden.

ALS FAUSTREGEL GILT

Die Verträglichkeit der Tuberkulosetherapie sollte durch regelmäßige Kontrollen der Laborwerte überwacht werden.

Medikamentenresistenz

Die medikamentenresistente Tuberkulose im Kindesalter ist in Deutschland eine Ausnahme. Eine MDR-TB wurde in 2019 nur bei 2 Kindern (2,3 %) diagnostiziert. Die Behandlung von komplexen Organtuberkulosen sowie Multiresistenz muss in jedem Fall in Kooperation mit erfahrenen pädiatrisch infektiologischen Zentren erfolgen. Die **Kombinationstherapie der MDR-TB** muss **wie beim Erwachsenen** unter Einsatz von Zweitrangmedikamenten der WHO-Gruppen A – C erfolgen. Bei mangelndem Keimnachweis sollten Kinder entsprechend dem **Resistenzspektrum des Indexfalls** behandelt werden.

Präventive und prophylaktische Chemotherapie

Alle Kinder mit dem Nachweis einer **Tuberkulinkonversion oder einem positiven IGRA** in den letzten 12–24 Mon. ohne Organbefund, klinische Symptomatik und ohne Erregernachweis sollten eine **präventive Chemotherapie** mit INH über 9 Mon. erhalten (alternativ INH plus RMP über 3–4 Mon.). Die Magensaft- oder Sputum-Untersuchung gehört zur Initialdiagnostik vor Therapiebeginn. Radiologische Kontrollen sollten vor und 3 Mon. sowie 1 und 2 J. nach Therapiebeginn erfolgen. Bei vermuteter INH-Resistenz der Erreger sollte mit RMP über 4 Mon. behandelt werden.

Alle **Neugeborenen,** deren Mütter bei Geburt eine infektiöse Tuberkulose haben sowie Kinder mit bekannter Tuberkuloseexposition und negativem Tuberkulin-Hauttest werden unabhängig von der Dauer der Exposition mit INH über 3 Mon. behandelt. Neben einer engmaschigen klinischen Überwachung erfolgt nach 3 Mon. eine Tuberkulintestung. Bei negativem Testergebnis kann die **Chemoprophylaxe** beendet werden. Bei positivem Ergebnis erfolgt – nach Ausschluss eines Organbefalls – eine präventive Chemotherapie mit INH über insgesamt 9 Mon. Bei V. a. eine INH-Resistenz des Erregers, z. B. bei Neugeborenen von Müttern aus dem asiatischen Raum, sollten INH und RMP als kombinierte Chemoprophylaxe verabreicht werden.

Tuberkulose bei *HIV*-infizierten Kindern

Die Therapie der Tuberkulose bei *HIV*-infizierten Kindern unterscheidet sich nicht von der des immunkompetenten Kindes. Sie sollte jedoch mindestens 12 Mon. durchgeführt werden.

27.4.4 Therapie nichttuberkulöser Mykobakteriosen im Kindesalter

Die häufigste Erkrankungsmanifestation bei immungesunden Kindern ist die **zervikale Lymphadenitis.** Haupterreger ist der *M.-avium*-Komplex. Betroffen sind v. a. Kleinkinder **< 5. Lj.** Hinweise auf eine Lymphadenitis durch NTM liefern die Anamnese und die klinische Untersuchung sowie die immunologischen Tests (THT positiv, IGRA negativ).

Obwohl die Lymphadenitis durch NTM beim immungesunden Kind keine vitale Bedrohung darstellt, kann die Erkrankung aufgrund des lokal destruierenden Prozesses und chronischen Krankheitsverlaufs zu einer erheblichen Krankheitslast sowie zu langfristigen Folgeproblemen führen. **Ohne chirurgische Therapie** kommt es meist zur **Einschmelzung und Fistelbildung.**

Die Therapie der zervikalen Lymphadenitis durch NTM erfolgt **primär chirurgisch.** Die makroskopisch betroffenen Lymphknoten und evtl. bestehende Fistelgänge sollten möglichst komplett entfernt und eine Eröffnung von eingeschmolzenen Lymphknoten mit Entleerung von Eiter in die Wunde während der Entfernung vermieden werden. Die höheren Heilungserfolge durch eine chirurgische Therapie gegenüber einer antimykobakteriellen Kombinationstherapie wurde durch aktuelle randomisierte, kontrollierte Studien bestätigt. Die Heilungserfolge nach chirurgischer Therapie liegen bei 96 %. Auch das kosmetische Ergebnis nach 1 J. wurde bei der Gruppe der chirurgisch therapierten Kinder hinsichtlich Vaskularisation, Hautdicke und -oberfläche über der betroffenen Region als besser eingeschätzt.

Nur bei eindeutigen klinischen und / oder sonographischen Hinweisen auf Einschmelzung, Ausbildung von Fistelgängen etc. ist ein erneutes chirurgisches Vorgehen indiziert. **Rezidive** treten häufig bereits innerhalb der ersten 3 Mon., aber in Einzelfällen auch bis zu Jahre später nach dem Eingriff auf. Für ein Rezidiv gelten grundsätzlich die gleichen Empfehlungen wie bei der Ersterkrankung. Bei einem Rezidiv mit Ausbildung einer drainierenden Fistel oder primär operativ schlecht zugänglichem Befund kann aber ein medikamentöses oder kombiniert medikamentös-chirurgisches Vorgehen erwogen werden. Eine immunologische Abklärung ist dann in jedem Fall erforderlich.

Die **medikamentöse Therapie** der Lymphadenitis durch *M.-avium*-Komplex und andere langsam wachsende nichttuberkulöse Mykobakterien erfolgt als Kombinationstherapie, da sich eine Monotherapie aufgrund der raschen Resistenzentwicklung verbietet. Aufgrund von Fallserien, empirischen Daten und Laboruntersuchungen wird eine Kombination aus Clarithromycin oder Azithromycin, Ethambutol und Rifampicin empfohlen.

Bei pulmonalen oder generalisierten Erkrankungen erfolgt nach immunologischer Abklärung primär eine medikamentöse Kombinationstherapie. Schnell wachsende Mykobakterien (z. B. *M. fortuitum, M. chelonae, M. abscessus*) sollten mit einer Kombinationstherapie entsprechend den Empfehlungen der ATS / ERS behandelt werden.

MERKE

Bei schnell wachsenden Mykobakterien richtet sich die Therapie nach der Empfindlichkeitstestung.

27.4.5 BCG-Impfung

Eine effektive Schutzimpfung gegen Tuberkulose wäre als Präventionsmaßnahme wünschenswert. Die Angaben zur **präventiven Wirksamkeit der BCG-Impfung** schwanken zwischen 0 und 80 % mit einem **Durchschnitt von 50 %.** Die Hauptwirkung der Impfung liegt im **Schutz vor disseminierter Tuberkulose** (Meningitis tuberculosa und Miliartuberkulose) bei Säuglingen und Kleinkindern, weniger in der Prävention einer Infektion und pulmonaler Tuberkulose. Die postnatale Impfung wird überwiegend für Länder mit einer hohen Tuberkuloseinzidenz und auch noch in einigen europäischen Ländern empfohlen.

In Deutschland wird die BCG – Impfung aufgrund von ungünstigen Nutzen-Risiko-Analysen **seit 1998 nicht mehr** empfohlen. Für Kinder, die in Regionen mit hoher Tuberkulose-Prävalenz übersiedeln, gelten die dortigen Bestimmungen.

Wichtig für die Praxis

- Die **BCG-Impfung** wird aufgrund ihrer mangelnden Effektivität in Deutschland **nicht mehr empfohlen.**
- Bei ausgeprägtem Krankheitsbild, fraglicher Compliance und Vorerkrankungen, wie Alkoholismus, *HIV* oder Diabetes mellitus, sollte die **therapeutische Ersteinstellung** der Tuberkulose **primär im Krankenhaus** erfolgen.
- Bei kavernösen Infiltraten und nodulären Bronchiektasien sollte differenzialdiagnostisch immer eine pulmonale **NTM-Erkrankung** in Betracht gezogen werden.

LITERATUR

Castell S, Bauer T, Diel R et al.: International Standards of Tuberculosis Care (ISTC) – Kommentierung aus deutscher Sicht. Pneumologie 66 (2012) 240–249

Chiang CY, van Deun A, Trebucq A et al.: Treatment of multidrug-resistant tuberculosis: definition of the outcome 'failure'. Int J Tuberc Lung Dis 15 (2011) 4–5

Daley CL, Iaccarino JM, Lange C, et al.: Treatment of Nontuberculous Mycobacterial Pulmonary Disease: An Official ATS / ERS / ESCMID / IDSA Clinical Practice Guideline. Clin Infect Dis 71(4) (2020) 905–913

Detjen AK, Magdorf K: Besonderheiten der Kindertuberkulose. Pneumologie 63 (2009) 207–218

Diel R, Hauer B, Loddenkemper R et al.: Empfehlungen für das Tuberkulose-Screening vor Gabe von TNF-alpha-Inhibitoren bei rheumatischen Erkrankungen. Pneumologie 63 (2009) 329–334

Diel R, Loytved G, Nienhaus A et al.: Neue Empfehlungen für die Umgebungsuntersuchungen bei Tuberkulose. Deutsches Zentralkomitee zur Bekämpfung der Tuberkulose. Pneumologie 2011; 65: 359–378 und Gesundheitswesen 73 (2011) 369–388

Diel R, Loddenkemper R, Niemann S et al.: Negative and positive predictive value of a whole-blood IGRA for developing active TB – an update. Am J Respir Crit Care Med 183 (2011) 88–95

Diel R, Nienhaus A, Hillemann D, Richter E: Cost-benefit analysis of Xpert MTB / RIF for tuberculosis suspects in German hospitals. Eur Respir J 2016; 47 (2016) 575–587

Diel R, Lipmann M, Hoefslot W: High mortality in patients with Mycobacterium avium complex: a systematic review. MBC Infect Dis 18(1) (2018) 206

Diel R, Nienhaus A, Ringshausen FC et al.: Microbiologcic outcome of interventions against Mycobacterium avium complex pulmonary disease: A systematic review. Chest 153(4) (2018) 888–921

Diel R, Nienhaus A, Witte P, Ziegler R: Protection of healthcare workers against transmission of Mycobacterium tuberculosis in hospitals: a review of the evidence. ERJ Open Res 16;6 (2018) 00317-2019

Ena J, Valls V: Short-course therapy with rifampin plus isoniazid, compared with standard therapy with isoniazid, for latent tuberculosis infection: a meta-analysis. Clin Infect Dis 40 (2005) 670–676

Falzon D, Jaramillo E, Schünemann HJ et al.: WHO guidelines for the programmatic management of drug-resistant tuberculosis: 2011 update. Eur Respir J. 38 (2011) 516–528

Feiterna-Sperling C, Brinkmann F, Adamczick C et al.: [Consensus-Based Guidelines for Diagnosis, Prevention and Treatment of Tuberculosis in Children and Adolescents - A Guideline on Behalf of the German Society for Pediatric Infectious Diseases (DGPI)]. Pneumologie 71 (2017) 629–680

Grosset JH, Singer TG, Bishai WR: New drugs for the treatment of tuberculosis: hope and reality. Int J Tuberc Lung Dis 16 (2012) 1005–1014

Hillemann D, Rüsch-Gerdes S, Richter E: Neue molekulardiagnostische Verfahren in der Tuberkulose-Diagnostik. Epidemiologisches Bulletin 34 (2011) 319–321

Konietzko N, Loddenkemper R (Hrsg.): Tuberkulose. Stuttgart, New York: Thieme (1999)

Kunkel A, Abel Zur Wiesch P, Nathavitharana RR et al.: Smear positivity in paediatric and adult tuberculosis: systematic review and meta-analysis. BMC Infect Dis. 16 (2016) 282

Loddenkemper R, Hauer B: Resistente Tuberkulose. Große Herausforderung durch eine Weltepidemie. Dtsch Ärztebl Int 107 (2010) 10–19

Magdorf K, Griese M, Haas WH et al.: Tuberkulose und nichttuberkulöse mykobakterielle Krankheiten. In: Scholz H, Belohradsky BH, Heininger U, et al. (Hrsg.): Handbuch: Infektionen bei Kindern und Jugendlichen, pp. 609–627. Deutsche Gesellschaft für pädiatrische Infektiologie. München: Futuramed (2000)

Matteelli A, Centis R, D'Ambrosio L, Migliori GB: Multidrug-resistant tuberculosis today. Bull World Health Organ 90 (2012) 78

Milburn H, Ashman N, Davies P et al.: Guidelines for the prevention and management of Mycobacterium tuberculosis infection and disease in adult patients with chronic kidney disease. Thorax 65 (2010) 557–570

Nienhaus A, Brandenburg S, Teschler H (Hrsg.): Tuberkulose als Berufskrankheit. Ein Leitfaden zur Begutachtung und Vorsorge. 3., aktual.A., Heidelberg, München, Landsberg, Frechen, Hamburg: Eco med (2012)

Perez-Velez CM, Marais BJ: Tuberculosis in children. N Engl J Med 367 (2012) 348–361

Richter E, Beer J, Diel R, Hillemann D et al.: MiQ: Mikrobiologisch-infektiologische Qualitätsstandards (MiQ). MIQ 05: Tuberkulose Mykobakteriose. 2., neubearb.A., München: Elsevier Urban & Fischer (2010)

Robert Koch-Institut (RKI): Bericht zur Epidemiologie der Tuberkulose in Deutschland für 2019. Berlin: RKI (2020)

Schaaf HS, Zumla A (Hrsg.): Tuberculosis. A comprehensive clinical reference. Saunders Elsevier (2009)

Schaberg T, Bauer T, Brinkmann F et al.: S2k-Leitline: Tuberkulose im Erwachsenenalter. Pneumologie 71 (2017) 325–397

Schönfeld N, Haas W, Castell S et al.: Empfehlungen des Deutschen Zentralkomitees zur Bekämpfung der Tuberkulose (DZK) und der Deutschen Gesellschaft für Pneumologie und Beatmungsmedizin (DGP) zur Diagnostik und Therapie nichttuberkulöser Mykobakteriosen. Pneumologie 67(11) (2013):605–633

Spyridis NP, Spyridis PG, Gelesme A et al.: The effectiveness of a 9-month regimen of isoniazid alone versus 3- and 4-month regimens of isoniazid plus rifampin for treatment of latent tuberculosis infection in children: results of an 11-year randomized study. Clin Infect Dis 45 (2007) 715–722

Weltgesundheitorganisation (WHO). Global tuberculosis control: WHO report 2020. WHO, Genf / Schweiz (2020)

Weltgesundheitorganisation (WHO): Toward universal access to diagnosis and treatment of MDR-TB and XDR-TB by 2015. WHO, Genf / Schweiz (2011)

Weltgesundheitorganisation (WHO): Multidrug and extensively drug-resistant TB (M / XDR-TB). 2010 Global report on surveillance and response. WHO, Genf / Schweiz (2010)

Weltgesundheitorganisation (WHO): Treatment of Tuberculosis Guidelines. WHO, Genf / Schweiz (2009)
Weltgesundheitorganisation (WHO): Guidelines for the programmatic management of drug-resistant tuberculosis. WHO, Genf / Schweiz (2008)
WHO Consolidated Guidelines on Drug Resistant Tuberculosis Treatment. WHO, Genf / Schweiz (2018)
Weltgesundheitsorganisation (WHO): Meeting report of the WHO expert consultation on the definition of extensively drug-resistant tuberculosis, 27–29 October 2020
Ziegler R, Just H-M, Castell S et al.: Infektionsprävention bei Tuberkulose: Empfehlungen des DZK. Pneumologie 66 (2012) 269–282 und Gesundheitswesen 74 (2012) 337–350
Zignol M, van Gemert W, Falzon D et al.: Surveillance of anti-tuberculosis drug resistance in the world: an updated analysis, 2007–2010. Bull World Health Organ 90 (2012) 111–119

KAPITEL

28 Aktinomykosen

Bernd Salzberger[1]

Kernaussagen

- Aktinomykosen sind **meist chronische subakute** Infektionen in Weichgeweben, am häufigsten zervikofazial, seltener thorakal, abdominal und sehr selten als ZNS-Infektionen.
- **Therapie der Wahl** ist die Gabe von Amoxicillin plus Clavulansäure in mittlerer bis hoher Dosierung für 2–3 Wo.
- **Zusätzliche chirurgische Maßnahmen** können bei ausgedehnten Prozessen angezeigt sein.

28.1 Vorbemerkungen

Actinomyces spp. sind grampositive anaerobe (teilweise mikroaerophile) Bakterien, die wichtigste Spezies ist *A. israelii,* insgesamt sind 25 humanpathogene Spezies bekannt. Eine sorgfältige Untersuchung zeigt bei den meisten Infektionen zusätzliche Erreger, deren Relevanz aber unklar ist.

Die klinischen Manifestationen sind meist subakute bis chronische, granulomatös-eitrige, bakterielle Infektionen, die zu Abszess- und Fistelbildung neigen und bevorzugt in der Zervikofazialregion (➤ Abb. 28.1), aber auch im Thorakalbereich (➤ Abb. 28.2) und im Abdomen sowie im kleinen Becken auftreten. Aktinomykosen im kleinen Becken bei Frauen sind häufig mit Intrauterinpessaren assoziiert, Infektionen der Kieferknochen mit Bisphosphonat-Therapie und / oder Bestrahlung.

Nur ausnahmsweise sind ZNS, Haut oder andere Teile des Skelettsystems betroffen.

Aktinomykosen sind endogene Infektionen, deren häufig (75–90 %) polymikrobielles Erregerspektrum aus der menschlichen Schleimhautflora stammt. Neben verschiedenen pathogenen Aktinomyzeten, sind Staphylokokken, Streptokokken, Enterobakteriazeen, Bacteroides-, Prevotella-, Porphyromonas- und Fusobacterium-Arten, *Eikenella corrodens,* kutane Propionibakterien und *Aggregatibacter actinomycetemcomitans* vorhanden.

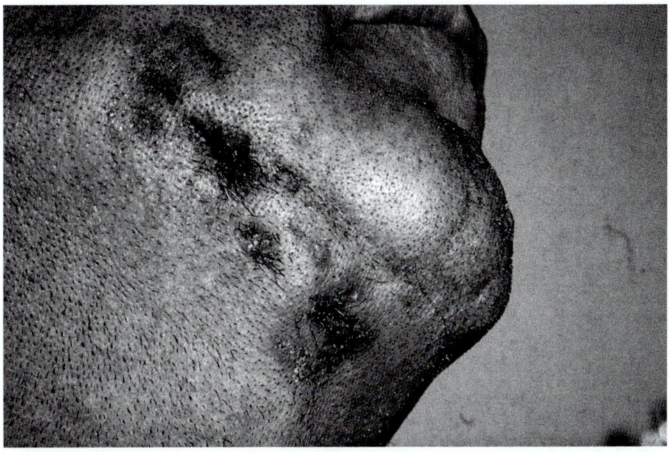

Abb. 28.1 Primär chronische zervikofaziale Aktinomykose eines 62-jährigen Patienten: kaum schmerzhafte, brettharte, livide verfärbte Schwellung im Bereich des rechten Unterkieferastes bis zum Kinn; multiple, spontan aufgebrochene Fisteln mit Entleerung eitrigen Sekrets; bisherige Krankheitsdauer 18 Mon. [M1203]

Aktinomykosen sind **nicht übertragbar,** ihr Auftreten ist sporadisch, Impf- oder Expositionsprophylaxe sind nicht möglich.

Die Klinik der menschlichen Aktinomykosen ist **nur bei oberflächlicher Lokalisation** in fortgeschrittenen Stadien mit Drusennachweis **pathognomonisch.** Bei klinischem Verdacht ist die rechtzeitige bakteriologische Diagnostik essenziell.

[1] Autor der Vorauflage: Klaus Peter Schaal†

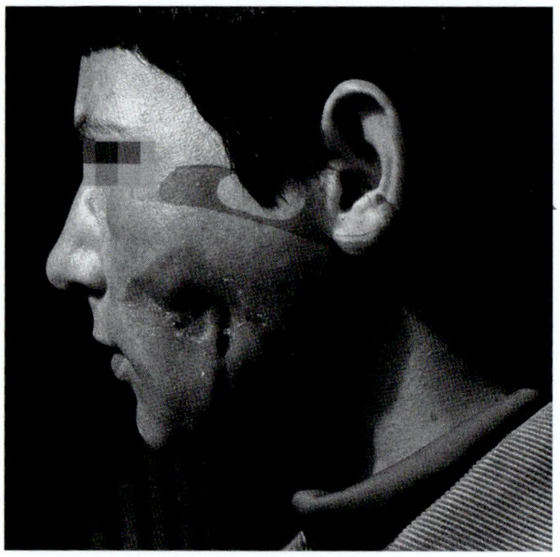

Abb. 28.2 Lungenaktinomykose eines 64-jährigen Patienten: Im Thorax-Röntgenbild ausgedehnte Verschattungen im rechten Lungenoberfeld, zunächst ohne wegweisenden weiteren Befund. Nach Ausbildung eines großen s. c. Abszesses über dem rechten Schulterblatt bakteriologische Diagnostik mit Nachweis von *Actinomyces iraelii* und typischen Begleitbakterien. Ausheilung mit Amoxicillin plus Clavulansäure innerhalb von 5 Wo. [M1203]

28.2 Diagnostik

Cave

Für eine erfolgreiche Behandlung ist eine **bakteriologische Diagnose** notwendig. Diese beginnt mit der Anforderung: Der Verdacht (oft erst nach Histologie aus Gewebe gestellt) muss mitgeteilt werden. Die Kultur muss bis zu 14 d beobachtet werden, bei negativer Kultur kann auch eine PCR aus Gewebe erfolgreich sein.

Die Histologie ist bei langwierigen Prozessen bzw. bei Untersuchungen nach nicht erfolgreicher Therapie ein wichtiger Baustein der Diagnostik.

Der **Goldstandard der Diagnostik** bleibt die kulturelle Untersuchung, auch zur Identifikation weiterer Erregerspezies

Molekularbiologische Diagnoseverfahren können die Sensitivität deutlich verbessern, sie sind insbesondere bei kürzlich durchgeführter Antibiotikatherapie wichtig und können auch die Spezies differenzieren.

28.3 Therapie

28.3.1 Medikamentöse Therapie

Aktinomyzeten sind empfindlich für ein breites Spektrum verschiedener Antibiotika und haben bisher **kaum Tendenzen zur Resistenzentwicklung** erkennen lassen.

Insbesondere *Actinomyces spp.* reagieren meist äußerst empfindlich auf β-Laktam-Antibiotika (Penicillin G bis Carbapeneme). Es gibt keine randomisierten Therapiestudien für die häufigsten Manifestationen, die Evidenz für alle Empfehlungen beruht auf Fallserien.

Bei Monoinfektionen ist Penicillin G die Therapie der Wahl, die Dosierung muss hoch genug sein, um entsprechende Wirkspiegel im Gewebe zu erreichen.

Falls zusätzliche Bakterienspezies isoliert werden, kann als Faustregel festgehalten werden: *Staphylococcus aureus, Proteus spp.* und *Pseudomonas spp.* sollten nach Empfindlichkeit bei der Therapie berücksichtigt werden. Viele der anderen Begleitkeime sind auf Ampicillin empfindlich, nicht aber auf Penicillin G

ALS FAUSTREGEL GILT

- Die Antibiotikatherapie muss gegen **Aktinomyzeten** optimal wirksam sein. Hohe initiale Gewebespiegel und ausreichend lange Therapie sind die besten Voraussetzungen für den Therapieerfolg.
- Vor allem bei Nachweis von *S. aureus, Proteus* und *Pseudomonas spp.* müssen diese Erreger bei der Therapie berücksichtigt werden.

Penicillin G und andere β-Laktam-Antibiotika

Penicillin G ist ausgezeichnet gegen fermentative Aktinomyzeten und bei Monoinfektionen wirksam. Besonders bei oraler Therapie lassen sich mit **Aminopenicillinen** höhere Wirkspiegel erzielen.

! Ampicillin und Amoxicillin wirken ähnlich gut wie Penicillin G und zusätzlich auch gegen *Aggregatibacter actinomycetem comitans* und alle anderen Begleitbakterien.

Alternativen: Alternativ wirksame Substanzen sind Doxycyclin, Clindamycin und Vancomyin. Metronidazol ist bei vielen *Actinomyces spp.* nicht wirksam. Aminoglykoside sollten vermieden werden, Chinolone haben eine geringe Wirksamkeit.

Bei Penicillin-Allergie kommt am ehesten die Gabe von Carbapenemen (bei Allergie gegen Penicilline meist keine Kreuzallergie, ggf. Testung) für die i. v. Therapie und oder **Doxycyclin für die p. o. Phase in Betracht.**

Milde orale Aktinomykose

Nur bei klinisch blanden Formen (ohne ausgeprägte Induration, kleine Läsionen ist eine p. o. Therapie möglich. **Therapie der Wahl:** Amoxycillin 3 × 1 g / d p. o. für 6–12 Mon.

Zervikofaziale, thorakale und abdominelle Aktinomykosen

Therapie der Wahl: Ampicillin 12–18 g / d verteilt auf 4–6 Gaben über 2–6 Wo. i. v. Anschließend p. o. Therapie mit Amoxycillin 3 × 1 g bis zum Ende der Therapie (6–12 Mon.).

Alternativ Penicillin G (nur bei monobakteriellen Infektionen); ausnahmsweise bei lange bestehenden, chronischen zervikofazialen Läsionen und höchstens für 2 zusätzliche Wochen erforderlich.

Bei Nachweis von *Staph. aureus, Proteus* oder *Pseudomonas spp.* Anpassung nach Empfindlichkeit!

28.3.2 Chirurgische Therapie

Die früher notwendigen Resektionen des entzündeten Gewebes bis ins gesunde Gewebe sind mit wirksamer Antibiotikatherapie nicht mehr indiziert.

Die operative Behandlung von **Abszessen** und ggf. auch von von **Fistelgängen** durchzogenem, chronisch infiziertem Gewebe ist nur selten notwendig.

28.3.3 Aktinomykosen bei Kindern

Aktinomykosen sind generell bei Kindern sehr selten. Sowohl prospektive als auch retrospektive Studien zur Therapie kindlicher Fälle sind nicht vorhanden. Die sporadischen Erfahrungen mit der Behandlung von Kindern weisen aber darauf hin, dass **die antibiotische Therapie analog zu der der Erwachsenen erfolgt.**

Wichtig für die Praxis

- Bei **chronischen Infektionen** im Hals-, Oropharynxbereich und im tiefen Becken an die Aktinomykose denken.
- **Risikofaktor** für Infektionen der Kieferknochen ist eine frühere Therapie mit Bisphosphonaten. Lange genug behandeln!

LITERATUR

Kuyama K, Fukui K, Ochiai E, et al. Identification of the actinomycete 16S ribosomal RNA gene by polymerase chain reaction in oral inflammatory lesions. Oral Surg Oral Med Oral Pathol Oral Radiol 116 (2013) 116:485–91

Moturi K, Kaila V. Cervicofacial Actinomycosis and its Management. Ann Maxillofac Surg 8 (2018) 361–4

Pulverer G, Schütt-Gerowitt H, Schaal K P: Human cervicofacial actinomycoses: Microbiological data of 1997 cases. Clin. Infect. Dis. 37 (2003) 490–497

Schaal K P, Yassin A F: Genus I. Actinomyces Harz 1877, 133[AL], emend. Georg, Pine and Gerencser 1969, 292[VP]. In: Goodfellow M, Kämpfer P, Busse H-J, Trujillo M E, Suzuki K-I, Ludwig W, Whitman W B (Hrsg. Vol. 5): Bergey's Manual of Systematic Bacteriology, Vol. 5, 2. Aufl.: The Actinobacteria, Part A. Springer, New York, Dordrecht, Heidelberg, London (2012) 42–109

Steininger C, Willinger B. Resistance patterns in clinical isolates of pathogenic Actinomyces species. J Antimicrob Chemother 71 (2016) 422–7

KAPITEL

29 Rickettsien

Uwe Wintergerst

Kernaussagen

- Die **Trias Fieber, Eschar und Exanthem** ist pathognomonisch für eine Rickettsiose. Der Eschar tritt bei den meisten Formen mit einer Häufigkeit von 50–70 % auf und ist bei Rocky Mountain Spotted Fever aber untypisch.
- Die meisten **Rickettsien** werden durch **Stiche von Ektoparasiten** wie Zecken oder Flöhe übertragen. Nach einer Inkubationszeit von 3–7–14 d (je nach Subtyp) treten die typischen **Symptome** einer Rickettsien-Infektion wie Fieber, Kopf- und Muskelschmerzen, bisweilen Atemnot und – je nach Erreger – ein petechiales Exanthem auf.
- **Risikofaktoren für schwere Verläufe** sind Glukose-6-Phosphatase-Mangel, männliches Geschlecht und Therapie mit Sulfonamiden. **Rocky Mountain Spotted Fever,** das hauptsächlich in den USA vorkommt, kann lebensbedrohlich verlaufen.
- **Rickettsien-Infektionen** sind z. B. Fleckfieber, Mittelmeerfieber, Q-Fieber sowie verschiedene Spotted-Fieber. Der Nachweis erfolgt serologisch.
- **Mittel der Wahl** bei Rickettsien-Infektionen ist **Doxycyclin.**

29.1 Vorbemerkungen

Rickettsien sind kleine (0,3–0,6 µm × 0,8–1,0 µm), rundliche, gramnegative Mikroorganismen, die zwar RNA und DNA besitzen, jedoch auf den Stoffwechsel (Co-Enzym A, NAD, ATP) einer Wirtszelle angewiesen sind, also intrazellulär leben. Fast ausnahmslos müssen sie in **Zellkulturen** oder in Versuchstieren gezüchtet werden.
Zu den **Rickettsiosen** zählen

- Fleckfieber *(R. prowazekii),*
- Rocky Mountain Spotted Fever *(R. rickettsii),*
- Mittelfleckmeerfieber *(R. conorii)* und
- andere Spotted-Fieber.

Alle Rickettsien werden durch **Stiche von Zecken, Flöhen, Milben oder Läusen** übertragen.

Die Rickettsien vermehren sich in der Haut des Wirts, breiten sich über das Blut aus und haben eine **Affinität zum Gefäßendothel der inneren Organe,** z. B. Lunge, Milz, Gehirn und Haut.

29.2 Diagnostische Voraussetzungen

Die Diagnose kann gut durch Abstrich des Eschars, durch Hautbiopsien oder – mit allerdings geringerer Sensitivität – in Leukozyten mittels PCR nachgewiesen werden. Der **serologische Nachweis** gelingt meist erst nach 5–10 Krankheitstagen und dient deshalb eher der retrospektiven Bestätigung. Mittels **PCR** können die Erreger auch im Gewebe, z. B. in Hautbiopsien von Patienten mit Exanthem, nachgewiesen werden. Die Methode ist derzeit allerdings nur in Speziallaboratorien verfügbar.

29.3 Therapie

29.3.1 Antimikrobielle Chemotherapie

ALS FAUSTREGEL GILT

Je frühzeitiger die **Therapie** beginnt, d. h., **bei Beginn in der ersten Krankheitswoche,** umso Erfolg versprechender sind Antibiotika.

Mittel der Wahl sind bei Patienten > 8 Lj. Doxycyclin i. v. oder p. o.: 2 × 2,2 mg / kg KG / d, max. Tagesdosis 200 mg, für 7–14 d. Die Therapie sollte nach Möglichkeit in den ersten 7 d begonnen werden.

Bei Doxycyclin wurden bisher keine Zahnverfärbungen bei Kindern < 8 J. beobachtet. Bei entsprechender Indikation ist somit Doxycyclin das Tetrazyklin der Wahl.

Die Therapie ist mind. 3 d, bei Fleckfieber mind. 5 d über die komplette Entfieberung hinaus durchzuführen.

! β-Laktam-Antibiotika sind unwirksam. Bei Infektionen mit *R. prowazekii* sind Rückfälle durch Erregerpersistenz beschrieben.

29.3.2 Symptomatische Therapie

Bei hohem Fieber sind antipyretische Maßnahmen indiziert. Je nach klinischer Manifestation, z. B. Kreislaufversagen, kommen **parenterale Flüssigkeitszufuhr** und bei Hypoxie supplementäre **Sauerstoffzufuhr** hinzu.

29.4 Prophylaxe

Impfstoffe sind bisher nicht praxisrelevant.

Eine **Expositionsprophylaxe** kann durch Bekämpfung oder Meidung der Vektoren wie Entlausung von Kleidungsstücken, entsprechende Bekleidung bei Waldwanderungen in Zeckenregionen, angestrebt werden.

Beim **Pasteurisieren von Milch** werden Rickettsien zerstört.

Da es eine Übertragung von Mensch zu Mensch nicht gibt, ist eine **Isolierung der Patienten nicht erforderlich. Impfstoffe** wurden zwar entwickelt, stehen aber nicht zur Verfügung.

Wichtig für die Praxis

Bei der Trias **Fieber, Eschar und Exanthem** an Rickettsiose denken.

LITERATUR

DGPI (Hrsg.): DGPI-Handbuch – Infektionen bei Kindern und Jugendlichen, 7. A. Thieme, Stuttgart (2018)

Marschang A, Nothdurft HD, Kumlien S et al.: Imported rickettsioses in German travelers. Infection 23 (1995) 94–97

Kimberlin DW, Barnett ED, Lynfield R, Sawyer MH (Eds.): Report of the Committee on Infectious Diseases. American Academy of Pediatrics. Red Book: 2021–2024 Report of the Committee on Infectious Diseases. 32nd ed. American Academy of Pediatrics, Itasca, IL 2021

McClain M: Other spotted fever group rickettsial infections. www.uptodate.com/contents/other-spotted-fever-group-rickettsial-infections (letzter Zugriff: 26.5.2022)

KAPITEL

30 Chlamydien

Uwe Wintergerst

Kernaussagen

- Die verschiedenen **Chlamydienspezies** sind obligat intrazelluläre Bakterien, die unterschiedliche Krankheitsbilder hervorrufen: urogenitale und sexuell übertragbare Krankheiten, respiratorische Infektion, Konjunktivitis sowie Trachom, Paratrachom, Lymphogranuloma venereum und Ornithose.
- Die Diagnose einer **urogenitalen Chlamydieninfektion** verpflichtet zur Suche nach anderen sexuell übertragbaren Erkrankungen.

30.1 Vorbemerkungen

Chlamydophile sind **obligat intrazelluläre Bakterien,** die einen Entwicklungszyklus durchlaufen. Sie können nur in Zellkulturen angezüchtet werden (➤ Abb. 30.1).

Chlamydien werden von der Wirtszelle als **infektiöse Elementarkörperchen** (EK, 0,2 µm × 0,4 µm) aufgenommen. In der Wirtszelle entwickeln sie sich zu **Initialkörperchen** (IK, 0,7 µm × 1,0 µm), die nichtinfektiös sind. Die Einschlusskörperchen teilen sich mehrfach und bilden wiederum **Elementarkörperchen,** die aus der zerstörten Wirtszelle freigesetzt werden.

Neben asymptomatischen Verläufen werden folgende **Krankheitsbilder** durch die drei humanpathogenen Chlamydien-Spezies hervorgerufen:

- *C. trachomatis:*
  - Konjunktivitis (am häufigsten bei Neugeborenen)
  - **Trachom** (Körner-Krankheit, Conjunctivitis trachomatosa)
  - **Paratrachom** (Schwimmbad-Konjunktivitis)
  - **Urogenitale Infektionen** (nichtgonorrhoische Urethritis beider Geschlechter)
  - **Respiratorische Infektionen,** z. B. Pneumonien im frühen Säuglingsalter (1. Trimenon) nach perinataler Infektion

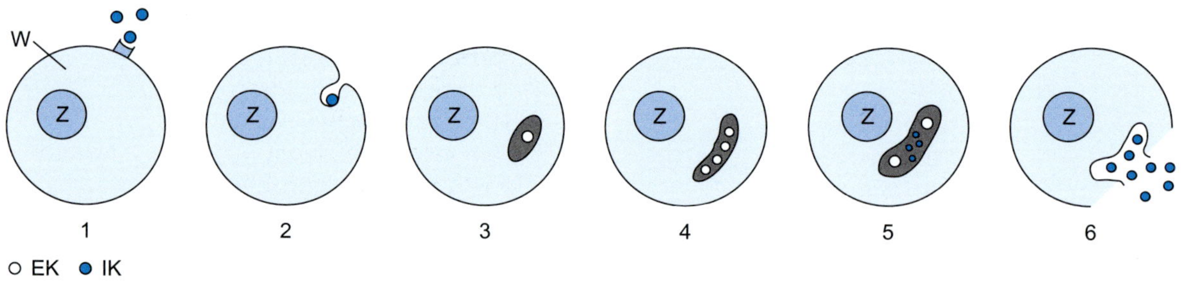

Abb. 30.1 Der Biozyklus von Chlamydia. **(1)** Anheften des EK an Rezeptoren der Wirtszelle. **(2)** Eintritt in die Zelle durch Endozytose. **(3)** Entwicklung zum IK. Dauer der Stadien 1–3 ca. 10 h. **(4)** Vermehrung der IK. **(5)** Entwicklung zu EK. **(6)** Freisetzung mit Ausbreitung der EK-Nachkommen auf benachbarte Wirtszellen. Dauer der Stadien 4–6 ca. 20 h. (Quelle: Thomas JG, Long KS 1995) [L231]
EK = Elementarkörperchen, IK = Initialkörperchen, W = Wirtszelle, Z = Zellkern

- **Lymphogranuloma inguinale** (Lymphogranuloma venereum, Nicolas-Durand-Favre-Krankheit)
- *C. pneumoniae:* Infektion der oberen und unteren **Atemwege**
- *C. psittaci:* **Ornithose** (Psittakose), eine zumeist schwer verlaufende Pneumonie

C. pneumoniae und *C. psittaci* werden durch **Inhalation,** Letztere durch **infizierte** Vögel und **Vogelexkremente** übertragen. *C. trachomatis* wird durch direkten Kontakt und Geschlechtsverkehr verbreitet.

30.2 Diagnostische Voraussetzungen

Im Nasopharnyx, Konjunktivalabstrich oder Urin können Chlamydophilae bevorzugt mit der **Polymerase-Kettenreaktion** (PCR) mit > 85 % Empfindlichkeit und > 95 % Spezifität nachgewiesen werden. Serologische Nachweise haben nur noch epidemiologische Bedeutung. Zur Diagnostik der Chlamydien-Pneumonie im Säuglingsalter soll ein Abstrich aus dem posterioren Nasopharynx erfolgen.

Serologische Nachweise haben nur noch epidemiologische Bedeutung. Zur Diagnostik der Chlamydien-Pneumonie im Säuglingsalter soll ein Abstrich aus dem posterioren Nasopharynx erfolgen.

Cave

Die **Diagnose** einer urogenitalen Chlamydieninfektion bzw. einer Chlamydien-Konjunktivitis **beim Säugling** verpflichtet zur Suche nach einer anderen sexuell übertragbaren Erkrankung wie Syphilis, Gonorrhö, Hepatitis B oder AIDS.

30.3 Therapie

30.3.1 Konjunktivitis und Pneumonie

Chlamydienbedingte Konjunktivitis und Pneumonie **im Kindesalter** < 9 Lj. werden mit Azithromycin 10 mg / kg KG / d in 1 Dosis p. o. für 3 d behandelt, bei Neugeborenen mit 1 × 20 mg / kg KG / d für 3 d. **Alternativ** kann bei einer Behandlungsdauer < 21 d gemäß US-amerikanischer Empfehlung Doxycyclin inzwischen auch bei Kindern < 8 J. verwendet werden.

- Clarithromycin 10–15 mg / kg KG / d in 2 Dosen p. o. für 10 d oder
- Doxycyclin 3–4 mg / kg KG / d in 1 Dosis p. o. für 10–14 d

Ein **Rezidiv** – etwa 20 % aller Behandlungsfälle – macht eine **Wiederholungskur** erforderlich.

Cave

! Eine **topische Behandlung** der Konjunktivitis ist möglich, aber **zur Elimination der Erreger** aus dem Nasopharyngealtrakt **nicht geeignet.** Da Makrolide der Entwicklung einer hypertrophen Pylorusstenose Vorschub leisten können, sollte die zusätzliche systemische Therapie einer Neugeborenen-Konjunktivitis sorgfältig abgewogen werden.

ALS FAUSTREGEL GILT

Für jede Behandlung einer chlamydienbedingten **Urogenitalinfektion** gilt, dass auch der **Sexualpartner** mitbehandelt wird.

Chlamydienbedingte **Urogenitalerkrankungen** bzw. Lymphogranuloma venereum im **Erwachsenenalter** werden behandelt mit

- Doxycyclin 200 mg / d in 2 Dosen p. o. für 21 d
- Azithromycin 1 g / Wo. für 3 Wo.

Cave

Bei schwangeren Frauen sollte ein Makrolid und nur in schweren Fällen **Erythromycin** eingesetzt werden. Bei Urogenitalerkrankungen müssen Sexualpartner der letzten 2 Mon. mitbehandelt werden.

Neugeborene von Müttern mit einer unbehandelten Chlamydieninfektion sollten über mind. 14 d klinisch beobachtet werden. Die präventive Behandlung mit Azithromycin wird nur empfohlen, wenn ein klinisches Monitoring nicht gewährleistet werden kann.

Patienten ≥ 18 J. können auch mit einem neueren Chinolon, z. B. Moxifloxacin, behandelt werden (Empfehlungsgrad B).

Cave

Genitale Chlamydieninfektionen bei Kindern sollten – allerdings unter Berücksichtigung einer geringen normalen Besiedlungsrate (1 %) – an einen **sexuellen Missbrauch** denken lassen!

30.3.2 Trachom

Orale Antibiotikabehandlung mit Azithromycin 20 mg / kg KG / d bzw. 1 g als ED.

Verdächtige Vögel müssen einem Tierarzt vorgestellt und behandelt werden. Bei der Dekontamination der Vogelkäfige ist das Tragen von Atemschutzmasken anzuraten.

30.4 Prophylaxe

Polyvidon-Jodlösung (2,5 %) kann das Risiko einer Neugeborenen-Konjunktivitis reduzieren, wird aber im Rahmen einer Nutzen-Risiko-Analyse aufgrund der niedrigen Inzidenz derzeit kaum mehr angewandt. Einen Impfstoff gibt es bisher nicht.

! Die **postnatale Silbernitrat-Augenprophylaxe** nach Credé **verhindert eine Chlamydien-Infektion nicht!**

Wichtig für die Praxis

Bei einer **Pneumonie im frühen Säuglingsalter** sollten Chlamydien als Erreger in Betracht gezogen werden.

LITERATUR

DGPI (Hrsg.): DGPI-Handbuch – Infektionen bei Kindern und Jugendlichen, 7. A. Thieme Verlag, Stuttgart (2018)

Kimberlin DW, Barnett ED, Lynfield R, Sawyer MH (Eds.): Report of the Committee on Infectious Diseases. American Academy of Pediatrics. Red Book: 2021–2024 Report of the Committee on Infectious Diseases, 32nd ed. American Academy of Pediatrics, Itasca, IL (2021)

Kohl PK, Petzoldt D: Sexuell übertragbare Krankheiten im Kindesalter und sexueller Missbrauch. Dtsch Ärtzebl 93 (1996) 391–394

Thomas JG, Long KS: Chlamydia. In: Mahon C, Manuselis G, Diagnostic microbiology. Saunders, Philadelphia, London, Toronto, Montreal, Sydney, Tokyo (1995) 607–621

KAPITEL

31

Uwe Wintergerst

Mykoplasmen

Kernaussagen

- Mykoplasmen rufen Infektionen in den **Atemwegen** (über Tröpfcheninfektion) und im **Urogenitaltrakt** (Urethritis; sexuell übertragen) hervor.
- Die Infektion verläuft **prinzipiell selbstlimitierend,** kann aber zu 3–4 Wo. dauerndem produktivem Husten führen.
- Bei **schweren Krankheitsverläufen** wird eine **Antibiotikatherapie** empfohlen.
- **Selten** kann es zu Meningitis und / oder Enzephalitis; Myokarditis, Arthritis und Stevens-Johnson-Syndrom kommen.

31.1 Vorbemerkungen

Mykoplasmen sind pleomorphe, gramnegative Bakterien ohne Zellwand. Sie bleiben extrazellulär, entfalten einen toxischen Einfluss auf den Stoffwechsel von Epithelzellen und stören zusätzlich im Respirationstrakt die Ziliarfunktion. Mykoplasma (M.) und Ureaplasma (U.) sind zwei **Genera** in der Familie Mycoplasmataceae.

Beim Menschen treten bevorzugt auf:

- In den Atemwegen: *M. salivarium, M. orale, M. pneumoniae*
- Im Urogenitaltrakt: *M. hominis, U. urealyticum*

Die **Übertragung** erfolgt von Mensch zu Mensch durch Tröpfchen- (Atemwegsinfektion) oder Schmierinfektion (Urogenitalinfektion). **Kleinraumepidemien,** besonders in Familien, Schulen, Freundeskreisen und Internaten, kommen vor.

Bevorzugt werden **Jugendliche und junge Erwachsene** befallen.

In der Umgebung eines Erkrankungsfalls werden **gesunde Keimträger in großer Zahl** beobachtet.

Die **Inkubationszeit** beträgt ca. 2–3 Wo.

Cave

Asymptomatische Träger können monatelang die Erreger ausscheiden.

31.2 Diagnostische Voraussetzungen

Der Nachweis erregerspezifischer Nukleinsäuren (PCR) in respiratorischen Sekreten ist die **Methode der Wahl.**

Die **serologische Diagnostik dient v. a. der retrospektiven Bestätigung.** Die Diagnose einer Enzephalitis erfolgt meist klinisch und anhand einer entzündlichen Liquorreaktion. Der Erreger ist im Liquor oft nicht nachweisbar.

Eine Mykoplasmen-Infektion verläuft meist **selbstlimitierend.** Bei **schweren (zu hospitalisierenden) Krankheitsverläufen,** z. B. Pneumonie mit respiratorischer Insuffizienz, Enzephalitis oder Stevens-Johnson Syndrom, wird eine Antibiotikatherapie empfohlen. Mittel der ersten Wahl bei *M.-pneumoniae-***Infektionen von Kindern** sind Makrolid-Antibiotika:

- Clarithromycin 15 mg / kg KG / d in 2 ED p. o. für 7–10 d
- Azithromycin 1 × 10 mg / kg KG / d für 5 d
- Doxycyclin 1 × 2 mg / kg KG / d behandelt werden

Zur Behandlung von *M. hominis-***Infektionen** sollte wegen häufiger Resistenzen vor Behandlung ein Resistenztest erfolgen. Übliche Antibiotika für diesen Keim sind:

- Clindamycin 10–30 mg / kg KG / d in 3–4 Dosen p. o. und
- Doxycyclin 4 mg / kg an d 1, dann 2 mg / kg / d in 1 ED

Zur Behandlung einer Mykoplasmen-Enzephalitis werden liquorgängige Antibiotika – Doxycyclin 2 × 2 mg / kg KG / d – in Kombination mit einem Steroid – z. B. Prednison, 2 mg / kg KG / d – und ggf. i. v. Immunglobuline eingesetzt. Es gibt hierbei keine Bedenken mehr bei Kindern < 8 J.

! **Resistenzen gegen Tetrazykline** (10–20 %) sind beschrieben.

31.3 Prophylaxe

Eine Impfung gibt es nicht.

Bei diagnostisch gesicherter Epidemie kann man eine frühzeitige Antibiotikatherapie für gefährdete Personen (z. B. **prädisponierende Erkrankungen** wie die Sichelzellanämie) vor oder unmittelbar zu Beginn des Krankheitsausbruchs erwägen. Eine generelle Chemoprophylaxe wird nicht empfohlen.

Im Krankenhaus sollte eine Übertragung von Tröpfchen infizierter Patienten vermieden werden.

Wichtig für die Praxis

Mykoplasmen-Infektionen sind **meist selbstlimitierend** und sollten nur bei Patienten mit Vorerkrankungen oder schwerem Verlauf (z. B. Enzephalitis, Stevens-Johnson-Syndrom) antibiotisch behandelt werden.

LITERATUR

DGPI (Hrsg.): DGPI-Handbuch – Infektionen bei Kindern und Jugendlichen, 7. A. Thieme, Stuttgart (2018)

Kimberlin DW, Barnett ED, Lynfield R, Sawyer MH (Eds.): Report of the Committee on Infectious Diseases. American Academy of Pediatrics. Red Book: 2021–2024 Report of the Committee on Infectious Diseases. 32nd ed., American Academy of Pediatrics, Itasca, IL (2021)

KAPITEL

32

Uwe Wintergerst

Q-Fieber

Kernaussagen

- Das Q-Fieber wird im Wesentlichen über **Aerosole von Lochien infizierter Farmtiere** und p. o. über infizierte **Milchprodukte** übertragen.
- Es handelt sich um eine **systemische Infektion,** die in 50–60 % der Fälle asymptomatisch verläuft, bei symptomatischen Patienten mit hohem Fieber und Allgemeinsymptomen und bei einer Minderheit von ca. 5 % mit schweren Organsymptomen einhergehen kann.
- Die **Diagnose** wird serologisch über einen vierfachen Anstieg von spezifischen IgG-Antikörpern gesichert.
- **Antibiotika der Wahl** sind Doxycyclin, Trimethoprim-Sulfamethoxazol, Rifampicin und Chinolone.

32.1 Ätiologie

Das Q-Fieber ist eine fieberhafte Erkrankung, die durch das gramnegative intrazelluläre Bakterium *Coxiella burnetii* aus der Gruppe der Legionellaceae verursacht wird. Aufgrund seiner hohen **Resistenz** gegenüber Hitze, Austrocknung und Desinfektionsmittel kann es für lange Zeit auf Umgebungsgegenständen überleben. Das Q-Fieber ist eine **zoonotische Infektion,** die gehäuft bei Besuchen von Farmen in der Zeit der Geburt von Lämmern, aber auch Schafen, Ziegen und Kühen übertragen wird.

Die wichtigsten **Infektionsquellen** für den Menschen sind dabei die Lochien infizierter Tiere, v. a. Schaf, Rind, Ziege, seltener Katze, Hund und andere Tiere. Es genügen 1–10 Erreger für eine Infektion.

Für die **Diagnose** ist eine gezielte Anamneseerhebung mit der Frage nach Tierkontakt wichtig. Während bei Tieren die Infektion meist durch Zecken übertragen wird, infizieren sich Menschen meist durch Inhalation von *Coxiella-burnetii*-haltigen Aerosolen oder durch den Verzehr von unpasteurisierten Milchprodukten. Die **Inkubationszeit** beträgt ca. 2–3 Wo. mit einer Spannweite von 9–39 d.

32.2 Klinik

50–60 % der Infektionen **verlaufen asymptomatisch,** ca.2–5 % sind so schwerwiegend, dass die Patienten stationär aufgenommen werden müssen. Das symptomatische Q-Fieber betrifft häufiger Erwachsene und eher Männer und kommt in einer akuten und chronischen Form vor.

Die **akute Form** beginnt bei Kindern typischerweise mit

- abruptem, hohem Fieber mit Schüttelfrost (Flu-like Syndrome),
- Kopfschmerzen,
- Schwäche
- Husten und
- weiteren unspezifischen, z. B. gastrointestinalen, Symptomen in ca. 50–80 % der Fälle.

Bei Übertragung durch Aerosole herrscht eine milde lymphoid-interstitielle Pneumonitis vor. Ebenso kann ein Exanthem auftreten. Schwerwiegendere **Komplikationen** sind selten, können sich aber als

- Hepatitis,
- hämolytisch-urämisches Syndrom,
- Myokarditis,
- Perikarditis,
- Zerebellitis,
- Enzephalitis,

- Meningitis,
- Hämophagozytose,
- Lymphadenitis,
- Cholezystitis,
- Rhabdomyolyse und als
- Lymphom manifestieren.

Die **chronische Form** des Q-Fiebers ähnelt einer blutkulturnegativen Endokarditis und verläuft mit chronisch-intermittierenden Fieberschüben. Der chronische Verlauf kommt gehäuft bei immunkompromittierten Patienten oder Schwangeren, die Endokarditis bei Patienten mit dysplastischen bzw. prosthetischen Herzklappen vor. Q-Fieber wurde bei Patienten mit chronisch-rekurrierender Osteomyelitis beschrieben. Bei Schwangeren kann es zu Fehl- oder Frühgeburten kommen. Etwa 20 % der Patienten entwickeln ein Post-Q-Fieber-Syndrom (Müdigkeit, Übelkeit, Kopfschmerzen, Myalgien, Nachtschweiß, Arthralgien, Depression, Aufmerksamkeitsstörung). Die Patienten haben niedrige spezifische IgG-Werte (< 1 : 200 IU / l) und kein IgM oder IgA.

32.3 Diagnostik

Q-Fieber sollte bei V. a. **„Fieber unklaren Ursprungs"** bei Patienten mit atypischer Pneumonie, Myokarditis, Meningoenzephalitis, kulturnegativer Endokarditis oder rekurrierender Osteomyelitis, die engen Kontakt zu parturierenden Farmtieren hatten, in die diagnostischen Überlegungen einbezogen werden.

Die Diagnose wird i. d. R. **serologisch** z. B. mit einem Immunfluoreszenz-Assay (antiphase-II-IgG > 200 IU / l bzw. -IgM > 50 IU / l) gestellt. Ein vierfacher Titeranstieg von IgG innerhalb von 2–4 Wo. mit indirekter Immunfluoreszenz sichert die Diagnose. Beim chronischen Q-Fieber ist der IgG-Titer typischerweise > 1 : 800. Zusätzlich sollte besonders in den ersten 2 Wo. nach Symptombeginn der Nachweis mit PCR im Serum versucht werden. Q-Fieber zeigt oft die Kombination von normalen Leukozytenzahlen, Thrombozytopenie und erhöhten Leberwerten.

32

Cave

! Bei Beginn der Symptomatik kann die Serologie noch negativ sein. Der Nachweis von IgM-Antikörpern kann durch Kreuzreaktivität mit CMV oder EBV bedingt sein.

Differenzialdiagnostisch kommen allgemein Influenza, Mykoplasmen, Chlamydien, Legionellen, Psittakose, Borrelien, Brucellose, Leptospirose, Dengue-Fieber, Enteroviren, HIV- und EBV-Infektionen infrage.

Bei **granulomatöser Hepatitis** müssen Infektionen mit *Mtb*, Salmonellen, Leishmanien, Ehrlichien, Brucellen, Bartonellen und autoimmune Erkrankungen (Sarkoidose), bei **kulturnegativer Endokarditis** ebenfalls Brucellen, Bartonellen und Keime aus der HACEK-Gruppe bedacht werden. Zur Diagnose einer Endokarditis bei künstlichen Herzklappen kann eine Positronenemissionstomographie oder ein MRT hilfreich sein. Alle Patienten mit akutem Q-Fieber sollten echokardiographisch untersucht werden.

32.4 Therapie

Bei symptomatischer Erkrankung ist **Doxycyclin** 2 × 2 mg / kg KG / d das **Medikament der Wahl** und sollte nach Möglichkeit in den ersten 3 d über 14 d gegeben werden, auch um Komplikationen zu vermeiden. Die Resistenzrate liegt bei ca. 1 %.

Kinder < 8 J. sollten nur bei schwerem Verlauf Doxycyclin erhalten. Das Risiko der Zahnverfärbung ist bei Doxycyclin auch bei Kindern < 8 J. bei der angegeben Therapiedauer sehr gering und kann nach neueren Empfehlungen im Sinne einer Nutzen-Risiko-Abwägung gegeben werden. Bei milderen Verläufen sollte **Trimethoprim-Sulfamethoxazol** (TMP-SMZ) zum Einsatz kommen.

Schwangere sollten mit TMP-SMZ behandelt werden, sofern sie nicht dagegen allergisch sind. In diesem Fall wäre bis zur 16. Schwangerschaftswoche Doxycyclin indiziert. Weitere Alternativen sind Clarithromycin 2 × 500 mg / d oder Ciprofloxacin, ebenfalls 2 × 500 mg / d.

Das **chronische Q-Fieber** ist deutlich schwieriger zu therapieren als die akute Form. Es kommen Krankheitsdurchbrüche trotz adäquater Therapie vor. Für die Q-Fieber-Endokarditis wird eine Kombination von Doxycyclin (2 × 100 mg / d bzw. 2 × 2,2 mg / kg für Kinder < 8 J.) und Hydroxychloroquin (1 × 600 mg / d, bei Kindern Bestimmung des Plasma-Talspiegels > 1 µg / ml) für eine minimale Dauer von 18 Mon. empfohlen. Selten erfordert die Infektion auch einen Ersatz der Herzklappen. Bei persistierender Infektion kann die Therapie nach 18 bzw. 24 Mon. gestoppt werden, wenn der Antikörpertiter ≥ 4-fach reduziert wurde.

Das **Post-Q-Fieber-Syndrom** erfordert allgemeine Maßnahmen wie bei Chronic Fatigue Syndrom und kann nicht mit Antibiotika therapiert werden.

Bei **Q-Fieber-Meningoenzephalitis** kommen Rifampicin und / oder ein Chinolon zum Einsatz.

Bei der **Q-Fieber-Hepatitis** ist neben der antibiotischen Therapie eine 3-tägige adjuvante Gabe von Steroiden indiziert.

Coxiella burnetii ist in vitro empfindlich gegen Tetrazyklin, Rifampicin, Cotrimoxacol und gegen manche Chinolone, z. B. Ciprofloxacin.

Des Weiteren wurden **Chloramphenicol** und **Erythromycin** erfolgreich eingesetzt.

Die Letalität ohne Behandlung liegt bei ca. 1 %. In bis zu 1 % der Fälle mit akuter Form findet ein Übergang in eine chronische Form statt. Eine Endokarditis tritt v. a. bei vorbestehender Herzerkrankung auf.

32.5 Prophylaxe

Screening von Viehherden auf Coxiellen kann das Erkrankungsrisiko reduzieren, ebenso wie **gute Handhygiene** bei gebärenden Tieren und **Pasteurisieren** von Milch und Milchprodukten.

In Australien wurde ein **Totimpfstoff** für empfängliche Tierherden entwickelt. In Australien ist ein Ganzkeim Vakzine für Schlachthofmitarbeiter mit guter Wirksamkeit und in den USA eine azelluläre Vakzine für Feldforscher entwickelt worden. Beide Vakzine sind bisher nicht zugelassen.

Wichtig für die Praxis

Bei abruptem Beginn mit hohem Fieber und Gliederschmerzen („grippe-artige Symptome“ !) und Kontakt zu den Sekreten und Aerosolen parturierender Tiere sollte u.a. an Q-Fieber gedacht werden. Des Weiteren kommt die Infektion mit Coxiella burneti auch bei chronischer Endokarditis in Betracht.

LITERATUR

2011 Report of the Committee on Infectious Diseases. 27th ed. American Academy of Pediatrics (2011)

Ackland JR, Worswick DA, Marmion BP: Vaccine prophylaxis of Q fever. A follow-up study of the efficacy of Q-Vax (CSL) 1985–1990. Med J Aust. 160(11) (1994) 704

Anderson A, Bijlmer H, Fournier PE et al.: Diagnosis and management of Q fever – United States, 2013: recommendations from CDC and the Q Fever Working Group. MMWR Recomm Rep. 62(RR-03) (2013) 1

de Cremoux R, Rousset E, Touratier A et al.: Assessment of vaccination by a phase I Coxiella burnetii-inactivated vaccine in goat herds in clinical Q fever situation. FEMS Immunol Med Microbiol. 64 (2012) 104–106

DGPI (Hrsg.): DGPI-Handbuch – Infektionen bei Kindern und Jugendlichen. 7. A., Thieme, Stuttgart (2018)

Hartzell JD, Gleeson T, Scoville S et al.: Practice guidelines for the diagnosis and management of patients with Q fever by the Armed Forces Infectious Diseases Society. Mil Med. 177 (2012) 484–494

Khan JN, Tapp LD, Glancy JM: Successful surgical treatment of Q fever endocarditis with mitral valve repair. J R Army Med Corps. 158 (2012) 132–134

Kimberlin DW, Barnett ED, Lynfield R, Sawyer MH (Eds.): Report of the Committee on Infectious Diseases. American Academy of Pediatrics. Red Book: 2021–2024 Report of the Committee on Infectious Diseases, 32nd ed., American Academy of Pediatrics, Itasca, IL (2021)

Million M, Walter G, Thuny F et al.: Evolution from acute Q fever to endocarditis is associated with underlying valvulopathy and age and can be prevented by prolonged antibiotic treatment. Clin Infect Dis 57(6) (2013) 836. Epub 2013 Jun 20

Reller M, Dumler J: Q fever. In: Nelson Textbook of Pediatrics. 19. A. Elsevier Saunders (2011)

Trubiano JA, Holmes NE, Williams DS et al.: Coxiella burnetii endocarditis after Q fever vaccination. J Med Microbiol. 2012 Sep 14. [Epub ahead of print]

Zhang G, Zhang Y, Samuel JE: Components of protective immunity. Adv Exp Med Biol. 984 (2012) 91–104

III Virale Infektionen

KAPITEL

33 Herpes-simplex-Virus

Volker Schuster

Kernaussagen

- ***Herpes-simplex*-Viren** *(HSV)* des Typs 2 verursachen überwiegend Erkrankungen im Genitalbereich, *HSV-1* dagegen vorwiegend an den oberen Körperregionen (Infektionen etwa der Haut oder Schleimhäute, auch Keratokonjuktivitis oder Enzephalitis).
- Als **genetische Prädispositionsfaktoren** (Inborn Errors of Immunity") für eine *HSV*-Enzephalitis oder neonatale HSV-Infektion können Mutationen u. a. im *TLR3-*, *IRF3-* und *DBR1-*Gen vorliegen (Cummings et al. 2021). Rezidive scheinen bei betroffenen Patienten gehäuft aufzutreffen (Alsweed et al. 2020).
- Beide Virentypen können im **Wirt persistieren und reaktiviert** werden.
- *HSV*-Infektionen können mit **Nukleosid-Analoga** (Aciclovir, Valaciclovir, Famciclovir, Penciclovir) oder Foscarnet behandelt werden.
- Bei **Schwangeren, *HSV*-positiven Neugeborenen** sowie **Kindern mit ausgeprägter Stomatitis aphthosa** sind prophylaktische Maßnahmen angezeigt. Eine Übertragung durch medizinisches Personal muss sicher vermieden werden.
- Die **Stomatitis aphthosa** und der **Herpes genitalis** sind Folge einer Erstinfektion mit dem *Herpes-simplex*-Virus *(HSV)*. Später kann es jederzeit zu rekurrierenden Krankheitsbildern in Form eines Herpes labialis bzw. genitalis kommen. Bei Patienten mit eingeschränkter Immunität (immunsuppressive Therapie, Organtransplantation, *HIV*-Infektion) können *HSV*-Primärinfektionen und -Reaktivierungen sehr schwer und z. T. disseminiert verlaufen.

33.1 Klinik

Es existieren **zwei humanpathogene *Herpes-simplex*-Viren:** Typ 1 *(HSV-1)* und Typ 2 *(HSV-2)*.

Infektionen mit *HSV-2* sind häufig mit **Erkrankungen im Genitalbereich** assoziiert. Weiterhin werden **Herpesinfektionen des Neugeborenen** überwiegend durch HSV-2 verursacht.

HSV-1-Infektionen sind überwiegend **oberhalb des Nabels** lokalisiert.

Beide *HSV*-Typen können allerdings – nach entsprechendem Kontakt – auch an praktisch jeder Hautregion zu einer Infektion führen.

Die **Übertragung** erfolgt v. a. durch engen Haut- und Körperkontakt – infektiöse Hautläsionen, Geburt, Geschlechtsverkehr –, seltener auch durch Organtransplantationen.

Die **Inkubationszeit** liegt im Mittel bei ca. 4 d (2–12 d), in seltenen Fällen – neonatale Infektion – bei 6 Wo.

Folgende **Krankheitsbilder** können sich nach einer *HSV*-Infektion entwickeln:

- **Mukokutane** HSV-Infektionen (HSV-Primärinfektion):
  - Gingivostomatitis (Stomatitis aphthosa; v. a. bei Kleinkindern in den ersten 4 Lj.; ➤ Abb. 33.1)
  - Ekzema herpeticatum (bei vorbestehender Neurodermitis)
  - *HSV*-Keratokonjunktivitis
  - Genitaler Herpes (Vulvovaginitis, Balanitis).
  - Lokalisierte Infektionen von Haut (bläschenförmiges oder bullöses Exanthem), Augen (Keratokonjunktivitis) und Schleimhäuten (Bläschen, Aphthen; = leichteste Form)
  - Enzephalitis
  - Disseminierte systemische Infektionen (= schwerste Form und schlechteste Prognose)
  - Herpes labialis (➤ Abb. 33.2)
  - Rezidivierender Herpes genitalis

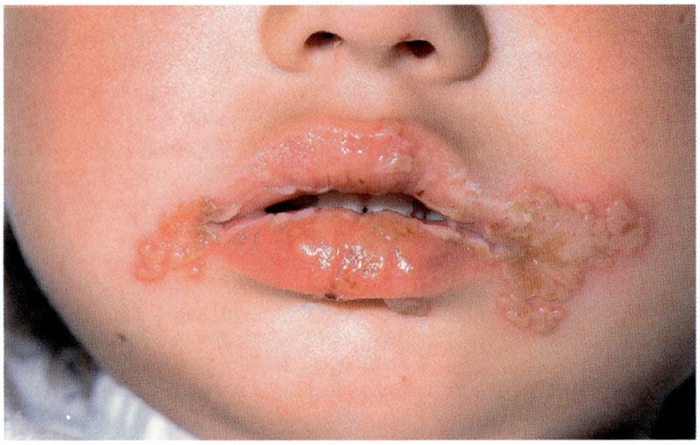

Abb. 33.1 Gingivostomatitis herpetica [E422]

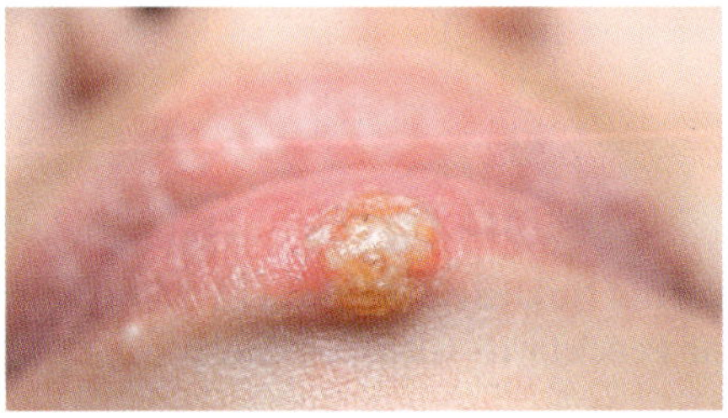

Abb. 33.2 Typischer Lippenbefall bei Herpes labialis [J787]

- **Neonatale** HSV-Infektionen (*HSV*-Primärinfektion):
  - **Herpes-Enzephalitis (HSE):** *HSV*-Primärinfektion oder -Reaktivierung

Bei V. a. eine *HSV*-Enzephalitis (v. a. bei Rezidiv) sollte auch immer an eine Anti-NMDA-Rezeptor-Enzephalitis einer assoziierten Autoimmunerkrankung gedacht werden (Geoghegan et al. 2016), die immunsuppressiv behandelt werden muss.

  - **Rekurrierende** Herpesinfektionen (Reaktivierung): schwere Herpesinfektionen bei **immunsupprimierten Patienten:** *HSV*-Primärinfektion oder -Reaktivierung

33.2 Diagnostik

In den meisten Fällen wird die Diagnose **klinisch** gestellt.

- *HSV* kann aus Bläscheninhalt, Schleimhautabstrichen und bioptischem Material nachgewiesen (kulturell bzw. durch PCR) werden.
- Die **Typisierung** von HSV-Isolaten erfolgt mittels monoklonaler Antikörper oder mit molekularbiologischen Methoden (PCR).
- Methode der Wahl für die Diagnose einer *HSV*-Enzephalitis ist der **Nachweis im Liquor mittels PCR.**
- Ein **kraniales MRT** zeigt bei einer HSE meist typische Veränderungen in den Temporalregionen (Ödem, Blutungen und Nekrosen).
- Der **serologische Nachweis** von spezifischen *HSV*-Antikörpern im Serum oder Liquor – Komplementbindungsreaktion, indirekte Immunfluoreszenz, ELISA – spielt in der Frühdiagnostik von *HSV*-Infektionen nur eine untergeordnete Rolle.
- Mittel der Wahl zur Diagnostik von genetischen primären Prädispositionsfaktoren bei schweren Herpesinfektionen ist derzeit die **Exom-Sequenzierung.**

33.3 Therapie

Zur Behandlung von *HSV*-Infektionen stehen v. a. **Nukleosid-Analoga** zur Verfügung (➤ Tab. 33.1)

- Aciclovir: Bioverfügbarkeit 15–30 %
- Valaciclovir: Prodrug-Form von Aciclovir, Bioverfügbarkeit 54 %
- Famciclovir: Prodrug-Form von Penciclovir, Bioverfügbarkeit 77 %
- Foscarnet (kein Nukleosid-Analogon, Inhibition der DNA-Polymerase)

Zur Behandlung **neonataler *HSV*-Infektionen** sowie der **Herpes-Enzephalitis** wird Aciclovir in einer Dosierung von $3 \times 15(-20)$ mg/kg KG/d (Kinder) bzw. $3 \times 10(-12{,}5)$ mg/kg KG/d Erwachseneb i. v. für 14–21 d eingesetzt (➤ Tab. 33.1).

HSV-infizierte Neugeborene mit ZNS-Beteiligung sollten im Anschluss zusätzlich eine suppressive Therapie mit Aciclovir (3×300 mg/m^2 KOF/d p. o.) für 6 Mon. erhalten.

Bereits bei klinischem V. a. auf eine HSE muss schnellstmöglich eine Aciclovir-Therapie eingeleitet werden.

Eine 3-monatige Valaciclovir-Prophylaxe von Erwachsenen nach HSE erbringt keine Prognoseverbesserung (Gnann et al. 2015). Eine Verlängerung der Aciclovir-Therapie ist allerdings zu erwägen, wenn die *HSV*-PCR des Liquors nach 3 Wo. noch positiv ist (James et al. 2009; Whitley, Baines 2018).

Eine **sehr schwere Stomatitis aphthosa** wird mit Aciclovir 5×15 mg/kg KG/d i. v. (Kinder) für 7 d therapiert (Evidenzlevel II; Cernik et al. 2008). Zusätzlich erfolgt eine symptomatische Behandlung z. B. mit Bepanthen-Lösung oder -salbe.

Alternativ kann mit Aciclovir in einer Dosierung von 60–80 mg/kg KG/d p. o. in 5 ED für 7 d behandelt werden.

Bei einem **Herpes labialis** wird kann Aciclovir- oder Penciclovir-Creme appliziert werden. (Evidenzlevel I; Cernik et al. 2008)

Für die **topische Behandung** einer ***HSV*-Keratokonjunktivitis** stehen verschiedene wirksame Medikamente zur Verfügung: Idoxuridin-Augensalbe, Trifluridin-Augentropfen und -salbe, Aciclovir-Augensalbe.

Cave

Die Therapie der ***HSV*-Keratokonjunktivitis** erfolgt immer in enger Zusammenarbeit mit einem erfahrenen Ophthalmologen.

Genitale Herpesinfektionen – Erstmanifestation, Rezidiv, Suppressionstherapie – werden praktisch gleichwertig mit Aciclovir, Valaciclovir und Famciclovir behandelt.

Die **Vorteile von Valaciclovir und Famciclovir** liegen u. a. in der besseren Bioverfügbarkeit und der oralen Darreichungsform.

ALS FAUSTREGEL GILT

Bei schweren genitalen Herpesinfektionen durch aciclovirresistente und meist auch famciclovirresistente *HSV*-Mutanten, z. B. Patienten mit schwerem Immundefekt, ist Foscarnet das Mittel der Wahl.

Tab. 33.1 Antivirale Therapie bei Herpes-simplex-Virusinfektionen

Erkrankung	Virostatikum	Tagesdosis, Dauer	Bemerkungen
Enzephalitis	Aciclovir	3 × 15 mg / kg / d (Kinder) 3 × 10(– 12,5 mg / klg / d (Erwachsene)[1,2]	Empfehlungen der Deutschen Gesellschaft für pädiatrische Infektiologie 2018
Neonataler Herpes			
Reifes Neugeborenes	Aciclovir	3 × 20 mg / kg KG i. v. 14–21 d[1,2]	Empfehlungen der Deutschen Gesellschaft für pädiatrische Infektiologie 2018
Stomatitis aphthosa	Aciclovir	Frühzeitig 60–80 mg / kg KG / d p. o. in 5 ED für 7 d o. 3 × 15 mg / kg KG / d i. v. 5–10 d	
Herpes labialis	• 5 % Aciclovir-Creme oder • 1 % Penciclovir-Creme)	5 × / d 5–10 d topisch	
Ekzema herpeticatum	Aciclovir	3 × 5–10 mg / kg KG[1,2] i. v. 7 d	
Mukokutane *HSV*-Infektion bei Immunsuppression	Aciclovir	3 × 5–10 mg / kg KG i. v. 10–14 d[1,2]	
Herpes-Keratokonjunktivitis	• Trifluridin-Augentropfen (1 %) • Idoxuridin-Augensalbe (0,1 %) • Aciclovir-Augensalbe (3 %) • Vidarabin-Augensalbe (3 %)	• Salbe alle 4 h, Tropfen alle 2–3 h • Bis 3 d nach vollständiger Abheilung	
Herpes genitalis			
Erstinfektion, sehr schwere Form	Aciclovir	3 × 5(–10) mg / kg KG i. v. (5) – 10 d[1,2]	Selten notwendig!
Erstinfektion, Rezidiverkrankung	Aciclovir	3 × 400 mg p. o. 5–10 d	Erwachsene u. Jugendliche > 12 J.
Alternativ			
Erstinfektion	Valaciclovir	2 × 500 mg p. o. 10 d	Erwachsene u. Jugendliche ≥ 12 J.
Rezidiverkrankung	Valaciclovir	2 × 500 mg p. o. 5 d	Erwachsene, Jugendliche ≥ 12 J.
Alternativ			
Erstinfektion	Famciclovir	3 × 250 mg p. o. 5 d	Nur Erwachsene
Rezidiverkrankung	Famciclovir	3 × 125 mg p. o. 5 d	Nur Erwachsene
Suppressionstherapie bei häufigen Rezidiven			
	Aciclovir	• 2 × 400 mg oder • 4 × 200 mg p. o. 6 Mon. – 2 J.	
< 10 Rezidive / J.	Valaciclovir	1 x 500 mg p. o.	Nur Erwachsene, Jugendliche ≥ 12 J.
≥ 10 Rezidive / J.	Valaciclovir	1 × 1000 mg p. o.	Nur Erwachsene, Jugendliche ≥ 12 J.
> 9 Rezidive / J.	Famciclovir	2 × 250 mg	Nur Erwachsene
Aciclovirresistente HSV-Stämme bei Immunsupprimierten			
Erstepisode o. Rezidive	Foscarnet	3 × 40 mg / kg KG i. v. 2–3 Wo.	Nur Erwachsene Bei Kindern ggf. Off-Label-Einsatz (siehe Fachinformation)

[1] bei eingeschränkter Nierenfunktion muss die Aciclovir-Dosis reduziert werden
[2] bei Kindern > 1 J. bis 12 J. ggf. Dosierung nach Körperoberfläche: 3 × 250–500 mg / m^2 KOF / d i. v. Entspricht ca. 3 × 10(– 12,5) mg / kg KG / d i. v.

33.4 Prophylaxe

Bei **Schwangeren mit aktiver genitaler Herpesinfektion** – sowohl *HSV*-Erstinfektion als auch Reaktivierung – zum Geburtstermin sollte die Geburt durch Kaiserschnitt erfolgen, sofern der Blasensprung nicht länger als 4–6 h zurückliegt.

Schwangere mit rekurrierendem Herpes genitalis sollten ab der 36. Gestationswoche bis zur Entbindung mit Aciclovir 3 × 400 mg / d p. o. behandelt werden (Watts et al. 2003). Valaciclovir (500 mg / d p. o. in 2 ED) ist wahrscheinlich gleichwertig.

Mütter mit florider *HSV-1*-Infektion dürfen nur dann stillen, wenn die Brust frei von frischen *HSV*-Effloreszenzen ist und andere aktive Läsionen abgedeckt sind.

Neugeborene mit den klinischen Zeichen einer *HSV*-Infektion sowie klinisch unauffällige Neugeborene mit positiver *HSV*-Kultur werden im Krankenhaus für die Dauer der Erkrankung isoliert.

Kinder mit ausgeprägter Stomatitis aphthosa sollten Gemeinschaftseinrichtungen wie Kindergarten und Schule fernbleiben.

Cave

Bei **primärer mukokutaner *HSV*-Infektion** (Stomatitis aphthosa) muss eine Übertragung in Einrichtungen des Gesundheitssystems vermieden werden (sowohl durch medizinisches Personal als auch Besucher).

Bei **rekurrierenden Infektionen,** z. B. Herpes labialis, muss durch geeignete Maßnahmen – Aciclovir-Creme, Mundschutz, Händedesinfektion – eine Infektion von Patienten ausgeschlossen sein.

Schwere *HSV*-Infektionen bei Patienten nach Organ- (SOT) und allogener Stammzelltransplantation (allo-SZT) sollten nach aktuellen AWMF-Leitlinien (093-002; derzeit 2019) behandelt werden (➤ Tab. 33.1).

33.4.1 Impfung

Eine ***HSV*-Glykoprotein-D-Vakzine** war in Studien wirksam gegen einen Herpes genitalis bei *HSV*-seronegativen Frauen (Stanberry et al. 2002 Derzeit ist allerdings noch unklar, ob diese Impfung auch die Rate von Schnittentbindungen und neonatalen *HSV*-Infektionen senken kann. Mehrere weitere potenzielle *HSV*-Impfstoffe sind in der Entwicklung (Wijesinghe et al. 2021)

Wichtig für die Praxis

Bereits bei klinischem **V. a. auf eine Herpes-Enzephalitis** muss **probatorisch schnellstmöglich mit Aciclovir i. v.** behandelt werden (Abbruch der Therapie nur bei definitivem Ausschluss der Diagnose).

LITERATUR

Alsweed A, Alsuhibani M, Casanova JL, Al-Hajjar S.: Approach to recurrent Herpes Simplex Encephalitis in children. Int J Pediatr Adolesc Med Jun;5(2) (2018) 35–38. doi: 10.1016/j.ijpam.2018.05.004

Berger A et al.: Virusinfektionen bei Organ- und allogen Stammzell-Transplantierten: Diagnostik, Prävention und Therapie. S2k-Leitlinie. AWMF Registernummer 093-002 (2019). www.awmf.org/uploads/tx_szleitlinien/093-002l_S2k_Virusinfektionen-Organtransplantierte-alloge-Stammzell-Transplantierten-Diagnostik-Praevention-Therapie__2019-06.pdf (letzter Zugriff: 31.5.2022)

Cernik C, Gallina K, Brodell RT: The treatment of herpes simplex infections: an evidence-based review. Arch Intern Med Jun 9;168(11) (2008) 1137–1144

Cummings L, Tucker M, Gibson M et al.: Rare Genetic Variants in Immune Genes and Neonatal Herpes Simplex Viral Infections. Pediatrics Jan;147(1) (2021) e20200687. doi: 10.1542/peds.2020-0687

Geoghegan S, Walsh A, King MD et al.: Anti-N-Methyl-D-Aspartate Receptor Antibody Mediated Neurologic Relapse Post Herpes Simplex Encephalitis: A Case Series. Pediatr Infect Dis J Aug;35(8) (2016) e258–e261

Gnann et al.: Herpes Simplex Encephalitis: Lack of Clinical Benefit of Long-term Valacyclovir Therapy. Clin Infect Dis Sep 1;61(5) (2015) 683–691

Henze L, Buhl C, Sandherr M et al.: Management of herpesvirus reactivations in patients with solid tumours and hematologic malignancies: update of the Guidelines of the Infectious Diseases Working Party (AGIHO) of the German Society for Hematology and Medical Oncology (DGHO) on herpes simplex virus type 1, herpes simplex virus type 2, and varicella zoster virus. Ann Hematol Mar;101(3) (2022) 491–511

James SH, Kimberlin DW, Whitley RJ: Antiviral therapy for herpesvirus central nervous system infections: neonatal herpes simplex virus infection, herpes simplex encephalitis, and congenital cytomegalovirus infection. Antiviral Res Sep;83(3) (2009) 207–213

Kimberlin DW et al.: Oral acyclovir suppression and neurodevelopment after neonatal herpes. N Engl J Med Oct 6;365(14) (2011) 1284–1292

Kimberlin DW, Lin CY, Jacobs RF et al.: National Institute of Allergy and Infectious Diseases Collaborative Antiviral Study Group: Safety and efficacy of high-dose intravenous acyclovir in the management of neonatal herpes simplex virus infections. Pediatrics 108(2) (2001) 230–238

Stanberry LR, Spruance SL, Cunningham AL et al.: GlaxoSmithKline Herpes Vaccine Efficacy Study Group: Glycoprotein-D-adjuvant vaccine to prevent genital herpes. N Engl J Med 347(21) (2002) 1652–1661

Watts DH, Brown ZA, Money D et al.: A double-blind, randomized, placebo-controlled trial of acyclovir in late pregnancy for the reduction of herpes simplex virus shedding and caesarean delivery. Am J Obstet Gynecol 188(3) (2003) 836–843

Whitley R, Baines J: Clinical management of herpes simplex virus infections: past, present, and future. F1000Res. Oct 31;7 (2018) F1000 Faculty Rev-1726. doi:10.12688/f1000research.16157.1

Wijesinghe VN, Farouk IA, Zabidi NZ et al.: Current vaccine approaches and emerging strategies against herpes simplex virus (HSV). Expert Rev Vaccines. Jul 23 (2021). doi: 10.1080/14760584.2021.1960162. Epub ahead of print

Zhang SY: Herpes simplex virus encephalitis of childhood: inborn errors of central nervous system cell-intrinsic immunity. Hum Genet Jun;139(6–7) (2020)911–918

KAPITEL

34

Bernd Salzberger[1]

Varizellen, Herpes zoster

Kernaussagen

- Bei **Kindern** verläuft die Varizellen-Infektion in der Regel harmlos. Schwerwiegendere Krankheitsverläufe sind bei älteren Kindern und Erwachsenen möglich.
- Besonders schwer verlaufen **konnatale Varizellen** bei Erkrankung der Mutter 5 d vor bis 2 d nach der Geburt. Eine Erkrankung der Mutter zwischen der 8. und der 21. Schwangerschaftswoche kann zum konnatalen Varizellen-Syndrom mit Ausbildung von Skelettanomalien führen.
- Die **Diagnose** wird über das eindeutige klinische Bild gestellt.
- Die **Therapie** erfolgt symptomatisch, schwere Infektionsverläufe und der Herpes zoster werden mit Aciclovir behandelt.
- Zur **Prophylaxe** dient die aktive Impfung. Eine passive Immunisierung oder die Chemoprophylaxe sind bei Patienten mit erheblicher Gefährdung möglich.

34.1 Klinik

Windpocken (Varizellen, engl.: Chicken Pox) werden durch das zur Familie Herpesviridae gehörende *Varicella-zoster*-Virus verursacht (➤ Abb. 34.1). Es ist ausschließlich **humanpathogen.**

Varizellen sind **hochkontagiös.** Die **Übertragung** erfolgt durch Aerosol oder Tröpfcheninfektion, seltener durch direkten Kontakt mit den Effloreszenzen.

Eintrittspforte sind die Schleimhäute von Nase und Rachenraum. Die **Inkubationszeit** beträgt i. d. R. 14–16 d, nach Gabe von *Varicella-zoster*-Immunglobulinen kann sie sich auf 28 d verlängern. Das Virus **persistiert** nach einer akuten Infektion in Ganglienzellen des Rückenmarks und der Hirnnerven.

Die Ersterkrankung manifestiert sich als generalisiertes Exanthem mit kleinen Bläschen, die im Verlauf krustig abheilen („Sternenhimmel"). Zusätzlich besteht ein ausgeprägtes Krankheitsgefühl, oft fieberhaft. Varizellen verlaufen i. d. R. **harmlos.** Selten verursachen sekundär infizierte, besonders mit *Staphylococcus aureus,* Komplikationen. Selten kommt es im Anschluss an Varizellen zu einer meist leicht verlaufenden **Meningoenzephalitis,** die zu vorwiegend zerebellären Symptomen mit Schwindel und Ataxie führt.

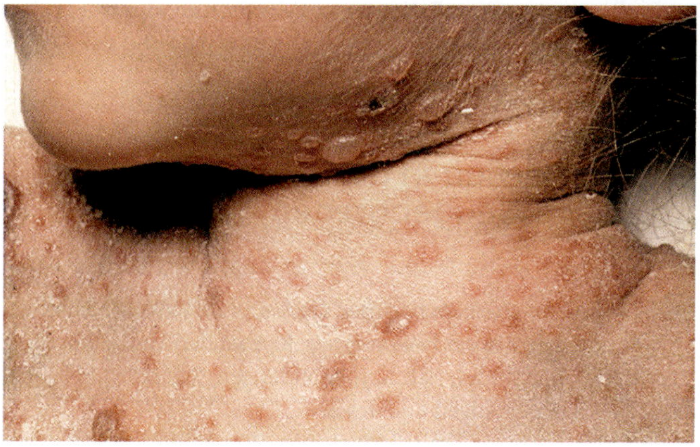

Abb. 34.1 Windpocken [T409]

Bei Patienten mit **T-Zell-Defekten,** z. B. Leukämie, können lebensbedrohliche Komplikationen, z. B. Pneumonie, Hepatitis, Pankreatitis und Enzephalitis, auftreten, sowohl bei Erstinfektion als auch bei der Reaktivierung als Herpes zoster.

[1] Autor der Vorauflage: Frederik Roos

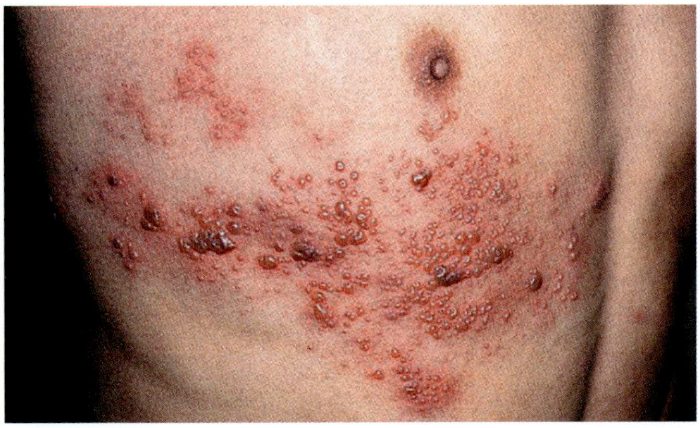

Abb. 34.2 Typischer „halbgürtelförmiger" Bläschenausschlag bei Herpes zoster (Gürtelrose) [G539]

Bei älteren Kindern > 6 J. **oder Erwachsenen** verlaufen Varizellen oft schwer, u. U. hämorrhagisch und häufiger mit Organmanifestationen, z. B. interstitieller Pneumonie oder Hepatitis.

Bei Störungen der zellulären Immunität oder auch bei nachlassender Immunität im Alter kann VZV reaktivieren und das typische Bild eines **Herpes zoster** (Gürtelrose, ➤ Abb. 34.2) mit gruppierten Bläschen auf gerötetem Grund innerhalb eines oder seltener mehrerer Dermatome verursachen. Durch die Entzündung des sensiblen Neurons können erhebliche Schmerzen bestehen, die z. T. nach Abheilung längerfristig persistieren (Postzoster-Neuralgie) und schwer therapierbar sind.

Ansteckend sind Infizierte 1–2 d vor bis 1 Wo. nach Exanthemausbruch solange frische Bläschen vorhanden sind. In Krusten kann zwar das VZV nachgewiesen werden, die Infektiosität ist dann aber gering. Dies gilt auch für Patienten mit Herpes zoster.

Beim Herpes zoster findet sich VZV in den Bläschen, aber auch im Rachen und im Blut. **Patienten mit Zoster sind also infektiös.**

Spezielle Verlaufsformen sind der **Zoster oticus** und der **Zoster ophthalmicus.**

34.2 Varizellen in der Schwangerschaft und beim Neugeborenen

Erkrankt eine Schwangere zwischen der 8. und 21. SSW an Varizellen, so kommt es in < 2 % der Fälle zum sog. **konnatalen Varizellen-Syndrom.** Am Kind finden sich Narbenbildungen, Skeletthypoplasien, Fehlbildungen der Augen und des ZNS.

Besonders schwer – mit Pneumonie, Dissemination in andere Organe und hoher Letalität – können konnatale Varizellen verlaufen, die **in den ersten 10–12 Lebenstagen** beginnen. Diese treten auf, wenn die Mutter des Neugeborenen in den 5 d vor bis 2 d nach der Geburt erkrankt. Die Neugeborenen müssen nach der Geburt mit Varicella-Zoster-Immunglobulin geschützt und 10–15 d möglichst unter stationären Bedingungen beobachtet werden, um ggf. mit einer Aciclovir-Therapie beginnen zu können. Dagegen kann es bei Varizellen der Mutter nach der 21. SSW, aber früher als 5 d vor der Entbindung zwar zu einer intrauterinen Infektion des Fetus bzw. Ausbruch des Exanthems in den ersten 4 Lebenstagen kommen, der Verlauf dieser Form der konnatalen Varizellen ist i. d. R. jedoch blande.

Exogen nach der Geburt erworbene Varizellen verlaufen beim Neugeborenen i. d. R. leicht. Eine Ausnahme sind sehr unreife Frühgeborene in den ersten 6 Lebenswochen.

34.3 Diagnostische Voraussetzungen

Das **klinische** Bild ist typisch und damit diagnostisch. Dies gilt sowohl für die Erstinfektion als auch für die Sekundärmanifestation des Herpes zoster. Der Nachweis des Virus mittels PCR aus Bläschen, aus dem Rachen und dem Blut ist sensitiv, aber nur sinnvoll bei differenzialdiagnostischen Fragestellungen (z. B. Herpes zoster sine eruptione bei Trigeminusneuralgie) oder bei schwerem Immundefekt.

Ein seltenes konnatales Varizellensyndrom kann während der **Schwangerschaft sonographisch** aufgrund der Entwicklung von Skelettanomalien festgestellt werden. Varizellen während der Schwangerschaft begründen per se **keine Indikation zum Abbruch der Schwangerschaft.**

Zur Überprüfung der Immunität können spezifische Antikörper mit Immunfluoreszenz und ELISA nachgewiesen werden.

34.4 Therapie

Die Therapie der Varizellen erfolgt **symptomatisch** fiebersenkend und durch juckreizstillende Puder oder Lotio alba. Aspirin sollte – nach älteren epidemiologischen Studien – wegen des erhöhten Risikos eines Reye-Syndroms nicht gegeben werden.

Bei **bakteriellen Superinfektionen** sind Antibiotika zu erwägen.

Bei **schwerem Verlauf** (z. B. bei älteren Kindern oder jungen Erwachsenen), **bei Organmanifestationen** (z. B.Pneumonie) oder besonderer Gefährdung des Patienten wie bei Leukämie, ist eine Therapie mit **Aciclovir** indiziert.
Die Dosierung für Varizellen- und Zostererkrankungen bei Erwachsenen sind:

- Aciclovir 5 × 800 mg / d p. o. über 5–7 d
- Bei Immunkompromittierten Patienten
- Aciclovir 3 × 500 mg / m^2 / d i. v. über 5–7 d

Erkrankungen bei Neugeborenen, deren Mütter 5 d vor bis 2 d nach der Geburt an Varizellen erkranken oder bei Frühgeborenem, die trotz passiver Prophylaxe an Varizellen erkranken, werden ebenfalls mit Acyclovir behandelt:

- Aciclovir 3 × 10–15 mg / kg / d i. v., max. 2,5 g / d für 10 d
- Alternativen: **Famciclovir** und **Valaciclovir.**

34.5 Prophylaxe

Eine aktive Impfung (Lebendimpfung) ist seit 2004 als Standardimpfung für Kinder empfohlen. Für Erwachsene steht sowohl ein Lebendimpfstoff als auch ein Totimpfstoff zur Vermeidung eines Herpes zoster zur Verfügung. Eine Impfung mittels Totimpfstoff wird für Erwachsene ≥ 65 J. und für Immunkompromittierte als Stan-

34

Tab. 34.1 Indikation für den Einsatz von Varicella-Zoster-Immunglobulin nach Exposition

- Patienten mit Immundefizienz, besonders T-Zelld-Defekten.
- Seronegative Schwangere, um eine perinatale Infektion zu vermeiden.
- Seronegative Schwangere im 1. Trimenon (Wirksamkeit nicht erwiesen).
- Neugeborene, deren Mütter 5 d vor bis 2 d nach der Entbindung an Varizellen (nicht Herpes zoster!) erkranken.
- Frühgeborene bei negativer VZV-Anamnese der Mutter.
- Frühgeborene < 28. SSW, < 1000 g Geburtsgewicht, unabhängig von der VZV-Anamnese der Mutter.

dardimpfung empfohlen und ist sehr wirksam in der Prophylaxe des H. zoster und der Post-Zoster-Neuralgie (➤ Kap. 3).

Eine passive Immunisierung mit Hyperimmunseren ist sinnvoll nach Exposition und erheblicher Gefährdung seronegativer Patienten, z. B. bei Leukämie oder bei Schwangeren (➤ Tab. 34.1). **Dosis**: 1 ml / kg KG i. v. bzw. 0,5 ml / kg KG i. m. innerhalb von 96 h nach Exposition bzw. bei Neugeborenen sofort nach Geburt bzw. nach Ausbruch des Exanthems bei der Mutter. In den USA wird diese Prophylaxe wegen des hohen Risikos schwerer Verläufe auch für seronegative Erwachsene ≥ 20 J. empfohlen.

Wichtig für die Praxis

- Das **Risiko** für einen Herpes zoster **steigt ab dem 50. Lj. rasch** an.
- Bei klinischem V.a. H. zoster **rasch antivirale Therapie** einleiten.
- Die **Impfung** für Menschen mit Immunschwäche und ab 60 J. kann einen Zoster wirksam verhindern.

LITERATUR

Cunningham AL, Lal H, Kovac M et al.: Efficacy of the Herpes Zoster Subunit Vaccine in Adults 70 Years of Age or Older. N Engl J Med 375 (2016) 1091–1132

DGPI (Hrsg.): Handbuch Infektionen bei Kindern und Jugendlichen. 7. A. Thieme, Stuttgart, New York (2018)

Floß N, Dolff S: Opportunistische Infektionen durch humane Herpesviren. Internist (Berl) 60 (2019) 678–683

KAPITEL

35

Volker Schuster

EBV, Mononukleose

Kernaussagen

- Bei immunkompetenten Jugendlichen und Erwachsenen führt die Primärinfektion mit dem ***Epstein-Barr-Virus*** zum Krankheitsbild der akuten infektiösen Mononukleose.
- Die **Prognose** ist allgemein gut, Komplikationen können unterschiedliche Organsysteme betreffen.
- Die **Diagnose** kann meist klinisch gestellt werden, typisch für das Blutbild sind zahlreiche aktivierte Lymphozyten. Zur genaueren Differenzierung kann der Antikörpernachweis dienen, die Viruslast wird mithilfe des Genomnachweises durch PCR bestimmt.
- Es gibt keine spezifische **Therapie.** Bei fulminanten Verläufen kann Rituximab eingesetzt werden, bei oraler Haarleukoplakie eventuell Aciclovir oder Valaciclovir.
- Bei Kindern mit angeborenen Immundefekten können nach *EBV*-Exposition i. v. Immunglobuline prophylaktisch gegeben werden, nach Transplantation ist die präsymptomatische Gabe von Aciclovir oder Ganciclovir möglich.

35.1 Vorbemerkungen

Die Primärinfektion mit dem *Epstein-Barr-Virus (EBV)* führt beim immunkompetenten Adoleszenten und Erwachsenen typischerweise zum Krankheitsbild einer akuten infektiösen **Mononukleose** (Pfeiffer-Drüsenfieber) mit hohem Fieber, Lymphadenopathie, Tonsillopharyngitis und weiteren unterschiedlich häufigen Symptomen wie Splenomegalie, Hepatomegalie, Exanthem und Ikterus.

- Der Altersgipfel liegt bei 15–19 .
- Bei Kindern kann eine *EBV*-Infektion auch subklinisch verlaufen.

Die **Prognose** ist meist gut, chronische Formen von EBV-Infektionen und Todesfälle sind insgesamt selten.

Komplikationen betreffen (Schuster et al. 2002):

- Obere und untere Atemwege: Atemwegsobstruktion durch vergrößerte Tonsillen und Lymphknoten, bakterielle Superinfektion, interstitielle Pneumonitis
- ZNS: z. B. Meningoenzephalitis, Hirnnervenparesen, Guillain-Barré-Syndrom
- Immunsystem: Hypo- und Hypergammaglobulinämie, Milzruptur, schwere Hepatitis
- Hämatopoetisches System: Anämie, Thrombozytopenie, Neutropenie, hämophagozytische Lymphohistiozytose (HLH)
- Herz: Myo- und Perikarditis
- Haut: ampicillininduziertes Exanthem bei einer Mononukleose, Urtikaria, Vaskulitis
- Nieren: Nephritis

Genetische Prädispositionsfaktoren des Wirtes (Inborn Errows of Immunity) für schwerste, z. T. fatale *EBV*-Infektionen sind Mutationen bei den folgenden Genen: SH2D1A-Defizienz (XLP-1), XIAP-Defizienz (XLP-2), ITK-Defizienz, CD27-Defizienz, Defizienz von MAGT1, CD70, CTPS1, RASGRP1, TNFRSF9, und CORO1A (Stand 2020) (Tangye, Latour 2020).

In ähnlicher Weise kann es auch bei Patienten mit **sekundärer Immundefizienz** (Stammzell- oder Organtransplantation, immunsuppressive Therapie) durch die eingeschränkte Immunitätslage des Wirts zu HLH und zu schweren, lymphoproliferativen Krankheitsbildern bis hin zu malignen B-Zell-Lymphomen kommen.

Die **orale Haarleukoplakie,** eine produktive (lytische) *EBV*-Infektion im Epithel der Zunge, kommt v. a. bei erwachsenen Patienten mit AIDS vor.

Bestimmte **Malignome** – Burkitt-Lymphom und andere Non-Hodgkin-Lymphome, Morbus Hodgkin, Nasopharynxkarzinom, verschiedene T-Zell-Lymphome – sind in unterschiedlicher Frequenz mit *EBV* assoziiert, ein kausaler pathogenetischer Zusammenhang ist bisher aber nicht erwiesen.

EBV ist wahrscheinlich für die Entwicklung einer multiplen Sklerose verantwortlich (Bjornevik et al 2022).

Tab. 35.1 Antikörperstatus bei Infektion mit *Epstein-Barr-Virus*

Infektion	Antikörper		
	Anti-VCA	Anti-EA	Anti-EBNA
Akut	+	+/–	–
Chronisch-aktiv	+++	+++	+/–
Zurückliegende	IgG +	–	+

Die **Ansteckung** erfolgt überwiegend durch infektiösen Speichel, selten durch Organtransplantation, Bluttransfusionen oder Geschlechtsverkehr

35.2 Diagnostik

- Das Krankheitsbild wird meist **klinisch** diagnostiziert.
- Im peripheren Blut finden sich typischerweise **zahlreiche aktivierte Lymphozyten** („atypische" Lymphozyten oder Reizlymphozyten).

In unklaren Fällen wird bei immunkompetenten Patienten die Diagnose durch den Nachweis von ***Epstein-Barr-Virus*-spezifischen Antikörpern** (Anti-VCA, Anti-EA, Anti-EBNA) gesichert. Anhand des serologischen Profils kann meist relativ eindeutig zwischen den Stadien der Infektion differenziert werden (> Tab. 35.1).

Der **Mononukleose-Schnelltest** (Nachweis von heterophilen Antikörpern; Monospot-Test, Paul-Bunnell-Test) erreicht erst im Adoleszenten- und Erwachsenenalter eine Sensitivität von > 80 %.

EBV-DNA kann mittels PCR in Speichel, Blut, lymphatischem Gewebe und ggf. Liquor nachgewiesen werden.

Die quantitative Bestimmung der ***EBV*-Last** im Blut mithilfe der PCR ist bei immunsupprimierten Patienten mit beginnenden EBV-assoziierten lymphoproliferativen Krankheitsbildern sinnvoll zum Therapiemonitoring.

35.3 Therapie

ALS FAUSTREGEL GILT

Eine kausale Therapie gibt es derzeit noch nicht.

Die klinische Wirksamkeit von Aciclovir bei der Behandlung der infektiösen Mononukleose ist letztlich umstritten (De Paor et al. 2016, van der Horst et al. 1991; Pagano et al. 2019).

Patienten mit unkomplizierter infektiöser Mononukleose werden **rein symptomatisch** behandelt, ggf. Bettruhe und Gabe von nichtsteroidalen Antiphlogistika. Eine antibiotische Therapie ist in den allermeisten Fällen nicht indiziert.

Cave

Ampicillin sollte wegen des bei einer infektiösen Mononukleose häufig auftretenden allergischen Exanthems **vermieden** werden.

! Eine **Tonsillektomie** im Akutstadium einer Mononukleose sollte **vermieden** werden.

- Die kurzzeitige Gabe von **Kortikosteroiden** kann bei bestimmten Komplikationen, z. B. Atemwegsobstruktion durch massive Tonsillenhyperplasie, Enzephalitis, Myokarditis oder Thrombozytopenie, wirksam sein (Einzelfallbeobachtungen).
- Solange eine Splenomegalie besteht (Ultraschall, klinische Untersuchung) darf der Patient keinen Sport betreiben (z. B. Fußball).
- Bei der sehr seltenen Milzruptur ist eine **Splenektomie** meist erforderlich.
- Bei schwerer *EBV*-assoziierter **hämophagozytischer Lymphohistiozytose** (*EBV*-HLH) kann entsprechend dem aktuellen HLH-Protokoll der GPOH ein Therapieversuch mit Rituximab, Etoposid (VP-16), Immunglobinen und Kortikosteroiden zur Remission führen.
- Bei fulminanter infektiöser Mononukleose, z. B. im Rahmen des angeborenen Immundefekts XLP-1, kann der frühzeitige Einsatz von **Rituximab** (monoklonaler Anti-CD20-Antikörper) erfolgreich und lebensrettend sein.
- Bei Patienten mit *EBV*-assoziierten **Lymphomen** unter immunsuppressiver Therapie (Methotrexat, Ciclosporin), führt eine frühzeitige Dosisreduktion oder das Absetzen des verwendeten Medikaments – falls medizinisch vertretbar – nicht selten zur Rückbildung der Tumoren.
- Bei **organtransplantierten Patienten** kann die Gabe von Rituximab und / oder die Infusion von *EBV*-spezifischen, zytotoxischen T-Zellen (sog. adoptiver Immuntransfer) des Organspenders *EBV*-positive Lymphome zur Rückbildung bringen und die Neuentstehung von lymphoproliferativen Komplikationen verhindern (Kaeuferle et al. 2019; Heslop 2009).
- Bei (immunsupprimierten) Patienten mit **oraler Haarleukoplakie** (produktive *EBV*-Infektion des Zungenepithels) sind Aciclovir – zunächst 5 × 800 mg / d p. o., anschließend Erhaltungstherapie mit 4 × 400 mg p. o. – und Valaciclovir – 3 × 1000 mg / d p. o. für 28 d – wirksam. Alternativ kann ein topischer Versuch mit Aciclovir-Creme und Podophyllin für 7–8 Wo. unternommen werden (Wirksamkeit ca 55 %).
- Bei HIV-positiven Patienten kann eine hoch dosierte Anti-*HIV*-Therapie (HAART) eine Haarleukoplakie teilweise zur Rückbildung bringen.

35.4 Prophylaxe

Eine Isolierung von Patienten mit infektiöser Mononukleose ist nicht erforderlich. Ein enger Kontakt mit stark immunsupprimierten Patienten sollte allerdings vermieden werden.

Bei **angeborenen *EBV*-assoziierten Immundefekten,** z. B. XLP-1), kann nur eine **frühzeitige** Stammzelltransplantation (Nabelschnurblut, Knochenmark) zu einer Immunrekonstitution führen und so spätere Komplikationen durch *EBV* verhindern.

Seronegative Kinder mit schweren Immundefekten erhalten nach *EBV*-Exposition ggf. i. v. Immunglobuline, die einen möglichst hohen Titer an *EBV*-neutralisierenden Antikörpern enthalten.

Rituximab (anti-CD20-Antikörper) ist als frühzeitige präsymptomatische Therapie in der Lage, das Risiko für *EBV*-assoziierte lymphoproliferative Syndrome nach einer Transplantation signifikant zu reduzieren.

Eine präsymptomatische Therapie mit (Val)**Ganciclovir** kann **nach Organtransplantation** wahrscheinlich die Häufigkeit von *EBV*-assoziierten lymphoproliferativen Komplikationen (PTLD) reduzieren. Therapiebeginn, wenn

- die *EBV*-Last im Blut signifikant ansteigt,
- aber noch keine klinischen Symptome bestehen.

Der Wert von anderen Virostatika, z. B. Aciclovir oder Cidofovir, bei der Behandlung oder Verhütung von *EBV*-assoziierten lymphoproliferativen Erkrankungen ist umstritten.

Impfstoffe gegen *EBV* befinden sich noch in der Entwicklung (Jean-Pierre et al. 2021).

Wichtig für die Praxis

Die EBV Infektion ist häufig, bei **Kindern** meistens asymptomatisch, bei **Jugendlichen** und jungen Erwachsenen mit dem Bild der infektiösen Mononukleose – ein typisches Bild, das aber auch bei anderen lymphotropen Viren ähnlich auftreten kann, z. B. bei CMV.

Die **Abklärung** erfolgt serologisch, eine **Therapie** ist nicht vorhanden. Eine EBV-Infektion kann **lebenslang reaktivieren,** nur bei schwerstem Immundefekt ist dies symptomatisch oder mit Komplikationen verbunden. Bei **foudroyanten,** nicht selten fatalen Mononukleose-Verläufen immer an einen zugrundeliegenden hereditären Immundefekt (z. B. XLP1) denken.

LITERATUR

Bjornevik K et al.: Longitudinal analysis reveals high prevalence of Epstein-Barr virus associated with multiple sclerosis. Science Jan 21 (2022). doi: 10.1126/science.abj8222

De Paor M, O'Brien K, Fahey T, Smith SM: Antiviral agents for infectious mononucleosis (glandular fever). Cochrane Database Syst Rev Dec 8;12(12) (2016) CD011487

El-Mallawany NK, Curry CV, Allen CE: Haemophagocytic lymphohistiocytosis and Epstein-Barr virus: a complex relationship with diverse origins, expression and outcomes. Br J Haematol Jun 24 (2021) doi: 10.1111/bjh.17638

Jean-Pierre V, Lupo J, Buisson M et al.: Main Targets of Interest for the Development of a Prophylactic or Therapeutic Epstein-Barr Virus Vaccine. Front Microbiol Jun 22;12 (2021) 701611

Kaeuferle T, Krauss R, Blaeschke F et al.: Strategies of adoptive T -cell transfer to treat refractory viral infections post allogeneic stem cell transplantation. J Hematol Oncol Feb 6;12(1) (2019) 13

Pagano JS, Whitehurst CB, Andrei G: Antiviral Drugs for EBV. Cancers (Basel) Jun 13;10(6) (2018) 197. doi: 10.3390/cancers10060197

Schuster V, Hügle B, Tefs K, Borte M: Atypische Epstein-Barr-Virus (EBV)-Infektionen im Kindes- und Jugendalter. Monatsschr Kinderheilkd 150 (2002) 1154–1167

Walling DM, Flaitz CM, Nichols CM: Epstein-Barr virus replication in oral hairy leukoplakia: response, persistence, and resistance to treatment with valacyclovir. J Infect Dis 188 (2003) 883–890

Tangye SG, Latour S: Primary immunodeficiencies reveal the molecular requirements for effective host defense against EBV infection. Blood Feb 27;135(9) (2020) 644–655

van der Horst C, Joncas J, Ahronheim G et al.: Lack of effect of peroral acyclovir for the treatment of acute infectious mononucleosis. J Infect Dis Oct;164(4) (1991) 788–792

KAPITEL

36 Zytomegalievirus (CMV)

Bernd Salzberger[1]

Kernaussagen

- Das *Zytomegalievirus (CMV)* aus der Familie der Herpesviridae **persistiert** nach der Primärinfektion lebenslang (Latenz und ggf. Reaktivierung).
- Die Infektion verläuft **meist asymptomatisch,** die Erkrankung (Zytomegalie) ähnelt der infektiösen Mononukleose.
- Die **Seroprävalenz von *CMV*** nimmt mit dem Alter zu, bei jungen Erwachsenen beträgt sie ca. 30 %, bei älteren bis > 70 %.
- **Risikokonstellationen für Komplikationen** sind eine schwere Schädigung der zellulären Immunität und eine konnatale Infektion.
- Der **Nachweis der Infektion** kann serologisch und bei komplizierten Verläufen durch Genomnachweis mittels PCR bzw. Viruskultur erfolgen.
- Die **Therapie** erfolgt bei schwerem Verlauf mit Ganciclovir bzw. Valganciclovir.

36.1 Vorbemerkungen

Meist verläuft eine *CMV*-Infektion **a- oder oligosymptomatisch.**

- Die (symptomatische) **Zytomegalie** ähnelt einer infektiösen Mononukleose. Die Patienten haben Fieber, allgemeines Krankheitsgefühl, Gliederschmerzen und Myalgien. Leber, Milz und Lymphknoten können vergrößert sein.
- Bei Patienten mit schwer **eingeschränkter zellulärer Immunität** (z. B. fortgeschrittene *HIV*-Infektion, Organ- oder allogene Stammzelltransplantation) sind Organmanifestationen (Chorioretinitis, Ösophagitis, Gastritis, Kolitis, Hepatitis, interstitielle Pneumonie, Enzephalitis) möglich, meist durch Reaktivierung latenter Infektionen.
- Bei ***CMV*-Primärinfektion** während der **Schwangerschaft** kommt es bei ca. 3 % der Neugeborenen zu schweren klinischen Symptomen mit Hepatosplenomegalie, Ikterus, Hypotonie, Hämolyse, zerebralen Krämpfen, Mikrozephalie und psychomotorischer Retardierung im Extremfall Hydrops fetalis.
- Bei **Reaktivierung einer Infektion** während der **Schwangerschaft** sind infizierte Neugeborene in der überwiegenden Mehrzahl asymptomatisch, Spätschäden wie Hörstörungen und / oder mentale Retardierung sind sehr selten.

Das *Zytomegalievirus (CMV)* gehört zu den Herpes-Viren. Die **Übertragung** erfolgt durch Speichel, Urin, vaginale Sekrete, Sperma, Muttermilch, Tränenflüssigkeit, Bluttransfusionen (Lymphozyten) oder Organtransplantation. Zur direkten Übertragung ist ein längerer und enger körperlicher Kontakt erforderlich. Nach der Primärinfektion persistiert das Virus lebenslang u. a. in hämatopoetischen Stammzellen und Endothelzellen.

Die **Inkubationszeit** hängt vom Übertragungsweg und vom Immunstatus des Infizierten ab. Sie beträgt nach einer Organtransplantation etwa 4 Wo. bis 4 Mon., nach Infektion via Bluttransfusion kann sie 3–12 Wo. betragen.

Die **Seroprävalenz** ist abhängig vom Alter und weiteren Faktoren. In Mitteleuropa weisen rund 30 % der jungen Erwachsenen und ca. 70 % der > 60-Jährigen *CMV*-Antikörper auf. Junge Frauen in Ländern mit begrenzten Ressourcen sind zu etwa 90 % infiziert. Bei der Geburt sind durchschnittlich 0,5–1 % der Neugeborenen schon diaplazentar infiziert. Davon haben nur 10–15 % Symptome, weitere 10–15 % können Spätmanifestationen wie Schwerhörigkeit und mentale Retardation aufweisen.

36.2 Klinik

Erstinfektion und Reaktivierungen verlaufen bei nicht schwangeren und nicht schwer immunkompromittierten Patienten in aller Regel ohne Komplikationen und bedürfen keiner besonderen Diagnostik oder Therapie.

[1] Autor der Vorauflage: Frederik Roos

Risikokonstellationen sind durch eine schwere Störung der zellulären Immunität (z. B. fortgeschrittene HIV-Infektion, Z. n. Organ- oder allogener Stammzelltransplantation) gekennzeichnet. Hier können Erstinfektionen, meist aber Reaktivierungen zu schweren Organmanifestationen wie Ösophagitis, Kolitis bis hin zur interstitiellen Pneumonie führen.

Eine Erstinfektion in der Schwangerschaft kann zur *CMV*-Embryopathie führen (Risiko etwa 3 %), Reaktivierungen in der Schwangerschaft sind mit einem sehr viel niedrigeren Risiko für das ungeborene Kind / Neugeborene verbunden. Bei unreifen Frühgeborenen kann es zu einem sepsisähnlichen Krankheitsbild mit interstitieller Pneumonie und Thrombozytopenie kommen.

36.3 Diagnostik

Eine aktive Zytomegalievirusinfektion (Ersterkrankung oder akut reaktiviert) kann am besten durch *CMV*-Genomnachweis mittels PCR in Blut, Liquor, Muttermilch, Trachealsekret oder Biopsiematerial, alternativ **Viruskultur** (geringere Sensititivität) oder den Nachweis des *pp65*-**Antigens** im peripheren Blut oder histologisch (z. B. bei gastrointestinaler Manifestation) erfasst werden. Prinzipiell ist ein Nachweis nur sinnvoll bei Risikopatienten bzw. V. a. Organmanifestation.

In der Schwangerschaft sollte bei V. a. auf eine Primärinfektion oder entsprechende Auffälligkeiten bei den pränatalen Ultraschalluntersuchungen eine Diagnostik erfolgen (serologisch bei der Miutter, ggf. Amniozentese mit *CMV*-DNA).

ALS FAUSTREGEL GILT

Da das Virus im Körper lebenslang persistiert, ist der Virusnachweis nur in Zusammenhang mit einer entsprechenden **klinischen Symptomatik** diagnostisch verwertbar.

Bei V. a. Infektion bei einem **Neugeborenen** ist der Goldstandard die **Kultur von Urin oder Speichel,** vorzugsweise mit einer Schnellmethode (Shell-Vial-Technik, Nachweis von Early-Antigen). Ein *CMV*-PCR-Nachweis aus getrocknetem Blut mit Screeningtestkarten ist möglich.

CMV-IgG- oder -IgM-Antikörper können **serologisch nachgewiesen** werden, IgM kann bei Erstinfektion und Reaktivierung nachgewiesen werden und lange persistieren und ist deshalb kein Marker für eine Erstinfektion. Sicher nachgewiesen werden kann eine Erstinfektion durch eine Serokonversion.

36.4 Therapie

Organmanifestationen (z. B. *CMV*-Enteritis, -Retinitis, -Pneumonie) bei erwachsenen Risikopatienten werden mit

- Ganciclovir 5 mg / kg i. v. 2 × / d über 3 Wo. oder
- Valganciclovir 900 mg 2 × / d p. o. behandelt.
- Alternativen sind Cidofovir und Foscarnet.

Für Hochrisikopatienten (z. B. *CMV*-negative Organempfänger, die ein Organ eines seropositiven Spenders bekommen) sind Prophylaxestrategien (antivirale Prophylaxe über mehrere Monate bzw. präemptive Therapie bei Nachweis einer *CMV*-Replikation) etabliert.

Eine Therapie für Primärinfektionen in der Schwangerschaft ist nicht etabliert.

Eine antivirale Behandlung der (symptomatischen) **konnatalen Zytomegalie** mit **Ganciclovir** reduziert das Risiko einer Schwerhörigkeit und neurologischer Spätschäden und wird mit

- **Ganciclovir** 2 × 6 mg / kg KG / d i. v. bzw. sobald p. o. Gabe möglich ist, mit
- Valganciclovir 2 × 16 mg / kg / d über 6 Wo. bis zu 6 Mon. durchgeführt.

Eine aktive Impfung gegen *CMV* gibt es derzeit nicht. In der **Prophylaxe** ist weiterhin **Letermovir** als wirksam etabliert.

Wichtig für die Praxis

- *Zytomegalievirus*-Erkrankungen sind nur bei **schwerem Immundefekt** relevant.
- Bei der Betreuung von Patienten z. B. nach Organtransplantationen **Präventions- und Prophylaxeregeln** beachten.

LITERATUR

Griffiths P, Baraniak I, Reeves M: The Pathogeneses of human cytomegalovirus. J Pathol 235 (2015) 288–297

Haidar G, Boeckh M, Singh N: Cytomegalovirus Infection in Solid Organ and Hematopoietic Cell Transplantation: State of the Evidence. J Infect Dis 221 (2021) S23–S31

Kimberlin DW, Jester PM, Sanchez PJ et al.: Valganciclovir for symptomatic congenital cytomegalovirus diseasel. N Engl J Med 372 (2015) 933

Luck SE et al.; ESPID Congenital CMV Group Meeting, Leipzig 2015: Congenital Cytomegalovirus: A European Expert Consensus Statement on Diagnosis and Management. Pediatr Infect Dis J. Dec;36(12) (2017) 1205–1213.

Rawlinson WD et al.: Congenital cytomegalovirus infection in pregnancy and the neonate: consensus recommendations for prevention, diagnosis, and therapy. Lancet Infect Dis Jun;17(6) (2017 e177–e188.

KAPITEL

37

Volker Schuster

Exanthema subitum *(HHV-6, -7)*

Kernaussagen

- Das **Dreitagefieber** tritt v. a. im Säuglings- und frühen Kleinkindesalter auf, Verursacher ist meistens das *Herpesvirus Typ 6,* selten *Typ 7.*
- In der Regel kann die **Diagnose** klinisch gestellt werden, die Interpretation von Antikörper- bzw. Genomnachweis kann schwierig sein.
- Es gibt keine etablierte virusspezifische **Therapie.**

37.1 Vorbemerkungen

Das Exanthema subitum (Dreitagefieber, Roseola infantum) ist eine Erkrankung des Säuglings- und frühen Kleinkindesalters und wird in den meisten Fällen durch eine **Primärinfektion** mit dem humanpathogenen ***Herpesvirus Typ 6*** *(HHV-6)* und seltener mit *HHV-7* verursacht (➤ Abb. 37.1). Das mittlere Alter bei symptomatischen *HHV-6*-Infektionen liegt bei 9, bei *HHV-7*-Infektionen bei ca. 26 Mon.
Der **Verlauf** ist charakterisiert durch:

- Akut auftretendes Fieber (meist > 40 °C), das meist nach 2–5 d abrupt abfällt.
- Bei Entfieberung tritt dann häufig ein makulöses oder leicht makulopapulöses Exanthem auf.

Zu den **Begleitsymptomen** und **Komplikationen,** die meist schon im Frühstadium auftreten, gehören

- Gastroenteritis,
- Lidödeme,
- Nagayama-Flecken (= Papeln auf dem weichen Gaumen und der Uvula),
- Husten,
- zervikale Lymphadenopathie,
- eine gespannte Fontanelle sowie
- **Fieberkrämpfe.** Bei *HHV-6* in 5–35 %, bei *HHV-7* in bis zu 75 % der Fälle.

Bei **älteren Kindern** führt eine *HHV-6-* oder *-7*-Primärinfektion gelegentlich auch zu einem mononukleoseähnlichen Krankheitsbild mit und ohne Begleithepatitis.

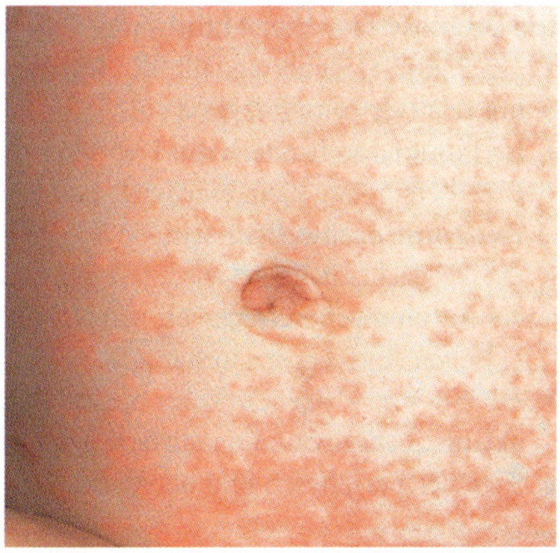

Abb. 37.1 Exanthema subitum. Die Erkrankung ist durch ein dezentes feinfleckig-makulopapulöses Exanthem gekennzeichnet, das stammbetont auftritt. [O530]

HHV-6-Reaktivierungen verlaufen bei immunkompetenten Personen subklinisch.

HHV-6 und *-7* werden weiterhin mit dem Auftreten einer harmlosen **Pityriasis rosea** („Röschenflechte") assoziiert (➤ Abb. 37.2).

Weitere seltene Komplikationen bei *HHV-6*-Infektionen sind Meningoenzephalitis und hämophagozytische Lymphohistiozytose (HLH).

Bei **immunsupprimierten Patienten** werden nach einer *HHV-6*-Infektion / -Reaktivierung folgende Symptome beobachtet:

- Fieber
- Interstitielle Pneumonie
- Schwere blutige Durchfälle
- Hepatitis
- Graft-versus-Host-Erkrankung mit und ohne Exanthem
- Enzephalitis

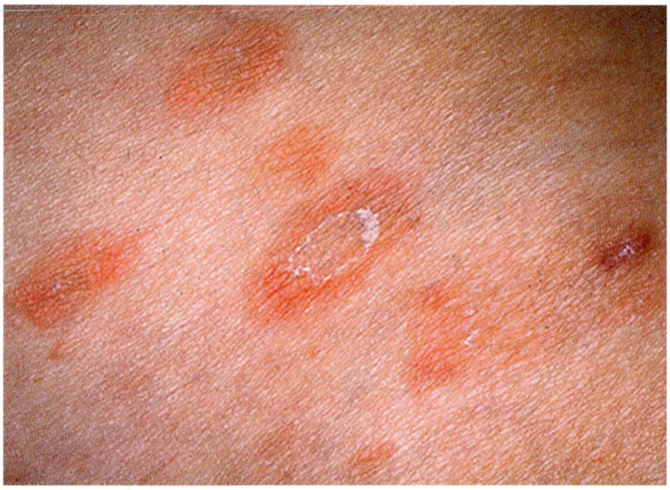

Abb. 37.2 Medaillonförmige Flecken mit zentralwärts gerichteter Schuppung (Nahaufnahme): Pityriasis rosea [M123]

- Knochenmarksuppression (nach Knochenmarktransplantation)

Konnatale *HHV-6*-Infektionen treten in ca. 1 % der Fälle auf. Hierbei liegt das *HHV-6*-Genom integriert im Wirtszellgenom vor. Konnatale *HHV-7*-Infektionen sind bisher nicht beschrieben worden.

37.2 Diagnostik

Die Diagnose kann meist **klinisch** gestellt werden.

- Am 3. und 4. Fiebertag fällt im **Blutbild** häufig eine Leukopenie mit relativer Lymphozytose auf.
- Im **Liquor** von Kindern mit Fieberkrämpfen oder anderer ZNS-Beteiligung kann eine leichte, überwiegend lymphozytäre Pleozytose nachweisbar sein.
- Die Verdachtsdiagnose wird, falls überhaupt erforderlich, durch den **serologischen** Nachweis von *HHV-6*- und / oder *HHV-7*-spezifischen Antikörpern bestätigt.
- *HHV-6*- und *-7*-Genom kann mittels **Polymerase-Kettenreaktion** qualitativ und quantitativ nachgewiesen werden, z. B. im Speichel, peripheren Blut oder Liquor.

Cave

Die Interpretation einer positiven Serologie und / oder PCR kann u. U. sehr schwierig sein. Sie darf daher immer nur in **Verbindung mit dem klinischen Bild** gewertet werden. Zu berücksichtigen ist hierbei auch, dass Antikörper gegen *HHV-7* teilweise auch mit *HHV-6* kreuzreagieren können.

37.3 Therapie und Prophylaxe

Die meisten akuten HHV-6- und HHV-7-Infektionen erfordern keine Therapie.

- Bei hohem Fieber erfolgt eine adäquate symptomatische Fiebersenkung.
- Fieberkrämpfe mit einer Dauer von > 5 Min. sollten medikamentös unterbrochen werden (Diazepam rektal: Säuglinge und Kinder < 15 kg KG erhalten 5 mg; Kinder > 15 kg KG 10 mg; alternativ: bukkales Midazolam [Off-Label-Use]).
- Bei wiederholten Fieberkrämpfen ist ggf. eine Prophylaxe mit Diazepam wirksam.
- Bei **immunsupprimierten Patienten** mit schweren *HHV-6*-assoziierten Komplikationen (Pneumonie, Enzephalitis) ist ein Therapieversuch mit Foscarnet (2 × 90 mg / kg / d bzw. 3 × 60 mg / kg / d), Ganciclovir (2 × 5 mg / kg / d) oder Cidofovir, die **in vitro** wirksam sind, zu erwägen. Kontrollierte klinische Studien zu diesen klinischen Komplikationen mit diesen Substanzen existieren bisher jedoch nicht (AWMF-Leitlinie 093-002).
- Bei *HHV-6*-assoziierter hämophagozytischer Lymphohistiozytose (HLH) sollte ein Therapieversuch u. a. mit Kortikosteroiden, Etoposid (VP-16), Immunglobulinen, Ciclosporin (entsprechend dem aktuellen HLH-Protokoll der Gesellschaft für Pädiatrische Onkologie und Hämatologie (GPOH)erfolgen.
- Ggf. ist nach **Organ- oder Stammzelltransplantation** ein adoptiver Immuntransfer von *HHV-6*-spezifischen zytotoxischen T-Zellen des Spenders erfolgreich.
- Eine antivirale Prophylaxe der *HHV-6*-Infektion bzw. -Reaktivierung nach allogener Stammzelltransplantation (allo-SZT) oder solider Organtransplantation (SOT) sollte nicht routinemäßig durchgeführt werden (↓; AWMF Leitlinie 2019, www.awmf.org/leitlinien/detail/ll/093-002.html).
- Das Vorliegen eines chromosomal integrierten *HHV-6 (iciHHV-6)* hat nach derzeitigem Kenntnisstand i. d. R. keinen Krankheitswert und bedarf keiner Therapie (Pellett et al. 2012)

Cave

- Es gibt keine etablierte virusspezifische Therapie oder Prophylaxe.
- Es gibt keine Impfung gegen *HHV-6* oder *HHV-7*.
- Die Isolierung von Kindern mit akuter *HHV-6*- oder *HHV-7*-Infektion sowie von exponierten Personen ist nicht erforderlich.

Wichtig für die Praxis

Akut auftretendes Fieber über 3 (2-5) d mit meist anschließendem Exanthem unter Entfieberung im späten Säuglingsalter ist stark verdächtig für ein "Dreitagefieber" (**cave:** Manchmal kann das Exanthem „ausbleiben".).

LITERATUR

Eliassen E, Hemond CC, Santoro JD: HHV-6-Associated Neurological Disease in Children: Epidemiologic, Clinical, Diagnostic, and Treatment Considerations. Pediatr Neurol Apr;105 (2020) 10–20

Gasior M, Ferreras C, de Paz R et al.: The role of early natural killer cell adoptive infusion before engraftment in protecting against human herpesvirus-6B encephalitis after naïve T-cell-depleted allogeneic stem cell transplantation. Transfusion May;61(5) (2021) 1505–1517

Gerdemann U et al.: Immunotherapeutic strategies to prevent and treat human herpesvirus 6 reactivation after allogeneic stem cell transplantation. Blood Jan 3;121(1) (2013)207–218

Gesellschaft für Virologie (GfV e.V.), Deutsche Vereinigung zur Bekämpfung der Viruskrankheiten (DVV e.V.) et al.: S2k-Leitlinie „Virusinfektionen bei Organ- und allogen Stammzell-Transplantierten: Diagnostik, Prävention und Therapie". AWMF-Reg. -Nr. 093-002 (2019). www.awmf.org/leitlinien/detail/ll/093-002.html (letzter Zugriff: 1.6.2022)

Hall CB, Caserta MT, Schnabel KC et al.: Congenital infections with human herpesvirus 6 (HHV6) and human herpesvirus 7 (HHV7). J Pediatr 45 (2004) 472–477

Hall CB, Caserta MT, Schnabel K et al.: Chromosomal integration of human herpesvirus 6 is the major mode of congenital human herpesvirus 6 infection. Pediatrics 122 (2008) 513–520

Hall CB, Caserta MT, Schnabel KC et al.: Characteristics and acquisition of human herpesvirus (HHV) 7 infections in relation to infection with HHV-6. J Infect Dis 193 (2006) 1063–1069

Hill JA, Nichols WG, Marty FM et al.: Oral brincidofovir decreases the incidence of HHV-6B viremia after allogeneic HCT. Blood 135(17) (2020) 1447–1451

Ogata M, Uchida N, Fukuda T et al.: Clinical practice recommendations for the diagnosis and management of human herpesvirus-6B encephalitis after allogeneic hematopoietic stem cell transplantation: the Japan Society for Hematopoietic Cell Transplantation. Bone Marrow Transplant Jun;55(6) (2020) 1004–1013

Pellett PE, Ablashi DV, Ambros PF, et al. Chromosomally integrated human herpesvirus 6: questions and answers. Rev Med Viro May;22(3) (2012) 144–155

Perruccio K, Sisinni L, Perez-Martinez A et al.: High Incidence of Early Human Herpesvirus-6 Infection in Children Undergoing Haploidentical Manipulated Stem Cell Transplantation for Hematologic Malignancies. Biol Blood Marrow Transplant Dec;24(12) (2018) 2549–2557

Razonable RR: Human herpesviruses 6, 7 and 8 in solid organ transplant recipients. Am J Transplant. Feb;13 Suppl 3 (2013) 67–77

Zerr DM, Meier AS, Selke SS et al.: A population-based study of primary human herpesvirus 6 infection. N Engl J Med 352(8) (2005) 768–776

KAPITEL

38

Volker Schuster

Herpesvirus Typ 8

Kernaussagen

- *Herpesvirus-Typ-8-Infektionen (HHV-8)* sind **in bestimmten Gebieten Afrikas endemisch.**
- Bei **immunsupprimierten Patienten** kann die Erkrankung schwere Manifestationen zeigen und an der Entstehung eines Kaposi-Sarkoms oder von B-Zell-Lymphomen (Body Cavity Based Lymphoma) ursächlich beteiligt sein.
- Für *HHV-8*-Infektionen ist noch **keine antivirale Therapie** etabliert (Bhaduri-McIntosh 2005).

38.1 Vorbemerkungen

In **endemischen Gebieten Afrikas** kann eine Primärinfektion mit humanem *Herpesvirus Typ 8 (HHV-8)* bei Kindern ein fieberhaftes Krankheitsbild mit makulopapulösem Exanthem hervorrufen. Ob eine ähnliche Manifestation auch in Industriestaaten auftritt, ist noch unklar.

Bei **älteren Kindern** kann im Rahmen einer *HHV-8*-Infektion ein mononukleoseähnliches Krankheitsbild auftreten (Chen et al. 2004).

Die **Primärinfektion bei immunsupprimierten Patienten** kann zu schweren klinischen Manifestationen mit Fieber, Arthralgien, Lymphadenopathien, Splenomegalie, Zytopenien und hämophagozytischer Lymphohistiozytose (HLH) führen.

- *HHV-8* ist beim immunsupprimierten Menschen, v. a. Patienten mit AIDS oder nach Transplantation, an der Entstehung des **Kaposi-Sarkoms** ursächlich beteiligt.
- Darüber hinaus ist *HHV-8* mit bestimmten **B-Zell-Lymphomen,** u. a. Body Cavity Based Lymphoma, assoziiert.
- Zu den genetischen Prädispositionsfaktoren für das Kaposi-Sarkom gehören u. a. Mutationen in den Genen WAS, IFNGR1, STIM1, TNFRSF4, und OX40 (Jackson et al. 2016).

ALS FAUSTREGEL GILT

Kaposi-Sarkome und Body-Cavity-Based-Lymphome treten **meist im Erwachsenenalter** auf, Manifestationen im Kindesalter sind die Ausnahme.

38.2 Übertragung

HHV-8 wird im Erwachsenenalter überwiegend durch Intimkontakt übertragen. Bei Kindern erfolgt die Übertragung durch infektiösen Speichel. Bei Nierentransplantationen kommt es zu einer *HHV-8*-Transmission in bis zu 10 % der Fälle. Eine Übertragung durch *HHV-8*-infizierte Bluttransfusionen scheint insgesamt selten zu sein (Hladik et al. 2006).

38.3 Diagnostik

ALS FAUSTREGEL GILT

Die **Diagnose** eines Kaposi-Sarkoms und eines Body-Cavity-Based-Lymphoms erfolgt anhand des klinischen Bildes und des histopathologischen Befunds.

HHV-8 kann mittels **Polymerase-Kettenreaktion** im Speichel, im peripheren Blut sowie in betroffenem Tumorgewebe nachgewiesen werden. Die Assoziation mit *HHV-8* kann durch den **serologischen Nachweis** von HHV-8-spezifischen Antikörpern oder durch den **direkten *HHV-8*-Genom-Nachweis** im Tumorgewebe dokumentiert werden.

38.4 Therapeutische Ansätze

Eine etablierte antivirale Therapie existiert noch nicht.

- Bei schwerer *HHV-8*-assoziierter **Hämophagozytose** (z. B. im Rahmen eines primären Immundefekts) kann entsprechend dem aktuellen HLH-Protokoll der GPOH- ein Therapieversuch mit Etoposid (VP-16) und Kortikosteroiden zur Remission führen.

- **Kaposi-Sarkome** sprechen teilweise auf eine Therapie mit α-Interferon oder verschiedene Chemotherapeutika an. Die Therapie sollte immer in einem diesbezüglich erfahrenen Zentrum nach entsprechenden Leitlinien erfolgen (Lebbe et al. 2019).
- Die klinische Wirksamkeit von **Virostatika** (Cidofovir, Ganciclovir und Valganciclovir) ist letztlich nicht erwiesen.
- Bei **AIDS-Patienten** kann eine hoch dosierte antiretrovirale Therapie (ART) die Inzidenz von Kaposi-Sarkomen z. T. reduzieren (Krown 2004).
- **mTOR-Inhibitoren** (z. B. Sirolimus) sind wirksam beim *HHV-8*-positiven Kaposi-Sarkom. Wenn möglich, sollten bei organtransplantierten Patienten diese Substanzen anstelle von Calcineurin-Inhibitoren eingesetzt werden (Razonable 2013; Lebbe et al. 2019).
- Der Einsatz von **Pomalidomid** (Imnovid®), einem oralen immunmodulatorischen Derivat von Thalidomid, erwies sich in mehreren Studien als wirksam und chemotherapieeinsparend in der Off-Label-Therapie des Kaposi-Sarkoms (Ramaswami et al. 2021).
- Falls möglich und medizinisch vertretbar, sollte die bisherige **immunsuppressive Therapie** „gelockert" werden.

Wichtig für die Praxis

HHV-8 Infektion ist selten, die Primärinfektion ist **meistens asymptomatisch.** Klinisch ist HHV-8 nur bei schwerstem Immundefekt bedeutsam und kann dann **lymphatische Neoplasien** verursachen.
Das **Kaposi-Sarkom** tritt überwiegend bei primärer (Hereditäre Immundefekte) oder sekundärer Immundefizienz (HIV-Infektion, imunsuppressive Therapie) auf. Dementsprechend ist eine weitere immunologische Abklärung zu empfehlen.

LITERATUR

Bhaduri-McIntosh S: Human herpesvirus-8: clinical features of an emerging viral pathogen. Pediatr Infect Dis J 24 (2005) 81–82

Chen RL, Lin JC, Wang PJ et al.: Human herpesvirus 8-related childhood mononucleosis: a series of three cases. Pediatr Infect Dis J 23 (2004) 671–674

Grossman WJ, Radhi M, Schauer D et al.: Development of hemophagocytic lymphohistiocytosis in triplets infected with HHV-8. Blood Aug 15;106(4) (2005) 1203–1206

Hladik W, Dollard SC, Mermin J et al.: Transmission of human herpesvirus 8 by blood transfusion. N Engl J Med. 355 (2006) 1331–1338

Jackson CC, Dickson MA, Sadjadi M et al.: Kaposi Sarcoma of Childhood: Inborn or Acquired Immunodeficiency to Oncogenic HHV-8. Pediatr Blood Cancer Mar;63(3) (2016) 392–397

Krown SE: Highly active antiretroviral therapy in AIDS-associated Kaposi's sarcoma: implications for the design of therapeutic trials in patients with advanced, symptomatic Kaposi's sarcoma. J Clin Oncol 22 (2004) 399–402

Lebbe C, Garbe C, Stratigos A et al.: Diagnosis and treatment of Kaposi's sarcoma: European consensus-based interdisciplinary guideline (EDF/EADO/EORTC). Eur J Cancer Jun;114 (2019) 117–127

Ramaswami R, Polizzotto MN, Lurain K et al.: Safety, activity, and long-term outcomes of pomalidomide in the treatment of Kaposi sarcoma among individuals with or without HIV infection. Clin Cancer Res Dec 3:clincanres.3364.2021 (2021)

Razonable RR: Human herpesviruses 6, 7 and 8 in solid organ transplant recipients. Am J Transplant Feb;13 Suppl 3 (2013) 67–77

www.onkopedia.com/de/onkopedia/guidelines/haemophagozytische-lymphohistiozytose-hlh/@@guideline/html/index.html (letzter Zugriff: 1.6.2022)

KAPITEL

39 Adenoviren

Bernd Salzberger[1]

Kernaussagen

- Adenoviren sind Erreger von **Atemwegsinfektionen, Konjunktividen, viralen Durchfallerkrankungen, Zystitiden** und **Hepatitiden.** Die Übertragung geschieht durch Tröpfchen oder fäkal-oral.
- Hoch ansteckend ist die durch Adenoviren ausgelöste **Keratokonjunktivitis.**
- Infektionen bei schwer **immunkompromittierten Patienten** können schwer verlaufen.

39.1 Vorbemerkungen

Adenoviren sind unbehüllte DNA-Viren und sehr resistent gegen Umwelteinflüsse. Die humanpathogenen Adenoviren werden serologisch in die sieben Gruppen A – G eingeteilt. Die **Übertragung** erfolgt über Tröpfchen oder fäkal-oral, über Hände oder medizinische Geräte, z. B. Tonometer zur Messung des Augendrucks. Die höchste **Inzidenz** von Adenovirus-Infektionen findet sich im Säuglings- und Kleinkindesalter.

Die **Inkubationszeit** beträgt 5–7 (2–10) d. **Respiratorische Adenovirus-Infektionen** gehen meist mit Fieber, Konjunktivitis, Pharyngitis, Tonsillitis, Husten, Heiserkeit und Schnupfen mit Lymphknotenschwellungen einher. Seltener sind Pneumonien, die eine obstruktive Symptomatik verursachen und zu persistierenden Schäden wie Bronchiektasen führen können.

Eine **hohe Kontagiosität** weist die **epidemische Keratokonjunktivitis** durch Adenoviren (Typen 8, 19, 37) auf. Sie kann zu bleibenden Hornhauttrübungen führen.

Gastroenteritiden durch Adenoviren sind bei Kleinkindern häufig, initial wird nicht selten ein Infektkrampf (Fieberkrampf) ausgelöst. Bei Neugeborenen sind foudroyante Verläufe mit disseminierter Infektion und Schock beschrieben. Fetale Infektionen mit Hydrops fetalis sind sehr selten.

Adenoviren können auch im Kindesalter eine hämorrhagische Zystitis verursachen, die selbstlimitierend ist. Hepatitiden sind beschrieben, aber sehr selten.

Kürzlich konnten bei Kindern mit einer „neuen“ Form einer schweren akuten Hepatitis Infektionen mit dem Adeno-assoziiierten Virus 2 (AAV2) z. T. in Verbindung mit Adenoviren, *EBV* und/oder *HHV-6* nachgewiesen werden (u. a. Morfopoulou et al. 2023).

Schwere Infektionen mit Beteiligung mehrerer Organe können bei immunkompromittierten Patienten auftreten, das höchste Risiko haben allogen stammzelltransplantierte Patienten mit akuter bzw. chronischer Graft versus Host-Disease (GvHD).

Cave

Bei immunsupprimierten Patienten können Adenoviren schwere systemische Infektionen verursachen. Eine Pneumonie kann hämorrhagisch verlaufen, andere Organbeteiligungen können Meningoenzephalitis, Karditis, Nephritis, Hepatitis und Pankreatitis sein. Bei diesen schweren Infektionen ist meist Adenovirus-DNA im Blut nachweisbar.

39.2 Diagnostik

Bei milden Erkrankungen ist eine Diagnostik in aller Regel nicht indiziert. In Ausbruchssituationen wie z. B. der epidemischen Keratokonjunktivitis oder bei schweren Verläufen kann die Diagnose durch die PCR oder kulturell gestellt werden.

Alternative Methoden sind Antigennachweis mittels IFA oder ELISA, auch bei Diarrhö oder Zystitis. Die Serologie spielt in der Akutdiagnostik keine Rolle.

[1] Autor der Vorauflage: Frederik Roos

39.3 Therapie

Die Therapie ist in fast allen Fällen **symptomatisch,** die topische Therapie der Keratokonjunktivitis mit Cidofovir ist wegen der hohen Toxizität obsolet.

Bei schwer immunkompromittierten Patienten mit systemischer Infektion kann Cidofovir oder Brimcidofovir wirksam sein, bei stammzelltransplantierten Patienten sind adoptive T-Zell-Transfer eingesetzt worden.

Eine **Prophylaxe** durch Impfung ist nicht verfügbar. Strenge Hygienemaßnahmen – z. B. Handschuhe bei Pflege eines Kindes mit Gastroenteritis – werden empfohlen.

Wichtig für die Praxis

Die **Keratokonjunktivitis epidemica** ist die häufigste Infektion mit Adenoviren und **hochinfektiös**.
Die **Therapie** ist rein **symptomatisch**.

LITERATUR

Lion T: Adenovirus infections in immunocompetent and immunocompromised patients. Clin Microbiol Rev 27 (2014) 616–629.

Morfopoulou S, et al. Genomic investigations of unexplained acute hepatitis in children. Nature. 2023 Mar 30. doi: 10.1038/s41586-023-06003-w. Epub ahead of print. PMID: 36996872.

KAPITEL

40 Parvovirus B19 (Erythema infectiosum)

Bernd Salzberger[1]

Kernaussagen

- Die **Infektion** ist weltweit verbreitet und verleiht lebenslange Immunität.
- **Typisch** sind ein zunächst auf die Wangen begrenztes Exanthem, symmetrische Polyarthralgien und -arthritiden mit Befall v. a. der kleinen Gelenke.
- **Zielzellen** von Parvovirus B19 sind Vorläufer der Erythropoese.
- Eine Parvovirus-Infektion in der **Schwangerschaft** kann zum **Hydrops fetalis** und **intrauterinem Fruchttod** führen.

40.1 Vorbemerkungen

Das Erythema infectiosum (Ringelröteln, fieberhafte Erkrankung mit dem typischen Exanthem der geröteten Wangen, ➤ Abb. 40.1) wird durch das **humane Parvovirus B19** (B19) verursacht. Der Erreger gehört zur Familie der Parvoviridae. Am häufigsten wird B19 durch **Tröpfchen** übertragen. Parenteral übertragene Infektionen durch Blutkomponenten sind möglich. Plasmaprodukte sind aufgrund der inzwischen etablierten Testung parvovirusfrei.

Die Infektion ist **weltweit** verbreitet, die Prävalenz nimmt mit dem Alter zu.

Nach durchgemachter Infektion besteht i. d. R. **lebenslange Immunität,** Re-Infektionen sind selten.

Chronische B19-Infektionen werden bei Patienten mit hereditären oder erworbenen Immunmangelerkrankungen beobachtet. Auch bei immunkompetenten Patienten kann es in seltenen Fällen zu einer persistierenden Infektion kommen.

Cave

Eine Infektion in der ersten Schwangerschaftshälfte kann zur **intrauterinen Übertragung** mit Hydrops fetalis und zum intrauterinem Fruchttod führen.

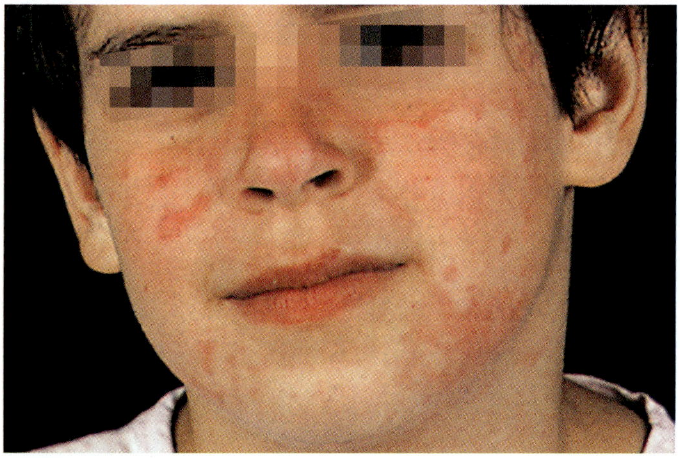

Abb. 40.1 Ringelröteln (Ohrfeigengesicht) [M349]

Nach aerogener Übertragung beträgt die **Inkubationszeit** 7–12 d. **Klinisch äußert** sich das Erythema infectiosum durch:

- Exanthem (initial Rötung beider Backen, später makukopapulöses Exanthem mit Beteiligung der Extremitäten
- Lymphknotenschwellung und / oder grippale Symptomatik
- Polyarthralgien bzw. Polyarthritiden

Der **Gelenkbefall** ist symmetrisch und betrifft insbesondere die kleinen Gelenke.

Bei Patienten mit einer **Hämoglobinopathie,** z. B. Sichelzellanämie oder Thalassämie, sowie nach einer vorangegangenen Blutung kann es bei der akuten Infektion zu einer **aplastischen Krise** kommen.

[1] Autor der Vorauflage: Tino F. Schwarz

Eine mit chronischer B19-Infektion assoziierte **Knochenmarkaplasie** wurde wiederholt bei Patienten mit schwerer Immunkompromittierung beobachtet, selten sind Hämophagozytosesyndrome nach Parvovirus-B19-Infektion beschrieben.

Weitere **Manifestationen** der akuten B19-Infektion sind

- eine vaskuläre Purpura,
- das petechiale Glove-and-Socks-Syndrom,
- eine akute Myokarditis (selten) sowie
- eine aseptische Meningitis und Enzephalitis.

Eine Infektion in der Frühschwangerschaft (erste Hälfte) führt in ca. 10 % der Fälle zum fetalen Hydrops mit Fruchttod. Bei überlebenden Kindern sind auch bei Nachweis einer intrauterinen Infektion keine Spätschäden beobachtet worden.

40.2 Diagnostik

Bei akuter Erkrankung findet sich im **Blutbild** i. d. R. eine erniedrigte Konzentration des Hämoglobins und der Erythrozyten. Thrombozytopenie oder Leukopenie kommen seltener vor. Die Hemmung der Erythropoese kann bis zu 4 Wo. anhalten.

Die **Diagnose** erfolgt klinisch oder serologisch durch den Nachweis von B19-spezifischen Antikörpern der IgM- und IgG-Klasse.

Die **Abklärung** einer **chronischen bzw. länger persistierenden B19-Infektion** ist nur durch den Nachweis von genomischer B19-DNA mit der Polymerase-Kettenreaktion (PCR) möglich.

Die Diagnostik eines fetalen Hydrops kann durch die Sonographie gestellt werden.

40.3 Therapie

Das Erythema infectiosum benötigt i. d. R. **keine** Therapie. In manchen Fällen kann eine **Fiebersenkung** notwendig sein.

Therapie bei B19-assoziierten hämatologischen Komplikationen: Diese bedarf in vielen Fällen in Abhängigkeit vom klinischen Zustand der **Transfusionen von Erythrozyten-Konzentraten.**

Bei chronischer B19-Infektion bei immunkompromittierten Patienten wurde nach Verabreichung von i. v. Immunglobulin wiederholt über einen guten klinischen Erfolg berichtet.

Wichtig für die Praxis

- Parvovirunsinfektionen sind **i. d. R. unkompliziert.**
- **Infektionen bei Schwangeren** sollten vermieden werden, Komplikationen für das ungeborene Kind sind möglich.

LITERATUR

Brown KE: The expanding range of parvoviruses which infect humans. Rev. Med. Virol. 20 (2010) 231–244

Chisaka H et al.: Parvovirus B19 and the pathogenesis of anaemia. Rev. Med. Virol. 13 (2003) 347–359

Douvoviannis M et al.: Neurologic manifestations associated with parvovirus B19 infection. Clin. Infect. Dis. 48 (2009) 1713–1723

Enders M et al: Fetal morbidity and mortality aftera ucte human parovrius B19 infection in pregnancy: prospective evaluation in 1018 cases. Prenat Diagn 24 (2004) 513–518

Young NS et al.: Parvovirus B19. N. Engl. J. Med. 350 (2004) 586–597

KAPITEL

41 Chikungunya-Fieber

Volker Melichar

Kernaussagen

- Das **Chikungunya-Virus** wird durch **Stechmücken** übertragen. Infektionen werden aus Süd- und Südostasien, Inseln des indischen Ozeans, aus Afrika und (seltener) aus Südeuropa berichtet und importiert.
- Neben einem raschen **Fieberanstieg, Kopfschmerzen** und **Konjunktivitis** werden bilaterale Gelenkbeschwerden v. a. an den Extremitäten beobachtet.
- **Komplizierte Verläufe** mit Hämorrhagien, Befall des Myokards und des Zentralnervensystems sind **selten.**
- Die **Behandlung** erfolgt symptomatisch mit Analgetika, die unter Umständen auch länger verabreicht werden müssen.

Cave

! Wegen der **Blutungsneigung** sollte bei komplizierten Verläufen in der symptomatischen Therapie kein ASS verwendet werden.

Der Name der Erkrankung stammt aus der Sprache der Makonde in Tansania und bedeutet „der gekrümmt Gehende".

41.1 Klinik

Das Chikungunya-Fieber wird durch **RNA-Viren** der Gattung Alphavirus aus der Familie der Togaviridae verursacht und durch verschiedene **Stechmücken** übertragen, die auch für andere Erkrankungen als Vektor fungieren, z. B. Gelbfieber (Aedes-Mücke) oder Malaria (Anopheles-Mücke). Die Virusinfektion kommt in wärmeren Regionen der Welt vor, z. B. in Süd- und Südostasien (u. a. Malaysia, Sri Lanka), auf der arabischen Halbinsel, auf den Inseln des indischen Ozeans (u. a. La Réunion, Seychellen) und in Afrika. Reservoire sind Affen und Nagetiere. Infektionen in Mittel- und Südamerika nehmen ab. Saisonale Ausbrüche sind auch in Südeuropa durch die sich dort ausbreitende Tigermücke möglich, 2007 kam es in Italien zu einem Ausbruch, 2010 in Südfrankreich. Die Stiche erfolgen **tagsüber, teils durch die Kleidung hindurch.** In Deutschland werden regelmäßig importierte Infektionen beobachtet, zuletzt (2016) zwischen 60 und 160 gemeldete Fällen jährlich.

Nach einer **Inkubationszeit** von 1 Wo. (3–12 d) kommt es zu einem raschen Fieberanstieg mit Kopfschmerzen, Muskel- und Gelenkbeschwerden sowie einer Konjunktivitis und fakultativ zu einem makulopapulösem Exanthem. Die **Gelenkbeschwerden** betreffen die Extremitäten und sind i. d. R. bilateral. Dabei sind die Gelenke geschwollen und schmerzen. Die Haut kann gerötet sein und im Verlauf können bräunliche Hautflecken entstehen. Ein Teil der Patienten entwickelt Petechien. Nur sehr wenige Fälle nehmen einen hämorrhagischen Verlauf.

Die **Prognose** ist gut, bei Thrombozytopenie und Erhöhung der Transaminasen ist der Verlauf protrahiert. Die abgelaufene Erkrankung hinterlässt eine lebenslange Immunität.

Bei einem Teil der Patienten dauern die **Gelenkschmerzen länger** an. Da die akute Krankheit und die Schmerzen morgens stärker sind und bei Bewegung abnehmen, kommen die Patienten gelegentlich unter dem Bild einer idiopathischen Arthritis zum Arzt. Hier ist die Anamnese dann richtungsweisend. Es kommt nicht zu einer Gelenkzerstörung wie bei einer idiopathischen Arthritis.

Eine Perinatale Infektion ist möglich bei Infektion der Mutter um den Geburtstermin. Meist verläuft die Infektion klinisch zunächst nur leicht, betroffene Kinder können jedoch im Verlauf eine globale Entwicklungsverzögerung zeigen.

41.2 Diagnostik

Die Reiseanamnese, d. h. ein Aufenthalt in einem Endemiegebiet, weist bei plötzlichem Beginn mit **hohem Fieber** und **bilateralen Gelenkschmerzen,** v. a. an den Extremitäten, auf das Chikungunya-Fieber hin. Der Nachweis des Erregers gelingt während der ersten 3–5 Krankheitstage mittels PCR oder Virusanzucht, nach dem 10. Krankheitstag durch Nachweis spezifischer Antikörper. Chikungunya zählt nicht mehr zu den hämorrhagischen Fiebersyndromen und ist in einer eigenen Kategorie meldepflichtig.

Je nach Reiseregion sind das Dengue-Fieber und andere Virusinfektionen mit Gelenkbeteiligung **differenzialdiagnostisch** möglich. Aber auch eine reaktive Arthritis oder idiopathische rheumatoide Arthritis müssen in die Differenzialdiagose einbezogen werden.

41.3 Therapie

Die Therapie erfolgt i. d. R. ambulant und symptomatisch mit **Analgetika/Antiphlogistika.** Diese müssen unter Umständen längere Zeit verordnet werden. Bei Fieber sollte die Flüssigkeitszufuhr gesteigert und antipyretisch mit Paracetamol behandelt werden. Auf Acetylsalicylsäure sollte wegen der erhöhten Blutungsgefahr verzichtet werden.

41.4 Prophylaxe

Durch **Vermeidung** von Stichen der Mücken, die das Chikungunya-Fieber übertragen, ist eine Expositionsprophylaxe wirksam. Anders als bei Malaria stechen die Mücken auch tagsüber und nicht nur in der Dämmerung und in der Nacht. Die Stiche erfolgen teilweise auch durch dünne Kleidung hindurch. Die Prophylaxe gelingt durch das **Tragen geschlossener Kleidung,** ggf. imprägniert mit Repellentien, der Verwendung von **Repellentien** und **Insektiziden** (➤ Kap. 62). In Endemiegebieten spielt die Bekämpfung der übertragenden Mücken eine zentrale Rolle, etwa die Beseitigung von Mückenbrutstätten und die Bekämpfung der erwachsenen Mücken und der Larven mit verschiedenen Verfahren. Eine Schutzimpfung gibt es nicht, die Forschung daran erfolgt weiterhin.

Wichtig für die Praxis

Die Therapie erfolgt großenteils symptomatisch durch nichtsteroidale Analgetika. Auf Acetylsalicylsäure sollte auf Grund der ohnehin erhöhten Blutungsneigung verzichtet werden.

LITERATUR

DGPI Handbuch: Infektionen bei Kindern und Jugendlichen. 7. A. Stuttgart: Thieme Verlag (2018)

Kumar R, Ahmed S, Parray HA, Das S: Chikungunya and arthritis: An overview. Travel Med Infect Dis Nov-Dec;44 (2021) 102168. doi: 10.1016/j.tmaid.2021.102168. Epub 2021 Sep 23. PMID: 34563686.

Robert Koch-Institut (RKI): Epidemiologisches Bulletin 48/2019: Reiseassoziierte Krankheiten. www.rki.de/DE/Content/Infekt/EpidBull/Archiv/2019/Ausgaben/48_19.pdf?__blob=publicationFile (letzter Zugriff: 19.12.2022)

US Centers for Disease Control and Prevention: Chikungunya Virus at a glance. www.cdc.gov/chikungunya/index.html (letzter Zugriff: 19.12.2022)

Vairo F, Haider N, Kock R et al.: Chikungunya: Epidemiology, Pathogenesis, Clinical Features, Management, and Prevention. Infect Dis Clin North Am Dec;33(4) (2019) 1003–1025. doi: 10.1016/j.idc.2019.08.006. PMID: 31668189.

KAPITEL

42 Röteln

Bernd Salzberger[1]

Kernaussagen

- Eine Rötelninfektion postnatal verläuft in aller Regel unkompliziert. Die **Rötelninfektion** ist aufgrund der Impfungen inzwischen selten.
- Eine Rötelninfektion während des 1. Trimenons der **Schwangerschaft** führt häufig zum Abort, überlebende Säuglinge weisen typische Organfehlbildungen auf und sind über Jahre hochinfektiös. Die Rötelnfetopathie – eine Infektion in der späteren Schwangerschaft – ist normalerweise selbstlimitiert.
- Die klinische **Diagnose** ist i. d. R. eindeutig. Bei Rötelnverdacht in der Schwangerschaft erfolgt der Nachweis meist serologisch.
- Die **Therapie** ist symptomatisch.

42.1 Vorbemerkungen

Das Rötelnvirus ist ein umhülltes RNS-Virus. Die **Übertragung** erfolgt über Tröpfcheninfektion, die Inkubationszeit beträgt median 16–18 d. **Infektiös** ist ein Patient ca. 7 d vor bis ca. 7 d nach dem Exanthemstadium (➤ Abb. 42.1).

Charakteristisch sind subfebrile Temperaturen, **Exanthem,** das mittelfleckig konfluiert und im Gesicht beginnt, okzipitale und retroaurikuläre **Lymphknotenschwellungen** und **Splenomegalie.** Selten findet sich passager ein Meningismus mit geringer Pleozytose im Liquor. In 20–30 % der Fälle verläuft die Infektion inapparent. Milde Begleitarthritiden sind beschrieben, sehr selten sind schwere Thrombozytopenien mit Organblutungen und Enzephalitis.

Konnatale Röteln entstehen nach Erstinfektion einer Schwangeren in 80–90 % der Fälle im 1., in 30–40 % der Fälle im 2. und 3. Trimenon. Die Übertragung auf den Fetus erfolgt diaplazentar während der Virämie.
Häufig führt die **Rötelnembryopathie** zum Abort oder zur Totgeburt. Eine Infektion des Embryos vor Abschluss der Organogenese resultiert in einer typischen Kombination von **Organfehlbildungen** (Gregg-Syndrom):

- Hörstörungen
- Herzfehler
- Katarakt
- Mikrophthalmus und Retinopathie
- ZNS-Befall mit Mikrozephalus
- Wahrnehmungsstörung und Hypotonie
- Dystrophie und persistierende Wachstumsstörungen

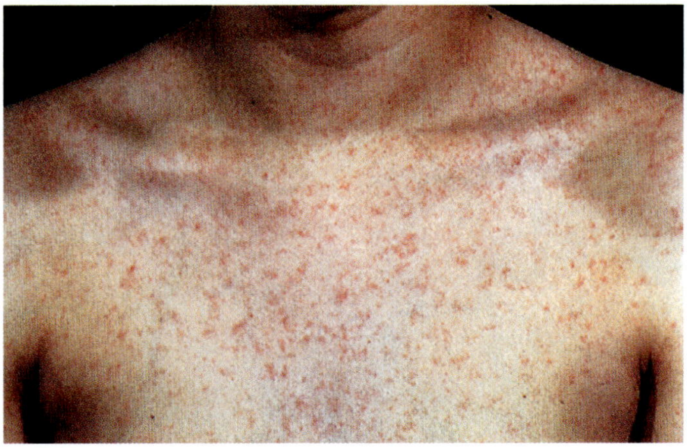

Abb. 42.1 Röteln [M349]

Cave

Überlebende **Säuglinge** mit konnatalen Röteln sind **hochinfektiös** und scheiden das Virus jahrelang in Stuhl und Urin aus.

[1] Autor der Vorauflage: Frederik Roos

Findet die Erstinfektion später in der Schwangerschaft statt, handelt es sich um eine **Rötelnfetopathie** mit

- Hepatomegalie mit Hepatitis und Transaminasenerhöhungen,
- Splenomegalie,
- Thrombozytopenie mit Petechien und Purpura,
- extramedullärer Blutbildung,
- hämolytischer Anämie und
- Exanthemen uncharakteristischer Morphologie und Meningoenzephalitis.

Diese Symptome sind i. d. R. **selbstlimitiert** und bilden sich nach einigen Wochen zurück. Andere Symptome wie Taubheit, Infektionen des Auges, Endokrinopathien und ZNS-Erscheinungen können sich bei der Monate bis Jahre persistierenden Rötelninfektion später entwickeln.

Die **Inkubationszeit** beträgt 2–3 Wo.

42.2 Diagnostik

Die **klinische** Diagnose von Röteln ist meist eindeutig, sodass auf den Antikörpernachweis verzichtet werden kann.

Bei Rötelnverdacht in der **Schwangerschaft** kann das Virus kurz vor und während der Erkrankung mit typischem Hautausschlag kulturell im Nasopharyngealabstrich nachgewiesen werden. Die Diagnose konnataler Röteln wird aber i. d. R. **serologisch** gestellt. Diagnostisch beweisend sind der IgM-Antikörpernachweis im HAH-Test oder nach dem 6. Lebensmonat persistierende Antikörper.

Nicht alle **Neugeborenen** mit konnatalen Röteln weisen Rötelnvirus-IgM-Antikörper auf. Das Rötelnvirus kann bei Röteln-Embryopathie noch bis 1–2 J. nach der Geburt aus Rachensekret, Urin, Stuhl, Liquor oder Leukozyten (Buffy Coat) in der Kultur angezüchtet werden, da die Infektion persistiert. Ein HAH-Antikörpertiter von ≥ 1 : 32 gilt als protektiv, für den Nachweis von Röteln-Antikörpern im ELISA ist die protektive Konzentration nicht klar evaluiert.

42.3 Therapie und Prävention

Die Therapie erfolgt **symptomatisch.**

Die Impfung (➤ Kap. 3) ist wirksam und die beste Prävention einer Rötelninfektion in der Schwangerschaft. Bei unklarer Impfanamnese sollte bei jungen Frauen eine serologische Kontrolle erfolgen, Anlässe hierzu können z. B. Einstellungsuntersuchungen sein.

Wichtig für die Praxis

- **Röteln** sind aufgrund der Impfung **eine Rarität** geworden.
- **Eventuelle Impflücken** (z. B. bei Migranten) sollten vor einer Schwangerschaft geschlossen werden.

LITERATUR

Matysiak-Klose D et al.: Stand der Elimination der Masern und Röteln in Deutschland – erste erfreuliche Ergebnisse erzielt. Epid Bull 15 (2021) 3–7

Robert Koch-Institut: RKI Ratgeber Röteln (2021). www.rki.de/DE/Content/Infekt/EpidBull/Merkblaetter/Ratgeber_Roeteln.html (letzter Zugriff: 1.6.2022)

KAPITEL

43 Gelbfieber

Volker Melichar

Kernaussagen

- Die **Infektion mit dem Gelbfiebervirus** wird durch **Stechmücken** übertragen.
- Infektionen sind in den Tropen Afrikas sowie Mittel- und Südamerikas verbreitet. Dank der **Gelbfieberimpfung** traten in den letzten Jahren in Deutschland nur 2018 drei importierte Gelbfieberfälle auf.
- Die Erkrankung erfolgt entweder asymptomatisch oder in **zwei Phasen:**
  - Die **erste Phase** beginnt mit raschem Fieberanstieg, Schüttelfrost, Kopfschmerzen und relativer Bradykardie über 3–4 d.
  - Bei 15 % der Erkrankten kommt es danach zu einem erneuten Fieberanstieg **(toxische Phase)** mit Blutungen und Organbeteiligung von Leber (Ikterus, Hepatitis), Niere (Nierenversagen) und ZNS (Krampfanfälle).
- Die **Letalität** in der toxischen Phase ist mit ca. 50 % sehr hoch.
- Die **aktive Impfung** ist **sehr effektiv** und für Einreisen in viele tropische Länder verpflichtend in offiziellen Gelbfieberimpfstellen vorzunehmen.

Cave

! Wegen der Gefahr eines komplizierten Verlaufs mit Blutungsneigung sollte zur symptomatischen Therapie **kein ASS** verwendet werden.

43.1 Klinik

Das Gelbfieber wird durch ein RNA-Virus aus der Flavivirus-Gruppe verursacht und von Stechmücken der Gattungen *Aedes* (Afrika und Amerika) und *Haemagogus* (nur Amerika) übertragen. Primaten und Menschen dienen als Erregerreservoir. Die Erkrankung kommt in den tropischen Regionen Afrikas sowie Mittel- und Südamerikas vor, v. a. in Bolivien, Brasilien, Ecuador, Kolumbien, Peru, Argentinien und Paraguay. Die WHO schätzt bis zu 200.000 Erkrankungen jährlich, die meisten in Afrika. Bis zu 30.000 Todesfälle jährlich können dadurch verursacht werden.

Es sind **3 Übertragungszyklen** möglich:

- **Busch- oder Dschungelgelbfieber, sylvatischer Zyklus:** Hier spielen sich die Infektionen zwischen Affen und Mücken ab.
- **Urbanes Gelbfieber:** Infizierte Mücken übertragen das Gelbfiebervirus auf den Menschen, dann dient der Mensch als Infektionsquelle, was bei bestimmten Vektoren, z. B. *Aedes aegypti,* zu einer Epidemie führen kann. Seit einem letzten Ausbruch 1999 in Bolivien ist dieser Zyklus in Amerika nicht mehr aufgetreten.
- **Intermediäer Zyklus:** Bei engen Kontakten zwischen Menschen und Affen verbinden sich die beiden o. g. Zyklen.

Asymptomatische oder milde Verläufe sind möglich, besonders bei Kindern. Ernsthafte Erkrankungen verlaufen in zwei Phasen:

- **1. Phase:** Nach einem akuten Beginn mit hohem Fieber, Schüttelfrost, Kopfschmerzen und einer relativen Bradykardie kommt es nach 3–4 d zu einer spontanen Besserung und zur Abheilung.
- **2. Phase:** Bei 10–15 % der Patienten kommt es zu einem erneuten Fieberanstieg und es stellen sich Blutungen ein, darunter Einblutungen in Organe und die Haut, aber auch Blutungen aus Körperöffnungen. Hinzu kommen Organschäden an Leber (Ikterus) und Nieren (Nierenversagen) sowie zentralnervöse Symptome (zerebrale Krampfanfälle, Tremor, Nystagmus).

Die **Letalität** von Gelbfieber ist bei mildem Verlauf sehr gering, bei kompliziertem Verlauf mit Organbeteiligung kann sie auf 20–50 % steigen. Die Krankheit hinterlässt eine lebenslange Immunität.

43.2 Diagnostik

Bei einer passenden Reiseanamnese ohne Impfung muss die Diagnostik mittels **PCR aus Blut oder Urin** erfolgen. Eine Rücksprache mit einem nationalen Referenzzentrum ist sinnvoll. Spezifische IgM- und IgG-Antikörper sind erst nach ca. 1 Wo. im Serum nachweisbar. Bei der Serologie muss eine gewisse Kreuzreaktion mit anderen Flavivirus-Antigenen, z. B. von Dengue, FSME, West-Nil-Fieber, japanische Enzephalitis, in Betracht gezogen werden.

Ein milder Verlauf der Gelbfieberinfektion kann kaum von anderen fieberhaften Infektionen unterschieden werden. Bei schwerem Verlauf sind differenzialdiagnostisch die Malaria tropica, die viralen hämorrhagischen Fiebererkrankungen, die Leptospirose, Rickettsiosen oder Rückfallfieber, d. h. bestimmte Borrelien u. a. *B. recurrentis,* zu bedenken.

43.3 Therapie

Die Therapie erfolgt i. d. R. **symptomatisch. Schwere Verläufe** bedürfen einer **intensivmedizinischen Behandlung.** Acetylsalicylsäure sollte auf jeden Fall vermieden werden, Kortikosteroide werden nicht empfohlen. Da die Krankheit durch Mücken übertragen wird, besteht normalerweise keine Ansteckungsgefahr für Kontaktpersonen.

43.4 Prophylaxe

Eine **Impfprophylaxe** ist mit einem gut verträglichen Lebendimpfstoff möglich. Bei etwa einem Fünftel der geimpften Personen kommt es zu leichten grippeähnlichen Symptomen. Die Impfstelle benötigt eine offizielle Zulassung als Gelbfieberimpfstelle. Der Schutz nach einmaliger Impfung beginnt nach ca. 10 d und hält wahrscheinlich lebenslang, mind. jedoch 10 J. an. Aufgrund der hohen Immunogenität ist der Impfschutz fast 100 %. In sehr seltenen Fällen kann es nach Impfung zu schweren neurologischen Komplikationen mit bleibenden Schäden und zum Multiorganversagen kommen. Dies betraf v. a. Kinder vor dem 6. Lebensmonat und Menschen ≥ 60 J. Die Häufigkeit dieser Nebenwirkungen wird mit 1 : 400.000 angegeben und steht in keinem Verhältnis zum Risiko der potenziell tödlichen Gelbfiebererkrankung in Endemiegebieten. Allerdings sollten aus diesem Grund Kinder < 1 J. und Erwachsene ≥ 60 J. nur unter strenger Indikationsstellung – etwa wenn die Einreise in ein Endemiegebiet unvermeidlich ist – geimpft werden.

Die Impfung ist **bei Einreise in viele Endemiegebiete verpflichtend,** der Nachweis erfolgt über den Impfpass. Generell ist die Impfung bei Einreise in alle tropischen Länder, die aufgrund ihrer Lage als Gelbfieberübertragungsgebiete infrage kommen, zu empfehlen, auch wenn die Gefahr der Infektion nur sehr gering ist. Verpflichtend ist die Gelbfieberimpfung zur Einreise in den meisten dieser Länder nur bei Einreise aus einem Endemiegebiet.

Eine **Expositionsvermeidung** ist bei Erkrankungen, die durch Stechmücken übertragen werden, generell sinnvoll. Aus Schutz vor Mückenstichen sollte geschlossene Kleidung getragen und Repellentien und imprägnierte Bettnetze angewandt werden. In den Gelbfieberendemiegebieten sind meist auch Malaria, Dengue-Fieber und weitere virale hämorrhagische Fiebererkrankungen verbreitet (➤ Kap. 62). In diesen Ländern sollte zudem eine effektive Bekämpfung von Ausbrüchen durch die Impfung der Bevölkerung und konsequente Mückenbekämpfung erfolgen.

Wichtig für die Praxis

Potentiell lebensbedrohliche Erkrankung die durch Lebendimpfung vor der Reise fast vollständig vermieden werden kann. Auf ASS und Korticosteroide sollte in der Therapie verzichtet werden.

LITERATUR

DGPI Handbuch: Infektionen bei Kindern und Jugendlichen. 7. A. Stuttgart: Thieme Verlag (2018)

Kling K, Domingo C, Bogdan C et al.: Duration of protection after vaccination against yellow fever – systematic review and meta-analysis. Clin Infect Dis Jul 20 (2022) ciac580. doi: 10.1093/cid/ciac580. Epub ahead of print. PMID: 35856638.

Robert Koch-Institut (RKI): Infektionskrankheiten A-Z, RKI-Ratgeber Gelbfieber. (letzter Zugriff: 19.12.2022) www.rki.de/DE/Content/Infekt/EpidBull/Merkblaetter/Ratgeber_Gelbfieber.html.

WHO: Detection and investigation of serious adverse events following yellow fever vaccination. WHO (2008). www.who.int/publications/i/item/detection-and-investigation-of-serious-adverse-events-following-yellow-fever-vaccination (letzter Zugriff: 19.12.2022)

WHO: Yellow Fever Fact sheet. WHO (2019). www.who.int/news-room/fact-sheets/detail/yellow-fever (letzter Zugriff: 19.12.2022)

KAPITEL

44

Thomas Völkl

FSME

Kernaussagen

- **FSME-Viren** werden durch Zecken übertragen und verursachen einen grippalen Infekt mit nachfolgender **Meningitis** und/oder **Enzephalitis.**
- Bei **Kindern** sind die Verläufe in der Regel leichter und manifestieren sich als Meningitis, bei **Erwachsenen** sind sie dagegen schwerer in Form einer Enzephalitis.
- Die **Inzidenz** steigt; im Jahr 2020 wurden dem RKI 706 neue Erkrankungsfälle gemeldet (2011 noch 422 Fälle)
- Eine **virostatische Therapie** gibt es nicht. Differenzialdiagnostisch muss immer eine Neuroborreliose ausgeschlossen werden.
- Es gibt eine gut wirksame **Indikationsimpfung** für Kinder und Erwachsene in Endemiegebieten.

Weitere Informationen

Das Erkrankungsbild wurde 1931 erstmals bei Forstarbeitern in Österreich beschrieben, das FSME-Virus selbst aber erst 1949 von Prof. Dr. Hans Moritsch in Wien entdeckt. Tragischerweise infizierte sich Prof. Moritsch im Jahre 1965 bei Laborarbeiten selbst mit dem FSME-Virus und starb an der Erkrankung.

44.1 Epidemiologie

Das Frühsommer-Meningoenzephalitis (FSME)-Virus ist ein Einzelstrang(+)-RNA-Virus (11kb) und gehört zur Familie der *Flaviviridae.* FSME-Viren werden von Arthropoden übertragen. Anhand des Oberflächenglykoproteins E kann das Virus in den auch in Deutschland vorkommenden zentraleuropäischen Subtyp (European Tick-borne encephalitis virus, TBEV-Eu = FSME-Virus), der vor allem durch die Zecke **Ixodes ricinus** (gemeiner Holzbock) übertragen wird, in den fernöstlichen (Ostrußland, TBEV-FarEastern) und einen sibirischen Subtyp (TBEV-Sib) unterteilt werden. Zecken halten sich bevorzugt in Wäldern in nicht zu trockenen Lagen in hohem Gras und Gebüsch sowie in losem Laub auf. Sie sind bis zu einer Höhe von 1300 m anzutreffen.

Die Viren zirkulieren zwischen den Arthropoden in allen Entwicklungsstadien (Ei, Larve, Nymphe, Imago) und kleinen Säugern (Mäuse, aber auch Vögel und Rotwild), die nicht erkranken Diese bilden das **Erregerreservoir.** In den Endemiegebieten Deutschlands sind ca. 0,1 (Bayern) bis 5 % (Baden-Württemberg) der Zecken mit dem Virus infiziert, deutlich weniger als mit Borrelien (10–35 %). Das Risiko, nach einem Zeckenstich in einem Hochrisikogebiet zu erkranken liegt bei 1 : 600 bis 1 : 2000.

Endemiegebiete in Deutschland waren bis 2011 im Wesentlichen **Baden-Württemberg und Bayern** sowie südliches Hessen (Odenwald), Landkreis Birkenfeld in Rheinland-Pfalz. Mittlerweile (Stand 2022) sind auch Südthüringen, Südsachsen und weitere Einzellandkreise in den angrenzenden Bundesländern betroffen. In Europa sind auch Verbreitungsgebiete in Österreich, den baltischen Ländern, in Russland, Polen, in der Tschechischen und in der Slowakischen Republik, in Ungarn, Südschweden, Finnland, Kroatien, Slowenien und Albanien. Keine oder nur Einzelfälle treten in Frankreich, Italien, Griechenland, der Iberischen Halbinsel und im Vereinigten Königreich auf. Aktuelle und detaillierte Endemiekarten sind unter www.rki.de und www.ecdc.europa.eu abrufbar.

Abhängig von der Aktivität der Zecken tritt die Krankheit bevorzugt im **Frühjahr und Sommer** auf, häufig jedoch auch im Herbst. Die **Infektion** erfolgt durch Zeckenstich, sehr selten durch virusinfizierte, nicht pasteurisierte Milch von Ziegen und Schafen, in

Ausnahmefällen auch von Kühen. Die Übertragung von Viren erfolgt innerhalb von 1–2 h nach dem Stich, die von Borrelien dagegen innerhalb von 5–10 h.

Die **Inkubationszeit** beträgt 7–14 d (bis zu 28 d). Erkrankte sind nicht ansteckend.

44.2 Klinik

Der typische Krankheitsverlauf ist biphasisch. Die **1. Phase** ist charakterisiert durch eine **grippale Symptomatik** mit i.d.R. nur subfebriler Temperatur, Nausea, Schwindel und Kopfschmerzen. Nach einem **freien Intervall** von 1–3 Wo. kommt es bei 6–10 % (bis 30 %) der Erkrankten zur **2. Phase** mit **neurologischen Symptomen.** Es entsteht eine **Meningitis** (ca. 60 %) mit oder ohne **Enzephalitis** (ca. 40 %) welche sich klinisch entsprechend mit Kopfschmerzen, Nausea, Schwindel, Müdigkeit, Apathie, bis hin zu Krampfanfällen und Koma äußert.

Mit zunehmendem Alter wird die neurologische Symptomatik schwerer und kann über Monate persistieren. Bei Erwachsenen kann sich zusätzlich eine **Myelitis** entwickeln. Auch Fälle mit Landry-Paralyse (rasch progrediente Polyradikulitis mit aufsteigenden schlaffen Lähmungen) sind bei Erwachsenen mit FSME beschrieben.

Nach enzephalitischem Verlauf sind neurologische Defizite (Paresen, 5–7 %) oder auch tödliche Verläufe (ca. 1 %) aber dennoch selten und treten faktisch nur bei Erwachsenen auf.

Grundsätzlich ist davon auszugehen, dass nur bei **einem Drittel** der Personen, die von einer infizierten Zecke gestochen werden, dann auch eine Erkrankung auftritt.

44.3 Diagnostik

Die diagnostische Methode der Wahl ist der **serologische Nachweis** (ELISA oder IFT) FSME-Virus-spezifischer IgM- und IgG-Antikörper in Serum oder Liquor oder ein signifikanter Anstieg der Antikörperkonzentration innerhalb von 2–4 Wo. Im Liquor ist zudem eine Pleozytose mit bis zu 500 Leukozyten/µl nachweisbar, die anfangs granulozytär und erst im Verlauf lymphozytär differenziert ist. Der Nachweis von RNA mittels RT-PCR ist nur zu Krankheitsbeginn möglich und hat in der klinischen Routine eine nachrangige Bedeutung.

Differentialdiagnostisch muss neben anderen typischen Meningitiserregern (Picornaviren, HSV, Bakterien) immer auch an eine **Neuroborreliose** gedacht werden und eine entsprechende Mitbestimmung der Anitkörpertiter im Liquor und Serum erfolgen. Auch ist eine ausgeprägte Kreuzimmunität zu anderen *Flaviviridae* bei der Interpretation der Ergebnisse zu beachten.

44.4 Therapie

Eine spezifische antivirale Therapie steht nicht zur Verfügung. Die Therapie erfolgt symptomatisch (Flüssigkeitssubstitution, ggf. Ibuprofen oder Paracetamol) sowie den spezifischen neurologischen Ausfällen angepasst.

44.5 Prävention

Im Vordergrund steht die **aktive Impfung** für potenziell gefährdete Bewohner und Besucher von Risikogebieten (nach RKI). Eine Indikation für eine Impfung besteht für Personen, die sich in FSME-Risikogebieten aufhalten und verhaltensbedingt – Berufsausübung, Freizeitaktivitäten – gegenüber Zecken exponiert sind (s. a. Impfempfehlungen der Ständigen Impfkommission, STIKO, am Robert Koch-Institut). Die Grundimmunisierung ist ≥ 2. Lj. möglich und muss alle 3–5 J. aufgefrischt werden. Es sind die jeweiligen detaillierten Empfehlungen des Herstellers zu beachten. Der Impfstoff für Kinder enthält eine reduzierte Antigendosis. Impfreaktionen (Fieber) treten bei kleineren Kindern etwas häufiger auf.

Eine große Bedeutung kommt der **Expositionsprophylaxe** zu. Beim Spielen oder Wandern durch Buschwerk und hohes Gras sollten folgenden Empfehlungen beachtet werden: helle Kleidung zur leichteren Erkennung der Zecken, die möglichst viel Körperoberfläche bedeckt, die Anwendung von geeigneten Repellents und das sorgfältige Absuchen des Körpers nach dem Aufenthalt in der Natur.

Bei Zeckenbefall muss die Zecke umgehend, möglichst mit einer Zeckenpinzette, entfernt werden. Ein Quetschen des Zeckenkörpers soll vermieden werden, da dann vermehrt Viren in den Wirtsorganismus gelangen. Die Anwendung von Öl oder Klebstoff ist obsolet und kontraproduktiv. Die Wunde ist nach dem Entfernen der Zecke zu desinfizieren.

Der direkte oder indirekte Nachweis des FSME-Virus ist **meldepflichtig,** soweit er auf eine akute Infektion hinweist.

44.6 Beratung und Spezialdiagnostik

Institut für Mikrobiologie der Bundeswehr (IMB)
Neuherbergsstr. 11, 80937 München
Ansprechpartner: Prof. Dr. Gerhard Dobler, Dr. Sabine Zange
Tel.: 089 992692 3974 oder -3808
E-Mail: GerhardDobler@bundeswehr.org

Wichtig für die Praxis

- Typisch für die FSME und verwandte Viren ist ein **zweiphasiger Verlauf:** in der 1. Wo. Allgemeinsymptome, Fieber und Entzündungszeichen, dann nach einer Latenzzeit von 1–3 Wo. Symptome der ZNS-Infektion.
- Die **FSME-Impfung** sollte in allen Endemiegebieten durchgeführt werden, eine spezifische Therapie existiert nicht.

LITERATUR

DGPI-Handbuch Infektionen bei Kindern und Jugendlichen. 7. A. Thieme: Stuttgart (2018)

Falke D: Flaviviren. In: Suerbaum S, Hahn H, et al. (Hrsg.), Medizinische Mikrobiologie und Infektiologie, 7. A. Springer: Berlin, Heidelberg (2012)

Kaiser R: Update tick-borne encephalitis. MMW Fortschr Med 12;151(11) (2009) 38–39

Lindquist L, Vapalahti O: Tick-borne encephalitis. Lancet 371(9627) (2008) 1861–1871

Phipps LP, Johnson N: JMM Profile: Tick-borne encephalitis virus. J Med Microbiol 71(5) (2022) doi: 10.1099/jmm.0.001492
Robert Koch-Institut (RKI): Infektionsepidemiologisches Jahrbuch für 2020. RKI: Berlin (2021)
Robert Koch-Institut (RKI): Infektionskrankheiten A–Z, RKI-Ratgeber für Ärzte, Frühsommer-Meningoenzephalitis (FSME). www.rki.de (Stand: 21.04.2022)

KAPITEL

45 Dengue-Fieber

Volker Melichar

Kernaussagen

- Die **Infektion mit dem Dengue-Virus** wird durch **Stechmücken *(Aedes spp.)*** übertragen.
- Vor allem in den **Tropen** Südostasiens, Amerikas und Afrikas kommt die Krankheit vor. Einzelne Fälle wurden auch aus Südfrankreich und Kroatien gemeldet, die offensichtlich nicht alle importiert waren.
- Neben milden Verläufen geht das **klassische Dengue-Fieber** oft mit starken **Muskel- und Gelenkschmerzen** und **Exanthem** einher und muss gelegentlich intensivmedizinisch behandelt werden. Beim hämorrhagischen Verlauf kann ein Kreislaufversagen mit Schocksymptomatik auftreten, bei dem etwa ein Fünftel der Patienten verstirbt.
- Im **Blutbild** findet sich eine Leukopenie und Thrombozytopenie.
- Die Behandlung erfolgt **symptomatisch.** Bei schwerem Verlauf ist umgehend eine intensivmedizinische Therapie erforderlich.

Cave

! Wegen der **Blutungsneigung** sollte in der symptomatischen Therapie kein ASS verwendet werden.

45.1 Epidemiologie

Das Dengue-Fieber wird durch **Flaviviren** (4 Serotypen) verursacht und durch Stechmücken (*Aedes aegypti* und *Aedes albopictus*) übertragen.

Es kommt zu jährlich geschätzt 50–100 Mio. Infektionen, davon erkranken 500.000 Patienten schwer bzw. zeigen einen komplizierten Krankheitsverlauf. Geschätzt 22.000 Menschen sterben jedes Jahr am Dengue-Fieber, darunter v. a. Kinder, Senioren und Menschen mit Vorerkrankungen. Die Virusinfektion kommt in tropischen und subtropischen Regionen in Südostasien, Pazifik, Mittelamerika und Afrika vor. Einige Fälle wurden auch aus Südfrankreich und Kroatien gemeldet, die offensichtlich nicht alle importiert waren. Durch Klimaveränderungen hat sich der Lebensraum von *Aedes albopictus* auch in Regionen um das Mittelmeer erweitert.

Typische Infektionsländer für Reisende aus Deutschland sind Thailand, Indien, Indonesien, Vietnam, die Philippinen sowie Malaysia, Sri Lanka und Brasilien. Die Häufigkeit der importierten Fälle lag zuletzt (2019) bei 1200/J., oligosymptomatische Infektionen werden vermutlich häufig nicht diagnostoziert. Somit ist das Dengue-Fieber mittlerweile ähnlich häufig wie die Malaria bei Reisenden.

45.2 Klinik

Nach einer Inkubationszeit von gewöhnlich 4–7 d (max. 3–14 d) kommt es nach einem grippeähnlichen Prodromalstadium zum sog. 1. Stadium mit einem raschen Fieberanstieg bis 40 °C und kontinuierlichem Fieber, das 2–7 d anhält und nicht selten mit Schüttelfrost, starken Kopfschmerzen, Erbrechen, heftigen Muskel- und Gelenkschmerzen (Break Bone Fever) einhergeht. Zudem können Konjunktivitis, Bradykardie und Blutdruckabfall auftreten sowie ein makulopapulöses Exanthem und Petechien. Lymphknoten und Milz sind vergrößert. Bei ca. 20 % der Fälle tritt nach einer Entfieberung nach 24 h ein erneuter Fieberanstieg auf (2. Stadium).

Neben einer Thrombozytopenie und Lymphopenie wird auch ein Anstieg der Transaminasen beobachtet.

Milde Verlaufsformen sind ebenso möglich. Kinder haben häufig höheres Fieber als Erwachsene, zeigen aber ansonsten teilweise weniger bzw. mildere klinische Symptome.

MERKE

Dengue-Trias: Fieber, Exanthem, Kopf-, Muskel- und Gelenkschmerzen und fakultativ Blutungsneigung.
Das Dengue-Fieber ist v. a. bei Patienten nach einem Aufenthalt in den Tropen **differenzialdiagnostisch** zu erwägen.

Nach dieser Initialphase kommt es bei einem kleinen Teil der Patienten, am häufigsten bei Kindern und älteren Menschen, sowie bei einer Re-Infektion mit einem anderen Stamm zu einem schweren Verlauf, dem **hämorrhagischen Dengue-Fieber** (DHF).

Die Patienten erscheinen klinisch zunächst noch weitgehend unauffällig und auch der systolische Blutdruck ist durch Kompensationsmechanismen zunächst stabil. Zwischen dem 4. und 7. d der Infektion entwickelt sich ein Kapillarleck-Syndrom mit Hypoproteinämie, Zunahme des Hämatokrits, Pleuraergüssen und Aszites. Klinische Zeichen in dieser Phase sind Erbrechen, Bauchschmerzen und Hepatomegalie. Dann kommt es zu einem plötzlichen Blutdruckabfall und Schock mit Anstieg des Hämatokrits, Abfall der Thrombozyten, Flüssigkeitsverlust in den extravasalen Raum, Schleimhautblutungen und eingeschränktem Bewusstseinszustand. Eine disseminierte intravasale Koagulation kann auftreten. Weiterhin kann es durch den Flüssigkeitsverlust zu einem plötzlichen Blutdruckabfall und Schock kommen.

Dieser schwerste Verlauf mit lebensbedrohlichem Kreislaufschock wird auch als **Dengue-Schock-Syndrom** (DSS) bezeichnet. Ohne adäquate supportive Therapie ist diese Phase mit einer hohen Letalität (bis zu 40 %) verbunden, mit intensivmedizinischer Therapie ist die Prognose heute gut.

Die kritische Phase dauert meist nur 2–3 d, danach kommt es zu einer raschen Besserung. Es kann ein zweites Mal ein makulopapulöses Exanthem auftreten, das juckt, und im Verlauf eine Hautschuppung über 1–2 Wo. Insbesondere Erwachsene klagen nach überstandener Infektion noch wochenlang über Müdigkeit und Abgeschlagenheit.

Cave

Eine besonders schwere Verlaufsform ist das **hämorrhagische Fieber,** bei dem es im akuten Krankheitsverlauf zu lebensgefährlichen Blutungen kommen kann. Auch das Auftreten einer disseminierten intravasalen Gerinnung ist möglich.

45

45.3 Diagnostik

Bei entsprechender Reiseanamnese, hohem Fieber und Krankheitsgefühl mit Leukopenie und Thrombopenie muss ein V. a. eine Dengue-Infektion gestellt werden. Aufgrund der unspezifischen Symptome in der Anfangsphase und der möglichen Differenzialdiagnosen ist eine Virusdiagnostik wichtig. Sie erfolgt mittels PCR aus Blut oder Serum. Spezifische Antikörper sind erst in der 2. Krankheitswoche nachweisbar, IgM nach 4–5 d, IgG nach 7–10 d. Steigende Titer im Verlauf oder IgM-Antikörper sprechen für eine akute Infektion. Hohe IgG-Titer sind verdächtig für eine Zweitinfektion – **Cave:** Gefahr des hämorrhagischen Dengue-Fiebers!

Je nach Reiseregion ist differenzialdiagnostisch an das Chikungunya-Fieber, Malaria, Gelbfieber und die japanische Enzephalitis zu denken, aber auch an eine Meningokokken-Sepsis und bei Ungeimpften an Masern.

45.4 Therapie

Bei unkompliziertem Verlauf ist keine spezifische Therapie nötig. Bei Fieber sollte die Flüssigkeitszufuhr gesteigert und antipyretisch mit Paracetamol behandelt werden. Auf ASS sollte aufgrund der erhöhten Blutungsgefahr verzichtet werden.

Die **Flüssigkeitstherapie** gleicht einen intravaskulären Mangel durch Verlust von Flüssigkeit in den dritten Raum aus und vermeidet eine Hypotonie. Die Gabe von p. o. Rehydratationslösung bzw. i.v. **0,9 %-NaCl-Lösung** ist die Therapie der Wahl. Die Gabe einer kolloidalen Lösung (Dextran, Hydroxyethylstärke) bringt keinen Vorteil, wie randomisierte Studien ergeben haben.

Die Gabe von **Thrombozytenkonzentraten** erfolgt bei Blutungen und sehr niedrigen Thrombozytenzahlen, obwohl das Überleben der Plättchen im Schock herabgesetzt ist. Immunglobuline vermögen die Thrombozytopenie nicht zu verbessern. Kortikosteroide bringen keine therapeutische Wirkung.

45.5 Prophylaxe

Durch Vermeidung von Stichen der das Dengue-Fieber übertragenden Mücken ist eine wirksame Prophylaxe möglich (Expositionsprophylaxe). Anders als bei Malaria stechen die Mücken auch tagsüber und nicht nur in der Dämmerung und in der Nacht. Die Prophylaxe gelingt durch Tragen **geschlossener Kleidung** und die Verwendung von **Repellentien** und **Insektiziden** sowie imprägnierten **Bettnetzen** (➤ Kap. 62). In Endemiegebieten spielt die Bekämpfung der übertragenden Mücken eine zentrale Rolle, etwa die Beseitigung von Mückenbrutstätten und die Bekämpfung der erwachsenen Mücken und der Larven mit verschiedenen Verfahren. Eine **Schutzimpfung** ist in Europa nicht verfügbar, es sind jedoch mehrere Präparate in Erprobung, in Endemiegebieten teils auch zugelassen. Problematisch ist bei der Entwicklung der Schutzimpfung die Tatsache, dass eine Immunität gegen einen Teil der Stämme, z. B. aufgrund einer unvollständig angehenden Impfung, das Risiko für einen komplizierten Verlauf erhöht, falls eine Infektion mit einem anderen Stamm erfolgt.

Wichtig für die Praxis

Gefährlich sind Reinfektionen, v.a. mit einem anderen Serotypen, da dann die zuvor gebildeten Antikörper infektionsverstärkend wirken können. Dann ist das Risiko für das potentiell tödliche hämorrhagische Fieber erhöht.

LITERATUR

DGPI Handbuch: Infektionen bei Kindern und Jugendlichen. 7. A. Stuttgart: Thieme Verlag (2018)

Robert Koch-Institut (RKI): Dengue Fieber. In: Epidemiologisches Bulletin 50 (2020). www.rki.de/DE/Content/Infekt/EpidBull/Archiv/2020/Ausgaben/50_20.pdf%3F__blob%3DpublicationFile (letzter Zugriff: 19.12.2022)

Samir B, Peter W et al.: The global distribution and burden of dengue. Nature 496; (2013) 504–507

WHO: Dengue and severe dengue. www.who.int/news-room/fact-sheets/detail/dengue-and-severe-dengue (letzter Zugriff: 19.12.2022)

WHO: Dengue guidelines, for diagnosis, treatment, prevention and control. WHO 2009. www.who.int/publications/i/item/9789241547871 (letzter Zugriff: 19.12.2022)

WHO: Laboratory testing for Zika virus and dengue virus infection. Interim guidance, WHO 14 July (2022). www.who.int/publications/i/item/WHO-ZIKV_DENV-LAB-2022 (letzter Zugriff: 19.12.2022)

KAPITEL

46 Infektionen mit West-Nil- und Zika-Virus

Bernd Salzberger

Kernaussagen

- West-Nil-Virus und Zika-Virus sind **Flaviviren** und werden durch **Stechmücken** übertragen, beide haben sich in den letzten Jahrzehnten weit ausgebreitet.
- **West-Nil-Virus** hat sich über alle Regionen der USA verbreitet, in Europa ist die Ausbreitung v. a.im südöstlichen Europa.
- **Zika-Virus** hat seit 2017 in Südamerika zu großen Ausbrüchen geführt, dabei ist es bei Schwangeren zu Fetopathien und Fehlgeburten gekommen.

46.1 Erreger

Zika-Virus und West-Nil-Virus sind **Flaviviren (Familie Flavoviridae, Gattung Flavivirus), behüllte einzelsträngige RNA-Viren.**

Das **West-Nil-Virus** wurde erstmals 1937 in der West-Nil Region bei einer fiebernden Frau entdeckt. Die Vermehrung geschieht v. a. durch enzoonotische Zyklen zwischen Stechmücken (v. a. Culex spp.) und Vögeln. Infizierte Säugern (Pferde und Menschen) übertragen das Virus vermutlich nicht. Das West-Nil-Virus ist serolosch eng verwandt mit zwei anderen neurotropen Flaviviren, dem japanischen Enzephalitis-Virus und dem St.-Louis-Enzephalitis-Virus. Das West-Nil-Virus hat eine große geographische Verbreitung von Afrika über den Nahen Osten bis nach Südeuropa und in Teile Mitteleuropas, seit 1999 auch in Nordamerika.

Das **Zika-Virus** wurde erstmals 1947 aus Affen im Zika-Wald in Uganda isoliert. Übertragungen auf Menschen konnten durch Seroprävalenzstudien nachgewiesen werden. *Aedes spp.*, am häufigsten *A. aegyptii* und *A. albopictus* sind die wichtigsten Überträger. Initial fand sich eine Verbreitung entlang des Äquators von Afrika bis Asien, ab 2007 breitete sich das Zika-Virus über den Pazifik bis Mittel- und Südamerika aus.

46.2 Epidemiologie

46.2.1 West-Nil-Virus-Infektionen

Das West-Nil-Virus wird durch Stechmücken (Culex und andere Spezies) auch in nicht tropischen Regionen übertragen. Infektionen werden weltweit nicht systematisch erfasst, im 21. Jahrhundert werden jährlich in den USA mehrere Tausend Fälle diagnostiziert. In Europa kam es erstmals in den 1960er-Jahren in der Camargue zu autochthonen Infektionen. 2019 kam es zur ersten autochthonen Infektion in Deutschland, im Jahre 2020 wurden in Deutschland 21 Infektionen mit dem West-Nil-Virus diagnostiziert, 20 davon in Deutschland erworben. Typischerweise treten Infektionen im Sommer auf, Infektionen in Deutschland waren bisher zwischen Juli und September zu verzeichnen. Übertragungen zwischen Vögeln sind beschrieben (durch Kontakt mit erkrankten oder toten Vögeln), Übertragungen von Mensch zu Mensch sind möglich durch Transfusion von Blutbestandteilen, durch Organtransplantation oder vertikal.

46.2.2 Zika-Virus-Infektionen

Bis 2007 wurden nur isolierte Infektionen mit Zika-Virus gefunden, 2007–2015 kam es zu mehreren kleineren Ausbrüchen im Pazifikraum, ab 2015 kam es zu großen Ausbrüchen in Süd- und Mittelamerika mit mehreren Hunderttausend Fällen, auch mit späteren Ausbrüchen in Westafrika durch importierte Infektionen. Seit 2018 sind die Zahlen rasch rückläufig auf einige Hundert Infektionen weltweit pro Jahr. Aufgrund der geographischen Verbreitung muss mit einer hohen Dunkelziffer gerechnet werden. In Deutschland wurden 2018

Bei diesen großen Ausbrüchen wurde das Virus auch sexuell, durch Blutbestandteile und vertikal übertragen.

46.3 Klinik

West-Nil-Virus: Über 80 % aller Infektionen bei Menschen verlaufen asymptomatisch oder unkompliziert. Das West-Nil-Fieber als Syndrom tritt nach einer Inkubationszeit von 2–14 d mit Symptomen, u. a. Fieber, Kopfschmerzen, exzessives Schwitzen, Abgeschlagenheit und Lymphadenopathie, auf.

Die neuroinvasive Form tritt bei < 1 % der Infektionen auf, typischerweise nach einem Prodromalstadium von 1–7 d mit einer fieberhaften Erkrankung.

Risikofaktoren sind Immunsuppression, Alter und männliches Geschlecht. Die neurologischen Krankheitsformen beinhalten Meningitis, Meningoenzephalitis und ein polioähnliches Syndrom. Bei der Enzephalitis findet sich häufig eine periphere Muskelschwäche als Symptom. Für Patienten mit einer stationären Aufnahme wegen einer neurologischen Erkrankung mit West-Nil-Fieber beträgt die Letalität ca. 14 %. Etwa ein Drittel der Überlebenden erholt sich vollständig.

Zika-Virus: Über 80 % der Infektionen verlaufen asymptomatisch. Die symptomatischen Fälle ähneln in der Klinik einem Dengue-Fieber (makulopapulöser Hautausschlag, Fieber, Arthralgien und Konjunktivitis, selten eine mäßige Thrombopenie), allerdings ohne hämorrhagische Komplikationen, dafür mit selteneren neurologischen Komplikationen und Fetopathien bei Schwangeren. Die häufigste neurologische Komplikation ist ein Guillain-Barré-Syndrom, häufig erst nach überstandener akuter Infektion.

Die Fetopathie beinhaltet ein breites Spektrum mit Fruchttod, Mikrozephalie, aber auch intrazerebrale Verkalkungen, Hörstörungen und Entwicklungsstörungen. Eine erhöhte Zahl von Mikrozephalien 2015 in Brasilien führte zur Entdeckung des Zusammenhangs mit Zika-Virus-Infektionen.

46.4 Diagnostik

46.4.1 West-Nil-Virus

West-Nil-Fieber sollte bei typischer Klinik einer am ehesten viralen Meningoenzephalitis bzw. Enzephalitis

46.4.2 Zika-Virus

Bei entsprechender Reiseanamnese, v. a. im Zusammenhang mit Ausbrüchen im Reisegebiet kann eine Zika-Virus-Infektion in den ersten Tagen durch PCR aus dem Blut nachgewiesen werden, Antikörper sind frühestens 4 d nach Symptombeginn nachweisbar. Die Diagnostik kann v. a. für Frauen mit Kinderwunsch relevant sein, eine sexuelle Übertragung durch einen infizierten Partner ist für mehrere Wochen nach einer Infektion möglich.

Bei einer Zika-Virus-Infektion bei einer schwangeren Frau sollte eine enge gynäkologische Betreuung mit regelmäßigen Ultraschallkontrollen erfolgen.

Cave

Zika-Virus-Infektionen sollten in der Schwangerschaft vermieden werden. Bei Reisen in ein Ausbruchsgebiet sollten Mückenstiche vermieden werden, nach der Rückkehr sollten Frauen mind. 2 Mon. eine Schwangerschaft vermeiden. Da das Zika-Virus nach einer Infektion länger im Samen nachgewiesen werden kann, sollten Männer nach Infektion bzw. Rückkehr aus einem Ausbruchsgebiet 3 Mon. lang beim Sex Kondome benutzen.

46.5 Therapie

Antivirale Substanzen oder Therapieoptionen sind weder für das West-Nil- noch das Zika-Virus vorhanden.

Bei unkompliziertem Verlauf ist keine Therapie nötig. Bei Fieber sollte die Flüssigkeitszufuhr gesteigert und antipyretisch mit Paracetamol behandelt werden. Auf ASS sollte bis zum Ausschluss einer Dengue-Infektion verzichtet werden.

46.6 Prophylaxe

Durch Vermeidung von Stichen der übertragenden Mücken ist eine wirksame Prävention bzw. Prophylaxe möglich (Expositionsprophylaxe).

Die Prophylaxe gelingt durch das Tragen **geschlossener Kleidung** und die Verwendung von **Repellents** und **Insektiziden** sowie imprägnierten **Bettnetzen** (➤ Kap. 62). Eine **Schutzimpfung** ist für keines der Viren verfügbar, Vakzinen für beide Viren sind in der Entwicklung.

Um eine sexuelle Übertragung zu vermeiden, sollten Frauen nach der Rückkehr aus einem Zika-Ausbruchsgebiet 2 Mon. lang eine Schwangerschaft vermeiden. Männer sollten nach Rückkehr oder einer Infektion mit dem Zika-Virus über 3 Mon. Kondome beim Sex benutzen.

Wichtig für die Praxis

- West-Nil- und Zika-Virus-Infektionen werden **primär durch Insektenstiche übertragen.** West-Nil-Virus zunehmend in Ost- und Südosteuropa, Zika in Südamerika, im Pazifik und Afrika.
- **West-Nil-Virus-Infektionen** können neben Allgemeininfektionen schwere ZNS-Infektionen auslösen, **Zika-Virus-Infektionen** sind besonders in der **Schwangerschaft** gefährlich und können eine Embryopathie auslösen. Eine Übertragung (auch sexuell möglich) soll in der Schwangerschaft vermieden werden.
- Weder eine **Impfung** noch eine **spezifische Therapie** stehen zur Verfügung.

LITERATUR

Deutsche Gesellschaft für Pädiatrische Infektiologie (DGPI): DGPI-Handbuch Infektionen bei Kindern und Jugendlichen. 7. A. Thieme Verlag, Stuttgart (2018)

Robert Koch-Institut (RKI): Antworten auf häufig gestellte Fragen (FAQ): Zika-Virus-Infektionen. https://www.rki.de/SharedDocs/FAQ/Zikavirus/Zikavirus-Infektionen.html (letzter Zugriff: 11.1.2023)

Robert Koch-Institut (RKI): Infektionsepidemiologisches Jahrbuch meldepflichtiger Krankheiten für 2020. Berlin (2021)

Robert Koch-Institut (RKI): West-Nil-Fieber im Überblick. www.rki.de/DE/Content/InfAZ/W/WestNilFieber/West-Nil-Fieber_Ueberblick.html (letzter Zugriff: 11.1.2023)

Thomas SJ, Endy TP, Rothmann AL, Barrett AD: Flaviviruses (Dengue, Yellow Fever, Japanese Encephalitis, West-Nile-Encephalitis, St. Louis Encephalitis, Kyasanur Forest Disease, Alkhumar Hemorrhagic Fever, Zika). Chap. 155. In: Bennett JE, Dolin R, Blaser MJ: Mandell Douglas and Bennett's Principles and Practices of Infectious Diseases 8th ed. Elsevier, Philadelphia 2015

KAPITEL

47 Coronavirusinfektionen (inkl. *SARS* und *MERS*)

Bernd Salzberger

Kernaussagen

- **Coronaviren** waren bis vor Kurzem nur als Erreger von oberen Atemwegsinfektionen bekannt.
- Drei Coronaviren haben seit 2003 durch **Spezieswechsel neue Erkrankungen** ausgelöst: (2003 *SARS: SARS-CoV-1;* 2012 *MERS: MERS-CoV; COVID-19: SARS-CoV-2*).
- **Pneumonien** sind selten bei den respiratorischen Coronaviren, häufig bei SARS, MERS. Pneumonien sind schwere Erkrankungen mit hoher Letalität.

47.1 Erreger

Coronaviren sind einzelsträngige RNA-Viren aus der Familie der Coronaviridae. Der Name bezieht sich auf die elektronenmikroskopische Morphologie. Coronaviren infizieren ein breites Spektrum von Tieren. Die Familie enthält 4 Gattungen, Alpha-, Beta-, Gamma- und Delta-Viren. Alpha- und Beta-Viren sind am häufigsten in Fledermäusen zu finden, Gamma- und Delta-Viren bei Vögeln.

Coronaviren können sich durch Punktmutationen und Rekombinationen verändern, im Gegensatz zu anderen RNA-Viren haben sie ein Enzym (Exonuklease), das die Fehlerrate bei der Replikation reduziert. **Humanpathogene Coronaviren** sind in den Gattungen **Alpha** und **Beta** zu finden:

Gattung	Spezies
Alpha	Coronaviren 229E, NL63E
Beta	Coronaviren *HKU1, OC-43, SARS-CoV, MERS-CoV, SARS-CoV-2* (➤ Kap. 48)

SARS-CoV und *SARS-CoV-2* benutzen beide den ACE2-Rezeptor zur Infektion, der v. a. auf respiratorischen Epithelien exprimiert wird. Das *MERS-CoV* benutzt den DPP-4-Rezeptor, der außer auf respiratorischen Epithelien v. a. in der Niere exprimiert wird.

47.2 Epidemiologie

Die Übertragung erfolgt v. a. durch Tröpfchen und Aerosole als typische respiratorische Infektionen.

Die respiratorischen Coronaviren *(229E, NL63E, HKU1, OC-43)* sind eine häufige Ursache unkomplizierter oberer Atemwegsinfektionen (ca. 15 % dieser Infektionen sind durch Coronaviren bedingt). Erste Infektionen finden i. d. R. in den ersten Lebensjahren statt und führen nur zur Teil-, nicht aber sterilisierenden Immunität.

SARS-CoV-1 hat 2003 nach einem Spezieswechsel eines Fledermausvirus über Zibetkatzen auf den Menschen in einem weltweiten Ausbruch ca. 8422 bekannte Infektionen verursacht, 916 davon tödlich. Die Kontrolle der Ausbreitung gelang, da Infektiosität erst nach dem Auftreten von Symptomen vorlag und so die Isolierung von Erkrankten wirksam ist. Seit dem ersten Ausbruch 2003 ist nur eine Übertragung durch Laborviren erfolgt, *SARS* ist seitdem bei Menschen nicht mehr aufgetreten.

MERS-CoV wurde erstmals 2012 beim Menschen gefunden. Hier erfolgt die Übertragung von Kamelen durch engen Kontakt, eine Übertragung von Mensch zu Mensch ist möglich, Risikofaktoren sind ein enger Kontakt bei schwerem Verlauf. Auch nosokomiale Übertragungen sind bekannt. Bisher (Stand November 2022) sind weltweit ca. 2601 Infektionen bekannt, 36 % davon tödlich.

47.3 Klinik

47.3.1 Respiratorische Coronaviren

Respiratorische Coronaviren verursachen typisch unkomplizierte Infektionen der oberen Luftwege mit einer Inkubationszeit von 2–5 d und einer mittleren Dauer von 7 d. Typisch sind Rhinitis, Halsschmerzen, Husten, Kopfschmerzen. Fieber tritt seltener auf (ca. 20 %). Die respiratorischen Viren sind auch als Erreger bei Exazerbationen einer chronischen Bronchitis zu finden, Pneumonien treten selten auf, Risikofaktor ist eine schwere Immunsuppression.

47.3.2 *SARS* (SARS-Coronavirus):

Nach einer Inkubationszeit von einigen Tagen kommt es zu Kopfschmerzen, Fieber und Myalgien. 4–7 d später entwickelt sich ein nicht produktiver Husten, bei schweren Verläufen begleitet von Dyspnoe.

Meist ist eine Lymphopenie vorhanden. Bei 25 % der Fälle verläuft die Infektion schwer mit Progression zum ARDS. Radiologisch ist die Pneumonie charakterisiert durch eine Mischung von Milchglas- und konsolidierenden subpleuralen Infiltraten. Risikofaktoren für einen schweren Verlauf und für Mortalität sind ein Alter > 50 J., kardiovaskuläre Komorbiditäten und Schwangerschaft. Komplikationen sind neben dem Lungenversagen thromboembolische Komplikationen und Multiorganversagen.

47.3.3 *MERS* (MERS-Coronavirus)

Infektionen mit dem *MERS-CoV* sind v. a. für schwere Infektionen beschrieben. Nicht ganz klar ist, wie häufig a- oder oligosymptomatische Infektionen sind. Nach einer Inkubationszeit von 2–14 d treten bei leichten Verläufen Halsschmerzen, Rhinitis, Myalgien und febrile Temperaturen auf. Bei schweren Verläufen kommt es zur raschen Verschlechterung der Lungenfunktion (median 2 d von der Krankenhausaufnahme bis zur Verlegung auf die Intensivstation). Etwa ein Drittel der Patienten hat zusätzlich gastrointestinale Symptome (Übelkeit, Erbrechen und Diarrhö), ca. 50 % eine Verschlechterung der Nierenfunktion. Andere Komplikationen sind Perikarditis und Pleuraergüsse. Laborchemisch findet sich häufig eine Neutro- und Lymphopenie. Radiologisch sind v. a. Milchglasinfiltrate disseminiert in der Lunge zu finden.

47.4 Diagnostik

Der Nachweis des jeweiligen Virus mittels PCR aus respiratorischem Material (Sputum, BAL) ist Standard zur Diagnostik. Die vorhandenen PCR-Tests haben eine hohe Sensitivität und Spezifität.

Ein Antikörpernachweis ist zur Akutdiagnostik nicht geeignet. Bei *COVID-19* kann der Nachweis von Antikörpern gegen das S-Protein eine Impfantwort oder frühere Infektion bedeuten. Antikörper gegen das N-Protein treten nur nach Infektion auf, der Nachweis ist aber nicht sensitiv.

Eine Kultivierung des Virus ist möglich, zur Diagnostik aber nicht notwendig.

Eine Sequenzierung des Genoms von Virusisolaten ist auch aus respiratorischem Material heute möglich. Sequenzierungen können zur Charakterisierung spezifischer Isolate, zur Surveillance und zur Epidemiologie verwendet werden

47.5 Therapie

Für die Infektionen mit respiratorischen Coronaviren sind keine antiviralen Therapieoptionen vorhanden. Dies gilt auch für *SARS* und *MERS*.

Die Therapie bei schweren Verläufen von SARS und MERS besteht v. a. in der Organersatztherapie (nicht- und invasive Beatmung, Nierenersatztherapie) und der Therapie (seltener) Begleitinfektionen.

47.6 Prophylaxe

Für alle der hier aufgeführten Infektionen ist keine Impfung vorhanden. Zur Prävention der Übertragung von *SARS* und *MERS* sind strenge Hygienemaßnahmen (Benutzung von FFP2-Masken, Schutzkleidung) v. a. in medizinischen Einrichtungen wirksam.

Wichtig für die Praxis

- Die **endemischen respiratotischen Coronaviren** verursachen häufig obere Atemwegsinfektionen, schwere Infektionen sind sehr selten.
- *MERS-CoV* als möglicherweise importierte Erkrankung hat eine **hohe Komplikationsrate.** Spezifische Therapeutika sind nicht vorhanden.

LITERATUR

McIntosh K, Perlman S: Coronaviruses (Including Severe Acute Respiratory Syndrome (SARS) and Middle East Respiratory Syndrome (MERS) Chap. 157. In: Bennett JE, Dolin R, Blaser MJ: Mandell Douglas and Bennett's Principles and Practices of Infectious Diseases 8th ed. Elsevier, Philadelphia 2015

Robert Koch-Institut (RKI): Informationen des RKI zum MERS-Coronavirus www.rki.de/DE/Content/InfAZ/M/MERS_Coronavirus/MERS-CoV.html (letzter Zugriff: 11.1.2023)

KAPITEL

48 COVID-19

Bernd Salzberger und Florian Hitzenbichler

Kernaussagen

- COVID-19: Virusinfektion, wird durch *SARS-CoV-2* ausgelöst und ist die erste Pandemie des 21. Jahrhunderts.
- **Pneumonien** und **ARDS** sind ähnlich wie bei SARS und MERS schwere Erkrankungen mit hoher Letalität.
- **Antivirale Therapien** sind wirksam zur Verhinderung schwerer Verläufe.
- Die entwickelten **Impfungen** haben durch die Virusevolution ihre Wirksamkeit gegen Infektionen weitgehend eingebüßt, sie sind weiter sehr gut wirksam in der Verhinderung schwerer oder gar tödlicher Verläufe.

48.1 Erreger

Coronaviren sind einzelsträngige RNA-Viren aus der Familie der *Coronaviridae.* Der Name bezieht sich auf die elektronenmikroskopische Morphologie. Coronaviren infizieren ein breites Spektrum von Tieren. Die Familie enthält 4 Gattungen, Alpha-, Beta-, Gamma- und Delta-Viren. Alpha- und Beta-Viren sind am häufigsten in Fledermäusen zu finden, Gamma- und Delta-Viren bei Vögeln.

SARS-CoV-2 ist ein β-Coronavirus, das eine hohe Homologie zu in Südostasien isolierten Fledermausviren aufweist. Vermutet wird ein Spezieswechsel zum Menschen über einen bisher unbekannten Zwischenwirt. *SARS-CoV* und *SARS-CoV-2* benutzen beide den ACE2-Rezeptor zur Infektion, der v. a. auf respiratorischen Epithelien exprimiert wird.

SARS-CoV-2 hat sich in vielen Infektionen im Lauf der Pandemie durch Evolution stark verändert. **Virusvarianten,** die sich weit ausgebreitet haben, wurden von der WHO nach dem griechischen Alphabet beziffert. Ende 2021 trat die Omikron-Variante erstmals auf, die 2022 weltweit eine hohe Zahl von Infektionen verursacht hat. Parallel zum Auftreten ist die Letalität von COVID-19 stark zurückgegangen. Nicht ganz sicher ist, zu welchen Anteilen die geringere Krankheitsschwere durch die akkumulierte Immunität (durch Impfungen bzw. frühere Infektionen) oder durch Veränderungen des Virus zu erklären ist.

48.2 Epidemiologie

Die **Übertragung** erfolgt v. a. **durch Aerosole und Tröpfchen** als typische respiratorische Infektion der oberen Atemwege. Durch die Evolution des Virus über die Zeit wurde vermutlich der Infektionsweg über Aerosole bedeutsamer. Allerdings wurden Infektionsereignisse mit massenhaften Transmissionen (sog. Superspreading Events) bereits zu Beginn der Pandemie beobachtet.

SARS-CoV-2 hat seit dem ersten Auftreten im Dezember 2019 weltweit über 600 Millionen Infektionen und mehr als 6 Millionen Todesfälle (Stand Januar 2023) verursacht. *SARS-CoV-2* ist eines der Pathogene mit der höchsten Kontagiosität (R_0 der ersten Stämme wurde mit 2,5, die viel infektiösere Omikron-Variante aus dem Jahre 2021 mit etwa 8–10 errechnet). Infizierte sind (wie bei der Influenza) bereits vor Auftreten der ersten Symptome ansteckend. Am häufigsten treten bisher Infektionen in der Altersgruppe von 34–59 J. auf, Komplikationen sind am häufigsten bei Infizierten > 50 J.

48.3 Klinik

Wie bei SARS und MERS sind bei COVID-19 leichte und schwere Verläufe zu unterscheiden. Anders als bei SARS und MERS sind leichte Verläufe mit ca. 95 % der Infektionen häufiger, aber durch die hohe Ansteckungsrate waren schwere Verläufe bei den ersten Ausbrüchen (z. B. in Wuhan, der Lombardei, in New York) so zahlreich, dass Krankenhäuser durch den Anfall an hospitalisierungspflichtigen Erkrankten rasch überlastet waren.

Nach einer **Inkubationszeit** von 2–14 d (im Mittel 6 d) treten Symptome einer oberen Atemwegsinfektion auf mit Halsschmerzen, Rhinitis, Kopfschmerzen und Husten. Ein Verlust des Geschmacks- und Geruchssinns ist fast pathognomonisch für COVID-19, tritt aber nur bei einem Teil der Infizierten auf.

Eine **Verschlechterung bzw. ein Übergang zu einem komplizierten Verlauf** tritt meistens in der zweiten Krankheitswoche auf. Komplikationen sind v. a. die Pneumonie (radiologisch durch anfänglich rundliche subpleurale Milchglasinfiltrate charakterisiert), thromboembolische Ereignisse (Lungenembolien) und Multiorganversagen. Der schwere Verlauf ist gekennzeichnet durch eine hohe Entzündungsaktivität, laborchemisch finden sich eine Lymphopenie und starke Erhöhungen des CRP sowie der LDH (PCT nicht oder wenig erhöht). Risikofaktoren für den Übergang in einen schweren Verlauf sind in allererster Linie Alter, Immunkompromittierung, dann männliches Geschlecht, Diabetes und kardiovaskuläre Komorbiditäten, Adipositas und Schwangerschaft.

Bei einem Teil der Patienten bestehen Symptome (am häufigsten respiratorische Symptome und schwere Abgeschlagenheit) auch noch mehr als 3 Mon. nach Ablauf der akuten Erkrankung **(sog. Long-Covid-Syndrom).** Dieses postinfektiöse Syndrom ist in der Pathogenese (ebenso wie ähnliche Syndrome nach EBV-Infektion oder Q-Fieber) noch nicht gut verstanden, was seine Behandlung sehr erschwert.

48.4 Diagnostik

Der **Nachweis des Virus mittels PCR** aus respiratorischem Material (bei leichten Verläufen aus Nasopharynx-, Pharynxabstrich oder Rachenspülwasser; bei schweren Verläufen aus Sputum, BAL oder Trachealaspirat) ist Standard zur Diagnostik. Die vorhandenen PCR-Tests haben eine hohe Sensitivität und Spezifität.

Bei **komplizierten Verläufen** kann auch eine **Virämie** vorhanden sein.

Ein Antikörpernachweis ist zur Akutdiagnostik nicht geeignet. Der Nachweis von Antikörpern gegen das S-Protein, eine Impfantwort oder frühere Infektion bedeuten, Antikörper gegen das N-Protein treten nur nach Infektion auf, der Nachweis ist aber nicht sensitiv.

Zum Nachweis sind ferner **Antigentests** zugelassen, diese haben eine hohe Spezifität, aber eine geringere Sensitivität, v. a. bei niedriger Virusreplikation (85 bis hinab zu 30 %).

Eine Kultivierung des Virus ist möglich, zur Diagnostik aber nicht notwendig.

Eine Sequenzierung des Genoms von Virusisolaten ist heute auch aus respiratorischem Material möglich. Sequenzierungen können zur Charakterisierung spezifischer Isolate, zur Surveillance und zur Epidemiologie verwendet werden.

48.5 Therapie

Die Therapie von COVID-19 lässt sich in drei Modalitäten unterteilen:
- Antivirale Therapie,
- antiinflammatorische Therapie
- und supportive Therapie (inkl. Organersatzverfahren).

48.5.1 Antivirale Therapie

Eine antivirale Therapie ist mit mehreren Substanzen möglich. Die ersten Therapieansätze waren Rekonvaleszentenplasma (in nahezu allen Studien keine Wirksamkeit) und monoklonale Antikörper (Wirksamkeit in randomisierten Studien gezeigt). Mit der zunehmenden Immunflucht der Omikron-Subvarianten haben die monoklonalen Antikörper ihre neutralisierende Wirksamkeit verloren und damit vermutlich auch die klinische Wirksamkeit.

Weiter effektiv sind die antiviralen Substanzen **Remdesivir** (Nukleosidanalogon, bisher nur i. v.), **Nirmatrelvir** (Proteaseinhibitor) und **Molnupiravir** (Nukleosidanalogon). Alle drei Substanzen haben sich in randomisierten Studien bei nicht geimpften Patienten als wirksam erwiesen, sie sind auch bei Omikron-Varianten und geimpften Risikopatienten wirksam und werden in den nationalen und internationalen Leitlinien auch empfohlen.

Eine antivirale Therapie sollte bei allen Patienten, die ein erhöhtes Risiko für einen schweren Verlauf haben, in den ersten 5(–7) d nach Auftreten von Symptomen begonnen werden. Eine antivirale Therapie ist jedoch nicht mehr oder kaum mehr wirksam bei fortgeschrittener Erkrankung.

Nirmatrelvir/Ritonavir hat den Vorteil der p. o. Gabe und ist die bevorzugte Substanz im ambulanten Setting. Allerdings sind Interaktionen zu anderen Medikamenten häufig und müssen immer überprüft werden, problematisch ist u. a. die gleichzeitige Gabe von NOAKs, Simvastatin, Ticagrelor, Clopidogrel, Amiodaron, Colchizin und Rifampicin, um nur einige Beispiele zu nennen. **Remdesivir** ist (bei früher Gabe) mutmaßlich ähnlich effektiv, hat aber weniger Interaktionen (muss jedoch i. v. gegeben werden).

ALS FAUSTREGEL GILT

Risikofaktoren für einen schweren Verlauf sind in allererster Linie Alter > 50 J., Immunsuppression oder -defizienz, Adipositas und chronische Vorerkrankungen. Bei einer Infektion von Patienten mit einem Risiko oder mehreren solchen Risiken sollte eine antivirale Therapie (s. u.) begonnen werden (auch unabhängig vom Impf- oder Genesenenstatus).

Substanzen und Dosierung ➤ Tab. 48.1.

Tab. 48.1 Antivirale Therapie – Substanzen und Dosierung

Substanz	Dosierung	Bewertung
Nirmatrelvir/Ritonavir	2 × 300/1 mg/d für 5 d	Primäre Option nach Wirksamkeit u. Dosierung, durch Ritonavir Interaktionen mit Begleitmedikation häufig!
Remdesivir	200 mg i. v. d 1, 100 mg i. v. d 2–3	Intravenöse Therapie, wirksam auch noch bei sauerstoffpflichtigen Patienten.
Molnupiravir	2 × 800 mg für 5 d	Falls andere Optionen nicht möglich sind, keine relevanten Interaktionen.
Monoklonale AK	i. v.	Keine Empfehlung für eine Substanz möglich, da die Wirksamkeit der einzelnen Präparate sehr von der zirkulierenden *SARS-CoV-2*-Variante abhängig ist.

Tab. 48.2 Antiinflammatorische Therapie – Substanzen und Dosierung

Substanz	Dosierung	Bewertung
Dexamethason	6 mg/d über max. 10 d	Einsatz bei O_2-Bedarf, vor Intubation
Tocilizumab	8 mg/kg i. v. einmalig, ggf. mit einer Wiederholung (zusätzlich zu Dexamethason)	Einsatz bei O_2-Bedarf, rascher Progression u. hoher Entzündungsaktivität, Ausschluss bakterielle Co-Infektion notwendig!
Baricitinib	4 mg/d p. o. über 14 d (zusätzlich zu Dexamethason)	Einsatz bei O_2-Bedarf, Ausschluss bakterielle Co-Infektion notwendig!

48.5.2 Antiinflammatorische Therapie

Die erhöhte Entzündungsaktivität bei der schweren Form der COVID-19-Erkrankung ist in aller Regel nicht durch (seltenere) Superinfektionen bedingt, sondern durch eine überschießende Reaktion des Immunsystems.

Die adjuvante Therapie mit **Dexamethason** bei Patienten mit Sauerstoffsubstitution oder Beatmung war die erste Therapieoption, die in randomisierten Studien eine Verbesserung der Prognose zeigte. Mittlerweile sind mit **Toculizumab** (anti-IL6-Antikörper) und **Baricitinib** (JAK-Stat-Inhibitor) zwei weitere Optionen vorhanden, die bei Progression der Erkrankung auch additiv zu Dexamethason eingesetzt werden können (allerdings sollen Toculizumab und Baricitinib nicht kombiniert werden!).

Substanzen und Dosierung ➤ Tab. 48.2.

48.5.3 Supportive Therapie (Antikoagulation, Organersatzverfahren)

Bei stationären Patienten sollte eine **Standardprophylaxe einer tiefen Beinvenenthrombose** vorzugsweise mit niedermolekularem Heparin durchgeführt werden. Eine **therapeutische Antikoagulation** soll nur bei spezifischer Indikation durchgeführt werden.

Organersatzverfahren sind in der Therapie schwerer Verläufe häufig notwendig, am häufigsten kommen invasive Beatmung, Nierenersatzverfahren und ECMO (extrakorporale Membranoxygenierung) zum Einsatz.

Therapie des Long-Covid-Syndroms: Zur Therapie des Long-Covid-Syndroms gibt es bisher keine Optionen.

48.6 Prophylaxe

Bereits im Jahr 2020 wurden zwei wirksame Impfstoffe (beide auf Basis der neuen mRNA-Technologie) zugelassen. Mittlerweile sind in der EU 7 Impfstoffe zugelassen (2 mRNA-Impfstoffe, 2 DNA-Impfstoffe und 3 Proteinimpfstoffe).

Initial zeigten alle Impfstoffe eine hohe Wirksamkeit in der Verhinderung von Infektionen (70–95 %), durch die Entwicklung neuer Varianten ist dieser Impfschutz weitgehend verloren gegangen. Erhalten geblieben ist allerdings der auch in den ersten Studien klar gezeigte **Schutz vor schweren oder gar tödlichen Verläufen** (85–95 %). Allerdings zeigt sich ein Abfall der Antikörperspiegel i. d. R. ab 6 Mon. nach Impfung, v. a. bei älteren Personen. Damit nimmt dann auch der Impfschutz gegen schwere Verläufe ab.

Dieser Impfschutz kann durch **rechtzeitige Boosterung** wiederhergestellt werden. Wann diese sinnvoll sind (ob regelmäßig, ob bis zu einer maximalen Zahl) ist noch nicht bekannt. Nur bei den mRNA-Impfstoffen sind bislang an Omikron adaptierte neue Impfstoffe zugelassen. Diese Impfstoffe werden aber nur für eine Boosterimpfung verwendet und nicht für die vorher erforderliche Grundimmunisierung.

Da auch hier die **Empfehlungen** häufig an neue Erkenntnisse angepasst werden müssen, sollten Impfungen nach den jeweils aktuellen Empfehlungen der STIKO durchgeführt und aktualisiert werden. Insbesondere bei Patienten mit Immunsuppression müssen die Impfschemata zum Teil auch intensiviert werden, eine Kontrolle des Impferfolgs ist mit serologischer Testung möglich (und teilweise auch empfohlen, u. a. bei Patienten mit Stammzell- oder Organtransplantation).

Tab. 48.3 Impfstoffe, Anwendung und Zulassungen (Stand: Januar 2023)

Produkt/Hersteller	Dosierung	Zulassung
Spikevax (mRNA)/Moderna	100 µg mRNA (Kinder ≤ 5 J. 25 µg, 6–11 J. 50 µg) 50 µg (Auffrischung)	Grundimmunisierung ≥ 6 Mon., 2 Dosen im Abstand von 28 d Auffrischimpfung ≥ 12 J.
Spikevax bivalent BA.1/Moderna		Auffrischimpfung (≥ 12 Lj.), empfohlen erst ≥ 30 Lj. (STIKO)
Spikevax bivalent BA.4–5/Moderna		Auffrischimpfung (ab 12 LJ), empfohlen erst ab dem 30 LJ (STIKO)
Comirnaty/Biontech	30 µg mRNA (Kinder ≤ 4 J. 3 µg, 5–11 J. 10 µg)	Grundimmuniserung (≥ 6 Mon.)
Comirnaty BA.1/Biontech	15 µg mRNA Wuhan, 15 µg mRNA BA.1	Auffrischimpfung ≥ 12 J.
Comirnaty BA.4–5/Biontech	15 µg mRNA Wuhan, 15 µg mRNA BA.5	Auffrischimpfung ≥ 12 J.
Jcovden/Janssen	0,5 ml Ad26.COV-2 DNA	Grundimmunisierung (≥ 18 J., Empfehlung ≥ 60 J.) 1 Dosis, 1. Auffrischung nach 2 Mon. (Empfehlung: Einsatz ab 60. Lj.)
Vaxzevria/Astra-Zeneca (seit 12/2021 in D nicht mehr verfügbar)	0,5 ml CHAdOx1-S DNA	Grundimmunisierung ≥ 18 J., 2 Dosen im Abstand von 4–12 Wo. (Empfehlung Einsatz ≥ 60. Lj.) Zwischenzeitlich in Deutschland nicht mehr verfügbar
Nuvavoxid/Novavax	0,5 ml, 5 µg rekomb. Spike-Protein	Grundimmunisierung (2 Dosen im Abstand von 3 Wo.), Auffrischimpfung nach 6 Mon., ≥ 12 J.
Covid-19 Vaccine/Valneva	0,5 ml, 33 Ag-Units, inaktiviert u. adjuvantiert	Grundimmunisierung (18–50 J.), 2 Dosen im Abstand von 28 d
Vidprevtyn beta/Sanofi	0,5 ml, 5 µg rek. Spike-Protein	Auffrischimpfung ≥ 18 J., 1 Dosis

ALS FAUSTREGEL GILT

Die Impfung ist nach wie vor die wichtigste Maßnahme zur Kontrolle der *SARS-CoV-2*-Infektion. Auch wenn sie n*icht mehr sicher vor Infektionen schützt, bleibt die Verhinderung oder Abschwächung des schweren Verlaufs immer noch bestehen. Es existieren kaum Kontraindikationen für die Impfung gegen *SARS-CoV-2* und insb. Risikopatienten sollten nach STIKO-Empfehlungen geimpft sein.

Neben den häufigen lokalen und systemischen unerwünschten Nebenwirkungen (meist gering bis moderat) sind seltene spezifische Nebenwirkungen der COVID-19-Vakzinen wie vakzineinduzierte Thrombose-Thrombozytopenie-Syndrome (VITT), überwiegend bei jüngeren Frauen bei den DNA-Impfstoffen Vaxzevria und Jcovden beobachtet worden (deshalb wurde empfohlen, diese Impfstoffe erst ≥ 60. Lj. einzusetzen). Bei den mRNA-Impfstoffen sind Myokarditis/Perikarditis, überwiegend bei jüngeren Männern aufgetreten (als Konsequenz hieraus wird Spikevax/Moderna erst ≥ 30. Lj. empfohlen; ➤ Tab. 48.3).

Wichtig für die Praxis

Die wichtigsten Risikofaktoren für einen schweren Verlauf sind:
- Fehlende Impfung (bzw. mangelnde Impfwirksamkeit)
- Hohes Alter
- Metabolische und kardiale Komorbiditäten

Insbesonders bei **Patienten mit fehlender Impfung und anderen Risikofaktoren** sollte frühzeitig eine antivirale Therapie bei Infektion mit *SARS-CoV-2* erfolgen.

LITERATUR

Cummings MJ, Baldwin MR, Abrams D et al.: Epidemiology, clinical course, and outcomes of critically ill adults with COVID-19 in New York City: a prospective cohort study. Lancet 395 (2020) 1763–1770

Feikin DR, Higdon MM, Abu-Raddad LJ et al.: Duration of effectiveness of vaccines against SARS-CoV-2 infection and COVID-19 disease: results of a systematic review and meta-regression. Lancet 399 (2022) 924–944

Kluge S, Janssens U, Welte T et al.: S3-Leitlinie – Empfehlungen zur stationären Therapie von Patienten mit COVID-19: AWMF (2022). https://register.awmf.org/assets/guidelines/113-001LGI_S3_Empfehlungen-zur-stationaeren-Therapie-von-Patienten-mit-COVID-19_2022-09_1.pdf (letzter Zugriff: 13.1.1023)

Robert Koch-Institut (RKI). Epidemiologischer Steckbrief zu SARS-CoV2 und COVID-19. Berlin RKI (2022). www.rki.de/DE/Content/InfAZ/N/Neuartiges_Coronavirus/Steckbrief.html (letzter Zugriff: 13.1.1023)

Ständige Impfkommission (STIKO): 24. Aktualisierung der COVID-19-Impfempfehlung. Epidem Bulletin (2022). www.rki.de/DE/Content/Infekt/EpidBull/Archiv/2022/50/Art_01.html (letzter Zugriff: 13.1.2023)

KAPITEL

49 Mumps

Bernd Salzberger[1]

Kernaussagen

- **Typisch für die Mumpsinfektion** ist die Parotisschwellung. Schwere Komplikationen können eine aseptische Meningitis, Meningoenzephalitis, Pankreatitis sowie Orchitis und Epididymitis sein. Im Fall der Meningoenzephalitis ist mit permanenter Schwerhörigkeit zu rechnen!
- Die **Diagnose** erfolgt anhand der typischen Symptome klinisch.
- Die **Therapie** ist symptomatisch.

49.1 Vorbemerkungen

Mumps wird durch ein Paramyxovirus verursacht. Die Übertragung erfolgt durch Tröpfcheninfektion. Die **Kontagiosität** ist nicht so hoch wie bei Masern, daher erkranken Ungeimpfte häufig erst im Erwachsenenalter. Die **Inkubationszeit** beträgt 2–3 Wo. Die Patienten sind ca. 6 d vor Auftreten der Parotisschwellung bis 9 d danach infektiös.

Knapp die Hälfte der Infektionen verläuft **inapparent.** Bei Erkrankung sind Kinder nur mäßig in ihrem Allgemeinzustand beeinträchtigt; oft bestehen nur subfebrile Temperaturen. Später kommt es zur **Schwellung** einer oder beider **Parotiden**(> Abb. 49.1). Die Parotitis ist wegen eines kollateralen Ödems oft schwer tastbar. Die Erkrankung dauert ca. 8–10 d. Im Allgemeinen ist die **Prognose** gut. Durch Virämie kann es zur Beteiligung anderer Organe kommen.

Eine **aseptische Meningitis,** die in ca. 5–15 % der Fälle oft erst im Anschluss an eine Parotitis auftritt, kann mit Fieber, Kopfschmerzen, Erbrechen und Nackensteifigkeit einhergehen. Eine Meningoenzephalitis wird in bis zu 3 % der Meningitiden beobachtet, verläuft oft sehr schwer und führt in etwa der Hälfte der Fälle zu permanenter **Schwerhörigkeit.**

Häufiger ist eine durch Schmerzen auffallende **Pankreatitis,** die durch erhöhte Serum-Lipase bestätigt werden kann.

Bei Infektion nach der Pubertät kann es in ca. 20 % der Fälle zur **Orchitis** und **Epididymitis** und folgender Infertilität kommen.

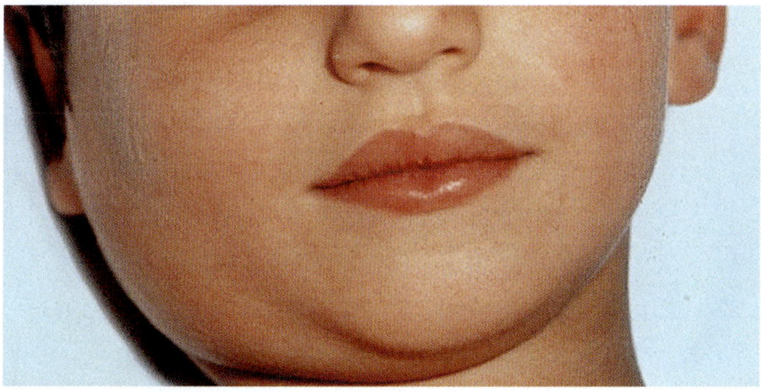

Abb. 49.1 Schwellung der Ohrspeicheldrüsen bei Mumps [E355]

49.2 Diagnostik

Die Diagnose erfolgt **klinisch** aufgrund der typischen Symptome. **Nachweis über PCR** ist möglich, ist aber i. d. R. nicht erforderlich. Geeignete Untersuchungsmaterialien sind Rachenabstrich, Speichel sowie Liquor bei V. a. Meningitis. Antikörper können serologisch mittels verschiedener Methoden nachgewiesen werden. IgM-Antikörper persistieren nach einer Infektion bis zu max. 3 Mon. Nach einer Mumps-Enzephalitis treten im Liquor nach 2–3 Wo. spezifische oligoklonale Antikörper auf.

[1] Autor der Vorauflage: Frederik Roos

49.3 Therapie und Prävention

Die Therapie ist **symptomatisch.** Nur bei **schwerer Mumpsenzephalitis** wird der Einsatz von **Kortikosteroiden** diskutiert. Bei Exposition wird die **Impfung** bei nicht oder unzureichend geimpften Personen innerhalb von 3 d nach Exposition empfohlen. Zur Mumpsimpfung ➤ Kap. 3.

Wichtig für die Praxis

Die **Immunität bei Mumps** ist auch nach zwei Impfdosen nicht vollständig, Ausbrüche bei jungen Erwachsenen kommen gelegentlich vor.

LITERATUR

Robert Koch-Institut: RKI Ratgeber Mumps (2021). www.rki.de/DE/Content/Infekt/EpidBull/Merkblaetter/Ratgeber_Mumps.html (letzter Zugriff: 1.6.2022)

KAPITEL

50

Markus Knuf und Bernd Salzberger[1]

RSV

Kernaussagen

- **RSV-Infektionen** treten in jedem Lebensalter saisonal in den Wintermonaten, zuletzt im letzten Quartal eines Jahres, auf.
- Infektionen in den ersten Lebensjahren sind sehr häufig. Mehr als 60 % der Kinder erkranken im Säuglingsalter. Insbesondere bei **Säuglingen** stehen Infektionen der unteren Atemwege als Bronchiolitis oder Pneumonie im Vordergrund.
- **Infektionen bei älteren Menschen** können ähnlich schwer wie eine Influenza, auch mit Pneumonie, verlaufen.
- Die **Diagnostik** erfolgt über die PCR. Die RSV-Antigen-Schnelltestdiagnostik wird im Kindesalter mit einer Sensitivität von ca. 80 % angewandt, wenn Nasopharyngeal-Spülflüssigkeit genutzt wird.
- Bei der **Therapie** stehen die symptomatische Therapie zur Abschwellung der Atemwege und die Sicherstellung der Atmung in Vordergrund.
- Für spezielle **Risikogruppen** (definierte F rühgeborene und Neugeborene mit hämodynamisch bedeutsamen Herzfehlern) ist aktuell die **Prophylaxe** mit monoklonalen RSV-Immunglobulinen möglich. Breiter anzuwendende monoklonale Antikörper, eine aktive Immunisierung sowie eine Impfung mit guter Wirksamkeit für ältere Menschen sind in der klinischen Prüfung.

50.1 Erreger

RSV (respiratorische Synzytialviren) gehören zu den **Paramyxoviren und sind eng verwandt mit dem Metapneumovirus.** Es sind behüllte RNA-Viren, zwei **Serotypen A und B** zirkulieren meistens parallel und entwickeln sich durch Punktmutationen ständig. RSV besitzt kein Hämagglutinin und keine Neuraminidase, die wichtigsten Proteine für die Bindung sind das F-Fusionsprotein und das G-Protein.

Infektionen durch RSV gibt es in jedem Alter. Die **Infektiosität** ist hoch, fast alle Kinder machen in den ersten 2 Lj. einmal eine RSV-Infektion durch.

Die **Übertragung** erfolgt durch Tröpfcheninfektionen. Eine nosokomiale Ausbreitung in der Klinik über Schmierinfektionen durch nasopharyngeal kolonisierte, aber nicht unbedingt erkrankte Kontaktpersonen spielt eine wichtige Rolle. Re-Infektionen sind häufig, RSV-Infektionen hinterlassen keine breite Immunität, die bei ständigen Änderungen der Virusstämme Re-Infektionen verhindert.

Die **Inkubationszeit** liegt bei 3–7 d. Erkrankte scheiden das RSV bis zu 1 Wo., Frühgeborene und junge Säuglinge bis zu 4 Wo. aus.

50.2 Klinik

Bei **Säuglingen** manifestieren sich RSV-Infektionen vorwiegend als Infektion der unteren Atemwege **(Bronchiolitis, Pneumonien).** Typisch sind Husten, Fieber und eine Tachydyspnoe mit einem verlängerten Exspirium. Re-Infektionen haben meist einen milderen Verlauf. Eine wichtige Rolle spielen RSV auch bei der Otitis media. Bei bis zu einem Viertel der Kinder mit nichtpurulenter Otitis media findet sich RSV als Erreger. Bei früher Infektion im Säuglingsalter besteht die Gefahr, dass weitere Infektionen der oberen Luftwege im späteren Verlauf obstruktiv verlaufen.

In Relation gefährdeter sind **besonders unreife Frühgeborene,** ehemalige Frühgeborene mit bronchopulmonaler Dysplasie, besonders wenn sie sauerstoffpflichtig sind, und Säuglinge mit angeborenen Herzfehlern, besonders mit Rechts-links-Shunt.

[1] Autor der Vorauflage: Frederik Roos

Kritisch kann eine RSV-Infektion auch bei **Neugeborenen** verlaufen, da diese häufig zur Schleimhautschwellung und damit Behinderung der freien Nasenatmung führt. Da Säuglinge auf die Nasenatmung angewiesen sind, sind **Apnoen** bei dieser Population möglich.

Weitere Risikogrupppen sind Immunsupprimierte und Menschen mit einer Trisomie 21. Absolut betrachtet erkranken allerdings deutlich mehr gesunde Säuglinge und Kinder, als solche mit Risiken.

RSV-Infektionen bei **Erwachsenen** verlaufen ähnlich wie die Influenza, entweder als obere respiratorische Infektion oder mit Beteiligung der unteren Atemwege. Besonders bei älteren Erwachsenen sind Pneumonien nicht selten, insgesamt ist die Rate schwerer Verläufe mit Pneumonie oder gar invasiver Beatmung im Vergleich zur Influenza ähnlich hoch oder gar höher.

Zusätzlich verlaufen RSV-Infektionen (wie andere respiratorische Infektionen) bei immunkompromittierten Kindern und Erwachsenen schwerer, Pneumonien sind hier deutlich häufiger mit ausgeprägterer Klinik.

RSV-Infektionen verursachen sowohl im Kleinkind- als auch im älteren Erwachsenenalter jährlich Todesfälle.

50.3 Diagnostik

Der Nachweis von RSV kann durch **PCR oder Antigen-Nachweis** erfolgen. Die Sensitivität des Antigen-Nachweises ist stark von der Virusmenge abhängig, weshalb bevorzugt Nasopharyngeal-Spülwasser benutzt werden sollte. Die Sensitivität bei Kindern ist hoch, bei Erwachsenen eher niedrig. Der Nachweis kann typisch durch einen Nasopharynx-Abstrich oder Spülwasser bzw. Rachenspülwassser erfolgen, bei Beteiligung der tiefen Atemwege auch über Sputum, Trachealsekret oder BAL.

Bei unkomplizierten oberen Atemwegsinfektionen ist eine Diagnostik meistens nicht notwendig.

Der serologische Nachweis von RSV-Infektionen spielt klinisch keine Rolle.

50.4 Therapie

Eine wirksame kausale Therapie ist nicht vorhanden. **Ribavirin** zeigt in vitro Wirksamkeit gegen RSV. Placebokontrollierte Studien zur inhalativen Therapien haben keinen eindeutig belegbaren Nutzen von Ribavirin-Inhalationen auf Beatmungspflichtigkeit, Intensivtherapie und Krankenhausaufenthaltsdauer aufzeigen können, die Inhalation ist teuer, potienziell toxisch für das Personal und kann nicht empfohlen werden.

In aller Regel reicht bei Säuglingen und Kleinkindern eine **rein symptomatische** Therapie aus. Diese beinhaltet:

- Ausreichende Flüssigkeitszufuhr und Freihalten des Nasopharynx, z.B. durch Spülung mit NaCl
- Ausreichende Versorgung mit Sauerstoff, ggf. Highflow, CPAP oder invasive Beatmung
- Inhalation von Bronchodilatatoren (symptomatische Wirksamkeit)
- Ggf. systemische Korikosteroide (Reduktion der Schwere und Dauer der Akutsymptome)

Inhalative Steroide und Sekretolytika haben keine Wirksamkeit.

Antibiotika sollten nicht ohne Nachweis von Superinfektionen eingesetzt werden.

Cave

Im Tierversuch ist Ribavirin teratogen, für den Menschen ist dies nicht nachgewiesen. Bei Schwangeren und Stillenden müssen besondere Vorsichtsmaßnahmen (FFP3-Atemschutz) beachtet werden.

50.5 Prävention und Prophylaxe

Standardhygienemaßnahmen (Händehygiene!) zur Vermeidung von durch Tröpfchen übertragene Infektionen sind bei Ausbrüchen und saisonal in Kliniken indiziert.

Eine Prävention von RSV-Infektionen bei Risikogruppen ist mit einem monoklonalen **RSV-Immunglobulinen** bzw. -Antikörpern möglich. Palivizumab (Synagis®) ist ein monoklonales humanisiertes Immunglobulin zur i. m. Applikation. Er wird empfohlen zur Prävention von RSV-Infektionen bei Risikogruppen, wie definierten Frühgeborenen, auch mit BPD.

Palivizumab hat sich als wirksam bei der Verhinderung einer stationären Behandlung erwiesen. Die Behandlung wird einmal monatlich über die mutmaßliche RSV-Saison (in der Regel fünfmal) durchgeführt, die Dosierung beträgt 15 mg/kgKG.

Es sind weitere monoklonale Antikörper (z.B. Nirsevimab) sowie Aktiv-Impfstoffe (subunit, partikel-basiert, verktor-basiert, lebend-attenuiert) für unterschiedliche Indikationen (Kinder, Schwangere, ältere Personen) in der Vorbereitung.

Weitere Informationen

Empfehlung der Fachgesellschaften DGPI, GNPI, DGKP, GPP und der Gesellschaft für Pädiatrische Kardiologie

Empfohlen ist Synagis® bei **Kindern mit hohem Risiko** für RSV-Infektionen wie

- Kinder mit **chronischen Lungenerkrankungen** (CLD) als Folge einer bronchopulmonalen Dysplasie bis zum Alter von 24 Mon., die in den letzten 6 Mon. vor Beginn der RSV-Saison noch eine Behandlung, z. B. O_2-Therapie, für die CLD erhalten haben.
- Kinder im Alter bis 24 Lebensmonate mit **hämodynamisch bedeutsamen Vitien,** wie relevanter Links-rechts- und Rechts-links-Shunt, und Patienten mit pulmonaler Hypertonie und pulmovenöser Stauung.

Kinder mit **mittlerem Risiko ohne chronische Lungenkrankheit,** können nach individueller Entscheidung, die Gefahr komplizierter Verläufe durch passiven Tabakrauchexposition berücksichtigt, eine RSV-Prophylaxe durch Synagis® bekommen, die

- vor Vollendung der 28. SSW geboren wurden und bei Beginn der RSV-Saison noch keine 12 Mon. alt sind.

- vor Vollendung der 29.–35. SSW geboren wurden und bei Beginn der RSV-Saison noch nicht 6 Mon. alt sind und mind. 2 der folgenden Risikofaktoren aufweisen:
  - Entlassung aus der neonatologischen Primärversorgung direkt vor oder während der RSV-Saison
  - Kinderkrippenbesuch oder Geschwister in externer Kinderbetreuung
  - Schwere neurologische Erkrankung

Mittlerweile ist ein weiterer monoklonaler Antikörper (Nirvesimab), der aufgrund längerer Serumhalbwertszeit nur einmal in der Saison appliziert werden muss und ebenfalls bei Risikokindern wirksam in der Reduktion von RSV-Erkrankungen ist, zugelassen.

Vakzinen gegen RSV wurden zuerst in den 1960er-Jahren entwickelt, zeigten aber schwerere Krankheitsverläufe nach Impfung. Seit der Charakterisierung des F-Proteins 2013 sind mehrere neue Impfstoffe entwickelt worden, die (Anfang 2023) in fortgeschrittener klinischer Prüfung sind und gute Wirksamkeit bei älteren Erwachsenen zeigen. Diese Impfstoffe könnten bei weiterer Entwicklung z. B. auch durch Impfung in der Schwangerschaft Kinder schützen.

Wichtig für die Praxis

- **RSV-Infektionen** treten saisonal in jedem Lebensalter, jedoch besonders häufig bei Säuglingen und Kleinkindern auf.
- Das **klinische Spektrum** ist variabel. Tiefe Atemwegsinfektionen mit kompliziertem Verlauf kommen regelhaft vor.
- Eine **wirksame kausale Therapie** ist nicht vorhanden.
- Aktuell steht für die **Prävention von RSV-Infektionen** bei Risikogruppen ein monoklonaler RSV-Antikörper zur Verfügung. Weitere Antikörper sowie Aktivimpfstoffe sind in Europa bereits zugelassen oder in Erprobung.

LITERATUR

Arriola CS, et al. Estimated Burden of Community-Onset Respiratory Syncytial Virus-Associated Hospitalizations Among Children Aged <2 Years in the United States, 2014-15. J Pediatric Infect Dis Soc. 2020, 587-595

Byington CL, Ampofo K, Stockmann C et al.: Community Surveillance of Respiratory Viruses Among Families in the Utah Better Identification of Germs-Longitudinal Viral Epidemiology (BIG-LoVE) Study. Clin Infect Dis 61 (2015) 1217–1224

Griffin MP, Yuan Y, Takas T et al.: Single-Dose Nirsevimab for Prevention of RSV in Preterm Infants. N Engl J Med 383 (2020) 415–425

Hammitt LL, Dagan R, Yuan Y et al.: Nirsevimab for Prevention of RSV in Healthy Late-Preterm and Term Infants. N Engl J Med 386 (2022) 837–846

Hansen CL, Chaves SS, Demont C, Viboud C: Mortality Associated With Influenza and Respiratory Syncytial Virus in the US, 1999–2018. JAMA Netw Open 5 (2022) e220527

Liese J, Forster J, Adams O et al.: Leitlinie zur Prophylaxe von schweren Erkrankungen durch Respiratory Syncytial Virus (RSV) bei Risikokindern. Aktualisierung 2017/18, Berlin (2018). AWMF-LL 048-112. https://register.awmf.org/assets/guidelines/048-012l_S2k_Prophylaxe-von-schweren_RSV-Erkrankungen-Risikokindern-Palivizumab_2018-11.pdf (letzter Zugriff: 13.2.2023)

Mazur NI, et al. Respiratory syncytial virus prevention within reach: the vaccine and monoclonal antibody landscape. Lancet Infect Dis. 2023 e2-e21.

Robert Koch-Institut (RKI): RKI-Ratgeber RSV. Berlin (201). www.rki.de/DE/Content/Infekt/EpidBull/Merkblaetter/Ratgeber_RSV.html (letzter Zugriff: 13.2.2023)

KAPITEL

51

Bernd Salzberger[1]

Masern

Kernaussagen

- Die **Maserninfektion** ist hochansteckend, durch Ungeimpfte kommt es immer wieder zu Ausbrüchen. Masern kann zu ernsten Komplikationen wie Pneumonie oder Otitis media führen. Besonders hoch ist die Letalität bei Enzephalomyelitis (Häufigkeit ca. 1 : 1000 Infektionen).
- Die **Diagnose** kann klinisch gestellt werden.
- Die **Therapie** ist symptomatisch.

51.1 Vorbemerkungen

Das Masernvirus ist ein Paramyxovirus und einer der Erreger mit der höchsten Kontagiosität. Die Infektion erfolgt über Tröpfchen oder Aerosol. Die Eintrittspforten sind die Schleimhäute des Nasen-Rachen-Raums und die Bindehaut. Die **Inkubationszeit** beträgt 8–12 d. Ein Patient ist von Beginn der Prodromalerscheinungen bis 3–5 d nach Exanthemausbruch infektiös.

Diaplazentar übertragene humorale Antikörper schützen **Neugeborene** im ersten halben Jahr vor einer Infektion. Nach ca. 9 Mon. sind keine Antikörper mehr nachweisbar. Masern hinterlassen **lebenslange Immunität.**

Aufgrund der Komplikationen ist die Elimination der Masern ein Ziel der WHO. In Deutschland beträgt nach mehreren Ausbrüchen mit einer Gesamtzahl von ca. 1500 Infektionen 2015 die Zahl der jährlichen Infektionen zwischen 500 und 1000.

Die Erkrankung beginnt mit Fieber, Allgemeinsymptomen und Appetitlosigkeit, Symptomen einer oberen Atemwegsinfektion und Konjunktivitis. Pathognomisch sind die Koplik-Flecken an der Wangenschleimhaut mit blau-gräulichen Verfärbungen auf gerötetem Grund. Danach tritt ein makulopapulöses Exanthem auf, beginnend im Gesicht mit Ausbreitung über Rumpf und Extremitäten, die Handfächen und Fußsohlen sind einbezogen (➤ Abb. 51.1).

Häufigere Komplikationen sind eine Otitis media, stenosierende Laryngitis, Tracheobronchitis und Bronchopneumonie. Die Masern-

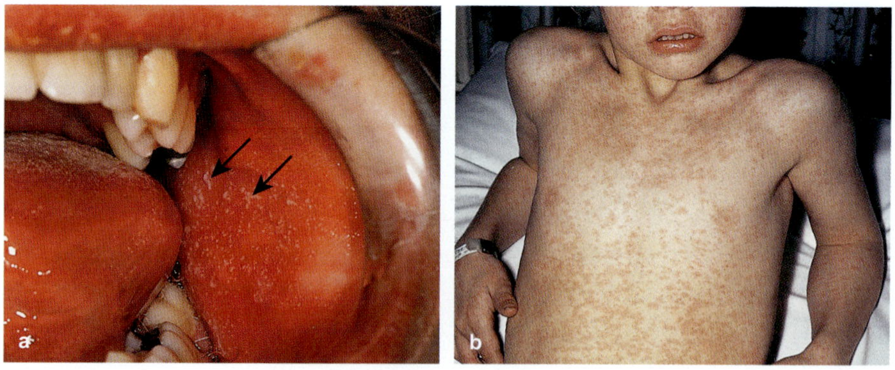

Abb. 51.1 Masern: Koplik-Flecken **(a)** und Exanthem **(b)** [E499–002]

[1] Autor der Vorauflage: Frederik Roos

pneumonie ist in Ländern mit begrenzten Ressourcen die häufigste Todesursache bei Masern. Zu hämorrhagischen Masern mit Purpura und generalisierten Blutungen kann es durch eine Verbrauchskoagulopathie kommen.

Eine **Enzephalomyelitis** (Häufigkeit ca. 1 : 1.000) kann i. d. R. 1–5 d nach Exanthembeginn auftreten. Hinweisend sind Lethargie und Krampfanfälle, neurologische Herdsymptome und bis zu 200/mm^3 meist Lymphozyten im Liquor. Die **Letalität** dieser Komplikation beträgt ca. 30 %, in ca. 20 % der Fälle verbleiben neurologische Defekte.

Die **subakute sklerosierende Panenzephalitis** (SSPE) ist eine späte degenerative Erkrankung des ZNS durch eine persistierende Infektion des Masernvirus. Sie äußert sich als schleichende Degeneration sämtlicher Funktionen des ZNS.

51.2 Diagnostik

Die Diagnose kann **klinisch** gestellt werden. Aufgrund der Seltenheit der Erkrankung sind viele Ärztinnen und Ärzte mit den klinischen Charakteristika jedoch wenig vertraut. Ein Virusnachweis mittels PCR aus Rachenabstrich, Urin und Serum sollte bei allen Verdachtsfällen erfolgen, auch wegen des Ziels der Viruselimination.

Antikörper können ab ca. 4 d nach Beginn des Exanthems nachgewiesen werden. Bei der SSPE finden sich hohe Antikörpertiter im Liquor.

51.3 Therapie und Prävention

Die Therapie ist **symptomatisch.** Bei bakteriellen Superinfektionen sind Antibiotika erforderlich.

Bei gleichzeitig bestehendem **Vitamin-A-Mangel** ist der Verlauf von Masern besonders schwer. Deshalb wird in Regionen mit hoher Prävalenz die Gabe von **Vitamin A bei Kindern bis zu 5 J. empfohlen.** Für Deutschland wird diese Gabe nicht als Routine empfohlen.

Zur Masernimpfung ➤ Kap. 3.

51

Weitere Informationen

Robert Koch-Institut (RKI): Infektionskrankheiten von A–Z, Masern; Stand Januar 2022: www.rki.de/DE/Content/InfAZ/M/Masern/Masern.html.

Wichtig für die Praxis

- Eine Maserninfektion ist eine komplikationsträchtige Erkrankung, die **Impfung ist eine der wichtigsten Regelimpfungen im Kindesalter.**
- **Masern** sind trotz weltweiter Impfprogramme **bisher nicht eradiziert.**
- Die **Evaluation der Immunität bei jungen Erwachsenen** sollte Standard sein, um ggf. Impflücken zu schließen.

LITERATUR

Robert Koch-Institut: RKI-Ratgeber Masern (2021). www.rki.de/DE/Content/Infekt/EpidBull/Merkblaetter/Ratgeber_Masern.html (letzter Zugriff: 1.6.2022)

KAPITEL

52 Rabies (Tollwut, Lyssa)

Hilmar Prange

Kernaussagen

- **Tollwuterkrankungen** sind in Deutschland selten. Weltweit sind Kinder, die durch Hundebisse infiziert wurden, häufige Opfer.
- **Ohne Postexpositionsprophylaxe** verläuft die Tollwut letal.
- Zur **Postexpositionsprophylaxe** dienen die aktive Impfung mit HDC-Vakzine – ausreichend bei Grad-II-Exposition – und die bei Grad-III-Exposition zusätzliche passive Immunisierung mit humanem Rabies-Immunoglobulin.

52.1 Vorbemerkungen

Nach Angaben der WHO sind jährlich 60.000 Todesfälle weltweit auf Tollwutinfektionen – auch Rabies oder Lyssa genannt – zurückzuführen. Etwa 40 % der Opfer sind Kinder, **meistens durch Hundebisse.** Bei Haustieren mit Tollwut spricht man von einer urbanen Tollwut.

In **Deutschland** sind Tollwuterkrankungen selten. Sie traten nach Auslandsreisen auf. Der letzte Tollwutfall war 2007 durch Hundebiss in Marokko zustande gekommen. Zudem führte eine Organspende zur Infektion und Erkrankung der Organempfänger.

Die Tollwut wird durch das zur Familie der Rhabdoviren (Genus Lyssa-Viren), gehörende Rabiesvirus, ein **Einzelstrang-RNS-Virus** mit mehreren Genotypen, erzeugt.

Das eigentliche **Reservoir** sind Wildtiere mit der sog. **sylvatischen Tollwut.** Die Berührung von Tierkadavern führt nur bei Hautverletzungen oder Rhagaden zur Virusübertragung. Eine potenzielle Gefahr bilden mit dem Genotyp 5 oder 6 (EBLV 1,2 und ABLV) infizierte **Fledermäuse,** deren Bisse oft so fein sind, dass sie vom Betroffenen nicht bemerkt werden.

Die **Inkubationszeit** der Tollwut beträgt 3–8 Wo., im längsten bisher bekannten Fall 7 J. Bisswunden im Kopfbereich führen am schnellsten zum Krankheitsausbruch.

52.2 Diagnostische Voraussetzungen

Die Verdachtsdiagnose liegt nahe, wenn bei **typischer Vorgeschichte** mit Tierkontakt, Kratzwunden oder Tierbiss die folgenden **Symptome** auftreten.

Prodromal **Missempfindungen** an der Bissstelle mit **grippeartigen Beschwerden,** wie Abgeschlagenheit, Fieber, Krankheitsgefühl sowie Muskelschmerz.

Es folgen die **neurologischen Symptome**
- Doppelbilder,
- Sprechstörungen,
- Schlundkrämpfe,
- andere Hirnnervenausfälle (N. VI) sowie
- **Hydro- und Aerophobie.**

Schließlich stellen sich ein:
- Bewegungs- und Gangstörungen
- Erregungszustände
- Halluzinationen
- U. U. **rasende Wut** in Form von Aggressionen oder nur **stille Wut,** d. h. zunehmende Bewusstseinstrübung

Das Leiden gilt als **letal.** Bisher wurde nur über sechs überlebende Fälle ohne vorhergehende Postexpositionsprophylaxe berichtet. Vier davon überlebten mit ausgeprägten neurologischen Residualsyndromen.

Diagnostisch ist zu Lebzeiten der Patienten ein Antigen- oder RNS-Nachweis in Epithelzellen der Kornea, in Nackenhautbiopsien, im Speichel wie auch im Liquor möglich. Der Virusnachweis über Zellkulturen ist unsicher.

Nach Krankheitsbeginn lassen sich zumeist spezifische Antikörper in Serum und Liquor detektieren.

Ansonsten ist die **Diagnose post mortem** über Negri-Körperchen und In-situ-Nachweis der Rabiesvirus-RNS zu verifizieren.

Tab. 52.1 Postexpositionelle Immunprophylaxe nach Tollwutexposition (RKI 2004)

Expositionsgrad		Maßnahmen
Grad I	Berühren/Füttern von Tieren, Belecken der intakten Haut	Keine Impfung Bei unzuverlässigem Fallbericht Impfung mit HDC-Vakzine
Grad II	Oberflächliche, nicht blutende Kratzer durch ein Tier, Belecken der nicht intakten Haut	Impfung mit HDC-Vakzine
Grad III	Bissverletzungen o. Kratzwunden, Kontamination von Schleimhäuten mit Speichel, z. B. durch Lecken o. Spritzer	Impfung plus passive Immunisierung mit humanem Rabies-Immunglobulin (HRIG) einmalig zusammen mit der ersten Impfung

Cave

Für das Überleben einer exponierten Person ist das Einfangen, Beobachten, ggf. auch Sezieren des **übertragenden Tieres** besonders wichtig. Ein Hund muss z. B. 10 d beobachtet werden: Entweder tritt dann die Krankheit auf oder er war nicht infiziert.

52.3 Therapie und Prävention

Die Empfehlungen zur postexpositionellen Immunprophylaxe sind je nach Expositionsgrad abgestuft (➤ Tab. 52.1).

Jegliche Grad-III-Exposition (➤ Tab. 52.1) muss durch Impfung und – simultan mit der ersten HDC-Vakzine-Gabe – durch passive Immunisierung mit humanem Rabies-Immunglobulin behandelt werden.

Möglicherweise **kontaminierte** Körperstellen und alle Wunden sind unverzüglich und großzügig (bei tieferen Wunden Katheter verwenden)

- mit Seife oder Detergenzien zu reinigen,
- mit Wasser gründlich zu spülen und
- mit 70-prozentigem Alkohol oder einem Jodpräparat zu behandeln.

Die **Schutzimpfung** mit HDC-Vakzine erfolgt an den Tagen 0, 3, 7, 14, 28. In jedem Fall ist Kontakt mit der nächsten Wutschutzstelle beim Gesundheitsamt aufzunehmen.

MERKE

Passive Immunisierung mit HRIG: HRIG 20 IE/kg i. m.
- möglichst 24–72 h nach der Exposition,
- so viel wie möglich direkt um die Wunde herum.

Bei **ausgebrochener Krankheit** sollten folgende Maßnahmen eingeleitet werden:

- Intradermale Vakzination, solange das enzephalitische Stadium noch nicht erreicht ist
- HRIG (Dosierung s. o.)
- Anwendung von virusneutralisierenden monoklonalen Antikörpern
- Ribavirin systemisch und intraventrikulär über Ommaya-Reservoir
- Interferon-α i. v. und intraventrikulär
- Ketamin über Infusionspumpe in hoher Dosierung, evtl. in Kombination mit weiteren Sedativa

Wichtig für die Praxis

- Selbst wenn die **Tollwut in Deutschland** sehr selten vorkommt, sind die Rabies-Viren nicht ausgerottet, sodass eine Übertragung durch infizierte Tiere grundsätzlich möglich ist.
- Bei **Bissen von** oder auch nur **Kontakten mit Fledermäusen** sollte daran gedacht werden, da bei diesen Tieren einige Lyssa-Genotypen (Rabies) häufiger vorhanden sind.
- Die **Therapie nach Verletzung durch ein infiziertes Tier** (z. B. Hundebiss in einem außereuropäischen Ausland) muss ohne Zeitverzug eingeleitet werden. Ohne Behandlung ist das Leiden tödlich.
- Eine **effektive Chemotherapie** bei manifestierter Krankheit ist **nicht verfügbar.**

LITERATUR

Hu WT, Willloughby RE, Dhonau H et al.: Long-term follow-up after treatment of rabies by induction of coma. N Engl J Med 357 (2007) 945–946.

Liu C, Cahill JD: Epidemiology of rabies and current US vaccine guidelines. Rhode Island Med J 103 (2020) 51–53.

Robert Koch-Institut (RKI): Postexpositionelle Tollwut-Immunprophylaxe. Epidem Bull 30 (2004) 244 u. 249

Robert Koch-Institut (RKI): RKI-Ratgeber Infektionskrankheiten – Merkblätter für Ärzte: Tollwut. Epidem Bull 15 (2009) 135–138.

Robert Koch-Institut (RKI): Tollwut – ein Erkrankungsfall nach Indienaufenthalt. Epidem Bull 42 (2004) 362–363.

Robert Koch-Institut (RKI): Zu Tollwuterkrankungen nach Organtransplantation. Epidem Bull 7 (2005) 51–52.

World Health Organization (WHO): Rabies vaccines: WHO position paper – April 2018. Weekly epidemiological record, No 16, 93 (2018) 201–220.

KAPITEL

53 Enterovirusinfektionen: Coxsackie, ECHO

Uwe Wintergerst

Kernaussagen

- Es gibt eine **Vielzahl nichtpolioviraler Enteroviren,** die meist milde verlaufende, unspezifische, fieberhafte Erkrankungen der oberen Atemwege verursachen. Schwere, septische Verlaufsformen mit Entzündungen des Herzens bzw. ZNS sind aber besonders bei Neugeborenen möglich.
- Der **Nachweis** erfolgt über die Virusisolierung bzw. mithilfe molekularbiologischer Methoden (RT-PCR).
- Eine gut wirksame **antivirale Therapie** gibt es nicht.
- Bei Ausbrüchen von schweren Enterovirusinfektionen auf **Neugeborenenstationen** kann eine Prophylaxe mit Immunglobulinen für die noch nicht erkrankten Neugeborenen erwogen werden.

Bisherige Klassifikation der nichtpolioviralen Enteroviren:

- Gruppe-A-Coxsackieviren: Serotypen 1–22, 24
- Gruppe-B-Coxsackieviren: Serotypen 1–6
- Echoviren: Serotypen 1–9, 11–21, 24–27, 29–33
- Enteroviren: Serotypen 68–71
- Parechoviren: zunächst Enterovirus 22 und 23, inzwischen 14 Subtypen.

Inzwischen gibt es auch eine **neuere Klassifikation** aufgrund von Homologien in der Kodierungsregion des VP1-Kapsel-Proteins (Gruppen A–D, ca. 100 Typen).

Diese Viren verursachen ein breites Spektrum von Krankheitsmanifestationen.

- **Am häufigsten** sind milde verlaufende, **unspezifische, fieberhafte Erkrankungen der oberen Luftwege,** die – besonders im Kindesalter – öfter mit masern- und rötelnähnlichen Exanthemen einhergehen (Coxsackie-A-, Echo- neuere Enteroviren; ➤ Abb. 53.1).
- **Seltener** sind Herz und ZNS in Form von Peri-/Myokarditis, Meningitis, Enzephalitis und spinaler Muskellähmung betroffen (Coxsackie B).
- **Besondere Verlaufsformen** sind die chronische Enterovirusmeningoenzephalitis bei unzureichend behandelter Agammaglobulinämie und schwere Neugeborenenerkrankungen bis hin zum Schock mit disseminierter intravasaler Gerinnung (Echo- bzw. Parechoviren).

Enterovirusinfektionen gehen oft mit **hohen Entzündungszeichen** einher: z. B. stark beschleunigte Blutsenkungsgeschwindigkeit, Granulozytose mit Linksverschiebung.

! **Verwechslungen mit bakteriellen Infektionen** sind daher **leicht möglich,** was zum unnötigen Einsatz von Antibiotika führen kann.

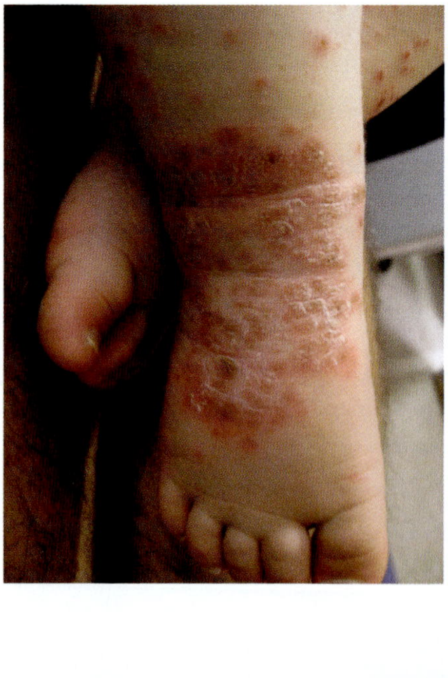

Abb. 53.1 Coxsackie-A6-Exanthem (Hand-Foot-Mouth-Disease) [E948-005]

53.1 Diagnostische Voraussetzungen

Eine **klinische Diagnose** ist **nur in Ausnahmefällen** möglich, z. B. bei Herpangina, Hand-Fuß-Mundkrankheit oder Myalgia epidemica.

! Der **Virusnachweis im Stuhl** allein ist für die Diagnose **unzureichend!**

Eine Enterovirusinfektion kann mit hoher Sensitivität, bei gleicher Spezifität im Vergleich zur Virusisolierung, mit Körperflüssigkeiten (Blut, Liquor) oder Biopsiematerial mittels **RT-PCR** bewiesen werden: Hiermit ist allerdings keine Typisierung möglich. Die PCR ist bei Enterovirus 71 häufig negativ! Parechoviren werden ebenfalls nicht von der „normalen" Enterovirus-PCR erfasst.

Serologische Untersuchungen sind nur dann indiziert, wenn bereits ein gezielter Verdacht auf eine Infektion mit einem bestimmten Erreger vorliegt, z. B. im Fall einer Peri- oder Myokarditis mit Coxsackie-B-Viren. Hierfür wird allerdings ein im Abstand von 7–10 d entnommenes Serumpaar benötigt.

- Ein mind. vierfacher Titeranstieg in der **Komplementbindungsreaktion** oder im **Neutralisationstest** spricht dann für eine frische Infektion.
- Spezifische **IgM-Antikörper** sind wegen der weiten antigenen Kreuzreaktionen **nur bedingt aussagefähig.**

53.2 Therapie

ALS FAUSTREGEL GILT

Es gibt bisher keine wirksame antivirale Therapie.

Bei **Patienten mit iatrogenen Immundefekten** (immunsuppressive Therapie, Z. n. SZT) und Neugeborene mit Enterovirus-Sepsis wurde für die Gabe von i. v. Immunglobulinen (0,4–2 g/kg KG) in einer Kohortenstudie ein günstiger Effekt beobachtet [Empfehlungsgrad C].

Bei **Patienten mit Agammaglobulinämie,** die an einer **chronischen ECHO-Virusinfektion** leiden, ist ein Behandlungsversuch mit möglichst hochtitrigen, typenspezifischen Immunglobulinen indiziert. Die Medikamente Pleconaril und Pocapavir haben eine antivirale Aktivität gegen Enteroviren, sind aber nicht kommerziell verfügbar. Letzteres kann bei chronischer Polioinfektion bei immunsupprimierten Patienten evtl. über ein Compassionate-Use-Programm besorgt werden.

Cave

- Steroide und nichtsteroidale **Antiphlogistika** sollten bei einer frischen Infektion, v. a. bei Myokarditis, nicht verabreicht werden.
- Tierversuche konnten zeigen, dass durch diese Substanzen die **Nekrosen** im Herzmuskel verstärkt werden.

53.3 Prophylaxe

Impfstoffe gegen Enteroviren stehen nicht zur Verfügung.

Bei Ausbrüchen von schweren **Enterovirusinfektionen auf Neugeborenenstationen** ist eine **Prophylaxe mit Immunglobulinen** für die gesunden Kinder zu erwägen. Zu berücksichtigen ist hierbei allerdings, dass man oft nicht weiß, ob überhaupt ausreichende Mengen an spezifischen Antikörpern gegen den ursächlichen Serotyp in dem verwendeten Immunglobulinpräparat enthalten sind.

Wichtig für die Praxis

Enterovirusinfektion sind meist harmlos, können aber bei Neugeborenen und immundefekten Patienten schwere Infektionen verursachen.

LITERATUR

Abzug MJ, Keyserling HL, Lee ML et al.: Neonatal enterovirus infections: virology, serology and effects of intravenous immune globulin. Clin Inf Dis 20 (1995) 1201

Aradottir E, Alonso EM, Shulman ST: Severe neonatal enteroviral hepatitis treated with pleconaril. Pediatr Infect Dis J 20 (2001) 457–459

Barnard DL: Current status of anti-picornavirus therapies. Curr Pharm Des 12 (2006) 1379–1390

Callen J, Paes BA: A case report of a premature infant with coxsackie B1 meningitis. Adv Neonatal Care Oct;7(5) (2007) 238–247

DGPI-Handbuch – Infektionen bei Kindern und Jugendlichen, 7. A. Thieme Verlag, Stuttgart (2018)

Gofshteyn J, Cárdenas AM, Bearden D.: Treatment of Chronic Enterovirus Encephalitis With Fluoxetine in a Patient With X-Linked Agammaglobulinemia. Pediatr Neurol Nov;64 (2016) 94–98. doi: 10.1016/j.pediatrneurol.2016.06.014. Epub 2016 Jun 25

Kimberlin DW, Barnett ED, Lynfield R, Sawyer MH (Eds.): American Academy of Pediatrics, Itasca, IL. Report of the Committee on Infectious Diseases. American Academy of Pediatrics. Red Book: 2021-–2024 Report of the Committee on Infectious Diseases, 32rd ed. (2021)

Kondoh H, Kobayashi K, Sugio Y, Hayashi T. Successful treatment of echovirus meningoencephalitis in sex-linked agammaglobulinaemia by intrathecal and intravenous injection of high titre gammaglobulin. Eur J Pediatr Nov;146(6): (1987) 610–612. doi: 10.1007/BF02467368

Moschovi MA, Katsibardi K, Theodoridou M et al.: Enteroviral infections in children with malignant disease: a 5-year study in a single institution. J Infect 54 (2007) 387–392

Muir P, Ras A, Klapper PE et al.: Multicenter quality assessment of PCR methods for detection of enteroviruses. J Clin Microbiol 37 (1999) 1409

Report of the Committee on Infectious Diseases 2011. 27th ed. American Academy of Pediatrics (2011)

Rotbart HA, O'Connell JF, McKinlay MA: Treatment of human enterovirus infections. Antiviral Res 38 (1998) 1

Rotbart HA, Webster AD: Pleconaril Treatment Registry Group: Treatment of potentially life-threatening enterovirus infections with pleconaril. Clin Infect Dis 32 (2001) 228–235

Sawyer MH: Enterovirus infections: diagnosis and treatment. Ped Inf Dis J 18 (1999) 1033

Wense, vd, A, Herrmann B, Deppermann R et al.: Intrathekale Interferontherapie einer chronischen Echovirusmeningoenzephalitis bei Agammaglobulinämie vom Typ Bruton. Klin Pädiatr 210 (1998) 51

KAPITEL

54 Poliomyelitis

Bernd Salzberger[1]

Kernaussagen

- In 5–10 % der Infektionen mit dem Poliomyelitis-Virus kommt es zu einer **symptomatischen Infektion,** 1–2 % der Erkrankten entwickeln eine Paralyse. Durch **flächendeckende Impfungen** ist das Virus in den gemäßigten Klimazonen weitgehend eradiziert, seltene Fälle treten in Ländern mit nicht vollständiger Impfung auf, auch Erkrankungen durch andere Enterovirustypen und Impfviren können selten eine Paralyse (meist der unteren Extremitäten) verursachen.
- Alle Fälle einer **schlaffen Paralyse** sollten entsprechend untersucht werden.

54.1 Viruscharakteristika

Poliomyelitis-Viren gehören zu den **Enteroviren.** Es sind 3 Serotypen bekannt (Typ 1–3). Bei Epidemien ist i. d. R. Typ 1 der häufigste und hat den schwersten Verlauf. Poliomyelitis-Virus Typ 3 verursacht nur selten Epidemien und auch Typ 2 verursacht i. d. R. nur sporadische Erkrankungen. Es besteht keine Kreuzimmunität zwischen den 3 Typen.

Die **Übertragung** erfolgt meist fäkal-oral, z. B. über Speisen oder Trinkwasser, seltener durch Tröpfcheninfektion. Das Virus kann über Hände, Wasser, Nahrungsmittel und Gebrauchsgegenstände übertragen werden. Auch eine Übertragung über Fliegen ist beschrieben.

Das **Poliovirus** findet sich gewöhnlich kurz vor Auftreten der Erkrankung in den **Tonsillen** und persistiert bei erkrankten, aber auch gesunden Trägern bis zu **6 Wo. im Stuhl,** in seltenen Fällen wird es einige Monate lang ausgeschieden. Dies gilt v. a. für immundefiziente Personen.

Das Virus ist **sehr resistent gegenüber Umwelteinflüssen** – auch 70-prozentigem Alkohol – und hält sich lange in Staub sowie kontaminierten Gegenständen.

Inkubationszeit: 7–14 d (3–35 d).

Ein ähnliches Syndrom kann durch Impfviren (sehr selten, 1 Erkrankung auf 2–3 Mio. Impfdosen) und später entdeckte Enteroviren (z. B. Enterovirus A71, mehrere Ausbrüche in Russland und Asien) ausgelöst werden. Wegen der Seltenheit der Polioinfektionen ist das Risiko einer Paralyse durch Impfviren in vielen Ländern durch eine Lebendimpfung höher als durch Wildtypinfektionen, deshalb ist eine Umstellung auf Totvirusimpfstoff heute weitgehend erfolgt.

54.2 Verbreitung

Die Poliomyelitis-Viren Typ 2 und 3 sind heute weltweit eradiziert. Sporadische Infektionen mit dem Typ 1 sind in Ländern mit begrenzten Ressourcen und unvollständigen Impfprogrammen noch vorhanden. Die meisten Fälle einer Polio-Erkrankung in Europa und Amerika waren in den letzten Jahren Formen von vakzineassoziierter paralytischer Poliomyelitis (VAPP) nach **oraler Lebendimpfung.** Dies ist der Grund, warum in Deutschland und den meisten europäischen Staaten von der oralen Poliomyelitis-Impfung auf die generelle IPV-Impfung (Salk) umgestellt worden ist.

54.3 Krankheitsverlauf

Der Verlauf einer paralytischen Poliomyelitis kann klinisch in **vier verschiedene Stadien** unterschieden werden (➤ Abb. 54.1).

- Am **Anfang** stehen uncharakteristische Symptome wie wenige Tage anhaltendes Fieber, allgemeines Krankheitsgefühl, Durch-

[1] Autor der Vorauflage: Frederik Roos

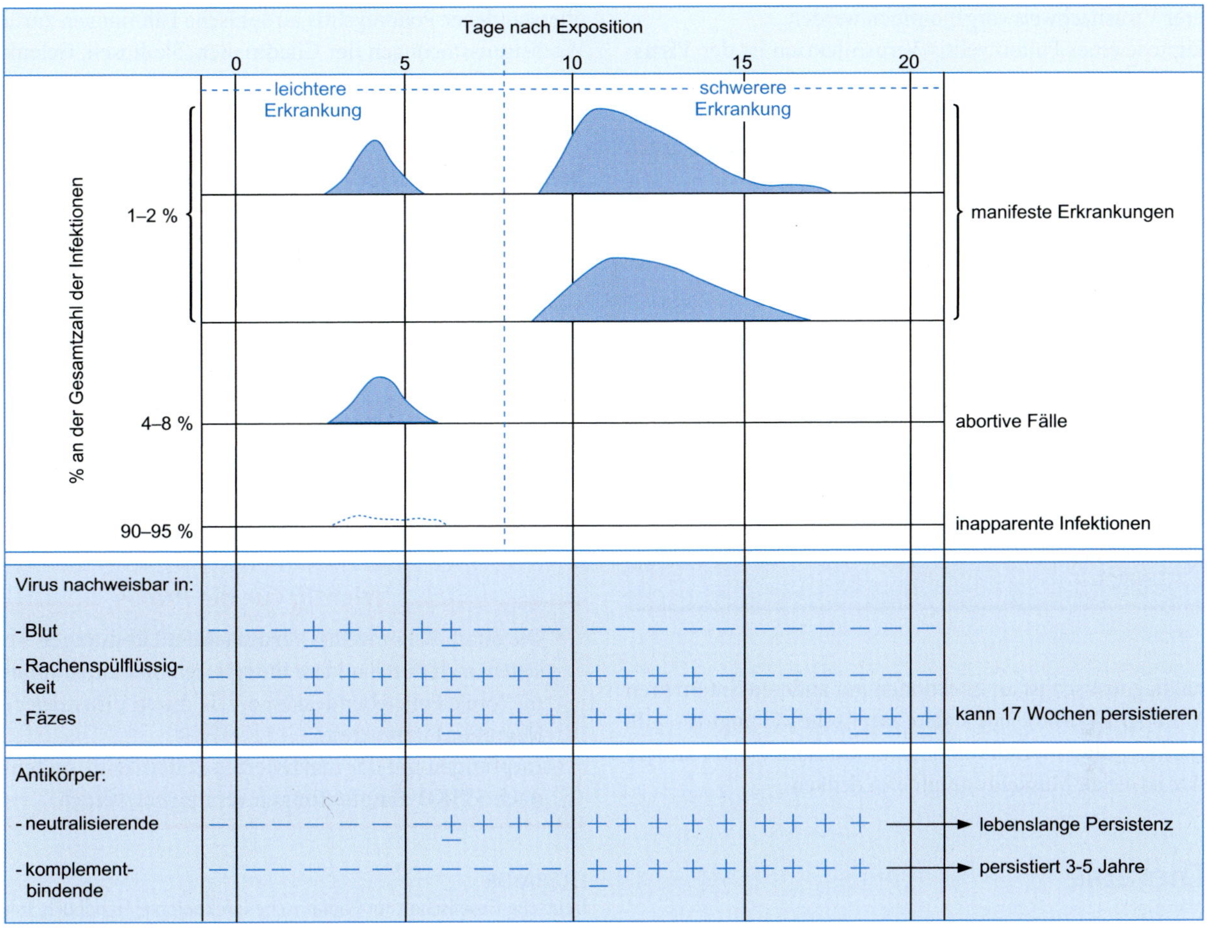

Abb. 54.1 Schematische Darstellung der Korrelationen der klinischen und subklinischen Poliomyelitis-Formen (nach Paul 1957) [L231]

fall, Erbrechen und Halsschmerzen, die sog. **Minor Illness.** Diese Symptome klingen nach wenigen Tagen ab – der Patient ist für ca. 1 Wo. asymptomatisch – und werden i. d. R. nicht als Polioinfektion erkannt.

- Bei 5–10 % der Erkrankten kommt es dann **nach 1 Wo.** zu erneuten Krankheitserscheinungen in Form einer **abakteriellen Meningitis** mit Fieber um 39 °C, Kopfschmerzen, Nackensteifigkeit und Liquorveränderungen: anfangs Vermehrung von Granulozyten, später von Lymphozyten sowie eine mäßiggradige Eiweißvermehrung; nichtparalytische Poliomyelitis. Die Krankheit klingt i. d. R. nach wenigen Tagen ab.
- Nur bei ca. 1 % der Erkrankten kommt es **anschließend** zum **paralytischen Stadium** (Kinderlähmung) mit schlaffen Lähmungen der Muskulatur, der Gliedmaßen, insb. der Beine. Die Lähmungen sind meist asymmetrisch. Die Patienten klagen häufig über erhebliche Schmerzen, Sensibilitätsstörungen sind jedoch nur sehr selten. Vegetative Symptome wie Tachykardie, Hypertonie, Schweißausbrüche etc. können hinzutreten. Eine Lähmung der Blasen- und Mastdarmmuskulatur ist möglich. Diese Symptomatik ist meist nach wenigen Tagen reversibel.
- Sehr selten ist die **bulbopontine** oder **bulbäre Form:** Sie führt bei hohem Fieber zu Hirnnervenausfällen mit Schluck-, Artikulations-, Atem- und Herz-Kreislauf-Störungen, z. B. Arrhythmien, Blutdrucksteigerungen, Rötungen der Haut. Diese **Komplikationen** haben meist eine **schlechte Prognose.** Nach übereinstimmenden Angaben aus früheren Polioepidemien ist bekannt, dass jede zusätzliche Belastung, besonders bei Beginn der Erkrankung z. B. körperliche Belastung, i. m. Injektionen, Operationen etc., Lähmungen provozieren können. Nach Tonsillektomien waren bulbäre Ausfälle häufiger.

Nach mehreren Jahrzehnten kann es als weitere Komplikation zu erneutem Muskelschwund, Ermüdungserscheinungen und Schmerzen in früher nicht betroffenen Muskelpartien kommen, sog. **Post-Poliomyelitis-Syndrom.**

54.4 Diagnostische Voraussetzungen

Die klinische Symptomatik ist i. d. R. durch den doppelgipfligen Fieber- und Krankheitsverlauf bei der paralytischen Form gekennzeichnet. Bei jedem Patienten mit **akut auftretenden schlaffen Lähmungen** muss an eine Poliomyelitis gedacht werden und sofort entsprechende virologische Diagnostik eingeleitet werden. Im Rahmen des WHO-Polioeradikationsprogramms sollen **alle Fälle** einer akuten schlaffen Paralyse **erfasst** und ein **standardisierter Polionachweis** bzw. anderer Virusnachweis vorgenommen werden.

Zur Diagnose einer Poliomyelitis-Virusinfektion ist der **Virusnachweis** mittels PCR zu Beginn der Erkrankung **im Blut,** später im Rachenspülwasser und längere Zeit, d. h. Tage bis Wochen, persistierend **im Stuhl** möglich. Bei der bakteriellen Meningitis ist auch eine Anzüchtung des Polio-Virus aus dem Liquor möglich.

Cave

Die Untersuchungsmaterialien sollen gekühlt eingesandt werden.

Weitere Informationen

Referenzzentrum für Poliomyelitis

Robert Koch-Institut (RKI), Nordufer 20, 13353 Berlin. www.rki.de/DE/Content/Infekt/NRZ/Polio/Polio_node.html (letzter Zugriff: 7.7.2022)

Differenzialdiagnostisch ist an Infektionen mit anderen Enteroviren (z.B EV-A71 oder EV-D68), jede andere aseptische Meningitis – z. B. Mumps, LCM –, die Polyradikuloneuritis Guillain-Barré, andere Virusinfekte sowie an Muskeldystrophie zu denken.

54

54.5 Therapie

Die Therapie einer Poliomyelitis ist **rein symptomatisch.** Dazu gehören Bettruhe, Schmerzlinderung und Sedierung. Entscheidend ist die **richtige Lagerung der paralytischen Gliedmaßen,** um Kontrakturen der Gelenke bzw. eine Skoliose zu vermeiden. Feuchtwarme Packungen auf die betroffenen Gliedmaßen sollen die Beschwerden lindern.

Bei **Schluck- oder Atemstörungen** ist intensivmedizinische Überwachung und ggf. invasive Beatmung indiziert. Eine Rückbildung der Lähmungserscheinungen ist aber immer möglich, sodass die Atemlähmung passager sein kann. Dennoch bleiben in ca. ⅓ der Fälle nach überstandener Poliomyelitis atrophische Lähmungen zurück, die zu Wachstumsstörungen der Gliedmaßen, Skoliosen, Gelenkkontrakturen etc. führen können.

54.6 Prophylaxe

Entscheidend ist in der Prävention die **Poliomyelitis-Impfung**. Weltweite Impfprogramme haben zur Eradikation der Virustypen 2 und 3 geführt, sporadische Infektionen mit dem Typ 1 treten selten auf.

Bei Erkrankten mit einer Poliomyelitis ist bei der akuten Infektion eine **Isolierung** nach den Empfehlungen für fäkal-orale Übertragungen erforderlich.

Wegen der Möglichkeit eines Re-Imports von Polioviren müssen die Pfeiler der Polioeradikation – Durchimpfung und Überwachung – auch in poliofreien Regionen so lange intensiv weitergeführt werden, bis die globale Polioeradikation erreicht ist.

Wichtig für die Praxis

- Die durch Poliomyelitis **verursachten Lähmungen** werden selten auch durch andere Enteroviren und durch Impfstämme (orale Poliolebendvakzine, z. B. durch Virusträger oder Migration) importiert.
- **Impfungen** mit der inaktivierten Poliovakzine sollten weiter **nach STIKO-Empfehlungen** verabreicht werden.

LITERATUR

Deutsche Gesellschaft für Pädiatrische Infektiologie: Handbuch, Infektionen bei Kindern und Jugendlichen. Poliomyelitis 7. A. Stuttgart, New York: Thieme (2016)

Robert Koch-Institut: RKI: Impfvirus-abgeleitete Polioviren zirkulieren auch in Europa. Epid Bull 20 (2022) 21–23

Robert Koch-Institut: RKI-Ratgeber Poliomyelitis (2021). www.rki.de/DE/Content/Infekt/EpidBull/Merkblaetter/Ratgeber_Poliomyelitis.html (letzter Zugriff: 7.7.2022)

KAPITEL

55 Influenza

Thomas Völkl

Kernaussagen

- **Influenza-Viren verursachen jährlich eine hohe Krankheitslast, genetische Variationen** des Influenzavirus führen zu saisonalen Schwankungen zwischen milden oder schweren Ausbrüchen
- Influenza-A-Viren zirkulieren bei Wasservögeln, Schweinen und Menschen und haben ein zoonotisches Pandemiepotenzial. Im Rahmen der drei **Pandemien des letzten Jahrhunderts** (1918, 1957 und 1968) starben über 40 Mio. Menschen an Influenza, die meisten davon 1918.
- Die Diagnose kann während der typischen Grippesaison im Winter/Frühjahr klinisch anhand der Symptome gestellt werden: **plötzlicher Erkrankungsbeginn mit Fieber ≥ 38,5 °C, trockener Reizhusten, Halsschmerzen, Muskel- und Kopfschmerzen.** Zum Virusnachweis ist die PCR die Methode der Wahl.
- **Schwere Verläufe** treten häufiger in Jahren mit stärkeren genetischen Veränderungen der Virusstämme auf und betreffen allem Menschen mit **chronischen Grunderkrankungen** oder immunkompromittierte Menschen (auch Schwangere!)
- Eine jährlich angepasste Impfung ist als **Indikationsimpfung** für Menschen mit diesen Risiken verfügbar. Seit der Saison 2012/13 ist ein nasaler Lebendimpfstoff mit attenuierten Viren für Kinder und Jugendliche verfügbar.
- Die **Neuraminidasehemmern Oseltamivir und Zanamivir** sind bei frühem Einsatz sowohl in der Therapie wie in der postexpositionellen Prophylaxe wirksam und sollten bei einem Risiko für einen schweren Verlauf eingesetzt werden.

55.1 Erreger

Influenzaviren sind segmentierte Doppelstrang-RNA-Viren und gehören zur Familie der *Orthomyxoviridae.* Humanpathogen sind im Wesentlichen die beiden Genera Influenza A und B, Infektionen mit Influenza C sind beim Menschen selten und verlaufen unkompliziert.

Bedeutend ist bei Influenzaviren die **genetische Variabilität,** welche durch **Antigendrift** (Punktmutationen des Virus, alle Typen) und **Antigenshift** (Austausch, „Reassortment", von Genomsegmenten zwischen zwei Virussubtypen bei gleichzeitigem Befall einer Zelle, nur Influenza A) ermöglicht wird. Die genetische Variabilität führt auch zur Immunevasion, die durch Infektion oder Impfung vermittelte Immunität ist nicht langfristig wirksam.

Die Virushülle von Influenza enthält die Glykoproteine **Hämagglutinin** (H) und die **Neuraminidase** (N). Hämagglutinin und Neuraminidase sind wichtige Antigene, die auch zur Impfung benutzt werden.

Nur bei Influenza A sind unterschiedliche antigene Typen dieser Glykoproteine bekannt, bisher 16 (H) bzw. 9 (N). Diese Typen werden auch in der Bezeichnung verschiedener Virusstämme benutzt.

Influenza A infiziert Vögel (das Hauptreservoir sind Wasservögel), Schweine und den Menschen. Influenza A hat mehrere Pandemien verursacht, die vermutlich schwerste 1918 mit einem damals auf den Menschen übertragenen aviären *H1N1*-Stamm. Diese Pandemie hat zwischen 40 und 100 Mio. Todesfälle verursacht. Im 20. Jhrd. zirkulierten eine Zeitlang auch *H2N2*-Stämme, seit 1968 kozirkulieren *H1N1* und *H3N2*-Influenza A-Stämme (➤ Tab. 55.1).

Aktuell zirkulierende aviäre Influenza-Stämmen, z. B. *H5N1, H7N9, H9N2,* die bei Vögeln hochpathogen sein können, sind bisher auf Menschen selten übertragen worden, diese Infektionen verlaufen aber meistens schwer. Diese aviären Stämme sind bisher für den Menschen nicht stark infektiös bzw. kaum von Mensch-zu-Mensch übertragbar,

Tab. 55.1 Influenzapandemien im 20. Jhrd.

Varianten, die durch Antigenshift (und -drift) entstanden und zu Pandemien führten:	
Influenza A *(H1N1)* 1918	Grippepandemie 1918 ("Spanische Grippe")
Influenza A *(H2N2)* 1957	Grippepandemie 1957 („Asiatische Grippe")
Influenza A *(H3N2)* 1968	Grippepandemie 1968 („Hongkong Grippe")
Influenza A *(H1N1)* 2009	Grippepandemie 2009 („Schweinegrippe")

bei humanen *H5N1*-Infektionen lag bisher fast immer ein enger Kontakt zu Vögeln vor. Trotzdem ist die weltweite Surveillance für aviäre Influenzaviren gerade im Hinblick auf die Geschichte ein wichtiges Werkzeug für die Infektionsepidemiologie. In Deutschland besteht zudem ein **Surveilllancesystem** durch die Arbeitsgemeinschaft Influenza (AGI) am RKI. Es basiert auf den Daten eines „Sentinelsurveillance-Systems" aus repräsentativ in Deutschland verteilten Arztpraxen der Primärversorgung, die etwa 1 % der Bevölkerung versorgen. Auf europäischer Ebene koordiniert das **European Center for Disease Control** (ECDC, http://ecdc.europa.eu) das Netzwerk European Influenza Surveillance Network (EISN); die internationale Surveillance liegt bei der **WHO** (www.who.int).

Die **Infektion** der **humanen Influenzaviren** erfolgt per Tröpfcheninfektion von Mensch zu Mensch, insbesondere beim Niesen oder Husten (Tröpfchengröße > 5 µm), aber auch durch kontaminierte Hände oder Gegenstände. Prinzipiell kann Influenza auch durch Aerosole übertragen werden, es ist nicht bekannt, welche Rolle dieser Infektionsweg spielt. Die **hohe Kontagiösität** erklärt die rasche Infektionsausbreitung bei Grippewellen.

Die **Inkubationszeit** beträgt 1–3 d. Auch die Dauer der **Ansteckungsfähigkeit** (Infektiosität) beträgt bei humanen Influenzaviren etwa 4–5(–7) d ab Krankheitsbeginn, ggf. auch bereits kurz vor den ersten Symptomen, v. a. bei Kindern. Bei der aviären Influenza sind Inkubationszeit und Infektosität um 4–8 d verlängert. Bei komplexen Verläufen und kleinen Kindern sind bei beiden Formen auch längere Zeitspannen bis zu 3 Wo. möglich.

55.2 Klinik

Influenza-Viren können eine „typische" (s. u.) Symptomatik verursachen, Infektionen können aber auch a- oder oligosymptomatisch als oberer respiratorischer Infekt verlaufen. Schwere Verläufe können durch Wirtsfaktoren (chronische Erkrankungen), aber auch durch Erregerfaktoren begünstigt werden.

Typisch für die Influenza ist der **plötzliche Beginn** mit hohem **Fieber, Myalgien, Kopfschmerzen, Pharyngitis** und **trockenem, ggf. pertussiformen, Husten** bei insgesamt **starkem Krankheitsgefühl (Influenza-like Illness).** Begleitende Symptome sind Rhinorrhö, Nausea, Diarrhö, Photophobie und Epistaxis. Bei unkomplizierter Grippe bilden sich die Beschwerden innerhalb von einer Woche wieder zurück.

Man schätzt, dass jeweils ca. **ein Drittel** der infizierten Patienten typische, milde oder asymptomatische Verläufe zeigen.

Bei **Kindern** kann das klinische Bild einer stenosierenden Laryngotracheitis („Pseudokrupp"), einer Bronchitis oder eine abdominelle Symptomatik mit Bauchschmerzen und Nausea im Vordergrund stehen. **Säuglinge** erkranken häufig mit ausgeprägt pulmonalen Symptomen (Bronchiolitis oder obstruktive Bronchitis). In dieser Altersgruppe sind schwere, septische Verläufe mit akutem Lungenversagen und hoher Mortalität häufiger, als in den anderen Altersgruppen.

Influenza-Infektionen verursachen insgesamt eine hohe Krankheitslast, die sich am ehesten in der Übersterblichkeit in den Wintermonaten widerspiegelt. Typischerweise variiert diese Krankheitslast jährlich stark, hierfür sind am ehesten genetische Veränderungen des Virus verantwortlich. Diese Veränderungen führen zum teilweisen Immunitätsverlust und damit zu einer höheren Zahl von Komplikationen.

Insgesamt sind schwere Verläufe bei bisher gesunden Patienten selten; gefährdet sind vor allem **chronisch Kranke** mit bronchopulmonaler Dysplasie, Asthma bronchiale oder Mukoviszidose. Aber auch bei chronischen Herz- und Nierenerkrankungen, neurologischen und neuromuskulären Erkrankungen, Immundefekten und Diabetes sind schwere Verläufe häufiger. Diese gehen u. a. mit hohem Fieber (continua) > 3 d, Dyspnoe, blutigem Sputum, arterieller Hypotonie, Schläfrigkeit, Verwirrtheit, Lethargie und Dehydratation einher.

Besonders bedrohlich ist die **Influenzapneumonie** mit abszedierendem und nekrotisierendem Verlauf. **Co- bzw. Superinfektionen** mit *Staphylococcus aureus,* aber auch anderen Bakterien (Pneumokokken, *Haemophilus influenzae*) sind häufig nachzuweisen.

Organkomplikationen wie Myokarditis, Enzephalitis, Hirnödem, Myelitis, Myositis (v. a. Wadenmuskulatur) und Rhabdomyolyse sind selten.

55.3 Diagnostik

Grundsätzlich kann bei typischer Influenza-like Illness innerhalb der Grippenwellen-Monate die Diagnose gut klinisch gestellt werden.

Bei schwereren Verläufen oder der Notwendigkeit von Isolierungsmaßnahmen ist der Nachweis am schnellsten und besten durch die RT-PCR bzw. PCR-Schnelltestverfahren möglich. Die Sensitivität von Antigen-**Schnelltesten** ist v.a. bei Erwachsenen nicht zufriedenstellend. Als Probenmaterial sind Nasopharynxabstriche, **Nasenabstriche,** Rachenabstrichen und Rachenspülwasser geeignet.

Der serologische Antikörpernachweis ist nicht zur Diagnose geeignet, aber im Rahmen epidemiologischer Studien von Bedeutung.

Differentialdiagostisch ist insbesondere an andere virale Erreger, die „grippale Infekte" verursachen können zu denken, z. B. RS-Viren, Parainfluenzaviren, Rhinoviren, Coronaviren, humanes Metapneumovirus. Daneben können u. a. Mykoplasmen, Pneumokokken und Haemophilus influenzae als bakterielle Varianten in Betracht kommen.

55.4 Therapie

Bei unkompliziertem Verlauf außerhalb von Risikogruppen erfolgt die Therapie **symptomatisch** (Flüssigkeit, Bettruhe, nach Bedarf Ibuprofen, Paracetamol oder Metamizol). Acetylsalicylsäure ist kontraindiziert (Reye-Syndrom, Insbesondere bei Kindern). Bei V. a. eine bakterielle Superinfektion (z. B. erneutes Fieber im Verlauf, sekundäre Verschlechterung, hohe Entzündungsparameter) ist weitere Diagnostik und eine antibakterielle Therapie indiziert.

Bei V.a. einen schweren Verlauf, bei bestehen Komorbiditäten wie oben aufgelistet oder ggf. auch bei Schwangerschaft sollte eine **frühzeitige antivirale Therapie innerhalb der ersten 48 h** nach Auftreten der ersten Symptome begonnen werden, auch wenn der definitive diagnostische Nachweis noch aussteht.

Die **Neuraminidasehemmer Oseltamivir und Zanamivir** blockieren die Aktivität der viralen Neuraminidase und damit die Freisetzung neugebildeter Viren. Sie wirken sowohl gegen Influenza-A- als auch Influenza-B-Viren. Die Wirksamkeit bei aviärer Influenza ist nicht sicher nachgewiesen.

Nebenwirkungen des oral verabreichten **Oseltamivir** (ab Geburt zugelassen) sind v. a. Nausea und bei dem inhalativ einzunehmenden **Zanamivir** (≥ 5 J. inhalativ zugelassen, in schweren Fällen ≥ 6 Mon. auch i. v. verfügbar), v. a. bei Asthmatikern vermehrte Anfälle.

Aufgrund der raschen und z. T. vorhandenen Resistenzentwicklung sowie neurologischen Nebenwirkungen wird der **M2-Membranproteinhemmer Amantadin** heute nicht mehr in der Routine eingesetzt.

55.5 Prophylaxe

Die **aktive Impfung,** die vorzugsweise in den Monaten **Oktober bis November** durchgeführt wird und bei guter Übereinstimmung der Impfstämme mit den zirkulierenden Stämmen schützt in bis zu 90 % der Fälle vor der Erkrankung durch Influenza (A und B).

Standard ist heute die Verwendung eines tetravalenten Impfstoffs gegen *H3N2, H1N1* und die beiden zirkulierenden B-Stämme.

Da der Schutz durch die Impfung mit dem Alter abnimmt, wird für Erwachsene ≥ 60 J. ein Impfstoff mit einer höheren Antigendosis empfohlen.

Neben den **inaktivierten Impfstoffen** wird in Deutschland ab der Saison 2012/13 erstmals auch ein **attenuierter Lebendimpfstoff** (LAIV) angeboten, welcher in die Nase gesprüht wird und für Kinder und Jugendliche von 2–18 J. zugelassen ist, und eine mindestens gleichwertige Immunität hervorruft. Impfschutz besteht in der Regel ≥ 1–2 Wo. nach der Impfung.

Grundsätzlich handelt es sich um eine **Indikationsimpfung** nach STIKO und ist u. a. für folgende Personengruppen empfohlen (Details siehe www.rki.de): Personen ≥ 60 J., Schwangere, Personen mit bekannten Grundleiden, insbesondere chronischen Krankheiten der Atmungsorgane, Bewohner von Heimen, Personen mit erhöhter Gefährdung (medizinisches Personal) und Personen mit erhöhter Gefährdung durch direkten Kontakt zu Geflügel und Wildvögeln.

Eine **prä- oder postexpositionelle** Gabe von Osteltamivir oder Zanamivir ist wirksam in der Prävention von Influenzainfektionen und kann bei nicht geimpften Risikopatienten, immunkompromittierten Personen oder in spezifischen Situationen (z. B. medizinisches Personal, neues pandemisches Virus, Ausbrüchen in Heimen, Immundefizienz) eingesetzt werden.

Wichtig ist die konsequente Einhaltung der allgemeinen Hygieneregeln in **Gemeinschaftseinrichtungen.** Hilfreich sind zudem das Bedeckung von Mund und Nase beim Husten/Niesen, vorzugsweise mit der Ellenbeuge, nicht mit der Hand und regelmäßiges Lüften.

Es besteht **Meldepflicht** gegenüber dem Gesundheitsamt (§ 7 Abs. 1 IfSG) bei direktem Nachweis von Influenzaviren einschließlich von Schnelltests. Diese werden an das RKI weitergemeldet. Speziell für die **aviäre Influenza** gilt auch eine Meldepflicht bei Krankheitsverdacht, Erkrankung und Tod.

55.6 Beratung und Spezialdiagnostik

Nationales Referenzzentrum für Influenza
Robert Koch-Institut
Abteilung für Infektionskrankheiten
Fachgebiet 17 – Influenzaviren und weitere Viren des Respirationstraktes
Seestr. 10, 13353 Berlin
Ansprechperson: Dr. Ralf Dürrwald
Fax: 030 18754 2605
Homepage: www.rki.de/nrz-influenza

Wichtig für die Praxis

- Die **Influenza** tritt nahezu jedes Jahr, **meist ab den ersten Januarwochen** auf.
- **Ältere und Menschen mit höherem Komplikationsrisiko** (auch Schwangere und Kinder mit Risiken) sollten jährlich **im Herbst geimpft** werden, **Ältere** mit einem **Hochdosisimpfstoff.**
- **Neuraminidasehemmer** reduzieren nicht nur die Krankheitsschwere, sondern verhindern auch Infektionen bei Risikopatienten ohne Impfschutz. Sie müssen aber rechtzeitig eingesetzt werden.

55

LITERATUR

Arbeitsgemeinschaft Influenza am Robert Koch-Institut (RKI): Bericht zur Epidemiologie der Influenza in Deutschland Saison 2018/19. RKI: Berlin (2019)

Brueggemann AB et al.: Changes in the incidence of invasive disease due to Streptococcus pneumoniae, Haemophilus influenzae, and Neisseria meningitides during the COVID-19 pandemic in 26 countries and territories in the Invasive Respiratory Infection Surveillance Initiative: a prospective analysis of surveillance data. Lancet Digit Health Jun;3(6) (2021) e360–e370. doi: 10.1016/S2589-7500(21)00077-7

DGPI-Handbuch: Infektionen bei Kindern und Jugendlichen. 7. A. Thieme: Stuttgart (2018)

Lambert LC, Fauci AS: Influenza vaccines for the future. N Engl J Med 363(21) (2010) 2036–2044

Nair H et al.: Global burden of respiratory infections due to seasonal influenza in young children: a systematic review and meta-analysis. Lancet 378(9807) (2011) 1917–1930

Robert Koch-Institut (RKI): Infektionsepidemiologisches Jahrbuch für 2020. RKI: Berlin (2021)

Robert Koch-Institut (RKI): Infektionskrankheiten A-Z, RKI-Ratgeber für Ärzte, Influenza (Saisonale Influenza, Influenza A [H1N19 2009, Aviäre Influenza). www.rki.de (Stand: 19.01.2018)

Wang K et al.: Neuraminidase inhibitors for preventing and treating influenza in children (published trials only). Cochrane Database Syst Rev 4 (2012) CD002744

Mertens T: Influenza: Prophylaxe und Therapie. Für Neuraminidasehemmer gibt es noch keinen Ersatz. Dtsch Arztebl 112 (2015) 27–28; A 464

KAPITEL

56 Hantavirus

Thomas Völkl

Kernaussagen

- **Hantaviren** werden über Ausscheidungen (Kot oder Urin) infizierter Mäuse oder Ratten (v. a. Rötelmaus, *Myodes glareolus*) **als Staub eingeatmet, seltener durch Bisse,** auf den Menschen übertragen.
- Neben asymptomatischen Verläufen beginnt die Hantavirusinfektion in **Deutschland** mit plötzlichem Fieber, Schmerzen und im Verlauf entwickelt sich ein Nierenversagen.
- Die **Prognose** ist bei in Mitteleuropa erworbenen Hantavirusinfektionen i.d.R. gut. Besonders **schwere Verlaufsformen** mit Lungenödem und septischen Verläufen kommen i. d. R. nur in Nord- und Südamerika vor.
- **Infektionen mit Hantaviren** treten in Zyklen auf, auch **in Deutschland** (2006: 72, 2019: 2825 gesicherte Fälle). Die in 2–3 Jahreszyklen starke, oft regionale Häufung der Erkrankungen wird durch ein variables Anwachsen der **Mauspopulationen** erklärt.
- Erregernachweis, Krankheitsverdacht, Erkrankung und Tod bei hämorrhagischem Fieber sind **meldepflichtig.**

56.1 Erreger

Hantaviren (Einzelstrang-RNA-Viren) gehören zur Familie der Bunyaviridae. Verschiedene Hantaviren sind bei jeweils bestimmten Mäuse- und Rattenarten als Reservoire zu finden und verursachen beim Menschen unterschiedliche Symptome und Krankheitsverläufe. Diese enge Virus-Wirt-Beziehung erklärt die geographischen Unterschiede der klinischen Erscheinungsformen. Eine detaillierte Darstellung der jeweils aktuellen Risikogebiete für Deutschland wird vom Robert Koch-Institut veröffentlicht (www.rki.de).

Das Auftreten ist ganzjährig mit Häufung im Herbst. Für die in Europa vorkommenden Viren ist eine Übertragung von Mensch zu Mensch nicht beschrieben. Die Inkubationszeit beträgt etwa 2–4(–6) Wo. Geschätzt wird, dass in Deutschland bis zu 90 % der Infektionen asymptomatisch verlaufen (serologisch nachweisbarer Durchseuchungsgrad 1–2 %).

Der Name **Hanta** wird dem Fluss Hangang in Südkorea zugeschrieben, da während des Koreakrieges (1950–1953) über 3000 amerikanische Soldaten an hohem Fieber mit akutem Nierenversagen erkrankten. Der Virusnachweis gelang erst 1978.

56.2 Klinik

Die Pathogenese wird durch immunvermittelte zytotoxische Reaktionen (CD8) vermittelt, die durch die infizierten Zellen induziert werden. Es besteht eine Organaffinität für Nieren- und Lungenzellen.

Das in **Nord- und Südamerika** vorkommende Sin-Nombre-Virus (SNV) und Andes-Virus verursachen sehr schwere Verlaufsformen eines hämorrhagischen Fiebers mit Nieren-, Lungen- und Herzbeteiligung, die als **Hantavirus-pulmonales-Syndrom (HPS;** ***Syn.:*** **Hantavirus-cardiopulmonales-Syndrom, HCPS)** bezeichnet werden.

V. a. in **Ostasien** kommen *Hantaan (HTNV)*- und *Seoul (SEOV)*-Virus vor, die schwere Verlaufsform eines **hämorrhagischen Fiebers mit renalem Syndrom (HFRS)** auslösen können.

Die durch in **Europa** vorkommenden *Puumala (PUUV)*- und *Dobrava (DOBV)*-Viren, in Deutschland v. a. Puumala, hervorgerufenen Infektionskrankheiten verlaufen meist milder als **Nephropathia epidemica (NE)**.

Neben plötzlichem Fieber, Sehstörungen, Myalgien, Kopf-, Bauch-, Rückenschmerzen, Meningismus können Zeichen erhöhter Blutungsneigung mit Thrombozytopenie, Hämaturie, Melaena und Petechien auftreten. Typisch ist ein akutes Nierenversagen, oft mit noch ausreichender Urinproduktion; aber auch eine dialysepflichtige Nieren-

insuffizienz kommt vor. Die Letalität bei HFRS ist abhängig vom jeweiligen Virustyp (Hantaan: 5–20 %, Puumala: < 1 %).
Hämorrhagische Verläufe mit Lungen- und Herzbeteiligung (Hantavirus-[kardio-]pulmonales Syndrom, HCPS, HPS) und klassischem, 5-phasigen Verlauf sind in Mitteleuropa sehr selten:

- 1.–4. d: hohes Fieber, „grippale" Symptome, (Haut-)Hämorrhagien
- 5.–8. d: septischer Schock (kritische Phase)
- 9.–12. d: An-, Oligurie (akute interstitielle Nephritis), Lungenödem/ARDS, Hirnödem
- 13.–21. d: Polyurie, selten Übergang in eine chronischen Niereninsuffizienz

Die Letalität des HCPS/HPS wird mit bis zu 50 % angegeben.

In **Deutschland** verlaufen viele Infektionen asymptomatisch. In ihrer symptomatischen Form beginnen sie mit meist mit plötzlichem Fieber und grippaler Symptomatik. Bei schweren Verläufen kommt es im Verlauf zu Blutdruckabfall und akutem Nierenversagen, bei dem aber noch Urin produziert wird. Deswegen muss bei unerwartetem Anstieg des Serumkreatinins nach bzw. im Zusammenhang mit einer Infektion die entsprechende Virusdiagnostik veranlasst werden. Auch werden Thrombozytopenie, Proteinurie und Hämaturie beobachtet. Unter supportiver Therapie mit bilanzierter Flüssigkeitszufuhr erholt sich die Nierenfunktion und die Krankheit heilt i.d.R. folgenlos aus.

Cave

Bei oder nach unklarer Infektionskrankheit mit Fieber, Blutdruckabfall und Nierenversagen an eine **Hantavirus-Infektion** denken und serologisch bzw. durch eine PCR zu diagnostizieren.

56.3 Diagnostik

Nur während der akuten Krankheitsphase (kurze Virämiephase) ist eine Virusanzucht möglich. Der Virusnachweis in Urin, Blut, Speichel und Gewebeproben (Nierenbiopsie) ist mittels RT-PCR möglich. Deshalb ist es wichtig, bei klinischem Verdacht sofort Material für eine spätere PCR-Analyse zu asservieren.

Meist gelingt im späteren Krankheitsverlauf der serologische Nachweis von spezifischen Antikörpern (IgM, IgG, IgA), wobei IgM auch Jahre nach Infektion noch nachweisbar sein können.

Aufgrund der unspezifischen Symptome sind verschiedene bakterielle oder virale Erkrankungen mit Nierenbeteiligung sowie akute Nierenerkrankungen **differenzialdiagnostisch** zu erwägen (z. B. Leptospirose, Rickettsiose). Treten Hämorrhagien auf, ist die Differentialdiagnose breiter (andere virale hämorrhagische Fieber).

56.4 Therapie

Bei **unkompliziertem Verlauf** ist keine spezifische Therapie nötig.

Bei fortgeschrittenem **akuten Nierenversagen** oder Komplikationen ist eine Dialysetherapie angezeigt. Ribavirin hat in Studien beim schweren hämorrhagischen Fieber mit Nierenbeteiligung (HFRS) Wirksamkeit gezeigt, dies kann aber nicht auf andere oder die in Europa vorkommenden Erkrankungen übertragen werden.

Nach Diagnosesicherung ist im Krankenhaus keine Isolierung nötig (Ausnahme Andesvirus), da bei von Erkrankungen durch europäische Hantaviren keine Mensch-zu-Mensch-Übertragung berichtet ist.

Eine Therapie mit Antiseren von HCPS-genesenen Patienten scheint das Outcome zu verbessern.

56.5 Prophylaxe

Eine **Expositionsprophylaxe** ist durch Vermeiden eines direkten Kontakts mit wildlebenden Nagetieren und deren Ausscheidungen möglich. Nahrungsmittel sollten unzugänglich für Nagetiere aufbewahrt werden, um zu vermeiden, dass Nager angelockt werden.

Beim Reinigen von Kellern, Scheunen, Schuppen, Ställen, die von Nagern verschmutzt sein können, sollte eine Staubentwicklung vermieden werden und ggf. ein Augen- und Atemschutz sowie Schutzhandschuhe getragen werden. Dies ist v. a. in Epidemiegebieten dringend nötig. Bei der Bekämpfung von Nagern in Verbindung mit Ausbrüchen durch hochvirulente Hantaviren müssen Schutzanzüge und Atemschutzmasken getragen werden.

Gefährdet sind insbesondere Personen, deren Lebens- und Arbeitsbedingungen einen Kontakt zu infizierten Nagern und deren Exkrementen begünstigen, z. B. Waldarbeiter, Landwirte und Laborpersonal.

Eine zuverlässige **Impfung** ist nicht verfügbar. Ein in China und Südkorea zugelassener Impfstoff mit attenuierten Hantaviren ist nicht weltweit verfügbar und zeigt eine Effektivität für HFRS von 59,1 % und 58,9 %.

56.6 Beratung und Spezialdiagnostik

Institut für Virologie
Charité – Universitätsmedizin Berlin
Charitéplatz 1, 10117 Berlin
Ansprechpartner: Prof. Dr. Jörg Hofmann
Tel.: 030 405-026-351
E-Mail: Joerg.Hofmann@charite.de

Wichtig für die Praxis

- Hantaviren werden durch **Exkremente von Mäusen und Ratten** übertragen.
- Neben **fieberhaften Allgemeinsymptomen** ist die wichtigste Komplikation ein **Nierenversagen.**
- Eine **spezifische Therapie** für die in Europa übertragenen Virusstämme existiert nicht.

LITERATUR

DGPI-Handbuch Infektionen bei Kindern und Jugendlichen. 7. A. Thieme: Stuttgart (2018)

Dzagurova TK, Tkachenko EA, Ishmukhametov AA et al.: Severe hantavirus disease in children. J Clin Virol 101 (2018) 66–68. doi:10.1016/j.jcv.2018.01.018

Faber M, Krüger DH, Auste B et al.: Molecular and epidemiological characteristics of human Puumala and Dobrava-Belgrade hantavirus infections, Germany, 2001 to 2017. Euro Surveill (2019)

Huttunen NP, Mäkelä S, Pokka T et al.: Systematic literature review of symptoms, signs and severity of serologically confirmed nephropathia epidemica in paediatric and adult patients. Scand J Infect Dis 43(6–7) (2011) 405–410

Robert Koch-Institut (RKI): Hantavirus-Erkrankungen: Hinweise auf Anstieg der Fallzahlen 2012. Epid Bull 10 (2012) 79–81

Robert Koch-Institut (RKI): RKI-Ratgeber für Ärzte. Hantavirus-Erkrankung (Stand: 13.11.2020)

Vial PA, Valdivieso F, Calvo M: A non-randomized multicentre trial of human immune plasma for treatment of hantavirus cardiopulmonary syndrome caused by Andes virus. Antivir Ther 20(4) (2015) 377

KAPITEL 57

Thomas Völkl

Noroviren

Kernaussagen

- **Noroviren** sind bei Säuglingen und Kleinkindern nach den Rotaviren die zweithäufigste in Deutschland mittlweile die häufigste Ursache einer akuten Gastroenteritis. Kinder < 5 J. und ältere Personen > 70 J. sind besonders häufig betroffen.
- Die Infektion erfolgt über Stuhl und Erbrochenes (fäkal-oral). Durch die sehr hohe Infektiosität kommt es zur raschen Infektionsausbreitung innerhalb von **Gemeinschaftseinrichtungen** wie Kindergärten, Altenheimen oder Krankenhäusern.
- Die **Therapie** besteht in Vermeidung und Bekämpfung einer Dehydratation.

57.1 Erreger

Noroviren (früher *Norwalk-like*-Viren) sind **Einzelstrang-RNA-Viren** und gehören zur Familie der *Caliciviridae.* Sie zeichnen sich durch eine ausgeprägte Genomvariabilität aus. Es werden fünf Genogruppen (I–V) unterschieden, wobei die Genogruppen I und II mindestens 20 Genotypen subsummieren. Noroviren der Genogruppen III (Jena-Virus) und V (Maus-Virus) sind nicht humanpathogen.

Noroviren sind **weltweit** verbreitet. Der Mensch ist das einzige bekannte **Erregerreservoir** humanpathogener Noroviren. Infektionen mit Noroviren kommen ganzjährig vor mit einer Häufung in den Monaten Oktober bis März. In den **Wintermonaten** der vergangenen 10 J. war eine erhebliche Zunahme an Norovirus-Ausbrüchen des Genotyps *GG II.4* in Deutschland und europäischen Nachbarländern zu beobachten.

Die **Infektion** erfolgt über Stuhl und Erbrochenes (fäkal-oral), aber auch durch kontaminierte Speisen (Salate, Krabben, Muscheln, verunreinigtes Wasser). Die **sehr hohe Kontagiösität** (ca. 10–100 Viruspartikel) erklärt rasche Infektionsausbreitung innerhalb von Gemeinschaftseinrichtungen wie Kindergärten, Altenheimen oder Krankenhäusern.

Die **Inkubationszeit** beträgt ca. 6–50 h. Während der akuten Erkrankung besteht eine sehr hohe **Ansteckungsfähigkeit**, wobei Noroviren häufig 7–14 d, in Einzelfällen über Wochen, nach Abklingen der Symptome noch im Stuhl nachweisbar sind.

Durch die hohe genetische Variabilität kommt es nicht zur dauerhaften Immunität nach Infektion, Infektionen treten bei Kindern wie Erwachsenen auf.

57.2 Klinik

Eine Noroviren-Gastroenteritis beginnt i.d.R. akute mit **schwallartigem, heftigem Erbrechen** und starken **wässrigen Durchfällen,** wobei nicht immer beide Hauptsymtome vorhanden sein müssen. Begleitet wird die Gastroenteritis von i.d.R. subfebrilen Temperaturen (< 39 °C), oft ausgeprägtem Krankheitsgefühl mit Bauchschmerzen, Übelkeit, Kopfschmerzen und Myalgien. Bei unzureichender Flüssigkeitssubstitution kommt es zur **Dehydratation** (Exsikkose).

Ohne komplizierende Faktoren (Grunderkrankungen, schwere Dehydratation u.Ä.) bestehen die klinischen Symptome etwa 1–3 d mit anschließender rascher klinischer Besserung. Auch leichte oder asymptomatische Verläufe sind möglich.

57.3 Diagnostik

In der Routine werden Noroviren im Stuhl mittels **RT-PCR** oder Antigen-EIA nachgewiesen, Die PCR ist hinsichtlich Sensitivität und Spezifität erste Wahl.

Differenzialdiagnostisch kommen andere virale, aber auch Lebensmitteltoxin vermittelte Gastroenteritiden in Betracht.

57.4 Therapie

Eine antivirale Therapie gibt es für Noroviren nicht. Hauptsäule der symtomatischen Therapie ist die **Flüssigkeits- und Elektrolytsubstitution**, welche bei kleinen Kindern oder zusätzlicher Grunderkrankung häufig i.v. und stationär erfolgen muss. Eine orale Rehydrierung ist wegen des vordergründigen Erbrechens oft nicht möglich.

57.5 Prophylaxe

Aufgrund der hohen Kontagiösität sind schon **beim klinischen Verdacht** entsprechende Hygienemaßnahmen zu beachten: Isolierung, Tragen von Handschuhen, Schutzkittel, bei Erbrechen geeigneter Atemschutz, konsequente Händehygiene, Desinfektion von patientennahen Flächen mit Präparaten mit nachgewiesener viruzider Wirksamkeit.

Eine Impfung steht nicht zur Verfügung.

Wichtig ist die konsequente Einhaltung der allgemeinen Hygieneregeln in **Gemeinschaftseinrichtungen.** Zur Vermeidung einer Übertragung durch kontaminierte Speisen sollten insbesondere Gerichte mit Meeresfrüchten gut durchgegart sein. Beim Auftreten von Norovirus-Erkrankungen in Gemeinschaftseinrichtungen eine Norovirus-Infektionen rasch von anderen, z. B. durch Lebensmitteltoxine verursachten Gastroenteritiden, abgegrenzt werden. Ggf. ist eine **Kohortenisolierung** notwendig.

57.6 Beratung und Spezialdiagnostik

Konsiliarlaboratorium für Noroviren am Robert Koch-Institut
Seestr. 10
13353 Berlin
Leitung: Dr. Sandra Niendorf, Dr. Sonja Jacobsen
Tel.: +49 (0)30–18754–2375

Wichtig für die Praxis

- Noroviren sind die **häufigsten viralen Gastroenteritiserreger** und **hochinfektiös,** Übertragungen sind häufig bei engen räumlichen Verhältnissen (Kreuzfahrtschiffe, aber auch nosokomial).
- **Infektiosität** besteht bis ca. 72 h nach Ende der Diarrhö.
- **Wasser und Seife** sind wirksamer als die alkoholische Händedesinfektion.

LITERATUR

Caspary WF: Infektiologie des Gastrointestinaltraktes. Springer: Heidelberg (2006)

Glass RI, Parashar UD, Estes MK: Norovirus gastroenteritis. N Engl J Med 29;361(18) (2009) 1776–1785

Lucero Y, Matson DO, Ashkenazi S et al.: Norovirus: Facts and Reflections from Past, Present, and Future. Viruses Nov 30;13(12) (2021) 2399. doi: 10.3390/v13122399

Robert Koch-Institut (RKI): Norovirus-Infektionen: Gegenwärtig starke Ausbreitung in Deutschland. Epid Bull 5 (2007) 34–37

Posovszky C et al.: Acute Infectious Gastroenteritis in Infancy and Childhood. Dtsch Ärztebl Int 117 (2020) 615–624. DOI: 10.3238/arztebl.2020.0615

Scholz H (Hrsg.): DGPI-Handbuch Infektionen bei Kindern und Jugendlichen. 7. A. Thieme: Stuttgart (2028)

KAPITEL

58 Rotaviren

Thomas Völkl

Kernaussagen

- **Rotaviren** sind weltweit die häufigste Ursache viraler Gastroenteritiden und verursachen viele Todesfälle bei Säuglingen und Kindern im Alter von 6 Mon.–2 J.
- Die Infektion erfolgt über Stuhl und Erbrochenes (fäkal-oral). Durch die sehr hohe Infektiosität kommt es zur raschen Infektionsausbreitung innerhalb von **Gemeinschaftseinrichtungen** wie Kindergärten, Altenheimen oder Krankenhäusern.
- Die **Therapie** besteht in Vermeidung und Bekämpfung einer Dehydratation.
- Eine wirksame Impfung steht zur Verfügung, nach der Aufnahme in die STIKO-Empfehlungen 2013 sank die Hospitalisierungsrate in Deutschland um 70 %.

58.1 Erreger

Rotaviren sind Doppelstrang-RNA-Viren und gehören zur Familie Reoviridae. Es gibt 7 Serogruppen (A–G), wobei Gruppe A weltweit am häufigsten ist. 75 % der Erkrankungen werden durch den Serotyp *G1P8* verursacht. Rotaviren sind äußerst **umweltresistent.**

Haupterregerreservoir ist der Mensch, Haus- und Nutztiere werden auch von Rotaviren befallen, allerdings werden diese Stämme selten bei Menschen gefunden. Die **Infektion** erfolgt fäkal-oral, selten über kontaminierte Lebensmittel. Die **hohe Kontagiösität** (ca. 10–100 Viruspartikel) erklärt die rasche Infektionsausbreitung innerhalb von Gemeinschaftseinrichtungen wie Kindergärten, Altenheimen oder Krankenhäusern. Bis zum 5. Lj. haben i.d.R. fast alle Kinder eine Rotavirusinfektion durchlaufen. In den meisten Regionen findet sich eine saisonale Häufung in den Wintermonaten, in tropischen Regionen treten Infektionen ohne Saisonalität auf.

Die **Inkubationszeit** beträgt 1–3 d. Während der akuten Erkrankung besteht eine hohe **Ansteckungsfähigkeit,** welche aber in der Regel nicht länger als 8 d besteht. Bei ca. 30 % der Kinder kann eine Virusausscheidung bis zu 8 Wo. nachgewiesen werden.

Im Laufe der ersten Lebensjahre wird durch wiederholte Rotavirusinfektionen eine Serotyp-spezifische humorale **Immunität** aufgebaut. Bei Neugeborenen und Kleinkindern sind Rotaviren die Hauptursache für nosokomiale Darminfektionen.

Rotavirusinfektionen verursachen weltweit viele Todesfälle (im Jahr 2008 geschätzt 435.00, ca. 35 % aller Todesfälle durch Diarrhö, 5 % aller Todesfälle < 5 J.).

58.2 Klinik

Die klassischen Symptome bestehen aus der **Trias Erbrechen, gelblich-wässrige Diarrhö** und **Fieber**. Bei 20–50 % der Kinder treten auch respiratorische Symptome wie Dyspnoe und Husten auf, wobei unklar ist, ob hierfür nicht zusätzliche Infektionen mit anderen respiratorischen Viren ursächlich sind.

Wichtigste Komplikation ist eine **Dehydratation (Exsikkose),** welche häufig eine stationäre, i.v. Infusionstherapie notwendig macht. Anhand des klinischen Bildes mit halonierten Augen, trockenen Schleimhäuten, reduziertem Hautturgor, stehenden Hautfalten und signifikantem Gewichtsverlust (> 5 %) kann das Ausmaß der Dehydratation eingeordnet werden. Ohne adäquate Behandlung kann die Dehydratation zum Tod führen.

Bei Erwachsenen treten Rotavirus-Erkrankungen meist milder verlaufend v.a. als **Reisediarrhö** auf, wenn eine Infektion mit anderen Serotypen erfolgt; in China ist z. B. die Serogruppe B vorherrschend.

Auch bei älteren Menschen > 60 J. sind Rotaviren für ca. 5 % der Gastroenteritiden verantwortlich.

Bei **Erwachsenen** steht i.d.R. das Erbrechen als Leitsymptom bei insgesamt mildem Verlauf im Vordergrund, wohingegen bei **immunsupprimierten Patienten,** insbesondere mit T-Zell-Defekten, prolongierte, schwerere Verläufe zu erwarten sind.

Ohne komplizierende Faktoren (Grunderkrankungen, schwere Dehydratation u.Ä.) bestehen die klinischen Symptome etwa 2–6 d mit anschließender rascher Besserung.

Auch leichte oder asymptomatische Verläufe sind möglich.

58.3 Diagnostik

In der Routine werden Rotaviren im Stuhl mittels **EIA** oder RT-PCR nachgewiesen, wobei die PCR bei Bedarf eine Virustypisierung erlaubt, z. B. bei nosokomialen Häufungen. Der direkte Virusnachweis mittels Elektronenmikroskopie oder eine Virusanzucht sind aufwendig und werden in der Routine nicht durchgeführt.

Differenzialdiagnostisch kommen andere virale, aber auch Lebensmitteltoxin vermittelte Gastroenteritiden in Betracht.

58.4 Therapie

Eine antivirale Therapie gibt es für Rotaviren nicht. Hauptsäule der symtomatischen Therapie ist die **Flüssigkeits- und Elektrolytsubstitution,** welche bei kleinen Kindern oder zusätzlicher Grunderkrankung häufig intravenös und stationär erfolgen muss. Eine orale Rehydrierung, z. B. mit Oralpädon®, ist häufig bei schweerem Erbrechen nicht möglich.

In randomisierten Studien in Regionen mit begrenzten Ressourcen verkürzt die zusätzliche Zinksubstitution (10–20 mg/d) die Krankheitsdauer. Der Einsatz des Enkephalinhemmers Racecadotril ist nicht empfohlen. Eine Therapie mit p.o. verabreichten Immunglobulinen (300 mg/kg KG) ist bei immundefizienten Patienten möglicherweise wirksam in der Verkürzung bei chronischen Infektionen.

58.5 Prophylaxe

Aufgrund der hohen Kontagiösität sind schon **beim klinischen Verdacht** entsprechende Hygienemaßnahmen zu beachten: Isolierung, Tragen von Handschuhen, Schutzkittel, bei Erbrechen geeigneter Atemschutz, konsequente Händehygiene, Desinfektion von patientennahen Flächen mit Präparaten mit nachgewiesener viruzider Wirksamkeit.

Seit 2006 steht ein hoch wirksamer **oraler Lebendimpfstoff** (2 oder 3 Dosen) von der 6. bis zur 26. Lebenswoche zur Verfügung, der seit 2013 auch von der STIKO empfohlen wird. %-Jahres-Daten der RKI zeigen für den Zeitraum 2014 bis 2018 einen erheblichen Rückgang der ambulanten Fälle (74 %), der Hospitalisationen (70 %) und der nosokomialen Rotavirus-Infektionen (70 %).

Aktuell wird davon ausgegangen, dass die Rotavirus-Impfung die Inzidenz für eine Invagination um 1–2/100.000 Geimpfte erhöht. Deshalb sollte die Impfung bis zum Alter von spätestens 24 bzw. 32 Wo. (siehe Fachinfo der Impfstoffe) abgeschlossen sein um eine Überschneidung der Inzidenzmaxima für eine Invagination zu vermeiden.

Grundsätzlich können auch **Frühgeborene** ab der 25. SSW (RotaTeq®) 6 Wo. nach Geburt geimpft werden, wenn die entsprechenden Isolationsmöglichkeiten in der Klinik bestehen. Hierzu gibt es auch eine eigene Empfehlung der Fachgesellschaften.

Wichtig ist zur Vermeidung nosokomialer Infektionen die konsequente Einhaltung der allgemeinen Hygieneregeln in **Gemeinschaftseinrichtungen**.

Beim Auftreten von Rotavirus-Erkrankungen in Gemeinschaftseinrichtungen muss eine Norovirus-Infektionen rasch von anderen, z. B. durch Lebensmitteltoxine verursachten Gastroenteritiden, abgegrenzt werden. Ggf. ist eine **Kohortenisolierung** notwendig.

Der direkte Nachweis von Rotaviren ist **meldepflichtig.** Krankheitsverdacht und Erkrankung an einer akuten infektiösen Gastroenteritis sind meldepflichtig, wenn die erkrankte Person in der Lebensmittelverarbeitung Tätigkeit ist (§ 42 IfSG) oder wenn ein epidemiologischer Zusammenhang bei mehr als zwei gleichartige Erkrankungen vermutet wird.

58.6 Beratung und Spezialdiagnostik

Konsiliarlaboratorium für Rotaviren
Robert Koch-Institut
Abteilung für Infektionskrankheiten
Fachgebiet 15 - Virale Gastroenteritis- und Hepatitiserreger und Enteroviren
Nordufer 20, 13353 Berlin
Ansprechpartner: Dr. Andreas Mas Marques, Dr. Sandra Niendorf
Tel.: 030 18754 2375
www.rki.de/DE/Content/Infekt/EpidBull/Merkblaetter/Ratgeber_Rotaviren.html

Wichtig für die Praxis

- Rotaviren sind **v. a. bei Kleinkindern** häufig Erreger einer Diarrhö.
- Primär sollte die **Rehydratation** oral erfolgen.
- Eine **wirksame Impfung** steht zur Verfügung und wird auch in Deutschland empfohlen.

LITERATUR

Bernstein DI: Rotavirus overview. Pediatr Pediatr Infect Dis J 28 (2009) S50–53

Caspary WF: Infektiologie des Gastrointestinaltraktes. Springer: Heidelberg (2006)

DGPI-Handbuch: Infektionen bei Kindern und Jugendlichen. 7. A. Thieme: Stuttgart (2018)

Gemeinsame Stellungnahme der Ständigen Impfkommission (STIKO), der Deutschen Akademie für Kinder- und Jugendmedizin e.V. (DAKJ) und der Gesellschaft für Neonatologie und Pädiatrische Intensivmedizin e.V. (GNPI): Stellungnahme zur Rotavirus-Impfung von Früh- und Neu-

58

geborenen im stationären Umfeld (2015). www.gnpi.de (letzter Zugriff: 02.03.2023)

Marquis A, Koch J: Impact of Routine Rotavirus Vaccination in Germany: Evaluation Five Years After Its Introduction. Pediatr Infect Dis J 39(7) (2020) e109–e116. doi: 10.1097/INF.0000000000002656

Pammi M, Haque KN: Oral immunoglobulin for the prevention of rotavirus infection in low birth weight infants. Cochrane Database Syst Rev 9;(11) (2011) CD003740

Robert Koch-Institut (RKI): Infektionsepidemiologisches Jahrbuch für 2020. RKI: Berlin (2021)

KAPITEL

59

Volker Melichar

Virale hämorrhagische Fieber

Kernaussagen

- Virusbedinge **hämorrhagische Fieberkrankheiten** (➤ Tab. 59.1) sind Infektionskrankheiten, die klinisch mit Blutungen bzw. Blutungsneigungen einhergehen. Die Krankheiten sind **Reisekrankheiten,** können durch verschiedene Viren verursacht und aus tropischen Regionen Afrikas, Südamerikas und Südostasiens importiert werden.
- Fieber nach einem Aufenthalt in den o. g. Regionen kann generell ein Zeichen für eine **importierte lebensbedrohliche Viruskrankheit** (oder eine Malaria) sein und sollte entsprechend abgeklärt werden.
- Einige der hochpathogenen Erreger (z. B. Ebola-, Marburg-, Lassa- und Krim-Kongo-Viren) können auch bei engem Kontakt auf behandelndes Personal übertragen werden und benötigen entsprechende Isolationsmaßnahmen bzw. eine Behandlung in speziellen Zentren.

59.1 Ebola- und Marburg-Fieber

Das Ebola- und das Marburg-Virus zählen zu den **akut tödlichsten bekannten Krankheitserregern** für den Menschen überhaupt und kommen nur in Afrika, südlich der Sahara, vor. **Ebola- und Marburg-Viren** bilden zusammen die Familie der Filoviren. Sie kommen in Zentral- und Westafrike sowie im Sudan vor. Ein Reservoir besteht in Fledermäusen, Infektionen ereignen sich nach Kontakt mit infizierten Fledermäusen, Affen und Menschen. Die weitere Übertragung von Mensch zu Mensch erfolgt dann i. d. R. durch Kontakt mit erregerhaltigem Blut oder anderen Körperflüssigkeiten. Beide Virusinfektionen führen beim Menschen zu schweren fieberhaften Krankheitsverläufen: Durchfälle werden im Verlauf blutig, häufig treten schwere hämorrhagische Diathesen der Haut und Schleimhäute auf. Gerinnungsstörungen und neurologische Symptome sind prognostisch ungünstig. Die Letalität beträgt 25–90 %. Antiviral wirksam sind monoklonale Antikörper (einzeln oder in Kombinationen). Ribavirin zeigt gegen Filoviren allenfalls geringe Wirksamkeit. Eine aktive Lebendimpfung (rekombinanter Virusvektorimpfstoff) ist seit Ende 2019 in USA und der EU unter Vorbehalt zugelassen.

Tab. 59.1 Viruskrankheiten mit hohem Fieber und hämorrhagischem Verlauf

Gattung bzw. Familie	Viren bzw. Erkrankung
Filoviren	Ebola Fieber, Marburg-Fieber
Arenaviren	Lassafieber, andere
Flaviviren	Gelbfieber (➤ Kap. 43), Dengue (➤ Kap. 45), andere
Bunyaviren	Hantavirus-Erkrankung mit renaler Beteiligung (➤ Kap. 57), Krim-Kongo-Fieber, Rift-Valley-Fieber

59.2 Lassa-Fieber

Benannt ist das Lassafieber nach einer Stadt in Nigeria, in der 1969 die Krankheit ausbrach und bei den Patienten der Virusnachweis gelang. Die Krankheit kommt überwiegend in Westafrika vor. Der natürliche Wirt des Virus sind kleine Nagetiere, v. a. die Natal-Vielzitzenmaus. Die Übertagung erfolgt durch die Nagerexkremente oder bei engem menschlichem Kontakt über Körperflüssigkeiten. In den letzten Jahren wurden nur selten Fälle nach Deutschland importiert.

Das **Lassa-Virus** gehört zur Familie der Arenaviren (behüllte ss-RNA-Viren). Bei den meisten Patienten verläuft die Krankheit relativ mild mit grippeähnlichen Symptomen. Nur 1–2 % versterben an der Krankheit. Nach einer Inkubationszeit von 2–7 d beginnt die Krankheit meist unspezifisch mit Fieber, Kopf- und Halsschmerzen, Husten und gastrointestinalen Beschwerden. Charakteristisch sind zunehmende **ödematöse Schwellungen** der Augenlider und des Gesichts, Konjunktivitis und ausgeprägte Myalgien. Im weiteren Verlauf kann es zu Hepatitis, Enzephalitis und hämorrhagischen Manifestationen bis hin zum Multiorganversagen kommen (< 10 %). In den Endemiegebieten versterben je nach medizinischer Versorgungssituation bis zu 15 % der Infizierten an der Erkrankung.

Bei **Schwangeren** verläuft die Erkrankung häufig schwerer, es kommt häufig zum Abort. In der Rekonvaleszenz in der zweiten Krankheitswoche entwickeln ca. 30 % der Patienten Hörstörungen und Tinnitus, die sich in 50 % der Fälle wieder bessern. Bei direktem Kontakt zu Blut oder Körperflüssigkeiten von Patienten mit Lassafieber wird eine Postexpositionsprophylaxe mit Ribavirin empfohlen ebenso als Therapieoption. Ein Impfstoff ist nicht verfügbar.

59.3 Krim-Kongo-Fieber

Das hämorrhagische Krim-Kongo-Fieber wird durch ein Virus verursacht, das erstmalig in Kongo aus Patientenproben isoliert wurde. Das **Krim-Kongo-Virus** gehört in die Familie der Bunyaviren. Erst in den 1970er-Jahren wurde bekannt, dass das Virus auch das hämorrhagische Krim-Fieber verursacht, das seit 1944 bekannt ist. Das Krim-Kongo-Fieber ist in vielen Ländern Afrikas, Asiens, Südosteuropas (Türkei, Albanien, Bulgarien, Kosovo) und des Nahen Ostens endemisch und wird v. a. durch Hyalomma-Zecken oder durch den Verzehr infizierten Fleisches übertragen. Tiere sind das Reservoir und erkranken im Gegensatz zum Menschen nicht. Der Mensch infiziert sich oft durch engen Kontakt zu Nutztieren und ungenügend erhitzten Tierprodukten. Eine Übertragung durch Zeckenstiche ist ebenfalls möglich, ebenso durch engen körperlichen Kontakt, z. B. im Krankenhaus bei der Krankenpflege.

Zunächst tritt nach einer kurzen Inkubationszeit von 1–12 d hohes Fieber auf. Die Infektion mit diesem Virus verläuft in ca. 20 % der Fälle als hämorrhagisches Fieber mit inneren und äußeren Blutungen (Hämorrhagien), die nicht selten tödlich sind, sowie mit Leber- oder Multiorganversagen. Die Wertigkeit einer Therapie mit Ribavirin ist nicht abschließend geklärt. Laut der aktuellen Publikation der WHO von 2022 scheint sie effektiv zu sein.

59.4 Rift-Tal-Fieber

Der Erreger des Rift-Tal-Fiebers (Rift Valley Fever) gehört ebenfalls zur Familie der Bunyaviren. Die Erkrankung tritt aktuell v. a. im östlichen und südlichen Afrika sowie auf der arabischen Halbinsel auf. Das Virus ist hoch pathogen für Rinder, Schafe und Ziegen und wird bei Tieren v. a. durch Mücken übertragen. Für Huftiere existiert ein Totimpfstoff. Im Zusammenhang mit Tierepidemien treten auch Infektionen beim Menschen auf. Nach einer Inkubationszeit von 3–6 d verläuft das Rift-Tal-Fieber beim Menschen oft als unspezifische febrile Erkrankung, begleitet von Kopf- und Muskelschmerzen. Bei etwa 10 % der Patienten kommt es zum Befall der Retina mit nachfolgender Sehbeeinträchtigung. Nur bei etwa 1 % der Patienten verläuft die Krankheit mit hämorrhagischen Komplikationen, Hepatitis oder Enzephalitis. Nicht selten ist sie dann tödlich.

59.5 Therapie

Die Behandlung von Patienten mit viralen hämorrhagischen Fiebererkrankungen sollte in spezialisierten Zentren stattfinden, in Deutschland in den **Kompetenz- und Behandlungszentren für hochpathogene Erreger** in Hamburg, Berlin, Düsseldorf, Leipzig, Frankfurt, Würzburg oder München. Bei entsprechendem klinischem Verdacht sollte hier rasch Kontakt aufgenommen werden.

Antivirale Therapieoptionen sind bei Lassa-Fieber Ribavirin, bei Ebola monoklonale Antikörper, beim Krim-Kongo-Fieber und dem Rift-Tal-Fieber ebenfalls Ribavirin.

Die Dosierung ist: 30 mg/kg KG Ladedosis, dann 15 mg/kg KG alle 6 h über 4 d, bei längerer Therapiedauer ab dem 5. d 7,5 mg/kg KG alle 8 h.

Die supportive Therapie beinhaltet die Substitution von Flüssigkeit und die Substitution nach Bedarf von Blutbestandteilen, Blutplasma oder Gerinnungsfaktoren. ASS sollte aufgrund der ohnehin bestehenden Gerinnungsneigung nicht als NSAID verwendet werden.

Wichtig für die Praxis

Schon bei Verdacht auf ein virales hämorrhagisches Fieber sollte der Kontakt zu einem der o.g. Kompetenzzentren erfolgen, da bei Bestätigung der Diagnose ein sich rasch verschlechternder, lebensbedrohlicher Verlauf droht.

LITERATUR

DGPI Handbuch: Infektionen bei Kindern und Jugendlichen. 7. A. Stuttgart: Thieme Verlag (2018)

European Network for Diagnostics of "Imported" Viral Diseases (ENIVD). www.enivd.de (letzter Zugriff: 19.12.2022)

Robert Koch-Institut (RKI): Zur Situation bei wichtigen Infektionskrankheiten, Reiseassoziierte Krankheiten 2019., Epi Bul 50 (2020). www.rki.de/DE/Content/Infekt/EpidBull/Archiv/2020/Ausgaben/50_20.pdf%3F__blob%3DpublicationFile (letzter Zugriff: 19.12.2022)

Schmidt-Chanasit J, Schmiedel S, Fleischer B, Burchard GD: Importierte Virusinfektionen: Was muss ein niedergelassener Arzt wissen? Dtsch Arztebl Int 109 (2012) 681–692

WHO: Interim infection prevention and control guidance for care of patients with suspected or confirmed filovirus haemorrhagic fever in health-care settings, with focus on Ebola (2014). www.euro.who.int/__data/assets/pdf_file/0005/268772/Interim-Infection-Prevention-and-Control-Guidance-for-Care-of-Patients-with-Suspected-or-Confirmed-Filovirus-Haemorrhagic-Fever-in-Health-Care-Settings,-with-Focus-on-Ebola-Eng.pdf (letzter Zugriff: 19.12.2022)

WHO: Crimean-Congo haemorrhagic fever (2022). www.who.int/health-topics/crimean-congo-haemorrhagic-fever#tab=tab_1 (letzter Zugriff: 19.12.2022)

WHO: Therapeutics for Ebola virus disease (2022). www.who.int/publications/i/item/9789240055742 (letzter Zugriff: 19.12.2022)

KAPITEL

60 HIV-Infektion, AIDS

Ulrich Seybold[1]

[1] Autor der Vorauflage Frank-Detlef Goebel

Kernaussagen

- Die **unbehandelte HIV-Infektion** führt zu einem schweren zellulären Immundefekt, v. a. mit Verlust der $CD4^+$-T-Lymphozyten. Dieser begünstigt bestimmte opportunistische Infektionen und Tumoren.
- Eine frisch erworbene HIV-Infektion ist stadienabängig nachweisbar: meist nach 7–10 d RNA-Nachweis, einige Tage später p24, dann Antikörper-ELISA, später ein positiver Immunoblot. Eine sehr frühe Therapie der **akuten HIV-Infektion** ist möglicherweise vorteilhaft. Ein negativer HIV-Suchtest (ELISA) mind. 6 Wo. nach potenzieller Infektion bzw. abgeschlossener Postexpositionsprophylaxe gilt als sicher.
- **Stadien der chronischen HIV-Infektion** sind in 30–80 % die akute HIV-Erkrankung, eine asymptomatische Latenzphase variabler Dauer, (leichtere) HIV-assoziierte Erkrankungen und das Vollbild AIDS, definiert durch spezifische schwere opportunistische Infektionen oder Tumoren.
- **Ziel einer antiretroviralen Therapie** ist die Suppression der HIV-Replikation zur Immunrekonstitution und Verhinderung von Morbidität. Eine effektive Therapie senkt die virale RNA im Plasma (Viruslast, Viral Load) unter die Nachweisgrenze (20–40 cp/ml).
- Die Therapie ist in der Regel eine **Zwei- oder Dreifachkombination.** Aktuell zugelassene antiretrovirale Medikamente gehören folgenden Substanzklassen an:
  - Nukleosid- und Nukleotid-Analoga (NRTI)
  - Nichtnukleosidische Reverse-Transkriptase-Inhibitoren (NNRTI)
  - Proteaseinhibitoren (PI)
  - Integrase(-Strang-Transfer-)inhibitoren (INI oder INSTI)
  - Entry-Inhibitoren: CCR5-Inhibitor, Attachment-Inhibitor, Post-Attachment-Inhibitor, Fusionsinhibitor
  - Capsid-Inhibitor
- Mögliche Medikamenteninteraktionen und Kreuzresistenzen sind zu beachten.
- Ein Problem beim Einsatz v. a. von **NRTI, NNRTI und älteren Integraseinhibitoren** ist eine schnelle Resistenzentwicklung bei (auch funktioneller) Monotherapie.
- **Proteaseinhibitoren,** sog. **Booster,** sowie **Erstgenerations-NNRTI** haben aufgrund ihrer Beeinflussung der Cytochrom-P450-Hemmung ein besonders hohes Potenzial für bedeutsame **Medikamenteninteraktionen.**
- **Tumorerkrankungen** sind bei HIV-Infizierten insgesamt häufiger. AIDS-definierend sind das Kaposi-Sarkom, das invasive Zervixkarzinom, und das Non-Hodgkin-Lymphom. Auch die Inzidenz des Analkarzinom ist deutlich erhöht.
- Zahlreiche **opportunistische Infektionen** sind charakteristisch für das Vollbild AIDS, meist verursacht durch fakultativ pathogene Erreger. Auch bei der Therapie der opportunistischen Infektionen müssen **Arzneimittelinteraktionen** beachtet werden.

60.1 Vorbemerkungen

Für 2021 schätzte die WHO die Zahl der an einer HIV-Infektion Verstorbenen auf 650.000, die Zahl der weltweit HIV-Infizierten auf 38,4 Mio. Mitte 2021 hatten etwa 28,7 Mio. von ihnen Zugang zu antiretroviraler Therapie. Seit dem Beginn der Epidemie haben sich 84,2 Mio. Menschen neu angesteckt, 40,1 Mio. sind durch HIV verstorben.

Schwerpunkte der Infektion liegen in Zentral- und Südafrika, Südostasien sowie Lateinamerika und Osteuropa. In den Industriestaaten ist die HIV-Infektion zunehmend zum Problem von Minderheiten und sozial Schwachen **(Key Populations)** geworden. In Deutschland lebten 2021 etwa 90.800 HIV-infizierte Personen, von denen 8.600 ihren Serostatus nicht kennen. Mit ca. 55.100 sind Männer, die Sex mit Männern haben (MSM), die größte Gruppe hinsichtlich des Übertragungswegs.

60.1.1 Verlauf

Nur eine kleine Minderheit der Menschen mit HIV-Infektion stirbt an den unmittelbaren Folgen der Infektion, z. B. AIDS-Demenz oder Wasting-Syndrom.

Mit zunehmender Dauer der unbehandelten HIV-Infektion kommt es zu einem **schweren zellulären Immundefekt,** v. a. mit Verlust der $CD4^+$-T-Lymphozyten. Mit verminderter zellulärer Abwehr können bestimmte **opportunistische Infektionen** und **Tumoren** auftreten, die bei etwa einem Drittel der Patientinnen und Patienten für den Tod verantwortlich sind. Diese Krankheiten stellen definitionsgemäß das Stadium des Vollbilds AIDS dar. Seit Jahren wird allerdings eine Zunahme von nicht AIDS-definierenden Todesursachen – v. a. Malignome, Lebererkrankungen und Herz-Kreislauf-Erkrankungen – beobachtet. Diese Verschiebung ist zum großen Teil durch die Behandelbarkeit der HIV-Infektion selbst erklärt, die zu einer Erhöhung des relativen Anteils von und gleichzeitig durch das höhere erreichte Lebensalter auch zu einem größerem Risiko für Non-AIDS-Erkrankungen führt.

Der **Krankheitsverlauf** kann **extrem variabel** sein, das heißt zwischen Transmission und AIDS-Erkrankung können wenige Monate oder viele Jahre vergehen. In seltenen Einzelfällen bleibt die Infektion sogar dauerhaft beschwerde- und komplikationslos. Unter optimaler Therapie der HIV-Infektion liegt die geschätzte **Lebenserwartung** heute nur noch minimal unter der bei Nicht-HIV-Infizierten.

60.1.2 Prognosemarker

Die Progression der unbehandelten Infektion ist durch mehrere Faktoren wie genetische Prädisposition, z. B. günstiger Einfluss von HLA-B27 und -B57, und v. a. immunologische Reaktionen durch HIV-spezifische zytotoxische CD8-Zellen bestimmt. Zudem benötigt das HI-Virus neben dem CD4-Rezeptor einen weiteren Co-Rezeptor an der Oberfläche der Zielzellen. Ein homozygoter Gendefekt für den Rezeptor CCR-5, an den makrophagentrope Virusvarianten binden müssen, macht eine HIV-Infektion extrem unwahrscheinlich. Heterozygote Träger des Gendefekts für diesen Rezeptor finden sich überproportional häufig unter Longterm Non-Progressors.

Eine Reihe von **Prognosemarkern** wie $CD8^+$-T-Lymphozyten, HIV-Antikörper oder -Antigene und unspezifische Marker wie β2-Mikroglobulin und Neopterin wurden in großen prospektiven Studien überprüft, sind jedoch für die individuelle Prognose **wenig aussagekräftig.**

Einen **hohen prädiktiven Wert** dagegen hat die Bestimmung der **plasmatischen HIV-RNA,** möglicherweise auch der proviralen DNA sowie der **$CD4^+$-Helferzellen.**

Damit wird deutlich, dass die wirksame antiretrovirale Therapie mit Suppression der HIV-RNA und folgender Immunrekonstitution entscheidend für den Verlauf ist. Eine wachsende Datenbasis belegt dabei den Wert eines sehr frühen Therapiebeginns, um eine Immundysregulation möglichst gering zu halten.

60.1.3 Diagnostik der HIV-Infektion

Der früheste Nachweis einer **akuten HIV-Infektion** gelingt mittels Nukleinsäure-Amplifikationsverfahren (z. B. PCR, HIV-RNA) meist 7–10 d nach der Transmission, einige Tage später kann p24 nachgewiesen werden, dann wird der Antikörper-ELISA positiv (Serokonversion), im weiteren Verlauf finden sich spezifische Banden im Western-(Line-/Immuno-)Blot. Durch die Einbeziehung des Antigennachweises in die aktuelle Generation der HIV-Routine-Suchtests gelingt der Nachweis einer HIV-Infektion daher üblicherweise nach etwa 2 Wo. Sehr selten nur wird z. B. durch den Einsatz von PCR das diagnostische Fenster noch um einige weitere Tage verkleinert. Möglicherweise reduziert eine sehr frühe Therapie der HIV-Infektion sowohl die Integration von HIV in die menschliche DNA als auch die sonst schnell eintretende Immundysregulation. Schnelltests/Selbsttests detektieren ausschließlich Antikörper und können daher bei einem diagnostischen Fenster von bis zu 12 Wo. nur eine chronische HIV-Infektion sicher erfassen.

ALS FAUSTREGEL GILT

- Ein **negativer Suchtest** mind. 6 Wo. nach einer Exposition/möglichen Transmission zeigt an, dass es zu keiner HIV-Infektion gekommen ist. Erfolgte eine Postexpositionsprophylaxe, muss bis 6 Wo. nach deren Ende gewartet werden.
- Für **Screening-Untersuchungen** wird prinzipiell der kombinierte Antigen-/Antikörper-ELISA-Test verwendet.
- Für die **individuelle Diagnose** einer HIV-Infektion ist ein Bestätigungstest notwendig, meist ein Immuno (Western- bzw. Line-)-Blot oder Nukleinsäurenachweis.
- Um eine **Probenverwechslung** auszuschließen, sollte die Testung unbedingt mit einer **zweiten Blutentnahme** kontrolliert werden.

Je nach beobachtetem Kollektiv kommt es bei etwa 30–80 % der Betroffenen einige Wochen nach HIV-Infektion zu einer **akuten HIV-Krankheit.** In dieser Phase findet sich eine hohe HIV-RNA-Konzentration im Plasma.

60.1.4 Stadieneinteilung der HIV-Infektion

Die Klassifikation der amerikanischen CDC von 1993 orientiert sich sowohl an klinischen als auch immunologischen Parametern (➤ Tab. 60.1). Für die Stadieneinteilung wird der jeweils am weitesten fortgeschrittene Zustand verwendet. Eine Rückstufung nach klinischer oder immunologischer Verbesserung erfolgt nicht.

Seit 2014 verwenden die CDC v. a. für epidemiologische Zwecke eine **Einteilung in 5 Stadien:**

- 0: sehr früh, vor positivem Testergebnis
- 1: akute/frühe HIV-Infektion, $CD4^+$-T-Helferzellen ≥ 500/µl
- 2: $CD4^+$-T-Helferzellen 200–499/µl
- 3: AIDS-definierende Erkranung oder $CD4^+$-T-Helferzellen < 200/µl
- 4: unbekannt

Die genannten $CD4^+$-T-Helferzell-Grenzwerte gelten für Personen ≥ 6 J., für jüngere Kinder liegen sie höher.

Tab. 60.1 Klassifikation der HIV-Infektion (CDC 1993) [F588-004]

CD4-Zellzahl	Klinische Kategorie		
	Akute HIV-Krankheit, asymptomatische Latenzphase, Lymphadenopathie-syndrom	HIV-assoziierte Erkrankungen • Orale/vulvovaginale Kandidose • Herpes Zoster • Bazilläre Angiomatose • Orale Haarleukoplakie • Adnexitis • Polyneuropathie • Listeriose • Immunthrombozytopenie • Zervikale Dysplasie/Carcinoma in situ • Fieber/Diarrhö > 1 Mon.	AIDS-definierende Erkrankungen
≥ 500/µl	A1	B1	C1
200–499/µl	A2	B2	C2
< 200/µl	A3	B3	C3

60.2 Antiretrovirale Therapie

Cave

Ziel jeder antiretroviralen Therapie ist die Suppression der HIV-Replikation unter die Nachweisgrenze.

Eine effektive antiretrovirale Therapie führt zum Absinken der **Viruslast** (HIV Viral Load) unter die Nachweisgrenze der verschiedenen hochsensitiven Tests zur Messung der viralen RNA im Plasma:

- Die **vollständige Unterdrückung der Virusneubildung** verhindert die Neuinfektion von bisher nicht infizierten Zielzellen und stoppt die Entwicklung des zellulären Immundefekts bzw. ermöglicht eine Immunrekonstitution
- Sie **verhindert die Entwicklung von therapieresistenten HIV-Mutanten** und schränkt entsprechend die Diversifizierung von HIV durch Zellpassagen ein.

Die aktuellen (deutsch-österreichischen) Empfehlungen zum Beginn einer antiretroviralen Therapie sind in ➤ Tab. 60.2 dargestellt. Seit 2015 ist der Therapiestart für jeden Menschen mit HIV-Infektion generell empfohlen. Die Dringlichkeit der Empfehlung nimmt mit dem Ausmaß des Immundefekts und bei bestimmten klinischen Umständen (Schwangerschaft, Alter > 50 J., chronische Virushepatitis, schnelles Absinken der CD4-Zellen, zusätzliche Immunsuppression, hohes Transmissionsrisiko) zu. Allerdings kann der Beginn einer antiretroviralen Therapie aus verschiedenen Gründen wie etwa einer sehr niedrigen Viruslast ohne Therapie auch aufgeschoben werden.

Tab. 60.2 Indikationen für den Beginn einer antiretroviralen Kombinationstherapie (cART)

Empfehlung zur Therapieeinleitung so rasch wie möglich bei
• Auftreten HIV-assoziierter Symptome: – Akutes retrovirales Syndrom – CDC-Stadium B oder C – Spezifische Organmanifestation, z. B. HIV-Nephropathie, HIV-assoziiertes neurologisches Defizit (HAND) • CD4-Zellen < 500/µl • Lebensalter > 50 J. • Hepatitis B-Infektion • chronischer Hepatitis C-Infektion • Immunsuppression im Rahmen einer systemischen Chemotherapie, Radiotherapie oder von Autoimmunerkrankungen bzw. im Rahmen von Transplantationen • Schwangerschaft • horizontalem Transmissionsrisiko (Treatment as Prevention)
Generelle Therapieempfehlung bei
• asymptomatischer Infektion und CD4-Zellen > 500/µl
Mögliche Verzögerung der Therapieeinleitung bei
• asymptomatischer HIV-Infektion ohne beeinträchtigten Immunstatus • Elite Controllers (Suppression der Viruslast auch ohne Therapie)
Empfehlung zur Verzögerung der Therapieeinleitung bei
• spezifischen opportunistischen Infektionen, insbesondere – zerebrale Kryptokokkose sowie – einzelne Krankheitskonstellationen bei Tuberkulose

Leitliniengerecht wird bisher meist mit einer **Dreifachkombinationstherapie** begonnen. Dabei werden zwei Nukleosid- oder Nukleotid-Analoga (NRTI), primär Tenofovir + Emtricitabin bzw. Lamivudin oder Abacavir + Lamivudin – kombiniert mit

- einem Integraseinhibitor (INI): Bictegravir, Dolutegravir, Raltegravir, Elvitegravir/Cobicistat oder
- einem nicht nukleosidischen Reverse-Transkriptase-Inhibitor (NNRTI): Rilpivirin, Doravirin oder
- einem geboosterten Proteaseinhibitor (PI) – primär empfohlen: Darunavir –

Bevorzugt kommen **Fixdosiskombinationen** (FDC) zum Einsatz, aber auch Mehrtabletten-Regimes sind möglich.

Inzwischen stellt auch die NRTI/INI-FDC **Zweifachkombinationstherapie** aus Lamivudin und Dolutegravir eine Erstlinienempfehlung dar.

Voraussetzung für die **optimale Wahl von Kombinationen** sind Kenntnisse über Kreuzresistenzen, Pharmakokinetik und Nebenwirkungsspektrum der verschiedenen Substanzen, die in die Empfehlungen der Fachgesellschaften eingehen. Gerade bei Veränderung des Therapieregimes ist u. a. zu beachten:

- Gegebenenfalls bestehen innerhalb einer Substanzklasse **Kreuzresistenzen.**
- Die Dosierung einiger Medikamente variiert je nach Resistenzsituation und weiteren Kombinationspartnern der antiretroviralen Therapie.

Inzwischen (Stand 3/23) sind elf FDC-Präparate auf dem Markt, die die Therapie in vielen Fällen mit **1 Tbl./d** ermöglichen, diese werden auch als Single Tablet Regimes (STR) bezeichnet: 2 NRTI + NNRT: Atripla®/Generika, Eviplera®, Odefsey®, Delstrigo®; 1 NRTI + INSTI: Dovato®; 2 NRTI + INSTI: Stribild®, Genvoya®, Biktarvy®, Triumeq®; 2 NRTI + PI: Symtuza®; NNRTI + INSTI: Juluca®).

Seit 2021 ist die Umstellung einer erfolgreichen Therapie auf die **vollständig parenterale Gabe** der NNRTI/INSTI-Kombination aus Rilpivirin und Cabotegravir möglich. Hier erfolgt die intragluteale Applikation von jeweils 3 ml Wirksubstanz erstmals am Tag der letzten Tabletteneinnahme, dann nach 4 Wo. und weiter alle 8 Wo.

60.2.1 Nukleosid-/Nukleotid-Analoga (NRTI)

Als erste Substanzgruppe wurden die **Nukleosid-Analoga** untersucht und entwickelt, die durch den Einbau eines falschen Nukleosids bei der DNA-Synthese zum Kettenabbruch und damit zur Reduktion der Virusintegration in das Zellgenom führen (➤ Tab. 60.3). Dies hat eine Verminderung der Infektion weiterer Zellen zur Folge.

Seit 2002 ist mit Tenofovir auch ein **Nukleotid-Analogon** verfügbar, das als Monophosphat appliziert wird, sodass nur noch zwei weitere Phosphatierungsschritte intrazellulär notwendig sind.

Alle bekannten Nukleosid- und Nukleotid-Analoga sind **unspezifische Hemmer der DNA-Polymerasen** mit einer relativ **hohen Affinität zur reversen Transkriptase.** Wegen der Hemmung weiterer Polymerasen war die Wirkung früher Vertreter aus dieser Substanzklasse teilweise mit **ausgeprägten unerwünschten Wirkungen** belastet.

Wirkweise: Die Substanzen (Analoga von Nukleinsäurebausteinen) sind Inhibitoren der DNA-Polymerasen mit einer besonderen Affinität zur

Tab. 60.3 Medikamente zur antiretroviralen Therapie

Nukleosidische/nukleotidische Reverse-Transkriptase-Inhibitoren (NRTI)		
3TC = Lamivudin[1, 2]	Epivir®	2 × 150 mg o. 1 × 300 mg
FTC = Emtricitabin[1]	Emtriva®	1 × 200 mg
ABC = Abacavir[1, 2]	Ziagen®	2 × 300 mg o. 1 × 600 mg
TDF = Tenofovir-Disoproxil (-Fumarat und andere Disoproxil-Salze)[1, 2]	Viread®	1 × 245 mg
TAF = Tenofovir-Alafenamid (-Fumarat)[1, 3]	(Vemlidy® als Einzelsubstanz nur zur Therapie der HBV-Infektion zugelassen)	1 × 10 mg nur in Co-Formulierung o. 1 × 25 mg
AZT = Zidovudin[2]	Retrovir®	2 × 250 mg o. 2 × 300 mg
Fixdosiskombinationen		
TAF + FTC[1]	Descovy®	1 × 1 Tbl.[3]
TDF + FTC[1, 2]	Truvada®	1 × 1 Tbl.
ABC + 3TC[1, 2]	Kivexa®	1 × 1 Tbl.
AZT + 3TC[2]	Combivir®	2 × 1 Tbl.
AZT + 3TC + ABC[5]	Trizivir®	2 × 1 Tbl.
Nichtnukleosidische Reverse-Transkriptase-Inhibitoren (NNRTI)		
RPV = Rilpivirin[1]	Edurant® Rekambys®	1 × 25 mg mit einer Mahlzeit 900 mg i. m. (+ CAB, s. u.)
DOR = Doravirin[1]	Pifeltro®	1 × 100 mg
NVP = Nevirapin[2]	Viramune®	1 × 400 mg (o. 2 × 200 mg)
EFV = Efavirenz[2]	Sustiva®	1 × 600 mg
ETR = Etravirin	Intelence®	2 × 200 mg
Fixdosiskombinationen		
TDF + FTC + RPV[1]	Eviplera®	1 × 1 Tbl. mit einer Mahlzeit
TAF + FTC + RPV[1]	Odefsey®	1 × 1 Tbl. mit einer Mahlzeit
TDF + 3TC + DOR[1]	Delstrigo®	1 × 1 Tbl.
TDF + FTC + EFV[2]	Atripla®	1 × 1 Tbl. zur Nacht
RPV + Dolutegravir (s. u.)	Juluca®	1 × 1 Tbl. mit einer Mahlzeit
Proteaseinhibitoren (PI)		
DRV = Darunavir[1, 2]	Prezista®	1 × 800 mg + 1 × Booster-Substanz o. 2 × 600 mg + 2 × 100 mg RTV[4]
ATV = Atazanavir[2]	Reyataz®	1 × 300 mg + 1 × Booster-Substanz
FPV = Fosamprenavir[5]	Telzir®	2 × 700 mg + 2 × 100 mg RTV
SQV = Saquinavir[5]	Invirase®	2 × 1000 mg + 2 × 100 mg RTV
TPV = Tipranavir[5]	Aptivus®	2 × 500 mg + 2 × 200 mg RTV
Boostersubstanzen		
RTV = Ritonavir[1, 2]	Norvir®	1 × 100 mg o. 2 × 100 mg[3]
COBI = Cobicistat[1]	Tybost®	1 × 150 mg
Fixdosiskombinationen		
TAF + FTC + DRV + COBI[1]	Symtuza®	1 × 1 Tbl. mit einer Mahlzeit
LPV (= Lopinavir) + RTV	Kaletra®	2 × 2 Tbl. o. 1 × 4 Tbl. (abends)
Integrase(-Strang-Transferase)-Inhibitoren (INI/INSTI)		
DTG = Dolutegravir[1]	Tivicay®	1 × 50 mg o. 2 × 50 mg[3,4]
BIC = Bictegravir[1]	(nur in Fixdosiskombination, s. u.)	1 × 50 mg
RAL = Raltegravir[1]	Isentress®	2 × 400 mg o. 1 × 1200 mg
EVG = Elvitegravir[1]	(in Deutschland nur in Fixdosiskombinationen, s. u.)	1 × 150 mg
CAB = Cabotegravir	Vocabria®	1 × 30 mg p. o. (+ RPV) 600 mg i. m. (+ RPV, s. o.)

Tab. 60.3 Medikamente zur antiretroviralen Therapie *(Forts.)*

Fixdosiskombinationen		
3TC + DTG[1]	Dovato®	1 × 1 Tbl.
ABC + 3TC + DTG[1]	Triumeq®	1 × 1 Tbl.
TAF + FTC + BIC[1]	Biktarvy®	1 × 1 Tbl.
TAF + FTC + EVG + COBI[1]	Genvoya®	1 × 1 Tbl. mit einer Mahlzeit
TDF + FTC + EVG + COBI	Stribild®	1 × 1 Tbl. mit einer Mahlzeit
RPV + DTG	Juluca®	1 × 1 Tbl. mit einer Mahlzeit
Entry-Inhibitoren		
CCR5-Antagonist		
MVC = Maraviroc	Celsentri®	2 × 150 mg o. 2 × 300 mg o. 2 × 600 mg[3]
Fusionsinhibitor		
T20 = Enfuvirtid[5]	Fuzeon®	2 × 90 mg als s. c. Injektion
Attachment-Inhibitor		
Fostemsavir = FTR	Rukobia®	2 × 600 mg
CD4-gerichteter Postattachment-Inhibitor (monoklonaler Antikörper)		
Ibalizumab[5] = IBA	Trogarzo®	2000 mg, dann 800 mg q2Wo
Kapsid-Inhibitor		
CCR5-Antagonist		
Lenacapavir = LEN	Sunlenca®	600 mg p.o. an d 1 und 2, 300 mg p.o. an d 8 927 mg s.c. an d 15 und weitere 6 Mon.

[1] empfohlen als (Teil einer) Kombination zum Therapiestart
[2] als Generikum verfügbar
[3] Dosis abhängig von der Co-Medikation
[4] Dosis abhängig von der Resistenzsituation
[5] in Deutschland nicht mehr gebräuchlich

viruseigenen reversen Transkriptase. Dadurch kommt es zu einer relativ gezielten Wirkung im Sinne der Enzymhemmung ohne eine bedrohliche Hemmung der übrigen zellulären Polymerasen. NRTI müssen in die Zelle aufgenommen und durch entsprechende Phosphokinasen phosphoryliert werden. Erst die Triphosphate haben eine entsprechende Wirkung.

Lamivudin

Lamivudin (3TC, Epivir®) wird weiter regelhaft eingesetzt, häufig mit den NRTI Abacavir oder Tenofovir und in Kombinationen mit INI, NNRTI oder PI. Eine **Resistenzentwicklung** (Mutation M184V bzw. M184I) geht mit einer relevanten Verringerung der **viralen Fitness** einher, was therapeutisch ebenfalls ausgenutzt wird. Mit Delstrigo®, Triumeq® und Dovato® stehen 3TC-haltige STR zur Verfügung.

3TC wirkt auf HIV und auch auf das Hepatitis-B-Virus, sodass eine Hepatitis B durch eine 3TC-haltige Therapie mitbehandelt wird. Allerdings ist das Risiko der Entwicklung einer Lamivudin-Resistenz signifikant höher als beim Einsatz von Tenofovir, sodass die Therapie einer HBV-Infektion mit Lamivudin nicht mehr empfohlen wird.
Dosierung: 2 × 150 mg oder 1 × 300 mg/d.
Nebenwirkungen: 3TC ist ein gut verträgliches Nukleosid-Analogon. Seltene Nebenwirkungen sind Kopfschmerzen, Hautausschlag, Diarrhö sowie ein Anstieg der Lebertransaminasen.

Eine Dosisanpassung ist bei eingeschränkter Nierenfunktion erforderlich.

Emtricitabin

Emtricitabin (FTC, Emtriva®) ist in den meisten Aspekten dem 3TC vergleichbar, sowohl Effektivität als auch Nebenwirkungs und Resistenzspektrum betreffend. FTC ist in einigen FDC und STR enthalten, jeweils kombiniert mit Tenofovir.

Die **Halbwertszeit** ist allerdings **deutlich länger,** sodass sich die Substanz besonders für eine tägliche Einmalgabe eignet. Auch die Liquorgängigkeit scheint im Vergleich zu 3TC besser zu sein. Emtricitabin ist trotz Wirksamkeit nicht zur Therapie der HBV-Infektion zugelassen.

Eine Dosisanpassung bei eingeschränkter Nierenfunktion ist erforderlich.
Dosierung: 1 × 200 mg/d.

Abacavir

Abacavir (ABC, Ziagen®) ist ein zunehmend weniger verwendetes Nukleosid-Analogon, das auch in FDC verfügbar ist, davon ein STR (Triumeq®). Möglicherweise liegt eine im Vergleich zu Tenofovir etwas schlechtere Wirksamkeit bei einer Ausgangsviruslast von > 100.000 cp/ml vor.

Bei guter Bioverfügbarkeit ist die **ausreichende Liquorgängigkeit** der Substanz zu betonen.
Dosierung: 1 × 600 mg/d oder 2 × 300 mg/d je nach Darreichungsform.

Nebenwirkungen: Die wichtigste Nebenwirkung ist eine **Hypersensitivitätsreaktion** (HSR) bei etwa 3–5 % der Patientinnen und Patienten innerhalb der ersten 6 Wo. Dabei kommen häufig
- Hautausschlag (nicht obligat),
- Fieber,
- Übelkeit, Erbrechen oder auch Durchfall und
- v. a. ausgeprägte Abgeschlagenheit mit allgemeinem Krankheitsgefühl vor.

Die Überempfindlichkeitsreaktion ist mit dem Vorliegen von HLA-B*5701 assoziiert. Daher ist vor der Gabe von Abacavir grundsätzlich die HLA-Bestimmung erforderlich. Das Vorliegen anderer HLA-Typen schließt eine HSR allerdings nicht grundsätzlich aus.

Die **Differenzierung des Hautausschlags** zwischen einem Abacavir-bedingten und einem durch NNRTI hervorgerufenen, kann im Einzelfall schwierig sein, speziell bei gemeinsamer Gabe. Insbesondere das Auftreten von **Allgemeinsymptomen** muss zum Absetzen von Abacavir führen.

Cave

Im Fall einer Überempfindlichkeitsreaktion muss Abacavir **sofort** abgesetzt werden und eine Re-Exposition gegenüber Abacavir darf unter keinen Umständen erfolgen, da tödliche Komplikationen beschrieben worden sind.

Abacavir **erhöht möglicherweise das Risiko für kardiovaskuläre Komplikationen,** insbesondere bei bereits erhöhtem Ausgangsrisiko. Nach Umsetzen normalisiert sich das Risiko innerhalb von Monaten.

Eine Dosisanpassung ist bei eingeschränkter Nierenfunktion **nicht** erforderlich.

Tenofovirdisoproxil-Fumarat (TDF), andere TD-Salze (Generika)

Als erstes Nukleotid-Analogon wurde TDF (Viread®) für die HIV-Therapie verfügbar und ist auch als Teil mehrerer Fixdosiskombinationen zugelassen. Die Fixdosiskombination TDF + FTC (Truvada® und Generika) wird neben der Postexpositionsprophylaxe inzwischen auch für die Präexpositionsprophylaxe (PrEP) eingesetzt.

Bemerkenswert ist die **hohe Wirksamkeit** auch **gegen Hepatitis B** (seit 2008 zugelassen).

Dosierung: 1 × 1 Tbl./d für alle verfügbaren Darreichungsformen.

Wechselwirkungen: Interaktionen sind generell gering, da die Substanz weitgehend renal ausgeschieden wird. Der gleichzeitige Einsatz von TDF mit den Booster-Substanzen Ritonavir und Cobicistat (➤ Kap. 60.2.3) wird aber nicht mehr primär empfohlen, da er zu einer Erhöhung der Tenofovir-Exposition und daher vermehrt renalen und osteologische Nebenwirkungen führt.

Nebenwirkungen: TDF ist generell gut verträglich, Nebenwirkungen treten selten auf, die Gefahr einer mitochondrialen Toxizität ist eher gering. Ein negativer Einfluss auf die Telomerase und mögliche klinische Konsequenzen werden immer wieder diskutiert.

Gelegentlich kommt es zur **Nierenfunktionseinschränkung durch eine proximale Tubulusschädigung,** sehr selten zum Nierenversagen mit Elektrolyt-, Phosphat- und Glukoseverlust (Fanconi-like Syndrome), v. a. bei Vorliegen weiterer Risikofaktoren, wie vorbestehender Nierenschädigung oder weiterer nephrotoxischer Substanzen. Außerdem besteht eine Assoziation mit erhöhtem Knochenumsatz und erhöhtem **Osteoporose- und Frakturrisiko.**

Eine Dosisanpassung ist bei eingeschränkter Nierenfunktion erforderlich, aufgrund der potenziellen Toxizität ist dann aber ohnehin ein Umsetzen der Therapie zu erwägen.

Tenofoviralafenamid-Fumarat (TAF)

Im Unterschied zu TDF erfolgt die Freisetzung von Tenofovir aus TAF nicht bereits im Plasma, sondern erst intrazellulär. Dies erlaubt den Einsatz einer deutlich geringeren Menge bei mindestens gleicher (intrazellulärer) Wirksamkeit. Dadurch konnte für TAF eine deutliche **Reduktion der Nephrotoxizität** und ein **geringerer Einfluss auf die Knochendichte** im Vergleich zu TDF erreicht werden. Inzwischen ist TAF als Monosubstanz (Vemlidy®, allerdings nur zugelassen zur HBV-Therapie), als FDC mit FTC (Descovy®) und jeweils mit FTC als Komponente von STR mit BIC (Biktarvy®), EVG/COBI (Genvoya®), RPV (Odefsey®) sowie mit DRV/COBI (Symtuza®) verfügbar.

Dosierung: 1 × 1 Tbl./d mit entweder 10 oder 25 mg für alle verfügbaren Darreichungsformen.

Wechselwirkungen: Interaktionen sind generell gering, in Anwesenheit eines CYP3A4-Inhibitors („Boosters", ➤ Kap. 60.2.3) wird die 10-mg-Dosis eingesetzt, sonst 25 mg.

Nebenwirkungen: TAF ist generell gut verträglich, Nebenwirkungen treten selten auf, die Gefahr einer mitochondrialen Toxizität ist eher gering. Ob die statistische Assoziation mit vermehrter **Gewichtszunahme** v. a. aus dem Unterschied zum möglicherweise gewichtsreduzierenden TDF sichtbar wird, ist nicht abschließend geklärt. Den LDL-senkenden Effekt von TDF zeigt TAF nicht, bei Umstellung muss daher mit einer Verschlechterung des Lipidprofils gerechnet werden.

Eine Dosisanpassung bei eingeschränkter Nierenfunktion ist generell nicht erforderlich, für den Einsatz bei einer GFR < 30 ml/Min. ist die Datenbasis aber beschränkt.

Zidovudin

Zidovudin (AZT, Retrovir®) war die erste Substanz, deren positive Effekte auf den Krankheitsverlauf in einer kontrollierten Studie bei AIDS-Patienten nachgewiesen werden konnten. Die **Liquorgängigkeit** des AZT ist besser als die der meisten anderen Nukleosid-Analoga, der Liquor-Plasma-Quotient beträgt etwa 0,6. Außerdem belegen klinische Daten die Wirksamkeit bei HIV-Enzephalopathie.

Dosierung: 2 × 250 mg/d (Kapseln) oder 2 × 300 mg/d (Kombinationstabletten mit Lamivudin).

Nebenwirkungen: Die **therapeutische Breite ist nicht besonders groß,** sodass die Substanz in der Routine nicht mehr eingesetzt wird. Die Toxizität von AZT ist stadienabhängig.

ALS FAUSTREGEL GILT

Je weiter fortgeschritten der Immundefekt, desto höher ist die Rate unerwünschter Wirkungen.

In den ersten Wochen der Tabletteneinnahme kommt es häufig zu uncharakteristischen Oberbauchbeschwerden wie Völlegefühl, Übelkeit, Brechreiz und sogar Magenschmerzen. Meist verschwinden diese Nebenwirkungen spontan nach 4–6 Wo. Eine streifige Verfärbung der Nägel ist typisch aber ungefährlich.

- Die Hauptnebenwirkung des AZT besteht in einer **Myelosuppression.**
- Als Adhärenzparameter kann der Anstieg des MCV bzw. des HbE angesehen werden, im Stadium AIDS entwickeln etwa 20 % der Behandelten eine makrozytäre Anämie.
- Bedrohlicher ist die im Spätstadium bei bis zu 40 % der Fälle zu beobachtende Neutropenie.
- Die makrozytäre Anämie kann bereits nach wenigen Wochen auftreten, eine Leukopenie entwickelt sich i. d. R. erst nach längerfristiger Gabe.

Eine Hemmung der Megakaryozytopoese ist unter AZT kaum zu beobachten, AZT wird im Gegenteil zur **Therapie der Immunthrombozytopenie** bei HIV eingesetzt.

Weitere, jedoch seltener auftretende Nebenwirkungen des AZT sind

- periphere Neuropathien,
- Alopezie,
- Schlaf- und Konzentrationsstörungen.

Bei langfristiger Therapie wird die **AZT-Myopathie** mit Muskelschmerzen, -atrophie und CK-Anstieg im Serum gefürchtet.

Eine Dosisanpassung ist bei stark eingeschränkter Nierenfunktion erforderlich.

Didanosin

Didanosin (ddI, Videx®) ist ein Inosin-Analogon. Aufgrund des ungünstigen Nebenwirkungsprofils ist es inzwischen in Deutschland nicht mehr verfügbar.

Nebenwirkungen: Im Vordergrund steht die **Neurotoxizität** mit peripherer Neuropathie. Gefährlichste Nebenwirkung ist die **akute Pankreatitis,** deren Häufigkeit in der Literatur mit 1–5 % angegeben wird und die tödlich verlaufen kann. Auch die frühzeitige Beobachtung eines Pankreasenzymanstiegs im Serum mit nachfolgendem Absetzen des ddI verhindert nicht sicher das Auftreten einer Pankreatitis. Pankreatitisfälle mehrere Wochen nach Absetzen des ddI sind ebenfalls beschrieben worden. Berichtet wurde inzwischen auch das gehäufte Auftreten einer **Leberfibrose oder -zirrhose,** z. T. auch Jahre nach Beendigung einer Therapie mit ddI. Bei entsprechenden Veränderungen des Leberparenchyms kann daher die Medikationshistorie hinweisend auf die Ursache sein.

Stavudin

Stavudin (d4T, Zerit®) war ein Thymidin-Analogon wie AZT, dessen Zulassung durch die EMA inzwischen zurückgezogen wurde.

Nebenwirkungen: Hauptnebenwirkung des d4T ist eine **periphere Neuropathie,** die sich anfangs als Kribbelparästhesien und/oder Schmerzen äußert. Außerdem ist es am stärksten von allen antiretroviralen Medikamenten mit dem Auftreten einer **Lipodystrophie** assoziiert. Auch für d4T besteht eine Assoziation mit dem gehäuften Auftreten einer **Leberfibrose oder -zirrhose,** z. T. auch Jahre nach Beendigung einer Therapie. Auch aus diesen Gründen soll es nicht mehr eingesetzt werden. Weitere Nebenwirkungen sind u. a.

- Schlafstörungen,
- gelegentliche gastrointestinale Erscheinungen wie Übelkeit, Erbrechen, Diarrhö,
- selten Kopfschmerzen und
- in Einzelfällen eine Pankreatitis.

60.2.2 Nichtnukleosidische Reverse-Transkriptase-Inhibitoren (NNRTI)

Das viruseigene Enzym reverse Transkriptase wird durch eine weitere Gruppe von Medikamenten inhibiert, die im Gegensatz zu den Nukleosid-Analoga über eine sterische Hemmung wirken und daher nichtnukleosidische Reverse-Transkriptase-Inhibitoren (NNRTI) genannt werden (➤ Tab. 60.3). Diese chemisch heterogene Substanzklasse ist hochspezifisch für die reverse Transkriptase, hemmt keine weiteren Polymerasen und ist nur effektiv bei HIV-1, nicht jedoch bei Subtyp 0 oder bei HIV-2.

Ohne ausreichend wirksame Kombinationspartner können sich v. a. gegen Nevirapin und Efavirenz innerhalb weniger Wochen resistente HIV-Mutanten bilden.

Rilpivirin

Der aktuell am häufigsten eingesetzte (2.-Generations-)NNRTI ist Rilpivirin (RPV, Edurant®), das v. a. **als STR-Fixdosiskombination** mit TAF/FTC zum Einsatz kommt (Odefsey®) und inzwischen auch als duale STR-FDC mit Dolutegravir verfügbar ist (Juluca®, ➤ Kap. 60.2.6). RPV hat ein spezifisches Resistenzprofil, wird aber im Gegensatz zu Etravirin (➤ Kap. 60.2.2) häufig zum Therapiestart (bei einer Ausgangsviruslast von < 100.000 cp/ml) verwendet. Durch die geringe Tagesdosis sind sowohl Edurant® als auch die STR-FDC mit RPV vergleichsweise sehr kleine Tabletten.

RPV zeichnet sich durch eine gute Verträglichkeit aus, allerdings muss es mit einer Mahlzeit eingenommen, um eine ausreichende Resorption sicherzustellen. Die **Resorption ist auch pH-abhängig,** daher ist eine Komedikation mit PPI kontraindiziert, H2-Blocker oder Antazida dürfen nur in ausreichendem zeitlichem Abstand eingenommen werden.

Seit 2021 liegt RPV auch als injizierbare Suspension vor (Rekambys®), zusammen mit dem INI Cabotegravir (Vocabria®) ist es als parenterale Kombinationstherapie zugelassen.

RPV hat eher geringe Auswirkungen auf das Cytochromsystem, ist aber v. a. ein Substrat von CYP3A4, sodass die Co-Medikation einen relevanten Einfluss auf den RPV-Spiegel haben kann.

Dosierung:

- p. o.: 1 × tgl. 25 mg/d mit einer Mahlzeit
- i. m.: 900 mg, 1. Wiederholung nach 4 Wo., dann alle 8 Wo. (mit Cabotegravir)

Nebenwirkungen: Rilpivirin ist generell gut verträglich. Neben Allgemein- und gastrointestinalen Beschwerden müssen wie bei allen NNRTI Haut- und Leberwertveränderungen beachtet werden, die jedoch deutlich seltener auftreten als bei Nevirapin, zentralnervöse Nebenwirkungen sind weit seltener als bei Efavirenz (s.u).

Doravirin

Der jüngste aktuell in Deutschland verfügbare NNRTI ist Doravirin (DOR, Pifeltro®), das auch in einer **STR-Fixdosiskombination** (mit TDF/3TC als Delstrigo®) verfügbar ist. DOR hat erneut ein spezifisches Resistenzprofil und von den verfügbaren NNRTI die höchste **Resistenzbarriere.** Sein Einsatz ist daher bei stark vorbehandelten Patientinnen und Patienten oft noch möglich, auch wenn aufgrund der Phase-III-Studien der Einsatz bei jeglichen (auch DOR selbst nicht betreffenden) NNRTI-Resistenzen nicht zulassungskonform ist. Es kann außerdem ohne Rücksicht auf Nahrung oder magensäurereduzierende Substanzen verwendet werden Die Tabletten sind vergleichsweise groß.

DOR hat geringe Auswirkungen auf das Cytochromsystem, wird aber über CYP3A4 metabolisiert. Die Kombination mit CYP-Inhibitoren wie geboosterten PI oder INI führt zwar zu einer relevanten Spiegelerhöhung von DOR, diese ist aber aufgrund seiner großen therapeutischen Breite unproblematisch. DOR kann daher aus pharmakokinetischer Sicht mit den aktuell eingesetzten Vertretern aller anderen Substanzklassen kombiniert werden. Die Kombination mit dem INI Dolutegravir führt zu einer leichten Spiegelerhöhung dieser Substanz, was bei extensiv vorbehandelten Patientinnen und Patienten theoretisch sogar vorteilhaft sein kann.

Dosierung: 1 × 100 mg/d.

Nebenwirkungen: Bei generell guter Verträglichkeit sollten die für NNRTI typischen Haut- und Leberwertveränderungen beachtet werden, die aber deutlich seltener auftreten als bei Nevirapin, zentralnervöse Nebenwirkungen sind auch bei DOR weit seltener als bei Efavirenz (s. u.).

Nevirapin

Nevirapin (NVP, Viramune®) war der erste zugelassene NNRTI und wird in Kombination mit 2 NRTI eingesetzt.

Bei (auch funktioneller) **Monotherapie ist eine schnelle Resistenzentwicklung** die Folge.

! Es besteht eine fast vollständige **Kreuzresistenz** gegenüber Efavirenz.

Da NVP über die Leberenzyme metabolisiert wird und eine (damit auch Auto-)Induktion des Leberenzyms CYP/3A bewirkt, sind **Arzneimittelinteraktionen** nicht selten.

Dosierung:

- Beginn 1 × 200 mg/d für 2 Wo.
- Bei guter Verträglichkeit nach 2 Wo. Erhöhung auf die Standarddosis von 1 × 400 mg/d als Retardtablette (oder auch 2 × 200 mg/d)

Nebenwirkungen: Die häufigste Nebenwirkung v. a. der beiden 1.-Generations-NNRTI NVP und Efavirenz besteht in einem **Exanthem,** das meist zu Behandlungsbeginn auftritt und oft selbstlimitierend ist, in Extremfällen aber lebensbedrohlich sein kann. In etwa 5–10 % der Fälle muss NVP daher wieder definitiv abgesetzt werden. Zusammen mit dem Hautausschlag kann es zu weiteren systemischen Symptomen wie Fieber, Gelenk- und Muskelschmerzen und allgemeinem Schwächegefühl kommen.

Eine weitere relativ häufige Nebenwirkung ist eine **Erhöhung der Transaminasen,** in Extremfällen bis zur fulminanten Hepatitis, v. a. bei jungen Frauen mit gutem Immunstatus, sodass eine Therapie bei Frauen mit > 250 CD4-Zellen und bei Männern mit > 400 CD4-Zellen nicht mit NVP begonnen werden sollte. Ein Umsetzen einer anderen wirksamen Therapie auf NVP ist unabhängig von der CD4-Zahl möglich. Aufgrund dieser Nebenwirkungen und der geringen Resistenzbarriere wird NVP inzwischen nicht mehr zum Therapiestart empfohlen.

Efavirenz

Der zweite NNRTI der 1. Generation ist Efavirenz (EFV, Sustiva®), das ebenso für die Kombinationstherapie mit NRTI zugelassen ist. EFV ist Teil der ältesten verfügbaren STR-Fixdosiskombination mit TDF + FTC (Atripla®).

Wegen der Induktion das CYP/3A-Enzymsystems sind auch hier **Interaktionen** zu berücksichtigen.

Dosierung: 1 × 600 mg zur Nacht.

Nebenwirkungen: Neben den für die NNRTI typischen Hautveränderungen zeichnet sich EFV v. a. durch **zentralnervöse Effekte** aus:

- Konzentrationsstörungen
- Schwindel
- Müdigkeit oder Schlaflosigkeit
- Heftige Träume bis hin zu Albträumen
- Depression bis zum Suizid

Auch diese Nebenwirkungen treten meist in den ersten Behandlungstagen bis -wochen auf und verschwinden meist bei fortgesetzter Medikation.

Weiterhin werden **Erhöhung von Cholesterin und Triglyzeriden** sowie eine **Erniedrigung des Vitamin-D-Spiegels** beobachtet. Aufgrund dieser Nebenwirkungen und der geringen Resistenzbarriere wird EFV inzwischen nicht mehr zum Therapiestart empfohlen.

Etravirin

Der älteste NNRTI der 2. Generation ist Etravirin (ETR, Intelence®), das nur für eine **Kombinationstherapie zusammen mit PI** – günstig DRV (ggf. LPV oder ATV) – zugelassen ist. ETR zeichnet sich durch sein **Resistenzprofil** aus, das sich deutlich von NVP und EFV unterscheidet. Auch bei Vorliegen der K103N-Mutation nach NVP- oder EFV-Versagen kann ETV häufig noch eingesetzt werden. Für eine Initialtherapie wird es nicht empfohlen.

ETR-Tabletten können zur Einnahme auch in Wasser suspendiert werden.

Wegen des Einflusses auf CYP3A4, 2C9 und 2C19 sowie das P-Glykoprotein sind Interaktionen mit einer Reihe von Medikamenten zu berücksichtigen.

Dosierung: 2 × 200 mg/d.
Nebenwirkungen: Auch hier müssen v. a. die für die NNRTI-typischen Hautveränderungen beachtet werden. Leberwertveränderungen sind seltener als bei NVP, zentralnervöse Nebenwirkungen weit seltener als bei EFV.

60.2.3 Proteaseinhibitoren

Seit Anfang 1996 ist die Medikamentenklasse der Proteaseinhibitoren (PI) verfügbar (➤ Tab. 60.3). Die HIV-Protease schneidet virale Polyproteine in funktionsfähige und infektionstüchtige Endprodukte. PI führen zur Suppression des viralen Reifungsprozesses, sodass lediglich nichtinfektiöse Viruspartikel gebildet werden können. Ein Klasseneffekt der PI ist ein negativer Einfluss auf das Lipidprofil mit Erhöhung von Cholesterin und Triglyzeriden sowie auf den Glukosestoffwechsel. In einer großen Kohortenstudie wurde ein erhöhtes Risiko für kardiovaskuläre Ereignisse durch PI festgestellt. Bei allen PI führt die Beeinflussung des Cytochrom-P450-Systems in der Leber zu einer **Vielzahl möglicher Arzneimittelinteraktionen.**

Die aktuellen PI-Boosterkombinationen sollten mit einer Mahlzeit eingenommen werden.

Ritonavir

Ritonavir (RTV, Norvir®) hat durch Beeinflussung des Cytochrom-P450-Systems die stärkste Potenz zu Arzneimittelinteraktionen und wird daher in einer niedrigen Dosierung **routinemäßig zur Boosterung anderer PI** und nicht mehr als eigenständiges Medikament eingesetzt. Seine Hauptwirkung ist die Hemmung von CYP3A4, was zur Spiegelerhöhung der gleichzeitig gegebenen PI führt.
Dosierung: In Kombination mit einem weiteren Proteaseinhibitor 1–2 × 100–200 mg/d (je nach PI).
Nebenwirkungen: Typisch sind gastrointestinale Störungen und eine Erhöhung der Serumlipide, besonders der Triglyzeride. Allerdings sind dies auch typische Nebenwirkungen der geboosterten PI selbst.

Cobicistat

Seit 2014 ist mit Cobicistat (COBI, Tybost®) eine weitere **Booster-Substanz** verfügbar. COBI ist kein PI und hat selbst keinerlei antiretrovirale Wirkung, wirkt aber mit RTV vergleichbar stark als Inhibitor von v. a. CYP3A4. Zusätzlich hemmt COBI u. a. auch den renalen MATE-1-Transporter, was neben einer möglicherweise verminderten Elimination von z. B. Metformin auch eine tubuläre **Sekretionshemmung von Kreatinin** bedingt. Neben vielerlei Medikamenteninteraktionen ist daher auch ein regelhafter (geringgradiger) initialer Anstieg des Serumkreatinins zu beachten, der nicht Ausdruck einer erniedrigten glomerulären Filtrationsrate ist. COBI ist in Kombination mit der 800-mg-Dosierung von DRV oder ATV sowie dem Integraseinhibitor EVG (als STR in Stribild®, Genvoya® und Symtuza®) zugelassen.
Dosierung: 1 × 150 mg/d.
Nebenwirkungen: Im Vergleich mit RTV sind die gastrointestinalen und metabolischen Nebenwirkungen üblicherweise geringer ausgeprägt.

Cave

! Der Einsatz von RTV oder COBI als Booster bedingt zahlreiche potenzielle, z. T. sehr ausgeprägte **Arzneimittelinteraktionen,** die in jedem Fall vor Therapiebeginn überprüft werden müssen. Hierfür existieren inzwischen sehr hilfreiche, frei zugängliche **Online-Datenbanken** (➤ Kap. 60.11).

Darunavir

Darunavir (DRV, Prezista®) ist der jüngste in Deutschland zugelassene PI und weist sowohl eine gute Verträglichkeit als auch **Wirksamkeit selbst gegen Virusstämme mit multiplen Resistenzmutationen** auf. Damit ist es zum Therapiestart wie zur Behandlung der fortgeschrittenen Infektion gleichermaßen geeignet. Eine durch die EMA zugelassene FDC mit COBI ist in Deutschland nicht verfügbar, dafür seit 2017 aber ein STR mit COBI und TAF/FTC (Symtuza®). Für PI-naive Patientinnen und Patienten ist damit eine einmal tägliche Kombinationstherapie mit 1 (allerdings relativ großen) Tablette möglich. Bei Nachweis von Resistenzmutationen wird eine höhere DRV-Dosis auf 2 Einnahmezeitpunkte verteilt.

Cave

! Bei Sulfonamidallergie (z. B. Cotrimoxazol) besteht evtl. eine Kreuzallergie gegenüber dem sulfathaltigen Darunavir.

Dosierung:
- 1 × 800 mg/d + Boostersubstanz
- Bei Virus mit PI-Resistenzmutationen: 2 × 600 mg/d + 2 × 100 mg RTV

Nebenwirkungen:
- Häufig Blähungen und Diarrhö, Übelkeit und Kopfschmerzen, gelegentlich Ausschlag.
- Eine Hyperlipoproteinämie tritt im Vergleich mit anderen PI seltener auf.

Atazanavir

Der PI Atazanavir (ATV, Reyataz®) ist in Deutschland in Kombination mit RTV oder COBI zugelassen, unter bestimmten Umständen ist auch die ungeboosterte Gabe in höherer Dosierung möglich. Eine durch die EMA zugelassene FDC mit COBI ist in Deutschland nicht verfügbar. Mit ATV ist daher in Deutschland eine einmal tägliche Kombinationstherapie mit insgesamt 3 Pillen möglich.

Insbesondere die geringe Tendenz zur Hyperlipoproteinämie und die gut dokumentierte Verträglichkeit in der Schwangerschaft (Gr. 1) waren attraktiv, in Anbetracht neuerer Alternativen wird ATV aber nicht mehr primär empfohlen.

Dosierung: 1 × 300 mg/d + Boostersubstanz (ggf. 1 × 400 mg/d ohne Boostersubstanz).
Nebenwirkungen: Als häufigste Nebenwirkung wird ein nach Absetzen reversibler, meist leichter Anstieg des **indirekten Bilirubins** beobachtet, z. T. auch mit Ikterus und gelegentlich mit Transaminasenerhöhung. Diarrhö und Bauchschmerzen sowie Schlafprobleme können auftreten.

Die genannten Nebenwirkungen zwingen jedoch nur sehr selten zum Therapieabbruch.

Lopinavir/Ritonavir

Lopinavir (in Kaletra®) wurde systematisch mit RTV entwickelt und steht mit diesem als FDC zur Verfügung.
Dosierung: 2 × 2 Tbl. oder 1 × 4 Tbl./d.
Nebenwirkungen: Häufig zeigen sich eine **Erhöhung der Serumlipide** und **gastrointestinale Probleme** wie Diarrhöen und Blähungen, seltener Kopfschmerzen sowie Transaminasenerhöhungen. Sein Einsatz ist daher nicht mehr primär empfohlen.

Fosamprenavir

Fosamprenavir (FPV, Telzir®) hat sich in der Ersttherapie dem Lopinavir (Kaletra®) als gleichwertig erwiesen, wird aber inzwischen ebenfalls nicht mehr primär empfohlen. Seine Halbwertszeit von 6 h ermöglicht ebenfalls die Dosierung 1–2 ×/d.
Dosierung: 2 × 700 mg/d + 2 × 100 mg RTV.
Nebenwirkungen: Vor allem gastrointestinale Beschwerden mit Diarrhö, aber auch Kopfschmerzen und Exantheme werden v. a. in den ersten Behandlungswochen beobachtet.

Saquinavir

Saquinavir (SQV, Invirase®) war der erste Proteaseinhibitor, der sich in klinischen Studien als wirksam erwiesen hat. Auch SQV kommt u. a. aufgrund der Tablettenlast nur noch selten zum Einsatz.
Dosierung: 2 × 1000 mg/d + 2 × 100 mg RTV.
Nebenwirkungen: Saquinavir ist ein gut verträglicher Proteaseinhibitor mit meist vorübergehenden, selten unerträglichen gastrointestinalen Symptomen.

Tipranavir

Tipranavir (TPV, Aptivus®) ist der erste zugelassene nicht peptidische PI mit einem guten Wirkmuster gegen Viren mit Resistenzmutationen gegen andere PI. Da aber Nebenwirkungen eher häufig sind und 8 Pillen/d eingenommen werden müssen, wurde die Substanz v. a. bei stark vorbehandelten Patientinnen und Patienten eingesetzt. Inzwischen stehen auch für diese Gruppe attraktivere Alternativen zur Verfügung.

Aufgrund von Enzyminduktion ist eine höhere RTV-Dosis zur Boosterung notwendig.
Dosierung: 2 × 500 mg + 2 × 200 mg RTV.
Nebenwirkungen:
- Häufig Übelkeit und Diarrhö
- Leberwerterhöhung
- Dyslipidämie

Indinavir

Die Bioverfügbarkeit von Indinavir (IDV, Crixivan®) wird durch Mahlzeiten reduziert, sodass die Patientinnen und Patienten 1 h vor und 2 h nach der Indinavir-Einnahme nichts essen sollten. Insbesondere fetthaltige Mahlzeiten gefährden eine ausreichende Resorption. Aufgrund seiner häufig schweren Nebenwirkungen sowie der 3 × täglichen Dosierung wird Indinavir nur noch extrem selten eingesetzt und ist im deutschen Markt nicht mehr verfügbar.

60.2.4 Fusionsinhibitoren

Als vierte verfügbar gewordene Medikamentenklasse ist aus der Gruppe der Fusionsinhibitoren in Deutschland ein Vertreter zugelassen.

Enfuvirtid

Enfuvirtid (T-20, ENF, Fuzeon®) war der erste Entry-Inhibitor, der die Aufnahme des Virus in die Zielzelle verhindern kann. Es handelt sich um ein Polypeptid, das 2 ×/d **s. c.** gespritzt werden muss.

! Zugelassen wurde die Substanz für Patientinnen und Patienten, die mit allen drei damals verfügbaren Substanzklassen (NRTI, NNRTI, PI) **vorbehandelt waren** oder **Unverträglichkeiten** hatten.

In klinischen Studien erwies sich ENF als sehr wirksames Medikament, allerdings kommt es auch bei ENF zu einem Wirkverlust durch Resistenzentwicklung, wenn das Therapieregime insgesamt nicht ausreichend potent ist – wie in den 2000er-Jahren nicht selten bei stark vorbehandelten Patientinnen und Patienten. Seit Markteinführung besser tolerabler und einfacher anzuwendender Alternativen (z. B. DRV, INI) wird ENF nur noch extrem selten eingesetzt.
Dosierung: gewichtsabhängig: 2 × 90 mg s. c. bei Körpergewicht > 42,5 kg.
Nebenwirkungen: Das Präparat selbst ist gut verträglich, es werden kaum systemische Nebenwirkungen beobachtet, allerdings ist die **s.c Applikation oft schmerzhaft** und wird daher langfristig nur von wenigen Menschen toleriert. Die sog. Injection Site Reactions (ISR) entsprechen schmerzhaften Entzündungen des Unterhautfettgewebes, die viele Tage anhalten können. Eine gewisse Prävention von ISR lässt sich durch die langsame Injektion über viele Minuten nach durchblutungsförderndem Massieren der Einstichstelle erreichen.

60.2.5 CCR5-Antagonisten

Als fünfte Medikamentenklasse ist seit Ende 2007 Maraviroc (MVC, Celsentri®), ein CC-Chemokin-Rezeptor-5-(CCR5-)Antagonist, auf dem Markt. Die Entwicklung zweier anderer CCR5-Antagonisten (Aplaviroc, Vicriviroc) wurde wieder eingestellt.

MVC hemmt als frühen Schritt der Infektion die Kontaktaufnahme des Virus mit der Wirtszelle, die zustande kommt, wenn neben der Bindung an den CD4-Rezeptor auch die Bindung an einen Co-Rezeptor erfolgt. HIV benutzt hierfür entweder CCR5 oder CXCR4. Bei Menschen mit einer homozygoten Deletion im CCR5-Gen (Δ32-Mutation) fehlt die Expression von intaktem CCR5 auf der Zelloberfläche, was eine relative Resistenz gegenüber einer HIV-Infektion bewirkt, bei Heterozygoten kommt es zu einem langsameren Fortschreiten der HIV-Erkrankung. Dieser Zustand wird durch MVC imitiert.

Allerdings ist vor der Anwendung eine Testung des Virus bezüglich des benutzten Co-Rezeptors notwendig, da die antivirale Wirkung von MVC nur bei ausschließlich CCR5-benutzenden (R5-tropen) Viren erreicht wird, nicht bei X4-tropen, dual-tropen oder einer Mischpopulation aus R5- und X4-(mixed-)tropen Viren. Dieser **Tropismustest** erfolgt inzwischen genotypisch aus freiem Virus, in Einzelfällen auch aus proviraler DNA peripherer Blutzellen, und ist vor Anwendung von MVC erforderlich. Sind HI-Viren im Frühstadium der Infektion typischerweise R5-trop, so liegt bei lange Infizierten die Prävalenz von X4-, dual-, oder mixed-tropen Viren bei ca. 60 %.

MVC wird bisher hauptsächlich bei **Versagen vorangegangener Therapieregime** eingesetzt und ist in Deutschland nicht für den Therapiestart zugelassen. In Studien hat es sich etwas weniger wirksam als die Vergleichspräparate erwiesen. Möglicherweise hat es einen Stellenwert bei HIV-assoziierter ZNS-Schädigung oder bei Z. n. Nierentransplantation. Auch ein möglicher positiver Einfluss auf eine hepatische Steatose oder Fibrose wird diskutiert.

MVC ist ein Substrat von CYP3A4, sodass **Wechselwirkungen** hauptsächlich die Dosierung von MVC selbst je nach eingesetzten Kombinationspartnern betreffen.

Dosierung:

- 2 × 150 mg/d mit den meisten RTV/COBI-geboosterten PI (Ausnahmen s. u.) mit oder ohne NNRTI
- 2 × 300 mg/d mit INSTI oder RPV sowie Fosamprenavir + Ritonavir oder Tipranavir + Ritonavir
- 2 × 600 mg/d mit EFV oder NVP ohne PI
  - mit anderen starken CYP3A4-Induktoren, z. B. Rifampicin, ohne PI
  - oder mit NNRTI oder anderem CYP3A4-Induktor und Tipranavir + Ritonavir.

Nebenwirkungen: MVC ist relativ nebenwirkungsarm, eine anfangs diskutierte Erhöhung des Malignomrisikos hat sich nicht bestätigt.

60.2.6 Integraseinhibitoren

Als sechste Medikamentenklasse sind seit 2008 Integrase-Strang-Transfer-Inhibitoren (INSTI) oder kurz Integraseinhibitoren (INI) verfügbar. Vier der fünf aktuell verfügbaren INI (Stand 12/2021) sind in Deutschland in Kombination mit 1 oder 2 NRTI für den Therapiestart empfohlen, der fünfte (Cabotegravir) wird für die Therapieumstellung auf die intragluteale Gabe verwendet.

Dolutegravir

Dolutegravir (DTG, Tivicay®) ist ein 2014 zugelassener Integraseinhibitor, der aufgrund **geringer Kreuzresistenz** häufig noch effektiv eingesetzt werden kann, wenn bereits Resistenzmutationen gegen die beiden älteren INI bestehen. Es ist außerdem als **STR-Fixdosiskombination** mit ABC und 3TC (Triumeq®), mit 3TC allein (Dovato®) sowie mit RPV (Juluca®) verfügbar. In Vergleichsstudien zeigte sich z. T. sogar eine Überlegenheit gegenüber RAL. Das Interaktionspotenzial ist fast genau so niedrig, allerdings hemmt DTG ähnlich wie COBI renale Transportersysteme. DTG wird in verschiedenen Kombinationen für den Therapiestart empfohlen, aufgrund der hohen Resistenzbarriere und variablen Kombinierbarkeit eignet es sich auch gut für individuelle Therapieschemata bei stark Vorbehandelten. Die gleichzeitige Einnahme zweiwertiger Ionen (z. B. in Antazida oder Substitutionspräparaten) kann zu einer relevanten Resorptionshemmung von DTG führen, ähnlich wie bei Raltegravir können Induktoren der UGT-1A1 den DTG-Spiegel relevant senken.

Die hohe Resistenzbarriere erlaubte die Zulassung der **dualen Therapiekombinationen** Juluca® (RPV + DTG) und Dovato® als STR. DTG wird auch für die Postexpositionsprophylaxe empfohlen.

Dosierung: 1 × 50 mg/d oder 2 × 50 mg/d (je nach Co-Medikation oder Resistenzmuster).

Nebenwirkungen: Wie die anderen INI ist auch DTG nebenwirkungsarm, in den randomisierten Studien zeigten sich keine signifikanten Unterschiede im Vergleich zu RAL. Gelegentlich treten aber gastrointestinale Beschwerden und neuropsychiatrische Störungen (v. a. Schlafstörungen und Kopfschmerzen) auf. Die ebenfalls durch die tubuläre **Kreatininsekretionshemmung** bedingte Verminderung der errechneten (aber nicht tatsächlichen) GFR ist meist nur mild. Eine Dosisanpassung bei Niereninsuffizienz ist nicht notwendig. Eine initial beobachtete Assoziation mit Neuralrohrdefekten bei Kindern von in der Zeit der Konzeption mit DTG behandelten Frauen hat sich nicht bestätigt. DTG gilt inzwischen als eines der auch vor bzw. in der Schwangerschaft empfohlenen Medikamente.

Als INI der 2. Generation zeigt DTG in Vergleichsstudien eine Assoziation mit im Vergleich zu PI und v. a. NNRTI stärkerer Zunahme des Körpergewichts.

Bictegravir

Bictegravir (BIC, mit TAF und FTC in Biktarvy®) ist ein seit 2018 verfügbarer Integraseinhibitor mit einer ähnlich hohen **Resistenzbarriere** wie DTG. In verschiedenen Phase-3-Studien konnte auch die klinische Nichtunterlegenheit zu DTG- und proteaseinhibitorbasierten Kombinationen gezeigt werden. Es ist ausschließlich als **STR-Fixdosiskombination** mit TAF und FTC (Biktarvy®) verfügbar. Es bietet als STR den Vorteil einer relativ kleinen Pille, die unabhängig von Mahlzeiten eingenommen werden kann. Die gleichzeitige Einnahme zweiwertiger Ionen kann auch bei BIC zu einer relevanten Resorptionshemmung

führen, ebenso kann die gleichzeitige Einnahme von Induktoren der UGT-1A1 und auch von CYP3A4 (z. B. Rifampicin, einige Antikonvulsiva, Johanniskraut) den BIC-Spiegel relevant senken. Das Interaktionspotenzial ist damit eher etwas komplexer als etwa bei RAL. Auch in den deutschen Leitlinien ist TAF/FTC/BIC eine der für den Therapiestart empfohlenen Kombinationen. Außerdem ist TAF/FTC/BIC das aktuell einzige für die Postexpositionsprophylaxe primär empfohlene STR.
Dosierung: 1 × 50 mg/d.
Nebenwirkungen: Wie die anderen INI ist auch BIC nebenwirkungsarm, in den randomisierten Studien zeigten sich bzgl. der Gesamthäufigkeit unerwünschter Ereignisse keine signifikanten Unterschiede im Vergleich zu DTG, es kam sogar seltener zu medikationsassoziierten Ereignissen. Am häufigsten traten milde gastrointestinale Beschwerden und Kopfschmerzen auf. Das renale Sicherheitsprofil war nicht signifikant unterschiedlich zu DTG, auch BIC führt zu einer tubulären **Kreatininsekretionshemmung.** Bei einer eGFR von < 30 ml/Min. ist die Einnahme v. a. aufgrund fehlender klinischer Erfahrung derzeit nicht empfohlen, bis mind. 15 ml/Min. ist aber keine Dosismodifikation notwendig.

Als INI der 2. Generation zeigt auch BIC in Vergleichsstudien eine Assoziation mit im Vergleich zu PI und v. a. NNRTI stärkerer Zunahme des Körpergewichts.

Raltegravir

Raltegravir (RAL, Isentress®) war der erste zugelassene Integraseinhibitor. RAL kann als **2 × tägliche 400-mg-Dosis** eingenommen werden, seit 2017 ist zunehmend die **1 × tägliche Gabe von 1200 mg** (2 Tbl. à 600 mg) möglich. RAL mit 2 NRTI bewirkt im Vergleich zum Einsatz von NNRTI oder PI einen schnelleren Abfall der Plasmaviruslast.

Das **Interaktionspotenzial ist niedrig,** lediglich der Spiegel von RAL selbst kann durch Induktoren von UGT-1A1 sowie die gleichzeitige Einnahme von aluminium- oder magnesiumhaltigen Antazida gesenkt werden. Protonenpumpeninhibitoren führen dagegen zu einer (klinisch nicht relevanten) Spiegelsteigerung. Aufgrund seiner guten Wirksamkeit und der unproblematischen Anwendung ist RAL (mit TDF/FTC) eines der für die Postexpositionsprophylaxe primär empfohlenen Medikamente.

Die Barriere gegenüber Resistenzentwicklung ist eher niedrig und damit den NNRTI vergleichbar.
Dosierung: 2 × 400 mg/d, 1 × 1200 mg/d.
Nebenwirkungen: Auch RAL ist erfreulich nebenwirkungsarm, in den Zulassungsstudien lagen die unerwünschten Ereignisse auf Placeboniveau. Eine Dosisanpassung bei Niereninsuffizienz ist nicht notwendig. Möglicherweise weniger als die INI der 2. Generation wird RAL mit einer möglichen Zunahme des Körpergewichts in Verbindung gebracht, eine große nordamerikanische Kohortenstudie zeigt aber eine Assoziation mit einer erhöhten Inzidenz von Diabetes mellitus.

Elvitegravir

Elvitegravir (EVG) ist ein Integraseinhibitor, der aktuell **in zwei STR-Fixdosiskombinationen** mit TDF/FTC bzw. TAF/FTC sowie COBI als Boostersubstanz verfügbar ist (Stribild®, Genvoya®)

Daraus ergibt sich auch die Abgrenzung zu RAL: Hauptvorteil ist die Einfachheit der Einnahme mit 1 Tbl./d, Nachteile sind das (wenn auch eher geringe) zusätzliche Nebenwirkungspotenzial und die möglichen **Interaktionsprobleme durch COBI** als Booster.
Dosierung: 1 × 150 mg/d (mit 150 mg COBI + FTC 200 mg + TDF 245 mg bzw. TAF 10 mg).
Nebenwirkungen: In den Zulassungsstudien zeigte sich ein insgesamt geringes Nebenwirkungspotenzial. Im Vergleich mit TDF/FTC/EFV fiel eine leicht erhöhte Frequenz an gastrointestinalen Beschwerden auf. Dermatologische und v. a. neuropsychiatrische Probleme waren deutlich seltener. Bedingt durch COBI ist durch die Sekretionshemmung eine leichte Serumkreatininerhöhung zu erwarten. Stribild® ist nicht für den Einsatz bei einer GFR < 70 ml/Min. zugelassen, Genvoya® nicht bei einer GFR < 30 ml/Min.

Cabotegravir

Cabotegravir (CAB, Vocabria®) ist ein seit 2021 verfügbarer, dem DTG nahe verwandter Integraseinhibitor mit dramatisch längerer Eliminationshalbwertszeit, aber etwas geringerer Resistenzbarriere. Seit Mai 2021 kann CAB in Kombination **mit dem NNRTI RPV** zur Umstellung der HIV-Therapie bei Menschen mit einer anderen wirksamen Kombinationstherapie verwendet werden. Die Umstellung kann entweder zuerst für 1 Mon. auf die jeweiligen **Tabletten** (CAB 30 mg, RPV 25 mg, je 1 ×/d) oder gleich auf die intragluteale Gabe erfolgen. Die **i. m. Applikation** besteht aus CAB 600 mg als Nanosuspension und RPV 900 mg auf je 1 Seite, die erste Wiederholung erfolgt nach 4 Wo., weitere Gaben dann alle 8 Wo.

Die gleichzeitige Einnahme zweiwertiger Ionen kann auch bei p. o. CAB-Einnahme zu einer relevanten Resorptionshemmung führen. Die Co-Medikation mit Induktoren der UGT-1A1 kann den CAB-Spiegel unabhängig von der Applikationsart relevant senken. Das Interaktionspotenzial ist damit auch für diesen INI nicht völlig unproblematisch.
Dosierung:
- p. o.: 1 × 30 mg/d (mit Rilpivirin)
- i. m.: 600 mg, 1. Wiederholung nach 4 Wo., dann alle 8 Wo. (mit Rilpivirin)

Nebenwirkungen: Wie die anderen INI ist auch CAB vergleichsweise nebenwirkungsarm, im Vordergrund stehen v. a. am Anfang die lokalen Nebenwirkungen der Injektionstherapie. Systemische Reaktionen wie Kopfschmerzen und Hitzegefühl werden beschrieben, seltener depressive Verstimmung, Schlafstörungen und Exanthem.

Ob auch CAB eine Assoziation mit stärkerer Zunahme des Körpergewichts zeigt, wird weiter untersucht.

60.2.7 Weitere Substanzen

Fostemsavir

Auf Basis einer Phase-III-Studie mit insgesamt 371 intensiv vorbehandelten Patientinnen und Patienten wurde 2021 als erster **Attachment-Inhibitor** Fostemsavir (FTR, Rukobia®) als Teil einer Kombinationstherapie

für Erwachsene mit **multiresistenter HIV-Infektion** zugelassen, für die kein anderes wirksames Behandlungsregime zur Verfügung steht. Nach Freisetzung aus dem Prodrug bindet die aktive Substanz Temsavir direkt an freies HIV und fixiert das gp120/gp41-Trimer im geschlossenen Zustand, sodass kein Attachment an den CD4-Rezeptor erfolgen kann. Damit hat FTR im Ablauf des HIV-Replikationszyklus den frühesten Angriffspunkt und wirkt als einzige Substanz direkt auf das freie Virus. Eine Kreuzresistenz zu anderen Klassen besteht nicht, allerdings muss eine primär eingeschränkte Wirksamkeit gegen HIV-1, Gruppe M, Subtyp CRF01_AE-Stämme, berücksichtigt werden. In der Zulassungsstudie konnte durch die Zugabe von FTR zu einem nicht mehr ausreichend wirksamen Regime ein Abfall der Plasma-VL um median > 0,6 lg innerhalb von 8 d erreicht werden. Bei 79 % der Patientinnen und Patienten mit 1 oder 2 weiteren erwartbar aktiven Substanzen und immerhin bei 59 % ohne weitere verfügbare aktive Substanz lag die Plasma-VL zu Woche 96 bei < 40 cp/ml. Auch FTR wird über **CYP3A4** metabolisiert, durch Co-Medikation mit Induktoren wird der Spiegel also relevant erniedrigt.
Dosierung: 2 × 600 mg/d.
Nebenwirkungen: Als Nebenwirkungen sind neben gelegentlichen Allgemeinsymptomen v. a. gastrointestinale Beschwerden zu nennen, insgesamt scheint die Verträglichkeit aber gut zu sein.

Ibalizumab

Seit 2020 war mit Ibalizumab (IBA, Trogarzo®) erstmals ein **Antikörper** zur i. v. Therapie der fortgeschrittenen HIV-Infektion verfügbar. Dieser wirkt nicht neutralisierend, der Effekt besteht vielmehr in der Bindung an die extrazelluläre Domäne 2 des CD4-Rezeptors, was die Bindung von HIV verhindert, nicht aber mit der Erkennung von MHC-Klasse-II-Molekülen interferiert. IBA wird als „CD4-gerichteter Post-Attachment-Inhibitor" bezeichnet. Ebenso wie FTR war IBA für die Behandlung von Menschen zugelassen, für die bei **multiresistenter HIV-Infektion** sonst kein suppressives ART-Regime zusammengestellt werden kann.
Dosierung:
- Erstgabe: 2000 mg (10 Flaschen = 5 Packungen) i. v. Kurzinfusion über mind. 30 Min.
- Weitere Dosen alle 2 Wo.: 800 mg (4 Flaschen = 2 Packungen) über mind. 15 Min.

Die Zulassung einer i. v. Injektion wird angestrebt.
Nebenwirkungen: Die Verträglichkeit scheint generell gut, gelegentlich treten systemische Nebenwirkungen wie Abgeschlagenheit, Müdigkeit oder Kopfschmerzen auf, auch gastrointestinale Beschwerden und Ausschlag werden beschrieben. Im Studienprogramm kam es nicht zu Fällen von Hypersensitivitätsreaktionen, entsprechende Einzelfälle sind seit der Zulassung aber inzwischen berichtet worden.

Inzwischen ist IBA in Europa nicht mehr verfügbar, die Zulassung wurde zurückgezogen.

Lenacapavir

Bereits 2022 von der EMA zugelassen ist mit Lenacapavir (LEN, Sunlenca®) erstmals ein **Kapsid-Inhibitor** zur Therapie der fortgeschrittenen HIV-Infektion verfügbar. Lenacapavir ist allerdings nicht direkt im deutschen Markt verfügbar und muss daher aus dem Ausland importiert werden. Es wirkt an verschiedenen Stellen des Replikationszyklus von HIV mit extrem niedrigen Konzentrationen. Zusammen mit seiner sehr langen Halbwertszeit eignet es sich daher nach einer oralen Einleitungsphase mit 5 Tabletten über 2 Wochen für eine s.c.-Gabe im Abstand von lediglich 6 Monaten. Ebenso wie FTR ist LEN nur für die Behandlung von Menschen zugelassen, für die bei **multiresistenter HIV-Infektion** sonst kein suppressives ART-Regime zusammengestellt werden kann.
Dosierung:
- Orale Einleitungsphase: 2 Tbl à 300 mg an Tagen 1 und 2, 1 Tbl à 300 mg an Tag 8
- Erhaltungstherapie: 2 s.c.-Injektionen à 1,5 ml (insgesamt 927 mg) ab Tag 15, weiter alle 6 Monate

Bisher existiert kein Kombinationspartner mit einer ähnlich langen Wirkdauer wie LEN, so dass zusätzlich zu LEN die tägliche Einnahme weiterer Substanzen notwendig ist.

Dapivirin

Eine EMA-Empfehlung für den Einsatz außerhalb der EU besteht für den NNRTI Dapivirin, allerdings nicht als Therapie, sondern als Präexpositionsprophylaxe für Frauen. Dapivirin wird analog zu Antikonzeptiva aus einem einmal monatlich zu wechselnden Vaginalring kontinuierlich freigesetzt. Eine Zulassung in EU-Ländern ist derzeit nicht geplant.

Substanzen in Entwicklung

Eine Reihe weiterer Substanzen befindet sich derzeit in der präklinischen oder klinischen Entwicklung, z. B.
- Islatravir (MK-8591/EFdA, nukleosidaler Reverse-Transkriptase-Translokations-Inhibitor, NRTTI).
- GSK3640254 und GSK3739937 (Maturationsinhibitoren).
- Albuvirtid (Fusionsinhibitor, in China zugelassen).
- Breit neutralisierende Antikörper.
- Verschiedene gentherapeutische Konzepte.
  Wohl nicht mehr weiterentwickelt werden u. a.
- Cenicriviroc (CCR5-/CCR2-Inhibitor): nur noch Indikation nichtalkoholische Steatohepatitis (NASH)
- MK-8507 (NNRTI): Phase-II-Studie aufgrund eines Abfalls der Lymphozyten- und CD4-Helferzellzahlen unterbrochen

Wesentlich bleibt die Entwicklung von neuen Substanzen und Strategien, die keine Kreuzresistenzen mit den bisher verfügbaren Medikamenten aufweisen. Ein weiteres Ziel in der Medikamentenentwicklung ist die Verlängerung der Wirkdauer zur Ermöglichung von parenteralen Depotgaben.

60.3 cART-assoziierte Komplikationen

Die antiretrovirale Kombinationstherapie (cART) kann zum Teil für Medikamentengruppen typische Nebenwirkungen auslösen. Die Gesamtkonstellation der proinflammatorischen und metabolischen

Veränderungen durch HIV selbst sowie bestimmter antiretroviraler Medikamente spricht für ein **langfristig relevant erhöhtes Atheroskleroserisiko.** Durch große Kohortenstudien konnte ein negativer Einfluss v. a. von **Proteaseinhibitoren** auf den Lipidmetabolismus identifiziert werden, der zur Erhöhung des kardiovaskulären Risikos beiträgt. Für **Abacavir** wurde in Kohortenstudien ein möglicherweise über die Thrombozyten-Endothel-Interaktion mediierter, nach Absetzen reversibler, Anstieg des kardiovaskulären Risikos identifiziert. Dieser Effekt konnte in randomisierten Studien allerdings nicht bestätigt werden. Eine theoretische Möglichkeit zur Reduktion von Nebenwirkungen bieten duale Therapieregimes, allerdings zeigen die bisherigen Vergleichsstudien weder bei Wirksamkeit noch Tolerabilität generelle Unterschiede zwischen Zwei- und Dreifachkombinationen.

60.3.1 Mitochondriale Toxizität

1999 erfolgten erste Publikationen zur mitochondrialen Toxizität durch Reverse-Transkriptase-Inhibitoren. **Klinische Manifestationen** schließen

- Neuropathien,
- Myopathien,
- Kardiomyopathien und
- in schweren Fällen Laktazidose, Pankreatitis und Panzytopenie ein.

Insbesondere alle **NRTI,** die die DNA-Polymerase γ hemmen, können eine mitochondriale Dysfunktion mit entsprechenden klinischen Symptomen hervorrufen. Als Hauptverursacher gelten d4T und ddI, sodass diese nicht mehr eingesetzt werden sollen. Moderne NRTI sind weniger gefährlich, in Einzelfällen kann aber die Umstellung auf eine NRTI-freie Therapie erwägenswert sein.

60.3.2 Lipodystrophie-Syndrom

1998 wurde erstmals ein Lipodystrophie-Syndrom (LD) beschrieben. Dabei handelt es sich um Veränderungen, die mit einer **Fettumverteilung,** einer **Insulinresistenz** mit Glukoseintoleranz sowie einer **Hyperlipoproteinämie** einhergehen. Ob es sich dabei um ein Syndrom mit einer gemeinsamen pathogenetischen Ursache oder verschiedene Entitäten handelt, ist ungeklärt. Auch die Pathogenese dieser Stoffwechselstörungen ist in Details ungeklärt. Aus diesem Grund ist eine **kausale Therapie** dieser Störungen auch **nicht möglich.**

Unter Lipodystrophie versteht man eine **Zunahme** v. a. des **intraabdominellen Fettgewebes** und der Entwicklung eines Büffelnackens sowie eine Zunahme der Brustgröße bei Frauen (Lipohypertrophie). Gleichzeitig kann es zur **Abnahme des subkutanen Fettgewebes** im Wangen-, Schläfen-, Gluteal- und Extremitätenbereich kommen (Lipoatrophie). Störend für die Betroffenen sind v. a. die Veränderung ihres Aussehens speziell im Gesicht und auch das Hervortreten der Venen, im Einzelfall auch Krampfadern an den unteren Extremitäten.

Die Entwicklung einer Lipodystrophie unter antiretroviraler Therapie ist assoziiert mit fortgeschrittener Erkrankung und langer Infektionsdauer, der Einnahme von **Proteaseinhibitoren** – v. a. Lipohypertrophie – und der Einnahme von **NRTI** – v. a. Lipoatrophie –, hier insbesondere von d4T und ddI, welche u. a. deswegen kaum mehr eingesetzt werden.

Unter den **PI** ist die Tendenz zur Entwicklung der Lipodystrophie unterschiedlich, auch aufgrund des starken Lipohypertrophierisikos wird z. B. IDV nicht mehr eingesetzt. Das Risiko ist eher niedrig im Rahmen der Einnahme von NNRTI und INI, sodass bei Ersttherapie v. a. diese Klassen verwendet werden.

60.3.3 Störungen des Lipidstoffwechsels

Häufig wird auch bei einer Proteaseinhibitor-Therapie eine **Hyperlipoproteinämie** mit Anstieg der Triglyzeride, aber auch des Cholesterins, v. a. des LDL- und VLDL-Cholesterins mit Abnahme von HDL beobachtet. Zusätzlich wird eine Erhöhung von Lipoprotein a sowie von Apo B beschrieben. Ein ähnlicher Effekt kann auch durch den NNRTI Efavirenz auftreten.

Auch die Umstellung der Therapie von TDF auf TAF kann eine Verschlechterung des Lipidprofils mit primärer Erhöhung des LDL-Cholesterins bewirken. Zumindest teilweise bedingt ist dies wohl durch den Wegfall einer lipidsenkenden Wirkung von TDF.

60.3.4 Glukosetoleranzstörungen

Ein relevanter Anteil von Menschen mit HIV-Infektion entwickeln unter cART eine gestörte Glukosetoleranz, in manchen Fällen tritt ein manifester Diabetes mellitus Typ 2 auf. Während bisher in diesem Zusammenhang v. a. PI auffielen, zeigte eine große nordamerikanische Kohortenstudie jetzt v. a. eine Assoziation zwischen INI und inzidentem Diabetes mellitus. In den randomisierten (Zulassungs-) Studien (mit kürzerer Beobachtungszeit) wurde dieses Signal bisher aber nicht beobachtet.

60.3.5 Gewichtszunahme

Intensiv diskutiert wird seit einigen Jahren eine v. a. bei der Verwendung von (neuen) **Integraseinhibitoren** und dem NRTI **TAF** beobachtete verstärkte Zunahme des Körpergewichts. Als Ursachen kommen eine pathologische Beeinflussung der Hungerregulation sowie des Lipid- und möglicherweise Glukosestoffwechsels, aber auch der Return-to-Health-Effekt durch Kontrolle einer konsumierenden Erkrankung und ein besseres subjektives Befinden mit mehr Appetit infrage. Bisher ist unklar, welche Rolle diese oder weitere Faktoren im jeweiligen Setting spielen, in Anbetracht der kaum eingeschränkten Lebenserwartung bei gleichzeitig ohnehin erhöhtem metabolischem und kardiovaskulärem Risiko besteht hier also intensiver Forschungsbedarf.

Die Auswahl einer Initialtherapie kann daher bereits den Aspekt der erwarteten Gewichtsentwicklung berücksichtigen, allerdings spielen hier natürlich auch andere Aspekte wie Interaktionspotenzial oder renale Toxizität eine Rolle, für die gerade INI oder TAF wiederum besonders günstig erscheinen. Ob die Umstellung einer bestehenden ART nach erfolgter Gewichtszunahme zu einer Abnahme führt und welche Substanzen hierfür besonders geeignet sind, ist nicht geklärt.

60

60.3.6 Immunrekonstitutionssyndrom

Mit der antiretroviralen Kombinationstherapie (cART) kommt es regelhaft zu einer Verbesserung des Immunstatus, die bei fortgeschrittener Erkrankung dramatisch sein kann. Dadurch kann es innerhalb weniger Wochen zu einer **heftigen Immunreaktion** – einem Immunrekonstitutionssyndrom (IRIS) – auf Erreger gleichzeitig bestehender Infektionen kommen. Die Manifestation einer nicht bekannten Komplikation bezeichnet man als „unmasking IRIS", die dadurch bedingte Verschlechterung einer bekannten Erkrankung als „paradoxical IRIS".

Die Symptome hängen von den Erregern ab, z. B.

- schwere Hepatitis bei HBV-Infektion,
- Lymphknotenvergrößerung,
- hohes Fieber oder
- pulmonale Infiltration bei Mykobakterieninfektionen.

Cave

! Besonders häufig tritt ein IRIS auf, wenn eine **aktive TBC** behandelt und gleichzeitig eine cART begonnen wird. Unter enger Überwachung kann bei ausreichendem Immunstatus daher eine TBC primär anbehandelt und erst einige Wochen später die cART begonnen werden.

! Bei **Kryptokokkenmenigitis muss** diese erst anbehandelt werden, bevor eine cART begonnen wird.

60.4 Tumoren

60.4.1 Epidemisches HIV-assoziiertes Kaposi-Sarkom

Epidemiologie

Die **Inzidenz** des Kaposi-Sarkoms (KS) liegt bei Menschen mit HIV-Infektion global gesehen > 300-fach über der in der Allgemeinbevölkerung. Sie variiert aber je nach Risikogruppe für die HIV-Infektion dramatisch und liegt bei MSM beim > 8-Fachen im Vergleich zu (nicht aus Subsahara-Afrika stammenden) Frauen. Für Deutschland existieren keine belastbaren aktuellen Zahlen, das HIV-assoziierte Kaposi Sarkom tritt aber auch hier v. a. bei MSM auf und ist bei Drogengebrauchenden, Frauen und über Blutprodukte infizierten Menschen sehr selten. Ursache für die unterschiedliche Häufigkeit ist v. a. die Prävalenz der Co-Infektion mit dem mit auslösenden humanen Herpesvirus 8 (HHV-8, Kaposi-Sarkom-Herpesvirus [KSHV]) in den verschiedenen Gruppen.

In Europa zeigt die Häufigkeit des HIV-assoziierten KS seit Einführung der cART eine stark rückläufige Tendenz, aber auch mit cART bleibt das Lebenszeitrisiko für die Entwicklung eines KS mit geschätzt 1–2 % deutlich höher als bei Nichtinfizierten.

Es besteht eine klare Assoziation mit einem schlechten Immunstatus, allerdings treten KS selten auch bei Menschen mit stabil hohen CD4-Helferzellen auf. Besonders fulminante Verläufe können vereinzelt nach Beginn einer cART als Manifestation eines IRIS beobachtet werden.

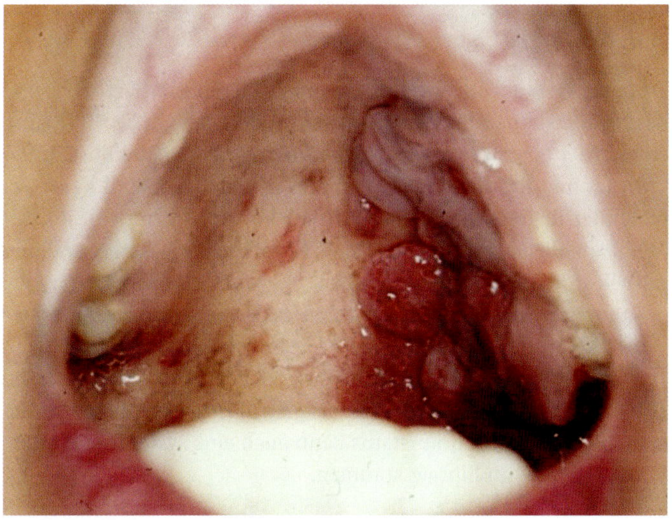

Abb. 60.1 Kaposi-Sarkom im Bereich der Mundhöhle [P932]

Klinisches Bild

Das KS ist ein **multilokulär** wachsender, **sehr gefäßreicher** Tumor mit bräunlich-rötlich-blauer Pigmentierung besonders in den **Spaltlinien der Haut.** In der Mehrzahl der Fälle entwickelt sich das KS als **subkutaner schmerzloser,** nicht juckender Tumorknoten, besonders häufig im Gesicht und an den Extremitäten. Der Verlauf ist äußerst variabel.

Die **häufigste Manifestation** findet sich in der Mundhöhle sowohl am harten wie am weichen Gaumen (➤ Abb. 60.1), den Alveolarflächen sowie im Pharynx. Patientinnen und Patienten mit KS der Haut haben in 25–50 %, nach Autopsieberichten bis zu 80 %, eine Beteiligung des **Gastrointestinaltrakts.**

Mit der Ausdehnung des Haut-KS nimmt die Wahrscheinlichkeit der Beteiligung innerer Organe zu. Von besonderer Bedeutung ist der **Befall der Lunge** mit schweren Symptomen wie Bronchospasmus, unerträglichen Hustenanfällen und hohem Fieber bis hin zur progressiven pulmonalen Insuffizienz.

Hauptkomplikationen des KS, abgesehen von der kosmetischen Problematik, sind

- v. a. die **Bronchialobstruktion,**
- die mechanische Obstruktion bei Befall von Lymphknoten mit entsprechender Ödembildung, v. a. der unteren Extremitäten, aber auch des Gesichts sowie
- die Verlegung des Lumens im Gastrointestinaltrakt mit Subileus und in seltenen Fällen Darmverschluss.

Diagnostik

Bei V. a. viszeralen Befall sollte eine (Ganzkörper-)CT-Untersuchung erfolgen, ggf. auch eine endoskopische Befundsicherung. Die Gewinnung zumindest einer Biopsie vor spezifischer Therapieeinleitung wird in den aktuellen Leitlinien weiter empfohlen. In einigen Fällen kann es aus dem gefäßreichen Tumor aber zu **starken Blutungen** v. a. nach Probebiopsien im **Gastrointestinaltrakt** kommen. Eine HHV-8 Diagnostik ist nicht regelhaft erforderlich.

Therapie

Da unter einer effektiven antiretroviralen Therapie mit Verbesserung des Immunstatus KS regelhaft verschwinden, macht die Einleitung einer cART eine weitere spezifische Therapie häufig überflüssig.

In **frühen Stadien** mit ausschließlichem Hautbefall kann bei fehlender Regression unter cART eine lokale Therapie mit lokaler Medikamentenapplikation, Exzision, Kryotherapie, Laserbehandlung oder Bestrahlung erwogen werden.

In **fortgeschrittenen Fällen** – 20 Hautläsionen, extensiver oraler Befall, KS-assoziiertes Ödem oder Ulzeration, symptomatische viszerale Beteiligung, KS-IRIS – und Progredienz unter cART kann die Behandlung des KS mit primär liposomalem Doxorubicin notwendig sein. Bei stabilem Immunstatus kann auch eine systemische Interferontherapie zum Einsatz kommen.

60.4.2 Non-Hodgkin-Lymphom

Klinisches Bild

Etwa 3–5 % der PatientInnen mit dem Vollbild AIDS sind von malignen Non-Hodgkin-Lymphomen (NHL) betroffen, mit zunehmender Inzidenz.

Eine **primäre Manifestation** des NHL **im zentralen Nervensystem** kommt praktisch ausschließlich bei HIV-Infizierten vor. Das NHL außerhalb des ZNS manifestiert sich bevorzugt **extranodal,** z. B. in der Wand des Gastrointestinaltrakts, der Leber oder der Lunge (➤ Abb. 60.2).

Histologisch handelt es sich in 95 % der Fälle um **B-Zell-Lymphome,** der überwiegende Anteil sind hochmaligne, v. a. diffus-großzellige Lymphome.

Die **Diagnose** erfolgt histologisch, die **Klassifizierung** durch immunhistochemische Untersuchungen.

Therapie

Die Therapie besteht in der für hochmaligne Lymphome üblichen **Polychemotherapie.**

Die Ansprechrate entspricht in etwa der der malignen NHL ohne HIV-Infektion, die **Prognose** bei Patientinnen und Patienten mit HIV-Infektion ist jedoch etwas schlechter. Sie hängt zunächst vom Stadium des Lymphoms bei Diagnosesicherung, v. a. aber auch vom Zustand des Immunsystems ab. Mehrheitlich wird das NHL im Stadium III oder IV diagnostiziert, ein Hinweis auf die schnelle Progredienz der Erkrankung.

Die **mediane Überlebenszeit** nähert sich in den letzten Jahren immer mehr der bei Nicht-HIV-Infizierten an. Einzelne Untergruppen zeigen jedoch sehr unterschiedliche Überlebenszeiten. Grundvoraussetzung für den onkologischen Behandlungserfolg ist die optimale Kontrolle der HIV-Infektion durch eine wirksame cART mit dadurch zu erreichender immunologischer Stabilisierung. Empfehlungen zur Therapie müssen sich daher am Stadium des Lymphoms und des Immundefekts orientieren:

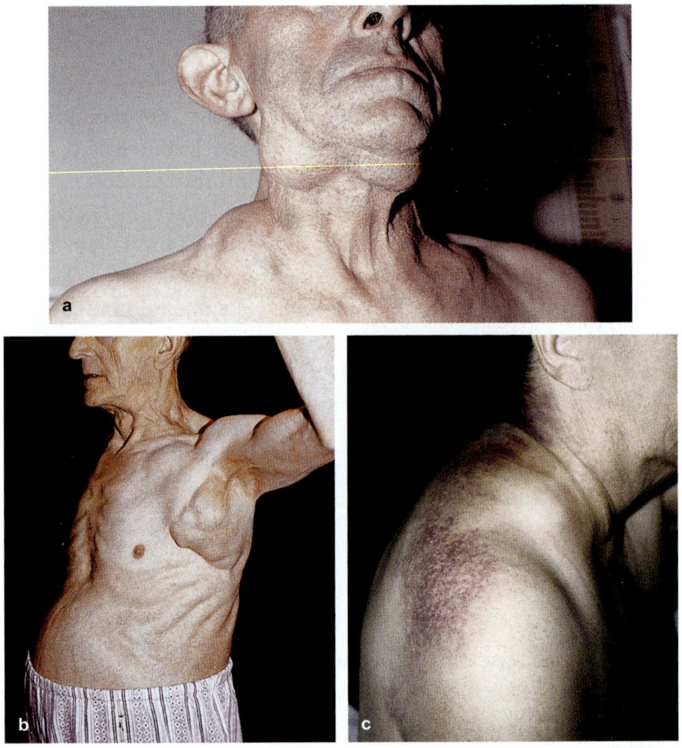

Abb. 60.2 Non-Hodgkin-Lymphome (NHL): Lymphknotenschwellungen, bei Non-Hodgkin-Lymphom. **a** Mit Lymphknotenschwellungen bei zentroblastisch-zentrozytischem NHL. **b** Mit Lymphknotenschwellungen, Hepatosplenomegalie und Aszites bei lymphoplastischem Immunozytom. **c** Immunozytom mit spontanen großflächigen Hämatomen, ohne Traumata [R246]

- Bei schwerster AIDS-Erkrankung kann eine aggressive Chemotherapie ohne Vorteil sein.
- Bei Helferzellzahlen > 100/µl bzw. einer durch Beginn einer cART anzunehmenden Immunrekonstitution und einem guten Karnofsky-Index ist jedoch eine komplette Remission oder zumindest eine substanzielle Lebensverlängerung durchaus zu erwarten.
- Bei CD4-Helferzellen > 50/µl wird auch regelhaft Rituximab eingesetzt.

ALS FAUSTREGEL GILT

- Eine regelhafte **Dosisreduktion sollte nicht erfolgen,** bei gleichzeitig auftretender opportunistischer Infektionen im Spätstadium oder eingeschränkter Knochenmarkreserve muss das Schema in Einzelfällen aber modifiziert werden.
- Eine ZNS-Beteiligung ist relativ häufig.

60.5 Opportunistische Infektionen

Die durch die HIV-Infektion bedingte Abwehrschwäche führt zum Auftreten von sekundären Infektionskrankheiten. Seit Verfügbarkeit der cART ist der Anteil der AIDS-definierenden opportunistischen Erkrankungen als Todesursache aber stetig rückläufig und liegt aktuell bei etwa einem Drittel.

Das **Spektrum** der opportunistischen Infektionen beinhaltet v. a. Erreger, die ohne zelluläre Abwehrschwäche kaum beobachtet werden. Bei der Mehrzahl der Erreger handelt es sich um fakultativ pathogene Keime, die ubiquitär vorhanden sind, vor denen Schutz also kaum möglich ist (➤ Tab. 60.4).

ALS FAUSTREGEL GILT

- Für die Therapie ist zwischen **Neuinfektion** einerseits und **Reaktivierung** früherer, d. h. vor der HIV-Infektion erworbener Infektionskrankheiten, zu unterscheiden. Insbesondere in letzterem Fall ist nach der Akuttherapie ggf. eine **Erhaltungstherapie als Sekundärprophylaxe** erforderlich, wenn die cART nicht zu einer deutlichen Verbesserung des Immunstatus führt.
- **Mehrfachinfektionen** sind bei AIDS-Patientinnen und -Patienten nicht selten. Sinkt etwa das Fieber bei AIDS-Erkrankung unter ausreichender Therapie gegen einen Erreger nicht ab, so liegt häufig eine zweite oder dritte Infektion vor.
- Durch die **zelluläre Abwehrschwäche** können opportunistische Infektionen bei HIV-Infizierten grundsätzlich **schwerer** verlaufen.

Die häufigsten Symptome HIV bedingter Ursachen, nach denen gesucht werden muss, sind in der ➤ Tab. 60.5 aufgeführt.

Tab. 60.4 Liste der häufigsten Erreger opportunistischer Infektionskrankheiten und der Tumorerkrankungen bei HIV-bedingtem Immundefekt

Infektionen mit Protozoen	• Zerebrale Toxoplasmose • Kryptosporidiose • Isosporainfektion • Mikrosporidieninfektion
Pilzinfektionen	• *Pneumocystis-jirovecii*-Pneumonie • Candidiasis • Kryptokokkose • Kokzidioidomykose • Histoplasmose • Aspergillose
Bakterielle Infektionen:	• Mykobakteriose • Salmonellensepsis • Bakterielle Pneumonie • Bartonellose
Virusinfektionen	• Cytomegalievirus-Infektion • Herpes-simplex-Infektion • Herpes-zoster-Infektion • Progressive multifokale Leukenzephalopathie (JC-Virus)
Malignome	• Kaposi-Sarkom *(HHV8)* • Primär zerebrales Non-Hodgkin-Lymphom • Andere Non-Hodgkin-Lymphome (inkl. Burkitt-Lymphom) • Analkarzinom (nicht AIDS-definierend) • Zervixkarzinom
Diverse	• Lymphozytische interstitielle Pneumonie • HIV-Wasting Syndrome • HIV-Enzephalopathie

Tab. 60.5 Symptome und häufige HIV-bedingte Ursachen

Kopfschmerzen	• Toxoplasmose • Non-Hodgkin-Lymphom • Kryptokokkenmeningitis • Hirnabszesse • Progressive multifokale Leukenzephalopathie • CMV-Enzephalitis • HIV-Enzephalopathie • HIV-bedingte aseptische Meningitis
Sehstörungen	• CMV-Retinitis • Toxoplasmose-Retinitis • Uveitis unter Rifabutin-Therapie • Progressive multifokale Leukenzephalopathie
Mundulzerationen	• CMV-Infektion • Herpes-simplex-Virusinfektion • Varizella-Zoster-Virusinfektion • Candida-Stomatitis • Kryptokokkeninfektion
Schluckstörungen	• Candida-Ösophagitis • CMV-Ulkus • Herpes-Ulkus • Kaposi-Sarkom • Non-Hodgkin-Lymphom
Husten	• *Pneumocystis-jirovecii*-Pneumonie • Mykobakterien • Kryptokokken • Aspergillus • Histoplasmen • Pulmonales Kaposi-Sarkom • Bakterielle Pneumonie
Diarrhö	• *Giardia lamblia* • Shigellen • Salmonellen • Campylobacter • Mykobakterien • CMV-Enteritis • Kryptosporidien • *Isospora belli* • Unspezifische Kolitis; fraglich HIV-abhängig • Mikrosporidien; ein Kausalzusammenhang zwischen Mikrosporidien und Diarrhö ist nicht gesichert
Unklares Fieber	• Mykobakterien • CMV-Infektion • Salmonellen-Bakteriämie • Toxoplasmose • Non-Hodgkin-Lymphom

60.6 Infektionen durch Protozoen

60.6.1 Toxoplasmose

➢ Kap. 63

60.6.2 Kryptosporidiose

Erreger ist *Cryptosporidium* mit Übertragung durch Kälber, Nagetiere und selten von Mensch zu Mensch, v. a. über kontaminiertes Wasser.

Klinisches Bild

- Bei immunkompetenten Patientinnen und Patienten vorübergehende, selbstlimitierende **Durchfälle.**
- Bei fortgeschrittenem Immundefekt schwerste profuse, anhaltende Durchfälle mit extremen Wasser- und Elektrolytverlusten und Exsikkose.
- Mit den Durchfällen können **Tenesmen** oder kontinuierliche, mäßig ausgeprägte Bauchschmerzen verbunden sein.
- Bei zusätzlich vorhandener **Herpes-analis-Infektion** können unerträgliche Schmerzen bei der Defäkation auftreten.

Therapie

Elektrolyt- und Flüssigkeitsersatz sind die zentralen therapeutischen Maßnahmen.

Eine wirksame antiparasitäre Therapie ist nicht bekannt. Versuchsweise kann **Albendazol** 800 mg/d eingesetzt werden.

Motilitätshemmer wie Loperamid oder Tinctura opii führen i. d. R. zur Abnahme der Stuhlfrequenz, nicht jedoch zur Reduktion der Volumenverluste. In 10–20 % der Fälle sind bei sekretorischen Diarrhöen, wie sie durch Kryptosporidien hervorgerufen werden, Erfolge mit Somatostatin-Analoga, z. B. Octreotid 0,15 mg s. c., beobachtet worden.

60.6.3 *Isospora-belli*-Infektionen

Erreger ist ein in Mitteleuropa selten auftretender Parasit.

Klinisches Bild

Lang anhaltende, zum Teil heftige breiige bis wässrige **Diarrhöen** mit Tenesmen, Wasser- und Elektrolytverlust und Gewichtsabnahme. Für die Diagnostik essenziell ist die gezielte Untersuchung von nativem Stuhl.

Therapie

Die Therapie der Wahl ist **Cotrimoxazol** 4 × 960 mg/d.

Die **Rezidivrate** ist mit fast 50 % sehr hoch, bei wiederkehrenden Durchfällen durch *Isospora belli* ist eine **Dauerprophylaxe** mit Cotrimoxazol 1–2 × 960 mg/d notwendig.

60.6.4 Mikrosporidien

Eine gezielte Suche führt nicht selten zum Nachweis von Mikrosporidien als mögliche Durchfallursache. Allerdings ist der Kausalzusammenhang zwischen Mikrosporidien und Diarrhö nicht gesichert.

Die Erreger lassen sich nur in Spezialfärbungen, insbesondere aber durch elektronenmikroskopische Techniken nachweisen.

Therapieversuche, z. B. mit Cotrimoxazol, können in einem Teil der Fälle erfolgreich zu sein.

60.7 Infektionen durch Pilze

60.7.1 Nongenitale mukokutane Candidiasis

Erreger sind *Candida albicans* und *Candida krusei* als ubiquitär vorkommende Pilze sowie gelegentlich seltenere Pilzspezies der Gruppe *Candida glabrata.*

Klinisches Bild

Die **Candida-Stomatitis** ist die häufigste opportunistische Infektion bei HIV-Infizierten überhaupt:

- Weißliche, abstreifbare Beläge finden sich auf Zunge, Rachenhinterwand und Wangenschleimhaut.
- Unter den Soorbelägen können tiefe Ulzerationen mit erheblichen Schmerzen auftreten.
- Mit zunehmendem Immundefekt kommt es zur Ausbildung einer **Soorösophagitis** mit ausgedehntem Pilzrasen, v. a. im unteren Ösophagusdrittel. Typische Zeichen sind **Dysphagie** mit **retrosternalen Schmerzen** beim Essen bis hin zur Unfähigkeit der Nahrungs- und Flüssigkeitsaufnahme.

ALS FAUSTREGEL GILT

Die Symptomatik ist häufig so charakteristisch, dass z. B. bei sichtbaren oralen Soorbelägen eine Endoskopie nicht notwendig, sondern eine kalkulierte Therapie angezeigt ist.

Therapie

Bei unkomplizierter Stomatitis und stabilem Immunstatus kann eine **lokale Anwendung,** z. B. von Amphotericin-B-Suspension oder -Lutschtabletten mehrfach am Tag, ausreichend sein. Therapie der Wahl sind aber meist systemische **Azolantimykotika:**

- Fluconazol 100(–200) mg/d ist meist erfolgreich.
- Bei Niereninsuffizienz ist eine Dosisreduktion notwendig.

Zur Therapie einer **Ösophagitis** sollte über mind. 2–3 Wo. primär **Fluconazol** 200–400 mg (3–6 mg/kg) verwendet werden, alternativ

Isavuconazol (allerdings ist die Behandlung von Candida spp. nicht durch die Zulassung gedeckt, möglich ist die Gabe von 400 mg 1 ×/ Wo.), ein Echinocandin oder liposomales Amphotericin B. Alternativ stehen noch Voriconazol 2 × 200 mg/d, Posaconazol 2 × 400 mg/d oder das im Vergleich zu Fluconazol weniger wirksame Itraconazol 200 mg/d (als Suspension), zur Verfügung.

Bei **systemischer Amphotericin-B-Gabe** (auch in liposomaler Form) müssen die Nierenfunktion und der Serumkaliumspiegel regelmäßig überwacht werden.

Nebenwirkungen

Fluconazol:
- Selten Transaminasenanstieg
- Gastrointestinale Beschwerden im Sinne von Übelkeit und Brechreiz

Amphotericin B i. v.:
- Nephrotoxizität steht v. a. bei der nicht empfohlenen nichtliposomalen Galenik im Vordergrund.
- Fieber, Übelkeit, Erbrechen, Kopfschmerzen sind häufig.

60.7.2 *Pneumocystis-jirovecii*-Pneumonie

Der Erreger der *Pneumocystis-jirovecii*-Pneumonie (PcP, PjP) ist ein Saprophyt mit hoher Affinität zur Lunge. Er ist nur unter immunsupprimierten Bedingungen pathogen. Der Erreger, ein parasitenartiger Pilz, wurde früher den Protozoen zugeordnet, ist aber aufgrund genetischer Homologien den Schlauchpilzen (Ascomyzeten) ähnlich, obwohl die für die Pilze übliche ergosterolhaltige Zellmembran fehlt.

Klinisches Bild

Die klinischen Symptome bestehen aus der **Trias**
- trockener, erst im späten Stadium produktiver Husten,
- Fieber und
- Belastungsdyspnoe.

Gelegentlich treten **atemabhängige Schmerzen** wie bei einer Pleuritis auf.

Die Anamnesedauer kann sehr variabel sein und zwischen wenigen Tagen und einigen Monaten liegen.

Diagnostik

Abnahme der Vitalkapazität, Verschlechterung der Blutgase, Veränderung des Gesamteiweißes und Anstieg der Laktatdehydrogenase im Serum liefern Hinweise.

Das **Röntgenthoraxbild** ist nicht immer zuverlässig für die Diagnostik:
- Erste radiologische Zeichen finden sich als beidseits vom Hilus ausgehende interstitielle Infiltrationen, zunächst in beiden Mittelfeldern, später in die Unterfelder übergehend.
- Die **Lungenspitzen** bleiben relativ lange ausgespart, es sei denn, zur Prophylaxe ist eine Pentamidin-Inhalation erfolgt. Eine trotz Prophylaxe auftretende PjP breitet sich oft zuerst in den Lungenspitzen aus.

Die **Diagnosesicherung** erfolgt durch den Erregernachweis (PCR, Direktnachweis) in der **Bronchiallavage,** neuere serologische Verfahren können die Diagnose zumindest unterstützen. In typischen Fällen ist das Krankheitsbild so eindeutig, dass auf die invasive Untersuchung durch Bronchoskopie zunächst verzichtet werden kann und die Therapie ohne Erregernachweis eingeleitet wird. Die Pneumozysten bleiben auch nach Einleitung der Therapie noch einige Zeit nachweisbar.

Therapie

Die optimalen Ergebnisse bei PJP sind bei frühzeitigem Behandlungsbeginn – also früher Diagnose – zu erzielen.

Die **Therapie der Wahl** ist die orale oder besser parenterale Gabe von **Cotrimoxazol** in hohen Dosen mit 120 mg/kg KG/d verteilt auf 3–4 ED. Die Therapiedauer beträgt in leichten Fällen mind. 2 Wo., i. d. R. 3 Wo.

Therapieversagen ist mit < 10 % selten.

Mit etwa 70 % der Fälle ist die **Rate** unerwünschter **Nebenwirkungen hoch.**
- **Hauptkomplikationen** sind allergische Reaktionen bis zum Lyell-Syndrom. Diese Reaktionen können jederzeit auftreten, erscheinen jedoch besonders häufig zwischen dem 3. und 5. Behandlungstag.
- Eine weitere Nebenwirkung besteht in der **Granulozytopenie,** die sich nach 7–10 d abzuzeichnen beginnt.

Bei mittelschwerer bis schwerer Pneumonie mit einem pO_2 < 70 mmHg sollte zusätzlich Prednis(ol)on gegeben werden: 2 × 40 mg/d für 5 d, danach Reduktion auf 1 × 40 mg/d für 5 d, dann 1 × 20 mg/d für weitere 10 d. Die Applikation von Steroid vergrößert das Risiko für andere opportunistische Erkrankungen nicht.

Bei Therapieversagen oder intolerablen Nebenwirkungen kommen alternativ zu Cotrimoxazol weitere Substanzen infrage (➤ Tab. 60.6).

Eine – allerdings rel. – toxische Alternative zu Cotrimoxazol ist die i. v. Applikation von **Pentamidin.** Die Substanz sollte i. v. langsam, z. B. über eine Spritzenpumpe, infundiert werden. Bei mäßig aus-

Tab. 60.6 Standardtherapie und Alternativen zur Behandlung der *Pneumocystis-jirovecii*-Pneumonie

Medikament	Dosierung
Cotrimoxazol	120 mg/kg KG/d i. v.
Pentamidin-Diisothionat	4 mg/kg KG/d i. v.
• Dapson + • Trimethoprim	• 100 mg/d p. o. • 15 mg/kg KG/d p. o.
• Pyrimethamin + • Clindamycin	• 50 mg/d p. o. • 1800–2700 mg/d p. o. oder i. v.
Atovaquon	2–3 × 750 mg/d p. o.
Pentamidin-Diisothionat	600 mg/d als Aerosol

geprägter Pneumonie mit einem pO_2 > 70 mmHg kann eine tägliche therapeutische Pentamidin-Inhalation als Alternative genutzt werden. Hier sind allerdings strenge technische Auflagen bzgl. der Raumentlüftung zu beachten.

ALS FAUSTREGEL GILT

Bei rechtzeitiger, ausreichend hoch dosierter Gabe von Cotrimoxazol, Einsatz von Steroid und konsequenter Therapie sollte die **Letalität** der PJP < 5 % betragen. Berechnung der i. v. Cotrimoxazol-Dosis:
KG in kg ÷ 4 = Anzahl der Ampullen Cotrimoxazol/d

Nebenwirkungen

Cotrimoxazol:
- Allergie
- Leukopenie
- Hyponatriämie
- Transaminasenanstieg
- Bei p. o. Gabe Übelkeit, Erbrechen, Diarrhö

Pentamidin:
- Intravenöse Gabe:
  - Hypo- oder Hyperglykämie bis zum insulinpflichtigen Diabetes, speziell in Kombination mit Glukokortikoiden.
  - Pankreatitis.
  - Myelotoxizität mit Leuko- oder Thrombozytopenie.
  - Hypotonie.
  - Hypo- oder Hyperglykämie sowie Hypotonie sind relativ häufige Nebenwirkungen.
- Inhalativ: Reizhusten und Bronchospasmus. Beides ist durch prophylaktische Gaben eines Bronchodilatators zu verhindern.

Cave

! Bei **Hypo- oder Hyperglykämie** sollte Pentamidin sofort abgesetzt werden, da eine irreversible Schädigung der pankreatischen β-Zellen und damit ein dauerhafter Diabetes mellitus Typ 1 zu befürchten ist.

Dapson:
- Methämoglobinämie
- Hämolytische Anämie, besonders bei G-6-PD-Mangel
- Allergische Reaktionen
- Nephrotoxizität

60.7.3 Kryptokokkenmeningitis

Der Erreger der **Kryptokokkose** ist *Cryptococcus neoformans* (seltener *C. gattii*), ein ubiquitär vorkommender bekapselter Hefepilz, der die weltweit häufigste Ursache einer Pilzmeningitis darstellt. Ein erhöhtes Expositionsrisiko durch Vogelkot wird vermutet. Das höchste Risiko birgt eine T-zelluläre Immundefizienz, neben der fortgeschrittenen *HIV*-Infektion sind daher angeborene T-Zell-Defekte oder bestimmte maligne hämatologische Erkrankungen, Stammzell- oder solide Organtransplantationen, Glukokortikoide, Diabetes mellitus, Sarkoidose oder Leberzirrhose mit einer erhöhten Inzidenz assoziiert.

Klinisches Bild

Nach bzw. neben einer selten auch schwer verlaufenden pulmonalen Infektion wird die Symptomatik meist durch die generalisierte hämatogene Aussaat dominiert. Häufigste ZNS-Manifestation ist eine subakute Meningitis oder Meningoenzephalitis, Gehirnabszesse oder Kryptokokkome sind selten. Alle anderen Organe wie Knochen, Gelenke, Muskeln, Augen, Gastrointestinal- und Urogenitaltrakt, Schilddrüse oder Nebennieren können zusätzlich betroffen sein. Hautmanifestation können sehr variabel ausfallen und sind ggf. von Dellwarzen *(Molluscum contagiosum)* klinisch nicht unterscheidbar. Die Symptome der Meningoenzephalitis sind eher unspezifisch und entstehen meist langsam:
- Fieber
- Krankheitsgefühl
- Kopfschmerzen

Nackensteife oder Photophobie treten nur bei einem Viertel bis einem Drittel der Betroffenen auf. Symptome einer Enzephalopathie wie Lethargie, Bewusstseins- oder Merkfähigkeitsstörungen sowie Persönlichkeitsveränderungen können auf einen erhöhten intrakraniellen Druck hinweisen. Die Inkubationszeit liegt im Median bei 2 Wo., Symptome können aber auch erst nach vielen Wochen auftreten.

Diagnostik

Die Routine-Liquordiagnostik ist ebenfalls eher unspezifisch mit meist leicht erhöhtem Gesamteiweiß, erniedrigter oder auch normaler Glukose und unterschiedlich ausgeprägter v. a. lymphozytärer Pleozytose. Im Tuschepräparat können v. a. im späteren Krankheitsverlauf Hefepilze nachweisbar sein. Der Liquoröffnungsdruck ist bei der Mehrzahl der Fälle mit *HIV*-assoziierter Kryptokokkenmeningitis auf > 25 cmH_2O erhöht.
Zusätzlich zur Liquormikroskopie können die Erreger zuerst im Blut und im späteren Verlauf im Liquor durch
- serologischen Nachweis von Kryptokokkenantigen,
- Nukleinsäureamplifikationsverfahren (NAAT, z. B. PCR) und/oder
- Pilzkultur

bestätigt werden. Mikroskopie, NAAT und Kultur werden auch bei soliden Gewebeproben eingesetzt. Bei AIDS-definierender Kryptokokkenmeningitis zeigen etwa 50% der Blutkulturen und 80% der Liquorkulturen Erregerwachstum.

Aufgrund der Krankheitsentwicklung mit primär pulmonaler Infektion und dann folgender hämatogener Aussaat sollte bei ZNS-Manifestation immer eine Diagnostik aus Blut und Liquor angestrebt werden.

Therapie

Die Behandlung der Kryptokokkenmeningitis umfasst 3 Phasen: Induktion, Konsolidierung, Erhaltung.

Induktionsphase

Die Induktionsphase dauert mind. 2 Wo. und wird fortgesetzt, bis eine klinische Stabilisierung eintritt. Bei ausbleibender Stabilisierung soll die Induktionstherapie weiter fortgeführt werden, bis die Liquorkulturen negativ bleiben.

Kombinationstherapie der Wahl für die Induktion ist

- liposomales Amphotericin B in einer Dosis von 3–4 mg/kg als 1 × tägliche i.v. Infusion
  plus
- Flucytosin 25 mg/kg 4 ×/d. p.o. oder 100–150 mg/kg als 1 × tägliche i.v. Infusion.

Flucytosin ist im deutschen Markt nicht als orales Medikament verfügbar, auch die Infusionslösung ist derzeit außer Vertrieb. Es kann aber aus dem Ausland bezogen werden. Bei bekanntem Dihydropyrimidin-Dehydrogenase (DPD)-Mangel ist der Einsatz von Flucytosin kontraindiziert. Im Bedarfsfall können Regime auch ohne Flucytosin zusammengestellt werden, deren Nutzen aber weniger gut belegt ist. So kann z.B. alternativ Fluconazol 800–1200 mg bereits in der Induktionsphase zusammen mit liposomalem Amphotericin B verwendet werden. Am Ende der Induktionsphase soll eine erneute Liquordiagnostik inkl. Kultur erfolgen.

Konsolidierungsphase

Für weitere mind. 8 Wo. schließt sich die Konsolidierungstherapie an. **Therapie der ersten Wahl für die Konsolidierung ist:** Fluconazol 800 mg 1 ×/d p.o.

Eine Reduktion auf 400 mg/d kann für klinisch stabile Patienten mit negativer Liquorkultur erwogen werden. Dagegen wird bei persistierend positiven Kulturen eine Dosiserhöhung auf 1200 mg empfohlen, die Dauer der Konsolidierungsphase verlängert sich dann auf 8 Wo. nach Vorliegen negativer Liquorkulturen.

Erhaltungsphase

Nach der Konsolidierungsphase erfolgt die mind. 1 J. dauernde Erhaltungstherapie.

Therapie der ersten Wahl für die Erhaltung ist: Fluconazol 200 mg 1 ×/d p.o.

Eine Beendigung ist erst möglich, wenn alle der folgenden Kriterien erfüllt sind:

- Therapiedauer ≥ 1 J.
- Symptomfreiheit
- CD4-T-Helferzellen ≥ 100/µl
- Supprimierte Plasmaviruslast unter effektiver antiretroviraler Therapie

Bei einem erneuten Abfall der CD4-T-Helferzellen < 100/µl muss die Erhaltungstherapie wieder begonnen werden.

Die gleichen Therapieempfehlungen gelten für Patient mit diffuser pulmonaler Kryptokokkose oder bei hochtitrigem serologischem Nachweis von Kryptokokken in der Blutkultur auch ohne ZNS-Symptomatik. Bei fokalem Lungenbefall oder asymptomatischen Patienten mit niedrigtitrigem serologischem Nachweis kann eine orale Therapie mit Fluconazol über 6 Mon. ausreichen.

Komplikationen und Nebenwirkungen

Insbesondere die Induktionstherapie bei den z.T. bereits schwer erkrankten Patienten erfordert ein engmaschiges Monitoring bzgl. Medikamententoxizität und Komplikationen. Nach Möglichkeit wird insbesondere bei Menschen mit Nierenfunktionseinschränkung für Flucytosin die wiederholte Messung der Medikamentenspiegel im Blut und ggf. eine Dosisanpassung empfohlen (TDM). Der 2 h nach Infusion angestrebte Spitzenspiegel nach 3–5 Gaben liegt bei 25–100 mg/l.

Eine **Hauptkomplikation** mit hoher Mortalität ist die Verschlechterung der klinischen Situation mit zunehmender entzündlicher Aktivität auch unter antifungaler Therapie. Das Risiko hierfür wird insbesondere durch den (zu) frühen Beginn einer antiretroviralen Therapie (ART) gesteigert, die durch die einsetzende Immunrekonstitution zu einer paradoxen Verstärkung der Meningitis führen kann (paradoxes IRIS).

Cave

! Bei ART-naiven *HIV*-Infizierten mit behandlungsbedürftigen, spezifischen opportunistischen Infektionen, insbesondere mit zerebraler Kryptokokkose, soll die **Einleitung einer ART verzögert** werden.
Wenn bzgl. der *HIV*-Infektion vertretbar, soll daher 4–6 Wo. bis zur Konsolidierungsphase der Kryptokokkentherapie, aber unbedingt bis zum Vorliegen negativer Liquorkulturen abgewartet werden.

Rezente Daten weisen darauf hin, dass das Mortalitätsrisiko durch ein paradoxes IRIS bei zerebraler Kryptokokkose im Setting des modernen westlichen Gesundheitssystems evtl. niedriger liegt als in den meist in Afrika durchgeführten Studien ermittelt wurde. Dies gilt aber erst recht für das Risiko durch die Verzögerung des ART-Starts, sodass auch die deutschen Leitlinien hier weiter zur Verzögerung raten.

- Beim Einsatz von liposomalem Amphotericin B muss immer auch eine **Überwachung der Nierenfunktion und der Serumelektrolyte** erfolgen. Häufig kommt es zu einem Anstieg des Serumkreatinins, Hypokaliämie und Hypomagnesiämie, die aber üblicherweise reversibel sind.
- Gelegentlich auftretende **Infusionsreaktionen** durch Amphotericin B können ggf. durch eine Prämedikation z.B. mit Paracetamol, sedierenden Antihistaminika oder auch Hydrocortison 50–100 mg abgemildert werden.
- Auch durch liposomales Amphotericin B, aber insbesondere durch Flucytosin kommt es häufig zu **Blutbildveränderungen** mit Anämie, Leukozytopenie und/oder Thrombozytopenie sowie Leberfunktionsstörungen und Anstieg der **Transaminasen**.

Cave

! Bei V.a. eine relevante toxische Wirkung von Flucytosin muss eine Diagnostik bzgl. **Dihydropyrimidin-Dehydrogenase (DPD)-Mangel** erfolgen und Flucytosin ggf. sofort abgesetzt werden.

Die Gabe von Glukokortikoiden soll außerhalb eines IRIS nicht erfolgen und ist nicht zur Senkung des intrakraniellen Drucks bei Kryptokokkenmeningitis geeignet.

60.7.4 Aspergillose

Erreger sind ubiquitär verbreitete Pilze der Gattung *Aspergillus.* Die Infektion erfolgt durch Inhalation von Sporen.

Klinisches Bild

Prädilektionsort der Aspergillose ist die **Lunge,** v. a. in weit fortgeschrittenen Stadien des Immundefekts, besonders häufig bei gleichzeitiger Leukopenie und Steroidbehandlung. Die Patientinnen und Patienten sind schwer krank, haben i. d. R. zusätzliche Lungeninfektionen, das Krankheitsbild ist schwer zu deuten. Typische Aspergillome mit Einschmelzungen können vorkommen, sind aber eher die Ausnahme.

Therapie

Voriconazol i. v. alle 12 h, am ersten Tag 6 mg/kg, danach 4 mg/kg. Wechselwirkungen mit v. a. PI, NNRTI und COBI müssen zwingend beachtet werden.
Alternativen sind
- liposomales Amphotericin B 3–5 mg/kg KG/d,
- ein Echinocandin oder Posaconazol.

Kombinationstherapien, u. a. liposomales Amphotericin B mit Flucytosin, wurden eingesetzt, die Datenlage ist aber limitiert.

Die optimale **Therapiedauer** ist unklar, eine **Erhaltungstherapie/Sekundärprophylaxe** kann erwogen werden.

60.7.5 Histoplasmose

Erreger ist *Histoplasma capsulatum,* ein über Vogelkot übertragbarer Pilz, endemisch v. a. in den **Südweststaaten der USA**, auch in Südamerika und Afrika. Gelegentliche Fälle von Histoplasmose bei AIDS-Patientinnen und -Patienten in Deutschland sind meist aus den USA importiert.

Klinisches Bild

Die **Frühsymptome** der Histoplasmose sind unspezifisch in Form grippeähnlicher Symptome mit Fieber, allgemeinem Unwohlsein und Myalgien.

Nach einer **lokalisierten Infektion** der Lungen kommt es zur **hämatogenen Dissemination** mit Beteiligung zahlreicher innerer Organe und entsprechend schwerem Krankheitsbild mit Hepatosplenomegalie.

Der **Nachweis** des Erregers erfolgt aus dem Blut, v. a. dem Knochenmark und aus zur Histologie gewonnenen Organgeweben.

In späten Stadien kommt es zur **Verkalkung der Lungenherde.**

Therapie

Therapie der Wahl ist **liposomales Amphotericin B** 3 mg/kg KG i. v. mind. 2 Wo., bei nachgewiesener Meningitis 4–6 Wo., **gefolgt von Itraconazol** 3 × 200 mg/d, nach 3 d evtl. Reduktion auf 2 × 200 mg/d für insgesamt mind. 12 Mon. In **leichten Fällen** kann die Therapie gleich mit **Itraconazol** begonnen werden.

Eine **Erhaltungstherapie** mit Itraconazol 200 mg/d ist mindestens notwendig bis zur Stabilisierung des Immunsystems unter mind. 6 Mon. cART (CD4 stabil > 150/µl), bei gleichzeitig negativen Blutkulturen und nicht nachweisbarem Histoplasma-Ag im Serum. Gegebenenfalls können auch andere Azolantimykotika verwendet werden. Trotz Sekundärprophylaxe werden Rezidive beobachtet.

60.8 Infektionen durch Viren

HIV-Infizierte weisen eine hohe Prävalenz mit verschiedenen Herpesviren, wie HSV 1 und HSV2, Varicella-Zoster-Virus, Epstein-Barr-Virus und Zytomegalievirus, auf. Alle Herpesvirusinfektionen persistieren lebenslang und können durch den zellulären Immundefekt reaktiviert werden.

60.8.1 Zytomegalievirus

Klinisches Bild

Zytomegalievirus (CMV)-bedingte Erkrankungen treten typischerweise bei schwerem Immundefekt auf.

Das klinische Problem besteht v. a. in der **Differenzierung zwischen CMV-bedingten Krankheiten** und einem **CMV-Nachweis ohne Krankheitswert.** Wegen der Schwierigkeit der Therapie ist diese Differenzierung von ausschlaggebender Bedeutung.
Symptome der CMV-Krankheit sind unspezifisch, z. B.:
- Hohes Fieber
- Gewichtsabnahme bis hin zur Kachexie

Bevorzugte **Organmanifestation** ist die **CMV-Retinitis,** deutlich seltener Manifestationen im Gastrointestinaltrakt mit Enteritis und Ulzerationen. Im **oberen Gastrointestinaltrakt** führen Ulzerationen zu erheblichen Schmerzen, v. a. bei der Nahrungsaufnahme, im **unteren Gastrointestinaltrakt** zu profusen Diarrhöen, wegen der Ulzeration zum Teil blutig.

! Tiefe Ulzerationen können zur **Perforation** führen.

Weitere **Komplikationen** sind
- Pneumonitis,
- Enzephalitis,
- Polyradikulitis,
- Cholezystitis und
- Pankreatitis.

Der **Befall der Nebennieren** in Form einer Adrenalitis, gelegentlich mit Symptomen der Addison-Krankheit, lässt sich an einer trockenen, schuppigen, schmutzig-braun gefärbten Haut erkennen.

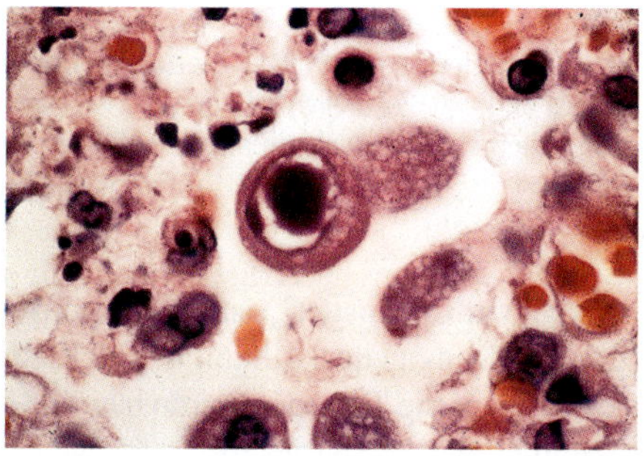

Abb. 60.3 Eulenaugenzellen mit großen intranukleären Einschlusskörperchen bei CMV-Infektion [E325]

Therapieindikation

Für den (inzwischen selten gewordenen) spezifisch erfahrenen Ophthalmologen ist die **CMV-Retinitis** fast zweifelsfrei diagnostizierbar und eine klare Therapieindikation.

Ulzerationen im Gastrointestinaltrakt mit histologisch nachgewiesenen „Eulenaugen" müssen ebenfalls therapiert werden (➤ Abb. 60.3).

Problematisch ist die Therapieindikation bei einer **Enteritis** mit immunhistochemischem Nachweis von CMV in der Darmschleimhaut ohne Ulzerationen einerseits und ohne zusätzliches pathologisches Substrat andererseits.

ALS FAUSTREGEL GILT

Der alleinige Nachweis von CMV-Antikörpern (Early Antigen) oder der immunhistochemische Nachweis von CMV **ohne klare Organmanifestation** einer CMV-Krankheit, ebenso ein messbares *pp65*-Antigen oder eine positive CMV-PCR ohne Klinik sind **keine Therapieindikationen.**

Therapie

Ganciclovir (DHPG, Dihydroxypropoxymethylguanin, Cymeven®) 10 mg/kg KG/d verteilt auf 2 Dosen ist bei CMV-Retinitis und Enteritis wirksam.

Bei Patientinnen und Patienten ohne Hinweis auf enterale Resorptionsstörung ist die Therapie mit **Valganciclovir** (Valcyte®) 2 × 900 mg/d – evtl. nach initialer i. v. Ganciclovir-Therapie – der i. v. Gancicovir-Gabe gleichwertig.

In 2 ED/d aufgeteilt, erfolgt die Akuttherapie für 2–4 Wo. Eine Dosisreduktion ist erforderlich bei Niereninsuffizienz und bei den dosisabhängigen Nebenwirkungen.

! Zusätzliche Gabe **weiterer myelotoxischer Substanzen** wie Cotrimoxazol, AZT oder Pyrimethamin sollte nach Möglichkeit **vermieden** werden.

Eine **Erhaltungstherapie** ist nach der Akutbehandlung mit Valganciclovir 1 × 900 mg/d oder ggf. Ganciclovir 5 mg/kg KG/d i. v. an 5–7 d/Wo. zur Verhinderung von Rezidiven notwendig.

Als **Alternative** kommt **Foscarnet** 60 mg/kg KG 3 ×/d oder 90 mg/kg KG 2 ×/d i. v. infrage. Wegen der dabei erforderlichen Volumenmenge sowie zur Verhinderung der Nephrotoxizität muss die Substanz über einen zentralvenösen Zugang appliziert werden.

! Eine gleichzeitige Gabe von **potenziell nephrotoxischen Substanzen** ist **kontraindiziert.** Bei Nierenfunktionseinschränkung muss die Dosis reduziert werden.

Eine weitere systemische Alternative mit allerdings erheblichem nephrotoxoschem Potenzial ist Cidofovir.

Die intravitreale Injektion oder **intraokuläre Implantation** von Pellets, aus denen über Monate kontinuierlich Ganciclovir lokal freigesetzt wird, hat sich bei der CMV-Retinitis bewährt, ist aber nur noch in den seltenen Fällen einer unter Therapie ausbleibenden Immunrekonstitution notwendig.

Nebenwirkungen

Ganciclovir, Valganciclovir:
- Granulozytopenie
- Zusätzlich gelegentlich Brechreiz, Erbrechen
- Transaminasenanstieg
- Irreversible Azoospermie

Foscarnet:
- Einschränkung der Nierenfunktion
- Meist reversible E'lytstörungen mit Hypokalzämie
- Schmerzhafte **Penisulzeration,** die durch eine sorgfältige Hygiene – ausreichende Flüssigkeitszufuhr und Zurückschieben der Vorhaut beim Wasserlassen mit anschließendem Waschen – vermieden werden kann.

! Wegen der Gefahr der **Thrombophlebitis** bei peripherem Zugang sollte Foscarnet über einen zentralvenösen Zugang verabreicht werden.

Cidofovir:
- Einschränkung der Nierenfunktion
- E'lytstörungen

Die Beachtung der Applikationsvorschriften ist zwingend.

60.8.2 Herpes simplex

Klinisches Bild

Herpes labialis mit tiefen Ulzerationen und Hämorrhagien, zum Teil auf die Gesichtshaut und die Wangenschleimhaut übergreifend. Auch unregelmäßig begrenzte Ulzerationen im Rachen und an der Rachenhinterwand deuten auf HSV hin.

Genitale, perianale und rektale Ulzerationen werden durch HSV-2 hervorgerufen und haben ohne Therapie eine schlechte Heilungstendenz.

Therapie

Bei unkomplizierter Infektion und gutem Immunstatus (CD4 > 200/µl) kann ein Versuch mit **lokaler Applikation** von Aciclovir-Creme oder auch Zinkpaste vorgenommen werden.

In der Regel erfolgt eine **p. o.** Therapie mit **Aciclovir** 3 × 400 mg/d oder **Valaciclovir** 2 × 1000 mg/d (ohne relevanten Immundefekt 2 × 500 mg), alternativ auch **Famciclovir.**

Bei **chronischen urogenitalen Ulzerationen** sollte Aciclovir zumindest initial in einer Dosis von 3 × 10 mg/kg KG/d i. v. zugeführt werden.

Eine **Dauerprophylaxe** kann bei häufigen Rezidiven erwogen werden. Sie beinhaltet allerdings die Gefahr einer Resistenzentwicklung.

Als Alternative bei Aciclovir-Unverträglichkeit oder -Resistenz kommt primär die i. v. Gabe von Foscarnet infrage.

60.8.3 Herpes zoster

Klinisches Bild

Typisches Krankheitsbild mit extrem schmerzhaften Hautbläschen mit Hämorrhagien, die in der Verteilung praktisch immer unilateral einem Dermatom folgen (➤ Abb. 60.4). In schwereren Fällen können mehrere Dermatome betroffen sein. Die typischen Schmerzen können bereits Tage vor dem Ausbruch der Hautläsionen auftreten. Unbedingt sollten Menschen mit HIV-Infektion > 50 J. (STIKO-Empfehlung) den sehr effektiven, allerdings auch ziemlich reaktogenen **adjuvantierten Totimpfstoff** erhalten, bei anhaltendem Immundefekt ist die Impfung auch bei Jüngeren zu erwägen (Zulassung > 18 J.).

Therapie

Therapie der Wahl ist **Valaciclovir** 3 × 1000 mg/d, **Aciclovir** 5 × 800 mg/d oder alternativ auch das teurere **Famciclovir.**

Für **schwere Fälle** oder **Zoster im Gesichtsbereich**, z. B. Zoster ophthalmicus, sollte Aciclovir 3 × 15 mg/kg KG/d als Infusion gegeben werden.

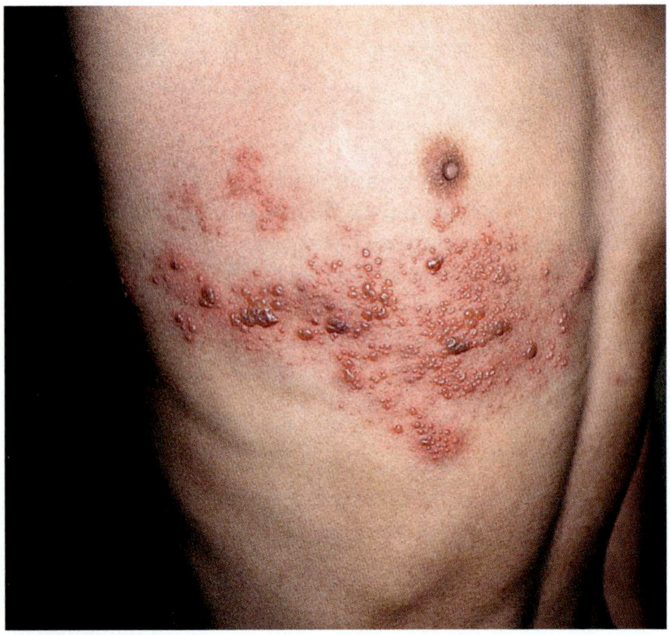

Abb. 60.4 Herpes zoster, thorakales Segment [E948-002]

MERKE

! Von eminenter Bedeutung ist der frühzeitige **ausreichende Einsatz von Analgetika** und evtl. zusätzlich z. B. trizyklischer Antidepressiva oder oraler Antiepileptika über Wochen mit dem Ziel der kompletten Schmerzfreiheit.

Der Einsatz von **Brivudin** (Zostex®) ist bei Immunsupprimierten nicht durch die Zulassung gedeckt, kann bei Menschen mit HIV-Infektion ohne onkologische Therapie aber in begründeten Ausnahmefällen zur Frühtherapie des Herpes zoster erwogen werden. Auch die Kontraindikation gegen die gleichzeitige Therapie mit Flucytosin (etwa bei Kryptokokkeninfektion) muss zwingend beachtet werden.

ALS FAUSTREGEL GILT

Möglichst früher antiviraler und analgetischer **Therapiebeginn** reduziert das Risiko der Post-Zoster-Neuralgie.

60.9 Infektionen durch Bakterien

HIV-Infizierte erleiden überproportional häufig **bakterielle Pneumonien.** Die häufigsten Erreger sind Pneumokokken, aber auch *Staphylococcus aureus,* Haemophilus etc. kommen vor.

! *Staphylococcus aureus* spielt besonders in den Spätstadien eine Rolle, wenn Leukopenien die Infektion mit diesem Erreger begünstigen.

ALS FAUSTREGEL GILT

Besonders bei Chemotherapie, v. a. bei Unterschreiten von 750 Granulozyten/µl durch weitere myelosuppressive Substanzen kann die zulassungskonforme **G-CSF-Gabe** erwogen werden.

Wenn mit oder ohne Leukopenie bakterielle Infektionen auftreten, richtet sich die antibiotische Therapie nach dem Resistenzmuster des isolierten Erregers.

60.9.1 *Mycobacterium tuberculosis*

Klinisches Bild

Eine Tuberkulose kann bei HIV-Infizierten schon bei relativ gutem Immunstatus auftreten und ist eine AIDS-definierende Erkrankung. Eine Besonderheit bei Immunsupprimierten ist die **häufige extrapulmonale Lokalisation**, v. a. in Lymphknoten, Leber und Milz. Eine tuberkulöse Meningitis ist nicht selten.

Cave

! Bei fortgeschrittenem zellulärem Immundefekt fällt selbst bei florider Tuberkulose der **Tuberkulin-Hauttest negativ** aus. Auch Interferon-Gamma-Release-Assays (IGRA) sind in dieser Situation weniger zuverlässig.

! Die Tendenz zur **Dissemination** und zur **Miliartuberkulose** ist bei HIV-Infizierten verstärkt.

Therapie

In Mitteleuropa ist die Tuberkulose mit den klassischen Tuberkulostatika derzeit noch gut behandelbar. Die Häufigkeit der in den USA und einigen Entwicklungsländern sowie in Osteuropa beobachteten multiresistenten Tuberkulose (MDR und XDR) nimmt aber auch in Mitteleuropa langsam zu. Daher sollte stets eine **Resistenzprüfung** vorgenommen werden.

Bei guter Adhärenz und ausreichend langer Behandlung ist die Heilungsrate der Tuberkulose auch bei HIV-Infektion sehr gut.

In der 2 Mon. dauernden Induktionsphase wird, sofern keine Medikamentenresistenz vorliegt, eine **Vierfachkombination** mit **Isoniazid** – immer mit Substitution von Vitamin B_6 –, **Rifampicin, Ethambutol** und **Pyrazinamid** angewandt. Zur Verringerung von Wechselwirkungsproblemen kann Rifampicin durch Rifabutin ersetzt werden. Die gesamte **Behandlungsdauer** beträgt wie bei Menschen ohne HIV-Infektion:

- bei unkomplizierter Lungen- oder Lymphknotentuberkulose 6 Mon.,
- bei unkompliziertem sonstigen extrapulmonalem Befall 6–9 Mon.,
- bei Lungentuberkulose mit positivem Sputum nach 2 Mon. mind. 9 Mon., davon mind. 6 Mon. nach dokumentierter Sputumkonversion sowie
- bei ZNS-, Knochen- und/oder Gelenkbeteiligung 9–12 Mon.

Dabei entfallen üblicherweise 2 Mon. auf die Induktionsphase mit 4 Medikamenten, der Rest auf die Kontinuitätsphase mit Isoniazid/Vit. B_6 und Rifampicin bzw. Rifabutin. Um eine Ausbreitung multiresistenter Mykobakterien zu verhindern, ist die Überwachung und Einhaltung von Therapierichtlinien der Tuberkulose durch die behandelnden Ärzte in **Zusammenarbeit mit dem Gesundheitsamt** gesetzlich vorgeschrieben.

Nebenwirkungen

Relativ oft ergeben sich Probleme durch unerwünschte Nebenwirkungen, z. B. Transaminasenanstieg bei Rifampicin und Isoniazid, periphere Neuropathien (Isoniazid), Cholestase (Rifampicin). Das entsprechende Management ist im Kontext der HIV-Infektion/-Therapie noch herausfordernder.

Rifampicin und (etwas besser kalkulierbar) **Rifabutin** führen zu **starken Interaktionen** mit den meisten antiretroviralen Medikamentenkombinationen.

60.9.2 Atypische Mykobakterien

Klinisches Bild

Atypische, fakultativ pathogene Mykobakterien sind besonders in den Spätstadien der HIV-Infektion (CD4-Zellen < 100/µl, meist < 50/µl) ein zunehmendes Problem. Sie sind v. a. verantwortlich für

- chronische Fieberzustände,
- Gewichtsabnahme unklarer Genese bis hin zum Wasting Syndrome und
- Diarrhö.

Regelhaft tritt eine normo- bis hypochrome Anämie auf. Häufig findet sich auch eine Erhöhung der alkalischen Phosphatase im Serum.

Diagnostik

Die Diagnose erfolgt durch einen **mikroskopischen** oder **kulturellen Erregernachweis**. Häufigste Erreger sind *Mycobacterium-avium/intracellulare*-Komplex (MAI bzw. MAC), jedoch kommen auch eine Reihe weiterer Erreger wie *Mycobacterium kansasii, M. xenopii, M. chelonae* oder *M. genavense* vor.

Sie werden besonders häufig aus Blutkultur, Leber- und Lymphknotenbiopsaten sowie aus Sputum, Stuhl und Bronchiallavage isoliert. Die Anzucht und Identifizierung atypischer Mykobakterien nimmt z. T. Wochen in Anspruch. Teilweise sind inzwischen schnellere molekularbiologische Methoden verfügbar.

ALS FAUSTREGEL GILT

- Der Erregernachweis von atypischen Mykobakterien aus Sputum und Stuhl ohne klinische Symptomatik ist oft lediglich Ausdruck einer Kolonisation, **nicht einer behandlungsbedürftigen Krankheit.**
- Wird der Erreger aus **primär sterilen Materialien** wie Knochenmark, Blut oder Leberpunktat isoliert, handelt es sich um einen eindeutig pathologischen Befund.

Therapie

Die Standardtherapie der Tuberkulose ist bei atypischen Mykobakterien häufig ineffektiv. Für eine ganze Reihe von Antibiotika gibt es Effektivitätsnachweise. Nach Möglichkeit ist eine Untersuchung der Resistenz empfohlen, mindestens eine Zweier- bis Dreierkombination ist üblicherweise notwendig.

Standardtherapie für MAI ist die Kombination von **Clarithromycin** 2 × 500 mg/d, **Ethambutol** 15 mg/kg KG/d und evtl. zusätzlich **Rifabutin** 300 mg/d. Aufgrund der möglichen z. T. ausgeprägten **Interaktionen** kann auf Azithromycin ausgewichen werden. Nur bei schwerer Immunsuppression und hoher Mykobakterienlast sind zusätzliche Medikamente wie Aminoglykoside oder Fluoroquinolone zu erwägen.

Für die Akutbehandlung in den ersten 2 Mon. kann evtl. eine höhere Clarithromycin-Dosis von 2 g/d verwendet werden. Die Therapie wird bis zum Erreichen von Beschwerdefreiheit bei gleichzeitig stabiler Immunrekonstitution fortgeführt.

60.10 Prophylaxe opportunistischer Infektionen

MERKE

Epidemiologische Untersuchungen haben ergeben, dass das Risiko für eine opportunistische Infektion statistisch hochsignifikant ansteigt, wenn eine Helferzellzahl von 200/µl unterschritten ist.

Ideale Voraussetzungen für die Prophylaxe bieten opportunistische Infektionen, die häufig und gut verhinderbar sind und deren medikamentöse Prophylaxe ein vertretbares Nebenwirkungsspektrum hat.

60.10.1 *Pneumocystis-jirovecii*-Pneumonie

Unter diesen Gesichtspunkten sind bereits frühzeitig Versuche unternommen worden, die führende opportunistische Infektion, die PjP, medikamentös zu verhindern. **Mittel der Wahl** ist heute **Cotrimoxazol** 960 mg jeden 2. d oder 3 ×/Wo.

Diese hochwirksame Prophylaxe hat folgende **Vorteile**:

- Gute Adhärenz
- Verhindert weitere bakterielle Infektionen
- Nachgewiesene Wirksamkeit auch gegen die zerebrale Toxoplasmose

Die **Nachteile** bestehen in den unerwünschten Wirkungen, v. a. Allergien durch den Sulfonamidanteil und Leukopenie, speziell in Verbindung mit anderen myelosuppressiven Substanzen.

Alternativen sind z. B. **Dapson** (100 mg/d in 1 oder 2 Dosen) oder **Atovaquon** 1500 mg/d ggf. jeweils mit Pyrimethamin/Folinsäure.

Die Inhalation von Pentamidin 300 mg 1 ×/Mon. mittels Vernebler (z. B. Respigard II) wird v. a. aufgrund der im Vergleich zu Cotrimoxazol geringeren Wirksamkeit und der strengen baulichen Anforderungen bzgl. Entlüftung nicht mehr primär eingesetzt. Die Beendigung der Prophylaxe kann nach neueren Daten bei supprimierter Viruslast bereits ab einer CD4-Zellzahl von 100–150/μl erwogen werden.

60.10.2 Toxoplasmose

Cotrimoxazol führt zur Reduktion der Inzidenz der Toxoplasmose, ebenso ist dies bekannt für **Pyrimethamin.**

60.10.3 Mykobakterien-Infektionen

In älteren Studien in den USA hat sich die Gabe von **Rifabutin** sowie von **Azithromycin** und **Clarithromycin** zur Prophylaxe der atypischen Mykobakteriose bei schwerem zellulärem Immundefekt als wirksam erwiesen. Für Patientinnen und Patienten ohne suffiziente cART und CD4-Helferzellen < 75/l kann Azithromycin 1200 mg 1 ×/Wo. eingesetzt (2 Tbl. Ultreon® 600 mg, bei problematischer Kostenübernahme durch die GKV auch 1250 mg mit Generika möglich).

60.10.4 CMV-Infektion

Eine Primärprophylaxe wird aus Gründen von Kosten, Resistenzentwicklung und nicht nachweisbarem Überlebensvorteil nicht empfohlen. Eine Sekundärprophylaxe mit **Valganciclovir** 1 × 900 mg/d nach Akuttherapie der opportunistischen Infektion kann bei konsequenter antiretroviraler Therapie mit Anstieg der CD4-Zellen auf 100–200/μl etwa 6 Mon. nach Erreichen dieses Immunstatus beendet werden, sofern kein aktiver Organbefall mehr vorliegt. Eine augenärztliche Beurteilung ist obligat!

60.11 Medikamenteninteraktionen

Zur Behandlung der primären Virusinfektion, v. a. jedoch zur Prophylaxe und Therapie opportunistischer Infektionen und Tumoren erhalten Menschen mit HIV-Infektion/AIDS z. T. eine Vielzahl verschiedener Pharmaka. Daraus resultieren häufig übersehene Medikamenteninteraktionen. Solche Interaktionen können im Bereich

- der Resorption,
- der Verteilung,
- der Verstoffwechselung und
- der Ausscheidung bestehen.

Wie bei jeder Therapie ist eine **Nutzen-Risiko-Analyse** vorzunehmen. Dazu ist die genaue Kenntnis der Pharmakologie und des Nebenwirkungsprofils der einzelnen Substanzen notwendig, da sich Wirkungsverstärkungen wie auch Wirkungsabschwächungen ergeben und sich unerwünschte Nebenwirkungen mehrerer Medikamente erheblich addieren können.

Besonders bedeutsame Beispiele sind u. a.:

- Resorptionsstörung und damit möglicher Wirkungsverlust von INI bei gleichzeitiger Gabe zweiwertiger Ionen
- Resorptionsverschlechterung von Atazanavir oder Rilpivirin durch die Gabe von Protonenpumpeninhibitoren
- Risiko generalisierter Krampfanfälle bei der Kombination β-Laktam-Antibiotika und Ganciclovir
- Risiko erhöhter Toxizität inkl. Rhabdomyolyse von Simvastatin durch geboosterte PI oder Elvitegravir
- z. B. durch geboosterte PI verstärkte oder Erstgenerations-NNRTI abgeschwächte antikoagulatorische Wirkung von direkt wirkenden Antikoagulanzien (DOAK)

Weitere Informationen

Hilfreich für die Abschätzung von Interaktionen ist eine Reihe im Internet abrufbarer Datenbanken und Leitlinien, z. B.

- www.hiv-druginteractions.org
- https://www.eacsociety.org/media/guidelines-11.1_final_09-10.pdf
- www.cdc.gov/tb/publications/guidelines/tb_hiv_drugs/default.htm

Cave

! Insbesondere der Einsatz der **Proteaseinhibitoren,** der Boostersubstanzen RTV und COBI, aber auch der **NNRTI** mit ihrem Einfluss auf den hepatischen Stoffwechsel, birgt große potenzielle Gefahren bei gleichzeitiger Einnahme anderer Medikamente.

60.12 Postexpositionsprophylaxe

Eine relevante Exposition gegenüber HIV ergibt sich v. a. im Rahmen der folgenden, seltenen Situationen:

- Verletzung an HIV-kontaminierten Instrumenten bzw. Injektionsbestecken
- Benetzung von offenen Wunden und Schleimhäuten mit HIV-kontaminierten Flüssigkeiten

- Ungeschützter Geschlechtsverkehr mit einer (wahrscheinlich) HIV-infizierten Person
- Gebrauch von HIV-kontaminiertem Injektionsbesteck

Medizinisches Personal hat daher bei der Pflege und Behandlung von Menschen mit HIV-Infektion nur in ganz speziellen Situationen mit einem möglicherweise erhöhten Transmissionsrisiko zu rechnen. Berufsbedingt erworbene HIV-Infektionen bleiben absolute Ausnahmefälle. Bei nachweisbarer Plasmaviruslast sind neben **Blut v. a. Genitalsekrete** inklusive Sperma sowie **Liquor, Pleura- und Aszitespunktate** als infektiös zu betrachten, während Stuhl, Urin, Speichel oder Tränenflüssigkeit immer unproblematisch ist.

Sämtliche Infektionen von medizinischem Personal haben über **Blut** oder **hoch konzentriertes Virusmaterial im Labor** stattgefunden.

ALS FAUSTREGEL GILT

Ein relevantes Risiko für eine HIV-Transmission ist bei Blutexposition im Gesundheitswesen extrem selten. Das statistische Risiko ist bei suffizient behandelten Indexpersonen mit HIV-Infektion ggf. niedriger als bei ungetesteten Personen.

Bei einer möglichen beruflichen HIV-Exposition sollten die in ➤ Tab. 60.7 beschriebenen Verhaltensregeln eingehalten werden.

Die **medikamentöse Postexpositionsprophylaxe** (PEP) wird von allen maßgeblichen Leitlinien bei relevantem Transmissionsrisiko empfohlen. Das relativ **niedrige durchschnittliche Übertragungsrisiko** von 0,3–0,4 % **bei perkutanen Verletzungen** macht zwar prospektive Studien undurchführbar, aufgrund von Tiermodellen und theoretischen Überlegungen ist die medikamentöse Prophylaxe jedoch eine realistische Chance, das Risiko einer HIV-Infektion weiter zu reduzieren.

Im beruflichen Kontext sollte eine medikamentöse Prophylaxe nach Verletzungen nur diskutiert werden, **wenn die Indexperson** definitiv oder sehr wahrscheinlich **HIV-infiziert ist**, der Grad der Leitlinien-Empfehlung hängt auch von der **Plasmaviruslast** (VL) der Indexperson ab:

- Ein hohes Infektionsrisiko und damit eine **Empfehlung zur PEP** besteht bei der extrem unwahrscheinlichen Situation einer massiven Inokulation (> 1 ml) von potenziell virusbeladener Flüssigkeit (v. a. Blut, Liquor), außerdem bei Stichverletzung mit einer **Hohlnadel oder einer Schnittverletzung** mit Kontakt zu virushaltiger Flüssigkeit **und nicht supprimierter VL (≥ 50 cp/ml** oder unbekannt).
- **„PEP anbieten"** gilt für Nadelstich-/Schnittverletzung bei VL < 50 cp/ml, außerdem für virushaltige Flüssigkeit (VL ≥ 50 cp/ml) auf Schleimhaut/nicht intakter Haut oder z. B. bei einer sichtbaren Verletzung mit blutiger chirurgischer Nadel.
- **„Keine PEP-Indikation"** besteht z. B. bei Urin/Speichel, jeglichem Kontakt mit intakter Haut oder Schleimhaut-/Wundkontakt bei VL < 50 cp/ml.

Tab. 60.7 Verhalten nach beruflicher HIV-Exposition

1.	Spülung: • Wunde/Haut mit Seife bzw. Antiseptikum/Desinfektionsmittel • Auge/Mund mit Wasser
2.	• Entscheidung über medikamentöse Postexpositionsprophylaxe (PEP): • Empfehlen – anbieten – keine Indikation? • Wichtigste Information: Status der Indexperson! Daher **nicht** gleich wegschicken! • Primär empfohlene Kombinationen: TDF/FTC + RAL oder TDF/FTC + DTG oder TAF/FTC/BIC
3.	D-Arzt-Verfahren einleiten
4.	HIV-Testung des Verletzten: vor PEP, mind. 6 Wo. nach PEP und ggf. nach 6 Mon.
5.	Fortsetzung der medikamentösen Prophylaxe über 28–30 d

ALS FAUSTREGEL GILT

Nur für eine berufliche Exposition mit klar erhöhtem Infektionsrisiko gilt „PEP empfehlen". Bei Nadelstich und Indexperson mit VL <50 cp/ml allenfalls „PEP anbieten".

Auch nach möglicher **sexueller Exposition** muss eine Risikoanalyse erfolgen, die gemäß der deutsch-österreichischen Leitlinien ebenfalls stark von der VL der Indexperson abhängt:

- **„PEP empfehlen"** gilt für ungeschützten Analverkehr oder Vaginalverkehr (rezeptiv oder insertiv), wenn bei bekannter HIV-Infektion die Viruslast der Indexperson > 1000 cp/ml beträgt oder der Behandlungsstatus nicht eruierbar ist.
- **„PEP anbieten"** gilt für
  - ungeschützten Analverkehr oder Vaginalverkehr (rezeptiv oder insertiv), wenn bei bekannter HIV-Infektion die Viruslast Indexperson 50–1000 cp/ml beträgt.
  - ungeschützten Anal- oder Vaginalverkehr, wenn die Wahrscheinlichkeit, dass bei einer Indexperson eine unbekannte bzw. nicht behandelte HIV-Infektion vorliegen könnte, erhöht ist (also nicht bei rezentem negativen HIV-Test!), z. B.
    - bei Sex zwischen Männern,
    - bei Heterosexuellen, wenn die Sexualpartnerin/der Sexualpartner aktiv i. v. Drogen konsumiert, aus einer HIV-Hochprävalenzregion (v. a. Subsahara-Afrika) kommt oder bisexuell ist.
- **„Keine PEP-Indikation"** besteht bei
  - ungeschütztem Analverkehr oder Vaginalverkehr (rezeptiv oder insertiv), wenn bei bekannter HIV-Infektion die Viruslast Indexperson < 50 cp/ml beträgt,
  - Oralverkehr, unabhängig von der Art des Oralverkehrs (aktiv, passiv, Sperma aufnehmend)

ALS FAUSTREGEL GILT

Sexualverkehr mit einer Frau mit unbekanntem HIV-Serostatus in Deutschland ist **keine** generelle Indikation für eine HIV-Postexpositionsprophylaxe. Dies gilt insbesondere auch für Sexarbeiterinnen!

Auch ein gemeinsamer i. v. Drogengebrauch kann unter Umständen ein hohes HIV-Transmissionsrisiko bedingen, das über die Sicherheit der Kenntnis des HIV-Serostatus einer möglichen Indexperson eingeordnet werden kann:

- **„PEP empfehlen"** gilt hier für gemeinsame Nutzung eines HIV-kontaminierten Injektionsbestecks bzw. Teilen der Drogen mit Kontaminationsgefahr durch mehrere Drogengebrauchende.
- **„PEP anbieten"** gilt für gemeinsame Nutzung eines Injektionsbestecks bzw. Teilen der Drogen mit Kontaminationsgefahr durch mehrere Drogengebrauchende ohne Kenntnis des HIV-Status der anderen Drogengebrauchenden.
- **„Keine PEP-Indikation"** besteht nach Stichverletzungen Unbeteiligter durch herumliegendes Drogeninjektionsbesteck (Kanülen).

ALS FAUSTREGEL GILT

Akzidentelle Nadelstichverletzungen durch herumliegende Kanülen (im Müll, am Spielplatz etc.) sind generell **keine** Indikation für eine HIV-PEP. Allerdings sollte die Indikation für eine HBV-PEP sowie der Tetanus-Impfschutz überprüft werden.

Die **Entscheidung** bzgl. einer PEP sollte möglichst **rasch** nach der Exposition erfolgen, nach welchem Zeitraum aber ein Einnahmebeginn noch sinnvoll ist, kann nicht sicher beurteilt werden. Mehr als 72 h nach der potenziellen Übertragung soll eine PEP nicht mehr angeboten werden. Damit ist klar, dass eine PEP unter Umständen auch nur bei begründetem V. a. auf eine relevante Exposition eingeleitet werden kann, bevor abschließende Informationen oder die Beurteilung durch Expertinnen und Experten möglich ist. Eine solche sollte aber, wenn initial nicht verfügbar, baldmöglichst etwa in einer Schwerpunktpraxis oder Spezialambulanz erfolgen, auch das Monitoring während und nach der PEP soll eine Spezialeinrichtung übernehmen.

In Analogie zur HIV-Therapie wird eine **Dreifachkombination** in der üblichen Dosierung über 28–30 d empfohlen. Primär verwendet werden soll eines der drei folgenden Regimes:

- Tenofovir-Disoproxil/Emtricitabin (**TDF/FTC**, z. B. Truvada® oder generisch) **plus** Raltegravir (**RAL**, Isentress®),
- TDF/FTC **plus** Dolutegravir (DTG, Tivicay®)
- oder Tenofovir-Alafenamid/Emtricitabin/Bictegravir als Fixdosiskombination (TAF/FTC/BIC, Biktarvy®).

Wenn die Indexperson vorbehandelt ist, müssen die Medikamentenanamnese und eventuell vorhandene Resistenzbestimmungen berücksichtigt werden. Aufgrund der Verwendung von antiretroviralen Medikamenten für eine im Zulassungstext nicht explizit erwähnte Indikation muss eine Aufklärung über einen **Off-Label-Use** erfolgen. Bei dokumentierter Indikation ist die Kostenübernahme durch GKV und Berufsgenossenschaften in Deutschland inzwischen aber generell gesichert.

Cave

! In jedem Fall ist nach einer möglichen HIV-Exposition auch das **Risiko der Übertragung anderer Erreger,** z. B. auch von Bakterien, Hepatitis-B- oder -C-Virus und insbesondere sexuell übertragbarer Infektionen anzusprechen und ggf. eine spezifische Behandlung einzuleiten.

Wenn nach PEP-Start eine spätere Beurteilung keine Indikation mehr ergibt (z. B. negativer HIV-Test oder nicht nachweisbare VL bei der Indexperson), so soll die PEP abgebrochen werden.

HIV-exponierte Personen sollen spezifisch u. a. zu **Safer Sex** bis zum negativen HIV-Test mind. 6 Wo. nach Beendigung einer PEP beraten werden. Eine Blutspende ist erst 4 Mon. nach PEP-Ende wieder möglich.

Eine Risikoanalyse z. B. bei (insbesondere wiederholter) sexueller Exposition sollte immer auch die mögliche Empfehlung der zukünftigen Anwendung einer HIV-Präexpositionsprophylaxe (**HIV-PrEP**) berücksichtigen, die für besonders gefährdete Personen im Setting eines umfangreichen diagnostischen Monitorings eine Leistung der GKV darstellt.

Wichtig für die Praxis

- **Ätiologie:** Praktisch alle HIV-Infektionen in Deutschland sind durch **HIV-1** bedingt. Durch einen Routinetest wird auch **HIV-2** erkannt, bzgl. Monitoring und Therapie sind hier aber Besonderheiten zu beachten.
- **Anamnese/Diagnose:** Die Identifikation von **HIV-assoziierten klinischen Situationen** ist essenziell, um HIV-infizierte Personen früh zu diagnostizieren und zu therapieren. Dadurch werden sowohl Komplikationen der HIV-Infektion als auch die weitere Transmission verhindert. U.a. folgende Situation erfordern eine HIV-Testung:
  - Herpes Zoster,
  - rez./schwere Schleimhautcandidosen,
  - orale Haarleukoplakie,
  - persistierende HSV-Läsionen,
  - „Mononukleose“,
  - alle sexuell übertragenen Erkrankungen,
  - Hepatitis B/C,
  - Zervix-/Analdysplasien,
  - Polyneuropathie,
  - Neuritiden,
  - Demenz,
  - inflammatorische ZNS-Veränderungen,
  - Psoriasis,
  - seborrhoische Dermatitis,
  - Pneumonien,
  - chronische Diarrhö,
  - chronische Niereninsuffizienz,
  - Leuko-/Thrombozytopenie sowie
  - alle AIDS-definierenden Erkrankungen.
- **Therapie:** Generell ist eine **lebenslange antiretrovirale Therapie** notwendig, die unabhängig vom Krankheitsstadium für jeden Menschen mit HIV-Infektion indiziert ist. Neben der klassischen oralen Dreifachkombination, für die auch immer mehr generische Präparate verfügbar sind, können auch bestimmte duale Regime, inzwischen auch als Depotspritzen eingesetzt werden. **Eine „Heilung“ ist nicht absehbar.**
- **Prognose:** Die **Lebenserwartung** ist unter effektiver antiretroviraler Therapie nicht signifikant eingeschränkt. Das gering erhöhte Risiko u. a. für maligne und kardiovaskuläre Erkrankungen soll durch konsequente Kontroll- und Früherkennungsuntersuchungen sowie die optimale Einstellung von Risikofaktoren möglichst kompensiert werden.
- **Ansteckungsgefahr:** Nur der Kontakt von Blut oder Liquor (nicht Urin, Tränen, Speichel, Stuhl etc.) mit Blutbahn, Schleimhaut oder verletzter Haut oder ein intensiverer (Genital-/Anal-)Schleimhautkontakt können überhaupt zu einer HIV-Transmission führen. Die Infektiosität ist abhängig von der Viruslast. Unter effektiver antiretroviraler Therapie (Viruslast unter der Nachweisgrenze) besteht weder im (auch medizinischen) Alltag noch in der Partnerschaft ein relevantes Übertragungsrisiko. Damit sind über die Norm hinausgehende Hygiene-/Präventionsmaßnahmen praktisch immer überflüssig und diskriminierend.

LITERATUR

Bower M, Palfreeman A, Alfa-Wali M et al.: British HIV Association guidelines for HIV-associated malignancies 2014. HIV Med 15 Suppl 2 (2014) 1–92

Centers for Disease Control and Prevention. 1993 revised classification system for HIV infection and expanded surveillance case definition for AIDS among adolescents and adults.
MMWR Recomm Rep. 1992; 41(RR-17):1-19

Department of Health and Human Services. Panel on Antiretroviral Guidelines for Adults and Adolescents. Guidelines for the use of antiretroviral agents in HIV-1-infected adults and adolescents. https://clinicalinfo.hiv.gov/en/guidelines/hiv-clinical-guidelines-adult-and-adolescent-arv/whats-new-guidelines (2022) (letzter Zugriff: 11. März 2023)

Deutsch-Österreichische Leitlinien (Version 2022): Postexpositionelle Prophylaxe der HIV-Infektion (2022). https://daignet.de/media/filer_public/b3/06/b3069886-797c-4407-a605-d99f52480b07/deutsch-oesterreichische_leitlinien_zur_postexpositionellen_prophylaxe_der_hiv-infektion.pdf (letzter Zugriff: 11. März 2023)

Deutsch-Österreichische Leitlinien (Version 9, Stand: September 2020): Antiretrovirale Therapie der HIV-Infektion (2020). https://daignet.de/site-content/hiv-leitlinien/hiv-leitlinien [letzter Zugriff: 11. März 2023]

Esser S, Schöfer H, Hoffmann C et al.: S1 Leitlinie: Kaposi-Sarkom (KS). www.awmf.org/leitlinien/detail/ll/032-025.html (letzter Zugriff: 22. Mai 2022)

European AIDS Clinical Society. Guidelines Version 11.1, October 2022. https://www.eacsociety.org/media/guidelines-11.1_final_09-10.pdf (2022) (letzter Zugriff: 11. März 2023)

Joint United Nations Programme on HIV/AIDS (UNAIDS). Fact Sheet 2022. https://www.unaids.org/sites/default/files/media_asset/UNAIDS_FactSheet_en.pdf (2022) (letzter Zugriff: 11 März 2023)

Panel on Opportunistic Infections in HIV-Infected Adults and Adolescents. Guidelines for the Prevention and Treatment of Opportunistic Infections in Adults and Adolescents with HIV. https://clinicalinfo.hiv.gov/en/guidelines/hiv-clinical-guidelines-adult-and-adolescent-opportunistic-infections/whats-new 2023) [letzter Zugriff: 11. März 2023]

Robert Koch-Institut: Schätzung der Zahl der HIV-Neuinfektionen im Jahr 2021 und der Gesamtzahl von Menschen, die Ende 2021 mit HIV in Deutschland leben. Epidemiologisches Bulletin 47 (2022)

Gandhi RT, Bedimo R, Hoy JF et al.: Antiretroviral drugs for treatment and prevention of HIV infection in adults: 2022 recommendations of the International Antiviral Society-USA panel. JAMA. 2023;329:63-84

Selik RM, Mokotoff ED, Branson B et al.: Revised Surveillance Case Definition for HIV Infection — United States, 2014. MMWR Recomm Rep 63(RR-03): 1–10

IV Protozoenerkrankungen

KAPITEL 61

Tomas Jelinek

Leishmaniasis

Kernaussagen

- Die **altweltliche Hautleishmaniasis** (Orientbeule) heilt meist spontan aus, bei der amerikanischen hingegen ist der Verlauf über Jahre persistierend. Hier kann es zur Aussaat kommen mit Übergang in eine mukokutane Leishmaniasis.
- Während bei der altweltlichen Hautleishmaniasis eine **zurückhaltende Therapie** mit Kryotherapie, Paromomycin-Salbe oder einer intraläsionale Behandlung mit Natriumstibogluconat angezeigt ist, wird die **amerikanische Hautleishmaniasis** bei zur Dissemination neigenden Erregern unmittelbar mit einer systemischen **Chemotherapie** behandelt (Miltefosin, Amphotericin B, Antimonpräparate).
- In der Therapie der **mukokutanen Leishmaniasis** sollten liposomales Amphotericin B oder Miltefosin vor Antimonpräparaten bevorzugt werden, da sie bei gleicher Effektivität eine geringere Toxizität aufweisen.
- Die **viszerale Leishmaniasis** kann auch durch gemeinsamen Nadelgebrauch bei Drogenabhängigen übertragen werden. Gehäuft tritt sie bei AIDS-Kranken als opportunistische Infektion auf.
- **Mittel der Wahl** bei viszeraler Leishmaniasis sind Miltefosin oder Amphotericin B. Fünfwertige Antimonpräparate sollten nur noch in Ausnahmefällen angewandt werden.
- **Rezidive** der viszeralen Leishmaniasis sind noch nach Monaten möglich, bei AIDS-Patienten sind sie überaus häufig.

Leishmanien werden durch **Stiche von Phlebotomen** (Schmetterlingsmücken, engl.: Sand Flys) übertragen und verursachen je nach Art **sehr unterschiedliche Krankheitsbilder.**

Mit der Einführung von **Miltefosin** haben sich die Therapieoptionen insbesondere für das schwere Krankheitsbild der **viszeralen Leishmaniasis** deutlich verbessert (Empfehlungsgrad A). Die Behandlung der kutanen und mukokutanen Leishmaniasis ist weiterhin schwierig, Daten aus Therapiestudien sind nur unzureichend vorhanden (Empfehlungsgrad B–C).

61.1 Kutane Leishmaniasen

Die **altweltlichen Hautleishmaniasen** kommen im vorderen und mittleren Orient, Afrika und Südeuropa vor. Wegen der häufigen Vorkommnisse im arabischen Raum spricht man auch von der Orientbeule. Die wichtigsten **Erreger** sind Leishmania tropica und L. major sowie L. aethiopica (Äthiopien, Kenia, Sudan) und gelegentlich L. donovani infantum.

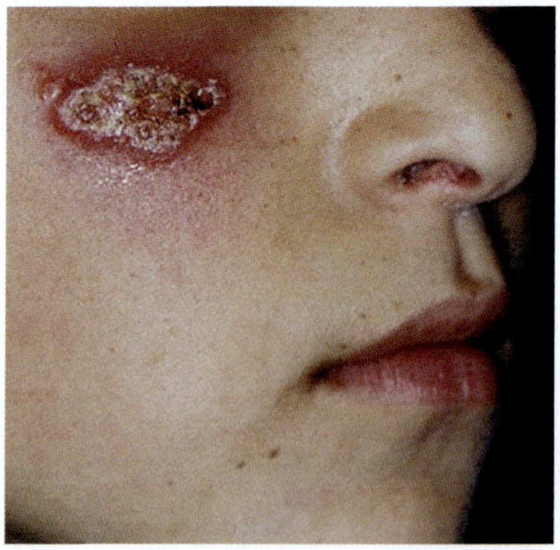

Abb. 61.1 Kutane Leishmaniasis [P580]

Die in Süd- und Mittelamerika verbreiteten **neuweltlichen Hautleishmaniasen** werden durch verschiedene L.-mexicana-Arten, aber auch durch L.-brasiliensis-Arten mit potenziell mukokutanem Krankheitsspektrum verursacht.

61.1.1 Verlauf

Bei **altweltlichen Hautleishmaniasen** kommt es meist zur **narbigen Spontanheilung** innerhalb von 6–24 Mon., selten sind Formen – diffuse kutane Leishmaniase, Leishmaniasis recidivans – ohne Selbstheilungstendenz.

Amerikanische Hautleishmaniasen können **über Jahre persistieren**. Bei einigen L.-brasiliensis-Arten besteht die **Gefahr hämato- oder lymphogener Aussaat** in die Schleimhäute des Nasenrachenraums mit späterer Entwicklung einer mukokutanen Leishmaniasis (➤ Kap. 61.2).

61.1.2 Diagnostik

Die Diagnose erfolgt aus **Tupfpräparaten** oder **Hautbiopsien** vom Randwall der Läsionen durch

- mikroskopischen Direktnachweis der intrazellulär gelegenen Erreger,
- kulturelle Isolierung oder
- PCR.

Die **Serologie** ist meist **negativ.**

Eine **Artdifferenzierung** ist **mittels PCR** möglich, seltener werden auch noch Zymodembestimmung oder monoklonale Antikörper verwendet.

61.1.3 Therapie

Afrikanische Hautleishmaniasis

ALS FAUSTREGEL GILT

Bei altweltlichen Hautleishmaniasen, wie Leishmania tropica und L. major, ist aufgrund der Selbstheilungstendenz **therapeutische Zurückhaltung** empfehlenswert.

Kleine Läsionen können **chirurgisch exzidiert** – öfter Rezidive – oder mit **Kryotherapie** behandelt werden, allerdings mit der Gefahr von Vernarbungen.

- **Bei kosmetischer Relevanz** sollte zunächst eine Lokaltherapie mit 15-prozentiger **Paromomycin-Salbe** in 10-prozentigem Harnstoff oder 12-prozentigem Methyl-Benzethoniumchlorid in Vaselinum album 1–2 ×/d über mind. 6 Wo. versucht werden, ggf. unter Okklusionsfolie (Empfehlungsgrad B).
- **Bei mangelndem Ansprechen** ist eine **intraläsionale Therapie** mit fünfwertigen Antimonpräparaten (s. u.) möglich (Empfehlungsgrad B). Hierbei wird der Randwall je nach Größe der Läsion 1–3 × in 5- bis 7-tägigen Abständen mit 1–3 ml **Natriumstibogluconat** infiltriert.

Beide Therapieansätze zeigen jedoch nur unbefriedigende Erfolgsraten. Häufig kommt es zunächst zu verstärkter Inflammation.

Bei unwirksamer Lokaltherapie, disseminierter oder schwer entstellender Hautleishmaniasis, nichtheilender, diffuser kutaner oder Leishmaniasis recidivans sowie bei immunsupprimierten Patienten ist eine **systemische Chemotherapie** indiziert mit

- Miltefosin (Empfehlungsgrad B)
- Amphotericin B (Empfehlungsgrad B) oder

Miltefosin ist unter Zusammenschau von bisher dokumentiertem Therapieerfolg und Nebenwirkungspotenzial präferenziell zu empfehlen.

Amerikanische Hautleishmaniasis

ALS FAUSTREGEL GILT

Amerikanische Hautleishmaniasen sollen nur **lokal behandelt** werden, wenn ein Erreger identifiziert wurde, der nicht zur Aussaat in die Schleimhäute neigt, wie bei L. mexicana-Arten.

Ansonsten wird eine **systemische Chemotherapie** durchgeführt mit

- Miltefosin (Empfehlungsgrad B)
- Amphotericin B (Empfehlungsgrad B) oder

Bei Therapieresistenz (jeweils Empfehlungsgrad B)**:**

- **Ketoconazol** 1 mg/kg KG/d über 28 d, bes. bei L. mexicana
- **Liposomales Amphotericin B** (➤ Kap. 61.2.2)
- **Pentamidin,** bes. bei L. aethiopica
- **Kombination** von **Antimonpräparat mit Aminosidin**, bes. bei diffuser kutaner Leishmaniose
- Es werden **additive Effekte** von **Interferon-γ oder Allopurinol** bei Kombination mit **Antimonpräparaten** beobachtet (➤ Kap. 61.2.2).

61.2 Mukokutane Leishmaniasis

Erreger sind die auf Lateinamerika begrenzten Arten des Leishmania brasiliensis-Komplexes, selten auch **L. donovani donovani.**

Die mukokutane Leishmaniasis beruht auf einer **lympho- oder hämatogenen Verschleppung der Erreger aus einer kutanen Läsion** in die Nasen- und Mundschleimhaut. Sie tritt meist erst Jahre nach bzw. ohne anamnestisch eruierbare kutane Form auf, gelegentlich aber auch direkt im Anschluss an eine kutane Leishmaniasis.

61.2.1 Diagnostik

Die Diagnose **beruht auf**

- dem – z. T. schwierigen – mikroskopischen Erregernachweis
- der PCR aus Biopsien und Abstrichen der Läsionen sowie
- gelegentlich der kulturellen Isolierung.

Die **Serologie** mit IFT, ELISA oder Immunoblot ist meist **positiv.**

Eine genaue **Artdifferenzierung** ist möglich **mittels PCR,** seltener werden auch noch Zymodembestimmung oder monoklonale Antikörper eingesetzt.

61.2.2 Therapie

Die meisten Erfahrungen liegen vor für **fünfwertige Antimonpräparate** (Dosierung s. u.) über 30–40 d, bei persistierender klinischer oder parasitologischer oder histologischer Aktivität auch länger, bis zu 3 Mon. Therapieversager und Rezidive betreffen bis zu 30 % der Fälle (Empfehlungsgrad A).

Vorzuziehen bei vermutlich gleicher Effektivität und geringerer Toxizität (Empfehlungsgrad B) sind
- **liposomales Amphotericin B** 3 mg/kg KG/Tag über mind. 20 d 2–5 g Gesamtdosis und
- **Miltefosin** 1,5–2,5 mg/kg KG p. o. für 28 d.

Reservemittel sind
- **Pentamidin,** bes. bei L. guyanensis, sowie
- die **Kombinationen von Interferon-α oder Allopurinol mit Antimonpräparaten.**

61.3 Viszerale Leishmaniasis

VL, Kala-Azar. Erreger sind Leishmania-donovani-Arten, wie L. d. infantum, L. d. donovani und L. d. chagasi. Die Infektion erfolgt durch den **Stich** von Schmetterlingsmücken (Phlebotomus, Lutzomyia), eine Übertragung ist auch durch **gemeinsamen Nadelgebrauch bei i. v. Drogenabhängigen** möglich.

Ferner beobachtet man ein **gehäuftes Auftreten** als opportunistische Infektion bei **AIDS-Patienten** mit oft bes. raschem und z. T. therapierefraktärem Verlauf.

Verbreitungsgebiete und entscheidender anamnestisch eruierbarer Risikofaktor für die Diagnose einer VL sind der indische Subkontinent, Pakistan, Nepal, Zentral- und SW-Asien, China, Nord- und Subsahara-Afrika, der Nahe und Mittlere Osten, die Mittelmeer-Anrainerstaaten und Lateinamerika. Dabei stammen 90 % aller global gemeldeten VL-Fälle aus Bangladesch, Indien, Nepal, Sudan und Brasilien. Derzeit werden weltweit ca. 500.000 neue Fälle pro Jahr registriert.

61.3.1 Diagnostik

Die **Serologie** ist **fast immer positiv.** Ausnahme: immunsupprimierte Patienten, z. B. AIDS-Patienten.

Die definitive Diagnose beruht auf
- mikroskopischem Direktnachweis; gelegentlich schwierig
- PCR: gelegentlich schwierig
- Isolierung: Kultur, Tierversuch

aus Biopsaten bzw. Punktaten von Knochenmark, Leber, Lymphknoten und Milz, bei HIV-Koinfektion z. T. auch direkt aus Blut.

61.3.2 Therapie

ALS FAUSTREGEL GILT

Mittel der Wahl (Empfehlungsgrad A) sind:
- Miltefosin: orale tägliche Dosis von 1,5–2,5 mg/kg KG für insg. 28 d
- Liposomales Amphotericin B: 20–30 mg/kg KG i. v., verteilt auf mind. 5 ED von jew. 3–4 mg/kg KG über 10–21 d z. B. 3–4 mg/kg/d an d 0, 1, 2, 3, 4 u. 10.

Die klassische Therapie mit **fünfwertigen Antimonpräparaten** (Sb^{5+}) sollte heute **nur im Ausnahmefall** angewandt werden:
- Natriumstibogluconat (Pentostam) oder Meglumin-Antimonat (Glucantime), 20 mg Sb^{5+}/kg KG/d sehr langsam i. v. oder per infusionem in 50–100 ml Glukose 5 % in 2 Tagesdosen über 30 d. Auch i. m. Gabe möglich
- Pentostam enthält 10 % Sb^{5+} (100 mg/ml), Glucantime 8,5 % Sb^{5+} (85 mg/ml).
- **Nebenwirkungen:**
  - Übelkeit, Erbrechen, Gliederschmerzen, Fieber
  - selten: Pankreatitis, Nephrotoxizität oder Allergie
  - v. a. **bei Überdosierung oder eingeschränkter Nierenfunktion** – Dosisanpassung! – Hepato- und Kardiotoxizität möglich: ST-, T-Veränderungen, QT-Verlängerung, Herzrhythmusstörungen
- Regelmäßige EKG-Kontrollen sind notwendig.

Liposomales Amphotericin B (Ambisome, 3 mg/kg KG/d über 10 d) erwies sich mittlerweile als **ebenso wirksam und besser verträglich.** Weitere **Alternativen** bei Therapieversagern, Unverträglichkeit oder Antimonresistenz – gehäuft im Sudan und in Indien – sind:
- **Pentamidin** (Pentacarinat 300®) einmal täglich 4 mg/kg KG als i. v. Kurzinfusion oder i. m. über 14 d sowie
- **Antimontherapie** in **Kombination mit Aminosidin:** Paromomycin 12–16 mg/kg KG/d als Kurzinfusion über 20–40 d
- Auch Kombinationen einer Antimontherapie mit Allopurinol 20 mg/kg KG/d, **Ketoconazol** 10 mg/kg KG/d oder **Itraconazol** 2 × 200 mg/d wurden mit wechselndem Erfolg angewandt.

Klinische Parameter des Therapieerfolgs sind
- Entfieberung und
- Normalisierung von Panzytopenie und Hepatosplenomegalie ggf. mit parasitologischen Kontrollen.

Cave

Rezidive sind noch nach vielen Monaten möglich.

Rezidive sind **bei AIDS-Patienten** nach allen Therapieschemata häufig, da eine Erregerelimination meist nicht gelingt. Neben längerer bzw. wiederholter Behandlung mit Antimonpräparaten oder Amphotericin B kann eine **zusätzliche Gabe von Interferon-α** – 10 µg/kg KG am 1. Tag und 20 µg/kg am 2. und 3. Tag, ggf. Wiederholung alle 4 Wo. als Erhaltungsdosis – versucht werden. Eine Sekundärprophylaxe mit Pentamidin erwies sich als nicht effektiv.

Wichtig für die Praxis

- Leishmanien verursachen die **kutane Leishmaniose** und die **viszerale Leishmaniose.**
- **Kutane Leishmaniosen mit kompliziertem Verlauf** (große, multiple Läsionen oder Beteiligung größerer Gesichtsareale) sollten in **Spezialambulanzen** vorgestellt werden.
- Die **viszerale Leishmaniose** als Ursache chronischer Infektionen kann auch im Mittelmeerraum erworben werden und kann bei Immunsuppression klinisch apparent werden.

LITERATUR

Aronson N, Herwaldt BL, Libman M et al.: Diagnosis and Treatment of Leishmaniasis: Clinical Practice Guidelines by the Infectious Diseases Society of America (IDSA) and the American Society of Tropical Medicine and Hygiene (ASTMH). Am J Trop Med Hyg 96(1) (2017) 24–45. doi:10.4269/ajtmh.16-84256

Chakravarty J, Sundar S: Current and emerging medications for the treatment of leishmaniasis. Expert Opin Pharmacother Jul;20(10) (2019) 1251–1265. doi: 10.1080/14656566.2019.1609940

Copeland NK, Aronson NE: Leishmaniasis: treatment updates and clinical practice guidelines review. Curr Opin Infect Dis Oct;28(5) (2015) 426–437. doi: 10.1097/QCO. 0000000000000194

Olliaro P L, Guerin P J et al.: Treatment options for visceral Leishmaniose: a systematic review of clinical studies done in India, 1980–2004. Lancet Infect Dis 5 (2005) 763–774

Pagliano P, Carannante N et al.: Visceral leishmaniasis in pregnancy: a case series and a systematic review of the literature. J Antimicrob Chemother 55 (2005) 229–233

KAPITEL

62 Malaria

Volker Melichar

Kernaussagen

- Die Malaria ist weltweit eine der bedeutendsten **Infektionskrankheiten** des Menschen. **Auslöser** der Malaria sind Parasiten der Gattung **Plasmodium,** humanpathogen sind *Plasmodium falciparum, P. vivax, P. ovale, P. malariae* und *P. knowlesi.* **Gefahr für Reisende** besteht v. a. durch die von *Plasmodium falciparum* ausgelöste Malaria tropica, die rasch tödlich verlaufen kann.
- Zur Sicherung der **Diagnose** werden im Blutausstrich bzw. im dicken Tropfen Plasmodien nachgewiesen. Ein Nachweis durch die PCR ist ebenfalls möglich. Außerdem existieren Antigen-Schnelltets. Ein initial negativer Befund schließt eine Malaria nicht sicher aus, die Untersuchung muss ggf. wiederholt werden.
- **Mittel der 1. Wahl** bei **Malaria tertiana und quartana sowie knowlesi** ist inzwischen Dihydroartemisinin/Piperaquin und, außer bei M. quartana, auch Artemeter/Lumefantrin. Zur Rezidivprophylaxe Primaquin. Bei der Primaquin-Therapie muss das Blutbild überwacht werden.
- Bei **Malaria tropica** ist die Behandlung in einer Fachklinik, in komplizierten Fällen in spezialisierten Zentren, zu empfehlen. Die Therapie erfolgt mit Artemeter/Lumefantrin, Dihydroartemisinin/Piperaquin oder Atovaquon/Proguanil. In komplizierten Fällen i. v. mit Artesunat, als 2. Wahl mit Chinin i. v.
- Eine **Prophylaxe** in Hochendemiegebieten ist mit Atovaquon/Proguanil oder Doxycyclin empfohlen. Chloroquin spielt keine Rolle mehr. Keine Prophylaxe bietet 100-prozentigen Schutz, verhindert jedoch weitgehend schwere und lebensbedrohliche Verläufe.

62.1 Erreger der Malaria

Die Erreger der Malaria sind **Protozoen der Gattung Plasmodium**(➤ Tab. 62.1). Zu den humanpathogenen Arten gehören *P. falciparum* (Malaria tropica, engl: Falciparum malaria), *P. ovale* und *vivax* (Malaria tertiana), *P. malariae* (Malaria tertiana) und *P. knowlesi* (Knowlesi-Malaria). Reservoir in Säugetieren ist ausschließlich der Mensch, mit Ausnahme von *P. knowlesi,* das auch in anderen Primaten vorkommt.

Die Prävalenz von *P. falciparum* und *P. vivax* ist in Südamerika, Ostasien und Ozeanien ungefähr gleich hoch, in Afrika überwiegt bei Weitem *P. falciparum. P. malariae* und *P. ovale* sind insgesamt weit weniger verbreitet. So verursacht *P. ovale* < 1 % aller Malariaerkrankungen. *P. knowlesi* kann in einigen Gegenden Südostasiens bis zu 70 % der Malariafälle verursachen, durch hohe Parasitenzahl auch sehr schwere, komplizierte Fälle.

62.1.1 Infektionszyklus

Den Infektionszyklus des Erregers zu kennen ist wichtig, um Besonderheiten bei der Therapie der einzelnen Malariaarten zu verstehen.

Tab. 62.1 Malariaformen und ihre Erreger

Erreger	Erkrankung	Vorkommen	Inkubationszeit	Teilungsrhythmus, Fieberschübe
P. falciparum	M. tropica	Afrika, Neuguinea, Haiti	6–30 d	Unregelmäßig
P. vivax	M. tertiana	Mittelamerika, indischer Subkontinent	12–18 d[1]	48 h
P. ovale	M. tertiana	selten außerhalb Afrikas	12–18 d[1]	48 h
P. malariae	M. quartana	Afrika, insbesondere südliche Sahara	12–40 d	72 h
P. knowlesi	Knowlesi Malaria	Südostasien (Reservoir in Affen)	5–11 d	24 h

Inkubationszeiten > 1 J. bei unzureichender Malariaprophylaxe möglich
[1] Durch Hypnozoiten Gefahr eines Rückfalls nach Jahren auch ohne erneuten Mückenstich

Im menschlichen Körper findet der **ungeschlechtliche Zyklus** des Erregers statt:

- Die **präerythrozytäre Phase** beginnt mit dem Stich einer Anopheles-Mücke. Hierbei gelangt der Parasit als Sporozoit vom Speichel der Mücke in das Blut des Wirts.
- Der Erreger wandert rasch in die Leberzellen des Wirts ein. Dort erfolgt über die nächsten 5–18 d (5–7 d bei *P. falciparum,* 6–18 d bei den übrigen Plasmodien) die Zellteilung, bis der sog. **Gewebsschizont** die gesamte Leberzelle ausfüllt.
- Die Gewebsschizonten wandeln sich weiter um in reife Merogonien, die ins Blut abgegeben werden und sich in **Merozoiten** umwandeln, die meisten entstehen bei *P. falciparum.* Bei den anderen Plasmodien verwandelt sich nur ein Teil in Merogonien, die Abgabe ins Blut erfolgt hier periodisch.
- Bei *P. ovale* und *vivax* wandelt sich ein Teil der Schizonten in Dauerformen um, sog. **Hypnozoiten,** die nach unterschiedlichen Zeiträumen zu Rückfällen führen können.
- Die Merozoiten heften sich an Erythrozyten an und dringen in diese ein. In der **erythrozytären Phase** findet die erneute Vermehrung zu **Blutschizonten** statt, aus der beim Zerfall der Erythrozyten erneut Merozoiten freigesetzt werden, die weitere Erythrozyten befallen.
- Oberflächenantigene der Malariaparasiten werden auf der Oberfläche der Erythrozyten präsentiert. Diese führen insb. bei *P. falciparum* zu einer **Aneinanderheftung** (Agglutination) **der Erythrozyten** mit der Gefahr der disseminierten Gefäßokklusion im Kapillarbett. Hinzu kommt eine reduzierte Verformbarkeit der befallenen Erythrozyten.
- In den Erythrozyten erfolgt auch aus einem Teil der Schizonten die Verwandlung in **geschlechtliche Formen**, die Makro- und Mikrogametozyten.
- Der **geschlechtliche Zyklus** erfolgt in der Anopheles-Mücke:
  - Nach dem Saugen des Bluts von einem infizierten Menschen entwickelt sich durch Vereinigung von Makro- und Mikrogametozyten eine **Oozyste.**
  - Aus dieser entwickeln sich die infektiösen **Sporozoiten,** die in die Speicheldrüse der Anopheles-Mücke einwandern.

62.1.2 Inkubationszeit

Die **Malaria tropica** (Falciparum malaria) hat eine Inkubationszeit von 6–30 d. Sie kann aber auch erst 4–6 Wo. oder Monate nach Rückkehr aus dem Endemiegebiet zum Ausbruch kommen, v. a. nach unzureichender Prophylaxe oder Teilresistenz der Erreger. Fieberhafte Infektionen innerhalb der ersten 6 d nach Einreise ins Endemiegebiet können also nicht durch Malaria verursacht sein.

Die durch *P. vivax* ausgelöste Malaria kann durch primäre Latenz gelegentlich erst 6–8 Mon. nach dem infizierenden Stich auftreten und durch Hypnozoiten (Dauerstadium) noch 2–3 J. lang Rezidive verursachen, bei *P. ovale* bis über 4 J. P. *malariae* bildet zwar keine Hypnozoiten aus, Rückfälle sind hier jedoch nach bis zu 40 J. beschrieben.

62.1.3 Übertragungswege

- Die Erreger der Malaria werden durch weibliche **Stechmücken** der Gattung **Anopheles** übertragen. Während einer Blutmahlzeit gelangen die Sporozoiten aus der Speicheldrüse der Mücke in den Wirtsorganismus.
- Der Malariaparasit ist also im Laufe seiner Entwicklung in den Endemiegebieten auf zwei Wirte angewiesen, den Menschen und die Anopheles-Mücke.
- Eine direkte Ansteckung von Mensch zu Mensch ist nicht möglich.

Seltene Wege der Übertragung sind:

- Transfusion: Die Erreger bleiben in Zitratblut ca. 14 d lang infektionsfähig.
- Gemeinsame Benutzung von Spritzenbestecken bei Drogenabhängigen.
- Akzidentelle Aufnahme der Erreger über infektiöses Blut (über Nadelstichverletzungen oder Wunden).
- Transplazentare oder perinatale Übertragung (sehr seltene konnatale Malaria).
- Eine Sonderform der natürlichen Übertragung ist die sog. Flughafen-Malaria, die bei Flughafenarbeitern oder Personen, die in der Nähe von Flughäfen wohnen, auftritt, wenn sie von eingeflogenen Mücken gestochen werden.

62.1.4 Prävalenz

- Malaria ist in etwa 100 Ländern der Erde auf allen Kontinenten außer Australien endemisch und somit die **bedeutendste parasitäre Erkrankung** des Menschen.

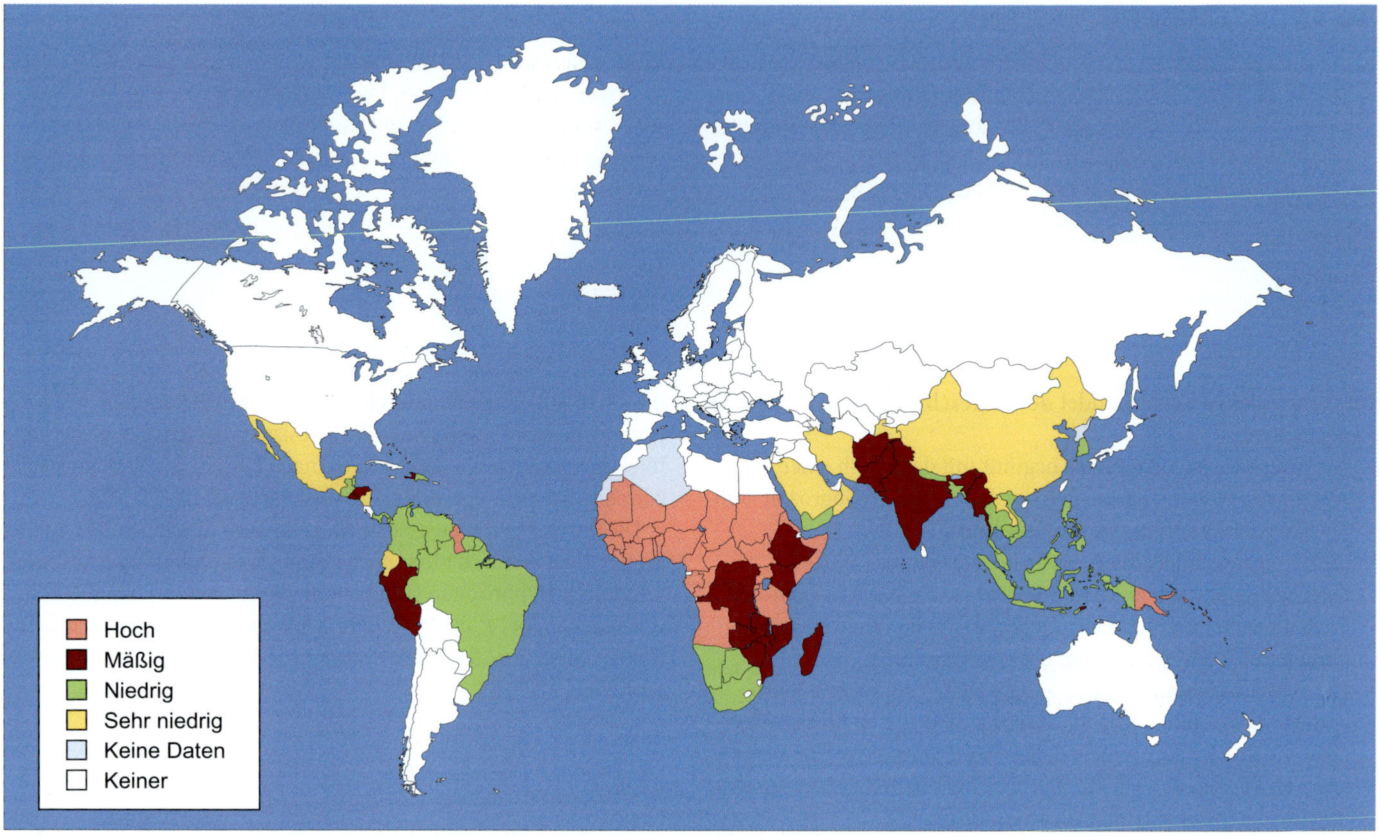

Abb. 62.1 Malariaprophylaxe-Empfehlung der Deutschen Gesellschaft für Tropenmedizin und Internationale Gesundheit (www.dtg.org) (mit freundlicher Genehmigung des Bernhard-Nocht-Instituts für Tropenmedizin, Hamburg). [L143]

- Etwa 40 % der Weltbevölkerung leben in Malaria-Endemiegebieten (➤ Abb. 62.1). Man geht davon aus, dass bei weltweit 220 Mio. Infektionen/J. zuletzt (2017) die Malaria für 435.000 Todesfälle/J. verantwortlich war.
- Wichtigste Infektionsgebiete für Reisende sind ganz überwiegend Afrika (~97 %), gefolgt von Südostasien und Südamerika. Es traten einzelne Infektionen von Malaria tertiana in Südeuropa auf.
- Selten sind Fälle von Flughafen- oder Gepäckmalaria, wobei Anopheles-Mücken im Gepäck importiert werden, die dann auf Flughäfen andere Reisende, die nie in Endemiegebieten waren, infizieren können.
- Jährlich werden ca. 1000 Fälle von Malaria nach Deutschland importiert. Etwa 40 Kinder/J. werden stationär behandelt. In einem Großteil der Fälle erfolgte die Infektion in Afrika. Plasmodium falciparum war mit 70 % der häufigste Erreger.

MERKE
Malaria ist die wichtigste mit Fernreisen assoziierte schwerwiegende Krankheit.

Die **epidemiologisch-geographische** Situation ist nicht statisch: Eine Ausbreitung der Endemiegebiete kann die Folge von Kriegen, Landschaftszerstörung, erzwungener Migration oder von Wetterphänomenen (El Niño) und Überschwemmungen sein. In Südafrika hatte sich die Malaria tropica über den Krüger-Nationalpark hinaus südwärts ausgebreitet. Umgekehrt können große Städte weitgehend malariafrei sein, z. B. Nairobi.

Klimatische Bedingungen

Die Anopheles-Mücke überlebt nur bis ca. 2500 m Meereshöhe am Äquator, in nördlicheren Breitengraden nur bis ca. 1500 m. Eine Übertragung ist nur bei ausreichend hohen Temperaturen möglich, da sonst der geschlechtliche Zyklus in der Mücke (mind. 12 d) länger dauert als die Lebensdauer der Mücke. Im Rahmen der Klimaerwärmung ist eine weitere geographische Ausbreitung der Malaria zu befürchten, indem sich die Überträgermücke polwärts weiterverbreitet.

Importierte Fälle bei Reisenden

- In Deutschland werden jährlich ca. 1000 Erkrankte gemeldet, mit mehreren Todesfällen/J. Die Ansteckung eines Großteils der Patienten erfolgt in afrikanischen Endemiegebieten.
- Der **Anteil der potenziell lebensbedrohlichen Malaria tropica** *(Plasmodium falciparum)* hat im Laufe der letzten 20 J. zugenommen und liegt derzeit weltweit bei **ca. 70 %**. Die überwiegende Mehrzahl der Patienten sind Afrikatouristen oder aus Afrika Einreisende. Bei den aus Afrika mitgebrachten Infektionen liegt der Anteil an Malaria tropica bei ca. 70 %.

Die **Letalität** der in Afrika erworbenen Malaria tropica liegt aktuell bei adäquater Diagnose und Therapie bei 0,5–1 %, allerdings steigt sie bei > 60-Jährigen und chronisch Kranken deutlich an. Auch für die Knowlesi-Malaria *(P. knowlesi)* sind aufgrund der hohen Parasitenlast komplizierte und tödliche Fälle bekannt. Die anderen Malariaformen – Malaria tertiana *(P. vivax, P. ovale)* und die seltene Malaria quartana *(P. malariae)* – verlaufen i. d.R nicht lebensbedrohlich.

Cave

Die wichtigsten Faktoren für einen komplizieren Verlauf sind

- unzureichende oder unterlassene Prophylaxe und
- Fehlverhalten von Erkrankten und Fehldiagnose von Ärzten, z. B. Fehldiagnose „Grippe", da die Reiseanamnese nicht erwähnt wird.

Klinische Symptomatik

Eine Malariainfektion beginnt häufig mit uncharakteristischen Symptomen wie Kopf- und Gliederschmerzen und Krankheitsgefühl wie bei einem grippalen Infekt. Auch können Magen- Darm-Symptome im Vordergrund stehen. Zu diesem Zeitpunkt denken häufig weder die ehemaligen Reisenden noch Ärzte in Europa an die Möglichkeit der Malariainfektion. Insbesondere aufgrund der potenziell raschen Lebensbedrohlichkeit der Malaria tropica ist dies gefährlich.

Cave

! Der Beginn einer jeden Malariaerkrankung ist unspezifisch und zeigt uncharakteristische Symptome. Reisende sollten in den Monaten nach der Rückkehr bei fieberhaften Infektionen Ärzte unbedingt auf die zurückliegende Reise hinweisen!

Malaria tropica (engl.: Falciparum malaria)

- Der gefährlichste Typ hat die **unspezifischste Symptomatik:** Starkes Krankheitsgefühl, Abgeschlagenheit, Kopf- und Gliederschmerzen, Durchfall, Erbrechen und Rückenschmerzen ergeben ein buntes Bild von Differenzialdiagnosen.
- Die Krankheitsintensität hängt stark vom Grad der Immunisierung ab, Menschen in Hochendemiegebieten entwickeln eine Teilimmunität und erkranken nur leicht.
- Eine Rhythmisierung der Fieberschübe tritt hier nicht auf. Der Fiebertyp kann daher nicht als diagnostisches Kriterium herangezogen werden.
- Spleno- und Hepatomegalien sind häufig, laborchemisch bestehen häufig eine Thrombopenie sowie erhöhte Werte von Transaminasen und des Hämolyseparameters LDH. Im Verlauf kann es zu hämolytischer Anämie und disseminierter intravasaler Koagulopathie kommen.
- Das Auftreten von zentralnervösen Symptomen wie Verwirrtheit und Krampfanfällen ist ein Zeichen der zerebralen Malaria und ein akuter Warnhinweis. Die Bewusstseinseintrübung kann in diesem Falle rasch bis zum Koma fortschreiten.
- Weitere lebensbedrohliche Komplikationen sind akutes Nierenversagen, Verschluss des Kapillarbetts durch agglutinierte Erythrozyten (peripher und in der Lunge) und Kreislaufschock.

Malaria tertiana

- Neben allgemeinen Krankheitssymptomen erfolgt hier meist die Rhythmisierung der Fieberschübe bis 40 °C, die dann typischerweise alle 48 h auftreten.
- Das Fieber steigt oft am späten Nachmittag, besteht mit Schüttelfrost für 3–4 h und fällt dann unter Schweißausbrüchen wieder rasch ab.

Malaria quartana

Die Rhythmisierung der Fieberschübe bis 40 °C erfolgt hier typischerweise alle 72 h.

Knowlesi-Malaria

- Diese nur in Südostasien vorkommende Art hat sein Erregerreservoir neben dem Menschen auch in anderen Primaten (Makaken).
- *P. knowlesi* ist morphologisch nicht von *P. malariae* zu unterscheiden, dies ist nur molekulargenetisch möglich. Die Verwechslung kann fatale Folgen haben, da die Malaria quartana als benigne gilt. *P. knowlesi* wird von Malaria-Schnelltests oft nicht erfasst.
- Die Inkubationszeit ist mit 5–11 d die kürzeste aller Plasmodien. Fieberschübe treten täglich, nach rascher Rhythmisierung alle 24 h auf.
- Die Parasitämie ist oft im Fieberschub sehr hoch, es kann zur komplizierten Knowlesi-Malaria mit Organbeteiligung kommen (ähnlich *P. falciparum*).

62.2 Diagnostik

Cave

Bei unklarer, schwerer, hoch fieberhafter Infektion muss der Arzt eine **ausführliche Anamnese** erheben und ggf. eine stattgehabte Tropenreise aktiv erfragen.

Da jede Malaria unspezifisch grippeartig beginnt und im Falle der Malaria tropica schon nach wenigen Tagen lebensbedrohliche Komplikationen auftreten können, sollte der Patient so schnell wie möglich eine kompetente Untersuchungsstelle aufsuchen, wo im Blutausstrich und im dicken Tropfen Plasmodien gesucht werden können.

62.2.1 Mikroskopische Untersuchung

Diese sehr kostengünstige Untersuchungsmethode ist zugleich nach wie vor Methode der Wahl. Sie ist von der Erfahrung und Qualität der Untersucher abhängig.

- Die Färbung erfolgt nach Giemsa im Blutausstrich mit anschließender mikroskopischer Untersuchung. Hier sind eine Quantifizierung und eine Differenzierung der Plasmodiumspezies anhand von morphologischen Kriterien möglich. Bei Hyperparasitämie (> 5 % der Erythrozyten befallen, > 100.000/µl) ist die Gefahr eines komplizierten Verlaufs mit Organbeteiligung hoch. Bei sehr niedriger Parasitenlast werden jedoch die wenigen Erreger möglicherweise übersehen.
- Im dicken Tropfen können auch sehr wenige Plasmodien recht zuverlässig erkannt werden. Die Erythrozyten werden durch die fehlende Fixierung lysiert und man sieht die Parasiten einer größeren Menge Blut pro Gesichtsfeld. Eine Quantifizierung und Speziesbestimmung ist hier jedoch nicht zuverlässig möglich.

Cave

Bei zunächst negativem Befund ist die **Blutuntersuchung** mindestens alle 12–24 h für die 2 folgenden Tage zu **wiederholen.**

62.2.2 Antigennachweis

Inzwischen stehen recht zuverlässige Schnelltest zur Verfügung. Leider besteht, teilweise auch bei hoher Parasitämie, die Gefahr von falsch negativen Ergebnissen. Auch *P. knowlesi* wird teilweise nicht erfasst. Der Antigennachweis kann jedoch zusätzlich zur Mikroskopie hilfreich sein, da ein rasch vorliegendes positives Ergebnis einen früheren Therapiebeginn ermöglicht, was bei Malaria tropica lebensrettend sein kann. Reisende, v. a. in abgelegenen Gebieten, können einen Selbsttest mitführen.

62.2.3 PCR-Diagnostik

Inzwischen besteht mit der Verbreitung der Technik selbst unter einfacheren Bedingungen zunehmend die Möglichkeit, die PCR-Diagnostik durch den Nachweis der DNA von Plasmodien auch in der Routinediagnostik anzuwenden. Meist erfolgt die Anwendung parallel zu Mikroskopie und ggf. Antigennachweis durch Schnelltest. Je nach angewandtem System sind eine Quantifizierung der Erreger und eine Speziesdifferenzierung möglich. Dies kann v. a. bei *P. knowlesi* hilfreich sein. Außerdem ist die Speziesdifferenzierung gerade bei geringer Erregerdichte möglich und hilfreich. Teilweise ist ein Nachweis von Resistenzmarkern möglich.

62.2.4 Serologische Untersuchungen

Antikörper gegen Malaria geben einen Hinweis auf zurückliegende Infektionen und können bei Gutachten und zum Test von Blutspendern eine Rolle spielen.

Weitere sinnvolle Laborparameter, auch zur Abgrenzung eines komplizierten Verlaufs, sind:

- Differenzialblutbild (Thrombopenie, Leukopenie)
- Transaminasen und Bilirubin (erhöht durch Leberbefall), LDH (erhöht Hämolyse)
- E'lyte, insb. Kalium bei massiver Hämolyse. Glukose (Hypoglykämie teilweise < 40 mg/ld), Blutgasanalyse (Azidose), Gerinnung (DIC).

62.3 Therapie

62.3.1 Malaria tertiana und quartana

Aufgrund der zunehmenden und weitgehenden Resistenzen gegen die jahrzehntelang angewandten Antimalaria-Medikamente, allen voran Chloroquin, besteht inzwischen die **Therapie der Wahl** auch bei den genannten Malariaformen durch die Kombinationen Artemether/Lumefantrin bzw. Dihydroartesunat/Piperaquin analog zur Malaria tropica (falciparum; Dosierung und Anwendungshinweise ➤ Kap. 62.3.3). Die Malaria quartana *(P. malariae)* sollte aufgrund der längeren Halbwertszeit des Medikaments bei der bekannt längeren Blutschizogonie von *P. malariae* ausschließlich mit der Kombination Dihydroartesunat/Piperaquin behandelt werden. Zu beachten ist, dass die Anwendung bei diesen Malariaformen streng genommen off label ist und die Patienten diesbezüglich aufzuklären sind und idealerweise vorab eine schriftliche Einwilligung einzuholen ist.

Analog sollte eine Therapie mit der etablierten Kombination Atovaquon/Proguanil erfolgreich sein, auch wenn hierzu keine randomisierten Studien vorliegen und auch nicht geplant sind.

Rezidivprophylaxe

Zur Vorbeugung von Rezidiven der Malaria tertiana (*P. vivax* und *ovale*), die sich Wochen oder viele Monate später aus den Hypnozoiten – in der Leber im Ruhestadium verbleibende Parasitenformen, auf die das Chloroquin nicht wirkt – entwickeln können, sollte an die Akuttherapie einige Wochen später eine Behandlung mit **Primaquin** – zu beziehen über die internationale Apotheke – angeschlossen werden:

- Bei *P. vivax* mit je 30 mg/d (0,5 mg/kg) für 14 d
- Bei *P. ovale* mit je 15 mg/d (0,25 mg/kg) für 14 d

In Einzelfällen kann es dennoch zum Rezidiv kommen. Der Patient ist diesbezüglich aufzuklären. In den USA ist eine Rezidivprophylaxe auch mit dem Medikament Tafenoquin möglich (Einmalgabe). Dieses Medikament ist aktuell in Europa nicht zugelassen. Eine Rezidivprophylaxe ist bei Malaria quartana nicht erforderlich.

Cave

! Die Rezidivprophylaxe ist **nicht absolut zuverlässig,** es kann in 10–30 % der Fälle, abhängig von der geographischen Herkunft der Plasmodienstämme, trotzdem zu Rezidiven kommen. Die Patienten sind darauf hinzuweisen.

Als **Nebenwirkung** kann sowohl Primaquin als auch Tafenoquin bei Menschen, die einen **Glucose-6-phosphat-Dehydrogenasemangel** haben, zu hämolytischen Reaktionen führen. Eine Testung auf diese Stoffwechselstörung sollte insbesondere bei afrikanischen Patienten vor der Therapie erfolgen. Gegebenenfalls muss auf die Primaquin-Therapie verzichtet werden, mit dem Hinweis auf die Möglichkeit eines Rezidivs, das dann wieder mit Chloroquin zu behandeln ist. Während der Primaquin-Therapie sollte daher das **rote Blutbild** kontrolliert werden.

Schwangere dürfen **kein Primaquin oder Tafenoquin erhalten,** sondern werden bei einem Rezidiv erneut mit Mefloquin und anderen für Schwangere zugelassenen Präparaten behandelt.

62.3.2 Knowlesi-Malaria

Die Knowlesi-Malaria wird in unkomplizierten Fällen analog zu den anderen Malariaformen (off label) mit den Kombinationen Artemether/Lumefantrin bzw. Dihydroartesunat/Piperaquin analog zur Malaria tropica (falciparum) behandelt (Dosierung und Hinweise zur Therapie ➤ Kap. 62.3.3). Im Falle eines komplizierten Verlaufs erfolgt die Therapie analog zur Malaria tropica mit Artesunat i. v. oder Chinin i. v. (2. Wahl; s. u.).

62.3.3 Malaria tropica (Falciparum malaria)

Cave

! Die Malaria tropica ist immer ein diagnostischer und therapeutischer **Notfall.** Sie sollte ausnahmslos wenigstens so lange stationär behandelt und beobachtet werden, bis Entfieberung und subjektive Besserung eingetreten und Parasitenfreiheit und die Stabilisierung der Organfunktionen dokumentiert sind.

Der lebensbedrohliche Verlauf der Malaria tropica bei Nichtimmunen resultiert aus ihrer besonderen **Pathogenese:** Durch Agglutination der Erythrozyten und mikrovaskuläre Embolien kann es **innerhalb weniger Stunden** zu **schweren Organläsionen** kommen, von denen besonders Gehirn, Niere, Lunge, kardiovaskuläres System und Leber betroffen sind.

Neben der spezifischen antiparasitären Behandlung spielt daher ggf. eine adjuvante Therapie eine prognostisch entscheidende Rolle.

Cave

! Die Malaria tropica muss initial **immer in einer Klinik,** der komplizierte Verlauf möglichst in einem Zentrum mit spezifischer Erfahrung und allen Möglichkeiten der Intensivmedizin behandelt werden.

Antiparasitäre Behandlung

Orale Therapie bei unkomplizierter Malaria tropica

Für unkomplizierte Verläufe kommt in erster Linie die p. o. Therapie mit den Kombinationen Artemether/Lumefantrin bzw. Dihydroartesunat/Piperaquin infrage. Als 2. Wahl kommt die Therapie mit **Atovaquon** und **Proguanil** in Betracht, jedoch nur, wenn mit diesem Präparat vorab keine Prophylaxe betrieben wurde. Auf lokale Resistenzen gegen die verschiedenen Medikamente und Kombinationen ist zu achten. Nur in Einzelfällen und beim Fehlen einer Alternative oder bei gesicherter Empfindlichkeit kommt die Therapie mit **Mefloquin** aufgrund der verbreiteten ungünstigen Resistenzlage infrage.

Cave

Gerade für Mefloquin bestehen **zunehmende Resistenzen** zunächst im asiatischen Raum, aber auch in verschiedenen Gebieten Afrikas. Mit weiterer Ausbreitung ist zu rechnen.

Artemether/Lumefantrin (Riamet®, Coartem®)

Es handelt sich um ein Kombinationspräparat, das nicht zur Prophylaxe eingesetzt werden darf und in der Europäischen Union als 3-Tagestherapie zur Behandlung der einfach verlaufenden Malaria tropica zugelassen ist. Eine Tablette enthält 20 mg **Artemether** und 120 mg **Lumefantrin** (➤ Tab. 62.2).

Vorsicht vor **Interaktionen** bei Patienten, die ein Arzneimittel erhalten, das durch Cytochrom CYP2D6 abgebaut wird (z. B. Flecainid, Metoprolol, Imipramin, Amitryptilin, Clomipramin).

Tab. 62.2 Dosierung von Artemether/Lumefantrin

Körpergewicht [kg]	Initialdosis [mg]	Folgedosis nach 8, 24, 36, 48 u. 60 h [mg]
5–15	20/120 (1 Tbl.)	20/120 (1 Tbl.)
15–25	40/240 (2 Tbl.)	40/240 (2 Tbl.)
25–35	60/360 (3 Tbl.)	60/360 (3 Tbl.)
> 35 u. Erwachsene	80/480 (4 Tbl.)	80/480 (4 Tbl.)

Tab. 62.3 Dosierung von Dihydroartemisinin/Piperaquin

Körpergewicht [kg]	Initialdosis [mg]	Folgedosis nach 24 u. 48 h [mg]
5–7	10/80 (¼ Tbl)	10/80 (¼ Tbl)
7–12	20/160 (½ Tbl.)	20/160 (½ Tbl.)
13–23	40/320 (1 Tbl.)	40/320 (1 Tbl.)
24–35	80/640 (2 Tbl.)	80/640 (2 Tbl.)
36–75	120/960 (3 Tbl.)	120/960 (3 Tbl.)
75–100	160/1280 (4 Tbl.)	160/1280 (4 Tbl.)
> 100	Hier liegen noch keine Erfahrungen vor	

Kontraindikation bei Patienten mit symptomatischen Herzrhythmusstörungen in der Anamnese, QT-Zeit-Verlängerung oder unter Einnahme von Medikamenten, die die QT-Zeit verlängern können. Besondere Vorsicht bei einer Eskalation der Therapie zu Chinin i. v.: Lumefantrin hat eine lange Halbwertszeit und Chinin i. v. verlängert ebenfalls die QT-Zeit. Strenge EKG-Überwachung und Reanimationsbereitschaft.

E'lytstörungen und insb. Hypokaliämie sind zu vermeiden und ggf. zu substituieren.

Nebenwirkungen sind Kopfschmerzen und Schwindel, Parästhesien, Übelkeit und Erbrechen, abdominelle Schmerzen, Arthralgie, Myalgie, Appetitmangel und Schlafstörungen.

Die Anwendung in der Schwangerschaft, insb. im ersten Trimenon, sollte nur erfolgen, wenn eine alternative Therapie (z. B. Chinin i. v.) nicht zur Verfügung steht und das unmittelbare Risiko für die Mutter höher ist als das Risiko der Schädigung von Embryo bzw. Fötus.

Dihydroartemisinin/Piperaquin (Euartesim®)

Eine weitere fixe Kombination aus **Dihydroartemisinin/Piperaquin** steht zur Verfügung und ist ebenfalls Therapie der 1. Wahl bei p. o. Therapie der Malarie tropica (falciparum). Die Tabletten enthalten 40 mg Dihydroartemisinin und 320 mg Piperaquin (➤ Tab. 62.3).

Cave

Bei allen Formen der medikamentösen Therapie sind der **klinische Verlauf und die Parasitendichte** sorgfältig zu beobachten. Letztere durch Zählung der Plasmodien im Blut, zunächst in 12-stündigen, nach Rückgang der Parasitendichte in 24-stündigen Abständen.

Therapie der 2. Wahl, bei mangelnder Verfügbarkeit bzw. bei Kontraindikation zu den o. g. Kombinationen:

Atovaquon/Proguanil (Malarone®)

Eine Tablette enthält 250 mg Atovaquon und 100 mg Proguanil-Hydrochlorid.

- **Erwachsene** erhalten je 4 Tabl. (je 1000/400 mg) an 3 aufeinanderfolgenden Tagen (➤ Tab. 62.4).
- **Kinder** ➤ Tab. 62.5.
- Über die Anwendung bei Schwangeren liegen bisher keine Erkenntnisse vor.

Tab. 62.4 Dosierung von Atovaquon/Proguanil

Körpergewicht [kg]	Initialdosis [mg]	Folgedosis nach 24 u. 48 h [mg]
5–9	125/50 (2 Tbl. Junior)	125/50 (2 Tbl. Junior)
9–11	187,5/75 (3 Tbl. Junior)	
11–20	250/100 (1 Tbl.)	250/100 (1 Tbl.)
21–30	500/200 (2 Tbl.)	500/200 (2 Tbl.)
31–40	750/300 (3 Tbl.)	750/300 (3 Tbl.)
> 40 u. Erwachsene	1000/400 (4 Tbl.)	1000/400 (4 Tbl.)

Tab. 62.5 Dosierung von Atovaquon/Proguanil zur Malariaprophylaxe bei Kindern

Körpergewicht [kg]	Dosis [mg]	Tabletten/d
5–8	31,25/12,5	½ Tbl. Junior (off label)
8–11	46,75/18,75	¾ Tbl. Junior (off label)
11–20	62,5/25	1 Tbl. Junior
20–30	125/50	2 Tbl. Junior
30–40	187,5/75	3 Tbl. Junior
≥ 40	250/100	1 Tbl. für Erwachsene

- Bei Erwachsenen ist die prophylaktische Anwendung auf eine Reisedauer von 28 d beschränkt.

Insgesamt gute Verträglichkeit. **Nebenwirkungen** sind:

- Kopfschmerzen, Übelkeit, Diarrhö, Husten, reversible Veränderungen der Leberfunktionswerte und orale Ulcera.
- Selten: Haarausfall, megaloblastäre Anämie, Nierenversagen.
- **Resistenzen** sind bislang nicht bekannt.

Die Therapie der Malaria tropica mit **Chloroquin,** aber inzwischen auch mit **Mefloquin,** ist heute bei weltweit zunehmender bzw. weitgehender Resistenz der *P. falciparum* obsolet. Dasselbe gilt für **Pyrimethamin + Sulfadoxin** (z. B. Fansidar®,) das in Europa seit Längerem wegen des gehäuften Auftretens eines Lyell- oder Steven-Johnson-Syndroms sowie von Agranulozytose zur Therapie der Malaria und als Prophylaxe nicht mehr zugelassen ist. Ebenso sollte Halofantrin (z. B. Halfan®) nicht mehr zur Therapie benutzt werden, da es zahlreiche Todesfälle durch die Verlängerung der QT-Zeit gab.

Intravenöse antiparasitäre Therapie bei komplizierter Malaria tropica

Chinin mit Doxycyclin oder Clindamycin

ALS FAUSTREGEL GILT

In jedem Fall einer schweren, v. a. durch Organmanifestationen (s. o.) komplizierten Malaria tropica muss die Therapie unverzüglich mit Artesunat i. v. und nur in Ausnahmefälle mit Chinin i. v. eingeleitet werden. Dies gilt auch bei Schwangerschaft oder beim Vorliegen einer Herz-Kreislauf-Erkrankung.

Cave

! Wegen seiner kardialen Nebenwirkungen – Verlängerung des QRS-Komplexes und Blutdruckabfall – und der Gefahr der Hypoglykämie sollte Chinin ausschließlich unter RR- und EKG-Monitoring als i. v. Infusion in Glukoselösung verabreicht werden.

Artesunat i. v.

Intravenöses Artesunat ist das **Mittel der Wahl** zur Therapie der komplizierten Malaria tropica (falciparum). Die Präparate sind nicht in Europa zugelassen und müssen aus dem Ausland (USA bzw. VR China) bezogen werden. Die meisten Universitätskliniken bevorraten eine Menge i. v. Artesunat in der Apotheke, im Zweifelsfall kann bei den bekannten tropenmedizinischen Einrichtungen kurzfristig angefragt werden (www.dtg.org). Falls zeitlich und klinisch vertretbar kann aufgrund des Vorhandenseins entsprechender Expertise auch eine Verlegung der Patienten an eine solche Einrichtung sinnvoll sein.

Dosierung:

- **2,4 mg/kg Artesunat i. v.** als langsamer Bolus über 5 Min. initial
- Die gleiche Dosis (2,4 mg/kg) nach 12 h, 24 h und dann 1 ×/d (alle 24 h)

Nach klinischer Stabilisierung erfolgt der Wechsel auf eine p. o. Therapie über insgesamt 7 d nach o. g. Schema mit Artemeter/Lumefantrin, Dihydroartemisinin/Pireraquion oder im Einzelfall mit Atovaquon/Proguanil.

Nebenwirkungen sind Übelkeit, Erbrechen, Durchfall und vorübergehende Retikulozytopenie. Hämolytische Reaktionen sind bei unklarem Zusammenhang beschrieben. Kontrolle von BB, LDH, E'lyten sollte im Rahmen des Therapiemonitorings ohnehin erfolgen.

Chinin i. v.

Aufgrund des Nebenwirkungsprofils ist Chinin i. v. nur noch Therapieoption der 2. Wahl und wird hier der Vollständigkeit halber aufgeführt. Chinin i. v. ist als **Chininum hydrochloricum** in Deutschland zugelassen, wird aber aktuell nicht mehr vertrieben. Die Bereitstellung kann mehrere Tage in Anspruch nehmen. Bekannte tropenmedizinische Einrichtungen halten einen gewissen Vorrat an der Substanz. Dort kann Chinin im Notfall kurzfristig bezogen werden. Informationen unter www.dtg.org.

Die Herstellung der Chininlösungen erfolgt in 5 %-Glukoselösung, um Hypoglykämien zu vermeiden. Zusätzlich sollte ein engmaschiges Blutzuckermonitoring erfolgen.

Dosierung:

- **Initialdosis 20 mg/kg Chinin Hydrochlorid** über 4 h als Infusion in 5 %-Glukoselösung.
- Nach einer 4-stündigen Pause folgen die Erhaltungsdosen: **10 mg Chinin Hydrochlorid/kg** als Infusion (max. 5 mg/kg/h) alle 8 h (3 ×/d) über jeweils 4 h.
- Bei **Kindern < 2 J.** erfolgen die Erhaltungsdosen (5 mg/kg) alle 12 h (2 ×/d).
- Falls die i. v. Therapie > 3 d andauern muss (Gefahr der Kumulation), bei Leber- oder Nierenfunktionseinschränkung, ist eine Dosisreduktion der Erhaltungsdosis um 30 % vorzunehmen. Wenn möglich Chinin-Spiegelbestimmungen.
- Bei QT-Zeitverlängerung > 25 % oder > 500 ms Dosisreduktion um 50 %

Cave

! Besonders bei Kindern, aber auch bei Erwachsenen besteht die Gefahr der Hypoglykämie durch den insulinfreisetzenden Effekt des Chinins. Häufige Blutzuckerkontrollen und entsprechende Berücksichtigung der Glukosezufuhr sind daher notwendig.

- Aus Südostasien wie auch Ostafrika sind Resistenzen gegen Chinin i. v. bekannt. Ggf. kommt hier (bei Nichtverfügbarkeit von Artesunat i. v.) eine Kombination mit **Doxycyclin** p. o. (3 mg/kg/d) oder, bei Kindern < 8 J. oder Schwangeren, mit **Clindamycin** p. o. (10 mg/kg Initialdosis, dann 5 mg/kg alle 8 h) infrage. Therapiedauer wie Chinin 7 d.

Cave

! Doxycyclin ist bei Kindern < 8 J. und bei Schwangeren kontraindiziert.

- Nach Stabilisierung des klinischen Zustands wird auf eine p. o. Therapie mit **Artemeter/Lumefantrin** oder **Dihydroartemisinin/Piperaquin** umgestellt.

62.3.4 Adjuvante Therapie

Insgesamt folgt die adjuvante Therapie den Regeln der Intensivmedizin, mit dem wichtigen Hinweis, dass bei Malaria die Anwendung von **Kortikoiden bei Malaria in zwei Metaanalysen bei Erwachsenen nachteilig war.**

- Fieber senken bevorzugt mit **Paracetamol.** Acetylsalicylsäure sollte wegen der ohnehin bestehenden Gefahr einer Koagulopathie nicht verwendet werden.
- Glukosesubstitution und -monitoring bei **Hypoglykämie.** Eine teils Auftretende Hypokaliämie sollte durch Substitution vermieden werden (Herzrhythmusstörungen).
- Bei zerebraler Malaria sollten Krampfanfälle am besten mit Benzodiazepinderivaten therapiert werden (Phenytoin ist unter Chinin

kontraindiziert). Eine Lumbalpunktion ist bei Reiserückkehrern nicht indiziert. Ebenso hat die Therapie mit Glukokortikoiden bei Malaria zumindest bei Erwachsenen nachteilige Folgen.

- Bei Bewusstseinseintrübung Hypoglykämie ausschließen. Im Zweifelsfall ist eine zerebrale Bildgebung indiziert, um intrazerebrale Blutung, Hirnödem oder Herniation auszuschließen. Bei erhöhtem Hirndruck können ggf. spezifische Therapiemaßnahmen erforderlich sein; dazu liegen jedoch keine Studienergebnisse vor.
- Akutes Nierenversagen kann die Indikation zur **Dialyse** geben. Während der **Peritoneal- oder Hämodialyse,** die wochenlang erforderlich sein kann, wird die Chinintherapie am besten über Blutspiegelbestimmungen gesteuert.
- Eine Einschränkung der **Lungenfunktion** bis zum ARDS muss nicht Folge einer Überwässerung, sondern kann Ausdruck einer der spezifischen Organläsionen sein.
- **Schwere Hämolyse** mit Schwarzwasserfieber und Nierenversagen ist glücklicherweise sehr selten geworden. Bluttransfusionen können generell bei einem Hb < 7 g/dl (< 10 g/dl bei kardiologischen Komorbiditäten) indiziert sein, sind aber nur selten nötig.
- **Eine prophylaktische Heparinisierung ist nicht indiziert. Gegebenenfalls kann sie im Rahmen von schweren Gerinnungsstörungen oder thrombembolischen Komplikationen sinnvoll sein.**
- Eine **Blutaustauschtransfusion** auch bei hoher Parasitendichte ist aufgrund erhöhter Letalität **nicht mehr empfohlen.**

62.4 Prophylaxe

Richtige Malariaprophylaxe setzt eine **aktuelle reisemedizinische Beratung** voraus, da sich Grad und Geographie der Häufigkeit der Malaria und der Resistenz gegen die Medikamente ständig ändern. Nähere Informationen zu den Ländern und einzelnen Regionen in den Ländern unter www.dtg.org und www.crm.de (➤ Abb. 62.1).

Auch individuelle Faktoren wie Schwangerschaft, Alter von Kindern, chronische Erkrankungen und höheres Lebensalter sind zu berücksichtigen.

Weitere Informationen

Malariaprophylaxe

- Deutsche Gesellschaft für Tropenmedizin, Reisemedizin und Globale Gesundheit e. V.: www.dtg.org
- Zentrum für Reisemedizin in Düsseldorf: www.crm.de

62.4.1 Expositionsprophylaxe

Die wirksamste Malariaprophylaxe ist die Expositionsprophylaxe. Sie kann das Risiko, gestochen zu werden, auf wenige Prozent reduzieren. Lediglich dieses Restrisiko wird dann ggf. durch eine medikamentöse Prophylaxe abgedeckt.

Anopheles-Mücken sind **nachtaktiv** und stechen v. a. in der Abenddämmerung. Die Expositionsprophylaxe beinhaltet u. a.

- die Verwendung von **imprägnierten Moskitonetzen,** nach Möglichkeit industriell imprägnierte Netze mit **Pyrethrumextrakten (Permethrin) in Kombination mit Piperonylbutoxid (PBO).** Diese Imprägnierung hält viele Jahre und übersteht auch einige Wäschen. Imprägnierte Malarianetze schützen auch noch mit kleinen Löchern und schützen auch neben den Netzen schlafende Familienangehörige. Die Maschengröße sollte **nicht zu fein** sein, um eine Luftzirkulation bei großer Hitze zu ermöglichen.
- das Tragen schützender Kleidung aus möglichst dünnem Stoff – lange Ärmel, lange Hosen, Socken – nach Sonnenuntergang. Es existieren mit Repellent imprägnierte Stoffe, bei denen das **Repellent** chemisch fest an den Stoff gebunden ist. Diese überstehen viele Wäschen und verringern das Risiko des Durchstechens von dünnen Stoffen und das Stechen an Ärmeln und Hosenbeinen.
- die Verwendung von Mückenrepellents abends und nachts. Am wirksamsten, mit der längsten Dauer und wissenschaftlich belegt ist **DEET** (Dieethyltoluamid), das in vielen Outdoorgeschäften bezogen werden kann. DEET kann jedoch Hautreizungen hervorrufen uns ist nicht für kleine Kinder geeignet. Für empfindliche Haut und Kinder kommt alternativ der Wirkstoff **Icaridin** infrage, der besser verträglich ist und in den meisten in Drogerien erhältlichen Produkten, z. B. Autan® enthalten ist. Allerdings ist die Repellentwirkung schwächer und es muss öfter nachgesprüht werden.

Langzeitreisende oder Personen, die sich jahrelang in den Tropen aufhalten, sind besonders zu beraten. Dies gilt insbesondere auch für den Aufenthalt in Endemiegebieten der Malaria tropica.

Schließlich muss jeder Reisende wissen, dass bei jeder Art der Prophylaxe „Durchbrüche" der Malaria auch Wochen und Monate nach der Rückkehr möglich sind und dass die Zeit, die zwischen den ersten Symptomen und der Diagnosestellung und Einleitung der richtig gewählten Therapie vergeht, der prognostisch wichtigste Faktor ist.

Praktisch umsetzbar ist z. B. eine Prophylaxe mit Doxycyclin oder Mefloquin am Anfang des Aufenthalts (nach individueller Entscheidung bei noch vorhandener Sensitivität in der Region) über 2–3 Mon. In diesem Zeitraum kann man sich an die Umgebung gewöhnen, ggf. Maßnahmen zur Reduktion von Stichen veranlassen (Fenstergitter, Brutplätze etc.). Anschließend ist bei entsprechender Symptomatik schnellstmöglich eine Diagnostik durchzuführen und ggf. eine Therapie einzuleiten.

62.4.2 Medikamentöse Prophylaxe

- Die medikamentöse Prophylaxe mit Chloroquin oder anderen älteren Einzelpräparaten wie Proguanil ist inzwischen aufgrund der Resistenzlage obsolet.
- Aufgrund der aktuellen Resistenzlage sind momentan **Atovaquon/Proguanil** und **Doxycyclin** die Malariaprophylaxe der Wahl, dies betrifft v. a. Teile des afrikanischen Kontinents, Teile des Amazonas in Brasilien und Teile Südostasiens.

Cave

Schwangere dürfen Doxycyclin nicht einnehmen. Generell wird Schwangeren von einer Reise in Hochrisikogebiete abgeraten. Ist diese unumgänglich, kommt unter Vorbehalt fehlender Studiendaten und unter strenger Risikoabwägung eine Prophylaxe mit Mefloquin (Lariam®) oder Atovaquon/Proguanil (Malarone®) im Einzelfall infrage.

Artemeter/Lumefantrin und Dihydroartemisinin/Piperaquin und Halofantrin eignen sich nicht zur Prophylaxe. Möglicherweise ist Primaquin oder Tafenoquin (unter Beachtung der G6PDH-Insuffizienz) zur Prophylaxe in Einzelfällen und bei speziellen Indikationen geeignet. Zum gegenwärtigen Zeitpunkt gibt es hierfür jedoch keine Zulassung und auch keine Empfehlung er WHO.

Cave

Eine **wirksame Malariaprophylaxe** mit hömöopathischen Präparaten oder Artemisia-Aufgüssen (Tee) gibt es nicht.

Atovaquon/Proguanil (Malarone®)

Dosierung:
- **Erwachsene:** 1 Tbl. 250 mg Atovaquon/100 mg Proguanil 1 ×/d. zum Essen.
- **Kinder:** Die Tablette Malarone® Junior enthält 62,5 mg Atovaquon und 25 mg Proguanil (➤ Tab. 62.5).

Therapiedauer: 2 d vor Betreten bis 7 d nach Verlassen des Malariaendemiegebiets.

Doxycyclin

Doxycyclin ist in vielen Ländern der Welt nach wie vor Malariaprophylaxe der Wahl und wird auch so von der WHO empfohlen. In Deutschland ist es mit dieser Indikation nicht zugelassen, ist aber ein hervorragendes und relativ preisgünstiges Prophylaxemedikament. Die Reisenden sind über die **Off-Label-Anwendung** aufzuklären und sollten schriftlich einwilligen.

Kontraindiziert ist Doxycyclin bei Schwangeren und bei Kindern < 8J.

Häufige Nebenwirkungen sind: Photosensibilisierung, gastrointestinale Störungen durch Störung der Intestinalflora und Vaginalmykosen.

Dosierung:
- **Erwachsene:** 1 ×/d 100 mg (1 Tbl.)
- **Kinder ≥ 8 J.:** ➤ Tab. 62.6

Therapiedauer: 1 d vor Betreten bis 4 Wo. nach Verlassen des Malariaendemiegebiets.

ALS FAUSTREGEL GILT

Die **Malariaprophylaxe mit Doxycyclin** wird von der WHO für viele Regionen der Welt empfohlen, auch dort, wo Resistenzen gegen viele gängige Malariamittel bekannt sind, auch gegen Chinin.

Tab. 62.6 Dosierung von Doxycyclin bei Kindern ≥ 8 J.

Körpergewicht [kg]	Dosis [mg]	Tablette/d
25–34	50	½ Tbl.
35–50	75	¾ Tbl.
≥ 50	100	1 Tbl.

Tab. 62.7 Dosierung von Mefloquin zur Malariaprophylaxe bei Kindern

Körpergewicht [kg]	Dosis [mg]	Tbl. à 250 mg/Wo.
5–8	31,25	⅛
9–14	62,5	¼
15–24	125	½
25–35	187,5	¾
≥ 35	250	1

Nur noch im Ausnahmefall und beim Fehlen von Alternativen oder Kontraindikationen gegen die o. g. Medikamente kann im Einzelfall Mefloquin zum Einsatz kommen, ebenso im Einzelfall bei Schwangeren:

Mefloquin (Lariam®)

Dosierung:
- **Erwachsene:** 250 mg (1 Tabl) 1 ×/Wo., jeweils am selben Wochentag
- **Kinder (6–15 J.):** ➤ Tab. 62.7

Therapuedauer: 1–3 Wo. vor Einreise, bis 4 Wo. nach der Ausreise aus dem Malariaendemiegebiet.

62.4.3 Schwangerschaft

Bei Schwangeren ist die Notwendigkeit des Aufenthalts in einem Malariahochendemiegebiet kritisch zu diskutieren. Die Betroffene ist über die Risiken einer schweren Malaria für Mutter und ungeborenes Kind aufzuklären. Ist der Aufenthalt nicht zu vermeiden oder zu verschieben, ist unter strenger Risikoabschätzung eine Prophylaxe mit Mefloquin (Lariam®) oder Atovaquon/Proguanil (Malarone®) im Einzelfall möglich. Alle Optionen zur Expositionsprophylaxe und Nutzung von Repellents sollten ausgeschöpft werden.

62.4.4 Stand-by-Therapie

Unter notfallmäßiger Selbstbehandlung oder Stand-by-Therapie ist die Einnahme sicherheitshalber mitgenommener Medikamente zu verstehen, für den Fall, dass während der Reise unklares Fieber auftritt (frühestens nach 5–7 d) und kompetente ärztliche Hilfe nicht erreichbar ist. Wann immer möglich, sollte eine Diagnosestellung durch **Blutausstrich** oder **Selbstschnelltest** versucht werden. Die Dosierung entspricht den o. a. therapeutischen Dosen der p. o. Medikamente. Für die Stand-by-Therapie kommen in erster Linie **Ato-**

vaquon/Proguanil, Artemeter/Lumefantrin, Dihydroartemisinin/ Piperaquin und in Ausnahmefällen **Mefloquin** infrage.

Wegen der rasch wechselnden Resistenzen sei hier auf die jeweils aktuellen Empfehlungen der DTG und der reisemedizinischen Zentren (CRM Düsseldorf) verwiesen.

Wichtig für die Praxis

- **Auslöser** der Malaria sind Parasiten der Gattung **Plasmodium,** humanpathogen sind *Plasmodium falciparum, P. vivax, P. ovale, P. malariae* und *P. knowlesi.* **Gefahr für Reisende** besteht v. a. durch die von *Plasmodium falciparum.*
- Zur Sicherung der **Diagnose** werden im Blutausstrich bzw. im dicken Tropfen Plasmodien nachgewiesen. Ein Nachweis durch die PCR ist ebenfalls möglich. Außerdem existieren Antigen-Schnelltets.
- **Mittel der 1. Wahl** bei **Malaria tertiana und quartana sowie knowlesi** ist inzwischen Dihydroartemisinin/Piperaquin und, außer bei M. quartana, auch Artemeter/Lumefantrin. Zur Rezidivprophylaxe Primaquin.
- Bei **Malaria tropica** ist die Behandlung in einer Fachklinik, in komplizierten Fällen in spezialisierten Zentren, zu empfehlen. Die Therapie erfolgt mit Artemeter/Lumefantrin, Dihydroartemisinin/Piperaquin oder Atovaquon/Proguanil.
- Eine **Prophylaxe** in Hochendemiegebieten ist mit Atovaquon/Proguanil oder Doxycyclin empfohlen

LITERATUR

AWMF: S1-Leitlinie: Diagnostik und Therapie der Malaria. DTG (2021). https://register.awmf.org/assets/guidelines/042-001l_S1_Diagnostik-Therapie-Malaria_2021-08.pdf (letzter Zugriff: 19.12.2022)

Deutsche Gesellschaft für Tropenmedizin, Reisemedizin und Globale Gesundheit e.V.: Malaria Empfehlungen, Empfehlungen zur Prophylaxe und Therapie der Malaria der DTG 2022. Flug-, Tropen-, Reisemedizin Nr. 4 August 2022, 144–182

Robert Koch-Institut (RKI): Ratgeber Malaria. www.rki.de/DE/Content/Infekt/EpidBull/Merkblaetter/Ratgeber_Malaria.html;jsessionid=-D9C151C345E5818FD8FD5FFB4A83ACAD.internet122 (letzter Zugriff: 19.12.2022)

DGPI Handbuch: Infektionen bei Kindern und Jugendlichen. 7. A. Stuttgart: Thieme Verlag (2018)

World malaria report 2021. WHO (2021) www.who.int/publications/i/item/9789240040496 (letzter Zugriff: 19.12.2022)

KAPITEL

63 Toxoplasmose

Bernd Salzberger[1]

Kernaussagen

- *Toxoplasma gondii* hat als Protozoon eine weltweite Verbreitung.
- **Endwirt** des Erregers sind Katzen, der Mensch wird als Zwischen- oder „Fehlwirt" infiziert.
- Infektionen v. a. in der **Schwangerschaft** und bei **schwer immunkompromittierten Patienten** sind klinisch relevant.
- Bei V. a. **Infektion des ungeborenen Kindes** muss eine Pränataldiagnostik erfolgen.
- **Die Therapie der Wahl** bis zur 15. SSW ist Spiramycin, danach Sulfadiazin + Pyrimethamin, ergänzt durch Folinsäure.

63.1 Erreger

Toxoplasma gondii, das zu den Protozoen gehört, ist weltweit verbreitet. Der Parasit weist eine geschlechtliche und ungeschlechtliche Entwicklungs- und Vermehrungsphase auf. Die geschlechtliche verläuft im Darm der Hauptwirte, nämlich Katzen. Als Zwischenwirte kommen eine Reihe von pflanzen- oder fleischfressenden Spezies infage, z. B. Nager, Schweine, Schafe und Vögel.
Beim Menschen sind drei wesentliche Infektionswege bekannt:

- durch die Aufnahme von Zysten mit rohem Fleisch,
- durch die Aufnahme von Oozysten in kontaminiertem Wasser oder
- Nahrungsmitteln und kongenital.

Auch Infektionen durch Organtransplantation oder Transfusion von Blutzellen sind möglich, aber naturgemäß selten. In Deutschland beträgt die Seroprävalenz bei Erwaschenen etwa 30 %.

Nach der Aufnahme penetrieren Bradyzoiten aus Gewebezysten oder Sporozoiten aus Oozysten das Darmepithel, differenzieren zu Tachyzoiten und disseminieren lymphatisch und über den Blutweg. Die Immunreaktion reduziert die Erregerlast rasch, nur intrazelluläre oder Erreger in Gewebzysten können überleben, bleiben aber i. d. R. lebenslang klinisch still.

63.2 Klinik

In der akuten Infektion bei immunkompetenten Patienten sind häufig nur milde Allgemeinsymptome und Lymphknotenschwellungen vorhanden.

Die **pränatale Infektion** kann durch eine erstmalige Infektion einer Schwangeren auftreten.

Die Patientin selbst hat häufig keine oder nur allgemeine Symptome im Sinne eines grippalen Infekts, ggf. mit Lymphknotenschwellung.

Die Schwere der **Symptomatik beim Fetus** ist **abhängig vom Zeitpunkt der Infektion:** Bei früher Infektion kann es zu einem Abort kommen oder es können schwerste Fehlbildungen hervorgerufen werden, wie z. B. zerebrale Schädigung, einhergehend mit mentaler Retardierung, Hydrozephalus, Retinochorioiditis etc.

[1] Autoren der Vorauflage: Andrea Gingelmeier und Klaus Friese

ALS FAUSTREGEL GILT

- Je früher in der Schwangerschaft die Infektion auftritt, desto geringer ist das Risiko für eine Übertragung von der Mutter auf ihr Kind.
- **Aber:** Je früher der Fetus in der Schwangerschaft mit Toxoplasmose infiziert wird, desto schwerwiegender sind die Folgen, wie schwere Schädigungen oder sogar Abort.

Ein schwerer zellulärer Immundefekt, z. B. durch fortgeschrittene HIV-Infektion, nach Organ-Tx oder kurz nach allogener Stammzell-Tx kann zur Reaktivierung der Infektion führen, v. a. zerebral. Die Klinik wird durch die Lokalisation bedingt, häufig treten Hemiparesen bei Lokalisation in den Stammganglien auf. Typisch ist das radiologische Bild multipler ringförmiger Strukturen mit verzögerter Kontrastmittelaufnahme in den Grenzzonen.

Eine **Sonderform** ist die okuläre Toxoplasmose, die auch beim Immungesunden auftreten kann. Manifestationen sind eine Uveitis und chorioretinale Herde. Diese können entweder konnatal oder später erworben sein. Typisch ist ein Auftreten in der 2. oder 3. Lebensdekade, eine Beteiligung der Makula ist häufig.

63.3 Diagnostik

Eine Infektion kann prinzipiell serologisch festgestellt werden, der Nachweis kann durch IgG-, IgA-, IgE- oder IgM-Antikörper erfolgen. Aufgrund der chronischen Infektion kann allein durch den Nachweis von IgM nicht auf eine frische Infektion geschlossen werden. Hierzu sind i. d. R. weitere Testungen notwendig, z. B. die Messung der Avidität (bei frischer Infektion noch schlechte Bindung von Antikörpern, niedrige Avidität). Dies gilt für immunkompetente Patienten, also auch in der Schwangerschaft.

In der Schwangerschaftsvorsorge ist die Bestimmung der Toxoplasmose-Serologie bisher nicht enthalten, ein Screening sollte nach Ansicht vieler Ärzte erfolgen, da eine rechtzeitig diagnostizierte akute Infektion erfolgreich behandelt werden kann.

Cave

! Eine sofortige serologische Kontrolle auf Toxoplasma-Antikörper muss bei jeder Schwangeren in jedem Fall vorgenommen werden, wenn eine Lymphknotenschwellung bzw. eine grippale Symptomatik auftritt.

63.3.1 Pränatale Diagnostik

Die pränatale Diagnostik besteht aus der Ultraschalluntersuchung und einer PCR aus der Amnionflüssigkeit.

Bei sonographischem V. a. eine kindliche Schädigung bei einer akuten Toxoplasma-Infektion der Schwangeren wie auch beim Nachweis einer akuten Toxoplasmose ist eine PCR-Untersuchung der Amnionflüssigkeit ab der 18. SSW sensitiv und spezifisch für den Nachweis einer konnatalen Infektion.

63.3.2 Kongenitale Toxoplasmose ohne Untersuchung in der Schwangerschaft

In seltenen Fällen (keine Untersuchung in der Schwangerschaft, postnatale Auffälligkeiten wie Blindheit, Hepatosplenomegalie, persistierender Ikterus u. a.) gehört die Toxoplasmose in die Differenzialdiagnose. Bei Kindern können IgG-Antikörper von der Mutter übertragen sein, die serologische Abklärung beinhaltet die Bestimmung von IgA- und IgM-Antikörpern, ggf. PCR aus Blut, Liquor oder Organmanifestationen.

Die zerebrale Toxoplasmose bei immunkompromittierten Patienten wird häufig durch das typische radiologische Bild diagnostiziert und kann durch eine PCR aus dem Liquor gesichert werden.

Die okuläre Toxoplasmose wird durch die ophtalmologische Untersuchung diagnostiziert. In Ausnahmefällen kann auch hier eine PCR-Diagnostik erfolgen (untypischer Verlauf, Nichtansprechen auf die Therapie).

63.4 Therapie

Die **akute Toxoplasmose bei immunkompetenten Personen** außerhalb einer Schwangerschaft ist keine Therapieindikation. Alle Indikationen gehören in die Hand von spezialisierten Einrichtungen. Es gibt keine randomisierten Studien, die eine Therapie als beste identifiziert haben. Das Standardtherapieschema ist aufgrund von In-vitro-Wirksamkeit, Beobachtungs- und wenigen Vergleichsstudien:

- Dosierung Erwachsene:
  - Pyrimethamin 2 × 50 mg für 2 d, danach 5 mg/d **plus**
  - Sulfadiazin: Initialdosis 75 mg/kg, danach 2 × 50 mg/kg/d, Maximaldosis 4 g/d **plus**
  - Folinsäure 10–20 mg/d bis über 1 Wo. nach Einnahme von Pyrimethamin
- Dosierung Kinder:
  - Pyrimethamin 2 × 1 mg/kg für 2 d, danach 1 mg/kg für 2 oder 6 Mon., danach 1 mg/kg an 3 d der Wo. (Mo-Mi-Fr) **plus**
  - Sulfadiazin 2 × 50 mg/kg/d **plus**
  - Folinsäure 10 mg/kg 3 ×/Wo.

Bei Sulfonamidallergie kann Clindamycin, Atovaquone oder Azithromycin statt Sulfadiazin eingesetzt werden.

63.4.1 Toxoplasmose in der Schwangerschaft

Bei hochgradigem Verdacht oder sicherem Hinweis auf eine pränatale Toxoplasmose sollte **frühzeitig** mit der **Behandlung** der Schwangeren (zum Schutz des Fetus) begonnen werden.

- Bei Diagnose < 18. SSW erfolgt die Therapie mit Spiramycin 3 × 1 g, fortgesetzt bis zur 18. SSW (Umstellung ab Wo. 18 auf Pyrimethamin/Sulfadiazin).
- Bei Diagnose einer akuten Infektion ≥ 18. SSW wird die Therapie mit Pyrimethamin und Sulfadiazin (s. o.) bis zum Ende der Schwangerschaft eingeleitet.

63.4.2 Konnatale Infektion

Nach der Geburt: Pyrmithamin/Sulfadiazin (s. o.) für (mind.) 1 J.

ALS FAUSTREGEL GILT

Bei unauffälligem Schwangerschaftsverlauf sollten sicher infizierte Kinder intrauterin bis zur Geburt über eine Therapie der Mutter therapiert werden. Darüber hinaus ist eine postpartale antibiotische Behandlung mind. bis zum 12. Lebensmonat mit einer 4-wöchigen Kombinationstherapie mit Pyrimethamin, Sulfadiazin oder Folinsäure im Wechsel mit einer 4-wöchigen Spiramycin-Therapie wichtig.

63.4.3 Zerebrale Toxoplasmose bei immunkompromittierten Patienten

- Pyrimethamin/Sulfadiazin: bis 6 Woc. nach Abklingen der Symptome
- Suppressionstherapie nachfolgend bis zur Immunrekonstitution (z. B. CD4 > 200/mcl) mit Cotrimoxazol 800/160 mg p. o. 1–2/d

63.4.4 Okuläre Toxoplasmose

- Pyrimethamin/Sulfadiazin: Therapie bis 2 Wo. nach Resolution der
- Adjuvante Therapie mit 1 mg/kg Prednisolon verteilt auf 2 Dosen bis zum Abklingen der akuten Inflammation

63.5 Prävention

Eine Impfung existiert nicht. Für seronegative Frauen ist eine Prävention einer Infektion in der Schwangerschaft besonders wichtig. Auf folgende **Präventionsmaßnahmen** sollte ein Frauenarzt **jede Schwangere** hinweisen, die Toxoplasma-Antikörper-negativ ist bzw. deren Toxoplasma-Antikörpertiter er nicht kennt:

- Nur gut gekochte und gut durchgebratene Fleisch- und Wurstwaren essen (besonders bei Schweine-, Lamm- und Ziegenfleisch und -produkten).
- Gemüse, Salat und Früchte vor dem Essen gut waschen.
- Hände mit Seife waschen; dies ist besonders wichtig nach Garten- und Küchenarbeit, insbesondere nach der Zubereitung von Fleisch und vor jedem Essen.
- Wird eine Katze gehalten, so braucht sie nicht aus der Umgebung der Schwangeren entfernt zu werden. Das Tier ist jedoch nur mit Dosen- und/oder Trockenfutter zu ernähren. Ist dies nicht möglich, sollte sich die Schwangere von der Katze fernhalten. Kotkästen sind täglich von anderen Personen mit heißem Wasser > 70 °C zu reinigen.

Wichtig für die Praxis

- Die **Toxoplasmoseinfektion ist bei immunkompetenten Patienten** unkompliziert, kann aber auch bei später auftretenden Immundefekten (z. B. nach Organtransplantation) reaktivieren und zu schweren Komplikationen führen.
- **Infektionen in der Schwangerschaft** müssen dringlich abgeklärt werden.

LITERATUR

Hohlfeld P, Daffos F, Costa J-Met al.: Prenatal Diagnosis of Congenital Toxoplasmosis with a polymerase-chain-reation test on Amniotic Fluid. N Engl J Med **331** (1994) 695–699

Mandelbrot L, Kieffer F, Sitta R et al.: Prenatal therapy with pyrimethamine + sulfadiazine vs spiramycin to reduce placental transmission of toxoplasmosis: a multicenter, randomized trial. Am J Obstet Gynecol 219 (2018) 386 e1–e9

Robert Koch-Institut (RKI):. RKI-Ratgeber Toxoplasmose. Berlin, 2018. www.rki.de/DE/Content/Infekt/EpidBull/Merkblaetter/Ratgeber_Toxoplasmose.html (letzter Zugriffe: 8.2.2023)

Soheilian M, Sadoughi MM, Ghajarnia M et al.: Prospective randomized trial of trimethoprim/sulfamethoxazole versus pyrimethamine and sulfadiazine in the treatment of ocular toxoplasmosis. Ophthalmology 112 (2005) 1876–1882

Wallon M, Franck J, Thulliez P et al.: Accuracy of Real-Time Polymerase Chain Reaction for Toxoplasma gondii in Amniotic Fluid. Obstetrics & Gynecology 115 (2010) 727–733

Wilking H, Thamm M, Stark K et al.: Prevalence, incidence estimations, and risk factors of Toxoplasma gondii infection in Germany: a representative, cross-sectional, serological study. Sci Rep 6 (2016) 22551.

63

KAPITEL

64

Tomas Jelinek

Trypanosomiasis

Kernaussagen

- Bei der **Chagas-Krankheit** kann es nach Jahren bis Jahrzehnten zu den Manifestationen des chronischen Krankheitsstadiums kommen. Dies sind v. a. Kardiomyopathie und gastrointestinale Dilatationen wie Megaösophagus und Megakolon.
- **Mittel der Wahl** im akuten Krankheitsstadium der Chagas-Krankheit sind Benznidazol und Nifurtimox.
- Die **Schlafkrankheit** verläuft in Stadien: dem akuten Trypanosomenschanker folgt ein hämatolymphatisches Stadium, das schließlich – nach variabler Latenzzeit – in ein meningoenzephalitisches Stadium übergeht. Die Erkrankung verläuft ohne Behandlung letal.
- Ein möglichst frühzeitiger Therapiebeginn ist bei der Schlafkrankheit von großer Bedeutung.
- **Mittel der Wahl** im hämatolymphatischen Stadium sind Pentamidin und Suramin.
- Bei **T.-gambiense-Infektion** im meningoenzephalitischen Stadium werden Eflornithin oder Fexinidazol eingesetzt, bei Infektion mit T. rhodesiense Melarsoprol. Zu beachten ist die hohe Toxizität von Melarsoprol.

64.1 Chagas-Krankheit

Auch: amerikanische Trypanosomiasis. **Trypanosoma cruzi** – Verbreitung in Süd- und Mittelamerika – wird durch Raubwanzen der Triatoma-Arten, Bluttransfusion und diaplazentar übertragen.

Klinische Manifestationen des akuten Krankheitsstadiums sind

- schmerzhafte Hautschwellung (Chagom) oder
- Konjunktivitis an der Eintrittspforte,
- Fieber,
- Lymphadenopathie,
- Hepatosplenomegalie sowie
- besonders bei Kleinkindern akute Myokarditis und Meningoenzephalitis.

Nach jahre- bis jahrzehntelanger Latenz kann es zu Manifestationen des **chronischen Krankheitsstadiums** kommen mit

- dilatativer Kardiomyopathie (chronische Myokarditis) oder
- denervierungsbedingter Dilatation des Gastrointestinaltrakts mit Megaösophagus u./o. Megakolon.

Bei immunsupprimierten Patienten, z. B. HIV-Infizierte oder Transplantierte, sind **Reaktivierungen** mit disseminierter Infektion, Hirnabszessen und Hautinfiltrationen möglich.

64.1.1 Diagnostik

- Eine Diagnose durch **Parasitennachweis** im Blut – Blutausstrich, Dicker Tropfen, verschiedene Anreicherungsmethoden, Hämokultur – ist meist nur **im akuten Stadium** möglich.
- **Im chronischen Stadium** ist die **Serologie** (IFT, ELISA, Immunoblot) i. d. R. positiv und der Erregernachweis im Blut gelingt am ehesten mittels **PCR** oder **Xenodiagnose.**
- Gelegentlich werden intrazelluläre Erregerformen auch in Biopsien gefunden, z. B. aus Ösophagus, Kolon, Myokard, Hirnabszessen.

64.1.2 Therapie

ALS FAUSTREGEL GILT

Benznidazol und **Nifurtimox** sind die wirksamsten Mittel, insbesondere im akuten Stadium [Evidenzgrad A].

64.1.3 Dosierung

- **Benznidazol** (Radanil®) 1 ×/d 5 mg/kg KG (Kinder 10 mg/kg) p. o. über 60 d,
- **Nifurtimox** (Lampit®) 8–10 mg/kg KG/d (Kinder 15–20 mg/kg) in 3 Tagesdosen p. o. über mind. 50 d, bei chronischen Infektionen über 3–4 Mon.

64.1.4 Nebenwirkungen

- **Benznidazol:** Exantheme, periphere Neuropathie, Hämatotoxizität
- **Nifurtimox:** häufig Übelkeit und Erbrechen, Anorexie und periphere Neuropathien, die meist reversibel sind; gelegentlich psychotische Reaktionen.

Während und nach der Behandlung sind **mehrfache Kontrollen der Parasitämie erforderlich**, da Therapieversager, die z. T. durch Resistenzen bedingt sind, nicht selten sind.

Allopurinol, Itraconazol, Fluconazol und die zusätzliche Gabe von Interferon-α zu Nifurtimox zeigten in begrenzten klinischen Studien ebenfalls einen antiparasitären Effekt und können **bei Therapieversagen** versucht werden.

64.1.5 Chronisches Krankheitsstadium

Die Wirksamkeit der **Chemotherapie** im chronischen Stadium ist **umstritten,** sowohl hinsichtlich der Eradikation der Parasiten als auch der Verhinderung einer Progression der Organschädigungen.

Kardiale Manifestationen

- Bei Bradyarrhythmien und höhergradiger AV-Blockierung kann eine Schrittmacherversorgung angezeigt sein.
- Bei schwerwiegenden ventrikulären Rhythmusstörungen kann die Implantation eines Kardioversionsdefibrillators angezeigt sein.
- Im **Endstadium der Chagas-Kardiomyopathie** ist die **Herztransplantation** meist die einzige Therapiemöglichkeit. Dabei ist mit Reaktivierungen aufgrund der Immunsuppression zu rechnen (prophylaktische Chemotherapie mit Nifurtimox).

Gastrointestinale Manifestationen

- Die Therapie bei **Megaösophagus** entspricht der bei Achalasie mit wiederholter Ballondilatation der Kardia und ggf. einer Ösophagokardiomyotomie.
- Bei Komplikationen des **Megakolons** (Ileus, Volvulus) können rektosigmoidale Resektionen erforderlich sein.

64.2 Schlafkrankheit

Auch: afrikanische Trypanosomiasis. Die beiden Erreger *Trypanosoma brucei gambiense* – Erreger der westafrikanischen Trypanosomiasis in Zentral- und Westafrika – und *Trypanosoma brucei rhodesiense* – ostafrikanische T., nur in Ostafrika – werden durch Tsetse-Fliegen übertragen und verursachen **akute und chronische Krankheitsverläufe** mit verschiedenen **Stadien:**
- initialer Trypanosomenschanker,
- akutes hämatolymphatisches Stadium sowie
- meningoenzephalitisches Stadium nach sehr variabler Latenz von wenigen Tagen bis mehreren Jahren.

Unbehandelt ist der Verlauf meist letal.

64.2.1 Diagnostik

Die **Serologie** (IFT, ELISA, Card-Agglutinations-Test) ist außer im Initialstadium i. d. R. positiv.

Für die **definitive Diagnose** und Indikation zur Therapie ist jedoch der **Erregernachweis im Blut** durch Anreicherungsmethoden, **Lymphknotenpunktat** und im meningoenzephalitischen Stadium im **Liquor** erforderlich.

64.2.2 Therapie

Diese ist abhängig von Krankheitsstadium und Erregerart.

Wegen der ernsten Prognose des zerebralen Stadiums ist ein **möglichst frühzeitiger Therapiebeginn** bedeutsam.

Hämatolymphatisches Stadium (febril-glandulär)

Pentamidin (Pentacarinat 300®) ist wirksam bei Infektion mit *T. b. gambiense.* Wirkung bei *T. b. rhodesiense* unsicher [Empfehlungsgrad A].

Dosierung: 4 mg/kg KG/d per infusionem über ca. 2 h oder i. m. 10 d lang.

Nebenwirkungen:
- Hypotension, bes. nach rascher Injektion: Bettruhe, Überwachung während und nach Infusion,
- Hypo- und Hyperglykämien,
- gelegentlich persistierender Diabetes mellitus,
- Gewebenekrosen bei i. m. Applikation.
- Selten Nephrotoxizität, Kardiotoxizität, Hämatotoxizität und Polyneuropathie.

Suramin (Germanin®, Antrypol®) ist wirksam bei Infektion mit *T. b. rhodesiense* und gambiense [Empfehlungsgrad A].

Applikation: jeweils frisch bereitete 10-prozentige Lösung langsam i. v.

Dosierung: Beginn mit Testdosis von 100 mg, dann 1 × 1 g (Kinder 20 mg/kg) an den Tagen 1, 3, 7, 14 und 21.
Nebenwirkungen:
- Selten Idiosynkrasie – Testdosis! – sowie
- exfoliative Dermatitis, Polyneuropathie, Hämatotoxizität.
- Häufig benigne reversible Proteinurie.

Cave

- Bei Zeichen von **Nephrotoxizität** – Hämaturie, Zylindrurie, Anstieg der Retentionswerte – Abbruch der Behandlung.
- Suramin und Pentamidin sind **unwirksam** gegen Trypanosomen im ZNS.

64

ALS FAUSTREGEL GILT
Bei allen Patienten muss eine **Liquoruntersuchung** (3–4 d nach Therapiebeginn) zum Ausschluss einer zerebralen Beteiligung erfolgen.

Meningoenzephalitisches Stadium (ZNS-Invasion)

Infektion mit *T. b. gambiense*

Mittel der Wahl ist **Eflornithin** (Difluoromethylornithin, DFMO) [Empfehlungsgrad A].
Dosierung: 4 × 100 mg/kg KG/d per infusionem über 2 Wo. gefolgt von 4 × 75 mg/kg KG/d p. o. über 4 Wo.

Eflornithin ist auch im hämolymphatischen Stadium wirksam, hat aber keine zuverlässige Wirkung bei Infektion mit *T. b. rhodesiense.*
Nebenwirkungen:
- Anämie.
- Thrombopenie.
- Durchfälle.
- Selten Krampfanfälle.
- Seit 2018 ist Fexinidazol (Fexinidazol Winthrop®) als orale Therapie [Empfehlungsgrad A] verfügbar.

Dosierung: ≥ 35 kg KG 1 × 1800 mg/d (3 Tbl.) p. o. über 4 d, gefolgt von 1 × 1200 mg (2 Tbl.) über 6 d. Zwischen 20 und 35 kg KG zunächst 1 × 1200 mg für 4 d, gefolgt von 1 × 600 mg für 6 d.
- Im Verlauf des Jahres 2021 soll Acoziborol als Einmaldosis zugelassen werden.

Infektion mit *T. b. rhodesiense*

Mittel der Wahl ist **Melarsoprol** (Arsobal®, Melarsen®, MelB®) [Empfehlungsgrad A].
Dosierung: 3,6 mg/kg KG/d (Kinder 1,8 mg/kg) in 3 Tagesdosen sehr langsam i. v., 3 d lang. Eine 3- bis 4-malige Wiederholung dieser Kur nach einer jeweils 7- bis 10-tägigen Pausen ist angezeigt.

Melarsoprol ist auch bei Infektion mit *T. b. gambiense* wirksam.
Nebenwirkungen:
! Melarsoprol hat eine hohe Toxizität!
! In 2–10 % der Fälle kommt es zum Auftreten einer reaktiven Enzephalopathie mit einer Letalität von 1–5 %.
- Fieber.
- Übelkeit, Erbrechen und abdominelle Schmerzen.
- Nekrosen an der Injektionsstelle.
- Nephro-, Hepato-, Kardio- und Hämatotoxizität.

ALS FAUSTREGEL GILT
Aufgrund der **hohen Toxizität** von Melarsoprol ist auch bei Infektion mit T. rhodesiense eine initiale Therapie mit Eflornithin in o. g. Dosierung zu empfehlen [Empfehlungsgrad B].

Cave
Bei hohen Parasitämien u./o. schlechtem Allgemeinzustand sollte mit einer **einschleichenden** Therapie – Beginn mit 0,36 mg/kg und Dosissteigerung über mehrere Tage – begonnen werden, aufgrund der Gefahr einer **reaktiven Enzephalopathie.**

Bei hoher Parasitämie ist zudem eine **Vorbehandlung** mit 1–2 Dosen von Suramin oder Pentamidin indiziert.

Nachbehandlung

Wegen der **Möglichkeit von Therapieversagern** – z. T. aufgrund von Resistenzen, oder **Rezidiven** sollten Patienten v. a. im meningoenzephalitischen Stadium über 2 Jahre nachkontrolliert werden: parasitologische Untersuchung von Blut und Liquor, Liquor-Zellzahl und -Proteingehalt.

Wichtig für die Praxis
Die **Trypanosomiasis** ist eine seltene Erkrankung, die auch viele Jahre nach der Infektion apparent werden kann. **Besonders schwere Verläufe** finden sich bei immunsupprimierten Patienten, z. B. Migranten nach Organtransplantation.

LITERATUR

Algehani AMG, Jaber FA, Khan A et. al.: Review on trypanosomiasis and their prevalence in some country on the Red Sea. Braz J Biol. 2021 Oct 22;83:e251671
Bern C, Montgomery S P, Herwaldt B L et al.: Evaluation and treatment of chagas disease in the United States: a systematic review. JAMA 298 (2007) 2171–2181
Cullen DR, Mocerino M.: A Brief Review of Drug Discovery Research for Human African Trypanosomiasis. Curr Med Chem. 2017;24(7):701–717
Maxfield L, Bermudez R.: Trypanosomiasis. 2021 Aug 11. In: StatPearls [Internet]. Treasure Island (FL): StatPearls Publishing; 2021 Jan–. PMID: 30571034
Priotto G, Kasparian S, Ngouama D et. al.: Nifurtimox-eflornithine combination therapy for second-stage Trypanosoma brucei gambiense sleeping sickness: a randomized clinical trial in Congo. Clin Infect Dis 45 (2007) 1435–1442
Rocha M O, Teixeira M M, Ribeiro A L: An update on the management of Chagas cardiomyopathy. Expert Rev Anti Infect Ther 5 (2007) 727–743

V Parasitosen

KAPITEL

65

Tomas Jelinek

Endoparasitosen

Kernaussagen

- Die **Diagnostik von Helminthiasen** (Wurmerkrankungen) erfolgt durch den parasitologischen Erregernachweis und mittels Immundiagnostik. **Wiederholte Untersuchungen sind erforderlich.** Insb. die Larvalstadien sind nur schwer nachweisbar.
- **Mittel der Wahl** zur Behandlung intestinaler Nematodeninfektionen sind die Benzimidazolcarbamate **Mebendazol** und **Albendazol.** Die **Behandlung ist meist unproblematisch.** Lediglich bei der **Strongyloidiasis** ist mit einer **kontinuierlichen Autoinfektion** zu rechnen.
- Die **Chemotherapie larvaler Nematodeninfektionen** (Trichinose, Toxocariasis) ist dagegen **problematisch,** da nur die Adultstadien unmittelbar nach der Infektion oder Larven im Migrationsstadium erfasst werden.
- Das wirksamste **Mittel zur Behandlung der lymphatischen Filariosen** ist **Doxycyclin.**
- **Praziquantel** ist das **Mittel der Wahl bei Trematodeninfektionen.** Bei akuter Schistosomiasis (Katayama-Syndrom) ist es allerdings ungenügend wirksam, sodass eine Wiederholung der Behandlung erforderlich ist. Auch ist hier **besondere Vorsicht angezeigt,** aufgrund der Möglichkeit einer Zustandsverschlechterung oder von zerebralen Krampfanfällen.
- Eine **Fasciolose** kann **mit Triclabendazol behandelt** werden.
- Auch bei der **Behandlung intestinaler Zestodeninfektionen** ist **Praziquantel** das **Mittel der Wahl.**
- Bei der **zystischen Echinokokkose** stehen **chirurgische, chemotherapeutische und interventionelle Behandlungsmethoden** zur Verfügung, deren Einsatz und ggf. Kombination individuell abgewogen werden sollte.
- **Bei alveolärer Echinokokkose** ist ein hoher Prozentsatz der Patienten zum Zeitpunkt der Diagnosestellung nicht oder nicht radikal operabel. **Partielle Resektionen und medikamentöse Therapie können** die **Überlebenszeit verlängern.**

65.1 Vorbemerkungen

Weltweit zählen **Helminthiasen** zu den **häufigsten Infektionen.** Sie sind aufgrund klimatischer und hygienischer Bedingungen v. a. in tropischen und subtropischen Entwicklungsländern verbreitet. In Deutschland ist daher am ehesten mit importierten Wurminfektionen zu rechnen, d. h. nach Reisen in diese Gebiete bzw. bei Patienten, die aus diesen Gebieten stammen.

- Nematoden: Rund- oder Fadenwürmer
- Trematoden: Saugwürmer, Egel
- Zestoden: Bandwürmer

Mit Ausnahme der larvalen Zestodeninfektionen und einigen larvalen Nematodeninfektionen ist der **Mensch als Endwirt** infiziert, d. h. es kommt zur Entwicklung geschlechtsreifer erwachsener Würmer.

65.2 Diagnostische Voraussetzungen

- Werden signifikante Antikörper-Titer **bei reisenden Europäern** nachgewiesen, kann meist auf eine weitere parasitologische Diagnostik verzichtet werden.
- **Bei Bewohnern von Endemiegebieten** sind Antikörper aufgrund der langjährigen Exposition weit weniger hilfreich.

- Bei Erstinfektionen kann die Immundiagnostik während der Präpatenzzeit den einzigen diagnostischen Hinweis geben.

! Insb. bei den **larvalen Nematoden- und Zestodeninfektionen** ist eine parasitologische Sicherung oft schwierig und **invasive Methoden zur Materialgewinnung** sind notwendig. In diesen Fällen können immundiagnostische und andere indirekte Methoden, z. B. bildgebende Verfahren, von entscheidender diagnostischer Bedeutung sein.

65.3 Therapie

65.3.1 Intestinale Wurminfektionen

➢ Tab. 65.1.

- Relevante Nebenwirkungen treten bei diesen Dosierungen nicht auf.
- Während der Schwangerschaft, insb. im 1. Trimenon, und bei Kindern < 2 J. ist mangels Erfahrungen jedoch eine strenge Indikationsstellung erforderlich.

Schwieriger ist die Behandlung der **Strongyloidiasis.** Aufgrund einer **kontinuierlichen endogenen Autoinfektion** kommt es häufig zu Therapieversagern. Zudem kann sich bei immunsupprimierten Patienten ein bedrohliches Hyperinfektionssyndrom mit Generalisierung (hämorrhagische Enteritis, Pneumonie, Enzephalitis) entwickeln. Wegen der **häufigen Rezidive bzw. Therapieversager** sind in jedem Fall mehrfache Nachkontrollen zur Beurteilung des Therapieerfolges angezeigt, wie Koprokulturmethoden oder die Rückbildung einer Bluteosinophilie.

- Ebenfalls gut wirksam ist **Ivermectin** (Scabioral®) 200 µg/kg an 3 d (Empfehlungsgrad A).
- **Bei immunsupprimierten Patienten** und **hyperinfektiver Strongyloidiasis** kann eine längerfristige, z. B. Albendazol über 4 Wo. und länger, bzw. mehrfach wiederholte Behandlung erforderlich sein.
- **Tiabendazol** (Minzolum®, Mintezol®) ist ebenfalls wirksam (2 × 25 mg/kg KG/d über 3 d; bei Hyperinfektionssyndrom über 5–7 d; Empfehlungsgrad B). Es verursacht jedoch häufig **Nebenwirkungen** wie Übelkeit, Erbrechen, Kopfschmerzen und Schwindel sowie selten auch bedrohliche Hautreaktionen (Erythema multiforme). **Cave:** Tiabendazol ist in der EU nur noch für veterinärmedizinische Indikationen verfügbar.
- Bei der **intestinalen Capillariasis** werden **Mebendazol** (2 × 200 mg/d) oder **Albendazol** (400 mg/d) über 3 Wo. gegeben (jeweils Empfehlungsgrad B).

Tab. 65.1 Therapie intestinaler und larvaler Nematodeninfektionen

Erkrankung	Erreger	Therapie
Enterobiasis	Enterobius vermicularis (Madenwurm)	• Mebendazol • Albendazol • Pyrvinium • Pyrantel
Trichuriasis	Trichuris trichiura (Peitschenwurm)	• Mebendazol • Albendazol
Askariasis	Ascaris lumbricoides (Spulwurm)	• Mebendazol • Albendazol • Piperazin
Hakenwurminfektion	Ancylostoma duodenale, Necator americanus	• Mebendazol • Albendazol
Trichostrongyliasis	Trichostrongylus spp.	• Mebendazol • Albendazol
Strongyloidiasis	Strongyloides stercoralis (Zwergfadenwurm)	• Albendazol • Ivermectin • Mebendazol • Tiabendazol
Intestinale Capillariasis	Capillaria philippinensis	• Mebendazol • Albendazol
Trichinose	Trichinella spiralis	• Mebendazol • Albendazol • Tiabendazol
Toxocariasis (viszerales und okuläres Larva-migrans-Syndrom)	Toxocara canis u. a. (Hundespulwurm)	• Albendazol • Tiabendazol • Diethylcarbamazin
Kutane Larva migrans	Ancylostoma brasiliense u. a. Ancylostoma spp.	• Tiabendazol topisch • Albendazol • Ivermectin

65.3.2 Trichinose und andere larvale Nematodeninfektionen

Die **Chemotherapie ist problematisch.** Die Wirkung auf die im Gewebe befindlichen Larven ist unsicher; aussagekräftige kontrollierte Studien zur antiparasitären und klinischen Wirksamkeit beim Menschen liegen nicht vor.

Trichinose

Bei der Trichinose kann eine **möglichst frühzeitige Behandlung mit Mebendazol** (3 × 10–20 mg/kg/d) **oder Albendazol** (1–2 × 400 mg/d) über 2 Wo. die in den ersten Wochen nach Infektion noch vorliegenden weiblichen Adultwürmer im Darm und auch einen Teil der Larven im Migrationsstadium abtöten, während die Wirkung auf bereits in der Muskulatur enzystierte Larven fraglich ist (Empfehlungsgrad C).

Tiabendazol (2 × 25 mg/kg/d über 7 d) ist ebenfalls wirksam, zeigt jedoch oft **Nebenwirkungen** (Empfehlungsgrad C).

In schweren Fällen und bei kardialen oder zerebralen **Komplikationen** ist die **gleichzeitige und initial hoch dosierte Gabe von Kortikosteroiden** wichtig (Empfehlungsgrad B).

Toxocariasis

Bei der Toxocariasis mit viszeralem oder okulärem Larva-migrans-Syndrom durch Toxocara canis und andere tierische Spulwurmarten wird eine Behandlung mit **Albendazol** 2 × 400 mg/d (bzw. 15 mg/kg/d) über 2–4 Wo. versucht (Empfehlungsgrad C).

Tiabendazol 2 × 25 mg/kg/d über 5–7 d sowie **Diethylcarbamazin** (Hetrazan®) in einer Dosierung von 3 × 2–3 mg/kg/d über 3–4 Wo. werden alternativ empfohlen (Empfehlungsgrad C).

Durch **Kortikosteroide** lassen sich die entzündlichen Reaktionen und das Ausmaß der Granulombildung, z. B. am Auge, in einigen Fällen günstig beeinflussen (Empfehlungsgrad C).

Bei kutaner Larva migrans durch tierische Hakenwurmlarven, v. a. Ancylostoma brasiliense, ist eine lokale Applikation von **Tiabendazol** als 10- bis 15-prozentige Salbe oder Suspension mit 3 % Salizylsäure (2 ×/d über 7–10 d) meist ausreichend (Empfehlungsgrad B). Jedoch ist Tiabendazol in der EU nur noch für veterinärmedizinische Indikationen verfügbar. **Bei multiplen Läsionen** oder mangelndem Ansprechen auf Lokaltherapie ist die **orale Gabe von Ivermectin** (200 µg/kg als Einmaldosis) oder **Albendazol** (1–2 × 400 mg/d über 3–7 d) angezeigt (jeweils Empfehlungsgrad C).

65.3.3 Filariosen

Das wirksamste Mittel zur Behandlung der lymphatischen Filariosen ist **Diethylcarbamazin** (DEC; Hetrazan®, Banocide®; ➤ Tab. 65.2; Empfehlungsgrad A).

DEC sollte stets in einschleichender Dosierung begonnen werden (➤ Tab. 65.3), da es v. a.zu Beginn der Behandlung mit dem an sich atoxischen DEC durch die rasche Abtötung von Mikrofilarien zu allergischen Reaktionen kommen kann. Diese können **bei Onchozerkose oder Loiasis bedrohlich** verlaufen, weshalb diese Infektionen bei Personen in bzw. aus Endemiegebieten vorher ausgeschlossen werden müssen. Insb. bei hoher Mikrofilariendichte ist daher bereits **prophylaktisch** die Gabe von **Kortikosteroiden** empfehlenswert, z. B. Betamethason (3 × 1–2 mg/d; Beginn bereits 2 d vor DEC, nach 7 d schrittweise Reduktion).

Tab. 65.2 Chemotherapie der Filariosen und der Dracunculiasis

Erkrankung	Erreger	Medikament	Dosierung
Lymphatische Filariosen	Wuchereria bancrofti	DEC[1, 2]	GD 72 mg/kg (14 d)
	Brugia malayi, B. timori	DEC[1, 2]	GD 36 mg/kg (7 d)
	Beide	Doxycyclin	ED 200 mg/d für 6 Wo.
Loiasis	Loa loa	Albendazol	2 × 200 mg/d über 3–4 Wo.
		Mebendazol	3–4 × 500 mg/d über 3–4 Wo.
		DEC[2]	GD 126 mg/kg (23 d)
Onchozerkose	Onchocerca volvulus	Ivermectin[1]	ED 150–200 µg/kg (1–2 ×/J.)
		Doxycyclin	ED 200 mg/d für 6 Wo.
		(DEC)	
Mansonella-Infektionen	Mansonella perstans	Mebendazol[1]	500 mg/d über 30 d
		DEC	GD 126 mg/kg (23 d)
	M. ozzardi	Ivermectin	ED 150 µg/kg
	M. streptocerca	DEC[1]	GD 126 mg/kg (23 d)
Dracunculiasis	Dracunculus medinensis	Metronidazol	40 mg/kg/d über 3–5 d (zur Unterstützung der Extraktion)

GD = Gesamtdosis; ED = Einzeldosis
[1] Mittel der Wahl
[2] DEC, Diethylcarbamazin (Hetrazan®, Banocide®)

Tab. 65.3 Dosierungsschema bei der Therapie der Filariose mit Diethylcarbamazin (DEC)

1. d	1 × 50 mg
2. d	3 × 50 mg
3. d	3 × 100 mg
ab 4. d	3 × 150 mg bzw. 3 × 2–3 mg/kg KG/d

Bei **Massenbehandlungen in den Endemiegebieten** haben sich auch **jährliche Einmaldosen** einer Kombination aus Ivermectin (200 µg/kg) + DEC (6 mg/kg) oder – in Endemiegebieten der Onchozerkose oder Loiasis – von Ivermectin (200 µg/kg) + Albendazol (400 mg) als effektiv zur Reduktion der Infektionsstärke erwiesen (Empfehlungsgrad A).

Onchozerkose

Bei der Onchozerkose ist **bevorzugt Ivermectin** (Stromectol®) indiziert, das bei einmaliger Gabe zu einer langsamen Abtötung von Mikrofilarien und einer 6–12 Mon. anhaltenden Hemmung ihrer Nachbildung führt (➤ Tab. 65.2).

Ebenfalls indiziert ist das gut verträgliche **Doxycyclin** (200 mg für 6 Wo., Empfehlungsgrad A). Dieses tötet Mikro- und Makrofilarien ab. Der Effekt wird erreicht durch das Absterben endosymbiontischer Bakterien der Gattung Wolbachia sp.

Das ebenfalls gut gegen Mikrofilarien wirksame **DEC** ist wegen der Gefahr schwerwiegender allergischer Reaktionen und Augenschädigungen heute **nur noch Reservemittel.**

Loiasis

Bei Loiasis zeigen **Albendazol** (2 × 200 mg/d) und **Mebendazol** (3–4 × 500 mg/d) über 3–4 Wo. eine mäßiggradige Wirksamkeit in Form einer Reduktion der Mikrofilariämie, eine **Eradikation der Infektion,** d. h. die Abtötung der Adulten, **gelingt** jedoch **häufig nicht.**

Mangels Endosymbionten wirkt Doxycyclin ebenfalls nicht.

DEC ist besser wirksam auch gegen Adulte, sollte wegen der Gefahr schwerwiegender Nebenwirkungen, wie allergische Reaktionen u./o. Enzephalopathie, jedoch **nur als Reservemittel und unter entsprechender Überwachung** eingesetzt werden, d. h. nach Reduktion der Mikrofilariämie durch Albendazol oder Mebendazol sowie mit einschleichender Dosierung und unter initialer Gabe von Kortikosteroiden.

65.3.4 Schistosomiasis und andere Trematodeninfektionen

Praziquantel (Biltricide®, Cesol®) ist das **Mittel der Wahl bei allen Trematodeninfektionen mit Ausnahme der Fasciolose** (➤ Tab. 65.4, Empfehlungsgrad A).

Schistosomiasis

Bei akuter Schistosomiasis (Katayama-Syndrom) oder weniger als 3 Mon. zurückliegender Infektion ist Praziquantel nicht oder nur teilweise wirksam. Die Behandlung sollte daher nach 6–8 Wo. wiederholt werden.

! **In Einzelfällen** wurden nach Gabe von Praziquantel eine **Zustandsverschlechterung** bei ausgeprägtem Katayama-Syndrom sowie die **Begünstigung von Krampfanfällen** bei zerebraler Schistosomiasis beschrieben.

Bei bedrohlichem Katayama-Syndrom ist eine **kurzfristige, hoch dosierte Kortikosteroidgabe** indiziert.

Bei zerebraler Schistosomiasis ist die **gleichzeitige Gabe von Antikonvulsiva und Dexamethason** empfehlenswert.

In einigen Gebieten wie Senegal und Ägypten wurden **S. mansoni-Infektionen mit schlechtem Ansprechen auf die Standarddosierung** von Praziquantel (➤ Tab. 65.4) beobachtet. Hier empfiehlt sich eine wiederholte Behandlung an 3 aufeinanderfolgenden Tagen.

Reservemittel gegen Schistosomen sind **Metrifonat** (Bilarcil®, nur gegen S. haematobium wirksam) und **Oxamniquin** (Mansil®, nur gegen S. mansoni).

Obstruktive Veränderungen der ableitenden Harnwege können zudem eine operative Behandlung erfordern.

Bei ausgeprägten bzw. blutenden **Ösophagusvarizen** ist eine Ligatur oder endoskopische Sklerosierung empfehlenswert.

Tab. 65.4 Praziquantel bei Trematodeninfektionen

Erkrankung	Erreger	Dosierung
Schistosomiasis (Bilharziose)	Schistosoma spp. (Pärchenegel)	
Darmbilharziose	S. mansoni S. intercalatum	2 × 20 mg/kg an 1 d
Blasenbilharziose	S. haematobium	1 × 40 mg/kg an 1 d
Asiatische Bilharziose	S. japonicum S. mekongi	3 × 20 mg/kg an 1 d
Clonorchiasis/Opisthorchiasis (Infektionen mit kleinen Leberegeln)	Clonorchis sinensis (Chinesischer Leberegel)	3 × 25 mg/kg an 1 d
	Opisthorchis viverrini, O. felineus (Katzenleberegel)	3 × 25 mg/kg an 3 d
Darmegelinfektionen	Fasciolopsis buski (großer Darmegel) Kleine Darmegel	1 × 20 mg/kg an 1 d

Tab. 65.5 Therapie bei Zestodeninfektionen

Erkrankung	Erreger	Therapie	Dosierung
Taeniasis	Taenia saginata (Rinderbandwurm)	Praziquantel	1 × 10 mg/kg
	T. solium (Schweinebandwurm)	Niclosamid	1 × 2 g
Diphyllobothriasis	Diphyllobothrium latum, D. pacificum (Fischbandwurm)		
Hymenolepiasis	Hymenolepis nana (Zwergbandwurm)	Praziquante	1 × 25 mg/kg
Zystische Echinokokkose	Echinococcus granulosus (Hundebandwurm)	Chirurgische Therapie	
		Albendazol	2 × 6–7 mg/kg KG/d über 28 d[1]
		Mebendazol	3 × 20 mg/kg KG/d über ≤ 3 Mon.[2]
Alveoläre Echinokokkose	E. multilocularis (Fuchsbandwurm)	Chirurgische Therapie	
		Albendazol	15 mg/kg KG/d über 28 d[1]
		Mebendazol	3 × 20 mg/kg KG/d über mind. 2 J.[2]
Zystizerkose	Taenia solium-Larvenstadium	Albendazol	2 × 7,5 mg/kg KG/d über 7–14 d
		Praziquantel	3 × 25 mg/kg KG/d über 14 d

[1] Wiederholungen der Therapie nach 2-wöchigen Pausen bei zystischer E. insgesamt 3-mal, bei alveolärer E. über mind. 2 J. (bei guter Verträglichkeit auch kontinuierliche Gabe möglich)
[2] Dosierung entsprechend Blutspiegelbestimmungen (Mindestwirkspiegel 1–4 h nach Einnahme: 250 nmol/l)

65

Fasciolose

Bei Fasciolose ist Praziquantel ungenügend wirksam. Hier zeigte in bisherigen Studien das Benzimidazolderivat **Triclabendazol** gute Therapieerfolge in einer Dosierung von 10 mg/kg als postprandiale Einmaldosis oder bei starken Infektionen an 2 aufeinanderfolgenden Tagen (Empfehlungsgrad B).

65.3.5 Zestodeninfektionen

Bei der Behandlung **intestinaler Zestodeninfektionen** ist **Praziquantel** das **Mittel der Wahl** und dem Niclosamid– v. a.bei der Hymenolepiasis – überlegen (➤ Tab. 65.5, Empfehlungsgrad A).

Zystische Echinokokkose

Bei der zystischen Echinokokkose stehen chirurgische, chemotherapeutische und interventionelle Behandlungsmethoden zur Verfügung, deren Indikation und ggf. Kombination aufgrund von Art, Lokalisation und Ausdehnung des Befalls, Nutzen und Risiken für den Patienten sowie Kontraindikationen der Methoden im Einzelfall abgewogen werden müssen.

Bei zufällig entdeckten, kleinen oder wahrscheinlich abgestorbenen Zysten – d. h. völlige oder teilweise Verkalkung – ohne Symptome, Komplikationen oder Rupturgefährdung kann **zunächst abgewartet** werden, ob sich bei regelmäßiger Kontrolle mittels bildgebender Diagnostik eine Progression ergibt.

Die **radikale operative Entfernung** ist die **Therapie der Wahl** und indiziert bei

- großen Leberzysten mit multiplen Tochterzysten.
- einzelnen, oberflächlich lokalisierten Leberzysten, die spontan oder als Folge eines Traumas rupturieren können.
- Zysten, die infiziert sind.
- Zysten, die mit dem Gallenwegssystem in Verbindung stehen u./o. Druck auf angrenzende vitale Organe ausüben.
- Zysten in Lunge, Gehirn, Nieren, Knochen und anderen Organen.
- Versagen einer chemotherapeutischen Behandlung.

Operative Behandlung

Bei Leberzysten kommen je nach Situation verschiedene Verfahren infrage.

- Um Zystenrupturen, Umgebungskontamination und die Gefahr der Sekundärechinokokkose zu vermeiden, sollten die Zysten **intraoperativ so weit möglich unter Sicht punktiert,** abgesaugt und – sofern kein Anschluss an die Gallenwege besteht – mit skoliziden Lösungen wie 70- bis 95-prozentige Ethanol- oder 15- bis 20-prozentige NaCl-Lösung (Formalin ist obsolet) **desinfiziert** werden.
- Anschließend wird die Zyste **geöffnet,** vollständig **ausgeräumt** und ggf. mit einer Netzplombe gedeckt (offene Endozystektomie mit oder ohne Omentoplastik).
- Radikalere, mit geringerer Rezidivrate aber höherem perioperativem Risiko verbundene Operationsverfahren sind **totale Perizystektomie** und **Leberteilresektion,** die bei multiplen Zysten, sehr großen vielkammerigen Zysten und nach Sekundärinfektionen zur Anwendung kommen.

Lungenzysten werden, wenn möglich, in toto enukleiert. Rupturierte oder infizierte Zysten werden mittels Segment- oder Keilresektion entfernt, bei zentralem Sitz u./o. bei multiplen Zysten kann eine Lobektomie erforderlich sein.

Chemotherapie

Bei planbaren Eingriffen ist eine **perioperative Chemotherapie** (s. u.) zur **Prävention einer Sekundärechinokokkose** empfehlenswert.

Der Stellenwert einer **präoperativen Chemotherapie** (s. u.) ist derzeit noch nicht klar definiert. Beim Fehlen einer dringlichen Operationsindikation (s. o.) wird jedoch zunehmend zunächst die Chemotherapie eingesetzt und erst bei ungenügendem Ansprechen eine operative Therapie angeschlossen.

Eine antiparasitäre Therapie mit **Benzimidazolen** (Albendazol oder Mebendazol) ist **indiziert** bei
- inoperablen bzw. nicht radikal operierten Patienten mit primärer Leber- oder Lungenechinokokkose
- bei Patienten mit multiplen Zysten in zwei oder mehr Organen
- bei Patienten mit Peritonealzysten.

Weitere Indikationen sind
- die perioperative Prävention einer Sekundärechinokokkose (Beginn mind. 4 d präoperativ),
- die periinterventionelle Therapie sowie
- die präoperative Behandlung, die möglicherweise die Zystenwand erweichen und damit den Binnendruck und somit die Rupturgefahr senken und die chirurgische Entfernung der Endozyste erleichtern kann.

Albendazol (Eskazole®) wird in einer Tagesdosis von 10–15 mg/kg verteilt auf 2 ED (normalgewichtige Erwachsene 2 × 400 mg/d) mit den Mahlzeiten verabreicht. Es werden 3 Behandlungszyklen von je 4 Wo. Dauer, unterbrochen durch jeweils 14-tägige Pausen, empfohlen. Bei guter Verträglichkeit ist eine kontinuierliche Behandlung über mind. 3 Mon. vorzuziehen (Hinweise auf bessere Wirksamkeit; Empfehlungsgrad A).

Ebenfalls wirksam ist das schlechter bioverfügbare **Mebendazol** (Vermox forte®) in einer Tagesdosis von 50 mg/kg KG verteilt auf 3 ED. Die Einnahme sollte mit möglichst fetthaltigen Mahlzeiten erfolgen. Plasmaspiegelbestimmungen und entsprechende Dosisanpassung sind empfehlenswert (Mindestwirkspiegel 250 nmol/l 1–4 h nach Einnahme). Die Therapiedauer beträgt mind. 3 Mon. (Empfehlungsgrad A).

Bei inoperablen Fällen und unzureichendem Erfolg einer 3-monatigen Chemotherapie, **bei** Sekundärechinokokkose (nach spontaner oder iatrogener Zystenruptur) oder bei Knochenechinokokkose kann auch eine längerfristige Behandlung erforderlich sein (s. u., „alveoläre Echinokokkose“).
Eine **Zuweisung dieser Patienten an spezialisierte Einrichtungen** ist empfehlenswert.

Mögliche **Nebenwirkungen der Benzimidazole** sind
- Hepatotoxizität,
- Alopezie sowie
- eine nach Absetzen meist reversible Neutropenie.

Kontraindikation ist **Schwangerschaft,** insb. im 1. Trimenon. Auf eine **konsequente Antikonzeption während der Therapie** muss unbedingt geachtet werden.

Minimalinvasive Verfahren

In den letzten Jahren wurde ein neues minimalinvasives Verfahren zur **Behandlung von unkomplizierten Leberzysten** eingesetzt: PAIR (Punktion, Aspiration, Injektion, Reaspiration).

Dabei werden intrahepatische und sonomorphologisch nach der WHO-Stadieneinteilung geeignete **Zysten** (WHO 1996 und 1997) perkutan mittels ultraschallgesteuerter Feinnadelpunktion soweit wie möglich abpunktiert und durch 1- bis 2-malige Instillation von 95-prozentigem Ethanol über 15–20 Min. und anschließender Reaspiration desinfiziert.

Voraussetzungen für eine erfolgreiche und komplikationslose Anwendung sind
- ein ausreichendes Leberparenchymfenster, d. h. mind. 2 cm Parenchym zwischen Zyste und Leberkapsel, zur Vermeidung einer Ruptur sowie
- ein fehlender Anschluss an das Gallenwegsystem ohne Gefahr einer sklerosierenden Cholangitis.

Zudem sollte **PAIR** unter Operationsbereitschaft im Fall von Komplikationen und **während einer periinterventionellen Therapie mit Benzimidazolen** mind. 4 d vor bis 1–3 Mon. nach PAIR durchgeführt werden.

Alveoläre Echinokokkose

Bei alveolärer Echinokokkose ist ein hoher Prozentsatz der Patienten von 42 bis > 90 % zum Zeitpunkt der Diagnosestellung nicht oder nicht radikal operabel.

Bei Begrenzung auf einzelne Lebersegmente kann durch **Hemihepatektomie** eine Heilung erreichbar sein. Hier wird identisch vorgegangen wie bei einer radikalen Tumoroperation. Allerdings sind **Rezidive** auch bei anscheinend radikaler Entfernung nicht selten, möglicherweise aufgrund bereits erfolgter Metastasierung.

Partielle Resektionen und **palliative Maßnahmen** zur Gallenableitung (bilio- und hepatodigestive Anastomosen, Stents, Endlosdrainagen) können die Überlebenszeit auch bei nicht radikal operablen Patienten verlängern.

In fortgeschrittenen Fällen, z. B. chronisches Leberversagen oder Budd-Chiari-Syndrom, kann eine **Lebertransplantation** erforderlich sein. In einigen Fällen wurden dabei Rezidive im Transplantat oder eine Progression in anderen Organen beobachtet mit z. T. besonders raschem Wachstum, möglicherweise aufgrund der Immunsuppression.

Die **medikamentöse Therapie mit Albendazol oder Mebendazol** mit gleicher Dosierung wie bei zystischer Echinokokkose, wirkt zwar meist nur parasitostatisch, verbessert Lebenserwartung und Lebensqualität jedoch in den meisten Fällen erheblich. Sie ist wegen der hohen Rezidivrate auch bei anscheinend radikaler Operation angezeigt und sollte über 2 Jahre postoperativ fortgeführt werden.

Bei Inoperabilität, nach nicht oder fraglich radikaler Operation sowie nach Lebertransplantation ist eine **langfristige Dauertherapie** erforderlich, ggf. lebenslang. Bei günstigem Verlauf kann nach frühestens 2 J. eine Therapie beendet werden. Die Behandlung sollte immer in Kooperation mit einem Zentrum mit Erfahrung in der Therapie und Therapiekontroll erfolgen.

Langfristige Nachkontrollen sind **in jedem Fall** erforderlich.

Zystizerkose

Bei der Zystizerkose ist durch eine Therapie mit **Albendazol** (Eskazole®), 2 × 7,5 mg/kg/d über 7–14 d, in der Mehrzahl der Fälle von

Neurozystizerkose (intrazerebrale Zysten) eine erfolgreiche Behandlung möglich (Empfehlungsgrad B).

Alternativ oder bei unzureichendem Therapieerfolg von Albendazol kann auch **Praziquantel** (Cysticide®), 3 × 25 mg/kg/d über 14 d gegeben werden (Empfehlungsgrad B).

Da während der Therapie akute Verschlechterungen auftreten können, z. B. eine periläsionale Entzündung und ein Ödem durch Antigenfreisetzung, sollten ggf. gleichzeitig Dexamethason und Antikonvulsiva gegeben werden.

Bei Therapieversagen und **Hydrocephalus internus** können neurochirurgische Maßnahmen erforderlich sein.

Therapie der ersten Wahl bei **okulärer Zystizerkose** ist die operative Entfernung, da eine medikamentöse Therapie durch die Auslösung periläsionaler Entzündungen mit dem Risiko irreversibler Schädigungen belastet ist.

Wichtig für die Praxis

- **Intestinale Wurminfektionen** sind häufig in verschiedenen Regionen Afrika. In vielen Ländern wird eine **empirische Therapie aller Migranten dieser Herkunft** empfohlen
- **Schistosomeninfektionen** werden durch Zerkarien in Süßwasserreservoiren übertragen und können langsam progrediente Infektionen verursachen.

LITERATUR

Bizhani N, Hashemi Hafshejani S, Mohammadi N et. al.: Lymphatic filariasis in Asia: a systematic review and meta-analysis. Parasitol Res Feb;120(2) (2021) 411–422

Bockarie MJ, Deb RM.: Elimination of lymphatic filariasis: do we have the drugs to complete the job? Curr Opin Infect Dis Dec;23(6) (2010) 617–620

Else KJ, Keiser J, Holland CV et. al.: Whipworm and roundworm infections. Nat Rev Dis Primers. 2020 May 28;6(1):44

Garcia HH, Nash TE, Del Brutto OH. Clinical symptoms, diagnosis, and treatment of neurocysticercosis. Lancet Neurol Dec;13(12) (2014) 1202–1215

Gryseels B, Polman K, Clerinx J et. al.: Human schistosomiasis. Lancet Sep 23;368(9541) (2006) 1106–1118

Martin RJ, Robertson AP, Choudhary S. Ivermectin: An Anthelmintic, an Insecticide, and Much More. Trends Parasitol Jan;37(1) (2021) 48–64

Nutman TB. Human infection with Strongyloides stercoralis and other related Strongyloides species. Parasitology Mar;144(3) (2017) 263–273. doi: 10.1017/S0031182016000834

KAPITEL

66 Echinokokkosen

Beate Grüner

Kernaussagen

- In Europa sind zwei Echinokokken-Erkrankungen relevant: Die zystische Echinokokkose, CE, durch *Echinococcus granulosus sensu lato* und die alveoläre Echinokokkose, AE, durch *Echinococcosus multilocularis.*
- **Die alveoläre Echinokokkose (AE)** ist die Manifestation des Larvenstadiums von *Echinoccoccus multilocularis* und kommt in Deutschland endemisch vor.
- Die **zystische Echinokokkose (CE),** verursacht durch *Echinococcosus granulosus sensu lato,* ist in Deutschland nicht mehr endemisch, wird aber häufiger als die alveoläre Echinokokkose diagnostiziert. In den allermeisten Fällen wird die CE aus dem Geburtsland der Patienten „mitgebracht" und erst Jahre bis Jahrzehnte später diagnostiziert.

Das klinische Management von AE und CE sollte sich an den Empfehlungen der WHO-IWGE (Informal Working Group on Echinococcosis) orientieren und in Absprachen mit einem Zentrum, das Erfahrung mit Echinokokkosen hat, erfolgen.

66.1 Alveoläre Echinokokkose (AE)

Das Larvenstadium von *Echinococcus multilocularis,* dem kleinen Fuchsbandwurm, verursacht beim Menschen die alveoläre Echinokokkose (Fuchsbandwurmerkrankung). *Echinococcus multilocularis* kommt nur auf der Nordhalbkugel vor und ist an gemäßigtes feuchtes Klima adaptiert. Die mit dem Fuchskot ausgeschiedenen Eier bleiben in der Umwelt lange infektiös und werden vom Menschen akzidentell oral aufgenommen. Die Aufnahme der Eier erfolgt mutmaßlich auch durch kontaminierte Nahrungsmittel bzw. Oberflächenwasser, sodass Hände- und Lebensmittelhygiene bei der Prävention eine wichtige Rolle spielen.

Die AE ist in Deutschland endemisch und ein Anstieg der Fallzahlen sowie eine Ausbreitung vom klassischen Endemiegebiet Süddeutschland gen Norden ist erkennbar. Dennoch ist die AE mit max. 60 an das RKI gemeldete Neuerkrankungen pro Jahr sehr selten.

Klinische Manifestationen treten bei der AE meist erst nach Jahren bzw. Jahrzehnten auf. Typische Frühsymptome gibt es nicht. Wichtig ist das Einbeziehen der AE in die Differenzialdiagnose fokaler Leberläsionen.

Während periphere Läsionen eher zum Leberkapselschmerz führen, kommt es bei hilären Herden mit Befall der zentralen Gallengänge zu Cholestase/Cholangitis und Ikterus. Durch Infiltration, Kompression oder Thrombose der Pfortader kann es zur portalen Hypertension und deren Folgen kommen. Auch ein Budd-Chiari-Syndrom ist möglich.

Etwa die Hälfte der Patienten zeigt keine klinische Symptomatik, die Leberläsionen fallen „zufällig" im Rahmen einer (abdominellen) Bildgebung auf. In solchen Fällen imponieren zunehmend auch kleine (Ø < 3 cm) Leberherde.

Klinische Hinweise auf eine alveoläre Echinokokkose sind in den meisten Fällen unspezifisch – z. B. Allgemeinsymptome wie Gewichtsabnahme, Fieber, Abgeschlagenheit, Unwohlsein oder Oberbauchschmerzen bei Hepatomegalie –, führen jedoch letztlich zu einer abdominellen Bildgebung mit Nachweis von Leberherden.

Auffallend ist meist die Diskrepanz zwischen fehlenden oder minimalen bzw. unspezifischen Beschwerden bei bildgebend bereits großem parasitärem Lebertumor (Ø oft > 10 cm).

66.1.1 Diagnostik der alveolären Echinokokkose

- Die Diagnosestellung der AE beruht auf der Kombination von **Bildgebung** mit positivem Nachweis von Anti-*Echinococcus*-Antikörpern.
- **Die Serodiagnostik wird stufenweise** empfohlen: Der initiale sensitive Suchtest wird durch einen *Echinococcus-multilocularis*-spezifischen Bestätigungstest ergänzt.

- Da für den Suchtest meist Rohantigen von *E. granulosus s. l.* benutzt wird, werden aufgrund der Antigenverwandtschaft damit Antikörper sowohl für *E. multilocularis* als auch für *E. granulosus* nachgewiesen.
- Die Angabe des Nachweises von *E.-granulosus*-Antikörpern verunsichert häufig, ist jedoch gewollt, da der Suchtest eine entsprechend hohe Sensitivität aufweist.
- Beim nachfolgenden Bestätigungstest werden aufgereinigte bzw. rekombinante Antigene von *E. multilocularis* wie Em2 plus oder Em10, Em18 verwendet, wodurch die Spezifität erhöht wird (95–100 %).
- Ist der Befund nicht konklusiv, also zeigt sich die bildgebend vermutete AE-Diagnose serologisch nicht bestätigt, wird explizit die Materialgewinnung – z. B. mittels Punktion – empfohlen, um eine histologische/immunhistochemische und/oder molekularbiologische Zestoden-PCR durchzuführen. Für eine Albendazol-Vorbehandlung vor Punktion gibt es bei der AE zwar keine Evidenz, dennoch ist eine Gabe ca. 24 h vor Punktion plausibel und sinnvoll.

Bildgebende Diagnostik

- Da sich die Alveoläre Echinokokkose nahezu immer (> 98 %) in der Leber manifestiert, ist **immer eine bildgebende Untersuchung der Leber** erforderlich.
- Damit sind B-Bild-Sonographie (US), kontrastverstärkte Sonographie (CEUS), Computertomographie (CT) und Magnetresonanztomographie (MRT) wichtige diagnostische Methoden.
- In der Bildgebung stellen sich AE-Herde vielgestaltig dar, jedoch nicht als typische glatt begrenzte Zyste. Sie werden beschrieben als größere unregelmäßig und unscharf begrenzte Leberläsionen, im US echoreich/echoarm inhomogen mit Nachweis von scholligen Verkalkungen und vesikulären (mikrozystischen) Strukturen. Durch geringe Vaskularisation kommt es v. a. im Zentrum großer Herde zur Ausbildung einer Nekrosehöhle, was bildgebend als sog. Pseudozyste imponiert.
- Fokale Leberläsionen fallen aufgrund der breiten Anwendung meist sonographisch auf. Die **Ultraschallklassifikation** nach Kratzer et al. (2015) unterscheidet die nachfolgend aufgeführten Morphologien, die nicht AE-spezifisch sind, aber eine weiterführende Diagnostik (Echinokokkoken-Serologie, Schnittbildgebung) triggern sollten.
  - **Sturm- und Hagelmuster:** unscharf abgrenzbar, unregelmäßiger Rand, inhomogenes Muster, echoreiche Textur, mit/ohne Schallschatten, metrisch schwer fassbar
  - **Pseudozystisches Muster:** gut abgrenzbar, inhomogen/irregulär, nicht vaskularisiert, echoreicher Rand, zentral echoarmes, inhomogenes Areal, mit teils echoreichen Signalen (Unterschied zur Zyste: dicke inhomogene Wand und Inneres nicht echofrei)
  - **Hämangiomartiges Muster:** teils unscharfe Abgrenzbarkeit, inhomogen zum umgebenden Lebergewebe, Anteile mit unterschiedlicher Echogenität; DD: atypisches (teilthrombosiertes) Hämangiom
  - **Metastasenartiges Muster:** echoarme Läsion, meist ohne Halo, oft zentral mit echoreicher Struktur; DD: schwierige Abgrenzung zu Metastasen verschiedener Primärtumoren
  - **Verknöcherungsmuster:** umschriebene Verkalkung mit dorsalem Schallschatten – unifokal oder multifokal; DD: Hepatolithiasis, ggf. echoreiche Metastase
- Derartige Befunde in der Sonographie sollten weitere Diagnostik triggern:
  - Ergänzende Kontrastmittelsonographie und/oder Schnittbild (CT oder MRT)
  - Durchführung einer Echinokokken-Serologie

Die kontrastverstärkten Sonographie (Contrast Enhanced Ultra Sound, CEUS) zeigt typischerweise keine KM-Aufnahme. Die Computertomographie (CT) mit Kontrastmittel ist bei stärker verkalkten parasitären Herden vorteilhaft. Die Magnetresonanztomografie (MRT) liefert eine detaillierte Darstellung, v. a. auch mit Nachweis typischer „traubenförmiger" Strukturen. Über nachweisbare Mikrozysten im Randbereich bzw. über die Diffusionsrestriktion können Rückschlüsse auf die parasitäre Aktivität der AE gezogen werden. Ergänzend zur abdominellen Bildgebung ist eine Computertomographie von Schädel und Thorax empfohlen, zur Erfassung möglicher parasitärer Fernmetastasen. Bei Verfügbarkeit stellt das [F18]-FDG-PET-CT von Kopf bis Leiste die Stagingmethode der Wahl dar.

- Aufgrund des malignen Verhaltens wird für die AE analog der TNM-Klassifikation die sog. PNM-Klassifikation benutzt, wobei P für die Lokalisation der parasitären Herde in der Leber, N für die Infiltration von Nachbarorganen und M für das Vorhandensein parasitärer Metastasen steht. Die PNM-Klassifikation wird zur Therapieplanung herangezogen.

AE-Falldefintion der WHO

Die Diagnose der AE basiert auf dem typischen morphologischen Befund eines Lebertumors mit entsprechender Anamnese und Epidemiologie sowie einer positiven Echinokokkoken-Serologie.
Nach **WHO-Falldefinition** wird eine AE als **„bestätigt/confirmed"** angesehen, wenn folgende **Kriterien** vorliegen:

1. bildgebend typische Organläsion,
2. positive Echinokokken-Serologie in 2 Tests (sensitiver Suchtest + spezifischer Bestätigungstest) und/oder
3. kompatibler histopathologischer Befund von Metazestodengewebe bzw. der Nachweis von *E.-multilocularis*-Nukleinsäure in klinischen Proben.

Bei lediglich Vorliegen eines typischen Leberherdes und einer positiven Echinokokken-Serologie (ohne Gewebeprobe) kann die Diagnose als **„wahrscheinlich/probable"** angesehen werden. Und auch damit besteht regelhaft eine Therapieindikation.

„Mögliche/possible" AE-Fälle mit lediglich positiver Echinokokken-Serologie oder mit Nachweis kleiner (verkalkter) Leberläsionen sollten nicht regelhaft therapiert, jedoch längerfristig kontrolliert werden, sonographische Kontrolle etwa jährlich und bei stabilem Befund alle 2 J. Bei kompletter Verkalkung sind kleine Leberherde als inaktiv einzustufen.

Bei immunsupprimierten Patienten, z. B. HIV-Infizierte bzw. Transplantierte, ist von einer kürzeren Inkubationszeit auszugehen, die Leberherde können atypisch imponieren. Zudem ist die Serodiagnostik, wie auch bei B-Zell-Defekten bzw.-Depletion, erschwert und die Echinokokken-Serologie evtl.falsch negativ.

66.1.2 Therapie der alveolären Echinokokkose

Bei der alveolären Echinokokkose besteht **immer** eine **Therapieindikation.**

Die Behandlung mit Benzimidazolen kann das parasitäre Wachstum zumeist aufhalten, führt jedoch nur selten zum Absterben des Larvengewebes, weshalb die Einnahme über Jahre bis Jahrzehnte erforderlich ist.

Eine komplette Resektion aller parasitären Herde (R0) und anschließende Albendazol-Nachbehandlung über 2 J. kann eine Heilung erzielen.

Medikamentöse Therapie der AE

- **Mittel der Wahl** sind Benzimidazole, primär Albendazol.
- Entgegen den Angaben in der Fachinformation soll Albendazol bei der AE nicht in Zyklen, sondern kontinuierlich eingenommen werden.

Cave

! Während der Schwangerschaft oder bei Frauen, von denen angenommen wird, dass sie schwanger sind, sollte Albendazol nicht angewandt werden.

- **Albendazol (ABZ)** ist in Deutschland verfügbar als 400-mg-Tbl. als Eskazole® und Albendazol Micro Labs Kautabletten®.
- Die **Dosis für Albendazol** (ABZ) beträgt 10–15 mg/kg/d in 2 geteilten Dosen, meist 2 × 400 mg/d. Einnahme mit fettreicher Mahlzeit, um die Resorption zu gewährleisten.
  ! **Anmerkung:** Die in der Fachinformation angegebene Empfehlung der Einnahme mit möglichst > 40 g festem tierischem Fett pro Mahlzeit, ist unserer klinischen Erfahrung nach nicht haltbar, da auch die Einnahme mit pflanzlichen und flüssigen Fetten/Ölen zu guten ABZ-Spiegeln und adäquatem Therapieansprechen führt.
- Aufgrund möglicher Hepato- und Myelotoxizität sollten Blutbild und Leberwerte überwacht werden. Laborkontrollen sollten im 1. Mon. etwa wöchentlich, dann bis zum 3. Mon. 2-wöchentlich, danach monatlich im 1. J. der Einnahme erfolgen.
- Bei deutlichem Transaminasenanstieg (> 5-fach über Norm) oder Leukopenie (< 2 g/l) muss Albendazol pausiert und nachfolgend in geringer/halber Dosierung wieder begonnen werden.
- Ein Albendazol-Spiegel sollte nach ca. 1 Mon. bestimmt werden: Blutabnahme 4 h nach ABZ-Einnahme, Spiegelkontrollen sollten ca. 4 ×/J. erfolgen.
- Obwohl ebenfalls zur Wirkstoffgruppe der Benzimidazole gehörend, sollte bei **ABZ-Intoleranz** ein Therapieversuch mit Mebendazol (MBZ) erfolgen.
- **Mebendazol Vermox forte®** ist Alternativpräparat. Die Zieldosis von ca. 40–50 mg/kg/d soll verteilt auf 3 Dosen eingenommen werden, jeweils mit einer fetthaltigen Mahlzeit.
- Mebendazol sollte nach vorangegangener ABZ-Toxizität immer eindosiert werden, die Steigerung sollte langsam und unter engmaschigen Laborkontrollen erfolgen, z. B.
  - in Wo. 1: 2 ×/d 1 Tbl. à 500 mg,
  - in Wo. 2: 3 ×/d 1 Tbl. à 500 mg,
  - anschließend steigern um 500 mg/Wo., sofern toleriert und keine medikamentös-toxischen Effekte; Laborkontrollen wöchentlich!
- Laborkontrollen von Blutbild und Leberwerten sind analog ABZ erforderlich.

Die weiteren Aussagen beziehen sich auf die medikamentöse Therapie generell:

- Die Lebenserwartung unter langjähriger Albendazol-Therapie entspricht (annähernd) der Normalbevölkerung. Prognostisch ungünstig bei der alveolären Echinokokkose ist das Vorliegen einer Benzimidazol-Intoleranz mit Hepato- oder Myelotoxizität, da es keine zugelassene alternative medikamentöse Therapie gibt.
- Verlaufskontrolle mittels bildgebender Untersuchungen, je nach Lage und Darstellbarkeit der Läsionen ist dies mittels Sonographie möglich. Schnittbildgebung (MRT oder CT Leber) sind in Abständen von 2–3 J. sinnvoll. Auch das FDG-PET-CT eignet sich gut zur Verlaufskontrolle, insbesondere wenn es als Primärstaging erfolgt. Bei dokumentiertem gutem Ansprechen auf eine mind. 2-jährige anthelminthische Therapie kann ein Auslassversuch der Albendazol-Therapie bei fehlender metabolischer Aktivität im FDG-PET und deutlichem Abfall bzw. Negativkonversion der Echinokokken-Antikörper erfolgen, worunter regelmäßige klinische und bildgebende Kontrollen obligat sind.

Chirurgische Therapie

Eine komplette Resektion aller parasitären Herde (R0) und anschließende Albendazol-Nachbehandlung über 2 J. kann eine Heilung erzielen. Ein operatives Vorgehen ist bei lokaler Resektabilität v. a. bei jungen Betroffenen anzustreben, mitunter auch nach längerer (Monate bis Jahre) Albendazol-Vorbehandlung mit dem Ziel, lokale Resektabilität (R0-Resektion, Sicherheitsabstand >> 1 mm) zu erreichen.

Eine Operation zur Reduktion der Parasitenmasse ohne Aussicht auf eine R0-Resektion **(palliative Operation)** wird nicht empfohlen.

Eine **Lebertransplantation** als Ultima Ratio ist nur selten bei fortgeschrittenem Leberbefall, z. B. mit sekundärer Zirrhose, erforderlich. Entscheidend ist eine suffiziente Albendazol-Therapie auch nach LTx, da sonst unter Immunsuppression ein AE-Rezidiv auftritt.

Gemäß Empfehlung der WHO-IWGE wird die postoperative Nachbehandlung mit Albendazol auch bei kompletter (R0-)Resektion über 2 J. empfohlen.

Bei unklarem Resektionsabstand oder R1-Resektion (mikroskopisch parasitäres Gewebe bis an den Absetzungsrand reichend) können Abfall der Serologie postoperativ und Schnittbildgebung in die Entscheidung (insbesondere auch [F18]-FDG-PET-CT zur Beendigung der Therapie mit herangezogen werden.

Auch bei kompletter Resektion aller parasitären Herde in kurativer Absicht sollen AE-Patienten mind. 10 J. lang hinsichtlich eines eventuellen Rezidivs überwacht werden. Dies erfolgt (anfangs) mittels Schnittbildgebung, kombiniert mit spezifischer Serologie.

Bei Negativkonversion der spezifischen Serologie (Em18-Elisa) wird inzwischen auch eine alleinige serologische Kontrolle im Verlauf als möglich erachtet.

MERKE

Bei der Mehrzahl der Patienten ist die AE eine chronische Erkrankung mit langjährig erforderlicher Albendazol-Einnahme. Lebensqualität und Lebenserwartung sind bei adäquater Betreuung meist nicht relevant reduziert. Auch nach kurativer Operation sind Kontrollen (klinisch, serologisch, bildgebend) bis 10 J. postoperativ empfohlen.

66.2 Zystische Echinokokkose (CE)

Die zystische Echinokokkose kommt weltweit vor. Entsprechend dem Zyklus des Erregers besteht eine Assoziation mit Viehhaltung (Hütehunde und Weidetiere) und unkontrollierter Heimschlachtung. Nahezu alle in Deutschland diagnostizierten CE-Erkrankungen betreffen Menschen, die die Infektion nach Deutschland „importiert" haben. Dies sind z. B. Süd- und Osteuropa, der mittlere Osten, Nordafrika und die ehemaligen GUS-Staaten.

In den letzten Jahren wurden etwa 70–120 Hundebandwurm-Neuerkrankungen an das RKI gemeldet, wobei von einer relevanten Dunkelziffer auszugehen ist.

Bei *E. granulosus s. l.* werden mehrere Stämme mit verschiedenen Zwischenwirten (Pferd, Rind, Schaf, Ziege, Esel, Dromedar, Kamel und Schwein) und unterschiedlicher Humanpathogenität unterschieden. Der **Hund** stellt für alle den wichtigsten Endwirt dar. Die Infektion des Hundes und anderer Kaniden erfolgt meist durch den Verzehr infizierter Schlachtabfälle. Der Mensch erwirbt die CE fäkal-oral, meist im Rahmen von Hundekontakten. Nach oraler Aufnahme der Eier entwickeln sich die Larvenstufen (Onkosphären) im Dünndarm der Zwischenwirte und wandern nach Perforation der Darmwand über die Blut- und Lymphbahn zu den Zielorganen, wo sie zu Metazestoden sprossen.

Der Mensch ist Fehlzwischenwirt im Zyklus. Die Larve kann jedes Organ befallen, am häufigsten sind solitäre Zysten, meist in der Leber (in 70–80 %) oder Lunge (ca.20 %).

Die eigentliche parasitäre Zyste (Hydatide) besteht aus einer dicken äußeren azellulären Laminarschicht und der inneren Keimschicht und wird von einer Perizyste (vom Wirt gebildet) umschlossen. Aus der Keimschicht der Endozyste knospen Brutkapseln mit infektionstüchtigen Kopfanlagen (Protoscolices). Der Entwicklungszyklus schließt sich, wenn der Hund die Schlachtabfälle infizierter Zwischenwirte aufnimmt.

Ein Großteil der parasitären Zysten bleibt asymptomatisch. Symptome entstehen oft erst nach Jahren durch den lokalen Effekt der Zyste auf die umgebenden Gewebe/Organe, sind von Lokalisation und Größe der Zyste abhängig und dementsprechend unspezifisch. Die **häufigste Komplikation** der zystischen Echinokokkose ist die Zystenruptur mit Ausbildung zystobiliärer oder zystobronchialer Fisteln.

Bei der Ruptur von Leberzyszen sind Anaphylaxie, peritoneale Aussaat, Cholangitis und Cholestase möglich.

Bei pulmonalen Zysten sind chronischer Husten auch mit Abhusten von Membranfragmenten, Hämoptysen, Pleuritis und die Ausbildung eines Lungenabszesses möglich.

Zusätzlich zu Symptomen durch den Lokaleffekt der Zyste können systemisch immunologische Symptome wie Urtikaria, Asthma oder Anaphylaxie auftreten. Korrelierend hierzu sind Bluteosinophilie, Anstieg des Serum-IgE und später auch der Serologie zu erwarten.

66.2.1 Diagnostik der zystischen Echinokokkose

Klinische Kriterien für die Diagnose einer CE (Brunetti et al. 2009):

- eine oder mehrere langsam wachsende oder konstante Zysten in der Bildgebung bei klinischer Symptomatik, abhängig von Lage und Größe der Zyste oder
- eine Anaphylaxie durch Ruptur oder Leckage einer Zyste oder
- Zufallsbefund einer Zyste mit typischer CE-Morphologie.

Diagnostische Kriterien einer CE (Brunetti et al. 2009):

- bildgebend Nachweis einer typischen Organläsion,
- spezifischer Antikörpernachweis (sensitiver Suchtest, spezifischer Bestätigungstest),
- Passende Histopathologie oder Parasitologie (mit Nachweis von Protoskolizes oder Häkchen in der Zystenflüssigkeit),
- Passender makroskopischer Befund einer CE-Zyste in chirurgischem Material.

Die Bildgebung ist bei der zystischen Echinokokkose essenziell. Hierbei stellt die Sonographie die Methode der 1. Wahl dar, insbesondere bei hepatischen Zysten. Eine parasitäre CE-Zyste hat – im Gegensatz zu dysontogenetischen Zyste – eine durchgehende echogene Zystenwand. Pathognomonisch ist der Nachweis eines Split-Wall-Zeichens, wenn eine Abspaltung der Endozyste von der Perizyste erkennbar ist.

Mithilfe der WHO-IWGE-Einteilung der Zystenstadien steht eine weltweit einheitliche sonographische Klassifikation der Echinokokkose zur Verfügung. Sie ermöglicht eine Aktivitätsbeurteilung der CE (➤ Abb. 66.1).

Die **Sonomorphologie von CE-Läsionen** ist nachfolgend beschrieben:

- **CE1:** aktives Stadium, einfach; unilokuläre Zyste, echofrei, liquider Inhalt, häufig „Doppelwand-Phänomen". Mitunter Nachweis von feinen Binnenstrukturen, sog. Hydatidensand, oft erst bei Umlagerung des Patienten erkennbar
- **CE2:** aktives Stadium, komplex; multivesikuläre Zyste mit internen Septen, Rosetten- oder Honigwabenmorphologie
- **CE3a:** Übergangsstadium, einfach; Zyste mit liquidem Inhalt und abgelöster Laminarschicht, Seerosen-Zeichen (Water Lilly Sign)

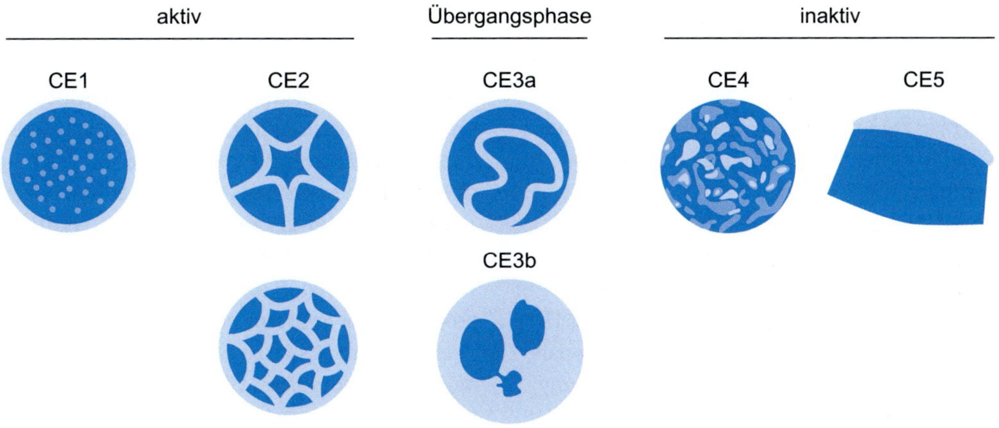

Abb. 66.1 Schematische Darstellung der CE-Stadieneinteilung gemäß WHO-IWGE [W798]
Die sonomorphologische Stadieneinteilung von Leberläsionen bei der CE erfolgt nach der Klassifikation der WHO-IWGE. Hier werden die Stadien CE1–CE5 unterschieden. Die Stadien CE1 und CE2 sind als aktive, infektiöse Stadien einzustufen, als transitorisch werden die Stadien CE3a und CE3b und als inaktiv die Stadien CE4 und CE5 aufgefasst. Nachfolgend die Beschreibung der in der Sonographie sichtbaren Veränderungen bei den Stadien CE1–CE5:

- **CE1:** univesikuläre, echofreie Zyste mit abgrenzbarer Wand, als Double Line Sign erkennbar, mitunter Nachweis von Hydatidensand im Zysteninneren; aktiv
- **CE2:** multivesikuläre/septierte Zyste; sog. Radspeichen- oder Honigwabenmuster; aktives Stadium
- **CE3a:** univesikuläre Zyste mit abgelöster Endozyste, sog. Seerosen-Zeichen (Water Lilly Sign), Übergangsstadium, Aktivität noch möglich
- **CE3b:** multivesikuläre Zyste, Tochterzysten in solider Matrix, wobei die zystischen Anteile als vital anzusehen sind; Transitionsstadium
- **CE4:** heterogene Binnenstruktur, zunehmende Echogenität, vormaliger Zysteninhalt ist konsolidiert, sog. Wollknäuelzeichen; inaktives Stadium
- **CE5:** solide Transformation mit dicker, bogenförmig verkalkter Wand, die im US einen kegelförmigen Schallschatten wirft; keine Zyste mehr; inaktives Stadium

- **CE3b:** Übergangsstadium, komplex; Tochterzysten in solider bzw. muzinöser Matrix
- **CE4:** inaktiv; gemischt echogen, solider Inhalt, sog. Wollknäuelzeichen
- **CE5:** inaktiv; solider Inhalt, Randverkalkung partiell oder komplett, oft bogenförmig, (arch-like) mit kegelförmigem Schallschatten

Bei **mikroskopischem Nachweis** von Häkchen oder Protoskolizes aus Zystenpunktat gilt die CE als gesichert.

Die **Serologie** (sensitiver Suchtest mit Rohantigen, meist Zystenflüssigkeit) mittels IHA, IFT, ELISA, Latex-Agglutinations-Test) ist bei 85–95 % der Leberzysten, aber nur bei 50–60 % der pulmonalen Zysten positiv. Aufgrund von Kreuzreaktionen mit anderen Helminthen bedarf es der Bestätigung mit spezifischen serologischen Tests wie einem Westernblot.

Eine messbare Antikörperantwort fehlt bei intakten CE1-Läsionen, bei inaktiven CE4- und CE5-Läsionen und mitunter bei extrahepatischer (z. B. pulmonaler) CE.

66.2.2 Therapie CE

Die Behandlung der CE soll interdisziplinär geplant und durchgeführt werden.

Für die Therapieentscheidung sind zu berücksichtigen: Lage, Anzahl, Größe und Stadium der parasitären Läsionen; Alter des Patienten, mögliche Kontraindikationen und Komorbiditäten, zudem ist die vor Ort vorhandene Expertise v. a. hinsichtlich perkutaner bzw. chirurgischer Interventionen relevant.

Therapiestrategien

Die vier möglichen Therapiestrategien der zystischen Echinokokkose sind:

1. **Watch and Wait:** Abwarten unter klinischen und bildgebenden Kontrollen bei asymptomatischen inaktiven Läsionen WHO CE4 und CE5; ggf. bei stabilen CE3b-Herden
2. **Albendazol only:** alleinige medikamentöse Therapie mit ABZ (alternativ MBZ): bei unilokulären Zysten Stadien CE1 und CE3a bis ca. 6 cm Durchmesser oder disseminierter CE:
   - ABZ führt zur Konsolidierung des Zysteninhalts (Regression von aktiv → transient → inaktiv CE 4/5); nach 6–12 Mon. oft Übertritt in inaktive Stadien CE4/5.
   - Kontraindiziert ist die alleinige medikamentöse Therapie, wenn das Risiko einer Zystenruptur besteht und in der Frühschwangerschaft.
3. **Perkutane Interventionen wie PA(I)R oder MoCat:**
   - **PAIR:** perkutane Punktion, Aspiration, Injektion eines Scolicides (20 % NaCl oder 95 % Alkohol) und nachfolgende Re-Aspiration des Zysteninhalts und die Ableitung der Zystenflüssigkeit sollten nur vom Erfahrenen angewandt werden. Bei Leberzysten ist zuvor eine Kommunikation mit den Gallenwegen unbedingt auszuschließen.
   - Bei großen Zysten (Ø > 10 cm) wird inzwischen häufig auf die Instillation protoskolizider Substanzen verzichtet, Hintergrund sind mögliche Komplikationen wie eine toxische Cholangitis.
   - Anwendung perkutaner Intervention als PAIR oder modifizierte Kathetertechnik **(MoCat).** Bei Letzterer werden durch den Einsatz großkalibriger Katheter die Membranen/Binnenstrukturen komplexer CE-Zysten, v. a. CE2 sowie 3b, zerstört.

66

   - PA(I)R für CE1/3a-Zysten Ø > 5 < 10 cm und als MoCat bei CE2/3a+b Ø > 5 cm, **immer kombiniert mit BMZ-Therapie, meist Albendazol,** für 3–6 Mon.
4. **Chirurgische Therapie** mittels partieller oder kompletter Zystektomie ist indiziert bei komplizierten oder komplexen Zysten CE2, CE3b und bei allen Zysten Ø > 10 cm, zudem bei stattgehabten Komplikationen wie Fistelung.
   - Mögliche Verfahren sind je nach Lage der Zysten: partielle Zystektomie/Endozystektomie, Perizystektomie/totale Zystektomie oder auch Leberteilresektion.
   - Das Ziel der chirurgischen Therapie ist die Entfernung des Herdes unter Vermeidung einer Aussaat des infektiösen Materials.
   - Für eine kurative Operation sollte gemäß WHO-Empfehlung eine Albendazol-Vorbehandlung über mind. 24 h, besser aber 5 d erfolgen.
   - Die postoperative Albendazol-Therapie erfolgt je nach Radikalität über Tage, meist für 1 Mon., seltener über 3–6 Mon.
   - In Falle einer **Zystenruptur oder Aussaat infektiöser Protoskolizes** spontan, iatrogen oder im Rahmen von Interventionen, kann additiv zum Albendazol die Gabe von Praziquantel 25 mg/kg/d oder 40 mg/kg/Wo. als protoskolizide Substanz erwogen werden.

Bei pulmonalen Zysten wird eher eine chirurgische Therapie angestrebt, obwohl Albendazol v. a. bei kleinen Zysten eine gute Wirksamkeit gezeigt hat. Bei größeren Lungenzysten sollte Albendazol präoperativ nur 24–48 h gegeben werden. Grund hierfür ist die mögliche Zystenruptur unter ABZ.

66

Medikamente zur Behandlung der CE

Albendazol ABZ als (Eskazole®) oder Albendazol Micro Labs Kautabletten® ist die 1. Wahl:

Die Dosis für **Albendazol (ABZ) beträgt** 10–15 mg/kg/d in 2 geteilten Dosen, meist 2 × 400 mg/d; Einnahme mit fettreicher Mahlzeit, um die Resorption zu gewährleisten.

Cave

! Während der Schwangerschaft oder bei Frauen, von denen angenommen wird, dass sie schwanger sind, sollte Albendazol nicht angewandt werden.

- Entgegen den Angaben in der Fachinformation soll Albendazol auch bei der CE kontinuierlich eingenommen werden, sofern verträglich.

Die Dauer der ABZ-Therapie ist bei der zystischen Echinokokkose meist begrenzt auf 3–6 Mon., nur selten – wie bei ZNS- oder Knochenbefall – ist eine Langzeittherapie indiziert.

Auch bei der CE ist ein Labormonitoring unter ABZ erforderlich und v. a. nach Therapieeinleitung sollten Leberwerte (Transaminasen) und Blutbild engmaschig (mind. 2-wöchentlich) bestimmt werden.

Auch bei der CE ist das **Alternativpräparat Mebendazol (MBZ),** das mit 40–50 mg/kg/d verteilt auf 3 Dosen/d mit fetthaltigen Mahlzeiten einzunehmen ist.

Ausnahmen für die Einleitung der Albendazol-Therapie stellen große pulmonale Zysten und große (> 10 cm) oberflächliche abdominelle Zysten mit Rupturgefahr dar. Hier sollte Albendazol erst ca. 48 h präoperativ bzw. vor Intervention begonnen werden.

Praziquantel als mögliche protoskolizoide Substanz: Bei Nachweis von Protoskolizes oder Zystenruptur kann der Einsatz von **Praziquantel** in den Dosen 25 mg/kg/d oder 40 mg/kg/Wo. als protoskolizide Substanz erwogen werden.

Die Datenlage hierzu ist heterogen, aufgrund der Schwere einer möglichen sekundären CE scheint der Einsatz jedoch gerechtfertigt.

Bei Multiorganbefall, insbesondere auch bei ossärem oder zerebralen Befall kann eine langfristige anthelminthische Therapie erforderlich sein, in diesen Fällen sind Verlaufskontrollen entsprechend der chronischen AE empfohlen (klinischer Status, Laborkontrollen, Bildgebung).

Cave

- Das Risiko anaphylaktischer Reaktionen besteht bei jeder interventionellen Maßnahme ebenso wie bei der (insgesamt seltenen) Spontanruptur einer Zyste.
- Eine Gefährdung durch nicht indizierte Eingriffe wie Zystenfensterung, die zur Aussaat der Protoskolizes und damit zur gefürchteten sekundären Echinokokkose führen können, gilt es zu vermeiden.
- Im Falle einer mutmaßlichen oder gesicherten Aussaat von Protoskolizes kann additiv zu Albendazol die Gabe von Praziquantel als protoskolizoide Substanz erwogen werden: Praziquantel 25 mg/kg/d oder 40 mg/kg/Wo.

Wichtig für die Praxis

- **Alveoläre und zystische Echinokokkose** unterscheiden sich in ihrem Wachstumsverhalten und sollten für die adäquate Therapieentscheidung differenziert werden
- **Beide Erkrankungen** (CE und AE) sind meist über Jahre asymptomatisch und werden häufig im Rahmen bildgebender Untersuchungen **„zufällig" entdeckt.**
- Die **Diagnose** beruht auf Expositionsanamnese, Bildgebung und Immundiagnostik/Echinokokken-Serologie).
- Die **spezifische Morphologie der CE-Läsionen** im Ultraschall erlaubt die Diagnose und die Beurteilung der Aktivität (WHO-CE-Stadien).
- Ein **maligne imponierender, unregelmäßig begrenzter Leberherd** (mit Verkalkungen) sollte an eine AE denken lassen und eine Echinokokken-Serologie veranlasst werden.
- Die Mitbehandlung von Echinokokkose-Patienten **an einem Zentrum** ist sinnvoll.

LITERATUR

Brehm K: Die Echinokokkose – Eine Übersicht und neue Erkenntnisse in der Diagnostik, Therapie und Parasitenbiologie. Epidemiologisches Bulletin 15/2017. Erscheinungsdatum 13. April 2017

Brunetti E, Kern P, Vuitton D: Expert consensus for the diagnosis and treatment of cystic and alveolar echinococcosis in humans. Acta Tropica (2009). DOI: 0.1016/j.actatropica. 2009.11.001

Budke CM, Casulli A, Kern P, Vuitton DA: Cystic and alveolar echinococcosis: Successes and continuing challenges. PLoS Negl Trop Dis Apr 20; 11(4) (2017) e0005477. doi: 10.1371/journal.pntd.0005477. eCollection 2017 Apr

Grüner B, Kern P, Mayer B et al.: Comprehensive diagnosis and treatment of alveolar echinococcosis: A single-center, long-term observational study of 312 patients in Germany. GMS Infect Dis Jan 6;5 (2017). Doc01. doi: 10.3205/id000027. eCollection 2017.PMID: 30671323

Hillenbrand A, Gruener B, Kratzer W, et al. Impact of Safe Distance on Long-Term Outcome After Surgical Therapy of Alveolar Echinococcosis. World J Surg Apr; 41(4) (2017) 1012–1018

Robert Koch-Institut (RKI): Infektionsepidemiologisches Jahrbuch meldepflichtiger Krankheiten für 2020, Datenstand: 1. März 2021. www.rki.de (letzter Zugriff: 2.2.2023)

Kern P, Menezes da Silva A, Akhan O et al.: The Echinococcoses: Diagnosis, Clinical Management and Burden of Disease. Adv Parasitol 96 (2017) 259–369. doi: 10.1016/bs.apar.2016.09.006. Epub 2017 Feb 8

Kratzer W, Grüner B, Kaltenbach T et al.: Proposal of an ultrasonographic classification for hepatic alveolar echinococcosis: Echinococcosis multilocularis Ulm classification-ultrasound. World J Gastroenterol (2015) DOI: 10.3748/wjg.v21.i43.12392

Rinaldi F, Brunetti E, Neumayr A et al.: Cystic echinococcosis of the liver: A primer for hepatologists. World J Hepatol May 27;6(5) (2014) 293–305. doi: 10.4254/wjh.v6.i5.293. PMID: 24868323; PMCID: PMC4033287

Stumpe KD, Renner-Schneiter EC, Kuenzle AK et al.: F-18-fluorodeoxyglucose (FDG) positron-emission tomography of Echinococcus multilocularis liver lesions: prospective evaluation of its value for diagnosis and follow-up during benzimidazole therapy. Infection. 35 (2007) 11–18

Tamarozzi F, Horton J, Muhtarov M et al.: A case for adoption of continuous albendazole treatment regimen for human echinococcal infections. PLoS Negl Trop Dis Sep 17;14(9) (2020) e0008566. doi: 10.1371/journal.pntd.0008566. PMID: 32941434; PMCID: PMC7498015.

Vuitton DA, McManus DP, Rogan MT et al.; World Association of Echinococcosis: International consensus on terminology to be used in the field of echinococcoses. Parasite 27 (2020) 41. doi: 10.1051/parasite/2020024. Epub 2020 Jun 3. PMID: 32500855; PMCID: PMC7273836

KAPITEL

67 Ektoparasitosen

Tomas Jelinek

Kernaussagen

- Beim **Nachweis von Skabies und Filzläusen** sollte das mögliche **Vorliegen anderer sexuell übertragbarer Krankheiten** abgeklärt werden.
- Bei **Skabies und Läusebefall** besteht **Meldepflicht** beim Auftreten in Gemeinschaftseinrichtungen. **Schulbesuch** ist erst nach erfolgreicher Behandlung wieder erlaubt.
- Die **Therapie der Skabies** erfolgt **mit topisch anwendbaren Antiscabiosa** (Benzylbenzoat, Crotamiton, Permethrin oder Allethrin in Kombination mit Piperonylbutoxid). Bei der schweren Form bei abwehrgeschwächten Patienten ist orales Ivermectin wirksam.
- Zur **Therapie von Kopf- und Filzläusen** geeignet sind Crotamiton, Pyrethroide oder Dimeticon.
- **Flohstiche** werden **symptomatisch behandelt,** besondere Aufmerksamkeit gilt der Entfernung von Flöhen, ihren Eiern und Nissen aus den Räumen. Insektizide bei Haustieren anwenden!
- Ebenso ist bei **Wanzenstichen** die entscheidende Maßnahme die **Entwesung der befallenen Räume.**
- **Zecken** sollten **so schnell wie möglich vorsichtig vollständig entfernt** werden. Vorheriges Abtöten sowie Quetschen bei der Entfernung sind zu unterlassen bzw. zu vermeiden, um weiteres Übertreten von möglicherweise infiziertem Speichel oder Mageninhalt zu vermeiden.

67.1 Skabies (Krätze)

67.1.1 Vorbemerkungen

Die Krätzemilbe Sarcoptes scabiei var. hominis kommt nur beim Menschen vor.

Andere, bei Tieren verbreitete Sarcoptes-Unterarten, und weitere zoonotisch verbreitete Milbenarten, können zwar auf den Menschen übertragen werden, vermehren sich hier jedoch nicht anhaltend, sodass sie spontan verschwinden, sobald der Kontakt zu infizierten Tieren nicht mehr gegeben ist.

Die **Übertragung** der menschlichen Krätzemilbe erfolgt fast ausschließlich durch direkten Hautkontakt von Mensch zu Mensch – bes. Intimkontakt.

Durch Einwanderung der Milbenweibchen in die Hornschicht und ihre Ausscheidungsprodukte entstehen **1–10 mm lange Milbengänge mit entzündlicher Reaktion.** Häufig treten Sekundärveränderungen durch Kratzeffekte, Ekzematisierung oder Impetiginisierung mit papulovesikulären, pustulösen oder krustösen Effloreszenzen hinzu.

Prädilektionsstellen sind die talgdrüsenarmen Hautareale der Interdigitalräume und Handgelenke. Häufig sind auch Ellbogen, vordere Axillarfalte, Brustwarzen (bei Frauen), Bauchnabel, Genital- und Gesäßregion befallen (➤ Abb. 67.1).

Bei **Abwehrschwäche,** z. B. AIDS, kann sich eine besonders schwere Form (*Scabies norwegica,* Borken- oder Krustenkrätze) mit Hyperkeratinisierung und ausgeprägter, z. T. großflächiger Krustenbildung

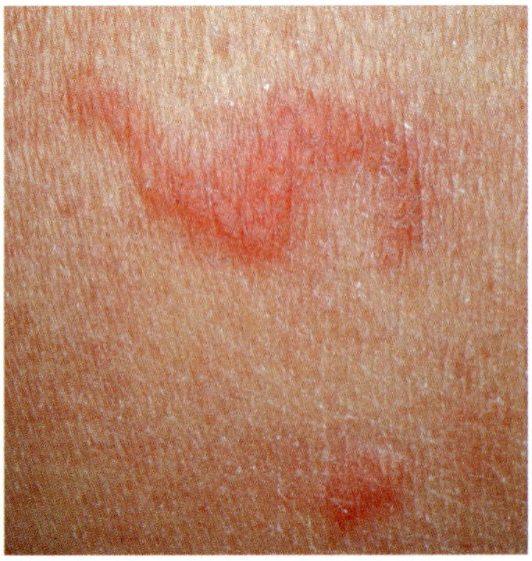

Abb. 67.1 Skabies: kommaförmiger Gang, Papeln und Bläschen [M123]

Tab. 67.1 Präparate zur Therapie der Skabies

Präparat (Darreichungsform)	Inhaltsstoffe	Anwendung
Antiscabiosum® (Emulsion)	Benzylbenzoat	An 3 aufeinanderfolgenden d
Crotamitex® (Salbe, Lotion)	Crotamiton	3–5 d
Infectoscab 5 %-Creme (Creme)	Permethrin	1 × 12 h, ggf. wiederholen
Spregal® (Lösung)	Allethrin + Piperonylbutoxid	1 × 12 h
Scabioral (Tabletten)	Ivermectin	Einmalig 200 μg/kg

entwickeln. Der Juckreiz fehlt oft und die Krusten enthalten eine große Zahl von Milben (hohe Infektiosität).

Der Kopf ist außer bei Kleinkindern und bei *Scabies norwegica* nicht befallen.

67.1.2 Diagnostik

Zur Diagnose sollte an den Prädilektionsstellen **nach Milbengängen gesucht** werden.

Die meist am Gangende gelegenen 0,2–0,4 mm großen Weibchen können in der Auflichtlupe mit Öltropfen oder im Hautgeschabsel mikroskopisch nachgewiesen werden, z. T. mit Eiern und Kotballen.

Der Nachweis kann bei erregerarmer („gepflegter") Skabies schwierig sein.

ALS FAUSTREGEL GILT

Bei Jugendlichen und Erwachsenen ist an eventuell gleichzeitig erworbene **sexuell übertragbare Infektionen** zu denken.

67.1.3 Therapie

Die Therapie erfolgt mit den topisch anwendbaren Antiscabiosa Benzylbenzoat, Crotamiton, Permethrin oder Allethrin in Kombination mit Piperonylbutoxid (Empfehlungsgrad B; ➤ Tab. 67.1).

Diese werden an 3 aufeinanderfolgenden Tagen (bei Allethrin/Piperonylbutoxid nur einmalig) großflächig, d. h. am ganzen Körper mit Ausnahme des Kopfs (soweit nicht befallen) aufgetragen.

Allethrin/Piperonylbutoxid sollte wegen der Möglichkeit perkutaner Absorption und potenzieller Neurotoxizität bzw. Hinweisen auf Teratogenität (Piperonylbutoxid) bei Schwangeren und Säuglingen nicht angewandt werden.

Nach der EU-Verordnung 850/2004 durfte Lindan nur noch bis Ende 2007 in Europa als Insektizid eingesetzt werden. Seit Dezember 2007 dürfen lindanhaltige Medikamente in Deutschland nicht mehr verkauft oder angewandt werden.

Bei immunsupprimierten Patienten und/oder Skabies norwegica sind **Rezidive** häufig. In diesen Fällen ist eine **orale Behandlung mit Ivermectin** (Scabioral®; 200 μg/kg als Einmaldosis) wirksam (Empfehlungsgrad C).

Zudem können antipruriginöse Therapie (Antihistaminika) und antibiotische Behandlung von Sekundärinfektionen erforderlich sein.

- Bettwäsche und möglicherweise kontaminierte Kleidung sollten gewaschen werden.
- Familien- und Wohngemeinschaftsmitglieder sowie andere Kontaktpersonen sollen untersucht und ggf. gleichzeitig behandelt werden.
- Eine Meldepflicht nach dem Bundesseuchengesetz besteht nur beim Auftreten in Gemeinschaftseinrichtungen für den Leiter der Einrichtung.
- Für Infizierte besteht ein Verbot des Betretens von Schulen. Eine Wiederzulassung zum Besuch von Schulen und anderen Gemeinschaftseinrichtungen kann nach Abschluss einer regelrechten Behandlung erfolgen.

Läusebefall (Pediculosis, Phthiriasis)

Kopflaus *(Pediculus humanus capitis)*, Kleiderlaus *(P. h. corporis)* und Filzlaus *(Phthirus pubis)* sind obligate, ausschließlich humanpathogene Parasiten, während tierpathogene Läuse beim Menschen nur als passagere Schmarotzer auftreten (➤ Abb. 67.2).

Die **Übertragung** von Mensch zu Mensch erfolgt durch direkten Kontakt – bei Filzläusen v. a. beim Geschlechtsverkehr –, bei Kleiderläusen vorwiegend über infestierte Kleidung.

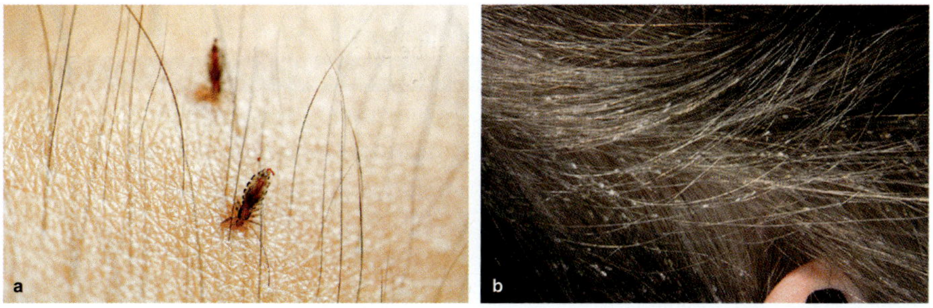

Abb. 67.2 Kopfläuse. **a** Ausgewachsene Läuse **b** Nissen [J812-042/M123]

- Kopfläuse und ihre Nissen sind i. d. R. auf das Kopfhaar beschränkt und befallen nur selten Scham- und Barthaare.
- Die morphologisch schwer unterscheidbaren Kleiderläuse und ihre Nissen finden sich in Unterwäsche und Kleidung.
- Filzläuse bevorzugen Regionen mit apokrinen Schweißdrüsen wie Scham-, Achsel- und Brusthaar, selten auch Bart, Wimpern und Kopfhaar bei Kleinkindern.
- Kleiderläuse können Fleckfieber (Rickettsia prowazeki), Rückfallfieber (Borrelia recurrentis) und Bartonella quintana (Erreger von Wolhynischem Fieber und bazillärer Angiomatose) übertragen.

Diagnostik

Zur Diagnose müssen die Läuse und ihre Nissen mit dem **bloßen Auge** oder einer **Lupe** – besonders bei den kleineren Filzläusen – an den Haaren bzw. bei Kleiderläusen in den Nähten der Wäsche und Kleidung gesucht werden.

Prädilektionsstellen sind
- bei Kopfläusen die Haare hinter den Ohren und im Nacken,
- bei Filzläusen die Haare der Genitoanalregion.

ALS FAUSTREGEL GILT
Bei Filzlausbefall sollte auch eine Abklärung hinsichtlich anderer sexuell übertragbarer Infektionen erfolgen.

Therapie

Zur Therapie von Kopf- und Filzläusen geeignet sind **Crotamiton, Pyrethroide** (Permethrin, Kombinationen von Pyrethrum oder Allethrin mit Piperonylbutoxid; Empfehlungsgrad A; ➤ Tab. 67.2) oder **Dimeticon.**
- Die Anwendung erfolgt bei Kopfläusen am gesamten Kopfhaar einschließlich Nacken- und Schläfenhaaren.
- Bei Filzläusen an den Schamhaaren ggf. einschließlich der Achselhaare und ggf. vorhandener und befallener, stärkerer Körperbehaarung.
- Von befallenen Wimpern werden Läuse und Nissen mit einer feinen Pinzette entfernt.

Therapieversager bzw. Rezidive beruhen meist auf falscher bzw. unzureichender Anwendung oder auf Reinfektion ausgehend von infizierten und unbehandelten Kontaktpersonen.

! Während der **Schwangerschaft** und in der Stillzeit sollten die genannten Präparate nicht verwendet werden.

Unbedenklich ist hier eine Behandlung durch mehrfaches Spülen der Haare mit lauwarmem Essigwasser (3 EL Essig auf 1 l Wasser) und anschließendes Auskämmen der noch feuchten Haare mit einem Nissenkamm. Manche Nissen haften so fest, dass sie auch bei sorgfältigem Auskämmen nicht entfernt werden. Um ganz sicher alle Parasiten zu entfernen, werden die Haare vom Nacken her in kleinen Büscheln gesichtet und Haare mit noch anhaftenden Nissen nahe der Wurzel abgeschnitten. Diese Methode ist sehr zeitaufwendig, hat sich in der Praxis aber bewährt.

Bei Befall mit **Kleiderläusen** muss die gesamte **Wäsche** und Kleidung gekocht oder bei mindestens 60 °C gewaschen bzw. gebügelt oder, wenn dies nicht möglich ist, chemisch gereinigt oder mit Insektiziden, z. B. Pyrethroide, behandelt werden.

Die Behandlung der Hauterscheinungen ist symptomatisch, eine Anwendung von Insektiziden beim Patienten ist nicht erforderlich.

Die Meldepflicht bei Auftreten von Läusebefall in Gemeinschaftseinrichtungen und die Wiederzulassung zum Besuch von Schulen und anderen Gemeinschaftseinrichtungen entsprechen der Skabies.

Flohstiche (Pulicosis)

Neben dem Menschenfloh *(Pulex irritans)* können auch Flöhe von Tieren (Hund, Katze, Geflügel, Nager u. a.) den Menschen belästigen.

Nagerflöhe, selten auch der Menschenfloh u. a. Flöhe (bes. der tropische Rattenfloh, *Xenopsylla cheopis*) können die Pest übertragen, zudem das murine Fleckfieber sowie Zwerg- und Rattenbandwurm (*Hymenolepis nana* und *H. diminuta*).

Diagnostik

Die Diagnose beruht auf dem typischen klinischen Bild. Gefangene Flöhe erlauben zudem eine Artbestimmung.

Therapie

Die Behandlung ist **symptomatisch** (Antihistaminika lokal und ggf. systemisch).

Verflohte Räume sollten mittels Staubsauger von Flöhen, Eiern und Puppen gesäubert werden, da diese Monate überleben können. Zudem kann eine Entwesung mit Insektiziden (Organophosphate, Carbamate, Pyrethroide) erforderlich werden.

Tab. 67.2 Präparate zur Therapie von Kopf- und Filzlausbefall

Präparat (Darreichungsform)	Inhaltsstoffe	Anwendung
Crotamitex® (Gel, Lotion)	Crotamiton	Mehrmals an 1 d
Delixi liquidum® (Lösung)	Permethrin	1 × 30–45 Min.
Goldgeist forte® (Lösung)	Pyrethrum + Piperonylbutoxid	1 × 30–40 Min.
Infectopedicul® (Lösung)	Permethrin	1 × 30–45 Min.
Jacutin-N® (Emulsion)	Allethrin + Piperonylbutoxid	1 × 30 Min.
Jacutin Pedicul Fluid (Lösung)	Dimeticon	1 × 10 Min, ggf. wiederholen
NYDA® (Spray)	Dimeticon	Haarwäsche einmalig über Nacht

Haustiere sowie ihre Liege- und Schlafstellen sollten mit Insektiziden entfloht werden.

Sandflohbefall (Tungiasis)

Der Sandfloh Tunga penetrans ist im tropischen Afrika, in Mittel- und Südamerika und Teilen des indischen Subkontinents verbreitet. Die zunächst auf trockenen, sandigen Böden freilebenden Weibchen **dringen nach der Befruchtung in die Haut** von Menschen und Tieren bevorzugt an den Füßen bes. um die Zehennägel ein und wachsen bis zu einer etwa erbsengroßen subkutanen Schwellung mit einer kleinen zentralen Öffnung über dem Hinterende des Flohs heran. Nach 8–12 d kommt es zur Entzündung und Ulzeration und die weißen Floheier entleeren sich nach außen.

Komplikationen sind bakterielle Sekundärinfektion (Abszess, Phlegmone), Tetanus oder Gasbrand.

Diagnostik

Die Diagnose beruht auf dem **typischen klinischen Bild** und dem **Nachweis von Flohanteilen** und Eiern bei der therapeutischen Inzision und Entleerung.

Therapie

- Frisch eingedrungene Flöhe lassen sich durch Abdeckung mit einem in Paraffinöl, Äther o. Ä. getränkten Tupfer **abtöten.**
- Später ist meist eine **Inzision und Entfernung** mittels steriler Nadel und Pinzette notwendig.
- Bei Sekundärinfektionen kann eine **chirurgische Entfernung** erforderlich sein, ggf. mit lokaler u./o. systemischer Antibiose und Tetanusprophylaxe.

Die **Prophylaxe** besteht im Tragen von Sandalen an tropischen Stränden und Böden sowie der Anwendung von Insektiziden an Schuhen und Strümpfen.

Wanzenstiche (Cimicosis)

Die 3–5 mm großen Bettwanzen *(Cimex lectularius)* saugen vorwiegend nachts Blut und verbergen sich tagsüber in Bett- oder Wandritzen, hinter Tapeten und Bildern (➤ Abb. 67.3).

Die meist zahlreichen, oft in Gruppen oder Linien zusammenliegenden Stiche finden sich eher an unbedeckten Hautarealen.

Die Möglichkeit der Übertragung von Hepatitis-B-Virus gilt als wahrscheinlich.

Diagnostik

Die Diagnose beruht auf dem **klinischen Bild** sowie ggf. auf dem **Nachweis** von Wanzen in Schlafräumen.

Hinweise sind zudem der Wanzenkot und der unangenehme faulige Geruch der Wanzensekrete.

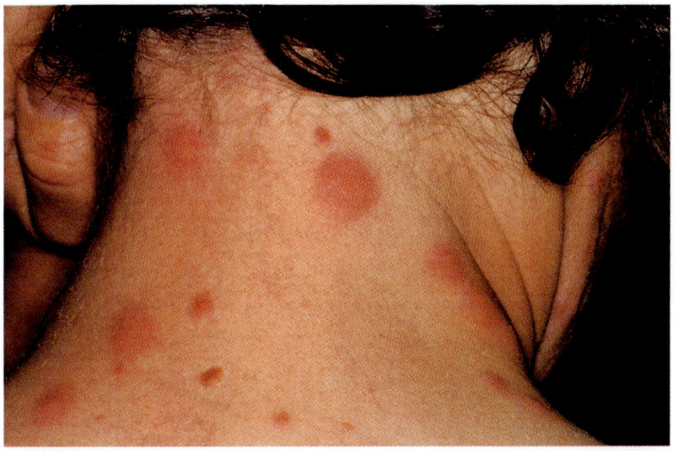

Abb. 67.3 Wanzenstiche [R190-003]

Therapie

Die Therapie erfolgt **symptomatisch** (Zinklotion, steroidhaltige Externa, Antihistaminika lokal und ggf. systemisch).

Die entscheidende Maßnahme ist die Entwesung verwanzter Räume mit Insektiziden.

Zeckenbefall

Der in Deutschland verbreitete Holzbock *(Ixodes ricinus)* ist v. a. bedeutsam als Überträger der Lyme-Borreliose und der europäischen Zeckenenzephalitis (Frühsommer-Meningoenzephalitis, FSME). Eine **Übertragung** ist nicht nur durch Adulte sondern auch durch die wesentlich kleineren Larven und Nymphen möglich.

Weltweit können von verschiedenen Zeckenarten zudem **zahlreiche weitere Krankheitserreger übertragen** werden.

Während die Infektion mit dem FSME-Virus mit dem Speichelsekret der Zecke bereits zu Beginn des Saugakts erfolgen kann, geschieht dies bei Borrelien meist spät – nach 12 h und länger.

An der Haut entdeckte Zecken sollten daher **umgehend** mit einer Pinzette oder einem Bindfaden **entfernt** werden oder, falls nicht verfügbar, mit den Fingernägeln so nahe wie möglich an der Haut gegriffen und entfernt werden, möglichst ohne die Zecke zu quetschen oder zu drehen, damit nicht unnötig erregerhaltiger Speichel oder Mageninhalt der Zecke in die Stichstelle gelangt. Aus demselben Grund sollte auf die vorherige Anwendung von Mitteln zur Abtötung (Alkohol, Lösungsmittel, Klebstoff, Öl o. a.) verzichtet werden.

- Durch zunächst leichten und dann langsam zunehmenden Zug wird die Lösung der Widerhaken des Hypostoms (der zum Stechapparat geformten Mundwerkzeuge der Zecke) begünstigt und das Risiko des Abreißens und Verbleibens in der Haut reduziert.
- Eine anschließende Behandlung der Zeckenstichstelle mit **desinfizierenden Mitteln,** z. B. Betaisadona ist empfehlenswert.

Verbliebene Reste des Stechapparats in der Haut können Entzündungen oder Fremdkörpergranulome verursachen. Eine chirurgische Entfernung ist jedoch meist nicht erforderlich.

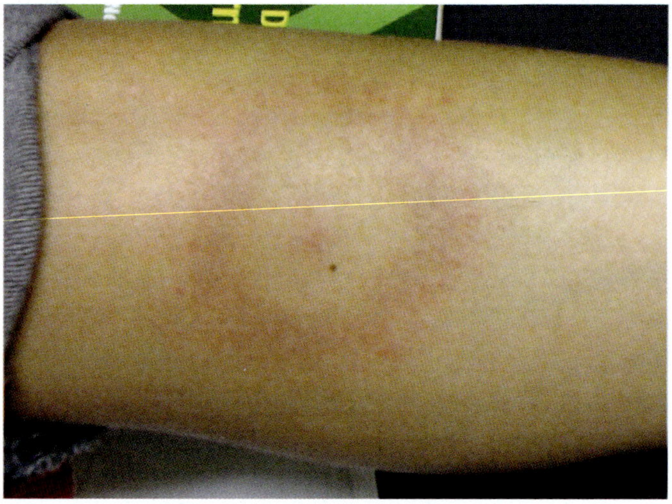

Abb. 67.4 Erythema migrans nach Zeckenstich [M668]

ALS FAUSTREGEL GILT

Auf das Auftreten eines Erythema migrans (mind. 5 cm Durchmesser) als Hinweis auf eine Borrelieninfektion ist zu achten.

In Gebieten mit hoher Borreliose-Inzidenz hat die Einmalgabe von Doxycyclin 200 mg innerhalb von 72 h nach dem Zeckenstich eine bis zu 80 % protektive Effektivität vor der Manifestation einer Borreliose (Empfehlungsgrad B).

In der Regel wird nach Entfernung der Zecke abgewartet bis ein Erythema migrans auftritt. Dann wird die Infektion oral mit Amoxicillin, Cefuroxim-Axetil oder Doxycyclin für 2 Wo. behandelt (➤ Abb. 67.4).

Die **Prophylaxe** besteht darin, Zeckenbiotope zu meiden oder bei Aufenthalten in Zeckengebieten möglichst hautbedeckende, helle Kleidung zu tragen, auf der Zecken gut zu erkennen sind. Körper und Kleidung sollten nach Aufenthalten in Endemiegebieten bei guter Beleuchtung gründlich abgesucht werden.

Auf der Haut anwendbare Repellents, z. B. DEET, Bayrepel, und Insektizide zur Anwendung auf Kleidung, z. B. Pyrethroide, zeigen eine begrenzte Wirksamkeit.

In den Verbreitungsgebieten der FSME ist eine prophylaktische Impfung empfehlenswert.

Wichtig für die Praxis

- **Ektoparasiten** verursachen **chronische Erkrankungen** der Haut und Hautanhangsgebilde.
- **Spezifische Therapien** für die lokale und systemische Anwendung sind für alle Ektoparasiten vorhanden.

LITERATUR

Cagnon GV, Carvalho Dos Santos D, Miot HA: Tungiasis. JAMA Dermatol Oct 1;155(10) (2019) 1181

Coates SJ, Thomas C, Chosidow O et al.: Ectoparasites: Pediculosis and tungiasis. J Am Acad Dermatol Mar;82(3) (2020) 551–569

Infektionsschutzgesetz. Robert Koch-Institut. www.rki.de/DE/Content/Infekt/IfSG/ifsg_node.html (letzter Zugriff: 13.05.2022

Thomas C, Coates SJ, Engelman D et al.: Ectoparasites: Scabies. J Am Acad Dermatol. Mar;82(3) (2020 9 533–548

Vasanwala FF, Ong CY, Aw CWD, How CH: Management of scabies. Singapore Med J Jun;60(6) (2019) 281–285

VI Systeme Mykosen

VI

KAPITEL

68 Systemische Mykosen

Tomas Jelinek

Kernaussagen

- Neben angeborenen und erworbenen Störungen der Immunabwehr gibt es weitere **prädisponierende Faktoren** für spezifische Pilzerkrankungen. Bei Vorliegen solcher Risikofaktoren kann auf den wahrscheinlichsten Erreger geschlossen werden.
- Infektionen mit der **Aspergillus-Spezies** entstehen durch Einatmen der in der Umwelt weitverbreiteten Sporen. Daraus können drei verschiedene Krankheitsbilder resultieren: die allergische bronchopulmonale Aspergillose (ABPA), die auf einer Hypersensitivitätsreaktion beruht, die invasive Aspergillose und das Aspergillom.
- Die **ABPA** wird mit Kortikosteroiden behandelt, für die **invasive Aspergillose** werden Voriconazol oder liposomales Amphotericin B empfohlen.
- **Schimmelpilze** der Gattung Mucorales verursachen nur selten Mykosen, nehmen aber, wenn sie nicht schnell erkannt und therapiert werden, wegen der aggressiven Ausbreitung des Pilzes meist einen letalen Ausgang. Besonders gefährdet sind Patienten mit Diabetes mellitus sowie solche unter Steroidtherapie.
- In der **Therapie der Mukormykosen** kommt nach der ggf. wiederholten chirurgischen Ausräumung des Herds ausschließlich Amphotericin B zum Einsatz.
- Mykosen durch **Candida-Spezies** sind in den letzten Jahrzehnten zunehmend. Störungen der Haut- bzw. Schleimhautbarrieren, z. B. durch diagnostische und therapeutische Maßnahmen und Immunschwächen, sind hier die wichtigsten Risiken. Besonders gefährdet sind Patienten mit Neutropenie.
- Jede Form der Candidämie muss ernst genommen und behandelt werden.
- Bei den **Kryptokokkosen** ist bes. die in ihrem Verlauf chronische Meningoenzephalitis gefürchtet, die nur schwer therapeutisch zu beeinflussen ist und oft Folgeschäden hinterlässt.
- Bei einer durch Kryptokokken verursachten Meningoenzephalitis ohne AIDS-Hintergrund wird eine **Kombinationsbehandlung** mit liposomalem AmB und 5-FC empfohlen.
- Als **Antimykotika** stehen Amphotericin B, 5-Fluorcytosin und Azole, bei Letzteren v. a. die Triazole zur Verfügung.

68.1 Vorbemerkungen

Infektionen durch Pilze können zu **Krankheiten unterschiedlichster Art und Schwere** führen.

- Von relativ harmlosen Hauterkrankungen bis zu schwersten septischen Krankheitsbildern mit tödlichem Ausgang.
- Man unterscheidet nach der Lokalisation und Ausbreitung zwischen oberflächlichen und tiefen (invasiven) oder systemischen Mykosen.

Durch häufiger auftretende therapiebedingte **Störungen des Immunsystems** und andere Immunschwächekrankheiten haben die **opportunistischen Pilzerkrankungen** erheblich an **Bedeutung gewonnen.**

Es sind jedoch nicht nur angeborene oder erworbene Störungen des Immunsystems, die den Menschen allgemein empfänglicher für Pilzinfektionen machen, sondern auch **spezifische prädisponierende Faktoren,** die eine gewisse Voraussage des Erregers bei einem bestimmten zugrunde liegenden Störfaktor zulassen. ➤ Tab. 68.1 zeigt diese oft gefundenen Verbindungen von Risiko und Erreger, die zu kennen für ein schnelles Handeln hilfreich sein kann.

68.2 Aspergillose

Von den **pathogenen Aspergillus-Spezies** werden am häufigsten A. fumigatus, A. flavus und A. niger isoliert. Sie sind in der Umwelt weit verbreitet, wachsen auf Erde, Kompost und auch auf Lebensmitteln und verbreiten sich auf dem Luftweg durch Konidien.

Infektionen entstehen durch Einatmen dieser Sporenformen, die so in die Nebenhöhlen und die Lunge gelangen.

68.2.1 Diagnostische Voraussetzungen

Neben dem **mikroskopischen Nachweis** in Abstrichen, Sputum und Biopsie- oder Lavagematerial sollte immer auch eine **kulturelle Untersuchung** zur Differenzierung und sicheren Unterscheidung von anderen Schimmelpilzen wie z. B. Fusarium-Spezies angestrebt werden.

Diagnostisch hilfreich sein kann der **Antigennachweis** z. B. mit einem ELISA, während die Antikörperbestimmung unzuverlässig ist.

Selbst bei Disseminierung der Pilze sind Blutkulturen meist negativ, bei invasiver Aspergillose ist die Histologie zuverlässiger (Spezialfärbung)

68.2.2 Klinisches Bild

Es gibt im Wesentlichen **drei Formen** von Erkrankungen durch Aspergillen.

Allergische bronchopulmonale, allergische Aspergillose

- Die ABPA ist keine Infektionskrankheit, sondern beruht auf einer Hypersensitivitätsreaktion durch wiederholte Kontakte mit Aspergillen.
- Bei fortschreitender Krankheit können sich neben Infiltraten auch Bronchiektasen entwickeln.
- Diagnostisch wichtig ist der Nachweis von spezifischem IgE (RAST) und präzipitierenden Antikörpern gegen A. fumigatus.

Invasive Aspergillose

- Die invasive Aspergillose beginnt sehr oft als pulmonale Aspergillose unter dem klinischen Bild eines akuten Lungeninfarkts mit Pleurareiben, Fieber und blutigem Sputum.
- Das Röntgenbild zeigt dabei ein oder mehrere runde oder keilförmige Infiltrate, in der Folge kann sich dann die typische Kaverne mit Pilzball und Luftsichel entwickeln.

Tab. 68.1 Mykosen und ihre Risikofaktoren (modifiziert nach Levitz 1992, Andriole u. Lew 1994)

Prädisponierende Faktoren	Mykose
Verletzte Haut, z. B. Verbrennung	Candidiasis
Ketoazidose, Desferoxamin-Therapie, systemische Steroide	Mukormykose
i. v. Drogenabusus	Candidiasis Mukormykose
Neutropenie	Candidiasis (Candidämie) Aspergillose Mukormykose Fusariose Pseudoallescheriose
Chronische Granulomatose (CGD)	Aspergillose Candidiasis
Gestörte zellvermittelte Immunität, z. B. HIV-Infektion	Candidiasis z. B. chronisch mukokutane Candidiasis: meist auf Schleimhaut beschränkt, ohne Dissemination Kryptokokkose Histoplasmose und andere endemische Mykosen (bei entsprechender Exposition)
Therapie mit Kortikosteroiden	Aspergillose
Organtransplantation	Kryptokokkose

- Die Computertomographie bringt diagnostisch Vorteile.
- Die rhinozerebrale Form geht von einer Infektion der Nasennebenhöhlen aus und ihr Bild entspricht dem der Mukormykose.
- Bei Dissemination können alle Organe erreicht werden, häufig befallen wird das Gehirn, aber auch Klappenabsiedelungen am Endokard oder Nierenabszesse sind möglich. Durch die besondere Affinität des Pilzes zu den Gefäßen verursacht er oft Organinfarkte.

Aspergillom

Ein Aspergillom kann sich aus einer Aspergillen-Pneumonie entwickeln oder entsteht sekundär durch Besiedelung einer Kaverne bei Tuberkulose oder malignen Prozessen der Lunge.

68.2.3 Therapie

Allergische bronchopulmonale Aspergillose

Die ABPA wird in erster Linie mit **Kortikosteroiden** behandelt.
- Die Anfangsdosis beträgt 0,5 mg/kg KG Prednisolon, diese Dosis kann dann nach etwa 2 Wo. halbiert werden.
- Nach 2–3 Mon. sollte die IgE-Konzentration im Serum um mind. ein Drittel gefallen sein. Danach wird der Wert im Abstand von 4–8 Wo. kontrolliert, die Behandlung mit inhalativen Glukokortikoiden und Sekretolytika wird fortgesetzt.
- Bei erneutem Anstieg des IgE etwa auf das Zweifache oder beim Auftreten von Infiltraten sollte erneut systemisch behandelt werden.

Eine antimykotische Therapie wird nur empfohlen, wenn eine stärkere Kolonisation der Pilze in den Bronchien nachzuweisen ist.

Invasive Aspergillose

68

ALS FAUSTREGEL GILT

Für die invasive Aspergillose werden Voricanozol und **Amphotericin B** empfohlen.

Die **Ansprechraten** hängen sehr stark von der Grunderkrankung ab und liegen im Durchschnitt nur bei **35 %.**
- Die besten Ergebnisse werden bei den Herz- und Nierentransplantierten mit einem Ansprechen von 70–80 %, die schlechtesten bei den Lebertransplantierten mit nur 5–20 % erreicht.
- **Bei neutropenischen Patienten** wird der Verlauf wesentlich von der Erholung der Myelopoese bestimmt.

Antimykotische Therapie

! Die **Leitlinien der Infectious Society of America** empfehlen **Voriconazol** als Mittel der ersten Wahl bei invasiver Aspergillose, da in einer kontrollierten Studie ein besseres Überleben mit Voriconazol gegenüber Amphotericin B gezeigt wurde (71 % vs. 58 %).

- Die Dosis liegt in den ersten 24 h bei 6 mg/kg KG i. v. alle 12 h, dann bei 2 × 4 mg/kg KG/d.
- Oral werden 2 × 400 mg am 1. Tag verabreicht, dann 2 × 200 mg/d.

Bei oraler Therapie sollte eine Spiegelkontrolle erfolgen, da die Resorption stark schwanken kann.

Liposomales Amphotericin B (AmB) wird bei invasiver Aspergillose in einer Tagesdosis von 0,8–1,25 mg/kg KG verabreicht, wobei bei neutropenischen Patienten eher Dosen im oberen Bereich der Angabe gewählt werden sollten (1,0–1,5 mg/kg KG/d).

Die **Dauer der antimykotischen Therapie** muss **individuell festgelegt** werden, wobei neben den klinischen Parametern die Überwindung oder das Fortbestehen der Immunsuppression für die Entscheidung von ganz wesentlicher Bedeutung ist.

Eine **Dauertherapie** über Jahre ist **bei der chronischen Granulomatose** erforderlich.

Eine **Sekundärprophylaxe** sollten alle Patienten erhalten, die einer weiteren Chemotherapie oder einer Knochenmarktransplantation mit der Gefahr einer neuerlichen Neutropenie unterzogen werden müssen.

Chirurgische Behandlung

Eine chirurgische Intervention ist **absolut indiziert** bei
- einer Endokarditis,
- epiduralen Abszessen und
- massiven Hämoptysen.

Sie kann aber auch ratsam sein, um **vor einer** Knochenmarktransplantation persistierende Lungenherde zu beseitigen.

Aspergillom

Der **natürliche Verlauf** bei Aspergillomen ist **unterschiedlich**, sodass es keine allgemein gültige Therapieempfehlung gibt. Die meisten Autoren raten zu konservativer, zuwartender Behandlung mit engmaschigen Kontrollen.

Es gibt Spontanheilungen.
- Der Wert einer systemischen antimykotischen Therapie ist nicht gesichert.
- Bei Progress eines Aspergilloms ist eine chirurgische Resektion die Therapie der Wahl

68.3 Mukormykosen

Schimmelpilze der Ordnung Mucorales, meist Rhizopus-Spezies, verursachen selten Krankheiten, die aber **rasch progredient** verlaufen können.

Cave

Wenn durch Mucorales verursachte Erkrankungen **nicht schnell erkannt und therapiert** werden, nehmen sie wegen der aggressiven Ausbreitung des Pilzes meist einen **letalen Ausgang.**

Wie die Aspergillen sind die Mucoraceen fast **ubiquitär und wachsen** z. B. auf Kompost oder auf Brot, besser bekannt als Köpfchenschimmel. Die **Infektion** erfolgt i. d. R. durch Inhalation der Sporen.

68.3.1 Diagnostische Voraussetzungen

In der Diagnostik kommt dem **histologischen Nachweis** im Biopsiematerial große Bedeutung zu. Dieser Schimmel hat eine **typische Morphologie** mit breiten, unseptierten Hyphen, die am besten in einer der für den Pilznachweis geeigneten Färbung zur Darstellung kommt.

Die **Kultur** dient der Differenzierung. Serologische Tests spielen keine Rolle.

68.3.2 Klinisches Bild

Die wichtigste Form ist die **rhinozerebrale Mukormykose,** die meist von einer Infektion der Nebenhöhlen ihren Ausgang nimmt. In etwa 75 % der Fälle liegt ein Diabetes mellitus vor.

Daneben gibt es **pulmonale Formen,** die den Aspergillosen klinisch und röntgenologisch sehr ähnlich sind, da die Mucoraceen noch stärker dazu neigen, Gefäße zu arrodieren und damit Infarkte zu verursachen.

Bei i. v. Drogenabhängigen findet man gelegentlich eine Trikuspidalklappenendokarditis oder einen Hirnabszess durch Mucoraceen.

68.3.3 Therapie

Rhinozerebrale Mukormykose

Die Therapie muss bei der rhinozerebralen Form **fachübergreifend** sein.

- Zunächst gilt es, die zugrunde liegende **Störung** zu **korrigieren,** also meist eine gute Einstellung des Diabetes mellitus zu erreichen.
- Nach eingehender bildgebender Diagnostik mit Computer- oder noch besser Kernspintomographie zur genauen Lokalisation und Abgrenzung der Nekroseherde muss dann **vom Chirurgen** eine **großzügige Ausräumung** vorgenommen werden. Meist sind hierzu mehrere Operationen, manchmal auch eine Exenteration des Auges erforderlich.
- Diese Maßnahmen werden ergänzt durch eine **systemische antimykotische Therapie.**
  - ! **Wirksam** ist **hoch dosiertes liposomales Amphotericin B** (AmB).
  - – Man steigert schnell auf eine intravenöse Tagesdosis von 1,0 mg/kg KG (bis auf 3 mg/kg KG) AmB, um dann bei Besserungstendenz auf eine alternierende Verabreichung an jedem 2. Tag überzugehen.
  - – Diese Therapie muss sicher länger als 6 Wo. eingehalten werden, eine genaue Angabe der Dauer ist nicht möglich.
  - – In der Literatur findet man Gesamtmengen von 2,5–3,0 g, maximal sogar 4,0 g AmB.
  - – Alternativen sind Posaconazol und Isavuconazol.

68.4 Candidiasis

Die **pathogenen Spezies** der Gattung Candida sind wie die Kryptokokken hefeähnliche Pilze. Einige wichtige Vertreter sind *C. albicans, C. tropicalis, C. krusei* und *C. glabrata.*

! Dass sie als Saprophyten der menschlichen Schleimhäute in den letzten Jahrzehnten zunehmende medizinische Bedeutung erlangt haben, verdanken sie den vielfältigen Störungen der **natürlichen Abwehrschranken,** die nicht nur durch Krankheiten, sondern auch durch **diagnostische und therapeutische Maßnahmen** bedingt sind, z. B. Verweilkathetern, Behandlungen mit Breitspektrumantibiotika. Daraus resultierende Infektionen werden auch als endogen bezeichnet.

68.4.1 Diagnostische Voraussetzungen

Für die Diagnose entscheidend ist der **kulturelle Pilznachweis,** wobei die Hefen auf normalen Agar-Platten und auch in üblichen Blutkulturmedien gut wachsen.

Mithilfe des **Germtube-Tests** kann schnell zwischen *C. albicans* und anderen Spezies unterschieden werden.

Sowohl für den Nachweis von Candida-Antigen wie auch von Candida-Antikörpern stehen **serologische Tests** zu Verfügung, die aber **nicht zuverlässig** sind.

68.4.2 Klinisches Bild

Cave

Der wichtigste Risikofaktor für die Disseminierung einer Candida-Infektion ist die Neutropenie.

Ein **breites Spektrum von Krankheiten** aller Schweregrade, oberflächliche und invasive Formen, kann durch diese Hefepilze hervorgerufen werden: Einmal in die Blutbahn eingedrungen, können sie alle Organe erreichen und sich dort bei unzureichender Abwehr ansiedeln.

Bei der **chronisch mukokutanen Candidiasis** liegt wie bei AIDS ein T-Zell-Defekt zugrunde, weshalb die Krankheit auch meist auf Haut und Schleimhäute beschränkt bleibt.

Die **chronische disseminierte Candidiasis** betrifft v. a. **Leukämiepatienten.** Beim typischen **Verlauf** haben sie gerade eine neutropenische Phase überwunden, erholen sich aber schlecht, zeigen persistierendes Fieber trotz Antibiotika und klagen über Oberbauchschmerzen.

- **Diagnostische Hinweise:** Das C-reaktive Protein ist erhöht, oft auch die alkalische Phosphatase, und in der Sonographie, bzw.

Computertomographie zeigen sich in Leber und Milz runde, z. T. kokardenförmige hypodense Herde. Wegen dieser Befunde sprach man zunächst auch von **hepatolienaler Candidiasis,** was aber die wahre Ausdehnung meist nicht ausreichend beschreibt.

- Blutkulturen führen in der Diagnostik nicht weiter.
- Eine **gezielte Probenentnahme aus der Leber,** entweder laparoskopisch oder durch eine gesteuerte Feinnadelbiopsie sollte angestrebt werden.
- Wenn nicht kulturell, so lässt sich der Erreger doch in der überwiegenden Zahl der Fälle **mikroskopisch bzw. histologisch nachweisen.**

! Manchmal muss aber allein aufgrund der klinischen Befunde ein Behandlungsversuch unternommen werden. Der Erfolg kann dann an der Rückbildung der Rundherde gemessen werden.

68.4.3 Therapie

ALS FAUSTREGEL GILT

Jede Form der Candidämie **muss ernst genommen** und **behandelt** werden muss.

Für eine **Kathetercandidämie** bei einem ansonsten nicht bes. gefährdeten Patienten kann zwar die Entfernung des Katheters als therapeutische Maßnahme ausreichend sein, in keinem Fall aber darf man sich darauf verlassen.

Alle vorhandenen intravenösen Katheter müssen gewechselt werden.

Durch **Entfernen des Venenkatheters** konnte in einer Studie die Letalität deutlich von 41 % auf 21 % gesenkt werden. Etwa 3 Mon. lang muss noch mit Organabsiedelungen gerechnet werden.

! Zum frühen Erkennen einer Endophthalmitis sollten z. B. Augenspiegelungen veranlasst werden.

Für die **Candidämie** gelten folgende **Therapieempfehlungen:**

- **Caspofungin 70 mg i. v. d 1, danach 50 mg/d**
- **Alternativ (nur bei C. albicans)**
- **Fluconazol** (FLC) – 400 mg/d, i. v. über 7 d, dann weiter p. o., 14 d über die letzte positive Blutkultur hinaus **oder**
- bei allen Candida spp. bis auf C.lusitania!
- **Liposomales AmB** in einer Dosierung von 0,5–0,7 mg/kg KG/d i. v.

Die Therapiedauer beträgt 2 Wo., gemessen nach der Negativierung der Blutkultur.

Cave

Bei der Therapie mit **Fluconazol** ist auf **resistente Spezies** zu achten, die sicher auch durch die verbreitete Anwendung der FLC-Prophylaxe in den letzten Jahren zugenommen haben.

Candida-Endokarditis

Bei der Candida-Endokarditis ist häufig ein **früher Klappenersatz** notwendig, wodurch sich die an sich schlechte Prognose verbessern lässt.

Die Hälfte der Patienten erkrankt innerhalb von 2 Mon. nach einer Herzoperation.

- Therapie der Wahl ist eine hoch dosierte Therapie mit Caspofungin oder Micafungin) (150 mg/d) oder Anidulafungin (200 mg/d)
- Alternativ liposomales Amphotericin B (3–5 mg/kg/d)
- Die Therapiedauer beträgt 6 Wo. nach Klappenersatz, bei Komplikationen ist häufig eine längere Therapie notwendig.
- Bei Fluconazol empfindlichen Patienten kann nach Negativierung der Blutkulturen und klinischer Stabilisierung auch eine orale Therapie mit Fluconazol 400–800 mg/d p. o. durchgeführt werden

Candida-Stomatitis

- Die Candida-Stomatitis, der Mund-Soor kann entweder lokal, z. B. mit einer **Nystatin-Suspension** (100.000 E/ml) angegangen werden, wobei etwa alle 3–4 h 1 ml vor dem Schlucken gut und möglichst lange auf der Schleimhaut verteilt werden soll.
- Auch **Clotrimazol** oder andere Imidazole stehen zur Verfügung.
- Alternativ kann eine **Einzeldosis** von 200 mg **FLC genommen** werden, am besten als Saft, womit neben der systemischen auch eine lokale Wirkung erzielt wird.

Candida-Vaginitis

Auch bei der Candida-Vaginitis empfiehlt sich zunächst ein **lokaler Behandlungsversuch** mit einem **Azol-Präparat** in Form von Cremes und Zäpfchen.

- Bei Schwangeren muss die Therapie auf mind. 2 ausgedehnt werden.
- Wichtig ist eine Mitbehandlung des Partners. In 85–95 % der Fälle wird damit ein Erfolg erzielt.

Als weitere Möglichkeit kommt auch hier die Einmaldosis FLC mit 150 mg in Betracht, die den Vorteil einer gleichzeitigen Dezimierung der rektalen Hefen hat, womit Rückfällen vorgebeugt wird.

Candida-Zystitis

Für eine Candida-Zystitis kann man eine 4-tägige Behandlung mit 100 mg **FLC** empfehlen mit einer Sättigungsdosis von 200 mg am 1. Tag.

! Schwierig ist sicher die **Unterscheidung von Kolonisation und Infektion**. Die symptomlose Candidurie ist häufig nach Antibiotika oder nach Blasenkatheter. Mit Beseitigung der Ursache ist das Problem meist gelöst. Vor einer Behandlung sollte man zunächst den Urinbefund kontrollieren.

Candida-Peritonitis

Die Candida-Peritonitis gibt es sowohl im Rahmen von intestinalen Perforationen oder größeren Bauchoperationen als auch bei Patienten, die auf Dauer über das Peritoneum dialysiert werden.

Die **Therapie der Wahl** ist:

- Caspofungin 70 mg d 1, danach 50 mg/d i. v.
- Fluconazol 400 mg/d i. v. nur bei Fluconazol-empfindlichen Spezies.
- Lip. Amphotericin B 1,5–3 mg/kg i. v.
- Bei Peritonealdialyse muss der Katheter entfernt werden.

68.5 Kryptokokkose

Cryptococcus neoformans var. neoformans ist der bei Kryptokokkosen bei weitem am häufigsten isolierte Vertreter. Er gehört zu den **Hefepilzen und lebt im Boden.** Hohe Konzentrationen finden sich im Taubenmist. Er gilt als **Opportunist,** wobei dies eingeschränkt werden muss, da auch offensichtlich nicht Immungeschwächte an einer Kryptokokkose erkranken können.

Das Einatmen der nur 2 µm großen Basidiosporen kann zu einer **Infektion** führen, die **oft symptomlos** bleibt.

68.5.1 Diagnostische Voraussetzungen

Die runden Hefezellen besitzen eine typische Schleimkapsel aus Polysacchariden, die ihre Phagozytose erschwert. Diese Polysaccharide sind auch als Antigene wirksam und damit diagnostisch wertvoll.

Der Antigennachweis im **Latex-Agglutinationstest** hat eine hohe Spezifität und Sensitivität und ist für die Diagnose und Verlaufsbeurteilung bei Kryptokokkosen zum Standard geworden.

Eine schnelle Diagnose gelingt **bei der Meningoenzephalitis** in der Hälfte der Fälle oft schon durch **Mikroskopie eines Tuschepräparats des Liquors.**

Auch in **Gewebeproben** fällt der Pilz durch seine typische Bekapselung auf.

In Kulturen wächst er nur langsam, mit speziellen Tests kann er von anderen Hefen unterschieden werden.

68.5.2 Klinisches Bild

Von der Lunge disseminieren die Krankheitserreger in andere Organe, am häufigsten in das ZNS, die Haut, die Knochen, die Leber und in Lymphknoten.

Besonders die in ihrem Verlauf **chronische Meningoenzephalitis** ist gefürchtet, da sie eine schlechte Prognose hat und oft Folgeschäden hinterlässt.

Diagnostische Hinweise: Der Liquor zeigt eine der zugrunde liegenden Immunstörung entsprechende, meist lymphozytäre Pleozytose mit Eiweißerhöhung und Glukoseerniedrigung.

68.5.3 Therapie

Für die Therapie der Kryptokokkose gelten folgende Empfehlungen.

Meningoenzephalitis

Bei Meningoenzephalitis **ohne HIV-Infektion oder Immunschwäche** sollte eine **Kombinationsbehandlung mit liposomalem AmB und 5-FC** in folgender Dosierung eingeleitet werden:

- Lip. AmB 3–4 mg/kg KG/d und
- 5-FC 100–150 mg/kg KG/d, verteilt auf 4 ED.
- **Therapiedauer:** 6 Wo.
- Voraussetzung für das Beenden der Therapie sind ein deutlicher Titerabfall des Kryptokokken-Antigens im Liquor und sterile Liquorkulturen.
- Ein erhöhter Liquordruck (>25 mm Wassersäule) sollte durch wiederholte Punktionen reduziert werden, um Komplikationen zu vermeiden.
- Echinocandine (Caspo-, Mica- und Anidulafungin) sind bei Cryptococcus neoformans nicht wirksam!

ALS FAUSTREGEL GILT

In jedem Fall müssen die Patienten **1 Jahr lang** zum Ausschluss eines Rezidivs gründlich **nachuntersucht** werden.

Pulmonale Kryptokokkose

Die pulmonale Form der Kryptokokkose wird ohne zugrunde liegende Immunstörung selten diagnostiziert.

- Ist der Zustand stabil und ergibt sich kein Hinweis auf Disseminierung in Blut-, Liquor- und Urinuntersuchungen, kann der Patient abwartend beobachtet werden. Die Tendenz geht jedoch dahin, diese Form mit **Fluconazol** (200–400 mg/d für 3–6 Mon.) zu behandeln.
- Bei Disseminierung sollte – auch bei extrameningealen Herden – wie bei einer Meningitis behandelt werden.
- Das Gleiche gilt auch bei Vorliegen einer wie auch immer gearteten Abwehrschwäche, da die Wahrscheinlichkeit für eine Ausbreitung dann hoch ist.

68.6 Antimykotika

68.6.1 Amphotericin B

Amphotericin B (AmB; Amphotericin B®) ist ein Polyen-Antibiotikum und liegt gebunden an Desoxycholat in Wasser als kolloidale Dispersion vor. Es wirkt fungistatisch oder fungizid je nach Konzentration und Empfindlichkeit des Pilzes.

Die **Wirkung** wird vermittelt durch Bindung an das Ergosterol der Pilzmembran.

- Die enterale Resorption ist minimal.
- Im Serum bindet AmB an Protein, was zu einer langen terminalen Serumhalbwertszeit von ca. 15 d führt.
- AmB reichert sich in Makrophagen an.
- Es hat eine schlechte Liquorgängigkeit.
- Bei Leber- und Niereninsuffizienz wird keine Änderung der Serumspiegel beobachtet.

- Gegen AmB sind nur wenige Resistenzen bekannt.
- Mittlerweile sind alternative Formulierungen (s. u.) die Therapieform der Wahl.

Nebenwirkungen

! AmB weist eine **Nephrotoxizität** auf, die sich in Kreatininerhöhung, tubulärer Azidose sowie Kalium- und Magnesiumverlust zeigt und bis zu einer kumulativen Dosis von 3–5 g meist reversibel ist. Dabei ist eine **renale normochrome Anämie** möglich.

- Sehr selten ist ein anaphylaktischer Schock.
- Häufig sind dagegen **dosisabhängige Reaktionen** wie
  - Schüttelfrost,
  - Fieber,
  - Kopfschmerzen und
  - Übelkeit sowie
  - Phlebitis bei peripher-venöser Infusion.

Gegenmaßnahmen

- Gegen die akuten Reaktionen wie Fieber und Kopfschmerzen hilft am besten **Pethidin**, in leichteren Fällen auch Acetylsalicylsäure oder Ibuprofen.
- Die Nephrotoxizität wird durch ausreichende **Volumen- und Kochsalzzufuhr** gemindert.
- Wenn es die kardialen Verhältnisse erlauben, sollte vor und nach der AmB-Infusion je 500 ml 0,9 % **Kochsalzlösung** gegeben werden.

! Zusätzliche nierentoxische Substanzen müssen vermieden werden!

- **Laborkontrollen:**
  - Kreatinin,
  - Kalium,
  - Magnesium,
  - Blutgase und
  - rotes Blutbild.

Dosierung

- **Beginn** mit einer Testdosis von 1 mg als Kurzinfusion über 20 Min., anschließend 10 mg über 2–6 h
- Dann nach Dringlichkeit und Verträglichkeit schnelle oder langsamere **Dosissteigerung** bis auf 0,8–1,25 mg/kg KG/d je nach Erreger, bei Kombination mit 5-FC (s. u.) ist auch eine niedrigere Dosis möglich.

Hinweise: AmB wird als Lösung von 50 mg Trockensubstanz in 10 ml Aqua dest. zubereitet. Zur Infusion wird eine entsprechende Menge dieser Stammlösung in 5-prozentige Glukoselösung gebracht. Kommt es zu einer Kristallisierung muss der pH der Glukoselösung geprüft werden: er darf nicht unter 4,2 liegen. Evtl. kann der pH mit Phosphatpuffern eingestellt werden.

Alternative Zubereitungsformen von Amphotericin B

Dies sind:

- Insb. die **liposomale Form** (AmBisome®)
- **ABCD** (Amphocil®), eine kolloidale Dispersion **des Amphotericin B** durch Einbindung in Cholesterylsulfat

Diese Zubereitungen sind zwar wesentlich teurer, jedoch weniger nephrotoxisch und auch ohne die oben genannten infusionsassoziierten Nebenwirkungen.

Mittlerweile ist die liposomale Form aufgrund der besseren Verträglichkeit die Therapieform der Wahl für nahezu alle Manifestationen bzw. Anwendungen.

68.6.2 5-Fluorcytosin (Flucytosin, 5-FC; Ancotil®)

Nach Desaminierung durch ein Pilzenzym wirkt Fluorouracil als Antimetabolit fungistatisch.

- 5-FC weist eine gute enterale Resorption auf und hat eine kurze Halbwertszeit (3–5 h).
- Es kommt zu einer hohen Konzentration im Urin und es ist gut liquorgängig.

! Wegen der **Gefahr einer schnellen Resistenzbildung** ist **5-FC nur in Kombination** zu verabreichen, meist mit AmB.

Nebenwirkungen

- Diarrhö
- Übelkeit
- Leuko- und Thrombopenie
- Hepatitis

Dosierung

- 100–150 mg/kg/d verteilt auf 4 Tagesdosen p. o. oder per infusionem.

! Die Dosierung muss der **Nierenfunktion angepasst** werden.

! Wenn möglich sollten **Blutspiegelbestimmungen** durchgeführt werden, Spitzenwerte sollen 100 µg/ml nicht übersteigen.

Hinweis: 5-FC hat einen synergistischen Effekt mit AmB, dadurch ist eine Dosisreduktion des AmB möglich.

Cave

Bei neutropenischen Patienten nur in niedriger Dosis von 75–100 mg/kg KG.

68.7 Azole

Azole wirken **fungistatisch** durch Hemmung der Ergosterolsynthese und damit Störung des Zellmembranaufbaus, wobei Triazole selektiver auf Pilzenzyme wirken als Imidazole.

Triazole haben dadurch weniger Nebenwirkungen, zu beachten sind aber die **zahlreichen Medikamenteninteraktionen.**

- **Imidazole**:
  - Ketoconazol sowie
  - Miconazol und Clotrimazol nur für die lokale Anwendung.
- **Triazole:**
  - Fluconazol,
  - Itraconazol,
  - Voriconazol,
  - Posaconazol und
  - Isavuconazol.
- **Echinocandine:** Caspofungin.

Ketoconazol

Ketoconazol (Nizoral®) hat eine höhere Nebenwirkungsrate und wurde deshalb durch die Triazole verdrängt.

Es steht nur in oraler Form zur Verfügung.

Dosierung

200–400 mg/d.

Cave

Fehlende Magensäure mindert die Resorption, daher nicht zusammen mit Antazida geben, keine H_2-Rezeptorenblocker.

Fluconazol

Fluconazol (FLC; Diflucan®) ist derzeit das einzige Azol, das in oraler und in parenteraler Zubereitung vorliegt.

- FLC weist eine gute Wasserlöslichkeit auf und
- es hat eine gute enterale Resorption ohne pH-Abhängigkeit.
- Im Serum kommt es nur zu einer geringen Bindung an Protein.
- FLC hat eine gute Liquorgängigkeit.
- Mit etwa 30 h hat FLC eine längere terminale Halbwertszeit als Ketoconazol.

! Es hat ein breites Wirkungsspektrum, aber eine **nur** geringe oder keine Aktivität gegen Aspergillen und *C. krusei,* wirkt unsicher gegen *C. glabrata.*

Auch bei *C. albicans* besteht eine zunehmende Gefahr der **Resistenzentwicklung.**

Nebenwirkungen

FLC weist allgemein eine gute Verträglichkeit auf. Selten (ca. 2 %) werden beobachtet:

- Übelkeit, Erbrechen, Bauchschmerzen und Diarrhö,
- Exanthem und Kopfschmerzen sowie
- eine symptomlose Erhöhung der Transaminasen.

! Sehr selten kommt es zu einer ernsten Störung der Leberfunktion.

! Nach längerer Einnahme Haarausfall.

Im Gegensatz zu Ketoconazol bewirkt Fluconazol keine Minderung der Steroidsynthese.

Medikamenteninteraktionen

- Rifampicin führt über eine Induktion des Cytochrom-P450-Enzymsystems zu **schnellerem Abbau** und damit **Minderung des Serumspiegels** von FLC.
- Zusammen mit FLC gegeben werden zahlreiche Medikamente langsamer abgebaut.

Dosierung

- Je nach Infektion 200–400(–800) mg, wobei eine doppelte Dosis als einmalige Sättigungsdosis zu empfehlen ist.
- Infusionsrate: 200 mg/h.
- **Bei Niereninsuffizienz** sind eine Dosisreduktion oder eine Verlängerung des Intervalls erforderlich.

Itraconazol

- Die Resorption ist wie bei Ketoconazol abhängig von der Magensäure.
- Itraconazol (Sempera®) wird im Serum fast vollständig an Protein gebunden und hat dadurch eine schlechte Liquorgängigkeit.

! Itraconazol wird dennoch erfolgreich bei zerebralen Infektionen eingesetzt.

- Der Abbau erfolgt in der Leber.
- Itraconazol reichert sich im Fettgewebe sowie in Haut und Leber an.

Nebenwirkungen

Itraconazol ist allgemein gut verträglich. Am häufigsten beobachtet werden

- Übelkeit, Erbrechen und Diarrhö und
- ein Anstieg der Transaminasen,
- bei höherer Dosierung Bluthochdruck und Hypokaliämie.

In üblicher Dosierung hat Itraconazol keinen Einfluss auf die Steroidsynthese.

Medikamenteninteraktionen

- Neben **Rifampicin** kann auch **Phenytoin** die Plasmaspiegel senken.
- Bei gleichzeitiger Verabreichung mit Itraconazol können zahlreiche Substanzen erhöhte Spiegel aufweisen.

Cave

Die neuen Antihistaminika Astemizol, Terfenadine und Loratadin haben mit Itraconazol zu lebensgefährlichen Arrhythmien geführt!

Dosierung

- 200 mg/d.
- Dosissteigerung in 100-mg-Schritten bis 400 mg ist möglich.
- Bei schweren Krankheiten wird eine Sättigungsdosis von 3 × 200 mg/d für 3 d empfohlen.
- **Bei Leberfunktionsstörung** sind **Spiegelbestimmungen** zu empfehlen, bei Niereninsuffizienz ist keine Dosisanpassung nötig.

Voriconazol

Voriconazol (Vfend®) weist eine Strukturähnlichkeit mit Fluconazol auf, hat jedoch ein breiteres Wirkungsspektrum und Wirksamkeit auch gegen Aspergillus spp.

- Das Mittel ist **zugelassen zur Behandlung**
  - der invasiven Aspergillose (Therapie der Wahl),
  - der Candidämie bei nicht neutropenischen Patienten,
  - von fluconazolresistenten, schweren invasiven Candida-Infektionen (einschließlich durch *C.-krusei* ausgelösten) und
  - schwerer Pilzinfektionen, hervorgerufen durch Scedosporium spp. und Fusarium spp.
- Voriconazol wird **rasch resorbiert,** die **Bioverfügbarkeit** liegt bei 90 %.

Medikamenteninteraktionen

! Das Mittel zeichnet sich durch eine **extensive Metabolisierung mit hohem Interaktionspotenzial** aus.

Nebenwirkungen

- Häufig Sehstörungen
- Halluzinationen

Posaconazol

Posaconazol (Noxafil®) ist ein hydroxyliertes Itraconazolanalog mit **breitem Wirkungsspektrum** gegenüber opportunistischen Pilzinfektionen.
Posaconazol ist **zugelassen zur Behandlung**

- der **invasiven Aspergillose** bei Patienten, deren Erkrankung therapieresistent gegenüber Amphotericin B oder Itraconazol ist bzw. bei Unverträglichkeit dieser Arzneimittel,
- bei **Fusariose** bei Patienten, deren Erkrankung therapieresistent ist gegenüber Amphotericin B bzw. bei Unverträglichkeit von Amphotericin B sowie
- bei **Kokzidioidomykose** bei Patienten, deren Erkrankung therapieresistent ist gegenüber Amphotericin B, Itraconazol oder Fluconazol bzw. bei Unverträglichkeit dieser Arzneimittel.

Es wird langsam resorbiert und eliminiert und ist in hohem Maß an Proteine gebunden.

Medikamenteninteraktionen

Rifampicin, Efavirenz und **Phenytoin** senken die Plasmakonzentration von Posaconazol.

Nebenwirkungen

- Blutbildveränderungen,
- Erbrechen,
- Bauchschmerzen und
- Erhöhung der Leberenzyme.

Isavuconazol

Isavuonazol (Cresemba®) ist ein hydroxyliertes Itraconazolanalog mit **breitem Wirkungsspektrum** gegenüber opportunistischen Pilzinfektionen.

Isavuconazol hat ein sehr ähnliches Wirkungsspektrum wie Posaconazol, zusätzlich die am besten dokumentierte Wirksamkeit bei Mucormykose:

- bei der **invasiven Aspergillose** bei Patienten, deren Erkrankung therapieresistent gegenüber Amphotericin B oder Itraconazol ist bzw. bei Unverträglichkeit dieser Arzneimittel,
- bei **Fusariose** bei Patienten, deren Erkrankung therapieresistent ist gegenüber Amphotericin B bzw. bei Unverträglichkeit von Amphotericin B sowie
- bei **Kokzidioidomykose** bei Patienten, deren Erkrankung therapieresistent ist gegenüber Amphotericin B, Itraconazol oder Fluconazol bzw. bei Unverträglichkeit dieser Arzneimittel.

Es wird langsam resorbiert und eliminiert und ist in hohem Maß an Proteine gebunden.

Medikamenteninteraktionen

Rifampicin, Efavirenz und **Phenytoin** senken die Plasmakonzentration von Posaconazol.

Nebenwirkungen

- Übelkeit und Erbrechen,
- Bauchschmerzen,
- Husten und Luftnot und
- Erhöhung der Leberenzyme.

Echinocandine: Caspofungin, Micafungin und Anidulafungin

Caspofungin (Cancidas®) ist das erste Medikament einer neuen Gruppe von semisynthetischen Lipopeptiden, das auf den Markt kam. Andere Vertreter dieser Klasse mit gleicher Wirksamkeit und gleichem Nebenwirkungsspektrum sind Micafungin und Anidulafungin.

Caspofungin ist zugelassen zur Behandlung

- der **invasiven Candidiasis** und
- der **invasiven Aspergillose** bei Patienten, die auf Therapien mit Amphotericin B und Lipidformulierungen von Amphotericin B u./o. Itraconazol nicht ansprechen oder diese nicht vertragen.

Es ist gekennzeichnet durch eine niedrige Bioverfügbarkeit sowie einen extensiven Metabolismus und langsame Ausscheidung.

Nebenwirkungen

- Fieber,
- Anämie,
- Kopfschmerzen,
- Bauchschmerzen und
- Erhöhung der Leberwerte.

Wichtig für die Praxis

- Die **wichtigsten systemischen Mykosen** sind die **Candidämie** und die invasive **Aspergillose.**
- **Risikofaktoren für eine Candidämie** sind Antibiotikatherapie, parenterale Ernährung und intravasale Verweilkatheter. Wegen der **hohen Adhäsion an Fremdmaterial** muss bei der Candidämie eine Entfernung bzw. ein **Wechsel aller intravasalen Katheter** erfolgen.
- **Systemische Mykosen** treten v. a. bei immunkompromittierten Patienten auf und bedürfen rascher systemischer Therapie.

LITERATUR

Cadena J, Thompson GR 3rd, Patterson TF: Invasive Aspergillosis: Current Strategies for Diagnosis and Management. Infect Dis Clin North Am Mar;30(1) (2016) 125–142

Cornely OA, Alastruey-Izquierdo A, Arenz D, et al.: Mucormycosis ECMM MSG Global Guideline Writing Group. Global guideline for the diagnosis and management of mucormycosis: an initiative of the European Confederation of Medical Mycology in cooperation with the Mycoses Study Group Education and Research Consortium. Lancet Infect Dis Dec;19(12) (2019) e405–e421

Greenberg R N et al.: Zygomycosis (mucormycosis): Emerging clinical importance and new treatment. Curr Opin Infect Dis 17 (2004) 517

Kauffmann C A: Clinical efficacy of new antifungal agents. Curr Opin Microbiol 9 (2006) 1

Pappas PG, Kauffman CA, Andes DR et al.: Executive Summary: Clinical Practice Guideline for the Management of Candidiasis: 2016 Update by the Infectious Diseases Society of America. Clin Infect Dis Feb 15;62(4) (2016) 409–417

Wong-Beringwer A, Jacobs R A, Guglielmo B J: Lipid formulations of amphotericin B: Clinical efficacy and toxicities. Clin Infect Dis 27 (1998) 603–618

Zaragoza R, Pemán J, Salavert M et al.: Multidisciplinary approach to the treatment of invasive fungal infections in adult patients. Prophylaxis, empirical, preemptive or targeted therapy, which is the best in the different hosts? Therapeutics and Clinical Risk Management 4 (2008) 1261–1280

Zavala S, Baddley JW. Cryptococcosis. Semin Respir Crit Care Med Feb;41(1) (2020) 69–79

VII Spezielle Probleme

VII

KAPITEL

69 Sepsis

Uwe Wintergerst (Pädiatrie)[1] und Bernd Salzberger (Erwachsene)

[1] Mitautor der Vorauflage: Thomas Nicolai

Kernaussagen

- Die Sepsis ist eine akute **lebensbedrohliche schwere Organdysfunktion** infolge einer inadäquaten Immunantwort auf eine schwere Infektion. Auslöser können zahlreiche Erreger und / oder deren Toxine sein.
- **Entscheidend** bei Sepsis ist die **rasche Diagnose** aufgrund klinischer Kriterien und der **sofortige Behandlungsbeginn** mit hämodynamischer Stabilisierung und Erhaltung bzw. Wiederherstellung der Organfunktionen durch ein Bündel von Maßnahmen: Volumen- und ggf. Vasopressorengabe, Sanierung nachgewiesener oder wahrscheinlicher Infektionsherde, Einleitung einer geeigneten antimikrobiellen Therapie innerhalb < 1 h nach Stellung der Diagnose bzw. Verdachtsdiagnose.
- Die **Diagnostik** dient der raschen Identifizierung von Sepsisherden und dem Erregernachweis als Voraussetzung für eine gezielte antimikrobielle Therapie. Die Diagnostik muss gleichzeitig mit den initialen Behandlungsmaßnahmen beginnen und darf diese nicht verzögern.
- Die **initiale Antibiotikatherapie** richtet sich nach der vorliegenden bzw. vermuteten Sepsisursache und dem zu erwartenden Erregerspektrum **(kalkulierte Therapie)** und erfolgt vorzugsweise mit β-Laktam-Antibiotika.
- Bei unklarer Ursache werden zur empirischen **Initialtherapie** je nach Alter des Patienten unterschiedliche Breitspektrumantibiotika eingesetzt. Je nach Krankheitsbild und Vorkommen von multiresistenten Erregern muss die Therapie erweitert werden.
- Bei V. a. eine **nosokomial erworbene Infektion** ist die antimikrobielle Therapie entsprechend der aktuellen Epidemiologie der Krankenhauskeime und ihrem Resistenzmuster zu ergänzen.
- **Besonders gefährdet** sind Patienten mit Abwehrschwäche (insb. Neutropenie) und chronischen Grunderkrankungen.
- Nach genauer Erregerfeststellung, kritischer Prüfung des Keimnachweises und Antibiogramm sollte zu einer **gezielten antibiotischen Therapie** übergewechselt werden.
- Die **Formen der Sepsis** sind bei Kindern und Erwachsenen gleich, jedoch unterscheidet sich das klinische Erscheinungsbild teilweise erheblich. Der Verlauf ist bei Kindern meist foudroyant und in kürzester Zeit hochgradig lebensbedrohlich. **Vordringliches Therapieziel bei Kindern** muss die Sicherung der Vitalfunktionen sein (ABC-Regel). Antibiotika sollten empirisch möglichst unmittelbar und bereits bei bloßem Verdacht verabreicht werden.

Cave

Hinsichtlich der Beurteilung von Empfehlungen wurden die Empfehlungsgrade (stark, moderat, schwach) und Evidenzgrade (ebenfalls als stark, moderat und schwach) der AWMF angegeben.

69.1 Definition und Epidemiologie

Die Sepsis ist definiert als eine **akut lebensbedrohliche Organdysfunktion, hervorgerufen durch eine inadäquate Wirtsantwort auf eine schwere Infektion.** Das Konzept der systemischen Inflammationsreaktion als klinische Definition der Sepsis ist aufgrund der niedrigen Sensitivität und Spezifität dieser Definition verlassen worden. Der Begriff der schweren Sepsis wird mit der aktuellen Definition nicht mehr verwendet (➤ Tab. 69.1).

Für die Diagnose einer sepsisassoziierten Organdysfunktion ist eine Veränderung des Sequential Organ Failure Assessment (SOFA) Score um ≥ 2 Punkte zu verwenden (➤ Tab. 69.2).

Eine Veränderung des SOFA-Score von ≥ 2 entspricht bei stationären Patienten außerhalb der Intensivstation (ITS), die eine Infektion haben, einem Letalitätsrisiko von > 10 %. Der SOFA-Score, der vier Schweregrade der Organdysfunktion für sechs Organsysteme benutzt und 0–24 Punkte umfasst, ist jedoch aufwendig zu ermitteln und daher in der klinischen Routine außerhalb der ITS zum bettseitigen Screening ungeeignet. Daher wurde der qSOFA-Score entwickelt, um Patienten mit hohem Sepsisrisiko schneller zu identifizieren (Singer et al. 2016).

Ein septischer Schock ist definiert als eine trotz adäquater Volumentherapie persistierende arterielle Hypotension mit der Notwendigkeit einer Therapie mit Vasopressoren, um einen mittleren

Tab. 69.1 Definitionen der Sepsis und Abgrenzung verwandter Störungen

Bakteriämie	Vorhandensein von Bakterien im Blut (z. B. durch Nachweis in der Blutkultur)
Infektion	Diagnose über den mikrobiologischen Nachweis o. durch klinische Kriterien
Sepsis	Schwere Organdysfunktion (Veränderung des Sofa-Score ≥ 2) durch inadäquate Immunantwort auf schwere Infektion Beispiele für Organdysfunktionen: • Akute Enzephalopathie: eingeschränkte Vigilanz, Desorientiertheit, Unruhe, Delirium. • Relative o. absolute Thrombozytopenie: Abfall der Thrombozyten um > 30 % innerhalb von 24 h o. Thrombozytenzahl ≤ 100.000/mm^3. Eine Thrombozytopenie durch akute Blutung o. immunologische Ursachen muss ausgeschlossen sein. • Arterielle Hypoxämie: PaO_2 ≤ 10 kPa (≤ 75 mmHg) unter Raumluft o. ein PaO_2/FiO_2-Verhältnis von ≤ 33 kPa (≤ 250 mmHg) unter Sauerstoffapplikation. Eine manifeste Herz- o. Lungenerkrankung muss als Ursache der Hypoxämie ausgeschlossen sein. • Renale Dysfunktion: Eine Diurese von ≤ 0,5 ml / kg / h für wenigstens 2 h trotz ausreichender Volumensubstitution u. / o. Anstieg des Serumkreatinins > 2 × oberhalb des lokal üblichen Referenzbereiches. • Metabolische Azidose: Base Excess ≤ −5 mmol / l o. Laktatkonzentration > 1,5 × oberhalb des lokal üblichen Referenzbereichs.
Septischer Schock	Sepsis mit Hypotension: • Wenigstens 1 h syst. art. RR ≤ 90 mmHg bzw. ein mittl. art. RR ≤ 65 mmHg oder • notwendiger Vasopressoreinsatz, um den syst. art. RR ≥ 90 mmHg o. den art. Mitteldruck = 65 mmHg zu halten. • Die Hypotonie besteht trotz adäquater Volumengabe u. ist nicht durch andere Ursachen zu erklären. • s. o.

69

Tab. 69.2 SOFA-Score zur Beurteilung des Verlaufs eines Sepsis bei Patienten auf einer Intensivstation

Organsystem	Parameter	1	2	3	4
Atmung	PaO_2/F_iO_2	< 400 mmHg [< 53,32 kPa]	< 300 mmHg [< 39,99 kPa]	< 200 mmHg u. künstliche Beatmung [< 26,66 kPa]	< 100 mmHg u. künstliche Beatmung [< 13,33 kPa]
Nervensystem	GSC[1]	13–14	10–12	6–9	< 6
Herz-Kreislauf-System	(Dosierungen in µg/kg/Min.)	MAP < 70 mmHg	Dopamin ≤ 5 o. Dobutamin (beliebige Dosis)	Dopamin > 5 o. Adrenalin ≤ 0,1 o. Noradrenalin ≤ 0,1	Dopamin > 15 o. Adrenalin > 0,1 o. Noradrenalin > 0,1
Leber	Bilirubin	1,2–1,9 mg/dl [20–32 µmol/l]	2,0–5,9 mg/dl [33–101 µmol/l]	6,0–11,9 mg/dl [102–204 µmol/l]	>12,0 mg/dl [> 204 µmol/l]
Gerinnung	Thrombozyten	< 150.000/µl	< 100.000/µl	< 50.000/µl	< 20.000/µl
Niere	Kreatinin	1,2–1,9 mg/dl [110–170 µmol/l]	2,0–3,4 mg/dl [171–299 µmol/l]	3,5–4,9 mg/dl [300–440 µmol/l] (o. Urin < 500 ml/d)	> 5,0 mg/dl [> 440 µmol/l] (o. Urin < 200 ml/d)

Wenn ein Organsystem nach en angegebenen Kriterien nicht beeinträchtigt ist, werden für diese Kategorie 0 Punkte gerechnet.
[1] GSC = Glasgow Coma Scale

arteriellen Blutdruck von ≥ 65 mmHg zu erreichen. Gleichzeitig muss der Laktatwert im Serum > 2 mmol/l betragen.

qSOFA-Score (qsofa.org)**:** Bei Patienten, die 2 der folgenden 3 qSOFA-Kriterien erfüllen, ist von einem schlechteren Outcome auszugehen:

- Atemfrequenz ≥ 22/Min.
- Verändertes Bewusstsein (Glasgow Coma Score < 15)
- Systolischer Blutdruck ≤ 100 mmHg

Auf qsofa.org kann das Letalitätsrisiko nach Eingabe dieser 3 klinischen Daten für Erwachsene bestimmt werden.

Nach Untersuchungen des Kompetenznetzwerkes Sepsis (www.sepsis-gesellschaft.de/sepnet) erkranken in Deutschland derzeit ca. 150.000 Patienten/J. an Sepsis, von denen ca. 40.000 sterben [Engel et al. 2007]. Inzidenz, Schwere und Letalität nehmen mit dem Alter und Komorbiditäten zu. In Industrieländern hat die Inzidenz der Sepsis in den letzten Jahrzehnten zugenommen. Hauptursachen sind neben einer alternden Bevölkerung die Zunahme chronisch kranker und immunsupprimierter Patienten, Implantation von Fremdkörpern und breitere Anwendungen von immunkompromittierenden Therapieverfahren (z. B. Organ- und Stamzelltransplantationen, Therapie mit Zytostatika). Die hohe Morbidität und Komplikationsrate der Sepsis gefährden damit auch die Behandlungsergebnisse vieler sehr aufwendiger Therapieverfahren.

69.2 Ätiologie und Pathogenese

Grundsätzlich können alle Klassen von Krankheitserregern das Krankheitsbild einer Sepsis auslösen. Am häufigsten wird eine Sepsis durch Bakterien und/oder durch Pilze bedingte Infektionen verursacht, auch wenn virale (z. B. Influenza, SARS) oder parasitäre (z. B. Malaria) Infektionen ebenfalls schwere systemische Entzündungsreaktionen auslösen können.

Die klassische Schottmüller-Sepsisdefinition ging davon aus, dass von einem Infektionsherd (Sepsisherd) ständig oder intermittierend Erreger in die Blutbahn gelangen. Ein SIRS kann jedoch auch ohne **Blutstrominvasion der Erreger** durch eine lokale Infektion oder durch Erregertoxine ausgelöst werden. Dieses Konzept ist im Verständnis der modernen Sepsisforschung als zu eng erkannt worden.

So gelingt ein Erregernachweis in der Blutkultur in Abhängigkeit von einer antibiotischen Vorbehandlung nur bei 20–40 % der Patienten mit Sepsis und 40–70 % der Patienten mit septischem Schock [Hagel et al. 2013]. Bei Patienten mit negativen Blutkulturen können jedoch Erreger von einer Lokalinfektion (Sepsisherde s. u.) isoliert oder mit anderen Methoden (z. B. PCR, Antigennachweis s. u.) aus Blut oder anderen Materialien nachgewiesen werden (➤ Kap. 69.3). Insgesamt gelingt in etwa 30 % der Fälle kein mikrobiologisch gesicherter Infektionsnachweis, obwohl eine Infektion nach klinischen Kriterien wahrscheinlich ist.

Entscheidend für die **Pathogenese** der Sepsis sind systemische Entzündung und Gewebeschädigung, die in erster Linie durch eine systemische inflammatorische Entzündungsreaktion der Wirtsabwehr ausgelöst werden. Die sofortige Erkennung und Abwehr fremder Organismen bzw. Pathogene erfolgt durch das entwicklungsgeschichtlich alte, angeborene Abwehrsystem (Innate Immunity) mithilfe eines Systems von Abwehrzellen (z. B. Granulozyten, Makrophagen, natürliche Killerzellen) und humoralen Mediatoren (z. B. Zytokine, Komplementsystem):

- Bestimmte, hoch konservierte molekulare Strukturen mikrobieller Erreger (**Pathogen-Associated Molecular Patterns,** PAMPs) ermöglichen es dem angeborenen Abwehrsystem, das Eindringen von Bakterien, Viren, Pilzen oder Parasiten zu erkennen. Bedeutsame PAMPs sind etwa das Kapsel-Lipopolysaccharid (LPS) gramnegativer Bakterien, das Zellwand-Peptidoglycan (Murein) und Superantigene grampositiver Bakterien, Lipopeptide, Flagellin, Zymosan, Mannose, β-1,3-Glukan sowie mikrobielle und virale DNA oder RNA.
- Diese werden durch Mustererkennungsrezeptoren (**Pattern-Recognition Receptors,** PRRs) erkannt, die auf oder in Phagozyten und anderen Immunzellen des angeborenen und adaptiven Immunsystems sowie bei endothelialen und epithelialen Zellen weitverbreitet sind und von denen bislang vier verschiedene Familien beschrieben wurden:
  - das Toll-Like-Rezeptor-System (TLRS),
  - die RIG-I-Like-Rezeptoren (RLRs),
  - die C-Type-Lectin-Rezeptoren (CLRs) und
  - die Nucleotide Oligomerization Domain (NOD) Leucine Rich Repeats (NLRs).

Die Bindung von PAMPs an PRRs löst über verschiedene Signaltransduktionswege komplexe inflammatorische Reaktionen aus. Auch endogene Liganden (**Damage-Associated Molecular Patterns,** DAMPs) wie Hitzeschockproteine und zahlreiche andere bei Zell- oder Gewebsschädigung entstehende Moleküle können als sog. „Gefahrensignale" an PRRs binden und ebenso eine Entzündungsreaktion auslösen.

- Es kommt dabei zu einer Aktivierung **phagozytärer Zellen** (Granulozyten, Makrophagen u. a.) und zur vermehrten Produktion und Ausschüttung **proinflammatorischer Zytokine** und Mediatoren (TNF, IL-1, IL-2, IL-6, IL-8, IL-10, Platelet Activating Factor, Interferone, Eicosanoide), welche u. a. die Rekrutierung weiterer Abwehrzellen verstärken. Die Entzündungsantwort ist hochgradig reguliert durch eine Balance von pro- und antiinflammatorischen Mediatoren. Bei der Invasion einer begrenzten Zahl von Erregern reicht diese lokale Wirtsantwort normalerweise aus, eingedrungene Erreger zu lokalisieren, zu kontrollieren und abzutöten sowie gleichzeitig Reparaturmechanismen für die Heilung geschädigten Gewebes in Gang zu setzen.
- **Sepsis entsteht,** wenn Erreger, Mediatoren und Immunzellen die Grenzen der lokalen Infektion überschreiten und es zu einer Auslösung einer systemischen Entzündungsreaktion kommt. Nach der proinflammatorischen Immunantwort kommt es meist etwas verzögert zu einer **antiinflammatorischen Antwort,** die einerseits die Wirkungen der überschießenden Entzündungsantwort („Zytokinsturm") abmildert, andererseits jedoch zu einer Immunsuppression führt, die die Infektionsabwehr herabsetzt.
- Die Organdysfunktion bei Sepsis ist nicht nur durch unzureichende Oxygenierung zu erklären, sondern beruht auch auf einer **verminderten Sauerstoffutilisation.** Diese geht mit einer mitochondrialen Dysfunktion einher, deren Ursachen wahrscheinlich multifaktoriell sind (z. B. direkte Wirkung eingedrungener Erreger und ihrer Toxine, Ausschüttung proinflammatorischer Mediatoren, Komplement- und Gerinnungsaktivierung).

Die Gewebsschädigung betrifft alle Organe und kann rasch zu Multiorgandysfunktion bzw. -versagen fortschreiten.

Trotz intensiver Forschungsaktivitäten sind die zellulären Veränderungen, die zu Organversagen und Tod führen, nicht vollständig geklärt. Wahrscheinlich sind mehrere Faktoren bedeutsam wie die Gewebshypoxie infolge ungenügender Perfusion, Zellschädigung durch proinflammatorische Mediatoren bzw. andere Entzündungsprodukte sowie eine veränderte Apoptoserate.

Insbesondere bei bakterieller Sepsis ist häufig ein nachweisbarer oder klinisch wahrscheinlicher **Sepsisherd** vorhanden. Vor allem bei abwehrgeschwächten Patienten kann die Invasion der Erreger aber auch von physiologisch besiedelten Schleimhäuten ausgehen, ohne dass ein Sepsisherd nachweisbar ist (primäre Sepsis). Durch hämatogene Absiedelung von Erregern kann es zur **septischen Streuung** in verschiedenen Organen einschließlich der Haut kommen (➤ Tab. 69.3). Teilweise ist die Eintrittspforte der Erreger zum Zeitpunkt der Diagnose jedoch nicht oder nicht mehr nachzuweisen oder von sekundären septischen Metastasen klinisch nicht zu differenzieren. Sepsis und Sepsisrezidive unter Therapie können auch von solchen sekundären Metastasen unterhalten werden.

Eine Vielzahl der Sepsisfälle wird durch Erreger verursacht, die bei Immunkompetenten ohne zusätzliche begünstigende Faktoren keine schweren systemischen Erkrankungen verursachen. Begünstigend wirken

- Abwehrschwäche,
- operative oder traumatische Gewebsläsionen,
- Obstruktion und Abflussstörungen von Hohlorganen sowie
- nicht bzw. unzureichend behandelte Lokalinfektionen,
- Installation von Fremdkörpermaterial (Tubus, zentraler Venenkatheter, Harnblasenkatheter etc.)

Tab. 69.3 Septische Streuung bei den häufigsten Sepsiserregern

Erreger	Streuung
Staphylococcus aureus	Haut, Gehirn, Niere, Endokard, Lunge, Knochen
Streptokokken	Haut, Gelenke
Enterokokken	Endokard
Pneumokokken	Meningen, Haut, Gelenke
Meningokokken	Haut, Meningen, Gelenke
Pseudomonas	Haut: Ecthyma gangraenosum
Salmonellen	Knochen, parenchymatöse Organe
Anaerobier	Beckenvenen, Lunge, Leber, Gehirn
Candida	Retina, Gehirn, Nieren, Leber / Milz (Mikroabszesse)

69.3 Diagnostische Voraussetzungen

ALS FAUSTREGEL GILT

Voraussetzung für frühzeitige Therapie und Senkung der Letalität ist die möglichst rasche Stellung der Verdachtsdiagnose einer Sepsis aufgrund klinischer Kriterien (➤ Tab. 69.4).

Mikrobiologische Untersuchungen (➤ Kap. 69.3.2) sind zwar entscheidend für den definitiven Nachweis einer Infektion und der ursächlichen Erreger, liegen aber meist erst später vor. Die klinische Verdachtsdiagnose kann jedoch durch einige rasch verfügbare Laborbefunde wesentlich unterstützt werden. Es gibt allerdings derzeit keinen Parameter, der allein die Diagnose einer Sepsis belegen kann. Die Labordiagnostik dient neben dem Nachweis einer Entzündungsreaktion auch der Erfassung und Quantifizierung von Organfunktionsstörungen und der Verlaufskontrolle.

- Neben Leukozytenzahl, Differenzialblutbild und C-reaktivem Protein (CRP) kann v. a. die Bestimmung des **Prokalzitonins** zum Ausschluss bzw. zur Sicherung der Diagnose beitragen (EG II b):
  - Bei Serumkonzentrationen von < 0,5 ng / ml ist eine schwere Sepsis oder ein septischer Schock unwahrscheinlich,
  - ab einem Schwellenwert von 2,0 ng / ml jenseits des Neugeborenenalters hochwahrscheinlich (Evidenzgrad II b).

Dabei ist zu beachten, dass auch operative Traumata und andere Ursachen zu einer transitorischen Erhöhung des Serum-Prokalzitonin-Spiegels führen können. Bedeutsam ist die Prokalzitonin-Bestimmung auch für die Verlaufskontrolle und die Therapiesteuerung (s. u.).

Im klinischen Alltag sollte jedoch die Bedeutung klinischer Symptome (Fieber, Tachykardie, Tachypnoe u. a.) und anderer Laborparameter (Quick-Wert, PTT, Thrombozytenzahl, Laktat, Stoffwechselwerte u. a.) als (Früh-)Indikatoren einer Sepsis nicht unterschätzt werden.

69

Tab. 69.4 Erweiterte diagnostische Kriterien der Sepsis (Dellinger et al. 2013) [H033-002]

Nachgewiesene oder vermutete Infektion und mehrere der folgenden Parameter	
Allgemeinsymptome / -befunde	• Fieber (> 38,3 °C) o. Hypothermie (Kerntemperatur < 36 °C) • Tachykardie (Pulsfrequenz > 90 / Min. o. > 2 SD des altersabhängigen Normalwerts) • Tachypnoe • Eingeschränkte Vigilanz, Desorientiertheit, Unruhe, Delirium • Signifikante Ödeme o. positive Flüssigkeitsbilanz (> 20 ml / kg über 24 h) • Hyperglykämie (Plasma-Glukose > 140 mg / dl o. 7,7 mmol / l) ohne Vorliegen eines Diabetes
Entzündungsparameter	• Leukozytose (> 12.000 / µl) o. Leukopenie (< 4000 / µl) o. > 10 % unreife Formen • CRP Erhöhung (> 2 × SD des Normalwerts) • Procalcitonin-Erhöhung (> 2 × SD des Normalwerts)
Hämodynamische Paramater	• Arterielle Hypotonie (systolisch < 90 mmHg o. mittlerer Druck < 70 mmHg o. Abfall des systolischen Drucks um mehr als 40 mmHg bei Erwachsenen o. weniger als 2 SD des normalen altersentsprechenden Drucks)
Zeichen der Organdysfunktion	• Arterielle Hypoxämie ($PaO_2 / Fi / O_2$ < 300) • Akute Oligurie (Urinausscheidung < 0,5 ml / kg / h über mind. 2 h trotz adäquater Volumengabe) • Kreatininerhöhung > 0,5 mg / dl o. 44,2 µmol / l • Gerinnungsstörung (INR > 1.5 o. PTT > 60 s) • Ileus (fehlende Darmgeräusche) • Thrombozytopenie (< 100.000 / µl) • Hyperbilirubinämie (Gesamtbilirubin > 4 mg / dl o. 70 µmol / l)
Zeichen verminderter Gewebsperfusion	• Hyperlaktatämie (> 1 mmol / l) • Verzögerte Rekapillarisierung o. Marmorierung

Weitere Informationen

Laborwerte: Prognose, Schweregrad und Verlauf

Derzeit ist neben regelmäßigen Laktatbestimmungen am ehesten die Bestimmung des bei bakterieller Sepsis erhöhten Prokalzitonin-Spiegels als rasch verfügbarer Routineparameter für Verlaufskontrollen geeignet, aber auch als prognostischer und frühdiagnostischer Parameter bei besonders sepsisgefährdeten Patienten (EG II b).

Der Nachweis erhöhter Spiegel von proinflammatorischen Zytokinen, z. B. IL-6, TNF-α, IL-8, und antiinflammatorischen Zytokinen, z. B. IL-1RA, IL-10, Proteasen (MMP-9, Elastase) und anderen biochemischen Parametern, z. B. Arachidonsäuremetaboliten, PAF, freie Sauerstoffradikale, zeigte in einigen Studien eine gute Korrelation mit Schweregrad und Verlauf. Aufgrund der Erfordernis einer raschen Verfügbarkeit und der noch nicht ausreichend bekannten Sensitivität und Spezifität ist der Einsatz dieser Methoden auf Studien begrenzt.

69.3.1 Sepsisherde identifizieren

Es muss stets so rasch wie möglich versucht werden, **wahrscheinliche Sepsisherde bzw. mögliche Eintrittspforten** zu identifizieren bzw. auszuschließen. Dies ist häufig möglich anhand von

- Anamnese inklusive Vor- und Grunderkrankungen,
- klinischen Untersuchungsbefunden,
- Labordiagnostik, bildgebender Diagnostik und

Zusatzuntersuchungen mit besonderer Berücksichtigung möglicher, auch anscheinend banaler Sepsisherde / Eintrittspforten und evtl. septischer Metastasen (➤ Tab. 69.3).

Es sollten **potenzielle Infektionsquellen** identifiziert und umgehend der weiteren Abklärung zugeführt werden; ggf. kombiniert mit diagnostischen und / oder therapeutischen Interventionen (z. B. ultraschallgezielte und CT-gesteuerte Punktion oder Drainage, Entfernung von Kathetern oder anderen Fremdkörpern). Hierbei ist auf optimale Koordination und entsprechendes Monitoring bei Transporten und invasiven Prozeduren zu achten. Eine initiale hämodynamische Stabilisierung kann je nach Schweregrad vorrangig erforderlich sein.

Cave

- Vor allem bei **abwehrgeschwächten Patienten** kann die Invasion der Erreger auch von physiologisch besiedelten Schleimhäuten – Gastrointestinaltrakt, Atemwegen, Urogenitaltrakt – ausgehen, ohne dass eine lokale Organschädigung vorliegt.
- Eine **Eintrittspforte für Erreger** ist häufig auch ein mechanisches Device, z. B. Tubus oder Katheter.
- Bei jedem septischen Patienten mit unklarem Fokus sollte an eine akute **akalkulöse Cholezystitis** gedacht werden, bei Frauen im gebärfähigen Alter auch an zu lange liegende Tampons.

69.3.2 Mikrobiologische Diagnostik und Erregernachweis

Voraussetzung für eine gezielte antimikrobielle Therapie ist der **Nachweis** des Sepsiserregers oder der Sepsiserreger. Dazu sind folgende diagnostische Schritte nötig:

- Abnahme von 2–3 **Blutkulturen** (jeweils eine aerobe und eine anaerobe Blutkulturflasche mit mind. 10 ml Blut befüllen) möglichst vor Einleitung einer antimikrobiellen Therapie (EG I c): jeweils gesonderte sterile Punktion (nach adäquater Hautdesinfektion von verschiedenen Entnahmeorten, z. B. rechte und linke Vena cubitalis); Abnahme über liegende venöse oder arterielle Katheter nur in Ausnahmefällen (Kontaminationsrisiko).
- Bei Patienten unter **vorbestehender antimikrobieller Therapie** sollten die Blutkulturen unmittelbar vor der nächsten Gabe abgenommen werden.
- In **bedrohlichen Fällen** (septischer Schock) Abnahme von zwei Blutkultursets in kurzen Abständen und sofortiger Therapiebeginn (EG I c).
- Wenn ein zentraler Venenkatheter eine mögliche Sepsisquelle ist, muss er zur Diagnosesicherung entfernt und die **Katheterspitze**

mikrobiologisch untersucht werden. Vor der Entfernung sollten Blutkulturen über den liegenden Katheter und zeitgleich über eine periphere Vene abgenommen und die Kulturergebnisse verglichen werden (EG II b).

Stets zusätzliche Kulturen von Urin, Sputum / Trachealskret, Stuhl (einschließlich Nachweis von *Clostridium-difficile*-Toxin bei Durchfällen oder V. a. Enteritis oder Kolitis), bei entsprechender Infektionssymptomatik Nasen-Rachen-Abstrich und Liquor (auch bei allen unklaren Sepsisfällen) sowie ggf. von Wundabstrichen, septischen Hautläsionen, Sekreten aus Stichkanälen, Drainagesekreten (Kontaminationsgefahr beachten), Abszesspunktaten, OP- und Nativmaterial (Gewebe, Biopsien, Punktate) etc.

Bei V. a. eine ventilatorassoziierte Pneumonie (VAP) sollten vor Einleitung einer antimikrobiellen Therapie Sekrete für quantitative oder semiquantitative Kulturen aus den tiefen Atemwegen gewonnen werden: endotracheale Aspirate, blinde oder bronchoskopische PSB, BAL.

- An **invasive Pilzinfektionen** ist v. a. bei neutropenischen oder immunsupprimierten Patienten zu denken, aber auch nach prolongierter antibiotischer Vorbehandlung sowie nach abdominalchirurgischen Eingriffen. Diagnostischer Goldstandard ist der histo- bzw. zytologische Nachweis in befallenen Geweben, die Anzucht aus der Blutkultur oder anderen normalerweise sterilen Körperflüssigkeiten (nicht im Urin). Zudem sind Untersuchungen zum Nachweis von *Candida*- und ggf. *Aspergillus*-Antigenen (z. B. 1,3-Beta-D-Glucan-Assay, Galactomannan) empfehlenswert.
- Je nach Organbeteiligung und Sepsisherd können auch **Schnelltests** zum Nachweis mikrobieller Antigene – u. a. Pneumokokken, Legionellen, Meningokokken, *H. influenzae* Typ b, B-Streptokokken, *E. coli,* Candida, *Cryptococcus,* Malaria, Dengue-Fieber – in Serum, Urin, Liquor oder Sputum zur Diagnose beitragen.
- Eine Erregeridentifizierung mit molekularbiologischen Methoden (z.B Multiplex-PCR, Breitband-PCR, FISH, microarray, MALDI-TOF) ist ein vielversprechender neuer Ansatz. Die bisherigen Studien legen nahe, dass hiermit häufiger und v. a. schneller ein Erregernachweis gelingt. Wegen der weitgehend fehlenden Möglichkeit der Resistenztestung ist dies derzeit jedoch kein Ersatz für die Blutkultur.
- Insbesondere bei **immunkompromittierten Patienten,** z. B. Neutropenie, Organ- und Stamzelltransplantation, angeborenen oder erworbenen Immundefekten, müssen auch schwere disseminierte Virusinfektionen – Zytomegalie, Herpes simplex, Varizella Zoster, Adenovirus – und ansonsten ungewöhnliche Sepsiserreger wie apathogene Saprophyten und Kommensalen, Pilze, Toxoplasmen, Pneumocystis jirovecii und Mykobakterien diagnostisch berücksichtigt werden.
- Nach **Auslandsaufenthalten** ist differenzialdiagnostisch auch an Malaria tropica, schwerwiegende Virusinfektionen, z. B. virale hämorrhagische Fieber, und andere in Deutschland nicht oder nur selten vorkommende Infektionen, z. B. Typhus abdominalis, Rickettsiosen, Rückfallfieber, Melioidose oder Systemmykosen (z. B. Kokzidioidomykose, Histoplasmose) zu denken.

Die Interpretation mikrobiologischer Befunde ist bei kritisch kranken Patienten häufig problematisch, da bei Abstrichen aus nicht primär sterilen Kompartimenten oft Mikroorganismen nachgewiesen werden, die lediglich einer Kolonisation entsprechen können. Kritisch kranke Patienten weisen häufig ein SIRS und multiple Organdysfunktionen auf. Der kausale Zusammenhang mit einer Infektion ist daher oft nicht sicher nachzuweisen.

69.4 Initiale therapeutische Maßnahmen

MERKE

Entscheidend ist die umgehende und gleichzeitige Berücksichtigung der folgenden Maßnahmen [AWMF-Leitlinie Nr. 079-001]:
- Maßnahmen zur hämodynamischen Stabilisierung und Prophylaxe weiterer Organdysfunktionen
- Sanierung nachgewiesener oder wahrscheinlicher Infektionsherde
- Einleitung einer geeigneten antimikrobiellen Therapie

Hauptgründe für die noch immer hohe Letalität der Sepsis sind sowohl bei bereits hospitalisierten als auch bei über die Notaufnahme aufgenommenen Patienten eine verspätete Diagnose und ein verzögerter Therapiebeginn:

- Bei Patienten mit Sepsis soll so früh wie möglich mit einer Volumensubstitution (500–1000 ml balancierte Kristalloide über 30 Min.) begonnen werden.
- Patienten mit Sepsis sind auf einer Intensivstation zu behandeln, die ein hämodynamisches Monitoring und ggf. eine Erhaltung gestörter Organfunktionen ermöglicht (Beatmung, Nierenersatzverfahren etc.).
- Hämodynamisch stabile Patienten mit initialem V. a. auf eine Sepsis mit gutem Ansprechen auf die initiale Volumentherapie können nach Stabilisierung und Einleitung einer geeigneten antimikrobiellen Therapie auch auf eine Normalstation oder Intermediate-Care-Station verlegt werden, wenn dort eine engmaschige bzw. kontinuierliche Überwachung der hämodynamischen (Herzfrequenz, Blutdruck, ZVD), respiratorischen (Pulsoxymetrie, Atemfrequenz) und laborchemischen (Laktat, Säure-Basen-Haushalt, Gerinnung) Parameter sowie eine Bilanzierung mit Erfassung der Stundendiurese gewährleistet ist.
- Die **initiale hämodynamische Stabilisierung** hat erste Priorität und erfordert eine sofortige zielgerichtete Therapie. Die Letalität von Patienten mit Hypotonie, Schock und / oder erhöhten Laktatspiegeln (> 4 mmol / l) kann signifikant gesenkt werden, wenn es gelingt innerhalb der ersten sechs Stunden die folgenden Behandlungsziele zu erreichen (EG II c):
  - Anhebung des zentralen Venendrucks auf 8–12 mmHg (bei beatmeten Patienten 12–15 mmHg) durch Volumentherapie mit Kristalloiden (➤ Kap. 69.4.1)
  - Einstellung des mittleren arteriellen Blutdrucks auf > 65 mmHg durch Volumentherapie und ggf. Gabe von Vasopressoren (➤ Kap. 69.4.2)
  - Erreichen einer Diurese von > 0,5 ml / kg / h durch Volumentherapie
- Erreichen einer zentralvenösen (V. cava superior) Sauerstoffsättigung $S_{CV}O_2$ von > 70 % oder einer gemischtvenösen (Pulmonalarterie) Sauerstoffsättigung S_vO_2 von > 65 %.

69

- Normalisierung erhöhter Blutlaktatspiegel durch Verbesserung der Gewebeperfusion.
- Neben dem **Basismonitoring** auf der Intensivstation (Blutdruck, Herz- und Atemfrequenz, periphere Sauerstoffsättigung, Blutgase, ZVD) sollte bei Patienten mit septischem Schock ein Monitoring der kontinuierlich oder diskontinuierlich gemessenen $S_{CV}O_2$ begonnen werden. Bei hämodynamischer Instabilität und allen mit Vasopressoren behandelten Patienten ist zudem ein invasives arterielles Blutdruckmonitoring angezeigt.
- Bei septischem Schock und schwierig zu steuernden Patienten ist ein **erweitertes hämodynamisches Monitoring** (z. B. Echokardiographie, PiCCO-System) zur Bestimmung von Herzzeitvolumen, Pumpfunktion, Füllungs- und Okklusionsdrucke (z. B. PCWP) u. a. Parameter empfehlenswert (jedoch keine gesicherte Evidenz für die Senkung der Letalität).

Cave

Therapieziel

Ziel der unmittelbar nach Diagnosestellung der Sepsis bzw. des septischen Schocks beginnenden hämodynamischen Stabilisierung ist die **Vermeidung der Hypoperfusion.**

- Falls die Zielparameter $S_{cv}O_2 > 70\,\%$ bzw. $S_vO_2 > 65\,\%$ **nicht** innerhalb von 6 h durch Volumentherapie und ggf. Gabe von Vasopressoren (➤ Kap. 69.4.2) erreicht werden, sollten eine inotrope Therapie mit Dobutamin (➤ Kap. 69.4.2) versucht sowie ggf. Erythrozytenkonzentrate transfundiert werden, um einen Hämatokrit von > 30 % zu erreichen (EG I b).

69.4.1 Volumentherapie

- Unbehandelte Sepsispatienten haben meist ein **intravasales Volumendefizit,** das bei septischem Schock aufgrund ausgeprägter Vasodilatation und kapillärem Lecksyndrom eine aggressive Volumentherapie erfordern kann. Die frühzeitige Flüssigkeitstherapie ist entscheidend für die Stabilisierung einer Gewebehypoperfusion oder eines septischen Schocks. Die SSC-Leitlinien (EG I b) empfehlen bei sepsisinduzierter Hypoperfusion und Verdacht einer Hypovolämie eine initiale Volumenexpansion fraktioniert mit mind. 30 ml / kg kristalloider Infusionslösungen (Ringer-Acetat oder andere laktatfreie E'lytlösungen, physiologische NaCl-Lösung eignet sich wegen der Gefahr der Hyperchlorämie weniger als vollbalancierte kritalloide Lösungen) innerhalb der ersten 3 h. Die fortgesetzte Flüssigkeitstherapie sollte nur in Erwägung gezogen werden, wenn noch Zeichen einer Hypoperfusion vorliegen.

Einige Patienten benötigen deutlich größere und rascher infundierte Flüssigkeitsmengen. Ein Teil der Volumentherapie kann auch mit Albumin erfolgen, insbesondere wenn größere Flüssigkeitsmengen zugeführt werden müssen. Die Verwendung von HAES wird nicht mehr empfohlen (EG I a), da sie mit einer erhöhten Inzidenz von Nierenversagen einhergeht [Perner et al. 2012].

- Die aggressive initiale Volumentherapie orientiert sich an der Besserung der Hämodynamik (s. o.) und muss unter engmaschigem Monitoring erfolgen, um einerseits das Ansprechen zu verfolgen und andererseits eine Hyperhydratation (z. B. Lungenödem) zu vermeiden. Die Geschwindigkeit der Volumenzufuhr muss reduziert werden beim Anstieg der kardialen Füllungsdrücke ohne gleichzeitige Verbesserung der Hämodynamik (EG V).

69.4.2 Vasopressoren

- Vasopressorische Katecholamine sind indiziert wenn die Volumentherapie nicht ausreicht, einen adäquaten arteriellen Mitteldruck (> 65 mmHg) für die Aufrechterhaltung der Gewebe- und Organperfusion zu erzielen (EG I c). Ihre Anwendung sollte unter **arteriellem Blutdruckmonitoring** erfolgen:
- Noradrenalin (0,2–1,3 µg / kg / Min.) ist der Vasopressor der 1. Wahl (EG II b).
- Adrenalin oder Vasopressin kann bei unzureichender Wirkung zusätzlich oder stattdessen gegeben werden (EG II b).

Noradrenalin führt zu einer verringerten Mortalität (RR, 0,89; 95 % CI, 0,81–0,98, hohe Evidenzqualität) und einem geringeren Risiko für Arrhythmien (RR, 0,48; 95 % CI, 0,40–0,58; hohe Evidenzqualität) im Vergleich zu Dopamin.

Wir schlagen die Verwendung von Dobutamin bei Patienten vor, bei denen Nachweise für eine persistierende Hypoperfusion trotz angemessener Flüssigkeitszufuhr und dem Einsatz von Vasopressoren vorliegen.

Dopamin als Alternative zu Noradrenalin sollte nur mehr bei ausgewählten Patienten angewandt werden (niedriges Risiko von Tachyarrhythmien, absolute oder relative Bradykardie). Niedrig dosiertes Dopamin wird nicht mehr empfohlen (kein signifikanter „nierenprotektiver„ Effekt, kein Einfluss auf Überlebensrate; EG I a).

Vasopressin (0,03 E / Min.) sollte nur bei unzureichendem Ansprechen auf andere Vasopressoren zusätzlich oder zur Reduktion der Noradrenalindosis eingesetzt werden; Dosierungen von > 0,03–0,04 E / min sollten nur beim Versagen anderer Vasopressoren angewandt werden (Salvage Therapy; EG V).

Wir schlagen vor, bei Patienten, bei denen erhöhte Laktatwerte infolge einer Gewebehypoperfusion vorliegen, die hämodynamische Stabilisierung mit dem Ziel einer Normalisierung der Laktatwerte zu steuern.

Für die laktatgesteuerte Flüssigkeitstherapie bei Patienten mit septischem Schock wurde eine signifikante Reduzierung der Mortalität im Vergleich zur Flüssigkeitstherapie ohne Laktatüberwachung beobachtet (RR 0,67; 95 % CI, 0,53–0,84; niedrige Evidenz).

69.4.3 Inotrope Therapie

Bei **myokardialer Dysfunktion** (erhöhte kardiale Füllungsdrücke, niedriger Herzindex) sollte ein Therapieversuch mit Dobutamin (bis zu 20 µg / kg / Min.) allein oder ggf. zusätzlich zu einer Vasopressoren-Therapie) unternommen werden (keine Steigerung des Herzindex auf vorgegebene supranormale Werte [moderate Empfehlung, moderate Evidenz]).

Levosimendan sollte in der Sepsis nicht zusätzlich angewandt werden (starke Empfehlung, hohe Evidenz).

69.4.4 Initiale antibiotische Therapie

- Eine adäquate antimikrobielle Therapie muss nach Abnahme der kulturellen mikrobiologischen Diagnostik so früh wie möglich begonnen und darf nicht durch die weitere Diagnostik verzögert werden. Bei schwerer Sepsis und septischem Schock sollte dies innerhalb der ersten Stunde nach Diagnose (Golden Hour) noch im Verlauf der initialen hämodynamischen Stabilisierungmaßnahmen und unmittelbar nach Abnahme von 2–3 Blutkultursets in kurzen Abständen erfolgen (EG I c). In verschiedenen Studien konnte gezeigt werden, dass jede weitere Stunde Verzögerung zu einem Anstieg der Letalität führt [Kumar et al. 2010; Dellinger et al. 2013]. Die Überlebensrate kann sich hiernach um das Fünffache verringern, wenn ein septischer Schock mit einer empirischen Therapie behandelt wird, die das ursächliche Pathogen nicht abdeckt.
- In vielen Fällen ergibt sich aus Anamnese und Befunden ein gesicherter oder wahrscheinlicher Sepsisherd (➤ Kap. 69.3.1), sodass eine **kalkulierte Initialtherapie** erfolgen kann, bei der sich die Auswahl der Antibiotika nach der vorliegenden Sepsisform und dem zu erwartenden Erregerspektrum richtet (➤ Kap. 69.8). Hierzu müssen folgende Fragen beantwortet werden:
  - Welches Organ ist am ehesten der Fokus (Anamnese, Klinik, bereits vorliegende Diagnostik)?
  - Hat der Patient Risikofaktoren für die Besiedelung mit Problemkeimen oder für schwere Infektionen (z. B. Immunsuppression, Intensivaufenthalt, Beatmung, chronische Wunden, Pflegeheim)?
  - Welche Antibiotika hat der Patient aktuell oder früher erhalten?
  - Medikamentenanamnese, Kurve, Arztbriefe?
  - Mit welchen Bakterien ist und war der Patient besiedelt (Mikrobiologiebefunde)?
- Für die **Antibiotikatherapie** der Sepsis ist eine Reihe von **Grundregeln** zu beachten:
  - Initial stets parenterale Applikation (i. v., Kurz- oder protrahierte Infusion); spätere Umstellung auf p. o. Therapie bei günstigem Verlauf möglich (Sequenztherapie)
  - Möglichst bakterizid wirksame Antibiotika, vorzugsweise β-Laktam-Antibiotika
- Ausreichend hohe Dosen (➤ Tab. 69.5) mit hohen systemischen Wirkspiegeln und hohen Gewebespiegeln am gesicherten oder vermuteten Sepsisherd (insbesondere wenn dieser einer Sanierung nicht zugänglich ist):
  - Initial volle Dosis auch bei Nieren- und / oder Leberinsuffizienz, Dosisanpassung im Verlauf; ggf. Blutspiegelbestimmungen
  - Kombinationstherapie am ehesten bei neutropenischen Patienten, multiresistenten und schwierig zu behandelnden Erregern (z. B. Pseudomonas, Acinetobacter)
  - Tägliches Re-Assessment (potenzielle Deeskalation; Reduktion von Resistenzrisiko, Toxizität und Kosten)
  - Erregerisolierung
  - Mischinfektionen und Erregerwechsel berücksichtigen
- Therapiedauer von 7–10 d meist ausreichend; **Ausnahmen:** langsame klinische Response, nicht sanierbare Sepsisherde, *Staph. aureus*-Bakteriämie (eher 14 d), Infektionen mit *Pseudomonas aeruginosa,* bestimmte Pilzinfektionen, Immunsuppression, neutropenische Patienten.

Cave

Bei **nosokomialen Infektionen** ist die epidemiologische Situation der Krankenhauskeime und ihr Sensitivitäts- / Resistenzverhalten entscheidend. In jeder Klinik muss dies für jede Station zumindest für die wichtigsten grampositiven Keime – Staphylokokken, Streptokokken, Enterokokken – und gramnegativen Keime – Enterobakterien, Pseudomonas – regelmäßig überwacht werden (aktuelle Empfehlungen einer für Überwachung und Medikamentenauswahl zuständigen Kommission).

- Bei einer nicht im Krankenhaus erworbenen Sepsis und dem Fehlen von Grunderkrankungen oder Hinweisen auf den möglichen Sepsisherd ist für das infrage kommende Erregerspektrum und die Auswahl der Initialtherapie v. a. das Lebensalter des Patienten bedeutsam (➤ Tab. 69.6).
- Bei schweren septischen Erkrankungen ist eine rasche und initial möglichst lückenlose **Interventionstherapie** erforderlich, die im weiteren Verlauf entsprechend dem klinischen Therapieerfolg und vorliegenden mikrobiologischen Befunden angepasst wird. Ein Erregernachweis in der Blutkultur gelingt allerdings nur in ca. 30–70 % der Fälle, abhängig von Patientengut und Grunderkrankungen [Hagel et al. 2011].
- Zur empirischen **Initialtherapie** schwerer septischer Erkrankungen sind Breitspektrumantibiotika mit Pseudomonaswirksamkeit (insbesondere bei nosokomialen Infektionen) und z. T. Kombinationen empfehlenswert:

Geeignet ist bei Jugendlichen und Erwachsenen meist ein Breitspektrumpenicillin mit einem β-Laktamase-Hemmer (z. B. Piperacillin / Tazobactam) oder ein Carbapenem (Imipenem / Cilastatin, Meropenem).

Infrage kommt auch ein Breitspektrumcephalosporin mit Pseudomonaswirksamkeit wie z. B. Cefepim oder Ceftazidim. Letzteres muss mit einer Substanz mit Wirkung gegen grampositive Erreger kombiniert werden.

Beim Vorkommen von Krankenhauskeimen mit ESBL-Resistenz (Extended-Spectrum-β-Laktamasen) sind Carbapeneme zu bevorzugen.

Mögliche Alternativen bei breiter Allergie gegen β-Laktam-Antibiotika (**cave:** häufige Fehlinformation) sind Cipro- oder Levofloxacin, jeweils plus Clindamycin.

Bei septischem Schock oder wenn eine Beteiligung von methicillinresistenten Staphylokokken (MRSA) möglich ist, sollte zusätzlich zu den o. a. Therapieschemata Vancomycin gegeben werden.

! Bei dringendem V. a. oder gesicherter MRSA-Infektion wird empfohlen, eine MRSA-wirksame Therapie mit Linezolid bzw. Daptomycin (Letzteres bei schweren Haut-, Weichteilinfektionen bzw. MRSA-Bakteriämie unklarer Genese) einzuleiten (➤ Kap. 69.10).

Eine Glykopeptidmonotherapie bei pulmonalen MRSA-Infektionen wird nicht empfohlen, (EG II b).

Tab. 69.5 Dosierungsempfehlungen zur parentalen antimikrobiellen Therapie bei Sepsis

Antibiotikum	Tagesdosis Erwachsene	Tagesdosis Kinder[1]	Dosierungsintervall [h]
Penicillin	20 Mio. IE	0,5 Mio. IE/kg	6–8–12
Ampicillin	6–15(–20) g	150–300 mg/kg	6–12
Flucloxacillin	4–8 g	100–200 mg/kg	4–6
Piperacillin/Tazobactam	12–18 g	< 40 kg: 200 mg/kg	6–8
Mezlocillin	6–15(–20) g	225–300 mg/kg	6–12
Cefazolin, Cefotaxim, Ceftazidim	6 g	100–200 mg/kg	8–12
Cefepim	4 g	100 mg/kg	12
Ceftriaxon	2(–4) g	50–100 mg/kg	24
Imipenem/Cilastatin	1,5–3(–4) g	60 mg/kg	6–8
Meropenem	3–6 g	60–120 mg/kg	8
Doripenem	1,5–3 g	Bisher keine Zulassung	8
Gentamicin, Tobramycin	160–320 mg	5–7,5 mg/kg	24
Amikacin	1 g	15 mg/kg	12–24
Colistin	6 g	50–75.000 IE/kg	8
Vancomycin	2 g	40–60 mg/kg	8–12
Teicoplanin	0,4–0,8 g	1 mg/kg	24
Daptomycin	350–700 mg	6 mg/kg	24
Linezolid	1,2 g	20–30 mg/kg	12
Tigecyclin	100 mg	2,5 mg/kg (exp.)	12
Clindamycin	1,2–1,8(–2,4) g	20–40 mg/kg	6–8
Ciprofloxacin	0,8(–1,2) g	20 mg/kg	8–12
Moxifloxacin	0,4 g	–	24
Metronidazol	1,5–2 g	20–30 mg/kg	8
Liposomales Amphotericin B	5 (1–7) mg/kg[2]	1–5 mg/kg	
Caspofungin	50 mg (1. d: 70 mg)	25–70 mg (je nach Alter)	24
Anidulafungin	200 mg an d 1, dann 100 mg	An d 1 3 mg/kg, dann 1,5 mg/kg/d	24
Micafungin	100–150 mg	2–3 mg/kg	24
Voriconazol	3–8 mg/kg (1. d: 8–12 mg/kg)	14 mg/kg	12

[1] gilt nicht für Säuglinge
[2] Initialdosis 0,1 mg/kg

69

Tab. 69.6 Erregerspektrum und Initialtherapie bei Sepsis unklarer Ursache und fehlenden Grunderkrankungen in verschiedenen Lebensaltern

Alter	Häufigste Erreger	Initialtherapie (Vorschlag)	Alternativen
Neugeborene – Frühform (in der 1. Wo.)	B-Streptokokken, *E. coli, Staph. aureus,* Klebsiellen, Enterobacter, Listerien, Anaerobier	Ampicillin + Aminoglykosid	Ampicillin + Cefotaxim (+ Aminoglykosid)
Neugeborene – Spätform (nach der 1. Wo.)	Wie Frühform + *H. influenzae* + Krankenhauskeime (*Staph. aureus,* koagulaseneg. Staphylokokken, Enterobakterien, Pseudomonas)	Ceftazidim + Vancomycin	
	Bei relevanter MRSA-Prävalenz	Zusätzlich Vancomycin bzw. Linezolid/Tigecyclin	
Kinder (ohne Immundefizienz)	*H. influenzae*[1], Pneumokokken, Meningokokken, Staph. aureus	Cefotaxim **oder** Ceftriaxon	Cefuroxim + penicillinasefestes Penicillin
Erwachsene (ohne Immundefizienz)	Staphylokokken, Streptokokken, *E. coli,* Klebsiellen, Enterobacter, Proteus, Pseudomonas, Anaerobier	Breitspektrum-Penicillin + Betalaktamasehemmer **oder** Carbapenem	Ceftazidim **oder** Cefepim (+ Aminoglykosid) (+ Clindamycin o. Metronidazol)
	Bei relevanter MRSA-Prävalenz	Zusätzlich Vancomycin o. Linezolid/Tigecyclin	

[1] Sehr unwahrscheinlich bei Kindern mit kompletter Immunisierung durch *H.-influenzae*-Typ-b-Impfstoff

Bei neutropenischen Patienten mit schwerer Sepsis und bei Patienten mit schwer zu behandelnden, oft multiresistenten Keimen wie Acinetobacter und Pseudomonas spp. ist eine empirische Kombinationstherapie empfehlenswert.

Bei septischem Schock und respiratorischer Insuffizienz wird die Kombination eines Breitsprektrum-β-Laktams mit einem Aminoglykosid oder einem Fluorochinolon empfohlen (EG II b).

Bei septischem Schock durch eine Pneumokokken-Bakteriämie wird die Kombination eines β-Laktams mit Clindamycin empfohlen. Bei V. a. Resistenz gegen Penicillin und / oder Drittgenerationscephalosporine (**cave:** Reiseanamnese!) sollte empirisch Vancomycin zusätzlich gegeben werden. Wenn der Erreger gegen Peicilline bzw. Cephalosporine empfindlich ist, sollte Vancomycin abgesetzt werden.

Bei Vorkommen von (in Deutschland derzeit noch seltenen) Carbapenem-resistenten Enterobakterien oder hoch resistenten Acinetobacter kann eine Therapie mit einer entsprechenden β-Laktam / BLI Kombination (z. B. Ceftazidim / Avibactam, Imipenem / Relebactam9 bzw. Cefiderocal oder Colistin angezeigt sein (EG V).

! Es wird nicht empfohlen, Antimykotika bei nicht neutropenischen, nicht immunsupprimierten Patienten routinemäßig bei Patienten mit Sepsis oder septischem Schock einzusetzen.

Wir empfehlen das unverzügliche Entfernen intravaskulärer Zugänge, die einen möglichen Ausgangspunkt für die Sepsis oder den septischen Schock darstellen.

Verlaufskontrollen

Eine empirische Initialtherapie sollte täglich reevaluiert und es sollte geprüft werden, inwieweit eine Deeskalation möglich ist (EG II a)

Eine empirische Kombinationstherapie sollte ohne Nachweis entsprechender Erreger nicht länger als 3–5 d gegeben werden

Der Rückgang bzw. die Normalisierung der Spiegel von Prokalzitonin oder ähnlichen Biomarkern kann dazu beitragen, eine empirische Therapie bei Patienten zu beenden, bei denen sich im Verlauf eine Infektion nicht bestätigen lässt (EG III b).

Falls eine Infektion nach klinischen und / oder mikrobiologischen Kriterien nicht bestätigt werden kann, wird empfohlen, die antimikrobielle Behandlung einzustellen (EG V).

Die Korrektur der Initialtherapie im Sinne einer **gezielten Antibiotikatherapie** erfolgt entsprechend der Isolierung von Erregern und ihrer anzunehmenden oder getesteten Empfindlichkeit (Antibiogramm, MHK / MBK). Die Möglichkeit von Mischinfektionen ist zu berücksichtigen.

Im Verlauf sind zudem regelmäßige Behandlungskontrollen mittels Kulturen zur Beurteilung von Erfolg, evtl. Resistenzentwicklungen, Toxizität der Medikamente und Infektionswechsel erforderlich.

69.4.5 Sanierung von Sepsisherden

Die vollständige Sanierung septischer Infektionsherde ist eine wichtige Voraussetzung für die erfolgreiche Therapie der schweren Sepsis und des septischen Schocks. Verzögerte oder unzureichende Fokussanierung führt zu einer erhöhten Letalität (starke Empfehlung, moderate Evidenz). Für verschiedene Krankheitsentitäten konnte gezeigt werden, dass die Zeitdauer zwischen dem Auftreten der septischen Symptomatik und der Einleitung suffizienter Maßnahmen zur Beherrschung des septischen Fokus maßgeblich das Outcome bestimmt.

Eine **Fokussanierung** kann durch eine oder mehrere Maßnahmen erfolgen und soll frühzeitig vorgenommen werden; wichtige Beispiele sind:

- Entfernung von Implantaten (z. B. Katheter, Gefäßprothesen, Osteosynthesematerial, Gelenkersatz)
- Inzision bzw. CT-gestützte oder ultraschallgesteuerte Drainage (z. B. Abszesse, Empyeme, septische Arthritis)
- Wunderöffnung und Nekrektomie, Fasziotomie, Amputation
- Behandlung von Peritonitis, Anastomoseninsuffizienz und Ileus durch Peritoneallavage, Drainage oder Enterostomie (hinsichtlich der Wertigkeit differenter Spülverfahren bei der Behandlung der Peritonitis zeigt die derzeitige Studienlage keine Vorteile für ein bestimmtes Verfahren).
- Chirurgische Therapie bei gastrointestinaler Perforation, septischer Cholangitis oder Pyelonephritis (Empyem, Obstruktion), intestinaler Ischämie, nekrotisierenden Weichteilinfektionen u. a.

Beim Vollbild eines akuten Abdomens wird die notfallmäßige Laparotomie bzw. Laparaskopie empfohlen (starke Empfehlung, moderate Evidenz).

Grundsätzlich sollten notwendige Maßnahmen zur Fokussanierung möglichst rasch durchgeführt werden. Bei schwer kranken Patienten sollte das schonendste Verfahren gewählt werden (z.B eher eine perkutane als eine chirurgische Abszessdrainage). Ist eine umfangreichere chirurgische Intervention erforderlich, sollte eine hämodynamische Stabilisierung vorangehen. Aufgrund der Schwierigkeit der Studiendurchführung liegen nur wenige randomisierte klinische Studien zum günstigsten Zeitpunkt für die Entfernung von Nekrosen vor. Diese zeigten, dass bei der nekrotisierenden Pankreatitis als potenzieller Infektionsherd, eine chirurgische Intervention am besten erst erfolgt, wenn eine Demarkation des nekrotischen Gewebes stattgefunden hat und dass hierbei ein minimalinvasives Vorgehen mit einer geringeren Sterblichkeit assoziiert ist. Demgegenüber sollte bei nekrotisierender Fasziitis oder *Clostridium-perfringens*-Infektionen von Muskeln und Weichteilen ein frühzeitiges Débridement mit Entfernung von avitalem Gewebe erfolgen.

69.5 Weitere Therapiemaßnahmen

69.5.1 Kortikosteroide

Weder hoch dosierte Glukokortikoide noch niedrig dosiertes Hydrokortison zeigten einen positiven Effekt (EG I b). Lediglich bei Patienten mit septischem Schock, bei denen durch die Volumen- und ggf. Vasopressorentherapie innerhalb von 6 h keine hämodynamische Stabilisierung erreicht werden konnte, ergab eine Studie eine geringere Sterblichkeit bei Gabe von 200 mg / d Hydrokortison als kontinuierliche Infusion [Annane et al. 2002]. Diese Niedrigdosistherapie sollte ausgeschlichen werden, sobald keine Vasopressoren mehr benötigt werden.

69.5.2 Verabreichung von Blutprodukten

Bei normalisierter Gewebeperfusion und sofern keine myokardiale Ischämie, schwere Hypoxämie oder akute Blutung vorliegt, wird die Gabe von Erythrozytenkonzentraten nur empfohlen wenn der Hb unter 7,0 g / dl (4,4 mmol / l) fällt. Der Hb sollte auf 7,0–9,0 g / l (4,4–5,6 mmol / l) angehoben werden (EG V). Die Gabe von Erythropoetin zur Therapie der sepsisassoziierten Anämie wird nicht empfohlen.

Zur Korrektur laborchemischer Gerinnungsanomalien sollte kein Fresh Frozen Plasma (FFP) eingesetzt werden (erhöhtes Risiko eines transfusionsassoziierten Lungenversagens), sondern nur wenn zusätzlich manifeste Hämorrhagien bestehen oder invasive Prozeduren geplant sind. Antithrombin soll nicht mehr angewandt werden. Die prophylaktische Gabe von Thrombozytenkonzentraten wird empfohlen bei Thrombozytenwerten < 10.000 / µl bzw. < 20.000 / µl wenn ein signifikantes Blutungsrisiko vorliegt. Höhere Thrombozytenwerte (> 50.000 / µl) sind anzuraten bei manifesten Hämorrhagien, Operationen und invasiven Prozeduren.

69.5.3 Insulin zur Therapie von Hyperglykämien

Bei Sepsispatienten kommt es häufig zu **Blutzuckerentgleisungen** mit Hyperglykämien. Eine intensivierte Insulintherapie erhöhter BZ-Werte (> 110 mg / dl) wird nicht empfohlen (EG I b), da sich in Studien bei Patienten mit schwerer Sepsis kein Nutzen nachweisen ließ und es bei diesen oft besonders BZ-labilen Patienten zu häufigen Hypoglykämien kam. Die SSC-Leitlinien empfehlen eine engmaschige Kontrolle der BZ-Werte bei Patienten mit schwerer Sepsis, wobei Messungen der Plasmaglukose den Schnellbestimmungen aus Kapillarblut vorzuziehen sind. Eine moderate i. v. Insulingabe sollte begonnen werden, wenn zwei konsekutive Messungen BZ-Werte > 180 mg / dl ergeben. Das Ziel der BZ-Einstellung (BZ-Kontrollen alle 1–2 h bis BZ-Werte und Insulininfusionsraten stabil sind) sollten Werte < 180 mg / dl und nicht < 110 mg / dl sein (starke Empfehlung, hohe Evidenz)

Falls Patienten über arterielle Katheter verfügen, sollte bevorzugt arterielles Blut zur Blutzuckermessung verwendet werden.

69

69.5.4 Respiratorische Insuffizienz

Bei 25–40 % der Patienten mit schwerer Sepsis tritt eine sepsisinduzierte Lungenschädigung (Acute Lung Injury, ALI) auf, die häufig zu einem **ARDS** (Acute Respiratory Distress Syndrome) mit respiratorischer Insuffizienz führt. Eine nichtinvasive Maskenbeatmung bietet in dieser Situation zwar einige Vorteile (z. B. geringere Infektionsgefahr, fehlender / geringerer Sedierungsbedarf, bessere Kommunikation), kann jedoch nur bei einer Minderheit hämodynamisch stabiler Patienten mit mild- bis mäßiggradiger Hypoxämie und gutem Ansprechen auf geringe Druckunterstützung und niedrigen positiven endexpiratorischen Druck (PEEP) in Betracht gezogen werden. Voraussetzungen sind, dass sich die Patienten damit wohlfühlen, leicht erweckbar sind, in der Lage sind ihre Atemwege zu schützen und spontan zu reinigen bzw. abzuhusten und dass anzunehmen ist, dass sie sich rasch erholen (EG II b). Eine niedrige Schwelle für die Indikation zur Intubation ist aufrechtzuerhalten.

- Die Indikation zur Intubation und **mechanischen Beatmung** richtet sich nach den allgemeinen Grundsätzen bei respiratorischer Insuffizienz (z. B. muskuläre Erschöpfung, eingeschränkte Vigilanz, Tachypnoe > 35 / Min., Abfall der oximetrischen Sauerstoffsättigung < 90 % und / oder P_aO_2 < 60 mmHg trotz O_2-Insufflation über Maske oder Nasensonde, P_aCO_2 > 55 mmHg).

Cave

Es wird empfohlen Patienten mit schwerer Sepsis und zunehmender respiratorischer Insuffizienz frühzeitig zu beatmen, bevor sich eine respiratorische Dekompensation mit Hypoxie und Azidose entwickelt.

- **Lungenprotektive Beatmungsformen** zeigten eine Senkung der Sterblichkeit bei Patienten mit schwerer Sepsis. Es wird daher empfohlen das Atemzugvolumen (Tidal Volume) auf 6–8 ml / kg und den oberen Plateaudruck auf < 30 cmH_2O zu begrenzen (starke Empfehlung, moderate Evidenz) sowie durch einen ausreichend hohen PEEP (> 5 cm H_2O) einen endexpiratorischen Alveolarkollaps zu vermeiden (eher höherer PEEP bei höhergradigem ARDS, EG I c). Die inspiratorische Druckdifferenz (Driving Pressure) sollte ≤ 15 cm H_2O betragen.
- Bei Patienten mit schwerer, therapierefraktärer Hypoxämie sollten Recruitement-Manöver versucht werden, jedoch nicht mit endinspiratorischen Drücken > 50 cm H_2O.
- Beatmete Sepsispatienten sollten mit ca. 30–45° erhöhtem Oberkörper gelagert werden (soweit nicht anderweitig kontraindiziert), um das Aspirationsrisiko und die Entwicklung einer Beatmungspneumonie zu reduzieren (moderate Empfehlung, moderate Evidenz). Bei ARDS-Patienten mit P_aO_2 / FiO_2-Verhältnis < 150 sollte in entsprechend erfahrenen Zentren eine Beatmung in Bauchlage versucht werden (ca. 16h / d), vorausgesetzt der Lagewechsel birgt kein Risiko (moderate Empfehlung, moderate Evidenz).
- Ein **Weaning-Protokoll**, sollte angewandt werden, das regelmäßige Spontanatmungsversuche unter folgenden Voraussetzungen vorsieht (starke Empfehlung, moderate Evidenz):
  - Patient erweckbar
  - Ohne Vasopressoren hämodynamisch stabil
  - Keine neuen, potenziell ernsten Probleme
  - Nur geringe Atemunterstützung und niedriger endexspiratorischer Druck erforderlich
- Niedriger FiO_2 erforderlich (sicher über Maske oder Nasensonde zu gewährleisten).
  Wir empfehlen bei adulten Patienten, die > 24 h invasiv beatmet wurden, ein Protokoll zur Entwöhnung von der invasiven Beatmung (Weaning-Protokoll) anzuwenden, um standardisiert die Bewertung der Entwöhnungsbereitschaft (Readiness to Wean) zu evaluieren, die Spontanatmungsversuche (Spontaneous Breathing Trial) durchzuführen und die Kriterien zur Beendigung der invasiven Beatmung bzw. Extubation / Dekanülierung zu überprüfen (starke Empfehlung, moderate Evidenz).

- Bei ARDS-Patienten ohne Hinweise für eine Gewebehypoperfusion sollte eher eine konservative Volumentherapie (≤ 6 ml / kg, hohe Evidenz) angewandt werden. Ein routinemäßiges Monitoring mittels Pulmonalarterienkatheter wird nicht empfohlen. β-2-Agonisten sind außer bei Bronchospasmen nicht indiziert.

69.5.5 Nierenversagen

Diuretika führen zu keiner Verbesserung einer gestörten Nierenfunktion und sollten nur erwogen werden, um die Reaktion der Niere nach adäquater Volumentherapie zu testen oder zum Volumenmanagement bei erhaltener Diurese. Bei Nierenversagen sollten Diuretika nicht gegeben werden, auch um Nebenwirkungen wie z. B. Ototoxizität zu vermeiden (EG V). Nierenersatzverfahren bei Patienten mit Sepsis sollten nur bei therapierefraktärer Überwässerung, Azidose, Hyperkaliämie oder Urämiesymptomen zum Einsatz kommen. Die Erhöhung des Kreatinins oder eine Oligurie stellen noch keine Indikation dar (Schwache Empfehlung, moderate Evidenz).

Die **intermittierende Hämodialyse** und die **venovenöse Hämofiltration** sind gleichwertige Verfahren (EG I b). Bei hämodynamisch instabilen Patienten bieten kontinuierliche Verfahren jedoch ein einfacheres Management (EG II b).

69.5.6 Prophylaxe der tiefen Beinvenenthrombose

Zur Prophylaxe sollte täglich niedrig dosiertes unfraktioniertes oder niedermolekulares Heparin gegeben werden, soweit keine Kontraindikationen vorliegen (schwache Empfehlung). Zudem sollten, mechanische Prophylaxemaßnahmen wie Kompressionsstrümpfe oder ein intermittierendes Kompressionsgerät verwendet werden, insbesondere bei Heparin-Kontraindikationen (starke Empfehlung, moderate Evidenz).

69.5.7 Nicht oder nicht mehr empfohlene Maßnahmen

Zusammengefasst werden hier nicht mehr empfohlene therapeutische Maßnahmen und solche, für deren Einsatz **keine ausreichende Evidenz** vorliegt, genannt:

- Hochfrequenzbeatmung
- intravenöse und inhalative Gabe von β-2-Mimetika bei ARDS (starke Empfehlung, moderate Evidenz)
- Muskelrelaxanzien
- Heparinisierung in höheren Dosen (therapeutische Heparinisierung)
- Hoch dosierte Kortikosteroidgaben
- Antithrombin III
- Selen
- Glutamin (starke Empfehlung, moderate Evidenz)
- Levosimendan zur hämodynamischen Stabilisierung
- Parenterale Immunglobuline (IgG / IgM, Ausnahme: bei nachgewiesener Hypogammaglobulinämie)
- Wachstumshormone
- Bikarbonat (schwache Empfehlung, moderate Evidenz)
- Intensivierte Insulintherapie
- FFP
- NO
- Aktiviertes Protein C

Hochvolumige Hämofiltration und Verfahren zur Zytokinabsorption erbrachten bisher in Studien uneinheitliche Ergebnisse und können bisher nicht zur Routineversorgung empfohlen werden.

Die Behandlungsziele und die Prognose sollte nach Möglichkeit zu Beginn und bei jeder signifikanten Veränderung mit den Patienten und deren Angehörigen / Betreuern besprochen werden.

Prophylaxe: Adäquate Personalausstattung, Schulungsprogramme und Präventionsprotokolle auf Intensivstationen tragen dazu bei, die Häufigkeit von katheterassoziierten Harnwegsinfektionen, ZVK-assoziierten Bakteriämien und ventilatorassoziierten Pneumonien zu reduzieren (starke Empfehlung, moderate Evidenz).

69.6 Kalkulierte antibiotische Therapie

69.6.1 Sepsis bei Atemwegsinfektionen

Ambulant erworbene Pneumonie (CAP)

- Als **Ursache** einer Sepsis im Rahmen einer ambulant erworbenen Pneumonie (Community-acquired Pneumonia, CAP) stehen Pneumokokken im Vordergrund, gefolgt von *H. influenzae, Staph. aureus,* Enterobakterien, Legionellen, Anaerobiern und Mischinfektionen. Andere häufige Erreger einer außerhalb des Krankenhauses erworbenen Pneumonie wie Mykoplasmen, Chlamydien oder Viren sind als Ursache eines septischen Krankheitsbilds eher selten.
- Die Therapie richtet sich nach den Empfehlungen bei der Behandlung der Pneumonie [AWMF-Leitlinie Nr. 082-001]. **Bei schwerer CAP** mit Sepsis ist zu klären, ob ein erhöhtes Pseudomonasrisiko vorliegt (schwere strukturelle chronische Lungenerkrankungen wie schwere COPD mit Antibiotikavortherapie, Hospitalisierung in den letzten 3 Mon., bekannte Kolonisation durch *P. aeruginosa,* Bronchiektasen, Mukoviszidose).

Bei Patienten ohne erhöhtes Risiko wird zur Abdeckung des sehr unterschiedlichen Spektrums eine Initialtherapie mit einem Breitspektrum-β-Laktam (Cefotaxim, Ceftriaxon, Piperacillin, β-Laktamase-Hemmer oder Ertapenem) in Kombination mit einem Makrolid oder alternativ (z. B. bei Allergie gegen β-Laktame) eine Monotherapie mit Levofloxacin oder Moxifloxacin (nicht bei septischem Schock oder beatmeten Patienten) empfohlen.

Bei CAP-Patienten mit erhöhtem Risiko sollte eine pseudomonaswirksame empirische Initialtherapie mit

- Piperacillin / Tazobactam oder Cefepim oder ein Carbapenem (Imipenem, Meropenem),
- kombiniert mit einem pseudomonaswirksamen Fluorchinolon (Levofloxacin oder Ciprofloxacin) oder
- mit einem Aminoglykosid zusammen mit einem Makrolid erfolgen.

69

Wesentliches differenzialtherapeutisches Kriterium ist eine vorausgegangene Antibiotikatherapie innerhalb der letzten 3 Mon., die einen Wechsel der Substanzgruppe erforderlich macht. Nach klinischer Besserung und / oder Erregernachweis mit Empfindlichkeitsprüfung soll im Regelfall eine Deeskalation auf eine Monotherapie erfolgen.

Cave

Aminoglykoside sollten wegen erhöhter Toxizität im Regelfall nicht länger als 3 d verabreicht werden.

Nosokomiale Pneumonie (HAP, VAP)

Dies sind Pneumonien (Hospital Acquired Pneumonia, HAP), die **frühestens 48 h nach Krankenhausaufnahme** auftreten und sich bei Hospitalisation nicht in der Inkubation befanden. Sie können sich auch erst Wochen bis Monate nach Entlassung manifestieren. Eine ventilatorassoziierte Pneumonie (Beatmungspneumonie, VAP) tritt nach > 48 h Beatmungsdauer bei einem zuvor pneumoniefreien Patienten auf und ist von einer Pneumonie, welche eine Beatmung erforderlich macht, zu unterscheiden.

Das Erregerspektrum der HAP / VAP ist vielfältig, z. T. polymikrobiell, und hängt von der Verweildauer im Krankenhaus sowie von Grunderkrankungen und zusätzlichen Risikofaktoren ab. Im Vordergrund stehen z. T. multiresistente bakterielle Krankenhauskeime, während Pilze und Viren bei immunkompetenten Patienten selten sind. Am häufigsten sind aerobe und fakultativ anaerobe gramnegative Stäbchen wie *Pseudomonas aeruginosa, Enterobacteriaceae* (*E. coli*, Klebsiella spp., Enterobacter spp., Proteus spp., Serratia), *H. influenzae, Acinetobacter baumannii* und *Stenotrophomonas maltophilia*. Unter den grampositiven Erregern stehen *Staphylococcus aureus* und *Streptococcus pneumoniae* im Vordergrund. Bakterien der normalen Schleimhautflora der oberen Luftwege (vergrünende Streptokokken, Neisseria spp., Corynebacterium spp., aber auch Bakterienspezies wie *Enterococcus faecalis* und *Enterococcus faecium* sowie koagulasenegative Staphylokokken haben keine Bedeutung, selbst wenn sie in größerer Menge in invasiv gewonnenem Atemwegsmaterial nachgewiesen werden (Selektion unter antimikrobieller Therapie):

69

- Bei Aspirationspneumonie zusätzlich Anaerobier (meist Mischinfektionen)
- Bei hämatologischen Systemerkrankungen und / oder Therapie mit Kortikosteroiden in hoher Dosis auch Legionellen

Klinische Hinweise für HAP / VAP sind neu aufgetretene radiologische Lungeninfiltrate und purulentes Trachealsekret. Neben Blutkulturen sollten vor Therapiebeginn Sekrete aus den tiefen Atemwegen für die mikrobiologische Untersuchung gewonnen werden (endotracheale Aspirate, PSB, BAL), jedoch ohne den Therapiebeginn zu verzögern. Bei entsprechendem epidemiologischem Verdacht ist eine Untersuchung auf Legionellenantigen im Urin angezeigt.

Auf eine gezielte Diagnostik einer invasiven Candidiasis kann i. d. R. verzichtet werden, da diese als HAP / VAP-Ursache bei Patienten ohne definiertes Immundefizit extrem selten ist. Eine Aspergillusdiagnostik ist hingegen angezeigt, wenn Prädispositionen wie strukturelle Lungenerkrankung, rheumatologische Grunderkrankung oder Leberzirrhose vorliegen oder bei hinweisenden Infiltraten im CT-Thorax. Der Nachweis von Galaktomannan-Antigen aus der BAL ist dem Nachweis im Blut überlegen und stellt bei der diagnostischen Abklärung eine Ergänzung zur histopathologischen und mikrobiologischen Untersuchung an Lungenbiopsien dar. Wenn Biopsien nicht durchgeführt werden können, tragen eine positive Aspergilluskultur und / oder ein Galaktomannan-Antigentest aus der BAL zu einer wahrscheinlichen Diagnose bei.

- Die Auswahl der **Initialtherapie** hängt von Erregerspektrum und Resistenzsituation vor Ort ab [AWMF-Leitlinie Nr. 020 / 013]. Zu bevorzugen sind **Breitspektrumantibiotika mit besonderer Pseudomonaswirksamkeit** wie
  - Piperacillin / Tazobactam, Carbapenem oder Cefepim
  - in Kombination mit einem Fluorochinolon (Levofloxacin oder Ciprofloxacin)
  - oder mit einem Aminoglykosid, ggf. zusätzlich ein Makrolid (wenn eine Infektion mit Legionellen, Mykoplasmen oder Chlamydien vermutet wird und Fluorchinolone nicht gegeben werden können).
- Bei Vorkommen bzw. bei Verdacht von MRSA sollte Vancomycin oder Linezolid zusätzlich gegeben werden.
- Bei **immunkompromittierten Patienten** (z. B. Neutropenie, Agranulozytose, HIV-Infektion, Transplantation, immunsuppressive / zytostatische Therapie) und Antibiotikaversagen muss auch an Pilzpneumonien (Aspergillus, Candida u. a.), *Pneumocystis-jirovecii*-Infektion, Zytomegalie-, Herpes- oder Varizellenpneumonie sowie an Tuberkulose und Infektionen durch nichttuberkulöse Mykobakterien gedacht werden (gezielte Diagnostik erforderlich!).

69.6.2 Venenkathetersepsis

Katheterassoziierte Infektionen sind eine der **Hauptursachen der nosokomialen Sepsis.** Sie treten häufiger bei zentralen als peripheren Venenkathetern auf und sind seltener bei chirurgisch implantierten Kathetern (Hickman-Broviac-Katheter, Port-Katheter).

Besonders gefährdet sind neutropenische Patienten. Das Sepsisrisiko steigt zudem bei Infektionen der Katheteraustrittsstelle und mit der Dauer der Nutzung.

- Das **Erregerspektrum** umfasst v. a. koagulasenegative Staphylokokken sowie *Staphylococcus aureus* (inkl. MRSA), Enterokokken (inkl. VRE) und Candida. Zudem kommen zahlreiche weitere Erreger wie gramnegative Stäbchen (Pseudomonas, Enterobacter, Serratia, Klebsiellen), Corynebacterium spp. oder Bacillus spp. infrage. Besonders bei Immunkompromittierten können auch ansonsten seltene, saprophytäre Keime isoliert werden, z. B. Propionibakterien, Acinetobacter, Citrobacter oder Stenotrophomonas.
- Der **Nachweis** einer katheterassoziierten Infektion kann insbesondere bei chirurgisch implantierten Kathetern schwierig sein. **Eindeutige Infektionszeichen** – Rötung, Exsudat, Phlebitis – an der Eintrittsstelle oder Vene oder Zeichen einer Tunnelinfektion

bei s.c getunnelten Kathetern oder Tascheninfektion bei s. c. implantierten Portsystemen **fehlen oft.** Weitere Hinweise sind:
- Sepsis mit unklarem Herd
- Fieber, Schüttelfrost im Zusammenhang mit der Katheternutzung
- Fehlendes Ansprechen auf in vitro wirksame Antibiotika
- Rasche Entfieberung nach Katheterentfernung

Der Nachweis identischer Erreger in fünf- bis zehnfach höherer Kolonienzahl (quantitative Blutkultur) bei Entnahme aus dem Venenkatheter bzw. Port gegenüber dem durch gesonderte Venenpunktion entnommenen Blut spricht für eine katheterassoziierte Sepsis.

Die definitive Diagnose beruht auf dem Nachweis identischer Erreger in Übereinstimmung mit Antibiogramm und Biochemie, ggf. Identitätsnachweis mit molekularbiologischen Methoden in Blutkultur und Katheterspitze oder Kathetersystem (Abrollen der Katheterspitze auf festen Nährböden).

Bei Fieberreaktionen während oder direkt nach einer Infusion muss auch an eine **infusatassoziierte Sepsis** durch mikrobiell kontaminierte Infusionslösungen gedacht werden: Nachweis identischer Erreger aus Infusionslösung und Blutkultur, ggf. Pyrogennachweis im Infusat.

ALS FAUSTREGEL GILT

Neben der antibiotischen Therapie ist die wichtigste therapeutische Maßnahme die **Entfernung des infizierten Katheters** (Entfernung erst nach Etablierung eines neuen Zugangs; kein Katetherwechsel über einen Führungsdraht).

Cave

Bei chirurgisch implantierten Kathetern ohne eindeutige Infektionszeichen kann die Entfernung problematisch sein.

- Vor allem beim Nachweis von koagulasenegativen Staphylokokken können auch der Versuch einer alleinigen antibiotischen Therapie und der Versuch der Entfernung des Biofilms mit Alkohol, Arginin und Urokinase ohne Entfernung des implantierten Katheters erfolgreich sein.
- Eine **Katheterentfernung** ist i. d. R. jedoch **nicht zu umgehen**
  - beim Nachweis einer Pilz-, *Staphylococcus-aureus*- oder Pseudomonasinfektion,
  - wenn eine relevante Austrittsstellen-, Tunnel- oder Tascheninfektion vorliegt oder
  - bei Erregerpersistenz bzw. Rezidiv in der Blutkultur unter Therapie.
- Zur **empirischen Initialtherapie** sollen Antibiotika mit guter Staphylokokkenwirksamkeit verwendet werden. Dabei ist die lokale Resistenzsituation zu berücksichtigen.

Bei schwerem Krankheitsbild und bei neutropenischen Patienten sind initial breit wirksame Kombinationen mit Erfassung von MRSA erforderlich wie Piperacillin oder ein Breitspektrum-Cephalosporin (z. B. Cefotaxim), jeweils plus Vancomycin.

Bei Nachweis von Candida ist in Anbetracht zunehmeder Fluconazol-Resistenz eine Therapie mit Echinocandinen, Voriconazol oder lioposomalem Amphotericin B empfehlenswert.

69.6.3 Postoperative Sepsis

Diese geht meist von Wundinfektionen aus. Häufigste Erreger sind Staphylokokken. Nicht selten liegen Mischinfektionen mit gramnegativen Erregern vor, insbesondere bei Problempatienten, z. B. hohes Alter, Abwehrschwäche.

Cave

Aktuelle Epidemiologie und **Resistenzsituation** im Krankenhaus und seinen Bereichen – operative Stationen, Intensivstation – sind jedoch stets zu berücksichtigen, insbesondere die Resistenzsituation der Staphylokokken (MRSA, MRSE s. u.).

Bei Infektionen nach Eingriffen am Darmtrakt und nach gynäkologischen Operationen handelt es sich am ehesten um Mischinfektionen mit Enterobakterien, *Bacteroides fragilis* und anaeroben Streptokokken.

Zur **Initialtherapie** geeignet sind Breitspektrum-β-Laktame wie Carbapeneme oder Piperacillin / Tazobactam. Bei Vorkommen von MRSA sollte die Therapie bereits initial mit Vancomycin, Linezolid oder Daptomycin ergänzt werden, bei VRE (Vancomycin-resistente Enterokokken) sind Linezolid, Daptomycin und Tigecyclin wirksam.

69.6.4 Fremdkörpersepsis

Das Erregerspektrum einer Sepsis, die von Infektionen intravasal oder in Geweben implantierter Fremdkörper – z. B. Herzklappenprothesen, Herzschrittmacher, Liquor-Shunts, CAPD-Katheter, Gefäßprothesen, Gelenkprothesen – ausgeht, ist ähnlich dem bei Venenkathetersepsis. Im Vordergrund stehen meist koagulasenegative Staphylokokken *(Staphylococcus epidermidis)* und *Staphylococcus aureus.*

Bei der Kunstklappenendokarditis gilt dies v. a. in der frühen postoperativen Phase bis 8 Wo. Später finden sich zunehmend auch die Erreger, die in der präoperativen Phase als Endokarditiserreger beim jeweiligen Patienten nachgewiesen wurden.

Cave

Häufig ist die **Entfernung des Fremdkörpers** nicht zu umgehen, insbesondere bei Infektionen mit *Staphylococcus aureus* und mit Pilzen.

Bei der **Initialtherapie** ist das häufige Vorkommen multiresistenter Staphylokokken zu beachten.

Am geeignetsten sind daher meist Breitspektrumcephalosporine in Kombination mit Vancomycin oder Linezolid.

Alternativen sind Carbapeneme, die bei Infektionen intraabdomineller Gefäßprothesen zu bevorzugen sind, da hier häufiger Infektionen mit *E. coli* und anderen Enterobakterien vorliegen.

Nach Erhalt der mikrobiologischen Befunde – Erregerisolierung, Antibiogramm – sollte die Therapie gezielt erfolgen.

Bei fehlendem Therapieerfolg ist auch bei problematisch zu entfernenden Fremdkörpern, z. B. Herzklappen-, Gefäß- und Gelenkprothesen, frühzeitig eine chirurgische Intervention zu erwägen.

ALS FAUSTREGEL GILT

Wichtig für die **Vermeidung von Fremdkörperinfektionen** ist neben der **perioperativen Antibiotikaprophylaxe** bei Implantation insbesondere die **Antibiotikaprophylaxe nach der postoperativen Phase** bei allen operativen Eingriffen, Zahnextraktionen und Endoskopien mit Gefahr einer Bakteriämie.

69.6.5 Urosepsis

Bei spontan aufgetretener Urosepsis, z. B. infolge eines Harnwegsinfekts oder Anomalien des Harntrakts, z. B. Nephrolithiasis oder Prostatahypertrophie, handelt es sich meist um Infektionen durch *E. coli* und andere Enterobakterien, seltener auch durch Pseudomonas. Nach urologischen Eingriffen und bei nosokomialen Harnwegsinfektionen – häufig katheterassoziiert – ist zusätzlich mit häufig multiresistenten, gramnegativen Stäbchen (Pseudomonas, Proteus, Enterobacter, Serratia) sowie mit Enterokokken und Staphylokokken zu rechnen. Die Therapie richtet sich daher auch nach der lokalen Resistenzsituation. Zur **Initialtherapie** geeignet sind:

- Ciprofloxacin oder Levofloxacin (**cave:** in manchen Kliniken hohe Resistenzraten)
- Breitspektrumcephalosporine (Cefotaxim, Ceftriaxon)
- Breitspektrumpenicillin + β-Laktamase-Inhibitor
- Carbapeneme (bes. bei Vorkommen von ESBL-Resistenz)

Bei Immundefizienz oder Diabetes mellitus ist auch an Candida-Infektionen zu denken. Die Therapie muss ggf. anhand der mikrobiologischen Befunde – Urinkultur, Blutkultur, Resistenztestung – angepasst werden. Für eine Behebung von Abflussstörungen ist zu sorgen.

69.6.6 Cholangiosepsis

Das Keimspektrum umfasst vor allem *E. coli,* andere Enterobakterien und Enterokokken. Zudem kommen auch Anaerobier wie anaerobe und mikroaerophile Streptokokken, die Bacteroides-Gruppe und Clostridien infrage. Bei Sepsis nach ERCP ist auch Pseudomonas nicht selten.

Cave

Der Erregernachweis durch Blutkultur oder ERCP ist oft erschwert.

Zur **Initialtherapie** eignen sich: Antibiotika mit guter Gallegängigkeit wie Ciprofloxacin, Mezlocillin, Ceftriaxon oder Tigecyclin. In schweren Fällen oder bei V. a. Pseudomonasbeteiligung sind Carbapeneme, Piperacillin oder Cefepim empfehlenswert, ggf. in Kombination mit Ciprofloxacin.

Ursächliche Abflusshindernisse – Konkremente, Tumoren, Strikturen – sollten möglichst umgehend behoben werden.

69.6.7 Septischer Abort und Puerperalsepsis

Meist handelt es sich um **Mischinfektionen** mit Beteiligung von Anaerobiern (Bacteroides spp., anaerobe Streptokokken, Clostridien u. a.). Häufiger sind auch *E. coli,* andere Enterobakterien, hämolysierende Streptokokken und Enterokokken beteiligt; seltener *Staphylococcus aureus* und Gonokokken: Grampräparat, aerobe und anaerobe Kulturen vom Zervixsekret vor Therapiebeginn. Zur **Initialtherapie** geeignet sind ein

- Breitspektrumcephalosporin + Metronidazol oder Clindamycin oder
- ein Carbapenem oder
- ein Breitspektrumpenicillin + β-Laktamasehemmer.

Zudem kann eine Abrasio und in schweren Fällen auch eine Uterusexstirpation erforderlich werden.

Cave

Auf eine septische **Thrombophlebitis** der Beckenvenen als Komplikation und möglicher Streuherd ist zu achten; ggf. Heparinisierung.

69.6.8 Tonsillogene und dentogene Sepsis

Erreger sind bevorzugt Anaerobier (Bacteroides u. a.), Staphylokokken und Streptokokken. Meist besteht gute Empfindlichkeit gegen Penicillin, Clindamycin und bei Anaerobiern gegen Metronidazol. Bei schwerem Verlauf ist eine **Initialtherapie** mit einem

- Carbapenem oder einem
- Breitspektrumcephalosporin + Clindamycin indiziert.

Cave

Auf Komplikationen und Streuherde wie septische Jugularvenen-, Sinus-cavernosus-Thrombose, Kiefer-Osteomyelitis oder Retropharyngealabszess ist zu achten.

69.6.9 Sepsis nach Verletzungen oder Infektionen der Haut

Erreger sind meist Staphylokokken oder Streptokokken, seltener auch Anaerobier. Oft Mischinfektion. Geeignet für die **Initialtherapie** sind

- Cephalosporine der Gruppe 2 mit guter Staphylokokkenwirksamkeit, z. B. Cefazolin, Cefuroxim.
- Alternativen sind ein Breitspektrumpenicillin + β-Laktamasehemmer oder
- Clindamycin.

69.6.10 Sepsis bei Verbrennungen

Häufigste Erreger einer Sepsis bei Patienten mit ausgedehnten Verbrennungen sind *Pseudomonas aeruginosa* und *Staphylococcus aureus*, seltener auch Enterobacter, Proteus spp., A-Streptokokken, Klebsiellen, Enterokokken und Pilze (Aspergillus, Mucor, Candida). Eine breite **Initialtherapie,** z. B. Carbapeneme, ist erforderlich, unter Berücksichtigung der besonderen Resistenzsituation vor Ort:

- Gegebenenfalls bereits initial Antibiotika mit besonderer Pseudomonaswirksamkeit, z. B. Ceftazidim, in Kombination mit Aminoglykosid
- Bei MRSA zusätzlich Vancomycin

Cave

Die bei schweren Verbrennungen häufig auftretende Niereninsuffizienz ist bei der Antibiotikadosierung zu beachten.

69.6.11 Sepsis bei Neutropenie

Sepsisrisiko und Erregerspektrum hängen v. a. vom Ausmaß und der Dauer der Neutropenie ab, zudem von Grunderkrankung und Therapie – z. B. Agranulozytose, Chemotherapie von Malignomen, Leukämien, Hochdosistherapie und Stammzelltransplantation, Organtransplantation – sowie von **zusätzlichen Risikofaktoren:**

- Chemotherapieinduzierte Haut- und Schleimhautschädigung
- Hospitalisierungsdauer
- Beeinträchtigung der humoralen und zellulären Abwehr

Die häufigsten **Erreger** sind grampositive Keime (koagulasenegative Staphylokokken), gefolgt von gramnegativen Enterobakterien (*E. coli,* Klebsiellen u. a.) und *Pseudomonas aeruginosa.*

Zusätzlich ist mit einem breiten Spektrum weiterer Erreger zu rechnen, das auch zahlreiche fakultativ pathogene und opportunistische Keime umfasst.

Wohl aufgrund antibiotischer Prophylaxe und frühzeitiger Therapie haben grampositive Erreger (koagulasenegative Staphylokokken, Enterokokken, Corynebakterien) und Pilze (nach SZT besonders Aspergillus spp.) zugenommen.

Mit zunehmender Dauer einer schweren Neutropenie nimmt das Risiko invasiver Pilzinfektionen zu (Candidiasis, invasive Aspergillose u. a.)

Therapie

Cave

Fieber in der Neutropenie

Da Patienten mit Neutropenie durch Infektionen mit rasch progredientem Verlauf und hoher Letalität besonders bedroht sind, sollte bei Neutrophilenzahlen < 1000 / µl und klinischen Infektionszeichen (➤ Tab. 69.7) bereits frühzeitig antibiotisch behandelt werden.

Tab. 69.7 Indikation zur antimikrobiellen Therapie bei neutropenischen Patienten

Neutrophile Granulozyten	• < 500 / µl **oder** • < 1000 / µl mit erwartetem Abfall < 500 / µl
Orale Temperatur	• Einmalig > 38,3 °C **oder** • > 38 °C länger als 1 h o. mind. 2 × innerhalb von 12 h
Patienten ohne Fieber mit Symptomen o. Befunden einer Infektion	
Klinische Diagnose einer Sepsis, auch ohne Fieber	

ALS FAUSTREGEL GILT

Indikation, Art und Umfang der initialen Interventionstherapie richten sich nach:

- Risikoeinschätzung (➤ Tab. 69.7)
- Klinischer Symptomatik
- Möglichen Eintrittspforten
- Antibiotischer Vorbehandlung
- Ergebnissen der Diagnostik

Zur **initialen Standardtherapie** geeignet sind:

- Cabapeneme (Imipenem, Meropenem) oder
- Piperacillin / Tazobactam.

Mögliche Alternativen bei Patienten mit Soforttypallergie gegen β-Laktamantibiotika inklusive Carbapeneme sind

- Ciprofloxacin + Clindamycin oder
- Aztreonam + Vancomycin.

Cave

Chinolone sollten nicht angewandt werden, wenn diese in den letzten Wochen zur Therapie oder Prophylaxe verwendet worden waren.

Bei Vorkommen **multiresistenter Erreger** ist zu beachten:

- MRSA : zusätzliche Gabe von Vancomycin, Linezolid oder Daptomycin (nicht bei Pneumonie)
- VRE: zusätzliche Gabe von Linezolid oder Daptomycin
- ESBL-produzierende gramnegative Enterobakterien: Initialtherapie mit Carbapenem
- Carbapenemaseproduzierende Bakterien (z. B. *Klebsiella pneumonia*): Colistin oder (bei bekannter bzw. nachgewiesener Sensitivität) Tigecyclin

Ansprechen der Therapie

- Bei **Respondern** (Entfieberung nach 2–3 d) soll die Antibiotikagabe noch über 7 d nach Entfieberung fortgeführt werden, wenn die Zahl neutrophiler Granulozyten > 1000 / µl ansteigt über mind. 2 d nach Entfieberung.
- Bei **Nonrespondern** (keine Entfieberung und / oder klinische Verschlechterung innerhalb von 72–96 h):
- Zusätzliche Gabe von Vancomycin oder Linezolid oder Daptomycin (nicht bei Pneumonie; unzureichende Konzentrationen im Respirationstrakt)

- Zusätzliche Gabe eines Antimykotikums: Infrage kommen Echinocandine (Caspofungin, Micafungin), liposomales Amphotericin B, Itraconazol oder Voriconazol. Die Auswahl richtet sich nach der Grunderkrankung, klinischen, bildgebenden und mikrobiologischen Befunden sowie nach einer vorangehenden antimykotischen Therapie / Prophylaxe. Zur ungezielten Initialtherapie werden v. a. Echinocandine und liposomales Amphotericin B gegeben, bei V.a invasive Aspergillose auch Voriconazol (➤ Kap. 69.7.14)
- Die **Sepsis** und der **septische Schock** bei Patienten mit schwerer Neutropenie ist bereits initial mit einer nahezu lückenlosen Kombinationstherapie zu behandeln wie Carbapenem + Vancomycin + ein Antimykotikum (z. B. Caspofungin).

69.6.12 Sepsis nach Splenektomie

Cave

Bei organischer Asplenie bzw. funktioneller Hyposplenie besteht ein erhöhtes Risiko für foudroyant verlaufende systemische Infektionen (Overwhelming Post Splenectomy Infection, OPSI), insbesondere bei Kindern und während der ersten Jahre nach Splenektomie.

Wichtigste Erreger einer Postsplenektomiesepsis sind Pneumokokken gefolgt von *Haemophilus influenzae* Typ b, Meningokokken und zahlreichen weiteren grampositiven wie gramnegativen Bakterien.

Entscheidend ist der möglichst frühzeitige Therapiebeginn, ggf. als sofortige Selbstbehandlung des Splenektomierten mit p. o. Antibiotika bereits zu Hause (z. B. Amoxiclav, Oralcephalosporin oder Makrolid). Für die **Initialtherapie** im Krankenhaus geeignet sind rasch und breit wirksame β-Laktamantibiotika, in Gebieten mit hoch resistenten Pneumokokken ggf. Kombination mit Glykopeptid.

ALS FAUSTREGEL GILT

Prophylaktisch bedeutsam ist die rechtzeitige Impfung aller Splenektomierten und Patienten mit funktioneller Asplenie (z. B. Sichelzellanämie) gegen Pneumokokken, *H. influenzae* Typ b und Meningokokken (bevorzugt mit Konjugatimpfstoffen).

69

69.7 Gezielte antibiotische Therapie

Sobald ein ursächliches Pathogen identifiziert wurde, sollte eine gezielte antibiotische Therapie erfolgen. Die wichtigsten Kriterien zur Auswahl der geeigneten antibiotischen Therapie sind:

- Sensitivität und Resistenzspektrum der isolierten Erreger in vitro
- Pharmakokinetik, v. a. Bioverfügbarkeit am Infektionsort
- Toxizitätsprofil der zur Auswahl stehenden Substanzen
- Individuelle Kontraindikationen und Unverträglichkeiten
- Interaktionen mit anderen Medikamenten
- Klinikinterne Erfahrungen und Richtlinien
- Pharmaökonomische Gesichtspunkte

Die häufigsten Sepsiserreger sind Staphyklokokken, Streptokokken, Enterobakterien (*Escherichia coli*, Klebsiellen, Enterobacter, Proteus), *Pseudomonas aeruginosa* und Keime der Bacteroides-Gruppe.

Cave

Keimnachweis

- Bei **Vorliegen eines Keimnachweises** muss zunächst immer eine kritische Prüfung der Plausibilität und Kausalität erfolgen.
- Die Möglichkeit von **Mischinfektionen** ist zu berücksichtigen.

Häufige Fehlerquellen für die Interpretation mikrobiologischer Befunde

- Verunreinigungen in der Blutkultur, z. B. einmaliger Nachweis von Corynebakterien, Propionibakterien oder koagulasenegativen Staphylokokken, insbesondere bei Abnahme aus liegenden Venenkathetern.
- Bewertung kolonisierender Mikroorganismen aus Sputum oder Trachealsekret, z. B. bei beatmeten Patienten, als Erreger pulmonaler Infiltrate.
- Bewertung eines nachgewiesenen Erregers als Monoinfektion bei typischerweise durch Mischflora verursachte Infektionen und Umstellung einer breit wirksamen Antibiotikatherapie auf eine Schmalspektrumtherapie.
- Herstellung falscher Kausalzusammenhänge zwischen Keimnachweis und manifester Infektion, z. B. Nachweis koagulasenegativer Staphylokokken bei gleichzeitig bestehenden Lungeninfiltraten.
- Bewertung einer unter Antibiotikatherapie selektierten Restflora, z. B. im Trachealsekret, als ätiologisch relevant, z. B. Enterokokken unter Cephalosporin-Therapie.

69.7.1 Sepsis durch *Staphylococcus aureus*

Staphylococcus aureus gehört zu den häufigsten Sepsiserregern v. a. in operativen Abteilungen und Intensivstationen; gehäuft auch bei i. v. Drogengebrauch. Typische Sepsisherde sind

- Hautinfektionen,
- posttraumatische oder postoperative Wundinfektionen sowie
- intravasale Fremdkörper (z. B. Venenkatheter).

Cave

Gefahr septischer Metastasen (➤ Tab. 69.3), die Sepsis und Sepsisrezidive unterhalten können; ulzerierende Endokarditis als akut lebensbedrohliche Komplikation.

Penicillin-Resistenz ist häufig, v. a. bei Krankenhauskeimen. Resistenzen gegen penicillinasefeste Penicilline (sog. methicillinresistente *Staphylococcus aureus*, MRSA) sind von Klinik zu Klinik sehr wechselnd und meist als Krankenhausepidemie auftretend. Sogenannte caMRSA (Community-acquired MRSA) werden ambulant erworben, haben ein leicht abweichendes Resistenzspektrum und spezielle Virulenzfaktoren wie Panton-Valentine-Leukozidin mit Begünstigung von nekrotisierenden Einschmelzungen bei Hautinfektionen und Pneumonien.

Meist ist eine längerfristige Therapie erforderlich (mind. 4–6 Wo.). Gegebenenfalls chirurgische Sanierung von metastatischen Abszessen, Entfernung infizierter Fremdkörper. Routinemäßiger Ausschluss einer Endokarditis (TEE).

- Eine Sepsis durch **MSSA** (methicillinsensible *Staphylococcus aureus*) wird mit Cefazolin oder Imipenem behandelt. Eine Kombination mit einem weiteren Staphylokokkenmittel, z. B. Clindamycin, Fusidinsäure, Rifampicin oder Fosfomycin (entsprechend Resistenztestung) wird insbesondere bei schwieriger Lokalisation (Fremdkörper, Abszesse) empfohlen. Penicillin G sollte auch bei Empfindlichkeit nicht mehr gegeben werden (mögliche Penicillin-Toleranz). Auch Oxacillin-(Methicillin)-Derivate werden von einigen Experten bzw. Leitlinien nicht mehr empfohlen (schmales Spektrum, klinisch nicht immer zuverlässige Wirkung). Eine retrospektive Kohortenstudie zeigte jedoch, dass – bei nachgewiesener Empfindlichkeit – eine Therapie mit dem Oxacillin-Derivat Nafcillin ebenso wie mit Cefazolin zu einer signifikanten Verringerung der Letalität im Vergleich zu Vancomycin führt, selbst bei einem späteren Wechsel von einer initialen Vancomycin-Therapie [Schweizer et al. 2011].
- Für eine **MRSA**-wirksame Therapie stehen v. a. Glykopeptide (Vancomycin, Teicoplanin), Daptomycin und Linezolid zur Verfügung:
- Wegen der erhöhten Letalität nicht rechtzeitig wirksam behandelter, schwerer MRSA-Infektionen wird empfohlen, bei schwerer Sepsis und septischem Schock mit unklarem Sepsisherd die ungezielte Initialtherapie (➤ Kap. 69.4.4) mit Vancomycin zu erweitern, wenn eine Beteiligung von MRSA möglich ist oder wenn die initiale Therapie nach 1–3 d versagt.

Bei MRSA-Nachweis aus der Blutkultur oder bei MRSA-Endokarditis von Nativklappen wird Daptomycin oder Vancomycin empfohlen. Daptomycin ist zugelassen für MRSA-bedingte schwere Haut- / Weichteilinfektionen sowie für MRSA-Bakteriämie unklarer Genese und zeigte in einigen Studien eine bessere Wirksamkeit, insbesondere bei verminderter In-vitro-Sensitivität bzw. unzureichender klinischer Wirksamkeit von Vancomycin [Moore et al. 2012]. Einige Experten empfehlen auch höhere Daptomycin-Dosen (8–10 anstatt 6 mg / kg KG / d).

Bei Endokarditis prothetischer Klappen wird Vancomycin in Kombination mit Rifampin (für mind. 6 Wo.) und Gentamicin (für 2 Wo.) gegeben.

Bei MRSA-bedingter Pneumonie wird Linezolid oder Vancomycin empfohlen. In einigen Studien war Linezolid überlegen. Eine Glykopeptidmonotherapie bei pulmonalen MRSA-Infektionen wird nicht empfohlen, da Glykopeptide schlecht in das Gewebe penetrieren (EG II b).

Staphylococcus-aureus-Stämme mit verminderter Empfindlichkeit gegen Vancomycin (VISA) sind noch selten und können meist mit Linezolid, Daptomycin oder Tigecyclin behandelt werden [Moore et al. 2012]. Weitere Alternativen (nach Testung) sind Clindamycin, Teicoplanin, Fusidinsäure, Rifampicin, Fosfomycin, Telavancin, Ceftarolin und Ceftobiprol. Reservemittel sollten immer in Kombination gegeben werden.

69.7.2 Sepsis durch koagulasenegative Staphylokokken

Der normalerweise apathogene Hautkeim *Staphylococcus epidermidis* und andere koagulasenegative Staphylokokken werden zunehmend als Erreger von Bakteriämien, Endokarditis, insbesondere bei Patienten mit implantierten Fremdkörpern (z. B. Herzklappen, Endoprothesen, intravasale Katheter, Dialyse-Shunts, Liquor-Shunts) oder Immunsuppression gefunden. Bei nicht immunkompromittierten Patienten ist eine Sepsis durch koagulasenegative Staphylokokken eine Seltenheit, entsprechende mikrobiologische Nachweise sollten kritisch beurteilt und bei Sepsis nach anderen Ursachen gesucht werden.

Cave

Der bakteriologische Nachweis muss kritisch bewertet werden, da Kontaminationen bei der Abnahme häufig vorkommen (Nachweis in mehreren Blutkulturen).

Wenn möglich, sollten infizierte Venenkatheter und Fremdkörper entfernt werden. Für die antibiotische Therapie ist das Antibiogramm besonders wichtig, da oft Multiresistenz und relativ häufig Methicillin-Resistenz (MRSE) besteht.

Bei Endokarditis, Fremdkörperpersistenz und Immunkompromittierten möglichst eine Kombination bakterizider Antibiotika, z. B. Vancomycin mit Rifampicin.

Bei der in einigen Kliniken bereits zunehmenden Resistenz gegen Glykopeptide können Linezolid, Daptomycin oder Tigezyklin noch wirksam sein.

Methicillinsensible Stämme (MSSE) können meist mit Cefazolin oder Imipenem behandelt werden.

69.7.3 A-Streptokokkensepsis

Diese ist heute seltener, meist von Haut- oder Wundinfektionen ausgehend, als tonsillogene oder Puerperalsepsis. Foudroyante Verläufe möglich, z. T. mit Toxin-Schocksyndrom (TSS)-artigem Krankheitsbild. Im Gefolge einer Varizelleninfektion kann es zu einer nekrotisierenden Fasziitis durch A-Streptokokken kommen.

- Gabe von Penicillin G 15–20 Mio. IE / d über 1–2 Wo., Nachbehandlung mit Oralpenicillin, bei Penicillin-Allergie: Cefazolin; bei V. a. Mischinfektion mit *Staph. aureus:* Clindamycin oder Vancomycin
- Bei TSS i. v. Immunglobuline und Kortikosteroide, Clindamycin zur Reduktion der Toxinproduktion
- Bei Fasziits großzügiges chirurgisches Débridement mit Abtragung nekrotischen Gewebes

69.7.4 Sepsis durch andere Streptokokken

Eine B-Streptokokken-Sepsis tritt vorwiegend bei Neugeborenen als perinatal erworbene Frühform oder postnatal erworbene Spätform auf, seltener bei Erwachsenen mit Abwehrschwäche.

Vergrünende und nichthämolysierende Streptokokken anderer Gruppen sind häufige Erreger bei Endokarditis und verursachen gelegentlich auch davon unabhängige septische Erkrankungen. Sie werden oft als Kontamination oder bei transienter Bakteriämie ohne Sepsis oder Endokarditis in Blutkulturen gefunden (möglicher Hinweis auf Kolonkarzinom, besonders bei *Strep. bovis / gallolyticus*-Gruppe): Nachweis in mehreren Blutkuturen, ggf. Ausschluss einer Endokarditis (TEE). **Therapie** septischer Erkrankungen mit

- Penicillin G in hohen Dosen + Aminoglykosid (synergistische Wirkung),
- Ampicillin und Cephalosporine (z. B. bei Penicillin-Allergie) + Aminoglykosid sind ebenfalls wirksam.
- Vor allem bei *Strep. bovis gel.* verminderte Penicillin-Empfindlichkeit / -Resistenz (Testung): Vancomycin + Aminoglycosid

Bedeutsam zur **Prophylaxe** der B-Streptokokken-Sepsis sind

- der präpartale Vaginalabstrich als Suchtest und
- die peripartale Antibiotikaprophylaxe der Mutter bei vaginaler Besiedelung.

Hierdurch kann das Auftreten einer Sepsis beim Neugeborenen signifikant reduziert werden.

69.7.5 Enterokokkensepsis

Meist von Harn- und Gallenwegsinfektionen oder vom Darm (besonders bei Immunsuppression) ausgehend, gehäuft bei Patienten mit Abwehrschwäche auftretend und nicht selten kompliziert durch eine schwierig zu behandelnde Endokarditis. Aufgrund der niedrigen Pathogenität sollte auch der Nachweis von Enterokokken in sterilen Proben bei Patienten mit Sepsis sehr kritisch beurteilt werden.

Cave

Relative Resistenz (hohe MHK) der meisten Stämme: **Resistenztestung** ist besonders wichtig!

Therapie der Wahl.

- Ampicillin + Aminoglykosid (synergistische Wirkung, sofern keine Resistenz) oder
- Mezlocillin oder Piperacillin (+ Aminoglykosid).
- Bei Penicillin-Allergie oder Ampicillin-Resistenz: Vancomycin oder Teicoplanin
- Bei Vancomycin-Resistenz (VRE): Linezolid, Daptomycin (hohe Dosis von 8 mg / kg KG / d empfehlenswert) oder Tigecyclin

Therapiedauer 2–3 Wo., bei Endokarditis mind. 4–6 Wo.

Cave

Cephalosporine sind meist unwirksam (sog. Enterokokkenlücke).

69.7.6 Pneumokokkensepsis

Gehäuft bei Alkoholikern, Leberzirrhose, Abwehrschwäche, nach Splenektomie (OPSI-Syndrom); gelegentlich auch als Komplikation einer Pneumonie. Zum Teil foudroyanter Verlauf, v. a. bei Abwehrschwäche.

- Die frühzeitige **Therapie** mit Penicillin G in hohen Dosen oder Cefotaxim bzw. Ceftriaxon ist entscheidend.
- Bei Penicillin-Allergie oder der in Deutschland noch seltenen Penicillin-Resistenz – **cave:** importierte Infektionen – sollte Vancomycin in hoher Dosis + Rifampicin zum Einsatz kommen.

69.7.7 Meningokokkensepsis

Oft gleichzeitig Meningitis, Arthritis, häufig petechiales Exanthem (septische Hautmetastasen), in 10–20 % der Fälle septischer Schock mit intravasaler Gerinnungsstörung, Verbrauchskoagulopathie und z. T. massiven Petechien und Purpura (Waterhouse-Friderichsen-Syndrom, ➤ Abb. 69.1). Sofortiger Therapiebeginn bereits bei klinischem Verdacht!

Bei nachgewiesener Empfindlichkeit ist Penicillin G 20–30 Mio. E / d hochwirksam.

Wegen zunehmender Penicillin-Resistenz – in Deutschland noch selten – sollten zur Initialtherapie jedoch besser Cefotaxim oder Ceftriaxon verwendet werden.

Neben der sofortigen Antibiotikatherapie ist die rasche Schockbekämpfung entscheidend für den Therapieerfolg.

69.7.8 *Escherichia-coli*-Sepsis

Häufiger Sepsiserreger, meist als Uro- oder Cholangiosepsis, häufig auch bei Sepsis von Neugeborenen, Puerperalsepsis, septischem Abort und myeloischer Insuffizienz.

Initialtherapie mit Cefotaxim oder Ceftriaxon. Beim Vorkommen von Krankenhauskeimen mit ESBL-Resistenz (Extended-Spectrum-β-Laktamasen) Initialtherapie mit Carbapenemen.

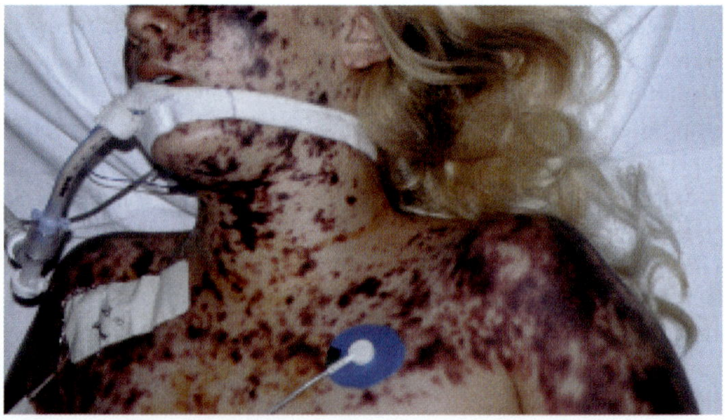

Abb. 69.1 Patientin mit Meningokokkensepsis und petechialem Exanthem (Hautblutungen und septische Hautmetastasen) [M1202]

Bei nachgewiesener Sensibilität – keine β-Laktamasebildung – sind Piperacillin oder Mezlocillin ebenfalls wirksam (Kombination mit Aminoglykosid zur Wirkungsverstärkung empfehlenswert).

Die in Deutschland noch seltenen *E.-coli*-Stämme mit Carbapenem-Resistenz (z. T. mitgebrachte Infektionen aus Süd- und Osteuropa, aus dem Nahen Osten und Asien) sind meist multiresistent (ESBL, Chinolone u. a.) und können oft nur noch mit Colistin behandelt werden. Tigecyclin kann zwar in vitro wirksam sein (Resistenz möglich, Testung) versagt jedoch häufiger klinisch.

69.7.9 Sepsis durch andere Enterobakterien

Klebsiellen, Enterobacter, Proteus und Serratia verursachen meist nosokomiale Sepsiserkrankungen ausgehend von Wundinfektionen, Harn-, Gallen-, Atemwegsinfektionen und infizierten Venenkathetern. Wegen sehr variabler Empfindlichkeit ist das Antibiogramm entscheidend.

Eine **Initialtherapie** mit Cefotaxim oder Ceftriaxon (ggf. in Kombination mit einem Aminoglykosid, z. T. synergistische Wirkung) erfasst die Mehrzahl der Erreger mit Ausnahme von *Enterobacter cloacae* (meist resistent gegen Penicilline und Cephalosporine, meist empfindlich gegen Imipenem oder Ciprofloxacin).

Oft ebenfalls wirksame Alternativen sind Chinolone (Ciprofloxacin und Levofloxacin) oder Piperacillin / β-Laktamasehemmer in Kombination mit Aminoglykosid.

Wegen zunehmender ESBL- und Chinolon-Resistenz werden bei schweren Infektionen jedoch zunehmend Carbapeneme zur Initialtherapie eingesetzt (insbesondere in Kliniken und Stationen mit Vorkommen von ESBL-resistenten Enterobakterien).

Bei Vorkommen von Carbapenem-Resistenz bei Klebsiellen (Krankenhausausbrüche, Importfälle) und vereinzelt auch bei anderen Enterobakterien ist derzeit nur eine hoch dosierte Therapie mit Colistin wirksam.

69.7.10 Pseudomonassepsis

Ausgehend von Verbrennungen, Harnwegsinfektionen und Wunden, besonders schwere Verläufe bei Beatmungspneumonie und myeloischer Insuffizienz. Häufig Krankenhauskeime mit besonderer Resistenzproblematik (Antibiogramm).

β-Laktamantibiotika mit hoher Pseudomonaswirksamkeit wie Meropenem, Doripenem, Cefepim oder Ceftazidim / Piperacillin, jeweils in Kombination mit Ciprofloxacin (oder einem Aminoglykosid, jedoch zunehmend Resistenzen)

- Hohe Dosierungen erforderlich (➤ Tab. 69.5)
- Blutspiegelmonitoring bei Aminoglykosiden

69.7.11 Haemophilussepsis

Meist vom Respirationstrakt ausgehend, häufig gleichzeitig Meningitis, Arthritis oder subakute Endokarditis. Bevorzugt bei Kleinkindern, selten bei Geimpften, zunehmend auch bei älteren Menschen, v. a. bei Abwehrschwäche.

Wegen zunehmender Resistenz gegen Ampicillin erfolgt die Therapie der Wahl mit Breitspektrumcephalosporinen wie Cefotaxim oder Ceftriaxon.

Carbapeneme und Ciprofloxacin sind ebenfalls wirksam.

69.7.12 Anaerobiersepsis

Meist Mischinfektionen (Bacteroides, andere Anaerobier, aerobe gramnegative Keime), ausgehend von gynäkologischen und abdominellen Infektionen – meist postoperativ –, septischem Abort und Infektionen im HNO-Bereich, nicht selten mit Thrombose oder Thrombophlebitis im Beckenbereich und septischen Thromben einhergehend (➤ Tab. 69.7).

Da meist Mischinfektion mit *E. coli,* Enterokokken u. a. Keimen vorliegen, erfolgt die **Therapie** mit

- Piperacillin / Tazobactam oder einem Carbapenem-Breitspektrumantibiotikum (Erfassung aller Bacteroides spp. inklusive *B. fragilis*).
- Cefoxitin, Mocifloxacin und Tigecyclin sind ebenfalls wirksam.
- Andere Breitbandantibiotika (sonstige Penicilline, Cephalosporine und Chinolone, Aminoglykoside) sind nicht anaerobierwirksam und sollten nur in Kombination mit Metronidazol oder Clindamycin gegeben werden.

69.7.13 Clostridiensepsis

Clostridium perfringens und andere Clostridien verursachen Zellulitis, Phlegmone und Myositis bis zum Gasbrand; ausgehend von Verletzungen (Nekrosen, Verschmutzungen), Wund-, Darm- und Puerperalinfektionen, besonders nach Aborten und Abominalchirurgie, häufig Mischinfektionen, z. B. bei arteriosklerotischer Gangrän; gelegentlich spontane Sepsis bei myeloischer Insuffizienz, kolorektalen Tumoren und durch kontaminierte i. v. Drogen.

Therapie der Wahl: Penicillin G in hohen Dosen:

- Bei **Penicillin-Allergie:** Cefoxitin, Metronidazol ode Clindamycin; bei Mischinfektionen auch Ceftriaxon + Metronidazol oder Carbapeneme
- Bei **Gasbrand** chirurgisches Débridement, ggf. Amputation; bei septischem Abort Kürettage, ggf. Uterusexstirpation. Gasbrand-Antitoxin wird nicht mehr empfohlen; die hyperbare Oxygenierung ist umstritten.

69.7.14 Pilzsepsis

Diese wird v. a. bei Patienten mit Abwehrschwäche, z. B. Immundefekte, HIV, Malignome, Chemotherapie, Kortisontherapie, beobachtet. Besonders gefährdet sind Patienten mit schwerer Neutropenie.

Häufigste Eintrittspforte sind länger liegende Venenkatheter, aber auch kolonisierte Schleimhäute von Darmtrakt, Lunge und Nasennebenhöhlen.

Häufigster Erreger ist der Hefepilz *Candida albicans,* in letzter Zeit haben jedoch *C. glabrata* und andere Candida-Arten zugenommen.

Aspergillus fumigatus, andere Schimmelpilze (Mucor, Rhizopus), Kryptokokken und Fusarium sind weniger häufig. Auch im Rahmen von Sporotrichose, Histoplasmose und Kokzidioidomykose können disseminierte sepsisartige Verläufe auftreten.

- Bei **Candida-Sepsis** kommt es nicht selten zu Absiedlungen in Retina, Gehirn, Nieren und Haut. Candida-Endokarditis meist nach Implantation künstlicher Herzklappen; gelegentlich als chronisch disseminierte Erkrankung (hepatosplenische Candidiasis) nach Neutropenie-Episoden bei hämatologischen Patienten (persistierendes Fieber mit rechtsseitigen Oberbauchbeschwerden, Nausea, Erbrechen und Anorexie.
- Die **disseminierte Aspergillose** bei Patienten mit Neutropenie geht oft von Infektionen der Lunge und der Nasennebenhöhlen aus und hat eine hohe Letalität. Ein besonderes Problem der invasiven pulmonalen Aspergillose ist die Invasion von Gefäßen, Bronchien und Trachea mit der Gefahr massiver Arrosionsblutungen.
- Bei allen Sepsispatienten mit Neutropenie, Immunsuppression, vorausgegangenen abdominalchirurgischen Eingriffen oder längerfristiger antibiotischer Therapie ist eine **mykologische Diagnostik** angezeigt. Diese umfasst
  - Blutkulturen,
  - Kultur und Histo- / Zytopathologie von Biopsien (Hautläsionen, Lungeninfiltrate, Leber u. a. Organe),
  - BAL und Nasennebenhöhlen,
  - Antigenassays (Candida, Aspergillus, Cryptococcus) und
  - bildgebende Diagnostik wie
    - CT-Thorax (Infiltrate, noduläre Infiltrate mit hypodenser Umgebung = Halozeichen bei angioinvasiver Lungenaspergillose),
    - CT der Nasennebenhöhlen (Aspergillose),
    - CT-Abdomen (Mikroabszesse bei hepatosplenischer und renaler Candidiasis).

Candida-Kolonisation (Sputum, Urin etc.) ist bei Intensivpatienten häufig und nicht prädiktiv für invasive Candidiasis, während der zytologische oder kulturelle Aspergillusnachweis in Atemwegssekreten Anlass für eine Therapie bei Patienten mit Risiken für eine invasive Aspergillose sein sollte.

Therapie

Zur Initialtherapie bei **Candida-Sepsis** werden heute bevorzugt Echinocandine (Caspofungin, Anidulafungin, Micafungin) verwendet.

Das ebenso wirksame liposomale Amphotericin B ist aufgrund der höheren Toxizität Mittel der 2. Wahl und indiziert bei Vorbehandlung mit Echinocandinen sowie bei Resistenz bzw. klinischem Versagen oder Unverträglichkeit von Echinocandinen.

Beim Vorkommen von echinocandinresistenten *C.-glabrata*-Blutisolaten (in einigen Zentren > 15 %) sollte bis zum Vorliegen der Resistenztestung primär liposomales Amphotericin B gegeben werden.

Klinisch stabile Patienten mit Candidämie ohne Neutropenie und ohne vorherige Therapie oder Prophylaxe mit Azolen könnnen auch mit Fluconazol behandelt werden. *C. krusei* und *C. glabrata* sind jedoch meist resistent gegen Fluconazol.

Voricionazol ist ebenfalls wirksam, zeigt jedoch Kreuzresistenz mit Fluconazol bei *C. glabrata* (nicht bei *C. krusei*).

- Für eine gezielte Therapie ist eine **Resistenzbestimmung** erforderlich, da bei allen Antimykotika Resistenzen gegen bestimmte Candida-Spezies vorkommen, auch bei Amphotericin B (bes. *C. lusitaniae*).
- Bei **invasiver Aspergillose** ist Isavuconazol oder Voriconazol Mittel der 1. Wahl (**cave:** Interaktionen, Spiegelbestimmung); ferner die Echinocandine Caspofungin, Micafungin bzw. Anidulafungin, bei Mucormykose liposomales Amphotericin B.

Itraconazol ist wirksam in der Prophylaxe der invasiven Aspergillose bei Immundefekten, z. B. chronischer Granulomatose, ist aber aufgrund seiner variablen Bioverfügbarkeit bei invasiver Infektion ungeeignet.

Amphotericin B wirkt zwar gegen nahezu alle Pilzarten (**cave:** häufigere Resistenzen bei *C. lusitaniae*); wegen der geringeren Nephrotoxizität ist heute grundsätzlich das liposomale Amphotericin B, trotz seiner relativ hohen Kosten, vorzuziehen.

ALS FAUSTREGEL GILT

Infizierte Fremdkörper (Venenkatheter) sollten so rasch wie möglich entfernt werden. Auch bei infizierten Herzklappen ist eine Entfernung meist nicht zu umgehen.

Bei Patienten mit gesicherter invasiver pulmonaler Aspergillose und unzureichendem therapeutischem Ansprechen mit Gefahr einer Arrosionsblutung ist die operative Resektion des betroffenen Lungenareals zu erwägen.

Weitere Informationen

Aktuelle Leitlinien zur Sepsistherapie: www.awmf.org.

69.8 Pädiatrische Aspekte

Die Sepsis ist eine Infektion mit lebensbedrohlichem Organversagen aufgrund einer dysregulierten Immunantwort mit Änderungen der Körpertemperatur (< 36 °C Grad bzw. > 38,5 °C), der Herz- und Atemfrequenz, Blutbildveränderungen und Erhöhung von Entzündungsmarkern. Pathophysiologisch unterscheiden sich die verschiedenen Formen der Sepsis bei älteren Kindern nicht von den bei Erwachsenen beobachteten Formen, die **klinischen Erscheinungsbilder** sind jedoch beim Früh- und Neugeborenen hinsichtlich Atem- und Herzfrequenz erheblich anders (➤ Tab. 69.8). Weitere unspezifische Sepsiszeichen sind verlängerte kapilläre Füllungszeit (> 3 s), Petechien, Bewusstseinsstörung und respiratorische Insuffizienz. Die arterielle Hypotonie als Zeichen des Kreislaufschocks ist bei Kindern ein spätes Zeichen.

Bestimmte Erregergruppen dominieren als Auslöser in verschiedenen Altersstufen, z. B. Meningokokkensepsis besonders bei Kleinkindern.

Einzelne chronische Vorerkrankungen wie eine KHK, die bei der Therapie Erwachsener besondere Probleme bereiten, kommen bei Kindern praktisch nicht vor, während die adrenergen Kompensationsmechanismen insbesondere beim Frühgeborenen begrenzt sind und der **Krankheitsverlauf bei Kindern i. d. R. foudroyanter** ist.

69.8.1 Klinische Zeichen

Häufig imponiert initial nur ein **grau-blasses Hautkolorit** als Zeichen der peripheren Vasokonstriktion. Differenzialdiagnostisch ist bei fehlenden oder geringen Entzündungszeichen immer auch an ein Vitium cordis – kritische Aortenstenose, hypoplastisches Linksherz – zu denken.

In allen Altersstufen können Krampfanfälle auftreten. Dies kann auf eine meningeale Beteiligung hinweisen, die bei bis zu 30 % der Kinder mit Sepsis vorliegt.

Als Zeichen der Gerinnungsstörung oder einer Vaskulopathie finden sich **petechiale Blutungen,** insbesondere bei Meningokokkensepsis.

69.8.2 Diagnostik

Zur Definition der Sepsis und verwandter Störungen ➤ Tab. 69.1, zu den Allgemeinsymptomen der Sepsis bei Kindern ➤ Tab. 69.8.

Cave

Insbesondere bei Neugeborenen sind die **Anzeichen einer Sepsis oft subtil:**
- Rekapillarisierungszeit > 3 s
- Apnoe
- Hypothermie
- Arterielle Hypotonie mit Oligo- oder Anurie eher als Spätsymptom!

Die **Meningokokkensepsis** ist hinsichtlich einer frühen Diagnose **besonders kritisch.**
- In den ersten 4–6 h finden sich v. a. Beinschmerzen, kalte Extremitäten und Veränderungen der Hautfarbe.
- Die typische Trias aus Hämorrhagien (nicht wegdrückbares Exanthem), Meningismus und Beeinträchtigung des Bewusstseins entwickeln sich erst 13–22 h nach Beginn der Erkrankung.
- Wenn man bedenkt, dass die meisten Patienten nach ca. 24 h versterben, ist das Zeitfenster äußerst eng.

Tab. 69.8 Altersentsprechende Grenzwerte von Symptomen und Laborwerten, ab welchen eine Infektion in Betracht gezogen werden muss

Körpertemperatur > 38 °C oder < 36 °C (Neu-/Frühgeborene > 37,5 °C)		
Alter	Herzfrequenz	Atemfrequenz
< 1 Mon.	> 190/Min..	> 60/Min.
1–12 Mon.	> 160/Min.	> 45/Min.
1–2 J.	> 140/Min.	> 40/Min.
3–5 J.	> 130/Min.	> 35/Min.
6–12 J.	> 120/Min.	> 30/Min.
13–15 J.	> 100/Min.	> 25/Min.
> 15 J.	> 90/Min.	> 20/Min.

- Atemstörung bei Neugeborenen > 2 kg (**cave:** B-Streptokokken-Sepsis, *E. coli*, Listerien, Herpes simplex)
- Rekapillarisierungszeit > 3 s
- Apnoe
- Hypothermie
- Arterielle Hypotonie mit Oligo- oder Anurie eher als Spätsymptom!
- Leukozyten > 12.000/mm³ oder < 4000/mm³ oder
- > 10 % stabkernige Laktaterhöhung
- Neugeborene:
  - Nach Abzug der Erythroblasten: > 30.000/mm³ oder < 6000/mm³
  - > 20 % unreife/neutrophile Granulozyten
  - CRP (unmittelbar postpartal oft negativ, nach 24 h > 20 mg/l)
  - IL-6/IL-8

Laboruntersuchungen:
- Blutbild mit Differenzialblutbild..
- Basischemie: E'lyte, CRP, PCT, evt. IL-6, Eiweiß, BZ, Kreatinin, Harnstoff, Bilirubin
- Blutgasanalyse.
- Laktat, Albumin, LDH.
- Thrombelastometrie, evtl. Quick, PTT, Fibrinogen, AT III.
- Aerobe und anaerobe **Blutkulturen, wenn möglich universelle Bakterien-PCR**
- Urinstatus, spez. Gewicht, Urinkultur, Latexagglutinationstests.
- **Lumbalpunktion nach Klinik:** Liquorkultur, Gramfärbung, Latexagglutinationstests, PCR.
- Gegebenenfalls wird eine **Stuhlkultur** sinnvoll sein.
- Beim unmittelbar Neugeborenen erfolgt auch ein Ohr- ggf. **Plazentaabstrich.**

Entscheidend ist die **Suche nach möglichen Infektionsquellen,** z. B. Pneumonie, Harnwegsinfektion, Osteomyelitis, Otitis (Ultraschall, Röntgenuntersuchungen!).

Monitoring: RR alle 10 Min. (evtl. invasiv), Neurostatus, evtl. ZVD, Laktat, Blasenkatheter, SaO_2, zentralvenöse Sättigung wünschenswert.

Initiale Ziele der Intensivtherapie: kapilläre Füllungszeit < 2 s, Besserung des Neurostatus, Besserung der Beatmungsparameter, entgleiste E'lyte ausgleichen.

69.8.3 Therapie

ALS FAUSTREGEL GILT

Bei diesem potenziell rasch lebensbedrohlichen Krankheitsbild ist zunächst die Sicherung der Vitalfunktionen vordringlich **(ABC-Regel)**.

Gerade beim Neugeborenen und beim Waterhouse-Friderichsen-Syndrom kann es nach Symptombeginn in kürzester Zeit zu massiver Hypoxie lebenswichtiger Organe und Übergang in therapierefraktären Schock kommen. Infolgedessen ist die rasche Bekämpfung der Kreislaufinsuffizienz mit symptomatischen und supportiven Maßnahmen entscheidend, hier sind mehr als beim Erwachsenen u. U. Minuten entscheidend. Die Volumengabe und der Beginn der antibiotischen Therapie sollte innerhalb von 30 Min. nach Diagnoseverdacht begonnen werden:
- **Zeitlicher Verlauf:** Von der Erkennung des Schocks, über die Etablierung eines Zugangs, bis zur Sicherung der Atmung sollten höchstens 5 Min. vergehen.

69

- Bis zur fraktionierten Gabe von 10–20 ml / kg Boli Kristalloidlösung (bis max. 40–60 ml / kg) sollte es nach Möglichkeit nur weitere 10 Min. dauern. Hierbei sollte balancierten Lösungen (z. B. Ringer) zur Vermeidung einer Hyperchlorämie der Vorzug gegeben werden. Nach jedem Bolus sollte der Effekt klinisch überprüft werden, um eine Flüssigkeitsüberladung zu vermeiden.

Wenn mit Volumentherapie kein suffizienter Kreislauf (Normalisierung der Herzfrequenz, der kapillären Füllungszeit und der Urinproduktion) hergestellt werden kann, muss die Gabe von Katecholaminen erfolgen.

Neben der frühzeitigen und ausreichenden Volumengabe ist die **schnellstmögliche Gabe von wirksamen Antibiotika** von entscheidender Bedeutung. Die alters- und situationsangepasste empirische Therapie muss **oft** vor der eindeutigen Sicherung der Diagnose „Sepsis" **beim bloßen Verdacht** einsetzen.

Dennoch sollten Erregerkulturen (Blutkultur, ggf. Urin und Liquor) noch vor der Antibiotikagabe gewonnen werden:

- Bei **Frühgeborenen** muss man unter entsprechenden Umständen auch eine **Candida-Sepsis** oder eine **generalisierte Herpesinfektion oder Enterovirensepsis** in Betracht ziehen.
- Bei nosokomialen Infektionen und / oder Immunsuppression kommen Pilz- und Virusinfektionen vor.

Praktisches Vorgehen:

- Entscheidend ist bei Kindern die rasche Korrektur der meist vorhandenen intravasalen Hypovolämie am besten in den ersten 60 Min. Wenn die **Volumentherapie** bei ambulant erworbener Sepsis und bei manifestem Schock schon präklinisch **durch den Notarzt** erfolgt, steigt die Überlebenswahrscheinlichkeit signifikant an.
- Die **Volumengabe** soll mit Kristalloiden (bevorzugt balancierte Lösungen, z. B. Ringer-Lösung) in Einzelboli von 20 ml / kg KG mit darauf folgender Kontrolle der Kreislaufparameter – Blutdruck und Rekap-Zeit – bis zu einer Gesamtmenge von 60–100(– 200) ml / kg KG erfolgen **(EG II).**
- **Ziel der Volumentherapie:** normaler Blutdruck und Rekapillarisierungszeit < 2 s.

Bei Schwierigkeiten mit dem Legen eines venösen Zugangs muss frühzeitig (nach ca. 1 Min.) ein intraossärer Zugang (bei gerade geborenen Kinder auch Nabelvenenkatheter) etabliert werden, bevor wertvolle Zeit verloren wird.

69

Bei fehlendem Ansprechen nach ca. 15 Min. sollte über einen intraossären Zugang oder einen zentralvenösen Katheter Noradrenalin oder Adrenalin (Beginn mit 0,1 µg / kg KG / Min.) gegeben werden.

MERKE

Bei inadäquater Besserung bei der Volumentherapie ist eine Dauerinfusion mit Adrenalin oder Noradrenalin als initiales Katecholamin **(EG III)** angezeigt (0,05–1,5 µg / kg / Min.), bei fehlender Verfügbarkeit auch Dopamin oder Dobutamin. Bei schlechter Ventrikelfunktion Milrinon (0,5–0,75 µg / kg / Min.). Bei weiterhin refraktärem Schock kann Arginin-Vasopressin (0,0003–0,002 E / kg / Min.) bzw. Methylenblau (Loading Dose: 1 mg / kg, dann 0,25 mg / kg / h) versucht werden.

Peripherer Widerstandsverlust

Die **Gabe von Vasokonstriktoren** ist indiziert, wenn der Patient peripher warm und gut perfundiert erscheint, jedoch kein ausreichender Blutdruck erreicht wird.

Hierbei sollte im Röntgenthorax das Herz nicht groß erscheinen, der ZVD < 12–15 cmH_2O sein.

Mittel der Wahl ist Adrenalin 0,01–2(– 5) µg / kg KG / Min. oder Noradrenalin 0,05–1,5 µg / kg KG / Min. Kurzzeitig können Katecholamine, wenn nicht anders möglich, peripher gegeben werden. Ein zentraler Zugang ist zeitnah anzustreben.

Ist der Patient peripher kühl ist Adrenalin 0,01–2(– 5) µg / kg KG / Min. geeignet. Bei V. a. myokardiale Depression ist Dobutamin das Mittel der Wahl.

Liegen ein **katecholaminresistenter Schock** und V. a. Nebennierenrindeninsuffizienz vor, sollte zusätzlich Hydrokortison (100–200 mg / m^2 / d) gegeben werden **(EG III).**

Bei Kindern mit katecholaminrefraktärem Schock sollten bisher nicht erkannte Komplikationen wie Pneumothorax, nicht gestillte Blutungen, Hypothyreose u. a. in Erwägung gezogen werden.

Wenn nach Ausschluss behebbarer Ursachen das Herzzeitvolumen trotz Katecholamine und bei erhöhtem vaskulärem Widerstand trotz Nitrovasodilatatoren nicht gesteigert werden kann, kann ein Therapieversuch mit Milrinone, Arginin-Vasopressin oder Methylenblau (s. o.) in Erwägung gezogen werden. Als Ultima Ratio kann ECMO, Hämoperfusion und / oder Zytokinabsorber erwogen werden.

ALS FAUSTREGEL GILT

Bei **kaltem** Schock Adrenalin, bei **warmem** Schock Noradrenalin **(EG II).**

Verminderte Myokardkontraktilität

Typisch ist ein vergrößertes Herz und / oder erhöhter ZVD. Die **Diagnose** kann **mittels Herzecho** gesichert werden; wegen des kleinen Thorax bei Kindern reicht die Eindringtiefe des Ultraschalls zur Beurteilung aus, sodass eine transösophageale Darstellung meist entbehrlich ist.

Gelegentlich wird die Messung des Cardiac Output oder des systemischen Widerstands mittels eines Pulmonaliskatheters durchgeführt; dies bleibt jedoch bei Kindern die Ausnahme.

Therapie:

- Initial wird Dobutamin 5–15(– 20) µg / kg KG / Min. gegeben.
- Manchmal resultieren danach durch periphere Vasodilatation Tachykardie und Blutdruckabfall, sodass zusätzlich Dopamin oder Noradrenalin erforderlich ist.
- Bei nicht ausreichendem pressorischem oder positiv inotropem Effekt ist die Gabe von Adrenalin (0,1–2 µg / kg KG / Min.) oft erfolgreich.
- Bei extrem eng gestellter Peripherie und Meningokokkensepsis mit hohem Systemwiderstand wird die zusätzliche Gabe von Prostazyklin diskutiert.

Antibiotische Therapie

Man beginnt mit der Gabe von **empirisch ausgewählten** Antibiotika so rasch wie möglich (ideal < 30–60 Min.).

Häufig ist bei Unkenntnis des Erregers die Kombination eines gramnegativ wirksamen β-Laktam-Antibiotikums mit einem Aminoglykosid sinnvoll.

- Bei der **Early-onset-Neugeborenensepsis** (< 3–7 d nach Geburt, je nach Leitlinie) muss wegen der Enterokokkenlücke der Cephalosporine und der Möglichkeit einer Listeriensepsis die zusätzliche Gabe eines entsprechenden Antibiotikums, z. B. Ampicillin, erfolgen.
- **Bei späterem Sepsisbeginn** (> 3–7 d nach Geburt und stationär behandelt z. B. wegen Frühgeburtlichkeit) bei V. a. nosokomiale Infektion ein im gramnegativen Bereich breit wirksames Cephalosporin, z. B. Ceftazidim, mit einem gegen *Staphylococcus epidermidis* wirksamen Präparat, z. B. Vancomycin, kombinieren.

Bei Sonderformen wie Toxic Shock Syndrome oder Staphylococcal Scalded Skin Syndrome Clindamycin plus Vancomycin und polyvalentes Immunglobulin (Beginn mit 1 g / kg KG).

Nach Erhalt von positiven mikrobiologischen Kulturen aus normalerweise sterilen Kompartimenten werden die Antibiotika auf das Medikament umgesetzt, das am Ort der Infektion die besten Gewebsspiegel erreicht und gleichzeitig den gefundenen Keim erfasst, jedoch nicht zu breit wirkt. Nach fehlendem Hinweis auf eine bakterielle Infektion sollten empirisch angesetzte Antibiotika rasch abgesetzt werden.

Dosierung:

- Bei Neugeborenen: Ampicillin (3 × 50 mg / kg / d) plus Aminoglycosid (z. B. Tobramycin 1 × 5 mg / kg / d)
- Ältere Kinder: gramnegative Erreger bzw. unbekannt: Piperacillin / Tazobactam 3 × 100 mg / kg / d oder Meropenem 3 × 20 mg / kg / d
- Meningokokken: Cefotaxim 100–200 mg / kg / d, evtl. auch Penicillin G
- Pneumokokken: Cefotaxim plus evtl. Vancomycin bei vermuteter Penicillin-Resistenz
- Kathetersepsis: Vancomycin 40 mg / kg / d, bei Frühgeborenen altersabhängige Dosis 2 × 15 mg / kg / d, evtl. Katheter wechseln
- Herpes simplex: Aciclovir 3 × 10–20 mg / kg / d

Sicherung der Vitalfunktionen

Eine **Beatmungsindikation** ist je nach Klinik zu stellen, aber eher frühzeitig. Indikationen können z. B. sein:

- Sauerstoffsättigungsabfälle.
- Kreislaufschock.
- Beim manifesten Kreislaufschock ist meist Intubation und Beatmung indiziert.
- Stimulationsbedürftige Apnoen beim Neu- und Frühgeborenen.
- Koma mit Glasgow Coma Scale < 8

Ziel der Beatmung:

- Sauerstoffsättigung > 92 %
- Volutrauma beim Beatmen vermeiden, deshalb Tidalvolumen möglichst nur 6 ml / kg KG
- PIP auf 30 cm-H_2O begrenzen (permissive Hyperkapnie bei pH > 7,2).
- PEEP eher hoch: 5–10–20 cmH_2O

Bauchlage bei Erwachsenen vorteilhaft. Versuch anstreben. Bei refraktärer Hypoxie NO-Beatmung anstreben. Da kein Dauereffekt, als Überbrückung zu ECMO verstehen.

Hochfrequenzoszillation bringt gegenüber konventioneller Beatmung keinen Vorteil.

Zur Einleitung der Intubation sollte Etomidate vermieden werden (kann zur akuten Nebennierenrindeninsuffizienz führen).

ALS FAUSTREGEL GILT

- Ziel der Beatmung: Sauerstoffsättigung > 92 %
- Volutrauma beim Beatmen vermeiden, deshalb Tidalvolumen möglichst nur 6 ml / kg KG
- PIP auf 30 cm-H_2O begrenzen (permissive Hyperkapnie bei pH > 7,2).
- PEEP eher hoch: 5–10–20 cmH_2O

Weitere supportive Therapiemaßnahmen

- Es muss auf eine sorgfältige **Korrektur** von Störungen **der Elektrolytwerte** geachtet werden.
- Gerade bei Säuglingen, Neu- und Frühgeborenen ist die **engmaschige Kontrolle des Blutzuckers** wegen drohender Hypoglykämien notwendig.
- Bei **Meningitis** muss an die Möglichkeit des Auftretens eines inadäquaten ADH-Syndroms gedacht und die Flüssigkeitszufuhr sorgfältig bilanziert werden.

Weitere Kreislauftherapie auf der Intensivstation

Wenn intravasal ein ausreichendes Volumenangebot erreicht wurde – Halsvenen gefüllt, Herz im Röntgenthorax normal groß, Mediastinalbreite groß, evtl. ZVD hoch normal oder hoch –, liegt möglicherweise ein **peripherer arterieller Widerstandsverlust** oder eine **myokardiale Funktionsbeeinträchtigung** vor – **cave:** sehr häufig bei Kindern. Eine echte hyperdyname Initialphase mit erhöhtem Herzminutenvolumen wie beim Erwachsenen ist bei Kindern nicht nachgewiesen.

Sonstige Therapie

- Antipyrese.
- Sedierung.
- Thromboseprophylaxe ab Pubertät.
- Aggressive Therapie von Krampfanfällen (Midazolam oder Levetiracetam).
- Beim Vorliegen einer disseminierten intravasalen Gerinnung gibt man **AT III** 100 E / kg initial, dann nach Spiegel. Ziel: Spiegel > 100 %. Je nach Spiegel auch Protein C, FFP und Thrombozyten.

- Beim beatmeten Kind sollte eine **Analgosedierung** z. B. mit Fentanyl (3–5 µg / kg KG / h) oder Morphin sowie Midazolam (0,1 mg / kg KG / h) bzw. Diazepam erfolgen, um Stress und Energieverbrauch zu mindern.
- Die **Glukosezufuhr** soll bei Kindern < 10 J. 6–8 mg / kg KG / Min. betragen; bei älteren Patienten 4–5 mg / kg KG / Min., eine Korrektur der Dosis erfolgt nach Blutzuckerkontrollen (möglichst keine Hyperglykämie > 180 mg / kg zulassen). Eine Insulintherapie sollte erst bei Werten > 180 mg / dl erfolgen. Hierbei sind Hypoglykämien unter allen Umständen zu vermeiden.
- Die **Kalorienzufuhr** sollte bei Kindern < 10 kg 55–75 kcal / kg / d, bei älteren Patienten 45–55 kcal / kg / d nicht unterschreiten.
- Wegen der **Gefahr von Magenblutungen und Stressulzera** gibt man bei einem Magensaft-pH < 4,5 Protonenpumpenhemmer (z. B. Omeprozol 0,5–2 mg / kg / d in 2 ED).
- Sobald wie möglich (meist nach 24–72 h) soll mit **p. o. Zufuhr** z. B. von 5-prozentiger **Glukose** (1 ml / kg alle 4 h) begonnen werden. Hierbei ist im Allgemeinen einer Magensonde vor einer Jejunalsonde der Vorzug zu geben. Kalorien insgesamt 55–75 kcal / kg bei KG < 10 kg, bzw. 45–55 kcal / kg bei KG > 10 kg.
- Später erfolgt der Übergang auf ein **isoosmolares Hydrolysat,** sonst bzw. zusätzlich wird die **parenterale Ernährung** langsam nach 7 d aufgebaut. Dabei werden **Lipide** nur bei Serumtriglyzeridspiegel < 180 mg / dl gegeben.

Besondere Maßnahmen

Besteht der dringende V. a. eine **Kathetersepsis,** werden Antibiotika über alle Katheterlumina im Wechsel infundiert.

Tritt keine Besserung innerhalb von 48 h ein, muss u. U. der Katheter entfernt werden, was aber individuell entschieden wird. Bei Besiedelung mit Pilzen soll der Katheter rasch entfernt werden.

! **Steroide** (Hydrokortison) nur bei fehlender Stabilisierung nach ausreichenden Volumengaben (fraktioniert 40–60 ml / kg) und Katecholaminen bzw. bei Risiko der NNR-Insuffizienz.

- Eine Gabe von G-CSF (Filgastrim) kann **bei immunsupprimierten Patienten mit Granulopenie** erwogen werden. Die Reserve an verschiedenen Gerinnungsfaktoren ist beim Neugeborenen geringer als beim älteren Kind.

Meningokokkensepsis

Initiale Volumentherapie und frühzeitige Antibiotikagabe (am besten innerhalb von 30 Min. nach Vorstellung) extrem wichtig.

- Eine **Expositionsprophylaxe** ist **erforderlich** für eng in Kontakt stehende Personen (Familie, Sitznachbarn in der Schule etc.). Hierzu wird Rifampicin 10 mg / kg KG / d (Kinder < 1 Mon.), sonst 20 mg / kg KG / d (max. 1200 mg / d) für 2 d gegeben.
- **Alternativ:**
  - Ciprofloxacin 1 × 500 mg für Erwachsene oder
  - Ceftriaxon i. m. 1 × 125 mg für Kinder < 12 J. oder 1 × 250 mg für Kinder > 12 J.

Bei der inzwischen sehr selten gewordenen **Meningitis durch *Haemophilus influenzae* Typ b** muss die Umgebungsprophylaxe über 4 d erfolgen. Beim Kind ist ein extremer Verbrauch der fibrinolytischen Faktoren Protein C und S zu beobachten im Gegensatz zum Erwachsenen, bei dem ein Verbrauch von Antithrombin III dominiert.

69.9 Prävention

Generell ist die **hygienische Händedesinfektion** vor und nach jedem Patientenkontakt die wichtigste Maßnahme zur Reduktion der Late-onset-Sepsis auf neonatologischen und pädiatrischen Intensivstationen.

Die Rate der Early-onset-Sepsis bei Früh- und Neugeborenen von Müttern, die vaginal mit Gruppe-B-Streptokokken besiedelt sind, kann signifikant (> 90 %) mit einer präpartalen antibiotischen Prophylaxe (Mittel der Wahl Penicillin G zunächst 5 Mio. E, dann 2,5 Mio. E alle 4 h bis zur Geburt) gesenkt werden.

Die Ernährung von Früh- und Neugeborenen ausschließlich mit Muttermilch und der frühzeitige orale Nahrungsaufbau senkt signifikant die Inzidenz der Late-onset-Sepsis. Die Kommission für Krankenhaushygiene des Robert Koch-Instituts empfiehlt ein Kolonisationsscreening und entsprechende Kohortierung von Patienten. Ferner tragen die Vermeidung personeller Unterbesetzung, Standard Operating Procedures (SOP) für invasive Maßnahmen (Silastik-Katheter, Nabelvenen-Katheter, Pleuradrainagen etc.) und Antibiotic Stewardship (ABS) sowie die Einführung von Less Invasive Surfactant Administration (LISA) zur weiteren Senkung der Inzidenz bei.

Die Gabe von Laktoferrin hatte leider keinen Effekt auf die Letalität der Late-onset-Sepsis und die Verabreichung von Probiotika oder Human Milk Oligosaccharides (HMO) sind abschließend noch nicht beurteilbar. Eine zukünftige Möglichkeit könnte aufgrund experimenteller Studien und der Assoziation niedriger Serum-Spiegel mit erhöhter Late-onset-Sepsisinzidenz die p. o. Gabe von S100A8-A9-Alarminen darstellen. Hierzu liegen aber bisher noch keine Studien vor.

Wichtig für die Praxis

Die **Sepsis ist ein medizinischer Notfall,** der einer sofortigen Krankenhauseinweisung bedarf. Dauert der Transport in die Klinik > 30 Min., sollte nach Abnahme von Blut und Blutkulturen schon extramural mit **Volumentherapie** und **empirischer Breitspektrumantibiotikagabe** begonnen werden.

LITERATUR

AWMF-Leitlinie Nr. 079-001: Prävention, Diagnose, Therapie und Nachsorge der Sepsis. Letzte Aktualisierung: 02/2018. www.awmf.org/leitlinien/detail/ll/079-001.html (letzter Zugriff: 28.5.2022)

AWMF-Leitlinie Nr. 024/025: Sepsis bei Kindern jenseits der Neonatalperiode (wird derzeit überarbeitet). www.awmf.org/leitlinien/detail/ll/079-001.html (letzter Zugriff: 28.5.2022)

AWMF-Leitlinie Nr. 024/020: Sepsis bei Neugeborenen – frühe Form – durch Streptokokken der Gruppe B, Prophylaxe. www.awmf.org/leitlinien/detail/ll/024-020.html (letzter Zugriff: 28.5.2022)

AWMF-Leitlinie Nr. 020/013: Epidemiologie, Diagnostik und Therapie erwachsener Patienten mit nosokomialer Pneumonie. www.awmf.org/leitlinien/detail/ll/020-013.html (letzter Zugriff: 28.5.2022)

Borthwick E, Hill C, Rabindranath K et al.: High-volume haemofiltration for sepsis in adults (Review) Cochrane Database of Systematic Reviews Issue 1. Art. No. (2017) CD008075. DOI: 10.1002/14651858.CD008075.pub3

Brunkhorst FM, Engel C, Bloos F et al.: German Competence Network Sepsis (SepNet) Intensive insulin therapy and pentastarch resuscitation in severe sepsis. N Engl J Med. 358 (2008) 125

Centers for Disease Control and Prevention. Perinatal Group B Streptococcal Disease after Universal Screening Recommendations – United States, 2003–2005. MMWR 56 (2007) 701–705

Cornely OA, Alastruey-Izquierdo A, Arenz D et al.: Global guideline for the diagnosis and management of mucormycosis: an initiative of the European Confederation of Medical Mycology in cooperation with the Mycoses Study Group Education and Research Consortium. Lancet Infect Dis Dec;19(12) (d) e405 – e421. doi: 10.1016/S1473-3099(19)30312-3. Epub 2019 Nov 5

Dellinger RP, Levy MM, Rhodes A et al.: Surviving Sepsis Campaign: international guidelines for management of severe sepsis and septic shock, 2012. Intensive Care Med. 39 (2013) 165–228

DGPI (Hrsg.): DGPI-Handbuch – Infektionen bei Kindern und Jugendlichen. 7. A. Thieme, Stuttgart (2018)

Edwards MS: Clinical features, evaluation, and diagnosis of sepsis in term and late preterm infants. www.uptodate.com/contents/clinical-features-evaluation-and-diagnosis-of-sepsis-in-term-and-late-preterm-infants (letzter Zugriff: 28.5.2022)

Engel C, Brunkhorst FM, Bone HG et al.: Epidemiology of sepsis in Germany: results from a national prospective multicenter study. Intensive Care Med. 33 (2007) 606–618

Feng F, Chen Y, Li M et al.: Levosimendan does not reduce the mortality of critically ill adult patients with sepsis and septic shock: a meta-analysis. Chin Med J (Engl). May 20;132(10) (2019) 1212–1217. doi: 10.1097/CM9.0000000000000197

Gotts J, Matthay MA: Sepsis: pathophysiology and clinical management BMJ. May 23 (2016) 353:i1585. doi: 10.1136/bmj.i1585

Hagel S, Brunkhorst F: Sepsis. Intensivmed 48 (2011) 57–73

Kimberlin DW, Barnett ED, Lynfield R, Sawyer MH (Eds.): Report of the Committee on Infectious Diseases. American Academy of Pediatrics. Red Book: 2021–2024 Report of the Committee on Infectious Diseases, 32nd ed., American Academy of Pediatrics, Itasca, IL (2021)

Kumar A, Safdar N, Kethireddy S et al.: A survival benefit of combination antibiotic therapy for serious infections associated with sepsis and septic shock is contingent only on the risk of death: A meta-analytic/meta-regression study. Crit Care Med 38 (2010) 1651–1664

Moore CL, Osaki-Kiyan P, Haque NZ et al.: Daptomycin versus vancomycin for bloodstream infections due to methicillin-resistant Staphylococcus aureus with a high vancomycin minimum inhibitory concentration: a case-control study. Clin Infect Dis 54 (2012) 51–58

Neviere R: Sepsis syndromes in adults: Epidemiology, definitions, clinical presentation, diagnosis, and prognosis. www.uptodate.com/contents/sepsis-syndromes-in-adults-epidemiology-definitions-clinical-presentation-diagnosis-and-prognosis (letzter Zugriff: 28.5.2022)

Nicolai T, Hoffmann F, Schön C et al.: Pädiatrische Notfall- und Intensivtherapie. 6. A. Springer, Heidelberg (2021)

Papazian L, Forel JM, Gacouin A et al.: ACURASYS Study Investigators: Neuromuscular blockers in early acute respiratory distress syndrome. N Engl J Med 363 (2010) 1107–1116

Perner A, Haase N, Guttormsen AB et al.: Hydroxyethyl starch 130/0.42 versus Ringer's acetate in severe sepsis. N Engl J Med 367 (2012) 124–134

Pirr S, Härtel C, Viemann D: Sepsis des Frühgeborenen. Monatsschr Kinderheilkd 169 (2021) 1133–1140

Ranjit S, Romer L, Scott H et al.: Surviving Sepsis Campaign International Guidelines for the Management of Septic Shock and Sepsis-Associated Organ Dysfunction in Children. Pediatr Crit Care Med. Feb;21(2) (2020) e52 – e106. doi: 10.1097/PCC. 0000000000002198

Rehn M, Chew M, Olkkola K et al.: Clinical practice guideline on the management of septic shock and sepsis-associated organ dysfunction in children: Endorsement by the Scandinavian Society of Anaesthesiology and Intensive Care Medicine. Acta Anaesthesiol Scand Jul 26. (2021) doi: 10.1111/aas.13958. Online ahead of print. PMID: 34309852

Septischer Schock und Sepsis: Bisher kein wesentlicher klinischer Nutzen der Zytokin-Adsorption mittels CytoSorb® nachgewiesen. Arzneimittelbrief 53 (2019) 61

Singer et al.: The Third International Consensus Definitions for Sepsis and Septic Shock (Sepsis-3). JAMA (2016)

Tarnow-Mordi WO, Abdel-Latif M, Martin A et al.: The effect of lactoferrin supplementation on death or major morbidity in very low birthweight infants (LIFT): a multicentre, double-blind, randomised controlled trial. Lancet Child Adolesc Health. Jun;4(6) (2020) 444–454. doi: 10.1016/S2352-4642(20)30093-6. Epub 2020 May 12

Ullmann A, Aguado J, Arikan-Akdagli S et al.: Diagnosis and management of Aspergillus diseases: executive summary of the 2017 ESCMID-ECMM-ERS guideline. Clin Microbiol Infect. May;24 Suppl 1 (2018) e1 – e38. doi: 10.1016/j.cmi.2018.01.002. Epub 2018 Mar 12

Vincent JL: The SOFA (Sepsis-related Organ Failure Assessment) score to describe organ dysfunction/failure. On behalf of the Working Group on Sepsis-Related Problems of the European Society of Intensive Care Medicine. Intensive Care Med. 22. Jahrgang, Nr. 7, S. 707–710 (1996). doi:10.1007/BF01709751, PMID 8844239

Weiss S, Peters M, Waleed Alhazzani W et al.: Surviving Sepsis Campaign International Guidelines for the Management of Septic Shock and Sepsis-Associated Organ Dysfunction in Children. Pediatr Crit Care Med Feb;21(2) (2020) e52-e106. doi: 0.1097/PCC. 0000000000002198. PMID: 32032273

Wittau M, Mayer B, Scheele J et al.: Systematic review and meta analysis of antibiotic prophylaxis in severe acute pancreatitis. Scand J Gastroenterol 46 (2011) 261–270

KAPITEL

70 Akute infektiöse Enteritiden bei Erwachsenen

Hans-Jörg Epple, Britta Siegmund und Bernd Salzberger

Kernaussagen

- Die akute infektiöse Diarrhö ist in entwickelten Ländern sehr häufig. Sie verläuft i. d. R. **selbstlimitierend** und mit **geringer Mortalität.**
- In Deutschland werden > 90 % der gemeldeten Fälle durch **4 Erreger** verursacht: **Norovirus, Rotavirus, Campylobacter** und **Salmonellen.** Weitaus seltener sind Enteritiden durch protozoale Infektionen. *Giardia (G.) lamblia* ist der häufigste Auslöser einer infektiös bedingten chronischen Diarrhö.
- Die **wichtigste therapeutische Maßnahme** ist der Ausgleich von Flüssigkeits- und Elektrolytverlusten.
- Sofern eine orale Flüssigkeitszufuhr möglich ist, kann eine **glukosehaltige orale Rehydrierungslösung** mit Erfolg eingesetzt werden.
- Die **Indikation zur Antibiotikatherapie** sollte nur bei begründetem V. a. eine bakterielle Ursache und restriktiv gestellt werden (z. B. schwerer Verlauf, relevante Komorbidität, Immunsuppression).

70.1 Allgemeine Therapieprinzipien

Hans-Jörg Epple und Britta Siegmund

ALS FAUSTREGEL GILT

- Das größte **Risiko** für Patienten mit akuter infektiöser Enteritis entsteht aus der **Volumendepletion.** Die Wiederherstellung einer physiologischen Flüssigkeits- und Elektrolytbilanz ist daher das wichtigste Therapieprinzip.
- In besonderer Weise gilt dies für **Kinder, alte Menschen** und alle Patienten, die aufgrund von Komorbidität durch einen Volumenmangel besonders gefährdet werden.

70.1.1 Volumensubstitution

Volumensubstitution ist die wichtigste therapeutische Maßnahme bei der akuten infektiösen Diarrhö. Sie kann mit **salz- und glukosehaltigen Lösungen** meist suffizient **peroral** erfolgen [Empfehlungsgrad A].

- Der **Zusatz von Glukose** ist von entscheidender Bedeutung, da die Aktivität der intestinalen Na-abhängigen Glukoseresorption auch bei ausgeprägter Enteritis erhalten bleibt und zur Natrium- und Wasseraufnahme genutzt werden kann.
- Die Zusammensetzung der Lösung erfolgt unter Berücksichtigung der Stöchiometrie des Natrium-Glukose-Co-Transporters, des enteralen Bikarbonatverlusts und der Gesamtosmolalität der Lösung. Bewährt hat sich die **von der WHO empfohlene Trinklösung** folgender Zusammensetzung (Angaben pro Liter Wasser, Osmolarität 245 osmol / l):
  - 13,5 g Glukose
  - 2,6 g NaCl
  - 2,9 g Natriumcitrat
  - 1,5 g Kaliumchlorid

- Abgepackte Mischungen zur Herstellung äquivalenter Lösungen werden von kommerziellen Anbietern vertrieben und sind in Apotheken frei verkäuflich.
- Notfalls kann eine orale Rehydrierungslösung nach folgendem Rezept auch selbst hergestellt werden (Zutaten in 1 l abgekochtem Wasser lösen):
  - ½ Teelöffel Kochsalz
  - ½ Teelöffel Backpulver (enthält Natriumbikarbonat)
  - 4 Esslöffel Zucker

Durch Zusatz von ca. 1 Tasse Fruchtsaft / l wird sowohl Kalium ergänzt als auch der Geschmack der Lösung etwas verbessert.

Falls **eine orale Zufuhr nicht möglich** ist oder als nicht ausreichend erachtet wird sollte die Versorgung stationär erfolgen und die Volumen- und Elektrolytsubstitution **parenteral** gesteuert werden.

70.1.2 Symptomatische Therapie

Bei **unkompliziertem Verlauf** einer akuten Enteritis (keine Blutbeimengung, kein dysenterisches Bild, kein Fieber, keine wesentliche entzündliche Reaktion, keine Immunsuppression) und fehlenden Hinweisen auf eine Clostridioides *(C.)-difficile*-Infektion kann eine kurz dauernde motilitäts- oder sekretionshemmende Therapie erwogen werden. Bei schwerem Krankheitsbild (z. B. blutige Diarrhö, Fieber, Megakolon) oder nachgewiesener Infektion mit **bakteriellen Enteritiserregern oder** *Entamoeba histolytica* ist sie jedoch **kontraindiziert.** Insbesondere bei der *EHEC*- und der *C.-difficile*-Infektion erhöht Loperamid das Risiko für schwere Komplikationen (hämolytisch-urämisches Syndrom [HUS] bzw. Megakolon).

- Motilitätshemmer der Wahl ist **Loperamid**, das seine motilitätshemmende Wirkung u. a. über Bindung an periphere Opiatrezeptoren im Intestinaltrakt entfaltet. Laut Fachinformation sollten Erwachsene zu Beginn der Behandlung 4 mg und anschließend nach jedem ungeformten Stuhl jeweils 2 mg Loperamid erhalten. Die Maximaldosis liegt bei 16 mg / d.
- Der Enkephalinase-Hemmer **Racecadotril** stellt eine Alternative dar. Anders als Loperamid verlängert Racecadotril nicht die intestinale Transitzeit, sondern wirkt über eine Sekretionshemmung. In Studien war die Wirksamkeit vergleichbar mit der von Loperamid. Racecadotril ist nur für Erwachsene zugelassen. Die empfohlene Dosierung liegt bei 3 × 100 mg / d.
- **Probiotika** führten in Studien und Metaanalysen zu einer Verringerung der Stuhlfrequenz und Verkürzung der Diarrhödauer. Wegen der Heterogenität der Studien und der in ihnen untersuchten Probiotika ist die Beurteilung ihrer Effektivität derzeit dennoch schwierig und eine vergleichende Beurteilung der verschiedenen Präparate nicht möglich. Zugelassen zur symptomatischen Therapie der infektiösen Diarrhö ist in Deutschland für Erwachsene *E. coli* **Stamm Nissle 1917 (Mutaflor®)**, für Kinder bis zum vollendeten 12. Lj. der Hefepilz *Saccharomyces boulardii* **(z. B. Perenterol forte®, Omniflora®, Perocur®)**.
- Für die zahlreichen frei verkäuflichen **pflanzlichen oder mineralischen Antidiarrhoika** (z. B. Uzara, Apfelpektin, Myrrhe, Tannin, Siliciumdioxid, Kohle) liegen keine kontrollierten Studien vor, sodass **keine evidenzbasierte Empfehlung** ausgesprochen werden kann.
- Zur symptomatischen Therapie von **abdominellen Krämpfen** kann das Spasmolytikum **Butylscopolamin** eingesetzt werden, in Anbetracht der schlechten oralen Bioverfügbarkeit der Substanz vorzugsweise rektal oder parenteral.
- **Schmerzen** sollten primär mit peripher wirkenden Analgetika wie **Paracetamol oder Metamizo**l behandelt werden. Auf **nichtsteroidale Antirheumatika (NSAR), Coxibe und Acetylsalicylsäure** sollte wegen ihrer **schleimhautschädigenden Wirkung** verzichtet werden. Vor dem Einsatz von **Opiaten** ist deren **motilitätshemmende Wirkung** zu bedenken.
- Bei **Erbrechen** kann eine antiemetische Therapie mit **Metoclopramid** oder **Odansetron** eingesetzt werden.

70.1.3 Empirische Antibiotikatherapie

Der Effekt einer antibiotischen Therapie auf die Symptomdauer der akuten infektiösen Diarrhö ist limitiert. Zudem kann sie ihrerseits Komplikationen und Kollateralschäden (z. B. Selektion multiresistenter Keime, *C.-difficile*-Infektion) verursachen. Daher sollte eine empirische Antibiotikatherapie der i. d. R. selbstlimitierend verlaufenden infektiösen Diarrhö **nur bei schwerem Krankheitsbild und / oder bei Vorliegen von Risikofaktoren** (hohes Alter, signifikante Komorbidität, Immunsuppression) erwogen werden.

In Deutschland sind *Campylobacter Spp.* die häufigsten bakteriellen Enteritiserreger, gefolgt von Salmonellen. Da die **Resistenzrate für Fluorchinolone bei Campylobacter** europaweit > 50 % liegt, wird als **empirische Initialtherapie** derzeit **Azithromycin** (500 mg / d über 3 d) empfohlen [Empfehlungsgrad A]. Wenn die lokale Resistenzrate von Campylobacter bekannt ist und < 20 % liegt, kann bei Makrolidunverträglichkeit als Alternative auch Ciprofloxacin eingesetzt werden (2 × 500 mg / d p. o. über 3–5 d [Empfehlungsgrad B]). Eine primäre Therapie mit Ciprofloxacin ist wegen der angesprochenen Resistenzsituation und auch wegen der schweren potentiellen Nebenwirkungen von Fluorchinolonen nicht indiziert.

Bei nachgewiesener oder vermuteter Infektion mit **enterohämorrhagischen** *E. coli* sollten **nach Möglichkeit keine Antibiotika** eingesetzt werden [Empfehlungsgrad C].

70.2 Enteritis durch enteropathogene Bakterien

Hans-Jörg Epple und Britta Siegmund

Bakterielle Durchfallerkrankungen werden in Deutschland meist durch kontaminierte Lebensmittel übertragen. Sie manifestieren sich daher i. d. R. als ambulant erworbene akute Gastroenteritis. Das Erregerspektrum ist regional unterschiedlich. Die Wahl der empirischen Therapie sollte nach Möglichkeit die regionale Epidemiologie und Resistenzsituation berücksichtigen.

70.2.1 Salmonellen- und Campylobacter-Enteritis

Campylobacter- und Salmonellen-Infektionen sind in Deutschland die **häufigsten Ursachen der akuten bakteriellen Enteritis.** Auch weltweit gehören sie zu den wichtigsten Enteritiserregern.

- Nach einer variablen Inkubationszeit (Salmonellen 8–48 h; Campylobacter 2–5 d) kommt es zu wässrigen Durchfällen begleitet von Übelkeit, Erbrechen und krampfartigen abdominellen Schmerzen.
- Häufiger als die Salmonellose geht die **Camplyobacter-Infektion** mit einem **fieberhaften Prodromalstadium,** mit blutiger Diarrhö einher.
- Auch ist die Campylobacter-Infektion häufiger mit **extraintestinalen Komplikationen** (z. B. reaktive Arthritis, Guillain-Barré-Syndrom) assoziiert als andere bakterielle Enteritiden. Diese treten aber als immunologisch vermittelte postinfektiöse Komplikationen typischerweise eine bis mehrere Wochen nach der akuten Enteritis auf.
- Umgekehrt sind **systemische Infektionen** häufiger bei der Salmonellose. Eine gefürchtete Komplikation sind septische Absiedlungen auf implantiertem Fremdmaterial oder in atherosklerotisch veränderten Gefäßen.

Spezifische Therapie der Campylobacter-Enteritis

Gemäß einer Metaanalyse verkürzt eine Antibiotikatherapie die Symptomdauer der Campylobacter-Enteritis um etwas mehr als einen Tag. Trotz dieses Effekts wird aufgrund des selbstlimitierenden Charakters der Campylobacter-Infektion und der erwähnten grundsätzlichen Nachteile einer Antibiotikatherapie eine **antibiotische Therapie nur bei schweren Verlaufsformen und / oder für Risikopersonen** empfohlen.

- *C. jejuni* und *C. coli,* die beiden klinisch wichtigsten Campylobacter-Spezies, besitzen eine natürliche Resistenz gegen Trimethoprim und die meisten β-Laktamantibiotika. Da die Häufigkeit der Chinolonresistenz dieser Erreger in den letzten Jahren erheblich zugenommen hat, sind derzeit **Makrolide** das **Mittel der Wahl.** Aufgrund seines gegenüber Erythromycin günstigeren Toxizitätsprofils und geringeren Interaktionspotenzials sollte **Azithromycin (1 × 500 mg / d für 3 d)** als Erstlinientherapeutikum eingesetzt werden [Empfehlungsgrad A].
- Wenn eine entsprechende Resistenz ausgeschlossen wurde, können auch Fluorchinolone verwendet werden.
- Eine systemische Infektion sollte antibiogrammgerecht parenteral behandelt werden. Empirisch wird die Verwendung von **Carbapenemen** und **Aminoglykosiden** empfohlen, gegen die Campylobacter nur sehr selten Resistenzen ausbildet [Empfehlungsgrad C].

Spezifische Therapie der Salmonellen-Enteritis

- Eine **antibiotische Behandlung** bei **leichten und mittelschweren Salmonellen-Enteritiden ohne weitere Risikofaktoren** ist **nicht indiziert,** da die Erkrankung selbstlimitierend ist, und eine Antibiotikatherapie die Dauer der Symptomatik nicht wesentlich beeinflusst, sondern sogar die Dauer der Erregerausscheidung verlängern kann [Empfehlungsgrad A].
- Bei **Bakteriämie** bzw. **Zeichen einer systemischen Infektion** [Empfehlungsgrad A], bei **Immunsupprimierten** und **Hämodialysepatienten** [Empfehlungsgrad B] sollte dagegen eine Antibiotikatherapie durchgeführt, bei Vorliegen von **Gefäßaneurysmen, Gefäßprothesen** oder sonstigem **implantiertem Fremdmaterial** [Empfehlungsgrad C] eine solche erwogen werden.
- In diesen Fällen wird – unter Beachtung der speziellen Risiken des Fluorchinolon-Einsatzes – eine 5- bis 7-tägige parenterale Behandlung mit **Ceftriaxon (2 g / d)** empfohlen. Eine Alternative ist die Therapie mit **Ciproflocaxin (2 × 400–500 mg / d**), wobei die teils schwerwiegenden und anhaltenden Nebenwirkungen der Fluorchinolone im Bereich der Sehnen, Muskeln, Gelenke, des Nerven- und Gefäßsystems zu beachten sind. Aus diesem Grund ist Ciprofloxacin für Patienten mit Gefäßaneurysmen kontraindiziert [Empfehlungsgrad B].

70.2.2 Shigellose

Das Kolon ist das wesentliche Zielorgan der Shigellen-Infektion. Als wichtige Virulenzfaktoren gelten die Invasion des Kolonepithels durch den Erreger und die Produktion von Enterotoxinen. Die Verläufe einer Shigellose variieren von leichten, selbstlimitierenden Erkrankungen bis hin zu schweren abdominellen Krankheitsbildern. Die Befundkonstellation aus akuter Diarrhö mit blutig schleimigen Stühlen und krampfartigen Bauchschmerzen, Tenesmen und fakultativ auch Fieber wird **Dysenterie oder Ruhr** genannt.

Therapie

- Wegen zunehmender Ciprofloxacin-Resistenz sollte bei V. a. Shigellose und unbekannter Resistenzlage in erster Linie **Azithromycin (500 mg / d für 3 d)** eingesetzt werden [Empfehlungsgrad B].
- Zu beachten ist allerdings die in den letzten Jahren zunehmende Verbreitung **Azithromycin-resistenter Stämme** insbesondere bei **Männern, die Sex mit Männern haben,** sowie die hohe **Prävalenz resistenter Stämme in Asien.** Bei entsprechender Konstellation sollte daher ein **Cephalosporin der 3. Generation** (z. B. Ceftriaxon 1–2 g / d für 5 d) bevorzugt werden, da bislang kaum Shigellen isoliert wurden, die gegen diese Antibiotikagruppe Resistenzen aufwiesen [Empfehlungsgrad B].

70.2.3 Yersiniose

Yersinien sind gramnegative Stäbchen. Wie andere bakterielle Enteritiserreger werden auch darmpathogene Spezies Yersinien (*Y. enterocolitica* und *Y. pseudotuberculosis*) meist durch kontaminierte

Lebensmittel übertragen. Typische **Symptome** der Yersinien-Enterokolitis sind

- abdominelle Schmerzen,
- wässrige oder breiige Durchfälle, gelegentlich auch mit Blutbeimengungen, insbesondere bei Kindern und
- Fieber mit einer Dauer von mehreren Tagen.

Relativ häufig sind **extraintestinale Symptome** wie Gelenkbeschwerden (z. B. reaktive Arthritis, Konjunktivitis, Erythema nodosum), die auch ohne Diarrhö vorkommen können und deren ätiologische Zuordnung dann schwierig ist.

Immunkompromittierte Patienten, Patienten mit **Leberzirrhose** und Patienten mit einer **Eisenüberladung** des Organismus (z. B. Hämochromatose, Thalassämie) haben ein erhöhtes Risiko für **septische Verläufe.**

Bei **Kindern < 5 J.** steht durch den Mitbefall der **mesenterialen Lymphknoten** im Ileozökalbereich der rechtsseitige Unterbauchschmerz im Vordergrund, der gelegentlich das klinische Bild einer sog. **Pseudoappendizitis** hervorrufen kann.

Therapie

Es gibt keine Studien, die belegen, dass die antibiotische Therapie der unkomplizierten akuten Yersiniose gegenüber einer rein symptomorientierten Behandlung Vorteile aufweist. Da die Infektion in aller Regel selbstlimitierend verläuft, besteht eine Indikation für eine antibiotische Therapie nur bei schweren Verläufen oder bei Eisenüberladung.

- In diesen Fällen können **Doxycyclin** (2 × 100 mg / d) oder **Cotrimoxazol** (960 mg / d) eingesetzt werden [Empfehlungsgrad C]. Die Therapiedauer wurde bislang nicht durch Studien definiert. Auf der Basis von Expertenmeinung werden im Allgemeinen 5–7 d empfohlen [Empfehlungsgrad C].
- **Bei schwerem Verlauf** oder Yersinien-Sepsis sollte eine i. v. Therapie gemäß den Ergebnissen z. B. mit einem **Cephalosporin der 3. Generation** durchgeführt werden [Empfehlungsgrad B].

70.2.4 *E.-coli*-Infektionen

Weltweit gehören *Escherichia coli* zu den wichtigsten Ursachen der infektiösen Diarrhö. Apathogene *E. coli* sind normale Kommensalen der menschlichen Darmflora. Durch die Bildung bestimmter Pathogenitätsfaktoren können aber manche *E.-coli*-Stämme auch enteritische Krankheitsbilder auslösen. Die allgemein verwendete Einteilung basiert auf charakteristischen Virulenzfaktoren.

Enteropathogene *E. coli* (EPEC)

EPEC wurde als erste *E.-coli*-Gruppe mit Enteritispotenzial identifiziert. Von der Infektion sind **hauptsächlich Kinder in Entwicklungsländern** betroffen. Schwere Dehydratation macht häufig eine stationäre Versorgung der Kinder zur Infusionstherapie notwendig. Erwachsene entwickeln dagegen nur selten eine behandlungsbedürftige Diarrhö.

Therapie

- Wie bei allen Durchfallerkrankungen stehen **Flüssigkeits- und Elektrolytsubstitution** sowie **ausreichende Kalorienzufuhr** im Vordergrund.
- **Antibiotische Regime** haben bisher **keinen Vorteil** gezeigt.

Enterotoxische *E. coli (ETEC)*

Bei der *ETEC*-Infektion kommt es meist zu großvolumiger wässriger Diarrhö. Sie gilt als einer der wichtigsten Erreger der **Reisediarrhö.** Analog zur Cholera ist der Mechanismus der *ETEC*-induzierten Diarrhö die extreme Stimulation der aktiven Chloridsekretion des Darmepithels durch bakterielle Toxine.

Therapie

- Für die Therapie gelten die allgemeinen Therapieprinzipien der akuten infektiösen Enteritis.
- Der Nutzen einer antibiotischen Therapie der selbstlimitierenden Erkrankung ist sehr fraglich.
- Seit 2005 steht ein gut verträglicher **oraler Impfstoff** zur Verfügung (Dukoral®), der durch Bildung toxininaktivierender Antikörper über 1–2 J. einen ca. 60-prozentigen Schutz gegenüber **Cholera** vermittelt. Aufgrund einer hohen Homologie zwischen Choleratoxin und ETEC-Toxin wurde eine Schutzwirkung der Vakzine gegen ETEC-Infektion vermutet und in einzelnen Studien auch gefunden. In Metaanalysen konnte diese Wirkung aber nicht sicher bestätigt werden, sodass der Effekt der Choleravakzine auf die ETEC-Reisediarrhö derzeit unklar ist.

Enteroinvasive *E. coli (EIEC)*

EIEC sind eng verwandt mit Shigellen. Die Symptomatik ist bei beiden Infektionen sehr ähnlich. Deshalb sollten Dysenteriefälle, bei denen keine Shigellen nachweisbar sind, auf EIEC getestet werden. Die Therapie ist identisch zu derjenigen der Shigellose.

Enteroaggregative *E. coli (EAEC)*

Enteroaggregative *E. coli* wurden in den späten 1980er-Jahren aufgrund ihrer Fähigkeit, an Zellkulturzellen anzuhaften, als eigene Gruppe diarrhöauslösender *E. coli* identifiziert.

EAEC sind in Süd- und Mittelamerika sowie in Asien verbreitet und hier ein häufiger Auslöser der Reisediarrhö. Zahlreiche Berichte belegen aber auch autochthone Infektionen und Ausbrüche in verschiedenen Ländern Europas und in Nordamerika. Die Diagnosestellung basiert auf dem sog. Adhärenztest und ist daher an Zellkulturtechniken gebunden, die nicht überall verfügbar sind.

Therapie

Zwar belegen Studien, dass Dauer und Intensität der durch *EAEC* ausgelösten Diarrhö durch eine **Antibiotikatherapie positiv** zu beeinflussen sind. Dennoch gelten auch bei der *EAEC*-Infektion die für die infektiöse Diarrhö allgemein gültigen Therapieprinzipien, wonach eine **Indikationsstellung zur antibiotischen Therapie nur bei schwerem Verlauf oder sonstigen Risikokonstellation** gegeben ist. Da es bei E. coli weltweit zu Resistenzentwicklunen gekommen ist, sollte sich die Auswahl des Antibiotikums an den jeweiligen lokalen Resistenzdaten orientieren.

Enterohämorrhagische *E. coli (EHEC)*

EHEC verfügen über die Pathogenitätsfaktoren von *EPEC* und produzieren darüber hinaus ein stark zelltoxisches Toxin, das Shiga-Toxin oder Shiga-like-Toxin genannt wird. Durch kontaminiere Nahrungsmittel kommt es immer wieder zu Ausbrüchen. So kam es 2011 in Deutschland zu einem großen *EHEC*-Ausbruch mit insgesamt mehr als 4000 Infizierten und > 50 Todesfällen. Aufgrund epidemiologischer Zusammenhänge wurden als Auslöser dieses Ausbruchs kontaminierte Sprossen plausibel gemacht. Infektionen mit *EHEC* können zu nicht blutiger Diarrhö, aber auch zu hämorrhagischer Kolitis mit blutigen Durchfällen führen. Gefürchtet sind sie v. a. aufgrund möglicher **schwerer mikroangiopathischer Komplikationen:**

- das hämolytisch-urämische Syndrom (HUS) und
- die thrombotisch-thrombozytopenische Purpura (TTP).

Die Diagnosestellung erfolgt über die molekulare oder kulturelle Identifikation des Sero- oder Genotyps und über den Toxin- oder Toxingennachweis.

Therapie

Die **supportive Therapie** der EHEC-Infektion inklusive Monitoring bezüglich des Entstehens eines HUS ist die einzige therapeutische Maßnahme, deren Effektivität gesichert ist.

Auch **beim Auftreten eines HUS** stehen **supportive Maßnahmen** bis hin zur Dialyse im Mittelpunkt der therapeutischen Bemühungen. Ob Versuche der Toxinelimination mittels Plasmaaustausch, Immunglobulinen oder anderen Maßnahmen einen positiven Effekt auf die mikroangiopathischen Komplikationen der *EHEC*-Infektion zeigen, ist mangels kontrollierter Studien ebenso unklar wie der Effekt des Komplement-inhibierenden Antikörpers Eculizumab, der bei dem *EHEC*-Ausbruch in Deutschland breit eingesetzt wurde.

Seit vielen Jahren wird kontrovers diskutiert, ob eine adäquate und frühzeitige **Antibiotikatherapie** die Entwicklung eines HUS beeinflussen kann. Beobachtungs- und Interventionsstudien erbrachten diskrepante Ergebnisse hinsichtlich des Effekts einer Antibiotikatherapie auf das Risiko für einen komplizierten Verlauf der Infektion. In-vitro-Daten deuten auf eine **gesteigerte Toxinproduktion** der Erreger nach **Antibiotikaexposition.** Andererseits erhielten bei der *EHEC*-Epidemie in Deutschland viele Patienten zur Therapie oder Prophylaxe zusätzlicher infektiologischer Komplikationen Antibiotika, ohne dass sich ein deutlicher negativer Effekt gezeigt hätte. Ob aber diese Therapie den Verlauf der EHEC-Infektion oder die Erregerausscheidung positiv beeinflusst hat, ist aufgrund der vorliegenden Daten nicht zu beantworten.

- Daher wird weiterhin die **antibiotische Therapie der** ***EHEC*-Infektion nicht empfohlen** [Empfehlungsgrad B].
- Falls dennoch eine Indikation zur Antibiotikatherapie vorliegt (z. B. septischer Verlauf) sollte ein **Carbapenem** eingesetzt werden [Empfehlungsgrad C].
- Für **Azithromycin** ist eine Verkürzung der Erregerausscheidung beschrieben, sodass dieses Antibiotikum zur Sanierung von Dauerausscheidern eingesetzt werden kann [Empfehlungsgrad C].
- Als gesichert gilt, dass Patienten mit EHEC-Infektion **keine Motilitätshemmer** bekommen sollten [Empfehlungsgrad A]. In retrospektiven Untersuchungen konnte gezeigt werden, dass bei Patienten mit *EHEC*-Infektion, die länger als 24 h mit Motilitätshemmern behandelt wurden, das Risiko für ZNS-Manifestationen eines HUS deutlich erhöht war.

70.2.5 Cholera

Die Infektion mit *Vibrio cholerae* führt zu einer massiven, toxinvermittelten sekretorischen Diarrhö, an der bis dahin gesunde Menschen innerhalb von 12–24 h im hypovolämischen Schock versterben können. Die typischen Reiswasserstühle entstehen durch Beimengungen von Schleim als Ausdruck der durch das Choleratoxin stimulierten Mucinsekretion.

In Europa treten heute kaum noch Cholerafälle auf. Anders ist die Situation in Asien, vor allem auf dem indischen Subkontinent, kommt es regelmäßig zu Choleraerkrankungen. Gefürchtet sind Ausbrüche in Flüchtlingslagern oder in vergleichbaren Situationen, bei denen eine große Anzahl von Menschen auf engem Raum unter schlechten hygienischen Bedingungen zusammenleben muss. Ein gravierendes Beispiel bietet die seit 2010 nach dem schweren Erdbeben anhaltende Choleraepidemie auf Haiti mit > ½ Mio. Erkrankten.

Der **Verlauf** der schweren klassischen Erkrankung **(Cholera gravis)** lässt sich in 3 Stadien einteilen:

- Brechdurchfall (Choleradiarrhö),
- Kollaps (Cholera algida) bei ausgeprägter Hypovolämie und
- Stadium der Reaktion: Rekonvaleszenz evtl. unterbrochen von fieberhaften Rückfällen und Komplikationen wie Pneumonie, Sepsis u. a.

ALS FAUSTREGEL GILT

Aufgrund des **Hypovolämierisikos** kommt der **raschen Substitution von Flüssigkeit und Elektrolyten** eine besondere Bedeutung zu.

In Fällen, bei denen die geschätzte Dehydratation > 10 % des Körpergewichts beträgt (klinische Zeichen sind eingeschränkter Mentalstatus, stehende Hautfalten, Hypotension u. a.) sowie bei Patienten, die oral nichts zu sich nehmen können, kann die **Substitution** initial nur **parenteral** in ausreichendem Maße erfolgen.

- In diesen Fällen sollte rasch rehydriert werden. In den ersten 30 Min. ca. 30 ml / kg KG, danach langsamer mit einem Ziel von ca. 200 ml / kg KG in den ersten 24 h. Diese Angaben können na-

türlich nur eine grobe Orientierung geben; die Infusionstherapie muss an die jeweilige Situation des Patienten angepasst werden.
- Neben Volumenstatus müssen auch Säure-Basen- und Elektrolythaushalt regelmäßig kontrolliert und gegebenenfalls ausgeglichen werden.
- Bei leichteren Krankheitsfällen kann die Therapie mit einer oralen Rehydratationslösung (WHO-Trinklösung, ➤ Kap. 70.1.1) geführt werden.

Die **antibiotische Therapie** ist für die Genesung des individuellen Patienten zweitrangig. Sie besitzt aber durch Verkürzung der Erregerausscheidung einen gewissen Stellenwert in der Ausbruchskontrolle. Darüber hinaus werden Zahl und Volumen der Durchfallentleerungen durch Antibiotika positiv beeinflusst, sodass ihr Einsatz bei schwerem Verlauf erwogen werden kann.
- Aufgrund weltweit zunehmender Resistenzen gegen nahezu alle Antibiotikaklassen inklusive der Carbapeneme sollte eine **empirische Antibiotikatherapie** der Cholera **nur unter strenger Berücksichtigung der lokalen Resistenzraten** erfolgen [Empfehlungsgrad A].
- Falls es die Resistenzlage erlaubt, kann die Cholera gut mit **Tetrazyklin,** 4 × 500 mg / d, oder **Doxycyclin**, 300 mg als ED, behandelt werden [Empfehlungsgrad B].
- Aufgrund zunehmender Resistenzen sind **Makrolide** als alternative Substanzen den Fluorchinolone häufig überlegen. Empfohlen sind **Erythromycin** 4 × 250 mg / d über 3 d oder **Azithromycin** 1000 mg als ED (oder 500 mg 1 × / d über insgesamt 3 d) [Empfehlungsgrad B].

70.3 Enteritis durch Protozoen

Hans-Jörg Epple und Britta Siegmund

Pathogene intestinale Protozoen verursachen enteritische Symptome nach Kolonisation des Dünn- und / oder Dickdarms. Die Übertragung erfolgt meist durch kontaminierte Lebensmittel.

70.3.1 Giardia lamblia

Giardia lamblia ist ein Protozoon, das weltweit vorkommt und bis zu 10 % aller Durchfallerkrankungen in Europa und den USA verursacht. Die Symptomatik der *Giardia-lamblia*-Infektion reicht von der asymptomatischen Erkrankung über die akute Diarrhö bis hin zu einer chronischen Dünndarmerkrankung. Durch zöliakieähnliche Veränderungen der Dünndarmschleimhautarchitektur ist die chronische Lambliasis klinisch weniger durch die Diarrhö als durch variable Symptome eines **Malabsorptionssyndroms** gekennzeichnet.

Therapie

Bei gesunden, immunkompetenten Individuen werden die Lamblien meist von der Körperabwehr eliminiert, ohne dass eine spezifische Therapie notwendig ist. Die antibiotische Therapie der akuten Infektion bewirkt daher meist nur eine zeitliche Verkürzung der akuten Symptomatik. Eine gegen den Erreger gerichtete Behandlung ist daher **in erster Linie bei den chronischen Verläufen** notwendig.
- **Mittel der Wahl** sind die Nitroimidazole
- Bewährt haben sich **Metronidazol** 3 × 400 mg für 5–7 d oder **Tinidazol** entweder 2 g / d für 2 d oder 1 g / d für 5 d [Empfehlungsgrad A].
- Eine Alternative ist **Furazolidon** 4 × 100 mg / d. Das Medikament ist zwar etwas weniger effektiv als die genannten Nitroimidazolderivate, wird aber international zur **Therapie infizierter Kinder** (3 × 2 mg / kg KG / d) verwendet, da die Substanz als Suspension verfügbar ist und wenig Nebenwirkungen aufweist [Empfehlungsgrad B]. Die Therapiedauer beträgt 7–10 d. In Deutschland kann die Substanz nur über die Auslandsapotheke bezogen werden.
- In jüngeren Studien haben sich zudem **Albendazol** 400 mg / d über 5 d und **Nitazoxanid** 2 × 100–200 mg / d über 5 d als gleichwertig zu den Nitroimidazolen erwiesen [Empfehlungsgrad B].
- Für die **Lamblien-Therapie in der Schwangerschaft** wird **Paromomycin** 3 × 10 mg / kg KG / d über 7 d empfohlen. Das Aminoglykosid-Antibiotikum ist zwar weniger effektiv als die vorgenannten Therapien (Elimination der Zysten in nur 60–70 % der Fälle), wird aber kaum resorbiert und gilt daher als sicher. Bei Misserfolg sollte, wenn möglich, eine Behandlung auf die Zeit nach der Entbindung verschoben werden.

70.3.2 Amöbenkolitis

Bei der Amöbiasis handelt es sich i. d. R. um die Infektion des Kolons mit *Entamoeba histolytica.* Man unterscheidet Kolonisation (nichtinvasive Infektion) und invasive Infektionen. Von klinischem Interesse ist die **invasive Amöbiasis,** die durch eine ulzeröse Kolitis **(Amöbenruhr)** gekennzeichnet ist. Über das Blut können die Erreger die Leber oder in seltenen Fällen auch andere Organe wie Lunge, Gehirn und Haut erreichen und dort Nekrosen (Amöbenabszesse) verursachen. Ungefähr 10 % der Weltbevölkerung sind mit *E. histolytica* kolonisiert.
- Aufgrund ihrer weiten Verbreitung sollte bei jedem Patienten mit blutig-schleimigen Diarrhöen und zurückliegendem Tropenaufenthalt eine Amöbendiagnostik (Stuhlmikroskopie an frischer Stuhlprobe, Antigentest, PCR) veranlasst werden.
- Bei mikroskopischem **Nachweis von Amöben im Stuhl** sollte mittels **Antigentests oder PCR** eine Erregeridentifizierung angestrebt werden, um die Infektion mit *E. histolytica* von einer Kolonisation mit den morphologisch identischen, aber apathogenen Spezies *E. dispar* bzw. fakultativ pathogenen *E. moshkovskii* abzugrenzen.
- Einen starken Hinweis auf das Vorliegen einer *E.-histolytica*-Infektion liefert auch die Serologie, die im Verlauf einer symptomatischen Amöbiasis i. d. R. nach 7–10 d positiv wird.

Therapie

ALS FAUSTREGEL GILT

Während eine Kolonisation mit *E. dispar* und *E. moshkovskii* keiner Therapie bedarf, sollte bei Nachweis von *E. histolytica* selbst bei asymptomatischem Befall eine Therapie erfolgen, um das Risiko der Transmission sowie einer späteren invasiven Amöbiasis zu minimieren.

- Als **Mittel der Wahl** gilt **Metronidazol** 3 × 800 mg / d über 10 d [Empfehlungsgrad A].
- **Alternativ** kann auch mit **Tinidazol** 3 × 800 mg / d über 5 d behandelt werden [Empfehlungsgrad A].
- **Nachrangig** kann auch **Nitazoxanid** eingesetzt werden, das aber in Deutschland nicht verfügbar ist [Empfehlungsgrad B].
- In ca. 10–15 % der Fälle muss mit **Therapieversagen** gerechnet werden.

Da luminale Formen der Amöben durch die genannten Therapien nicht sicher eliminiert werden, sollte sich an die Akuttherapie eine Nachbehandlung mit einer luminal aktiven Substanz zur Verhinderung von Rezidiven anschließen.

- Standard zur Darmsanierung ist das nicht resorbierbare Aminoglykosid **Paromomycin,** 3 × 500 mg / d über 10 d [Empfehlungsgrad A].
- Das in Deutschland aktuell nicht verfügbare **Diloxanidfuroat,** 3 × 500 mg / d über 10 d, ist eine Alternative, hat sich aber in einer vergleichenden Studie dem Paromomycin als unterlegen erwiesen [Empfehlungsgrad B].
- Auch asymptomatische mit Amöben kolonisierte Patienten sollen mit Paromomycin saniert werden.
- Etwa 2–3 Wo. nach Abschluss der Darmsanierung sollte die erfolgreiche Eradikation der Amöben mittels Stuhluntersuchung überprüft werden.

70.3.3 Kryptosporidiose

Kryptosporidien sind intrazelluläre Parasiten. Die **Übertragung** erfolgt meist fäkal-oral über kontaminierte Lebensmittel oder kontaminiertes Wasser. Die Protozoen infizieren die Epithelzellen der intestinalen Mukosa und verursachen beim Immunkompetenten eine asymptomatische Infektion oder eine selbstlimitierende Enteritis. Bei Patienten mit zellulärem Immundefekt können sie eine schwere, chronisch verlaufende, choleraartige Diarrhö mit Gewichtsverlust und Malabsorption hervorrufen. Die intestinale Kryptosporidiose des HIV-Infizierten ist eine AIDS-definierende Erkrankung. Die Diagnosestellung erfolgt durch Stuhlmikroskopie nach Spezialfärbungen und durch spezifische Antigen- oder DNA-Nachweisverfahren.

Therapie

- Für immunkompetente Patienten sind neben der symptomatischen Therapie meist keine gegen den Erreger gerichteten spezifischen Maßnahmen notwendig, da die Infektion in 10–14 d spontan zur Ausheilung kommt.
- Wenn die Symptomatik (z. B. bei Patienten in schlechtem Allgemeinzustand oder bei Kindern) verkürzt werden soll, kann ein Therapieversuch mit **Nitazoxanid,** 3 × 500 mg / d für 3 d, unternommen werden – in Deutschland nicht verfügbar [Empfehlungsgrad B].
- Falls Nitazoxanid nicht über die internationale Apotheke besorgt werden kann, bietet das etwas weniger effektive **Paromomycin,** 3 × 500 mg / d für 10–14 d, eine Alternative [Empfehlungsgrad B].
- Für **Patienten mit erworbenem Immunmangelsyndrom** (AIDS) ist die **rasche Initiierung einer antiretroviralen Kombinationstherapie** die entscheidende Maßnahme, da eine Ausheilung der Kryptosporidiose bei diesen Patienten nur über eine Verbesserung des Immunstatus erreicht werden kann [Empfehlungsgrad A].

Erregergerichtete Therapieansätze sind hier wenig effektiv, sodass ihnen bei AIDS-Patienten mit Kryptosporidiose allenfalls eine unterstützende Bedeutung zukommt. Aufgrund der etwas besseren Wirksamkeit wäre Nitazoxanid der Vorzug zu geben [Empfehlungsgrad C].

Für Patienten mit Immundefekt ohne HIV-Infektion gibt es keine durch Studien gestützte Therapieempfehlungen. In Analogie der Erfahrungen bei AIDS-Patienten stehen Maßnahmen zur Verbesserung des Immunstatus im Vordergrund. Ergänzend kann Nitazoxanid eingesetzt werden [Empfehlungsgrad C].

70.4 *Clostridioides difficile*

Bernd Salzberger

Der grampositive, anaerobe Sporenbildner *Clostridioides difficile* (früher *Clostridium difficile*) ist **der Erreger der pseudomembranösen Kolitis und** der wichtigste Erreger der **antibiotikaassoziierten Diarrhö .**

Die **Virulenz** von *C. difficile* ist abhängig von der Sekretion bakterieller Toxine.

Toxinogene und nichttoxinogene Stämme finden sich auch im Stuhl asymptomatischer Träger. Bis zu 60 % der Neugeborenen und Säuglinge haben vorübergehend toxinbildende *Clostridioides difficile* im Stuhl, ohne dass eine enterale Symptomatik auftritt.

Prädisponierender Faktor für eine Erkrankung durch *C. difficile* ist eine Störung des Mikrobioms des Dickdarms, meist ausgelöst durch eine Therapie mit (Breitspektrum-)Antibiotika. Nahezu alle Antibiotika können eine *C.-difficile*-Kolitis auslösen. Das höchste Risiko besteht bei der Gabe von Clindamycin oder Cephalosporinen.

Die **Klinik** der enteralen Clostridien-Infektion reicht von klinisch inapparenten Verläufen bis hin zu schwerster pseudomembranöser Kolitis mit toxischem Megakolon. *C. difficile* verursacht keine invasiven Infektionen, allerdings kann eine Perforation oder Translokation im Rahmen eines toxischen Megakolons zur Sepsis führen.

Die pseudomembranöse Kolitis ist generell bei Kindern sehr selten, ein Risiko besteht v. a. bei hämatoonkologischen Erkrankungen im Kindesalter. Bei Erwachsenen nimmt das Risiko mit dem Alter zu, das höchste Risiko besteht bei Patienten > 60 J. Weitere Risikofaktoren sind onkologische Erkrankungen, Immundefizienzen sowie der Einsatz von Protonenpumpeninhibitoren (PPI).

Der Schweregrad der *C.-difficile*-Erkrankung wird nach der letzten europäischen Leitlinie in drei Grade eingeteilt:

- **Milde bis mäßige Infektion.**
- **Schwere Infektion:** Eine schwere *C.-difficile*-Kolitis liegt vor, wenn eine der folgenden Bedingungen erfüllt ist:
  - Fieber (> 38,5 °C)
  - Leukozytose von ≥ 15.000 / mcl
  - Anstieg des Serum-Kreatinins um mind. 50 %

Tab. 70.1 Therapiealgorithmus für erste Episode / Rezidive (Europäische Leitlinie, van Prehn et al. 2021) [F545-008]

Einordnung	Episode		
Standardtherapie	Fidaxomicin	Standard + Bezlotuzumab	Fäkaler Mikrobiomtransfer
	Vancomycin	Fidaxomicin	Standard + Bezlotuzumab
Alternativen (Standard nicht verfügbar o. anwendbar)	Metronidazol	Vancomycin (Puls u. ausschleichend)	Vancomycin (Puls u. ausschleichend)

 - Bildgebende Befunde zur Erweiterung des Dickdarms, zur Verdickung der Darmwand
- **Komplizierte / fulminante Infektion:** Von einer komplizierten / fulminanten *C.-difficile*-Infektion muss bei Vorliegen eines der folgenden Symptome ausgegangen werden:
  - Hypotonie
  - Erhöhtes Serum-Laktat
  - Ileus
  - Toxisches Megakolon
  - Perforation
  - Rapide klinische Verschlechterung
  - Septischer Schock

Durch fortgesetzte Störung der Darmflora und durch die Fähigkeit der Clostridien zur Sporenbildung kommt es häufig zu Rezidiven, die, besonders wenn sie mehrfach auftreten, ein erhebliches therapeutisches Problem sein können.

70.4.1 Diagnostik

Eine Diagnostik sollte nur eingeleitet werden, wenn eine Diarrhö und ein Risiko (durch die Klinik oder Prädisposition) für eine CDI vorhanden ist. Ein Screening asymptomatischer Träger ist nicht empfohlen, Kontrolluntersuchungen nach erfolgreicher Therapie sind ebenfalls nicht indiziert (häufig positiver Nachweis noch nach Sistieren der Diarrhoö).

Der Nachweis toxinbildender Stämme von *C. difficile* wird durch Stuhluntersuchungen erbracht:
- PCR oder alternativ
- Nachweis der Glutamat-Dehydrogenase (ELISA) von *C. difficile* plus Toxinnachweis (ELISA). Bei diskordantem Ergebnis sollte eine PCR-Untersuchung angeschlossen werden.

70.4.2 Therapie

ALS FAUSTREGEL GILT

Für die supportive / unspezifische Therapie:
- Sofern möglich sollte die auslösende **Antibiotikatherapie beendet werden.**
- Flüssigkeits- und E'lytverluste werden ausgeglichen.
- Ein Einsatz von PPI sollte kritisch überprüft werden.
- Motilitätshemmende Substanzen sollen nicht eingesetzt werden.

Therapieoptionen

Optionen für die Therapie der *C.-difficile*-Infektion sind Fidaxomicin, Vancomycin, Metronidazol, Bezlotuzumab (monoklonaler Antikörper gegen das Toxin B), Tigecyclin und der fäkale Mikrobiomtransfer (➤ Tab. 70.1). Der Einsatz richtet sich nach dem Schweregrad und der Episode (erste Episode oder Rezidiv / Rekurrenz).

Die Substanz mit der stärksten therapeutischen Wirkung in Bezug auf die Vermeidung von Rezidiven ist **Fidaxomicin.** Deshalb ist Fidaxomicin v. a. bei Patienten mit hohem Risiko für Rekurrenz / Rezidive die erste Wahl. Metronidazol ist weniger wirksam bei schweren Infektionen und sollte deshalb nur als alternative Option gelten, falls Fidaxomicin oder Vancomycin nicht eingesetzt werden können.

Vancomycin ist einzig p. o. oder mittels Sonde (oral oder rektal) appliziert wirksam, eine i. v. Gabe ist nicht wirksam.

Metronidazol ist primär p. o. wirksam, zeigt aber auch Wirksamkeit bei i. v. Gabe. Tigecyclin ist in einigen Fällen mit schwerem Verlauf erfolgreich eingesetzt, randomisierte Studien sind hier allerdings nicht durchgeführt worden.

Bezlotuzumab ist primär keine therapeutische Option bei akuten Erkrankungen, verringert aber in Kombination mit der Standardtherapie das Risiko weiterer Rezidive.

Fidaxomicin, Vancomycin und Metronidazol sind **Therapie der ersten Episode:**
- **Erwachsene:**
  - Fidaxomicin 200 mg 2 × / d p. o. für 10 d (insb. bei hohem Rezidivrisiko) oder
  - Vancomycin 125 mg 4 × / d p. o. für 10 d

  Alternativ (falls Substanzen der ersten Wahl nicht eingesetzt werden können):
  - Metronidazol 500 mg 3 × / d p. o. für 10 d
- **Kinder** (in aller Regel milde bis moderate Infektion)**:**
  - Vancomycin 10 mg / kg (max. 125 mg)4 × / d für 10 d
  - Metronidazol 7,5 mg / kg (max. 500 mg) 3 × / d p. o. für 10 d

  Fidaxomicin ist auch bei Kindern wirksam und in klinischen Studien nicht unterlegen zu Vancomycin:
  - Fidaxomicin:
    - < 4 kg nicht empfohlen
    - 4–7 kg 2 ml (80 mg) Suspension 2 × / d p. o.
    - 7–9 kg 3 ml (120 mg) Suspension 2 × / d p. o.
    - 9–12,5 kg 4 ml (160 mg) 2 × / d p. o.
    - >12,5 kg 200 mg (Tbl. oder 5 ml Suspension) 2 × / d p. o.

Therapie der schweren *C.-difficile*-Infektion: Fidaxomicin oder Vancomycin, ggf. Gabe per Sonde p. o. oder rektal bei Ileus, plus i. v. Gabe von Metronidazol, alternativ Tigecyclin.

Therapie der schweren / fulminanten *C.-difficile*-Infektion: Wie schwere Infektion; interdisziplinäre Therapie ggf. mit chirurgischer Intervention (Kolektomie).

Therapieschema für Puls- bzw. ausschleichende Therapie mit Vancomycin:
- Vancomycin 125 mg 4 × / d p. o. für 10 d, dann
- Vancomycin 125 mg 3 × / d p. o. für 7 d, dann

- Vancomycin 125 mg 2 ×/d p. o. für 7 d, dann
- Vancomycin 125 mg 1 ×/d p. o. für 7 d, dann
- Vancomycin 125 mg alle 48 h für 7 d, dann

Vancomycin 125 mg alle 72 h für 7 d

Wichtig für die Praxis

- In Deutschland sind **virale Erreger** (v. a. Norovirus, Rotavirus) die **häufigste Ursache** akuter infektiöser Enteritiden. Für **schwere Verläufe** sind aber **meist bakterielle Erreger** verantwortlich. *Campylobacter spp.* sind die am häufigsten isolierten bakteriellen Enteropathogene gefolgt von Enteritis-Salmonellen.
- **Leitsymptom** der infektiösen Enteritis ist die **akute Diarrhö. Übelkeit** und **Erbrechen** sind häufige Begleitsymptome, die bei viraler Genese gelegentlich auch ohne Diarrhö auftreten können. Blut- und Schleimbeimengungen, Fieber und dysenterische Beschwerden sprechen für eine bakterielle Ursache und sind Indikatoren eines schweren Verlaufs.
- Der **rasche Ausgleich von Wasser- und Elektrolytdefiziten** ist die wichtigste und oft schon ausreichende therapeutische Maßnahme. Bei ausgeprägtem Volumendefizit oder unzureichender oraler Aufnahme (z. B. bei Erbechen) sollte dies parenteral erfolgen. Meistens ist jedoch die Substitution mit oralen **Rehydrierungslösungen** ausreichend. Die Indikation zur empirischen Antibiotikatherapie sollte restriktiv und nur bei Risikokonstellation (z. B. schwerer Verlauf, Immunsuppression, schwere Komorbidität) gestellt werden. **Mittel der Wahl** für die empirische Therapie ist **Azithromycin** (500 mg/d für 3 d).
- Die **Bestimmungen des Infektionsschutzgesetzes** (§§ 6, 7, 34 und 42) sind zu beachten (z. B. namentliche Meldepflicht bei Nachweis von Enteropathogenen, Beschäftigungsverbote für Erkrankte oder Ausscheider bestimmter Bakterien (Shigellen, Salmonellen, enterohämorrhagische *Escherichia coli*, Choleravibrionen), die beruflich mit Lebensmitteln umgehen oder in Gemeinschaftseinrichtungen arbeiten, Verbot des Besuchs von Gemeinschaftseinrichtungen für erkrankte Kinder).

LITERATUR

Epple HJ, Zeitz M: Enteritits infectiosa. Der Internist 52 (2011) 1038–1046

Gonzales-Luna AJ et al.: Antibiotic Therapy for Clostridioides difficile in Children. J Ped Inf Dis Soc 10 (S3) (2021) 52–70

Hagel S, Epple HJ, Feurle GE et al.: S2k-Leitlinie Gastrointestinale Infektionen und Morbus Whipple. Z Gastroenterologie 53 (2015) 418–459

Jelinek T, Nothdurft H, Haditsch M et al.: Konsensuspapier Therapie der akuten Reisediarrhö. MMW – Fortschritte der Medizin 159 (2017) 4–11

Lübbert C: Antimicrobial therapy of acute diarrhoea: a clinical review. Expert Rev Anti Infect Ther. 14 (2016) 193–206

Riddle MS, Connor BA, Beeching NJ et al.: Guidelines for the prevention and treatment of travelers' diarrhea: a graded expert panel report. J Travel Med 1;24(suppl_1) (2017) S57 – S74

Shane AL, Mody RK, Crump JA et al.: 2017 Infectious Diseases Society of America Clinical Practice Guidelines for the Diagnosis and Management of Infectious Diarrhea. Clinical Infectious Diseases 65 (2017) e45 – e80

Steffen R, Jiang ZD, Gracias Garcia ML et al.: Rifamycin SV-MMX® for treatment of travellers' diarrhea: equally effective as ciprofloxacin and not associated with the acquisition of multi-drug resistant bacteria.J Travel Med 1;25(1) (2018) doi: 10.1093/jtm/tay116

Van Nood E. et al. : Duodenal infusion of donor feces for recurrent Clostridium difficile. N Engl J Med 368 (2013) 407–415

Van Prehn J. et al. : European Society of Clinical Microbiology and Infectious Diseases: 2021 update on the treatment guidance document for Clostridioides difficile infections in adults. Clin Microbil Infection 27 (2021) 1–21

KAPITEL

71

Margarethe Konik und Oliver Witzke

Harnwegsinfektionen

Kernaussagen

- **Harnwegsinfekte** haben eine hohe Bedeutung im ambulanten und stationären Bereich und können rezidivierend verlaufen.
- Die **Anamnese** und die Klinik sind führend bei der Diagnostik.
- Eine **Einteilung** erfolgt in unkomplizierte und komplizierte sowie in untere und obere Harnwegsinfektionen.
- **Schwere Verläufe** können mit einem Multiorganversagen einhergehen und benötigen eine stationäre Einweisung. **Unkomplizierte Harnwegsinfektionen** können spontan ausheilen oder werden kurz antibiotisch therapiert.
- Als **häufigster Erreger** findet sich hier *Escherichia coli.*
- Eine **asymptomatische Bakteriurie** stellt keine Harnwegsinfektion dar und muss i. d. R. nicht antimikrobiell therapiert werden.

71.1 Vorbemerkung

Harnwegsinfektionen (HWI) gehören zu den häufigsten bakteriellen Infektionen im ambulanten und stationären Bereich und führen auch zu hohen Kosten im Gesundheitssystem. Patienten jeder medizinischen Fachrichtung sind betroffen. Statistisch erkranken 50 % der Frauen mind. einmal im Leben an einer symptomatischen HWI, 25 % davon zeigen innerhalb von 6 Mon. eine erneute HWI. Die Prävalenz nimmt mit dem Alter zu (➤ Abb. 71.1). HWI können einen selbstlimitierenden Verlauf haben oder eine medizinische Behandlung erforderlich machen. Schwere Verläufe können zu einer Pyelonephritis oder zu einer Sepsis mit Multiorganversagen führen. Aufgrund ihrer Bedeutung wird in diesem Buchkapitel näher auf die Pathogenese, Diagnostik und v. a. Therapie der Harnwegsinfektion eingegangen (DGU 2017; Flores-Mireles et al. 2019; Kranz et al. 2017; McLellan, Hunstad 2017).

71.2 Definition der verschiedenen HWI-Formen

HWI können eingeteilt werden in **unkompliziert** und **kompliziert** sowie in **untere** und **obere** Harnwegsinfektionen in Abhängigkeit von ihrer anatomischen Lokalisation.

Eine **unkomplizierte HWI** liegt vor, wenn im Harntrakt keine relevanten funktionellen oder anatomischen Anomalien, keine Nierenfunktionsstörung und keine relevanten Begleiterkrankungen vorliegen, die zu einer gravierenden Infektion führen können. Es werden

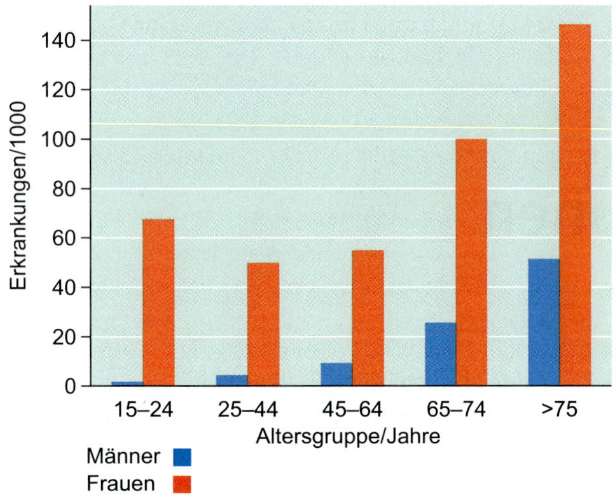

Abb. 71.1 Prävalenz von Harnwegsinfektionen [F201-034/L231] (nach Schmiemann et al. 2010)

Tab. 71.1 Unkomplizierte Harnwegsinfektion – 5 Patientengruppen

1	Nicht schwangere Frauen in der Prämenopause
2	Frauen in der Postmenopause
3	Schwangere Frauen
4	Junge Männer
5	Patienten mit Diabetes mellitus und stabiler Stoffwechsellage

5 Patientengruppen unterschieden, die sich bezüglich Diagnostik und Therapie unterscheiden (➤ Tab. 71.1; DGU 2017; Kranz et al. 2017). Sind diese Kriterien nicht erfüllt, liegt eine **komplizierte HWI** vor und es besteht ein erhöhtes Risiko für einen schweren Verlauf. Eine Sonderform stellen **harnblasenkatheterassoziierte HWI** dar. Sie machen 40 % der nosokomialen Infektionen weltweit aus und können Ausgangspunkt schwerer Infektionen mit Multiorganversagen sein. Die Symptomatik kann atypisch erscheinen. In einigen Fällen tritt auch nur Fieber als einziges Symptom auf (Flores-Mireles et al. 2019; Nicolle et al. 2019). Auf eine komplizierte Harnwegsinfektion können folgende **Kriterien** hinweisen:

- Obstruktion in den ableitenden Harnwegen
- Immunsuppression
- Chronische Nierenerkrankung
- Diabetes mellitus mit instabiler Stoffwechsellage
- Harnblasenkatheter
- Fieber, Symptome > 1 Wo., Therapieversagen einer initialen mikrobiellen Therapie

Infektionen der Harnröhre (Urethritis) und der Harnblase (Zystitis) werden als **untere HWI** bezeichnet. Breitet sich die untere HWI auf den Ureter und die Niere (Pyelonephritis) aus, liegt eine **obere HWI** vor (Flores-Mireles et al. 2019).

Es ist zu beachten, dass die **Urethritis** zu den sexuell übertragbaren Erkrankungen gehört und sich im Erregerspektrum von einer klassischen Harnwegsinfektion unterscheidet (DSTIG 2018)

Rezidivierende HWI liegen vor, wenn 2 symptomatische Episoden innerhalb von 6 Mon. oder 3 symptomatische Episoden innerhalb von 12 Mon. auftreten (DGU 2017; Kranz et al. 2017).

Von einer HWI muss die asymptomatische Bakteriurie abgegrenzt werden. Da es sich hierbei um eine Kolonisation und nicht um eine Infektion handelt, sind die Betroffenen beschwerdefrei. Eine asymptomatische HWI gibt es somit nicht (DGU 2017).

71.3 Risikofaktoren und Pathologie

Frauen sind häufiger als Männer von einer HWI betroffen. Die höhere Prävalenz bei Frauen erklärt sich durch die kürzere Harnröhre, die anatomische Nähe von Anus und Urethra und damit die Möglichkeit der mikrobiologischen Kolonisation (McLellan, Hunstad 2017). Bei Männern treten HWI gehäuft im Kleinkindalter (in einem Alter von < 1 J.) oder in einem höheren Lebensalter auf. Im höheren Lebensalter werden sie durch eine Abflussstörung, z. B. durch eine Prostatahyperplasie, begünstigt (DGU 2017; Flores-Mireless et al. 2019; McLellan, Hunstad 2017).

Risikofaktoren für eine unkomplizierte Zystitis bei Frauen sind ein kürzlich zurückliegender Geschlechtsverkehr, der Gebrauch von Diaphragmen und Spermiziden, das frühe Alter der ersten Harnwegsinfektion und eine positive Familienanamnese (DGU 2017; Flores-Mireless et al. 2019).

Die HWI beginnt mit der periurethralen Kontamination eines uropathogenen Keims. Es erfolgt eine Kolonisation und schließlich eine Migration in die Harnblase. Ob es hier nun zu einer klinischen Infektion kommt oder der Erreger durch das Immunsystem eliminiert wird, hängt von der Virulenz des Erregers und von den Abwehrmechanismen der betroffenen Person ab. Es handelt sich dabei um einen dynamischen Prozess (McLellan, Hunstad 2017).

Abwehrmechanismen können durch chronische Erkrankungen wie Diabetes mellitus gestört sein. So wird das Immunsystem durch einen schlecht eingestellten Diabetes mellitus mit rezidivierenden Hyperglykämien messbar geschwächt. Die Anzahl der Leukozyten ist reduziert, Zytokine werden vermindert freigesetzt und die Funktion der Neutrophilen ist herabgesetzt. Dies führt zu einer allgemeinen Anfälligkeit für Infektionen und Harnwegsinfektionen werden durch die Glukosurie zusätzlich gefördert (Talapko et al 2022).

Begünstigt werden HWI auch durch einen **Harnblasenkatheter**, da die Wahrscheinlichkeit der Kolonisation und der Bakteriurie um 3–7 % / d bei liegendem Blasenkatheter steigt. Nach 30 d weisen nahezu alle Patienten eine **Bakteriurie** auf. Die persistierende Bakteriurie ist die Folge eines Biofilms, der hauptsächlich von Bakterien entlang des Katheters gebildet wird. Aber auch Candida besitzt die Fähigkeit, einen Biofilm auszubilden. Gewöhnlich entsteht ein Biofilm an der Außenseite des Katheters und breitet sich dann nach kranial aus. Schätzungsweise werden 2 Wo. benötigt, damit sich ein Biofilm vollständig entwickeln kann. Bei Candida kann dieser bereits nach 24 h ausgebildet sein. Hauptbestandteil des Biofilms sind Glycopolysaccharide, die die Mikroorganismen vor der Immunantwort des Patienten schützen. Hat sich erst einmal ein Biofilm gebildet, siedeln sich meist mehrere Arten von Mikroorganismen innerhalb des Biofilms an, sodass bei einer katheterassoziierten HWI auch mehrere Keimarten gefunden werden können. (Flores-Mireles et al. 2019; Nicolle 2014; McLellan, Hunstad 2017; Talapko et al 2022).

71

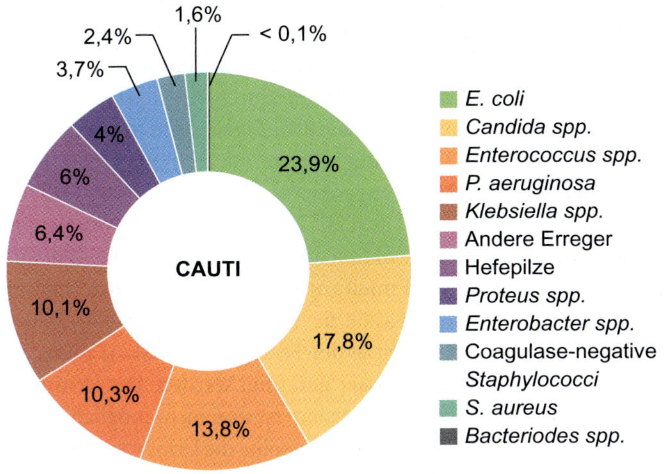

Abb. 71.2 Erregerspektrum katheterassoziierter HWI (CAUTI) [H295-001/L231] (nach Flores-Mireless et al. 2019)

71.4 Erreger

Escherichia coli (E. coli) ist der häufigste Erreger einer unkomplizierten HWI. Er wird je nach Literatur in bis zu 80 % der Fälle als Ursache der unkomplizierten Zystitis angegeben. Weitere Erreger sind mit abnehmender Signifikanz *Klebsiella pneumonia* (~6 %), *Staphylococcus saprophyticus* (~6 %) und *Proteus mirabilis. Staphylococcus saprophyticus* findet sich häufiger bei Frauen < 30 J. Andere Erreger sind selten (DGU 2017; PEG 2018; Kranz et al. 2017; McLellan, Hunstad 2017; Pietrucha-Dilanchian, Hooton 2020).

Bei sexuell aktiven Patienten und Symptomen einer unteren Harnwegsinfektion, muss auch an Geschlechtskrankheiten wie *Chlamydia trachomatis, Neisseria gonorrhoeae, Trichomonas vaginalis* und Herpes genitalis gedacht werden (Pietrucha-Dilanchian, Hooton 2020).

Bei HWI, die mit einem Harnblasenkatheter assoziiert sind, findet sich in der prozentualen Verteilung ein anderes Erregerspektrum. Seltene Erreger wie Enterokokken und Pilze müssen hier berücksichtigt werden (➤ Abb. 71.2). Meist gelingt auch der Nachweis von mehreren Keimarten (Nicolle 2014). Führend bei den Pilzen sind *Candida glabrata* und *Candida albicans.* Eine Candiurie wird auch durch eine Glukosurie gefördert. Dies muss sowohl bei einem schlecht eingestellten Diabetes mellitus als auch bei SLGT2-Inhibitoren berücksichtigt werden (Talapko et al. 2022).

Aufgrund eines weltweiten Anstiegs von multiresistenten gramnegativen Erregern müssen auch diese zunehmend bei einer HWI, v. a. bei multimorbiden und immunsupprimierten Patienten, berücksichtigt werden. Es handelt sich hierbei um gramnegative Erreger, die gegen mehrere Antibiotika-Klassen Resistenzen entwickelt haben. Die klassischen Resistenzmechanismen umfassen Enzyme zur Inaktivierung von Antibiotika, veränderte Zielstrukturen oder die Zugänge zu den Zielstrukturen. Als Beispiel sind hier β-Laktamasen (β-Laktamasen) zu nennen. Diese Enzyme besitzen die Fähigkeit, einen β-Laktam-Ring zu spalten, sodass β-Laktam-Antibiotika wirkungslos werden. (Korth et al. 2017; López-Montesinos, Horcajada 2019; Mattner et al. 2012). Bestehen Resistenzen gegen 3 Antibiotika-Klassen so liegt ein 3MRGN (multiresistente gramnegative Stäbchen mit Resistenz gegen 3 der 4 Antibiotika-Klassen) vor. Bestehen Resistenzen gegen 4 Antibiotika-Klassen so liegt ein 4MRGN (multiresistente gramnegative Stäbchen mit Resistenz gegen 4 der 4 Antibiotika-Klassen) vor. Seit 2019 definiert das European Committee on Antimicrobial Susceptibilty Testing (EUCAST) die Antibiotika-Resistenzbestimmung neu. Neben „S" für sensibel getestet und „R" für resistent, bedeutet die Kategorie „I" nicht mehr intermediär, sondern „sensibel bei erhöhter (increased) Dosierung / Exposition". Ein Mikroorganismus erhält die Kategorie I, wenn die Wahrscheinlichkeit eines therapeutischen Erfolges hoch ist, indem die Dosierung entsprechend angepasst wird (➤ Tab. 71.2).

Multiresistente gramnegative Bakterien erhalten eine zunehmend höhere Bedeutung, da die therapeutischen Möglichkeiten eingeschränkt sind. Sie sind zudem mit einem längeren Krankenhausaufenthalt und einer höheren Mortalität assoziiert (RKI 2019; Mattner et al. 2012; Korth et al. 2017).

71.5 Diagnostik

Algurie (schmerzhafte Miktion), Pollakisurie (häufige Miktionen), Strangurie (imperativer Harndrang) und ggf. Schmerzen über

Tab. 71.2 Klassifizierung multiresistenter gramnegativer Stäbchen nach EUCAST[1]

Antibiotikagruppe	Leitsubstanz	Enterobakterien	
		3MRGN	4MRGN
Acylureidopenicilline	Piperacillin	R	R
Cephalosporine	Cefotaxim u./o. Ceftazidim	R	R
Carbapeneme	Imipenem u./o. Meropenem	S o. I	R
Fluorochinolone	Ciprofloxacin	R	R
			Oder Nachweis einer Carbapenemase[2]

[1] Quelle: Robert Koch-Institut Epidemiologisches Bulletin Februar 2019
[2] Unabhängig vom Ergebnis der phänotypischen Resistenzbestimmung für Carbapeneme sowie der anderen drei Substanzklassen
R = resistent; I = sensibel bei erhöhter (increased) Dosierung / Exposition, S = sensiblel bei normaler Dosierung

71

der Symphyse sind typische Symptome, die auf eine untere HWI hindeuten. Eine Hämaturie kann ebenfalls vorliegen (Abou Heidar et al. 2019; DGU 2017; Kranz et al. 2017).

Bei Erstvorstellung des Patienten ist eine **körperliche Untersuchung** obligat. Fieber, Schmerzen über den Flanken oder eine ausgeprägte vegetative Symptomatik können auf eine Pyelonephritis hinweisen (DGU 2017).

Sind die klinischen Kriterien einer unkomplizierten Zystitis bei der nicht schwangeren prämenopausalen Frau erfüllt, ist eine weitere Diagnostik vernachlässigbar, da dies nur einen geringfügigen Zuwachs an diagnostischer Sicherheit bringt. Bei allen anderen Patienten sollten ein **Urinstatus** und eine **Urinkultur** angelegt werden. Bei Männern muss eine **Beteiligung der Prostata** ausgeschlossen werden. Eine Prostatitis ist v. a. bei einer fieberhaften Harnwegsinfektion sehr wahrscheinlich. Ist die Prostata nicht druckschmerzhaft oder das PSA nicht erhöht, kann von einer unkomplizierten Zystitis des Mannes ausgegangen werden, wenn keine weiteren Risikofaktoren (keine Anomalien, keine relevanten Begleiterkrankungen, kein Restharn) vorliegen. Das Anlegen einer Urinkultur wird jedoch empfohlen (DGU 2017; Kunter 2020).

Bestehen Flankenschmerzen, Fieber oder eine vegetative Symptomatik ist eine **sonographische Diagnostik** erforderlich, um bei einer Pyelonephritis komplizierende Faktoren wie einen Harnaufstau auszuschließen. Die **laborchemische Untersuchung** umfasst mindestens das Blutbild, die Nierenfunktion (Kreatinin) und die Entzündungswerte (CRP). Ein positiver Prokalzitonin-Wert, kann auf eine schwerwiegende bakterielle Infektion hindeuten (DGU 2017; PEG 2018). Ein Urinstatus und eine Urinkultur werden empfohlen. Klinisch muss eine schwere Pyelonephritis von einer Urosepsis abgegrenzt werden. Unter einer **Sepsis** wird eine komplexe systemische Organdysfunktion als Reaktion auf eine Infektion verstanden. Sie geht mit einem Multiorganversagen einher. Da hier die Klinik führend ist, sollte der qSOFA-Score (quick Sequential [Sepsis-related] Organ Function Assessment) evaluiert werden. Der qSOFA-Score umfasst die Vigilanz (Glasgow Coma Scale, GCS ≤ 13), die Atemfrequenz (AF ≥ 22 / Min.) und den Blutdruck (RR ≤ 100 mmHg) des Patienten (➤ Tab. 71.3). Sind 2 der Kriterien positiv, besteht klinisch der V. a. eine Sepsis. Wird eine Sepsis nicht erkannt und verzögert therapiert, steigt die Mortalität um ca. 10 % / h, wenn bereits eine arterielle Hypotonie eingetreten ist. Eine **Sepsis** ist somit ein **internistischer Notfall,** der eine sofortige Therapie und stationäre Überwachung des Patienten notwendig macht (DGU 2017; PEG 2018; Seymour et al. 2016).

Tab. 71.3 qSOFA-Score: Kriterien[1] [X221-041]

Atemfrequenz	≥ 22
GCS	≤ 13
Systolischer Blutdruck	≤ 100 mmHg

[1] Konik et al. 2020

71.5.1 Urinuntersuchungen

Durch den Nachweis von Leukozyten und / oder Nitrit im Urinstatus wird eine HWI wahrscheinlich. Leukozyten werden im Urinstatus durch die Granulozyten-Esterase-Aktivität nachgewiesen. Bei Nitrit muss beachtet werden, dass einige Bakterien wie Pseudomonaden, Enterokokken oder Staphylokokken keine Nitratreduktase besitzen und daher nicht mit dem Teststreifen durch Nitrit erfasst werden (DGU 2017; Kranz et al. 2017; Masajitis-Zagajewska, Nowixki 2017).

Das Anlegen einer Urinkultur wird bei allen komplizierten HWI, bei Pyelonephritis, bei Schwangeren, bei Männern und bei rezidivierenden HWI empfohlen. Im Idealfall sollten zwischen Gewinnung der Urinprobe und der letzten Miktion mind. 4 h vorliegen. Die Abnahme der Urinkultur sollte vor Einleitung der antimikrobiellen Therapie erfolgen. Um eine Kontamination zu vermeiden, wird Mittelstrahlurin benötigt. Der Meatus urethrae der Frau bzw. die Glans penis des Mannes sollte zuvor mit Wasser gereinigt werden. Die Urinprobe sollte unverzüglich bearbeitet werden. Ist dies nicht möglich, da der Urin z. B. am Abend gewonnen wurde, sollte die Urinprobe bei 2–8 °C gelagert werden (DGU 2017).

Bei typischen Symptomen einer HWI sind Erregerzahlen von 10^3–10^5 KBE / ml) relevant. Als signifikante Bakteriurie gilt jedoch ein Erregernachweis > 10^5 KBE. Sind mehrere Erreger nachweisbar, muss an eine Kontamination gedacht werden. Eine Ausnahme stellen hier harnblasenkatheterassoziierte HWI dar, da der entstandene Biofilm meistens mehrere Keimarten enthält. Daher empfiehlt es sich vor Gewinnung der Urinprobe, den Harnblasenkatheter zu wechseln, wenn dieser bereits > 2 Wo. liegt (DGU 2017; Nicolle 2014).

71.6 Therapie

71.6.1 Akute unkomplizierte Zystitis

Die akute unkomplizierte Zystitis hat eine Spontanheilungsrate von 25–42 % nach 1 Wo, Komplikationen wie eine Pyelonephritis sind selten (Aloush et al. 2019; DGU 2017). Es stellt sich daher die Frage, ob überhaupt antibiotisch therapiert werden muss oder ob eine alternative Therapie wie z. B. eine Schmerztherapie zur Symptomkontrolle gewählt werden kann. Kaußner et al. zeigt in seiner Datenanalyse 2022, dass Patienten, die eine antimikrobielle Therapie erhalten, schneller genesen und die Komplikationsrate geringer ist. Vor allem Patienten mit einer Hämaturie profitieren von einer antimikrobiellen Therapie. Die Hämaturie kann als ein unabhängiger Risikofaktor für einen schweren Krankheitsverlauf gesehen werden. Komplikationen wie Pyelonephritis oder Fieber treten häufiger in analgetischen Studien auf, da die Symptome gemindert sind und die immunologische Antwort ebenfalls beeinflusst ist. Eine alternative Therapie kann daher nur bei ausgewählten Patienten ohne Hämaturie empfohlen werden. Eine klinische Kontrolle muss gesichert sein (Aloush et al. 2019; Gágyor et al 2015; Kaußner et al 2022).

Wird zugunsten einer antimikrobiellen Therapie entschieden, sollte diese nur kurzfristig erfolgen. Die Symptome bessern sich meist schon wenige Stunden nach Antibiotikaeinnahme (Aloush et al. 2019; DGU 2017).

Aufgrund der geringen Resistenzrate von *E. coli* eignen sich v. a. Fosfomycin-Trometamol, Nitrofurantoin, Nitroxolin und Pivmecillinam (alphabetische Reihenfolge) zur antibiotischen Therapie einer akuten unkomplizierten Zystitis. Cotrimoxazol ist aufgrund des

Nebenwirkungsprofils, wie einer schweren allergischen Reaktion der Haut, und einer Resistenzrate von > 20 % nicht mehr Therapie der ersten Wahl einer unkomplizierten Zystitis (DGU 2017).

Fosfomycin weist, durch Interaktion mit der bakteriellen Zellwand, eine bakterizide Wirkung auf. Darüber hinaus stört es die Bindung der Bakterien an das Urothel und steigert die immunologischen Abwehrmechanismen. Seine Wirkung entfaltet orales Fosfomycin v. a. im Urin, unterliegt hier aber einer hohen individuellen Variabilität. Es werden nur geringe Plasmaspiegel erreicht. Daher ist die orale Therapie nicht für die antibiotische Behandlung einer Pyelonephritis zugelassen. Patienten sollte empfohlen werden die Harnblase zu entleeren, bevor sie Fosfomycin einnehmen. Hierdurch kann die Wirkung von oralem Fosfomycin optimiert werden. Der ideale Zeitpunkt wäre eine Einnahme vor dem Schlafengehen nach einer Entleerung der Harnblase. Der Einsatz von oralem Fosfomycin ist auch möglich bei Nachweis von 3MRGN-*E.-coli* (López-Montesinos, Horcajada 2019; Wijma et al. 2019, Sojo-Dorado 2022).

Unter **Nitrofurantoin** zeigt sich im Vergleich zu Fosfomycin ein besseres klinisches Ansprechen nach 28 d (Huttner et al. 2018). Auch weist Nitrofurantoin nur eine geringe Resistenzrate auf. Jedoch muss der Einsatz von Nitrofurantoin bei Patienten > 65 J. und bei Patienten mit eingeschränkter Nierenfunktion oder chronischer Lungen- und Lebererkrankung kritisch gesehen werden. Unter der Anwendung von Nitrofurantoin wurden Lungen- und Lebertoxizitäten beobachtet, die u. a. auch tödlich verliefen. Die Häufigkeit und Schwere der Toxizität nahm mit der Dauer der Anwendung zu. Bei einer Kurzzeittherapie ist das Risiko daher gering, kann aber nicht ausgeschlossen werden. Bei Patientin mit einer chronischen Nierenerkrankung sollten alternative Therapien erwogen werden. Bei einer deutlich eingeschränkten Nierenfunktion mit einer eGFR von < 45 ml / Min. / 1,73 m^2, sollte Nitrofurantoin nicht mehr angewandt werden, da vermehrt Nebenwirkungen, wie interstitielle Lungenerkrankungen, Polyneuropathien und Leberschäden auftreten können (Fachinformation Nitrofurantoin-ratiopharm® 2019; Huttner et al. 2018).

Auch die Resistenzrate gegenüber **Nitroxolin** ist gering. Nitroxolin besitzt ein breites Wirkspektrum gegen gramnegative und grampositive Bakterien. Resistenzmechanismen wurden bislang noch nicht beschrieben. Der genaue Wirkmechanismus, der hauptsächlich bakteriostatisch ist, wird noch diskutiert. Es wird angenommen, dass die RNA-Synthese und die Zellwand der Bakterien beeinflusst werden. Auch hemmt Nitroxolin die bakterielle Adhäsion an das Urothel und an der Oberfläche von Blasenkathetern und reduziert die Entstehung von Biofilmen (➤ Tab. 71.4, ➤ Tab. 71.5; Naber et al. 2014; Sobke et al 2012).

Pivmecillinam ist ein Amidinopenicillin, das wie andere ß-Laktam-Antibiotika die Synthese der bakteriellen Zellwand schädigt. Es wirkt v. a. im gramnegativen Bereich, die Resistenzrate ist gering (Jansåker et al. 2019).

Tab. 71.4 Antibiotika-Kurzzeittherapie der unkomplizierten Zystitis bei nicht schwangeren Frauen[1] [H017-001]

Antibiotikum	Tagedosis [mg]	Dauer [d]
Fosfomycin-Trometamol	3000	1
Nitrofurantoin	4 × 50	7
Nitrofurantoin retard	2 × 100	5
Nitroxolin	3 × 250	5
Pivmecillinam	2 × 400	3
Cotrimoxazol	2 × 160 / 800	3

[1] Abou Heidar et al. 2019; DGU 2017; Kranz et al. 2018

Tab. 71.5 Antibiotika-Kurzzeittherapie der unkomplizierten Zystitis bei Männern[1] [F1029-002]

Antibiotikum	Tagedosis [mg]	Dauer [d]
Nitrofurantoin	4 × 50	7
Nitrofurantoin retard	2 × 100	5
Pivmecillinam	2 × 400	3

[1] DGU 2017; Kunter 2020

71.6.2 Akute unkomplizierte Pyelonephritis

Das Erregerspektrum und die Erregerempfindlichkeit entsprechen weitgehend der akuten unkomplizierten Zystitis. Eine akute unkomplizierte Pyelonephritis kann mit oraler antimikrobieller Therapie behandelt werden, wenn die vegetative Symptomatik nicht ausgeprägt, die Tabletteneinnahme gewährleistet und eine Wiedervorstellung nach 24–48 h gesichert ist. Ist eine dieser Bedingungen nicht erfüllt, sollte initial eine parenterale antimikrobielle Therapie eingeleitet werden. Nach Stabilisierung kann die antimikrobielle Therapie oral fortgeführt werden. Eine orale Therapie ist mit den Fluorchinolonen **Ciprofloxacin** oder **Levofloxacin** möglich. Resistenzen gegenüber *E. coli* werden in ca. 10 % der Fälle beschrieben. Können Fluorchinolone nicht gegeben werden, z. B. in der Schwangerschaft, kann Cefpodoxim, ein Cephalosporin der Gruppe 3, eingesetzt werden. Eine orale Therapie mit Cefuroxim, einem Cephalosporin der Gruppe 2, ist obsolet, da die orale Bioverfügbarkeit bei ca. 50 % liegt (➤ Tab. 71.6). Nach Erhalt der Urinkultur und dem Resistogramm kann die antimikrobielle Therapie angepasst werden (DGU 2017; PEG 2018; Kranz et al. 2017). Die Dauer der antimikrobiellen Therapie sollte so kurz wie nötig gehalten werden. So konnte für Levofloxacin gezeigt werden, dass eine kürzere Therapiedauer von 5 d (Levofloxacin 750 mg 2 × / d) gleich effektiv ist wie eine längere Therapiedauer (Levofloxacin 500 mg 2 × / d) von 7–14 d. Es wurden nicht mehr Nebenwirkungen angegeben und das klinische Outcome war gleich. Für die anderen Substanzklassen wird i. d. R. eine Therapiedauer von 7 d empfohlen (NICE Guideline 2018; Hen et al. 2017)

Ist aufgrund der Schwere der Erkrankung oder einer ausgeprägten vegetativen Symptomatik eine initiale empirische parenterale

Tab. 71.6 Therapie p. o. der akuten unkomplizierten Pyelonephritis[1] [F201-054]

Therapieempfehlung	Tagesdosis [mg p. o.]	Dauer [d]
Ciprofloxacin	2 × 500–750	7
Levofloxacin	1 × 750	5
Cefpodoxim-Proxetil	2 × 200	7–10

[1] DGU 2017; Konik et al. 2020; Kranz et al. 2017; NICE guideline 2018

Tab. 71.7 Therapie i.v. der akuten unkomplizierten Pyelonephritis[1] [F201-054]

Therapieempfehlung	Tagesdosis
Ciprofloxacin	(2–)3 × 400 mg i.v.
Levofloxacin	1 × 750 mg i.v.
Ceftriaxon	1 × 2 g i.v.
Cefotaxim	3 × 2 g i.v.

[1] DGU 2017; Konik et al. 2020; Kranz et al. 2017, NICE Guideline 2017

Therapie notwendig, sollte mit einem Cephalosporin der Gruppe 3a oder einem Fluorchinolon behandelt werden. Nach klinischer Besserung und Erhalt der Resistenzprüfung, kann auf eine orale Therapie gewechselt werden. Die Umstellung auf eine orale antimikrobielle Therapie sollte alle 48 h evaluiert werden (➤ Tab. 71.7; DGU 2017; PEG 2018, NICE Guideline 2018).

71.6.3 Komplizierte Harnwegsinfektion

Sind die Kriterien einer komplizierten HWI erfüllt, muss individuell nach dem Risikoprofil des Patienten entschieden werden, ob die antimikrobielle Therapie initial parenteral erfolgen soll. Komplizierende Faktoren wie Harnblasenkatheter oder Harnaufstau sollten dringlich gewechselt bzw. beseitigt werden. Es können Mischinfektionen vorliegen. Bei antibiotischer Vortherapie und / oder bestehender Immunsuppression können auch multiresistente Erreger vorliegen. Es sollte daher überprüft werden, ob bereits eine Urinkultur mit Resistogramm vorliegt. Ist hier nichts bekannt, dann richtet sich die initiale antimikrobielle Therapie nach dem zu erwartenden Erregerspektrum und der lokalen Resistenzsituation. Für die parenterale Initialtherapie eigenen sich Cephalosporine der Gruppe 3, Fluorchinolone und Aminopenicillin / β-Laktamase-Inhibitoren (DGU 2017; Korth et al.; Kranz et al. 2017; Nicolle 2014). Mit **Temocillin** steht ein neues parenterales Antibiotikum zu Verfügung, dass für komplizierte Harnwegsinfektionen zugelassen ist. Es handelt sich um ein Penicillin, das gut in den Urin und in die Prostata diffundiert. Das Wirkungsspektrum umfasst die meisten aeroben gramnegativen Bakterien mit Ausnahme von *Pseudomonas aeruginosa* und *Actinetobacter*. Gegenüber β-Laktamasen zeigt es eine große Stabilität. Es ist nicht wirksam bei grampositiven und anaeroben Bakterien. Die Standarddosierung beträgt 2 g alle 12 h i. v. (Alexandre, Fantin 2017; Fachinformation Tempon 2019).

Eine **komplizierte Pyelonephritis** muss von einer Urosepsis abgegrenzt werden. Neben einer Urinkultur sollten auch Blutkulturen (aerob und anaerob) vor Einleitung, aber ohne Verzögerung der Therapie, abgenommen werden. Die antimikrobielle Therapie muss innerhalb der ersten Stunde erfolgen. Aufgrund der Schwere der Erkrankung muss initial ein **Breitspektrum-Antibiotikum** verabreicht werden. Nach Erhalt der mikrobiologischen Befunde kann dann entsprechend umgestellt werden. Als Breitspektrum-Antibiotikum gelten Piperacillin / Tazobactam, Ceftazidim und die Carbapeneme Meropenem und Imipenem. Carbapeneme sollten initial dann gewählt werden, wenn der V. a. ESBL (Extended Spectrum β-Laktamasen)-bildende gramnegative Erreger vorliegt, z. B. durch eine rektale Besiedlung oder vorangegangenem HWI mit entsprechendem Keimnachweis. Hierbei muss beachtet werden, dass sowohl Ceftazidim als auch Meropenem eine Enterokokkenlücke aufweisen und dies bei einem HWI durch einen Harnblasenkatheter relevant sein kann (➤ Tab. 71.8; DGU 2017; Flores-Mireles et al. 2019; Kranz et al. 2017; Pietrucha-Dilanchian, Hooton 2020).

Ist ein multiresistenter Erreger die Ursache der Pyelonephritis oder der Urosepsis, kann auch der Einsatz von Reserveantibiotika gerechtfertigt sein. Die Empfindlichkeit des Erregers sollte durch ein entsprechendes Resistogramm ohne Vorliegen einer alternativen Therapiemöglichkeit bestätigt sein. Als Reserveantibiotika gelten Ceftolozan / Tazobactam und Ceftazidim / Avibactam.

Ceftolozan / Tazobactam besteht aus der Kombination eines Cephalosporin mit Antipseudomonadenaktivität und einem β-Laktamase-Inhibitor. Ceftazidim / Avibactam enthält ein Cefalosporin mit Antipseudomonadenaktivität und β-Laktamase-Inhibitor, der aber keinen β-Laktam-Ring enthält. Bei Enterobakterien können Reserve-

Tab. 71.8 Therapie der komplizierten HWI[1] [F201-054]

Therapieempfehlung	Tagesdosis	Bemerkung	Therapiedauer
Komplizierte untere Harnwegsinfektion			
Aminopenicilline / BLI	3 × 3 g i.v.	Bei V.a. auf eine Mischinfektion mit Enterokokken	7–10 d (ggf. Deeskalation nach Erregernachweis u. Resistogramm)
Ceftriaxon	1 × 2 g i.v.	Keine Wirkung gegen Enterokokken o. Pseudomonaden	
Ciprofloxacin	2–3 × 400 mg i.v.	Gute Wirksamkeit gegen *Pseudomonas aeruginosa*	
Levofloxacin	1 × 750 mg i.v.		
Temocillin	2–3 × 2 g	Keine Wirkung gegen *Pseudomonas aeruginosa*, grampositive Bakterien	3–5 d nach Entfieberung
Komplizierte Pyelonephritis oder Urosepsis			
Ceftazidim	3 × 2 g i.v.	Keine relevante grampositive Wirkung	7–10 d (ggf. Deeskalation nach Erregernachweis u. Resistogramm)
Piperacillin / Tazobactam	3 × 4,5 g i.v.	Bei V.a. auf eine Mischinfektion mit Enterokokken	
Imipenem	3–4 × 1 g i.v.	Meist gute Wirksamkeit gegen Enterokokken	
Meropenem	3 × 1–2 g i.v.	Keine Wirkung gegen Enterokokken	

[1] DGU 2017

Tab. 71.9 Reserveantibiotika[1] [F201-054]

Therapieempfehlung	Tagesdosis	Therapiedauer
Ceftazidim / Avibactam	3 × 2,5 g	7–10 d
Ceftolozan / Tazobactam	3 × 1,5 g	

[1] Gallagher et al. 2018; Hidalgo et al 2016

Antibiotika die Mortalität senken (➤ Tab. 71.9; Gallagher et al. 2018; Hidalgo et al. 2016; Konik et al. 2020).

Ist Candida die Ursache einer Harnwegsinfektion oder einer Pyelonephritis, muss beachtet werden, dass Fluconazol und Amphotericin B gute Wirkspiegel im Urin erreichen, Echocandine jedoch nicht. Fremdmaterial (Blasenkatheter, Stents) muss, wie bei bakteriellen Infektionen, möglichst entfernt oder zumindest gewechselt werden, da es sonst durch den ausgebildeten Biofilm zu einem erneuten Rezidiv kommt. Die antifungale Therapie sollte sich nach der Candida-Spezies und dem Antibiogramm richten. Bei Nachweis von Nicht-*Candida albicans* kann auch die zusätzliche Gabe von 5-Flucytosin (25 mg / kg KG 4 × / d) empfohlen werden.

Auch eine Blasenspülung mit Amphotericin B (50 mg / l) bei Fluconazol-resistenten Spezien wie *Candida glabrata* oder *Candida krusei* ist möglich, stellt aber eine nachgeordnete Alternative dar, da Gewebereizungen durch lokale Toxizität nicht ausgeschlossen sind (➤ Tab. 71.10; Groll et al 2020; Pappas et al. 2016, Talapko et al 2022).

71.7 Harnwegsinfektionen bei nierentransplantierten Patienten

HWI gehören zu den häufigsten **Komplikationen nach Nierentransplantation** und sind mit einer höheren Mortalität assoziiert. Besonders im ersten Jahr nach einer Nierentransplantation beträgt die Wahrscheinlichkeit, an einer Harnwegsinfektion zu erkranken, bis zu 60 %. Die Infektion kann auf die Harnblase begrenzt bleiben oder aufgrund der Lage des Nierentransplantats und der Immunsuppression aszendieren, sodass eine Nierentransplantatpyelonephritis resultieren kann. Diese kann zu einer akuten Funktionsverschlechterung des Nierentransplantats oder zu einem Nierentransplantatversagen führen. Durch die immunsuppressive Therapie begünstigt, kann sich auch schnell eine Sepsis mit einem Multiorganversagen entwickeln. Der häufigste Erreger von Harnwegsinfektionen ist auch hier *E. coli.* Im Vergleich zur Allgemeinbevölkerung können jedoch mehr Enterokokken, Pseudomonaden und multiresistente Erreger vorkommen.

Hilfreich ist es, die antimikrobielle Therapie nach den vorherigen Urinkulturen zu wählen (Konik et al. 2020; Korth et al. 2017; Origüen et al. 2016).

Zu beachten ist, dass bei transplantierten Patienten die klinischen Symptome herabgesetzt sein können, da das Nierentransplantat denerviert ist und die immunsuppressive Therapie die Schmerzempfindung reduzieren kann. Schmerzen über dem Nierentransplantat können auf eine Transplantatpyelonephritis hinweisen. Aber auch eine Leukozyturie mit erhöhten Entzündungswerten und einer Nierentransplantatfunktionsverschlechterung kann bei einem asymptomatischen Patienten auf eine Transplantatpyelonephritis hinweisen. In der körperlichen Untersuchung sollten immer auch die Eigennieren des Patienten, wenn diese noch vorhanden sind, mituntersucht werden, da auch hier eine Pyelonephritis vorliegen kann (Konik et al. 2020; Korth et al. 2017; Origüen et al. 2016).

Als weitere Diagnostik empfiehlt sich eine Sonographie des Nierentransplantats und der Eigennieren, um einen Harnaufstau auszuschließen.

Vor Einleitung einer antimikrobiellen Therapie, werden das Anlegen einer Urinkultur und eine Rücksprache mit dem Transplantationszentrum des Patienten empfohlen. Die antimikrobielle Therapie sollte sich nach den Befunden der letzten Urinkulturen richten. Es muss sowohl klinisch als auch mikrobiologisch evaluiert werden, ob eine orale antimikrobielle Therapie noch möglich ist oder ob der Patient stationär eingewiesen werden muss.

Ist der Erreger nicht bekannt, die Nierentransplantatfunktion nicht beeinträchtigt und liegen moderate Entzündungswerte vor, ist eine orale antimikrobielle Therapie gerechtfertigt. Eine Kontrolle in 24–48 h sollte jedoch gewähreistet sein.

71.8 Asymptomatische Bakteriurie

Eine asymptomatische Bakteriurie und damit eine Kolonisation liegen bei Frauen vor bei Nachweis von 10^5 KBE / ml in 2 Mittelstrahlurinkulturen und bei Männern in 1 Mittelstrahlurinkultur. Bei liegenden Harnblasenkatheter sind 10^2 KBE / ml ausreichend, um die asymptomatische Bakteriurie zu definieren (DGU 2017; Flokas et al. 2017; Konik et al. 2020; Kunter 2020; Nicolle et al. 2019).

Wichtig ist, dass klinische Symptome einer Harnwegsinfektion fehlen. Es bleibt die Empfehlung, dass eine asymptomatische Bakteriurie nicht antibiotisch therapiert wird. Die Empfehlungen gelten für prä- und postmenopausalen Frauen, für Männer, für Diabetiker und für immunsupprimierte Patienten (Nicolle et al. 2019; Origüen et al. 2016). Eine antibiotische Therapie hat hier keinen

Tab. 71.10 Therapie der Candida-Zystitis nach Spezies und Antibiogramm

Therapieempfehlung	Tagesdosis	Therapiedauer
Fluconazol	200 mg	14 d
Amphotericin B	0,3–0,6 mg / kg	1–7 d
Therapie der Candida-Pyelonephitis nach Spezies und Antibiogramm		
Fluconazol	200–400 mg (3–6 mg / kg KG)	14 d
Amphotericin B	0,3–0,6 mg / kg	1–7 d

71

klinischen Vorteil, sondern wirkt gegensätzlich. Das Mikrobiom wird geschädigt, das Risiko einer Clostridienenteritis steigt und die Nebenwirkungen des Präparats können die Lebensqualität des Patienten negativ beeinflussen. Auch steigt das Risiko für die Besiedlung von multiresistenten Erregern. Davon abgegrenzt werden wirtschaftliche Effekte wie die Kosten der unnötig verschriebenen Antibiose (Flokas et al. 2017). Die Herausforderung besteht daher darin, eine asymptomatische Bakteriurie von einer Harnwegsinfektion abzugrenzen. Hierbei hat die Klinik des Patienten die stärkste Gewichtung. Es sollte explizit nach den Symptomen einer Harnwegsinfektion gefragt werden. Ist eine Anamnese aufgrund einer anderen Erkrankung wie z. B. fortgeschrittener Demenz nicht mehr möglich, sollte nach lokalen und systemischen klinischen Zeichen einer Infektion gesucht werden. So kann fremdanamnestisch eruiert werden, ob sich das Verhalten der betroffenen Person verändert hat. Auch empfiehlt es sich, die Temperatur und den Blutdruck zu messen (Nicolle et al. 2019). Bei Einliegen von Fremdmaterialien wie Harnleiterschienen oder Blasenkathetern sollten diese in erster Linie gewechselt werden. Im Zweifel empfiehlt es sich, auch den Mikrobiologen zu kontaktieren. Durch diese Strategie kann eine Übertherapie, was v. a. bei Frauen noch häufig vorkommt, vermieden werden (Nicolle et al. 2019).

Ausnahmen gelten für schwangere Frauen (➤ Kap. 71.9) und für Patienten, die sich unmittelbar vor einem invasiven urologischen endoskopischen Eingriff befinden. Hier ist eine antibiotische Prophylaxe vertretbar, um postinterventionelle Komplikationen zu vermeiden. So könnte z. B. eine Sepsis durch eine mukosale Verletzung begünstigt werden. Da es sich hier um eine Prophylaxe handelt, wird die antibiotische Therapie so kurz wie möglich gehalten. Empfohlen werden 1–2 Antibiotikadosen. Der Zeitpunkt liegt idealerweise 30–60 Min. vor der geplanten Intervention (Nicolle et al. 2019).

Bei nierentransplantierten Patienten wird die antibiotische Therapie einer asymptomatischen Bakteriurie noch kontrovers diskutiert. Durch die initial hohe Immunsuppression, der unphysiologischen Lage des Transplantats und Fremdkörper wie z. B. Harnleiterschiene, sind die Patenten im ersten Monat nach Nierentransplantation besonders gefährdet, eine Transplantatpyelonephitis oder eine systemische Infektion zu entwickeln. In den ersten 3 Mon. nach der Nierentransplantation kann eine asymptomatische Bakteriurie auch einen unabhängigen Risikofaktor für eine zelluläre Abstoßung darstellen (Korth et al. 2017). Nach 3 Mon. zeigt sich kein Vorteil mehr durch die antibiotische Therapie. Eine Assoziation der asymptomatischen Bakteriurie mit einer Nierenfunktionsverschlechterung konnte nicht eindeutig gezeigt werden. Trotz Immunsuppression und der unphysiologischen Lage des Nierentransplantats lag die Wahrscheinlichkeit < 10 % eine Transplantatpyelonephritis in den nächsten 17 Mon. zu entwickeln. In einer spanischen Studie konnte gezeigt werden, dass bei bis zu einem Drittel ein jeweils anderer Erreger vorlag, als zuvor bei der asymptomatischen Bakteriurie isoliert werden konnte. Die Alternative zur antimikrobiellen Therapie der asymptomatischen Bakteriurie nach erfolgter Nierentransplantation stellt das Monitoring der Patienten dar. Entwickelt der Patient Symptome oder tritt eine Nierenfunktionsverschlechterung auf, die durch eine Infektion begründet sein kann, ist die Einleitung einer antimikrobiellen Therapie notwendig (Korth et al. 2017; Origüen et al. 2016).

71.9 Harnwegsinfektionen in der Schwangerschaft

Harnwegsinfektionen treten zu ca. 5–10 % während der Schwangerschaft auf. Analog zur Allgemeinbevölkerung werden sie in kompliziert, unkompliziert sowie in obere, untere HWI eingeteilt. Eine Abflussstörung sollte sonographisch ausgeschlossen werden. Eine Harnwegsinfektion wird bei einer Schwangeren als unkompliziert gewertet, wenn relevante Begleiterkrankungen fehlen und eine Abflussstörung ausgeschlossen wurde. Das Erregerspektrum und die Resistenzraten sind ähnlich wie bei den nicht schwangeren Frauen. Eine asymptomatische Bakteriurie tritt in ca. 2–13 % auf (Abou Heidar et al. 2019; DGU 2017). Eine regelhafte Untersuchung auf eine asymptomatische Bakteriurie wird bei Nichtrisikoschwangerschaften nicht mehr empfohlen. Nach der Mutterschaftsrichtlinie 2020 sind bakteriologische Urinuntersuchungen erforderlich bei auffälligen Symptomen, rezidivierenden HWI in der Anamnese, Z. n. Frühgeburt oder erhöhtem Risiko für eine Infektion der ableitenden Harnwege. Besteht die Indikation zur Therapie, sollte vor Einleitung eine Urinkultur abgenommen werden (Gemeinsamer Bundesausschuss 2020; Konik et al. 2020).

Für die Therapie sollten Fosfomycin-Trometamol, Cephalosporine und Penicillinderivate bevorzugt werden. Erfahrungen und Toxizität in der Schwangerschaft können über Embryotox überpüft werden (www.embryotox.de). Orale Cephalosporine sollten zur Therapie von unkomplizierten Harnwegsinfektionen generell nicht als Antibiotika der ersten Wahl eingesetzt werden, da nur wenige aussagekräftige Studien vorliegen. Eine Ausnahme stellt Cefpodoxim dar. Hier konnte eine gute orale Bioverfügbarkeit gezeigt werden. Jedoch liegen bislang auch für Cefpodoxim keine ausreichenden Erfahrungen in der Schwangerschaft vor. Daher sollte Cefpodoxim nur eingesetzt werden, wenn alternative Therapien nicht möglich sind (Fachinformation Cefpodoxim-ratiopharm® 2019).

Eine Kurzzeittherapie der unkomplizierten Zystitis ist auch in der Schwangerschaft möglich. Für die Therapie der Pyelonephritis werden Cephalosporine der Gruppe 2 und 3 empfohlen. Eine stationäre Therapie und die Durchführung einer parenteralen Antibiose wird bereits bei einer unkomplizierten Pyelonephritis empfohlen, um schwere Verläufe und die Gefahr einer Frühgeburt zu verhindern (➤ Tab. 71.11).

Durch die frühzeitig eingeleitete antimikrobielle Therapie der Zystitis soll die obere HWI und damit das Risiko auf das vorzeitige Einsetzen von Wehen, ein vorzeitiges Reißen der Fruchtblase und ein geringes Geburtsgewicht des Babys verhindert werden (Abou Heida et al. 2019; DGU 2017).

Die Therapie der asymptomatischen Bakteriurie in der Schwangerschaft wird noch kontrovers diskutiert. Es gibt Hinweise, dass durch die Therapie der asymptomatischen Bakteriurie bei Nichtrisikoschwangerschaften Harnwegsinfekte oder Pyelonephritiden statistisch nicht signifikant verhindert werden können und die Therapie keine Auswirkung auf die perinatale Mortalität oder die kindliche Morbidität hat. Allerdings werden hier in der Zukunft noch weitere Studien benötigt, um eine generelle Empfehlung aussprechen zu können. Besteht die Indikation zu bakteriologische Urinuntersuchungen, gemäß den Mutterschaftsrichtlinien, und wird eine asymptomatische

Tab. 71.11 HWI-Kurzzeittherapie in der Schwangerschaft[1] [F201-054]

Antibiotikum	Tagedosis	Dauer	Bemerkungen
Zystitis			
Fosfomycin	1 × 3000 mg	1 d	p. o.
Pivmecillinam	2 × 400 mg	≤ 3 d	p. o.
Pyelonephritis			
Aminopenicilline / BLI	3 × 3 g	7–10 d ggf. Deeskalation nach Erreger u: Resistogramm	i. v.
Cefuroxim	3 × 1,5 g		i. v.
Ceftriaxon	1 × 2 g		i. v.
Piperacillin / Tazobactam	3 × 4,5 g		i. v., wenn alternative Therapie nicht möglich ist

[1] DGU 2017

Bakteriurie nachgewiesen, sollte diese auch therapiert werden. Die Dauer der Therapie sollte so kurz wie möglich sein und umfasst meistens 4–7 d (Angelescu et al. 2016; Kazemier et al. 2015; Nicolle et al. 2019).

71.10 Therapie von rezidivierenden Harnwegsinfektionen

Rezidivierende Harnwegsinfektionen sind bei Frauen häufiger als bei Männern. Etwa 25 % der Frauen zeigen eine erneute Episode innerhalb von 6 Mon. nach einer Harnwegsinfektion. Aufgrund von weltweit steigenden Antibiotikaresistenzen, die eine globale Herausforderung darstellen, ist das öffentliche Interesse an alternativen nichtantimikrobiellen Therapieoptionen und Präventionsmaßnahmen groß (Kranz et al 2022).

Als eine wichtige Präventionsmaßnahme sollte das Risikoverhalten eruiert werden. Empfohlen wird eine ausreichende Trinkmenge von 1,5 l und eine Vermeidung von Unterkühlung (Hooton et al. 2017). Eine übertriebene Intimhygiene kann ebenfalls Harnwegsinfekte begünstigen und sollte vermieden werden. Neben der körperlichen Untersuchung sollten eine Urinkultur angelegt und eine Sonographie durchgeführt werden. Bei Männern muss auch an die chronische Prostatitis gedacht werden. Eine Urethrozystoskopie kann bei persistierender Hämaturie oder persistierendem Nachweis von anderen Erregern als *Escherichia coli* empfohlen werden. Frauen sollten gynäkologisch und urologisch, Männer urologisch vorgestellt werden (Konik et al. 2020).

Treten trotz Präventionsmaßnahmen weitere Harnwegsinfekte auf, ohne dass eine korrigierbare anatomische Ursache oder ein Fehlverhalten zugrunde liegen, gibt es verschiedene Behandlungsstrategien, die mit dem Patientenbesprochen werden können.

Uro-Vaxom® (Kapseln mit Zellwandbestandteilen von *E.coli*) soll durch eine Stimulation der zellulären und humoralen Immunität die lokale Immunantwort im Bereich der Harnwege stärken. Für die Grundimmunisierung wird 1 Kps. / d für 3 Mon. eingenommen. Bei **StroVac®** handelt es sich um eine Impfung, bei der 3 Injektionen in einem Abstand von 1–2 Wo. verabreicht werden. Der Impfstoff enthält inaktivierte Erreger von insgesamt 5 Bakterienarten. Mit der Grundimmunisierung wird ein Schutz von ca. 1 J. erreicht. Nach Studienlage können Impfungen das erneute Auftreten von Harnwegsinfektionen bei Frauen verzögern. Der Effekt wird durch Auffrischungen der Impfungen verstärkt (Beerepoot, Geerlings 2016; DGU 2017; Loubet et al. 2020).

Laktobazillen sind milchsäureproduzierende Bakterien, die in der Vaginalflora dominieren. Sie besitzen eine protektive Wirkung gegenüber dem Auftreten von Harnwegsinfektionen. Die genauen Mechanismen des Schutzes sind noch nicht verstanden, aber die Kolonisation, das Wachstum und die Invasion von *E. coli* werden verhindert. Eine vaginale und orale Substitution von *Lactobacillus* ist möglich. Jedoch konnte bislang nicht eindeutig gezeigt werden, dass hierdurch Harnwegsinfekte signifikant verhindert werden können. Positiv hervorzuheben ist, dass es aber auch nicht zu einer Resistenzentwicklung gegen Antibiotika kommt.

Produkte natürlichen Ursprungs stehen mit der Frucht **Cranberry** zu Verfügung. Führend ist die Eigenschaft, v. a. die Adhäsion der Bakterien an das Urothelepithel zu verhindern. Auch soll es sich hemmend auf die Entwicklung eines Biofilms auswirken. Cranberrys können in Form der Beeren, als Saft sowie als Kapseln eingenommen werden. Bislang konnte ebenfalls noch nicht gezeigt werden, dass Harnwegsinfekte signifikant verhindert werden können. Auch ist die effektive Dosis noch unklar, um den Effekt der protektiven Wirkung auf das Urothel zu erzeugen (Beerepoot, Geerlings 2016; Loubet et al. 2020). In aktuelleren Studien wurden Kombinationspräparate aus Cranberry und Laktobazillen verwendet. Die Kombination scheint einen präventiven Effekt auf die Rezidivrate zu haben. Auch eine Kombination von Cranberry Propolis und Zink scheint das Auftreten einer erneuten Harnwegsinfektion zu verzögern, ohne die Häufigkeit zu beeinflussen (Kranz et al 2022).

Ein interessantes und vielleicht vielversprechendes Präparat stellt **Methenamin Hippurat** (MH) dar. Über einer Denaturierung von bakteriellen Proteinen und Nukleinsäuren, wirkt Methenamin Hippurat bakterizid. In der Literatur wird eine gute Verträglichkeit beschrieben. Harding et al. konnte zeigen, dass eine orale Therapie mit MH, in einer Dosis von 1 g 2 × / d klinisch einer antibiotischen Dauertherapie nicht unterlegen ist. Bei schweren Harnwegsinfektionen in der Anamnese des Patienten, wird es jedoch nicht empfohlen, da hier eine antimikrobielle Dauertherapie einen besseren Schutz bietet (Harding et al 2022).

Eine **antibiotische Dauertherapie** für 3–6 Mon. sollte in Betracht gezogen werden, wenn erneute Harnwegsinfektionen trotz konser-

Tab. 71.12 Antibiotische Dauertherapie bei rezidivierenden Harnwegsinfektionen[1] [F201-054]

Therapieempfehlung	Tagesdosis	Bemerkung
Ciprofloxacin	1 × 125 mg	
Cotrimoxazol	1 × 40/200 mg	Alternative Therapie: 3 ×/Wo., wenn der Erreger sensibel getestet wurde
Fosfomycin	1 × 3 g	Alle 10 d
Nitrofurantoin	1 × 50–100 mg	
Norfloxacin	1 × 200 mg	Bevorzugt am Abend
Trimethroprim	1 × 100 mg	

[1] DGU 2017; Konik et al. 2020

vativer Maßnahmen nicht verhindert werden können, der Leidensdruck hoch ist und vorherige Harnwegsinfektionen schwerwiegend verlaufen sind. Die Methode ist effektiv, jedoch auch mit höheren Kosten und der Gefahr der Resistenzentwicklung verbunden. Auch müssen die Nebenwirkungen der antimikrobiellen Therapie beachtet werden. So ist eine Langzeittherapie mit Nitrofurantoin für max. 6 Mon. zugelassen, da mit der Dauer der Einnahme die Gefahr der Entwicklung von interstitiellen Pneumonitiden steigt. Diese können sich schleichend entwickeln.

Von der Dauertherapie kann die postkoitale Einmalprävention und die Selbsttherapie abgegrenzt werden. Besteht anamnestisch ein Zusammenhang zwischen Geschlechtsverkehr und rezidivierenden Zystitiden, kann eine postkoitale Einmalprävention besprochen werden.

Die patienteniniitierte Selbsttherapie ist jedoch nur für Patienten geeignet, die die Symptome einer Harnwegsinfektion erkennen (➤ Tab. 71.12; Eells et al. 2014; DGU 2017; Konik et al. 2020; Kunter 2020).

Wichtig für die Praxis

- Harnwegsinfektionen sind **im ambulanten und stationären Bereich häufig.**
- Die **Anamnese** und **Klinik** sind bei der Diagnostik von Harnwegsinfektionen führend.
- Die **Therapie** der unkomplizierten HWI sollte so kurz wie möglich gehalten werden.
- **Komplizierte Harnwegsinfektionen** sollten gegen eine **Urosepsis** abgegrenzt werden.
- Eine **asymptomatische Bakteriurie** sollte i. d. R. Regel nicht antimikrobiell therapiert werden

LITERATUR

Abou Heidar NF, Degheili JA, Yacoubian AA et al: Management of urinary tract infection in women: A practical approach for everyday practice. Urol Ann 4 (2019) 339–346. doi: 10.4103/UA.UA_104_19

Alexandre K, Fantin B: Pharmacokinetics and pharmacodynamics of Temocillin. Clin Pharmacokinet 57 (2017) 287–296. doi.org/10.1007/s40262-017-0584-7

Aloush SM, Al-Awamreh K, Abu Sumaga Y et al.: Effectiveness of antibiotics versus ibuprofen in relieving symptoms of nosocomial urinary tract infection: A comparative study. J Am Assoc Nurse Pract 1 (2019) 60–64

Angelescu K, Nussbaumer-Streit B, Sieben W et al.: Benefits and harms of screening for and treatment of asymptomatic bacteriuria in pregnancy: a systematic review. BMC Pregnancy ans Childbirth 16 (2016) 336. doi.org/10.1186/s12884-016-1128-0

Beerepoot M, Geerlings S: Non-Antibiotic prophylaxis for urinary tract infections. Pathogens 2 (2016) 36. doi.org/10.3390/pathogens5020036

Coussement J, Scelma A, Abramowicz D et al.: Antibiotics for asymptomatic bacteriuria in kidney transplant recipients. Cochrane Database Syst Rev (2) (2018) CD011357. doi:10.1002/14651858.CD011357.pub2

Deutsche Gesellschaft für Urologie (DGU): Epidemiologie, Diagnostik, Therapie, Prävention und Management unkomplizierter, bakterieller, ambulant erworbener Harnwegsinfektionen bei erwachsenen Patienten – Aktualisierung 2017; AWMF- Register-Nr. 043/044 (2017)

Deutsche STI-Gesellschaft (DSTIG): Sexuell übertragbare Infektionen (STI) – Beratung Diagnostik und Therapie; AWMF S2k Leitlinie Registernummer 059–006. https://register.awmf.org/assets/guidelines/059-006l_S2k_Sexuell-uebertragbare-Infektionen-Beratung-Diagnostik-Therapie-STI_2019-09.pdf (letzter Zugriff: 13.12.2022)

Eells SJ, Bharadwa K, McKinnell JA: Recurrent urinary tract infections among women: comparative effectiveness of 5 prevention an managment strategies using amarkov chain montecarlo model. Clin Infect Dis 2 (2014) 147–160. doi:10.1093/cid/cit646

www.embryotox.de

Fachinformation Cefpodoxim-ratiopharm® 100 mg/200 mg (Stand Oktober 2019)

Fachinformation Nitrofurantoin-ratiopharm® 100 mg Retardkapseln (Stand Januar 2019)

Fachinformation Tempon 1 g Pulver zur Herstellung einer Injektions-/Infusionslösung (Stand August 2019)

Flokas ME, Andreatos N, Alevizakos M: Inappropriate management of asymptomatic patients with positive urine cultures: a systematic review and meta-analysis. Open Forum Infect Dis (2017). doi:10.1093/ofid/ofx207

Flores-Mireles A, Hreha TN, Hunstad DA: Pathophysiology,Treatment, and Prevention of Catheter-Associated Urinary Tract Infection. Top Spinal Inj Rehabil 3 (2019) 228–240. doi:10.1310/sci2503-228

Gágyor I, Bleidorn J, Kochen MM: Ibuprofen versus fosfomycin for uncomplicated urinary tract infection in women: randomised controlled trial. BMJ 351 (2015) h6544. doi:10.1136/bmj.h6544

Gallagher JC, Satlin MJ, Elabor A: Ceftolozane-Tazobactam for the treatment of multidrug-resistant Pseudomonas aeruginosa infections: A multicenter Study. Open Forum Infect Dis 5 (2018) ofy280. doi.org/10.1093/ofid/ofy280

Gemeinsamer Bundesausschuss: Mutterschaftsrichtlinien (2020). www.g-ba.de/downloads/62-492-2301/Mu-RL_2020-08-20_iK-2020-11-24.pdf

Giessing M: Urinary tract infection in renal transplantation. Arab J Urol 2 (2012) 162–168. doi:10.1016/j.aju.2012.01.005

Groll AH, Buchheidt D, Heinz W et al.: S1-Leitlinie und Theapie von Candida Infektionen:Gemeinsame Empfehlungen der Deutschsprachigen Mykotischen Gesellschaft (DMykG) und der Paul-Ehrlich-Gesellschaft für Chemotherapie (PEG), AWMF-Register Nr. 082/005. https://register.awmf.org/assets/guidelines/082-005l_S1_Diagnose-Therapie-Candida-Infektionen_2020-09.pdf (letzter Zugriff: 13.12.2022)

Harding Ch, Mossop H, Homer T et al.: Alternative to prophylactic antibiotic for the treatment of recurrent urinary tract infections in women: multicentre, open label, randomised, non-inferiority trial. BMJ 20 (2022). doi: 101136/bmj-2021-0068229

71

Hidalgo JA, Vinluan CM, Antony N: Ceftazidime/avibactam: a novel cephalosporin/nonbeta-lactam beta-lactamase inhibitor for the treatment of complicated urinary tract infections an complicated intra-abdominal infections. Drug Des Devel Ther 10 (2016) 2379–2386. doi:10.2147/DDDT.S110946

Hooton TM, Vecchio M, Irosz A et al.: Prevention of Recurrent acute uncomplicated cystitis by increasing dauly water in premenopausal women: a prospective, randomized, controlled study. Open Forum Infect Dis (2017). doi:10.1093/ofid/ofx180.006

Huttner A, Kowalczyk A, Turjeman A et al.: Effect of 5-day Nitrofurantoin vs Single-Dose Fosfomycin on clinical resolution of uncomplicated lower urinary tract infection in woman. A randomized clinicial trail. JAMA. 17 (2018) 1781–1789. doi:10.1001/jama.2018.3627

Jansåker F, Boel JB, Thønnings S et al.: Pivmecillinam compared to other antimicrobials for community-acquired urinary tract infections with Escherichia coli, ESBL-producing or not – a retrospective cohort study. Infect Drug Resist 12 (2019) 1691–1702. doi:10.2147/IDR.S209255

Kaußner Y, Röver Ch, Heinz J et al.: Reducing antibiotic use in uncomplicated urinary infections in adult women: a systematic review and individual participant data meta-analysis. Clin Microbiol Infect 12 (2022). doi: 101016/j.cmi.2022.06.017

Kazemier BM, Koningstein FN,Schneeberger C et al.: Maternal und neontal consequences of treated ans untreated asymptomatic bacteriuria in pregnancy: a prospective chort study with en embedded randomised controlled trial. Lancet Inf Dis 11 (2015) 1325–1333 12. doi.org/10.1016/S1473-3099(15)00070-5

Konik M, Feldkamp T, Witzke O: Der Nephrologe 15 (2020) 233–239

Korth J, Kukalla J, Rath PM et al.: Increased resistance of gram-negative urinary pathogens after kidney transplantation. BMC Nephrol 18 (2017) 164

Kranz J, Lackner J, Künzel U et al.: Phytotherapie bei Erwachsenen mit rezidivierenden unkomplizierten Zystitiden. Dtsch Ärztebl 20 (2022) 353–360

Kranz J, Schmidt S, Lebert C et al.: Epidemiologie, Diagnostik, Therapie, Prävention und Management unkomplizierter bakterieller, ambulant erworbener Harnwegsinfektionen bei erwachsenen Patienten. Urologe. 56 (2017) 746–758. doi.org/10.1007/s00120-017-0389-1

Kunter U: Harnwegsinfektionen. Nephrologe 15 (2020) 119–131. doi.org/10.1007/s11560-020-00408-8

López-Montesinos I, Horcajada JP: Oral and intravenös Fosfomycin in complicated urinary tract infections. Rev Esp Quimioter 1 (2019) 37–44

Loubet P, Ranfaing J, Dinh A: Alternative therapeutic options to antibiotics for the treatment of urinary tract infections. Front Microbiol 11 (2020) 1509. doi:10.3389/fmicb.2020.01509

Masajitis-Zagajewska A, Nowixki M: New markers of urinary tract infection. Clin Chim Acta 471 (2017) 286–291. doi:10.1016/j.cca.2017.06.003

Mattner F, Bange FC, Meyer E et al.: Prävention der Ausbreitung von multiresistenten gramnegativen Erregern. Dtsch Ärztebl 3 (2012) 39–45

McLellan LK, Hunstad DA: Urinary Tract Infection: Pathogenesis and Outlook. Trends Mol Med 11 (2017) 946–957

Naber GK, Niggemann H, Stein G et al.: Review of the literature an individual patients' data meta analysis on efficacy and tolerance of nitroxoline in the treatment of uncompicated urinary tract infections. BMC Infect Dis 14 (2014) 628

NICE Guidelinie (2018): Pyelonephritis (acute): antimicrobial prescribing. www.nice.org.uk/guidance/ng111 (letzter Zugriff: 13.12.2022)

Nicolle LE: Catheter-Related Urinary Tract Infection: Practical Management in the Elderly. Drugs Aging 31 (2014) 1–10. doi.org/10.1007/s40266-013-0089-5

Nicolle LE, Gupta K, Bradley SF et al.: Clinical practice guideline for the management of asymptomatic bacteriuria: 2019 update by the infectious diseases society of America. Clin Infect Dis 68 (2019) 1611–1615. doi.org/10.1093/cid/ciy1121

Origüen J, López-Medrano F, Fernández-Ruiz M: Should asymptomatic systematically treated in kidney transplant recipients? Results froma randomized controlles trial. Am J Transplant 10 (2016) 2943–2953

Paul-Ehrlich-Gesellschaft für Chemotherapie e.V. (PEG): Kalkulierte parenterale Initialtherapie bakterieller Erkrankungen bei Erwachsenen – Update 2018; AWMF- Register-Nr. 082-006 (2018)

Pappas PG, Kauffman CA, Andes DR et al.: Clinical Practice Guideline for Management of Candidiasis: 2016 Update by the Infectious Disease Society of America. Clin Infect Dis (2016) e1 – e50. doi: 10.1093/cid/civ933

Pietrucha-Dilanchian P, Hooton TM: Diagnosis,Treatment and Prevention of Urinary Tract Infection. Microbiol Spectrum 4 (2020) 1–20. doi:10.1128/microbiolspec.UTI-0021-2015

Ren H, Li X, Ni Z-H et al.: Treatment of complicated urinary tract infections and acute pyelonephritis by short-course intravenous levofloxacin (750 mg/day) or conventional intravenous/oral Levofloxacin (500 mg/day): prospective, open-label, randomized, controlled,multicenter, non-inferiority clinical trial. Int Urol Nephrol 499–507. doi:10.1007/s11255-017-1507-

Robert Koch-Institut (RKI): EUCAST-Neudefinition der Kategorie „I" – zum Umgang hinsichtlich der Meldepflicht. Epid Bull 9 (2019) 84. doi:10.25646/5917

Schmiemann G, Kniehl E, Gebhardt K et al.: The Diagnosis of Urinary tract infections. A sytematic review. Dtsch Arztebl Int 21 (2010) 361–367. doi10.3238/arztebl.2010.0361

Seymour VW, Liu VX, Iwashyna TJ et al.: Assessment of Clinical Criteria for Sepsis: For the third international consensus definitions for Sepsis and Septic Shock (Sepsis-3). JAMA 8 (2016) 762–774. doi:10.1001/jama.2016.0288

Sobke A, Klinger M, Hermann B et al.: The urinary Antibiotic 5-Nitro-8-Hydroxyquinoline (Nitroxoline) Reduces the Formation and Induces the Dispersal of *Pseudomonas aeruginosa* Biofilms by Chelation of iron and Zinc. Antimicrob Agents Chemother (2012) 6021–6025. doi: 10.1128/AAC.01484-12

Sojo-Dorado J, Lòpez-Herandez I, Rossa-Fernandez C et al.: Effectiveness of Fosfomycin for the Treatment of Multidrug-Resistant Escherichia coli Bacteremic Urinary Tract Infection: A Randomized Clinical Trial. JAMA NetwOpen (2022). doi: 10.1001/jamanetworkopen.2021.37277

Talapko J, Meštrovič T, Škrlec I: growing importance of urogenital candidiasis in individuals with diabetes: A narrative review. World J Diabetes (2022) 809–821. doi: 104239/wjd.v13.i.10.809

Wijma RA, Huttner A, van Dun S et al.: Urinary antibacterial activity of fosfomycin an nitrofurantoin at registered dosages in healthy volunteers. Int J Antimicob Agents. 54 (2019) 435–441

KAPITEL

72 Harnwegsinfektionen im Säuglings- und Kindesalter

Marcus R. Benz und Lutz T. Weber

Kernaussagen

- Harnwegsinfektionen gehören zu den **häufigsten bakteriellen Infektionserkrankungen im Kindesalter.**
- Neben der akuten Morbidität können Harnwegsinfektionen im Kindesalter **Indikator für assoziierte Fehlbildungen der Nieren und ableitenden Harnwege** oder **Blasenentleerungsstörungen** sein sowie auf eine **Nephrolithiasis** oder Zystenniere hinweisen.
- Bedingt durch bleibende **Nierenparenchymschädigung (Nierennarben)** können Harnwegsinfektionen zu **signifikanten Spätkomplikationen** wie arterielle Hypertonie oder chronische Nierenerkrankung führen.
- Für die **Prognose** ist die **frühzeitige Sicherung der Diagnose**, die **rasche, kalkulierte antibakterielle Therapie** und die **Einleitung adäquater bildgebender Diagnostik** entscheidend.
- Harnwegsinfektionen neigen zur **Rekurrenz.** Die **Prophylaxe** weiterer Harnwegsinfektionen nach akuter Therapie und abgeschlossener Diagnostik ist individuell zu indizieren.
- Harnwegsinfektionen im Kindesalter erfordern ggf. die **Interdisziplinarität** von Kinderärzten, Kinderradiologen, Kindernephrologen, Kinderchirurgen, Kinderurologen und Infektiologen, um ein gemeinsames, **individuell zugeschnittenes Konzept** zu entwickeln.

72.1 Vorbemerkungen

Der Terminus „Harnwegsinfektion" ist ein **übergreifender Begriff** für eine durch Mikroorganismen bedingte **Infektion des Niereninterstitiums, des Pyelons, der Ureteren, der Blase oder der Urethra.**

Das Vorliegen dreier **Kriterien** führt zur Diagnose Harnwegsinfektion:

- Klinische Symptome
- Leukozyturie
- Signifikante Bakteriurie

Ähnlich wie im Erwachsenenalter ist die Einteilung von Harnwegsinfektionen im Kindesalter nach Lokalisation, Symptomen und nach dem Vorliegen oder Fehlen komplizierender Faktoren möglich (➤ Tab. 72.1).

Tab. 72.1 Einteilung von Harnwegsinfektionen im Kindesalter

Nach der Lokalisation	
Zystitis	Infektion der Blase u. Harnröhre
Pyelonephritis	Zusätzlich Infektion von Harnleiter, Nierenbecken o. der Niere selbst
Nach der Symptomatik	
Asymptomatische Bakteriurie	Isolierte signifikante Bakteriurie ohne Symptome u. ohne Inflammation (d. h. keine Leukozyturie)
Symptomatische Harnwegsinfektion ohne Fieber	Signifikante Bakteriurie und Leukozyturie mit körperlichen Symptomen ohne Fieber
Symptomatische Harnwegsinfektion mit Fieber	Signifikante Bakteriurie u. Leukozyturie mit körperlichen Symptomen inklusive Fieber
Nach Komplikationsmöglichkeiten	
Unkomplizierte Harnwegsinfektion	• Normaler Harntrakt • Normale Blasenfunktion • Normale Nierenfunktion • Normale Immunkompetenz
Komplizierte Harnwegsinfektion	• Nierenfehlbildung, Harntraktfehlbildung, Harnabflussbehinderung • Vesikoureterorenaler Reflux • Urolithiasis • Neurogene Blasenentleerungsstörung • Immundefizienz • Fremdkörper • (schlecht eingestellter) Diabetes mellitus • Niereninsuffizienz • Zustand nach Nierentransplantation • Säuglinge in den ersten Lebensmonaten

MERKE

Die Begriffe **Pyelonephritis** und **fieberhafte Harnwegsinfektion** werden meist **synonym** verwendet.

Weitere Defintionen:

- **Rekurrierende Harnwegsinfektionen:** zwei oder mehr Episoden innerhalb von 6 Mon. und drei oder mehr Episoden im zurückliegenden Jahr.
- **Durchbruchsinfektion:** Harnwegsinfektion, die unter antibakterieller Infektionsprophylaxe auftritt.

Cave

! Eine stattgehabte Harnwegsinfektion bedeutet ein hohes Risiko für eine erneute Harnwegsinfektion in den nächsten 3–6 Mon.

72.1.1 Epidemiologie

Harnwegsinfektionen (HWI) gehören im Kindesalter zu den häufigsten bakteriellen Infektionen:

- **Im 1. Lj.** besteht die höchste Inzidenz. Es erkranken in etwa gleich viele Mädchen wie Jungen.
- **Ab dem 2. Lj.** sind v. a. Mädchen betroffen.
- Bis zur **Einschulung** hatten ca. 7 % aller Mädchen und ca. 2 % aller Jungen mindestens eine HWI.

In den **folgenden Lebensjahren** sinkt die Inzidenzrate, um nach der Pubertät beim weiblichen Geschlecht mit der Zunahme der sexuellen Aktivität wieder anzusteigen.

Patienten mit Fehlbildungen der Nieren und ableitenden Harnwege sowie **funktionellen Blasenentleerungsstörungen** haben ein **hohes Risiko für rekurrierende Infektionen.**

Neugeborene und Säuglinge, bei denen die Infektion oft nicht lokal begrenzt ist, **neigen zur Entwicklung einer Urosepsis.**

Cave

! Da **Säuglinge in den ersten Lebensmonaten** ein **erhöhtes Risiko für eine Urosepsis** haben, ist **jede symptomatische HWI** in dieser Altersgruppe als **potenziell kompliziert** einzustufen.

72.1.2 Ätiologie, Pathogenese und Risikofaktoren

Auch im Kindesalter ist die **Aszension von Bakterien aus dem fäkalen oder genitalen Milieu** Hauptursache für Harnwegsinfektionen, der hämatogene Infektionsweg ist selten.

Erregerspektrum

Harnwegsinfektionen werden i. d. R. durch Bakterien verursacht. Pilz- oder Virusinfektionen sind extrem selten. Bei der **ersten symptomatischen Harnwegsinfektion** überwiegen mit > 80 % *Escherichia coli.* Andere Keime sind Enterokokken (besonders bei Säuglingen), Klebsiellen, Proteus oder Pseudomonaden.

Tab. 72.2 Unterscheidung zwischen Zystitis und Pyelonephritis bei jungen Kindern

	Pyelonephritis wahrscheinlich	Pyelonephritis unwahrscheinlich
CRP (Norm < 0,5 mg/dl)	≥ 2,0 mg/dl	< 2,0 mg/dl
Prokalzitonin	> 0,5 ng/ml	< 0,5 ng/ml
Fieber	≥ 38,5 °C	< 38,5 °C
Leukozytose u. Linksverschiebung im Blutbild	Vorhanden	Nicht vorhanden
Leukozytenzylinder	Vorliegen beweisend für Pyelonephritis	–
Sonographie	• Nierenvolumen: Vergrößerung sonographisch > 2 SD • Pyelonwand: verdickt	• Nierenvolumen: keine Vergrößerung • Pyelonwand: nicht verdickt
DMSA-Scan	Perfusionsdefizit	Unauffällig

Cave

! **Urolithiasis** als Folge einer Infektion mit **ureaseproduzierenden Bakterien,** vorwiegend Proteusspezies.

Durch **rekurrierende Harnwegsinfektionen** und antibakterielle Dauerprophylaxe ist eine **Verschiebung des Erregerspektrums** hin zu Keimen wie Enterobakterien, Pseudomonaden, *Staphylococcus aureus,* koagulasenegativen Staphylokokken, *Haemophilus influenzae* oder Streptokokken der Gruppe B zu beobachten. So finden sich z. B. in Zentren mit kindernephrologischem oder kinderurologischem Schwerpunkt *Enterococcus sp.* in vergleichbarer Häufigkeit wie *E. coli* als Erreger von HWI.

Extended-Spectrum-β-Lactamase (ESBL)-produzierende Enterobakterien bzw. MRGN (multiresistente gramnegative Erreger) werden zunehmend bei Kindern mit Harnwegsinfektionen (HWI) nachgewiesen, insbesondere bei rekurrierenden HWI oder als Durchbruchsinfektionen unter antibakterieller Prophylaxe.

Risiken

ALS FAUSTREGEL GILT

Das **Risiko für Nierenparenchymschädigung** ist **umso größer, je jünger das Kind** ist.

Risikofaktoren für Harnwegsinfektionen im Kindesalter sind:

- Fehlbildungen der Niere und der ableitenden Harnwege, v. a. bei vesikoureterorenalem Reflux
- Blasenentleerungsstörungen
- Fremdkörper im Harntrakt, z. B. Katheter
- Immunsuppression
- 1. Lebenshalbjahr

Ursachen für **Harnwegsinfektionen nach Nierentransplantation** im Kindesalter sind:

- Immunsuppression
- Anatomische Faktoren, z. B. vesikoureterorenaler Reflux in die Transplantatniere
- Funktionelle Faktoren, z. B. primäre oder sekundäre Blasenentleerungsstörungen

72.2 Klinik

ALS FAUSTREGEL GILT

Eine **Klassifikation der Harnwegsinfektion** im konkreten Fall sollte – sofern möglich – **immer** erfolgen, da dies **praktische Konsequenzen für die weitere Betreuung** des Patienten nach sich zieht.

Bei einer **Zystitis** ist die Infektion auf die Blase begrenzt, bei einer **Pyelonephritis** kommt es zur Beteiligung des Nierenparenchyms.

Die **klinische Unterscheidung** Zystitis versus Pyelonephritis ist **bei jungen Kindern** nicht immer ganz einfach. Hilfreich ist die Einbeziehung mehrerer Parameter (➤ Tab. 72.2), wobei Prokalzitonin der beste Parameter zur Differenzierung ist.

In der Pädiatrie sind die klassischen **klinischen Symptome** der Zystitis (Dysurie, Pollakisurie, Inkontinenz und sekundäre Enuresis) und der Pyelonephritis (Abgeschlagenheit und Flankenschmerzen) weniger häufig anzutreffen und umso unspezifischer, je jünger das Kind ist. Für die klinische Praxis gilt: Eine Pyelonephritis ist bei einer Harnwegsinfektion (HWI) mit Fieber im Kindesalter anzunehmen.

72.2.1 Neugeborene oder junge Säuglinge

4–7 % aller Säuglinge mit „unklarem" Fieber haben eine Harnwegsinfektion. Symptome sind:

- Trinkschwäche, Gewichtsverlust, Erbrechen
- Grau-blasses Hautkolorit, Zentralisation
- Schrilles Schreien, Schreckhaftigkeit und Berührungsempfindlichkeit
- Icterus prolongatus (beim Neugeborenen)

MERKE

Bisweilen tritt **kein Fieber** auf, sondern sogar eine Hypothermie.

Wichtig ist die **komplette Anamneseerhebung** hinsichtlich **vorangegangener HWI** oder diagnostizierter **Harntraktfehlbildungen:** 50 % der Patienten mit HWI zeigen eine Rekurrenz innerhalb eines Jahrs.

Cave

! **Bei jedem Säugling oder Kleinkind mit Fieber** und / oder reduziertem Allgemeinzustand muss eine **Harnwegsinfektion differenzialdiagnostisch erwogen** werden.

72.2.2 Kleinkinder

Zeichen und Symptome einer **Zystitis** sind:
- Übel riechender Urin
- Schreien des Kindes beim Wasserlassen
- Erneutes Einnässen nach bereits erreichter Kontinenz
- Pollakisurie oder Zurückhalten des Urins

Cave

Ein übel riechender Urin ohne weitere Symptome kann Zeichen einer asymptomatischen Bakteriurie sein. Diese ist i. d. R. nicht antibakteriell zu behandeln.

Ältere Kinder können die Schmerzen und das Brennen beim Wasserlassen artikulieren.
Symtpome einer **Pyelonephritis** sind:
- Fieber
- Abgeschlagenheit und Appetitlosigkeit
- Übelkeit und Erbrechen
- Bauchschmerzen
- Flankenschmerzen. Angabe meist ab dem Alter von 4–5 J.

72.2.3 Schulkinder und Jugendliche

Symptome einer **Zystitis** sind:
- Schmerzen beim Wasserlassen
- Pollakisurie
- Imperativer Harndrang
- Möglicherweise Inkontinenz

Symptome einer **Pyelonephritis** sind:
- Fieber > 38,5 °C
- Inappetenz, Übelkeit und Erbrechen
- Abgeschlagenheit
- Ein- oder beidseitige Flankenschmerzen

72.2.4 Differenzialdiagnose

Bei **Jungen** muss an eine **Balanitis** gedacht werden, bei **Mädchen** an eine **Vulvovaginitis** sowie andere Ursachen einer lokalen Irritabilität.

Besonders ist auf **Veränderungen des äußeren Genitales** – z. B. Phimose, Hypospadie, Kryptorchismus oder Labiensynechie – und auf mögliche Ursachen einer **neurogenen Blasenentleerungsstörung** zu achten, z. B. Sakralporus, Tethered Cord und Spina bifida occulta.

72.3 Diagnostik

72.3.1 Uringewinnung

ALS FAUSTREGEL GILT

Eine **Schlüsselstellung** in der Diagnostik nimmt die **korrekte Uringewinnung** ein.

Kinder mit Blasenkontrolle

Optimal ist hier der **Mittelstrahlurin** nach vorangegangener Reinigung des Genitales mit Wasser oder einem nicht schäumenden Antiseptikum.

Säuglinge und Kleinkinder ohne willkürliche Blasenentleerung

Bei der **Screening-Methode** wird **Spontanurin** mittels eines sterilen, selbstklebenden Plastikbeutels gewonnen. Ein negativer Befund schließt eine Harnwegsinfektion weitgehend aus, ein positiver Befund bedarf im Zweifelsfall eines **Bestätigungstests.**

Für die Anlage einer Urinkultur ist ein Beutelurin nicht geeignet.

Goldstandard der Uringewinnung ist dann dessen direkte Aspiration durch eine **suprapubische Blasenpunktion. Alternativ** kann – besonders **beim weiblichen Säugling** – ein steriler transurethraler Einmalkatheter gelegt werden. Möglich ist auch das **saubere Auffangen des Urins** beim miktionierenden Säugling (Clean Catch Urine).

MERKE

Bei **Jungen** sollte die Verwendung eines transurethralen Katheters wegen der Gefahr der Harnröhrenverletzung zugunsten der suprapubischen Blasenpunktion vermieden werden.

72.3.2 Urinuntersuchung

ALS FAUSTREGEL GILT

Nach Gewinnung des Urins sollte dieser **unverzüglich** der **Diagnostik** mittels Urinteststreifen, Urinmikroskopie und Anlegen einer Kultur zugeführt werden.

Ist die sofortige Diagnostik nach Uringewinnung nicht möglich, ist die Lagerung bei + 4 °C eine effektive Möglichkeit, weiteres Keimwachstum zu minimieren.

Die **Urinteststreifenuntersuchung** dient der orientierenden Untersuchung mit dem Nachweis von Leukozyten, Nitrit und Erythrozyten.

Mithilfe der **Urinmikroskopie** (per Phasenkontrastmikroskop) ist die Quantifizierung von Leukozyten, Erythrozyten und Bakterien möglich. In ➤ Tab. 72.3 sind verdächtige und pathologische Leukozyten- und Keimzahlen zusammengefasst.

Bei einer Pyelonephritis kann das **Anlegen einer Blutkultur** je nach Klinik Teil der mikrobiellen Basisdiagnostik sein.

Tab. 72.3 Leukozyten- und Keimzahlen in der Urinmikroskopie

	Keimzahl/µl	**Befund**
Mädchen oder Jungen < 3 J.	20 20–50 **> 50**	Normal Verdächtig **Pathologisch**
Jungen > 3 J.	**> 10**	**Pathologisch**
Bakteriologische Kultur		
Mittelstrahlurin	< 10.000 10.000–100.000 **> 100.000**	Nicht signifikant Verdächtig **Pathologisch**
Katheterurin	< 1000 1000–10.000 **> 10.000**	Nicht signifikant Verdächtig **Pathologisch**
Blasenpunktat	**Jeder Keimnachweis** (> 10 gleiche Kolonien)	**Pathologisch**

Bei eindeutiger Klinik und mikrobiologischem Nachweis einer Monokultur sind gelegentlich auch niedrigere Keimzahlen als die angegebenen als pathologisch anzusehen

72.3.3 Weitere diagnostische Maßnahmen

Unbedingter Teil der primären Diagnostik ist die Durchführung einer **Sonographie** der Nieren- und ableitenden Harnwege. Eine **Pyonephrose** bei hochgradiger Harntransportstörung bedarf ggf. der **unverzüglichen kinderurologischen Intervention** (passagere perkutane Harnableitung). In der Sonographie stellt sich eine Pyelonephritis mit vergrößertem Nierenvolumen sowie verdicktem Pyelon (positives Urothelzeichen) dar.

Hilfreich zur Bestimmung der Schwere der Erkrankung sowie zur Steuerung der symptomatischen Therapie sind die Bestimmung serologischer Parameter der Nierenfunktion (z. B. Kreatinin, Harnstoff, Cystatin C), der Entzündungsreaktion (➤ Tab. 72.2), der Elektrolyte (**cave:** Pseudohypoaldosteronismus bei HWI im Kindesalter) sowie des Blutbilds.

Zur Bedeutung weiterer bildgebender Diagnostik ➤ Kap. 72.5.4.

72.4 Therapie

Konsensuspapier: Die hier angeführten Empfehlungen sind den Empfehlungen der Deutschen Gesellschaft für Pädiatrische Infektiologie angelehnt (DGPI Handbuch, 2018).

Therapieziele sind die **Beseitigung der akuten Infektion** und damit der Symptome sowie die **Reduktion und Vermeidung von Nierenparenchymschäden.**

Erforderlich ist eine **prompte Therapie nach Diagnosestellung,** noch bevor das Ergebnis der Urinkultur inklusive Resistenztestung vorliegt.

Die **Auswahl des Antibiotikums** erfolgt **kalkuliert,** orientiert sich also an der größten Erregerwahrscheinlichkeit und impliziert die absolute Notwendigkeit, eine Urinkultur anzulegen. Zusätzlich sind die **lokalen Besonderheiten** im Erregerspektrum sowie **vorangegangene antibakterielle Therapien** und ggf. die antibakterielle Prophylaxe des Patienten **zu beachten.** Ein regelmäßiger Austausch mit den Kollegen aus der Mikrobiologie ist daher erforderlich.

Ob eine orale antibakterielle Therapie ausreichend ist oder eine parenterale Gabe des Antibiotikums erforderlich ist, ist v. a. vom Lebensalter und der Schwere der Erkrankung abhängig.

ALS FAUSTREGEL GILT

- Eine **i. v. antibakterielle Therapie** ist für Säuglinge **in den ersten 3 Lebensmonaten** indiziert. Des Weiteren für alle Kinder
  - mit V. a. Urosepsis,
  - mit komplizierter Harnwegsinfektion,
  - mit V. a. Nierenabszess, Nierenkarbunkel, xanthogranulomatöse Pyelonephritis
  - mit deutlich reduziertem Allgemeinzustand,
  - mit Dehydratation,
  - mit Nahrungs- und/oder Flüssigkeitsverweigerung,
  - mit Erbrechen und/oder Durchfall sowie
  - mit vermuteter **Non-Adhärenz zur oralen Therapie**
- **Nach Ansprechen der Therapie,** d. h. nach Entfieberung, kann in Abhängigkeit des Allgemeinzustands auf eine **orale Gabe des Antibiotikums** umgestellt werden. Die **Therapie** ist dem Ergebnis des **Resistogramms anzupassen.**
  Ein **Ausbleiben der Entfieberung** nach 48 h sollte Anlass zu einer erneuten Urinuntersuchung und einer Sonographie der Nieren und ableitenden Harnwege sowie ggf. zur Erweiterung der kalkulierten antibakteriellen Therapie geben.
- Im Gegensatz zum Erwachsenenalter ist im Kindesalter die **länger andauernde antibakterielle Therapie einer Kurzzeittherapie überlegen:** 7–10 d vs. 3 d.

72.4.1 Pyelonephritis

Die Therapie der unkomplizierten und komplizierten Pyelonephritis ist in ➤ Tab. 72.4 zusammengefasst.

Neugeborene und Säuglinge < 3 Mon.

Bei Säuglingen < 3 Mon. wird eine **stationäre parenterale antibakterielle Therapie** für 10–14 d empfohlen.

Tab. 72.4 Therapie der Pyelonephritis im Kindesalter.

	Initiale kalkulierte Therapie	Applikation	Gesamte Therapiedauer
Unkomplizierte Pyelonephritis			
In den ersten 3 Lebensmonaten	Ceftazidim + Ampicillin[1] **oder** Aminoglykosid + Ampicillin[1]	Parenteral bis mind. 2 d nach Entfieberung, dann orale Therapie nach Antibiogramm[2]	10(– 14) d
Unkomplizierte Pyelonephritis jenseits des frühen Säuglingsalters (> 3 Lebensmonate)	Cephalosporin Gruppe 3[1,2] **oder** Amoxycillin / Clavulansäure **oder** Ampicillin + Aminoglykosid[1]	Oral, ggf. initial parenteral Oral, ggf. Initial parenteral Parenteral, anschließend orale Therapie nach Antibiogramm	(7–)10 d
Komplizierte Pyelonephritis, Urosepsis			
Jedes Alter	Aminoglykosid + Ampicillin **oder** Piperacillin / Tazobactam[4] **oder** Ceftazidim + Ampicillin	Parenteral bis mind. 2 d nach Entfieberung, dann orale Therapie nach Antibiogramm[3]	10(– 14) d

[1] nach Erhalt der Resistenztestung ggf. Umstellung der Therapie
[2] i. v. z. B. Cefotaxim. Cefepim ist für Kinder < 13 J. nicht zugelassen; p. o. z. B. Cefpodoximproxetil, Ceftibuten oder Cefixim
[3] Umstellung auf p. o. Therapie nach Resistogramm, z. B. auf Oralcephalosporin
[4] Die primäre Therapie von komplizierten Harnwegsinfektionen im Kindesalter mit Piperacillin / Tazobactam ist möglich; auf Zulassungsbeschränkungen hinsichtlich des Patientenalters muss hingewiesen werden.

In dieser Altersgruppe werden mit der **Kombinationstherapie** aus **Ampicillin plus Aminoglykosid** (Tobramycin, Gentamycin) oder **plus Ceftazidim** die meisten uropathogenen Keime erfasst. Die Kombination aus Ampicillin und Cephalosporin oder Aminoglykosid ist sinnvoll aufgrund der häufigen Resistenz von *E. coli* gegenüber Ampicillin und da in bis zu 20 % der Fälle Enterokokken als Erreger für die HWI nachgewiesen werden.

! **„Enterokokkenlücke"** der Cephalosporine.

Cave

! Da die **Resistenz von** *E. coli* gegenüber Ampicillin 40–50 % beträgt, ist eine **Monotherapie mit Ampicillin nicht sinnvoll**.

Unkomplizierte Pyelonephritis jenseits des Säuglingsalters

Jenseits des Säuglingsalters kann die Therapie der unkomplizierten Pyelonephritis ambulant mit einem **oralen Cephalosporin der Gruppe 3** oder **Amoxicillin / Clavulansäure** erfolgen. Die regelmäßige und vollständige Einnahme des Medikaments ist hierbei Voraussetzung.

Cave

! Wegen der in vielen Regionen **stetigen Zunahme der Erregerresistenz** von uropathogenen Keimen **gegenüber Trimethoprim / Cotrimoxazol und Ampicillin / Amoxicillin** ist von einer primären Monotherapie mit diesen Substanzen abzuraten bzw. an die lokale Resistenzlage anzupassen.

Findet die komplette Überwachung der Therapie in der ambulanten Praxis statt, sollte eine **orientierende Sonographie der Nieren und ableitenden Harnwege** als Teil der Primärdiagnostik durchgeführt werden, auch wenn hierdurch Harntraktfehlbildungen und Urolithiasis nicht sicher ausgeschlossen werden können.

Komplizierte Harnwegsinfektion oder Pyelonephritis > 3. Lebensmonat

Eine komplizierte Harnwegsinfektion (➤ Tab. 72.1) sollte eher **parenteral** denn oral antibakteriell therapiert werden.

Es wird eine **Kombination aus Ceftazidim plus Ampicillin** oder aus **Aminoglykosid plus Ampicillin** gegeben, gefolgt von einer oralen Therapie mit einer Therapiedauer von insgesamt 10–14 d.

Antibakterielle Therapie bei Nierenfunktionseinschränkung

Bei Nierenfunktionseinschränkung (z. B. bei chronischer Nierenerkrankung) sind die Kombinationstherapie aus Ceftazidim und Ampicillin oder eine Antibiotikatherapie nach individuellem Keimspektrum zu wählen.

Die erste Gabe erfolgt im Sinne einer Ladungsdosis als volle Dosis, die weiteren Gaben müssen an die glomeruläre Filtrationsrate angepasst werden (➤ Tab. 72.5).

72.4.2 Zystitis

Prinzipiell sollten bei der empirischen Therapie einer unkomplizierten Zystitis im Kindes- und Jugendalter hochwirksame Reserveanti-

Tab. 72.5 Antibiotikadosierung bei Nierenfunktionseinschränkung

Medikament	Normaldosierung (ND)	GFR [ml / Min. × 1,73 m²]			Anurie
		40	20	10	
Ceftazidim	100 mg / kg KG / d in 2 ED	50 mg / kg KG / d in 2 ED	25 mg / kg KG / d in 1 ED	15 mg / kg KG / d in 1 ED	10 mg / kg KG / d in 1 ED bzw. 30 mg / kg KG nach Hämodialyse
Ampicillin	100 mg / kg KG / d in 3 ED	ND	50 mg / kg KG / d in 3 ED	25 mg / kg KG / d in 3 ED	15 mg / kg KG / d in 1–2 ED bzw. 30 mg / kg KG nach Hämodialyse

GFR = glomeruläre Filtrationsrate, ED = Einzeldosis

Tab. 72.6 Empfehlungen zur kalkulierten antibakteriellen Therapie einer Zystitis[1]

Medikament	Tagesdosis	Applikation
Trimethoprim (TMP) **oder** Trimethoprim / Sulfamethoxazol (**cave:** regionale Resistenzlage)	6 mg TMP / kg KG / d **oder** 6 mg TMP-Anteil / kg KG / d	p. o. in 2 ED Einsatzbeschränkung < 6 Lebenswochen
Nitrofurantoin (meist sensibel auch bei ESBL-bildenden Erregern; nach Fachinformation darf es nur eingesetzt werden, wenn effektivere u. risikoärmere Antibiotika nicht einsetzbar sind)	3–5 mg / kg KG / d	p. o. in 2 ED Nicht zugelassen < 3 Lebensmonaten
Amoxicillin / Clavulansäure	37,5–75 mg / kg KG / d (Amoxicillin-Anteil)	p. o. in 3 ED
Cefaclor	50(–100) mg / kg KG / d	p. o. in 2–3 ED
Cefalexin	50–100 mg / kg KG / d	p. o. in 3–4 ED
Cefuroximaxetil	20(–30) mg / kg KG / d	p. o. in 2 ED
Cefpodoximproxetil	8(–10) mg / kg KG / d	p. o. in 2 ED
Cefixim	8–12 mg / kg KG / d	p. o. in 1–2 ED
Nitroxolin (zugelassen ≥ 3 J.)	> 3 J.: 240 mg Tagesdosis > 14 J.: 480 mg Tagesdosis (**cave:** in Deutschland nur Präparat mit 250 mg Weichkapseln verfügbar)	p.o in 3 ED

[1] nach DGPI 2018
ESBL = Extended Spectrum β-Lactamase

biotika (z. B. Ciprofloxacin, Cephalosporine der Gruppe 3) möglichst nicht eingesetzt werden, um Resistenzentwicklungen zu vermeiden. Die empfohlene Therapiedauer liegt bei 5–7 d (➤ Tab. 72.6).

Trimethoprim (TMP) ist aufgrund steigender Resistenzen gegenüber *Escherichia coli* in manchen Regionen **zunehmend unwirksam** und gilt nicht mehr als Mittel der 1. Wahl. Wenn diese Substanz eingesetzt wird, sind **Trimethoprim-Sulfonamid-Kombinationen** zu **vermeiden**, da durch den Sulfonamidanteil weder eine wesentliche Verbesserung der antibakteriellen Wirkung erreicht noch die Resistenzlage positiv beeinflusst wird, jedoch das Risiko unerwünschter Arzneimittelwirkungen steigt.

Bei klinisch eindeutiger Zystitis kann auch eine Therapie mit dem komplett renal eliminierten Chemotherapeutikum **Nitrofurantoin** durchgeführt werden. Viele multirestente Erreger sind auch gegenüber Nitrofurantoin sensibel. In der Fachinformation wird der Einsatz von Nitrofurantoin folgendermaßen eingeschränkt: „Nitrofurantoin darf nur verabreicht werden, wenn effektivere und risikoärmere Antibiotika oder Chemotherapeutika nicht einsetzbar sind.“

Fosfomycin ist ab 12 J. zugelassen und wird als einmalige Einzeldosis (Granulat in Wasser aufgelöst) eingenommen (Erweiterung des Therapiespektrums z. B. bei ESBL-bildenden Erregern).

Nitroxolin ist ab dem Alter von 3 J. zugelassen. Die extrem niedrige Resistenzrate vieler uropathogener Erreger gegenüber Nitroxolin hat sich über Jahrzehnte kaum verändert, sodass die Substanz derzeit eine Renaissance in der Behandlung der unkomplizierten Zystitis erfährt.

Die empfohlene **Therapiedauer** bei Zystitiden im Kindesalter liegt bei 3–5 d (Evidenzgrad I) und unterscheidet sich so von der im Erwachsenenalter häufig durchgeführten Therapie mit einer Einmaldosis (s. o. Fosfomycin).

MERKE

Asymptomatische Bakteriurien ohne Hinweise für Harntraktfehlbildungen, vorausgegangene Pyelonephritiden oder funktionelle Blasenentleerungsstörungen **bedürfen keiner antibakteriellen Therapie.**

72.4.3 Nierenabszesse und Nierenkarbunkel

Nierenabszesse und Nierenkarbunkel sind **im Kindesalter äußerst selten.** Sie können entweder als kortikomedulläre Abszesse bei Pyelonephritiden oder fokaler bakterieller Nephritis oder als kortikale Abszesse (Nierenkarbunkel) durch hämatogene Streuung entstehen.

Häufiger **Erreger** hämatogener Streuungen ist *Staphylococcus aureus.* Die **Urinkultur** bleibt **meist steril.**

Sonographie, Computertomographie (CT) oder Magnetresonanztomographie (MRT) sind diagnostische Hilfsmittel.

Die **Therapie** umfasst eine **mehrwöchige, parenterale, antibakterielle Kombinationstherapie** (inklusive staphylokokkenwirksames Antibiotikum) sowie möglicherweise eine perkutane Abszessdrainage, seltener eine offene operative Revision.

72.4.4 Supportive Maßnahmen bei Harnwegsinfektionen

- Bei **Neugeborenen und Säuglingen mit Urosepsis:** Sicherung der Vitalfunktionen, großzügige Flüssigkeitszufuhr (2000 ml / m^2 / d) und Antipyrese.
- Bei **Pyelonephritiden:** Antipyrese und hohe Flüssigkeitszufuhr.
- Bei **Zystitiden**: Blasentenesmen und Drangsymptomatik erfordern analgetische, spasmolytische und gegebenenfalls anticholinerge Medikamente.
- Bei **großen Restharnmengen oder Harnverhalt** durch anatomische oder funktionelle Blasenentleerungsstörungen (Urethralklappen respektive neurogene Blasenentleerungsstörung) kann eine passagere Urinableitung durch suprapubischen oder transurethralen Katheter notwendig werden.

72.5 Weiteres Vorgehen nach Harnwegsinfektion im Kindesalter

72.5.1 Uroradiologische Diagnostik

ALS FAUSTREGEL GILT

Die **Therapie der Harnwegsinfektionen** im Kindesalter bildet mit der sich anschließenden **uroradiologischen Diagnostik** eine Einheit.

Ziel der Diagnostik nach HWI ist die Identifikation von Patienten,
- die zu weiteren Harnwegsinfektionen und Nierenparenchymnarben prädisponiert sind, d. h. Kinder mit Fehlbildungen der Nieren und der ableitenden Harnwege sowie Kinder mit Blasenentleerungsstörungen.
- bei denen bereits eine Nierenparenchymschädigung vorliegt.

Ein **besonderes Augenmerk** ist auf folgende Patienten zu richten:
- Säuglinge mit Pyelonephritis
- Kinder mit bereits im pränatalen Ultraschall diagnostizierten Fehlbildungen der Nieren und ableitenden Harnwege
- Patienten mit Urosepsis
- Männliche Patienten
- Patienten mit rekurrierenden Harnwegsinfektionen
- Kinder mit Gedeihstörung und Harnwegsinfektionen
- Kinder mit einer positiven Familienanamnese für Harntraktfehlbildungen
- Bei Nachweis anderer Erreger als *Escherichia coli*

72.5.2 Sonographie

Die Sonographie ist die **Basisdiagnostik** innerhalb der ersten Tage nach diagnostizierter Harnwegsinfektion. Untersucht werden das Nierenvolumen, die Nierenparenchymechogenität, die Mark-Rinden-Differenzierung, eine mögliche Urolithiasis, die Weite des Nierenbeckenkelchsystems, die Weite des Ureters, die Blasenwanddicken und eine mögliche Restharnbildung.

Cave

! Eine **normale Sonographie** der Nieren und ableitenden Harnwege **schließt einen vesikoureterorenalen Reflux nicht aus** und macht eine weiterführende bildgebende Diagnostik nicht überflüssig.

72.5.3 Miktionszystourethrographie / Miktionsurosonographie

Eine deutsche Leitlinie hinsichtlich der Indikation für eine Miktionszystourethrographie exisitiert bisher nicht, die internationalen Leitlinien sind nicht einheitlich.

Ein **vesikoureterorenaler Reflux** (VUR) ist ein **häufiger Risikofaktor** für HWI im Kindesalter und ca. 30 % aller Kinder mit symptomatischen HWI weisen einen vesikoureterorenalen Reflux (VUR) auf.

Die Indikation zur **Miktionszystourographie** (MCU) / Miktionsurosonographie (MUS) wird kontrovers diskutiert. Nach internationalen Leitlinien sollte eine Refluxprüfung (MCU / MUS) nach erster gesicherter fieberhafter Harnwegsinfektion erfolgen, wenn eines oder mehrere der folgenden Kriterien erfüllt ist (unabh. von Alter o. Geschlecht):
- Auffälliger Befund in der Sonographie der Nieren u. ableitenden Harnwege (z. B. Dilatation des Nierenbeckenkelchsystems, verdickte Pyelonwand, Megaureter etc.)
- Nachweis eines Keims, der nicht *E.-coli* ist (Non-*E.-coli*-Infektion)
- Komplizierter Verlauf der Harnwegsinfektion (z. B. verzögerte Entfieberung, Urosepsis)
- Bei familiärer Belastung
- Bei Pyelonephritis mit Parenchymnarben in der statischen Szintigraphie mit ^{99m}Tc-DMSA (➤ Kap. 72.5.4)

Bei symptomatischer, afebriler Harnwegsinfektion mit sonographischen Hinweisen für einen VUR

MERKE

Die **Refluxprüfung** kann als radiologisches Miktionszystourethrogramm (MCU) und Miktionsurosonographie (MUS, mit Darstellung des subvesikalen Harnwegs) durchgeführt werden.

72.5.4 Weitere bildgebende Methoden

Die weitere bildgebende Diagnostik ist individuell zu planen. Infrage kommen folgende Verfahren:

- **Dynamische Szintigraphie** mit ^{99m}Tc-MAG3 bei erweitertem Nierenbeckenkelchsystem und / oder Ureter zur seitengetrennten Funktionsbestimmung und Bestimmung der Abflussverhältnisse.
- **Statische Szintigraphie** mit ^{99m}Tc-DMSA zum Nachweis der seitengetrennten Partialfunktion sowie Nierenparenchymnarben – ab 6 Mon. nach Infektion möglich – und der renalen Beteiligung im Sinne einer Pyelonephritis im akuten Stadium
- **Magnetresonanzurographie** zur Untersuchung komplexer Harntraktfehlbildungen

72.5.5 Blasenfunktionsdiagnostik

Blasenfunktionsstörungen als Ursache für rekurrierende Harnwegsinfektionen werden vielfach unterschätzt. Die Anamnese sollte deshalb gezielt auf **Hinweise** nach Blasenentleerungsstörungen durchgeführt werden:

- Harninkontinenz
- Imperativer Harndrang
- Pollakisurie
- Miktionsaufschub
- Auffällige Haltemanöver
- Miktionsauffälligkeiten im Sinne von Stottern oder Pressen
- Obstipation
- Enkopresis

Zur **Objektivierung der Befunde** ist ein **Blasentagebuch** hilfreich – Uhrzeit und Menge von Flüssigkeitsaufnahme und Urinportionen (gemessen mit Messbecher) über 48 h – sowie gegebenenfalls eine **Uroflowmetrie** mit Beckenboden-EMG oder in speziellen Fällen eine **Zystomanometrie.**

72.6 Prophylaktische Maßnahmen im Intervall bei rekurrierenden Harnwegsinfektionen

72.6.1 Antibakterielle Langzeitinfektionsprophylaxe

Eine antibakterielle Langzeitinfektionsprophylaxe bei Risikopatienten soll die Rekurrenz fieberhafter Harnwegsinfektionen verhindern. Eine der häufigsten **Indikationen** für eine antibakterielle Dauerprophylaxe ist der **vesikoureterorenale Reflux**.

In Abhängigkeit von der lokalen und individuellen Resistenzlage werden orale Cephalosporine, Nitrofurantoin und Trimethoprim zur antibakteriellen Langzeitinfektionsprophylaxe eingesetzt (➤ Tab. 72.7).

Tab. 72.7 Dauerprophylaxe von Harnwegsinfektionen

Substanz	Einmalige Tagesdosis [mg / kg KG / d]	Anwendungsbeschränkungen bei jungen Säuglingen
Nitrofurantoin	1	< 3. Lebensmonat, zusätzliche Anwendungsbeschränkungen unabhängig vom Lebensalter: Niereninsuffizienz Beschränkung auf 6 Mon. (Vorgabe des BfarM, www.bfarm.de)
Trimethoprim	1(– 2)	< 7. Lebenswoche **Cave:** lokale Resistenzlage
Nitroxolin	3–7	< 3 J.
Cefaclor	10	Keine Risiko der Selektion von ESBL-produzierenden Bakterien (Extended-Spectrum-β-Lactamase-Bildner)
Cephalexin	10	Keine Risiko der Selektion von ESBL-produzierenden Bakterien (Extended-Spectrum-β-Lactamase-Bildner)
Cefixim	2	Frühgeborene und Neugeborene[1] Risiko der Selektion von ESBL-produzierenden Bakterien (Extended-Spectrum-β-Lactamase-Bildner)
Ceftibuten	2	< 4. Lebensmonat[1] Risiko der Selektion von ESBL-produzierenden Bakterien (Extended-Spectrum-β-Lactamase-Bildner)
Cefuroximaxetil	5	< 4. Lebensmonat[1] Risiko der Selektion von ESBL-produzierenden Bakterien (Extended-Spectrum-β-Lactamase-Bildner)

[1] keine ausreichenden Erfahrungen

Tab. 72.8 Wahrscheinliche Erreger und Therapieoptionen von Durchbruchsinfektionen unter Dauerprophylaxe

Re-Infektionsprophylaxe	Wahrscheinlicher Erreger	Therapievorschlag
Trimethoprim	Resistente *E. coli*	Cephalosporin der Gruppe 3
Nitrofurantoin	Pseudomonaden, Proteus, Klebsiellen	Ceftazidim o. Ciprofloxacin[1]
Cephalosporin	Enterokokken	Ampicillin / Amoxicillin o. Ciprofloxacin[1]

[1] zugelassen bei komplizierten Harnwegsinfektionen bei Kindern ab 2 J.

Durchbruchsinfektionen unter antibakterieller Prophylaxe treten in bis zu 25 % der Fälle auf und sind dann in Abhängigkeit von der verwendeten antibakteriellen Prophylaxe und dem damit zu erwartenden Erregerspektrum zu therapieren (➤ Tab. 72.8).

Zunehmende Resistenzraten der Bakterien, neue Erkenntnisse zum Wert einer antibakteriellen Langzeitprophylaxe und Erkenntnisse zur Rolle der Immunologie, der Genetik und Entwicklungsstörungen der Nieren bei der Narbenentstehung führen zu einer kritischen Sicht auf den Wert einer Langzeitprophylaxe. Zunehmend wird eine **risikoadaptierte antibakterielle Prophylaxe** empfohlen, da auch aktuelle große prospektive Studien den Wert einer antibakteriellen Dauerprophylaxe zur Verhinderung von HWI-Rezidiven nicht abschließend klären konnten:

- Jenseits des 1. Lj. scheint bei niedriggradigem vesikoureterorenalem Reflux Grad I – II eine Langzeitprophylaxe keinen Vorteil hinsichtlich der Rekurrenz von Harnwegsinfektionen oder des Risikos einer Ausbildung von Parenchymnarben zu haben.
- Eine schwedische Untersuchung bei 203 Kindern zwischen 1 und 2 J. und einem dilatierenden vesikoureterorenalen Reflux Grad III und IV zeigte den Vorteil weniger Rekurrenzen und Parenchymnarben lediglich bei Mädchen, nicht jedoch bei Jungen.

(Die Jungen profitierten jedoch in einer französischen Studie von einer Dauerprophylaxe.)

Zusammengefasst scheinen Kinder mit **dilatierendem vesikoureterorenalen Reflux ≥ Grad III** von einer antibakteriellen Dauerprophylaxe zu profitieren. Die Dauer sollte jedoch auf ein Minimum beschränkt werden. So kann z. B. nach 6–12 Mon. ein Auslassversuch unternommen werden, wenn keine weiteren Harnwegsinfektionen mehr aufgetreten sind. Entscheidende Rationale dafür ist die hohe Rückbildungstendenz der Refluxe im Zeitverlauf. Begleitende Fehlbildungen der Nieren und ableitenden Harnwege, z. B. Ureterozelen oder Doppelnieren, die die Chance auf eine spontane Rückbildung des Refluxes minimieren, oder Durchbruchsinfektionen sind Indikationen für eine **chirurgische Refluxkorrektur.**

Potenzielle bakterielle Resistenzentwicklung und mögliche negative Auswirkungen auf das intestinale Mikrobiom sind im Einzelfall gegen die protektive Wirksamkeit der Prophylaxe abzuwägen.

72.6.2 Supportive Maßnahmen im Intervall

Allgemeine Empfehlungen sind:

- Eine vorliegende Obstipation ist zu therapieren.
- Für die **Prophylaxe bei Mädchen** mit rekurrierenden Zystitiden kann die Ansäuerung des Urins mit **L-Methionin** unter einen pH von 6,2 erweitert werden.
- Zum protektiven Effekt von D-Mannose, Kapuzinerkresse, Meerrettich, Vitamin C sowie Cranberry- oder Preiselbeer-Produkten existieren für das Kindesalter widersprüchliche Studienergebnisse.
- Die Zirkumzision im Allgemeinen wird nicht empfohlen. Dennoch können in Einzelfällen Jungen mit rekurrierenden Harnwegsinfektionen und / oder Harntraktfehlbildungen von einer Zirkumzision profitieren.
- **Bei** isolierter **Detrusorinstabilität** oder **Detrusor-Sphinkter-Dyskoordination** ist eine Behandlung mit Anticholinergika (Propiverin-HCL oder Oxybutinin) respektive Beckenboden-EMG-Biofeedback oder ggf. intermittierender Katheterismus bei einer „Lazy Bladder" indiziert.

Wichtig für die Praxis

- **Je jünger das Kind mit HWI,** desto unspezifischer die Symptome und umso höher das Risiko der Entwicklung einer Urosepsis.
- **Asymptomatische Bakteriurien** ohne Nachweis einer Leukozyturie bedürfen i. d. R. keiner antibakteriellen Therapie.
- **Essenziell** für die Diagnose ist die korrekte Uringewinnung.
- Die **Urinkultur mit Resistogramm** ist notwendig, um die Diagnose Harnwegsinfektion zu sichern und mögliche Resistenzen gegen die antibakterielle Therapie zu erfassen.
- Entscheidend für die Frage, ob bei einem Säugling / Kind mit V. a. HWI die Therapie oral oder parenteral eingeleitet werden soll, ist nicht (nur) das Alter, sondern der **klinische Zustand des Patienten.**
- Die **lokale Resistenzlage** ist essenziell für die Wahl der kalkulierten antibakteriellen Therapie.
- **Hochwirksame Reserveantibiotika** (z. B. Ciprofloxacin, Cephalosporine der Gruppe 3) sollten bei der antibakteriellen Primärtherapie der Zystitistherapie der Zystitis im Kindes- und Jugendalter **vermieden** werden.

LITERATUR

American Academy of Pediatrics: Practice parameter: the diagnosis, treatment, and evaluation of the initial urinary tract infection in febrile infants and young children. Pediatrics 103(4) (1999) 843–852

Beetz R, Bachmann H, Gatermann S et al.: Harnwegsinfektionen im Säuglings- und Kindesalter – Konsensusempfehlungen zu Diagnostik, Therapie und Prophylaxe. Monatsschr Kinderheilkd 155 (2007) 261–271

Benz MR, Weber LT: Harnwegsinfektionen im Kindesalter. Kinder- und Jugendmedizin 4 (2008) 223–231

Brandström P, Esbjörner E, Herthelius M, et al. The Swedish reflux trial in children: Urinary tract infection pattern. J Urol 184(2010) 286–291

Brandström P, Nevéus T, Sixt R, et al. The Swedish reflux trial in children: IV. Renal damage. J Urol 184 (2010) 292–297

Craig JC, Simpson JM, Williams GJ et al.: Prevention of Recurrent Urinary Tract Infection in Children with Vesicoureteric Reflux and Normal Renal Tracts (PRIVENT) Investigators. Antibiotic prophylaxis and recurrent urinary tract infection in children. N Engl J Med. 361(18) (2009)1748–1759

Daschner M (Hrsg.): Tabellarium Nephrologicum – Dosierungstabellen und Therapieschemata bei pädiatrischer Niereninsuffizienz. Shaker Verlag, Aachen (2000)

DGPI Handbuch, Infektionen bei Kindern und Jugendlichen, 7. vollst. überarb. Aufl., Georg Thieme Verlag, Stuttgart (2018)

Dick P, Feldmann W: Routine diagnostic imaging for childhood urinary tract infections: a systematic overview. J pediatr 128(1996) 15–22

Downs SM: Technical report: Urinary tract infections in febrile infants and young children. The urinary tract subcommittee of the American Academy of Pediatrics committee on quality improvement. Pediatrics 103 (1999) e54

Jodal U, Hansson S: Harnwegsinfektionen. In: Schärer K, Mehls O (Hrsg.): Pädiatrische Nephrologie. Springer-Verlag, Berlin, Heidelberg, New York, Barcelona, Hongkong, London, Mailand, Paris, Tokio (2002) 269–287

Lambert H, Coulthard M: The child with urinary tract infection. In: Webb N, Postlethwaite R (Hrsg.): Clinical paediatric nephrology. 3rd ed. Oxford University Press (2003) 197–226

RIVUR Trial Investigators, Hoberman A, Greenfield SP, Mattoo TK et al. : Antimicrobial prophylaxis for children with vesicoureteral reflux. N Engl J Med. 370(25) (2014) 2367–2376

Roussey-Kesler G, Gadjos V, Idres N et al.: Antibiotic prophylaxis for the prevention of recurrent urinary tract infection in children with low grade vesicoureteral reflux: results from a prospective randomized study. J Urol 179 (2008) 674–679

Tönshoff B, Beetz R: Antibiotische Dauerprophylaxe bei Harnwegsinfektionen. Wann, womit, wie lange? Monatsschr Kinderheilkd 155 (2007) 242–251

Wiliams G, Wei L, Lee A, Craig JC: Long-term antibiotics for preventing recurrent urinary tract infection in children. Cochrane Database Syst Rev 3 (2006) CD001534

KAPITEL

73

Bernd Salzberger

Infektionen bei immunkompromittierten Patienten

Kernaussagen

- **Bei immunkompromittierten Patienten** sind Infektionen häufiger, können sich atypisch präsentieren und verlaufen schwerer.
- Das **Spektrum der Infektionserreger** ist breiter. Neben „üblichen" Erregern kommen Infektionen mit atypischen und latent vorhandenen Erregern (opportunistische Erreger) vor.
- Das Erreger- und Krankheitsspektrum wird durch die **Art der Immunschwäche** bestimmt.

73.1 Einleitung

Beeinträchtigungen der Immunantwort können vererbt, krankheits- oder therapiebedingt sein, sie können die Barrierefunktion von Haut- und Schleimhaut, die angeborene oder adaptive Immunantwort betreffen. Durch unser wachsendes Verständnis des Immunsystems, aber auch durch viele neue Therapiemodalitäten ist die Zahl der Störungen so groß, dass diese hier nicht vollständig aufgeführt werden können.

Angeborene Immundefekte haben ein breites Spektrum von schwersten Störungen mit Manifestation im Säuglings- oder Kleinkindalter (z. B. Severe Combined Immunodeficiency Syndrome, SCID), bis zu Punktmutationen, z. B. in den Genen für Rezeptoren für Pathogenmuster (PAMP), die nur wenige Erreger betreffen und sich meist erst im Erwachsenenalter zeigen. Die angeborenen Immundefekte mit Manifestation im Säuglings- und Kindesalter sind spezialisierten pädiatrischen Behandlungszentren vorbehalten und werden hier nicht aufgeführt.

73.2 Mangel an Immunglobulinen

73.2.1 Muster und Schweregrad

Klinisch relevante **Immunglobulinmangelzustände** sind meist durch Mangel an IgG oder IgG- Subklassen bedingt. Bei Erwachsenen kann sich von den angeborenen Störungen das Common-Variable-Immunodeficiency-Syndrom spät manifestieren, als Erniedrigung des gesamten IgGs oder spezifischer IgG-Subklassen. Beim CVID ist typisch eine deutliche Verminderung des IgG, häufig mit Verminderung oder gar Fehlen von IgA und IgM vorhanden. Bei Betroffenen kommt es zu häufigen bakteriellen Infektionen, auch Infektionen mit Lamblien und Noroviren verlaufen chronisch.

73

IgG-Subklassen können auch isoliert vermindert sein, auch ein Mangel an Subklassen manifestiert sich häufig als Häufung sinopulmonaler Infektionen. Ebenso wie das CVID ist ein IgG-Subklassenmangel häufig mit Autoimmunerkrankungen assoziiert, am häufigsten beim IgG4-Mangel.

73.2.2 Diagnostik, Therapie und Prävention

Bei einem V. a. einen Immundefekt durch Häufung von Infektionen gehört die Bestimmung der Immunglobuline im Serum zum Standard. Die Impfantwort auf viele Impfstoffe kann reduziert sein. Bei Nichtansprechen von Impfungen, Nichtwirksamkeit von prophylaktischer Antibiotikagabe und schwerem Mangel bzw. häufigen klinischen Komplikationen kann eine Substitution von Immunglobulinen Häufigkeit und Schwere von Infektionen reduzieren.

73.3 Neutropenie

73.3.1 Muster und Schweregrad

Neutropenien (Verringerung der neutrophilen Granulozyten) sind am häufigsten Folgen zytotoxischer Therapien, selten treten sie bei angeborenen Störungen auf (zyklische Neutropenie). Die häufigsten Infektionen bei einer Neutropenie sind bakterielle Infektionen, häufig noch begünstigt durch gleichzeitige Schädigung der Schleimhaut, z. B. bei Therapien von hämatoonkologischen Erkrankungen. Dadurch können grampositive (Streptokokken, koagulasenegative Staphylokokken) und gramnegative Darmbakterien translokieren und Bakteriämien verursachen. Das Infektionsrisiko korreliert sehr eng mit der Schwere und der Dauer der Neutropenie. Eine **schwere Neutropenie** wird definiert als **Abfallen der Neutrophilen ≤ 500 / µl.**

73.3.2 Diagnostik, Therapie und Prävention

Beim Auftreten von Fieber oder anderen Zeichen einer Infektion muss bei allen Patienten mit einer Neutropenie **rasch gehandelt werden:** Blutkulturen abnehmen, eine sorgfältige Untersuchung auf Infektionszeichen an Haut, Schleimhaut und Organen durchführen und eine empirische Antibiotikatherapie (z. B. mit Piperacillin / Tazobactam) beginnen. Eine Röntgen-Thorax-Aufnahme gehört ebenfalls zum Standard. Das **Risiko für invasive Pilzinfektionen** steigt erst bei längerer Dauer einer schweren Neutropenie relevant an.

Eine prophylaktische antimikrobielle Therapie wird für die therapieinduzierte Neutropenie heute nur in Ausnahmefällen empfohlen.

73.4 Asplenie

73.4.1 Muster und Schweregrad

Eine funktionelle oder anatomische Asplenie ist am häufigsten durch Verletzung oder chirurgische Entfernung der Milz (z. B. bei idiopathischer Thrombozytopenie) bedingt. Die Asplenie erzeugt ein spezifisches und enges Muster eines Immundefekts, das Risiko für Infektionen mit bekapselten Bakterien (z. B. Pneumokokken, *H. influenzae*) ist deutlich erhöht. Die schwerste Form einer solchen Infektion ist das OPSI-Syndrom (Overwhelming Post-splenectomy Infection, meist als Pneumokokken-Sepsis).

73.4.2 Diagnostik, Therapie und Prävention

Das Risiko von Infektionen mit bekapselten Bakterien kann durch Impfung deutlich reduziert werden. Für Patienten mit funktioneller oder anatomischer Asplenie sind Impfungen gegen Pneumokokken, *H. influenzae* und Meningokokken Indikationsimpfungen nach STIKO.

73.5 *HIV*-Infektion

73.5.1 Muster und Schweregrad

Im Verlauf der Infektion kommt es mit dem Verlust der CD4-Lymphozyten zu einem zellulären Immundefekt. Das Spektrum eines solchen Defekts ist vermutlich durch die *HIV*-Infektion aufgrund der hohen Fallzahl am besten charakterisiert. Es besteht ein klarer Zusammenhang zwischen der Schwere des Immundefekts und dem Risiko für spezifische Infektionen. Grob kann das **Infektionsrisiko nach der CD4-Zellzahl** unterteilt werden (➤ Tab. 73.1)

73.5.2 Diagnose, Behandlung und Prävention

Die wichtigsten Maßnahmen, die infektiöse Komplikationen verhindern, sind die rechtzeitige Diagnose und Therapie der *HIV*-Infektion. Allerdings werden selbst in Deutschland ca. 20 % aller *HIV*-Infektionen

Tab. 73.1 Typische Infektionen bei *HIV*-Infektion nach Schwere des Immundefekts

CD4-Zellzahl / µl	Bakterielle Infektionen	Virusinfektionen	Mykosen	Parasitosen
≥ 500	–	–	–	–
200–499	(+), z. B. bakt. Pneumonien	(+), z. B. mukokut. Herpesinfektionen	(+) z. B. mukokut. Candidosen	–
100–199	Invasive Salmomellosen	Schwere *HSV*- u. *VZV*-Manifestationen	*PjP*	Zerebrale Toxoplasmose, syst. Leishmaniosen
< 100	Diss. atypische Mykobakteriosen	*CMV*-Manifest., PML	Kryptokokkenmeningitis	–

erst mit Auftreten einer opportunistischen Infektion entdeckt. Nach Therapie der akuten Komplikation sind je nach CD4-Zellzahl primäre oder sekundäre Prophylaxen gegen opportunistische Infektionen bis zur Rekonstitution des Immunsystems gegen weitere Infektionen oder Rezidive wirksam, z. B. Prophylaxe einer *PjP* mit Cotrimoxazol bis zur Suppression der Virusreplikation und Erreichen von 200 CD4-Zellen.

73.6 Organtransplantation

73.6.1 Muster und Schwere des Immundefekts

Der Schutz vor einer Abstoßung eines transplantierten Organs wird vermittelt durch spezifische Immunsuppressiva (u. a. Anti-ICD3-Antikörper, Cyclosporin, Tacrolimus, Mycophenolat-Mofetil, Kortikosteroide). Alle diese Substanzen beeinträchtigen die T-zelluläre adaptive Immunantwort.

Prinzipiell ist damit das Erregerspektrum ähnlich wie bei *HIV*-infizierten Patienten: die latenten Virusinfektionen *(HSV, VZV, CMV, EBV)* reaktivieren häufig, zusätzlich ist das Risiko für Pilzinfektionen *(Pneumocystis jirovecii, Aspergillus spp.)* und Reaktivierungen von parasitären Infektionen (Toxoplasmose, Leishmaniose) erhöht.

Das **Infektionsrisiko** ist dabei am höchsten kurz nach der Transplantation sowie während der Therapie akuter Abstoßungsreaktionen und unterschiedlich nach Art des transplantierten Organs. Patienten mit Transplantation einer Lunge, eines Herzens und einer kombinierten Pankreas-Nieren-Transplantation haben ein höheres Infektionsrisiko als nierentransplantierte Patienten oder lebertransplantierte Patienten.

Auch das Risiko für bakterielle Infektionen ist bei diesen Patienten erhöht, Infektionen manifestieren sich bei allen Patienten in der postoperativen Phase besonders häufig am transplantierten Organ und als nosokomiale Pneumonie.

73.6.2 Diagnostik, Therapie und Prävention

In der Betreuung organtransplantierter Patienten müssen involvierte Ärzte (Hausärzte wie Spezialisten) stets eine besondere **Wachsamkeit für Infektionen** haben. Es sind spezifische Algorithmen v. a. zur Diagnostik und Prävention gut etabliert, z. B. Prophylaxen einer *CMV*-Infektion (Risiko am höchsten bei seronegativen Patienten vor Transplantation mit Übertragung eines *CMV*-positiven Organs). Zur Prävention einer *CMV*-Erkrankung ist hier z. B. eine medikamentöse Prophylaxe über 3 oder 6 Mon. oder eine regelmäßige Testung auf *CMV*-Replikation und medikamentöse Therapie bei positivem Ergebnis zur Vermeidung von Organerkrankungen (präemptive Therapie) zu empfehlen. Empfehlungen oder Leitlinien unterscheiden sich hier je nach transplantiertem Organ.

Die Organtransplantation ist keine Kontraindikation gegen die Anwendung von Totimpfstoffen. **Impfungen** sind weniger wirksam bei organtransplantierten Patienten, sie sind dennoch wichtig zur Reduktion des Infektions- und Erkrankungsrisikos für viele Pathogene. Neben der **Pneumokokken-Impfung** sind hier eine **Zoster-Impfung** und **jährliche Influenza-Impfungen** besonders wichtig.

73.7 Allogene Stammzell-/Knochenmarktransplantation

Bei der Transplantation allogener Stammzellen sind in zwei Phasen unterschiedliche Defekte des Immunsystems relevant:

- Durch die Ablation des hämatopoetischen Systems ist die Zeit von der Chemotherapie bis zum Wiederanstieg der Granulozyten eine Phase der schweren Neutropenie (meist für 12–20 d) mit den entsprechenden Risiken.
- Zur Vermeidung der Graft-versus-host-Reaktion (GvHD) werden ähnliche Substanzen eingesetzt wie nach Organtransplantation, d. h. in den ersten 3–4 Mon. nach der Transplantation besteht ein schwerer zellulärer Immundefekt, mit einem Infektionsrisiko ähnlich wie bei der schweren *HIV*-Infektion.

Das Risiko hängt v. a. von der Schwere der GvHD-Reaktion ab, in vielen Fällen kann die Immunsuppression nach einigen Monaten vollständig abgesetzt werden. Damit kann sich das Immunsystem regenerieren und der Immundefekt bildet sich zurück.

73.8 Immunsuppressive Therapie von chronisch-entzündlichen oder Autoimmunerkrankungen

Die Therapie chronisch-entzündlicher bzw. Autoimmunerkrankungen hat in den letzten Jahren mit einer Vielzahl von neuen Ansätzen und Substanzen große Fortschritte gemacht. Für viele Patienten waren die „alten" Substanzen zur Therapie der Autoimmunerkrankungen (Kortikosteroide, Methotrexat, Azathioprin, Leflunomid) nicht wirksam genug oder zu toxisch. Die Phase der Biologika und des gezielten Eingriffs in Signalwege der Inflammation begann mit der Einführung der Anti-TNF-Therapien, zunächst gegen die rheumatoide Arthritis. Mittlerweile gibt es eine Vielzahl von Substanzen gegen verschiedene Angriffspunkte (➤ Tab. 73.2). Die Evaluation spezifischer Infektionsrisiken ist schwierig, weil

1. komplizierte Verläufe häufig die konsekutive oder gleichzeitige Anwendung verschiedener Therapeutika erfordern und
2. eine Vielzahl neuer Substanzen neu in der Therapie und so seltene Komplikationen noch nicht bekannt sind.

Langzeitstudien sind hier wichtig und notwendig. Generell sollten die Untersuchungen auf latente Tuberkulose und chronische Hepatitis B am Anfang der Krankheitsgeschichte durchgeführt werden, ebenso die Indikationsimpfungen.

Insbesondere bei chronischen T-zellulären Immundefekten (*HIV*-Infektion, Organ- und Stammzelltransplantation sowie immunsuppressive Therapie entzündlicher Erkrankungen) ist auch das Risiko für infektionsassoziierte Tumoren (Non-Hodgkin-Lymphome durch *EBV*, Zervikal-, Anal- und andere Schleimhauttumoren durch *HPV*) deutlich erhöht. Wirksame Präventionsmaßnahmen für EBV-assoziierte Tumoren gibt es nicht. Für *HPV*-assoziierte Tumoren sind Früherkennung durch regelmäßige gynäkologische, gastroenterologische und HNO-Untersuchungen möglich und sollten wahrgenommen werden.

73

Tab. 73.2 Infektionsrisiken mit Antikörpern bzw. Substanzen zum gezielten Eingriff in Signalwege der Inflammation

Angriffspunkt	Substanzen	Indikationen	Erhöhtes Infektionsrisiko	Indikationsimpfungen[1] Immundefekt, Screening lat. TB / Screening chron. Hep. B, spez. Prophxlaxe
TNF	Etanercept, Infliximab, Adalimumab	RA, CED, MS	+, spezif.: Reakt. latente TB, Legionellen-, Listerien-Inf.	+/+/+/−
CD20 (B-Memory-Zellen)	Rituximab, Ocrelizumab	RA, MS	+, spezif.: Reaktivierung Hepatitis B	+/+/+/−
CD52	Alemtuzumab	MS	+, spezif.: Risiko PML erhöht	+/+/+/serol. Kontrolle JC-Virus
IL-1	Anakinra	RA	+	+/+/+/−
Alpha-Integrine	Natalizumab, Vedozulimab	MS, CED	+, spez.: PML, Herpesvirusinf.	+/+/+/serol. Kontrolle JC-Virus
IL-5	Nepolizumab	All. Asthma	-	−/−/−/Screening auf parasit. Infektionen nach Herkunft
IgE	Omalizumab	All. Asthma	.	-/-/-/Screening paras. Infektionen nach Herkunft
IL-6	Tocilizumab u. a.	RA, COVID-19	+	+/+/+/−
IL-12/-23	Ustekinumab, Vedolizumab	CED, MS	?	+/(+)/(+)/−
IL-17	Nekavimab, Ixetikumab u. a.	Psoriasis	-	(+)/−/−/−
Jak-Stat	Baricitinib u. a.	RA, Alopecia areata	+, ob. Atemwegsinf. Herpesvirusinf.	+/(+)/(+)/−
S1P-Rezetor	Fingolimod u. a.	MS	+, Herpesvirusinf.	+/(+)/(+)/−

[1] Indikationsimpfungen sollten vor Beginn der jeweiligen Therapie gegeben werden, am wichtigsten ist dies bei Anti-CD20-Therapien.

ALS FAUSTREGEL GILT

- Bei der Anwendung aller Immunsuppressiva muss ein hohes Maß an Aufmerksamkeit für Infektionen vorhanden sein.
- Die rasche Einführung neuer Substanzen mit immunsuppressiver Wirkung muss (z. B. in Registerstudien) gut dokumentiert werden, um Häufigkeit und Spektrum von Infektionen besser zu charakterisieren.

Wichtig für die Praxis

- **Immundefekte** sind zunehmend häufiger durch immunmodulatorische Therapie, v. a. autoimmuner oder chronisch entzündlicher Erkrankungen, verbreitet.
- **Art und Schwere des Immundefekts** bestimmen das Spektrum der möglichen opportunistischen Infektionen.
- **Infektionen bei immuninkompetenten Patienten** können atypisch verlaufen und schwere Komplikationen haben - eine hohe Aufmerksamkeit und rasche Behandlung ist notwendig.

LITERATUR

Baddley JW, Cantini F, Goletti D et al.: ESCMID Study Group for Infections in Compromised Hosts (ESGICH) Consensus Document on the safety of targeted and biological therapies: an infectious diseases perspective (Soluble immune effector molecules [I]: anti-tumor necrosis factor-alpha agents). Clin Microbiol Infect 24 Suppl 2 (2018) S10–S20

Fishman JA: Infection in Solid-Organ Transplant Recipients. N Engl J Med 357 (2007) 2601–2614

Heinz WJ, Buchheidt D, Christopeit M et al.: Diagnosis and empirical treatment of fever of unknown origin (FUO) in adult neutropenic patients: guidelines of the Infectious Diseases Working Party (AGIHO) of the German Society of Hematology and Medical Oncology (DGHO). Ann Hematol 96 (2017) 1775–1792

Kaplan JE, Benson C, Holmes KK et al.: Guidelines for prevention and treatment of opportunistic infections in HIV-infected adults and adolescents: recommendations from CDC, the National Institutes of Health, and the HIV Medicine Association of the Infectious Diseases Society of America. MMWR Recomm Rep 58 (2009) 1–207; quiz CE1-4

Mikulska M, Lanini S, Gudiol C et al.: ESCMID Study Group for Infections in Compromised Hosts (ESGICH) Consensus Document on the safety of targeted and biological therapies: an infectious diseases perspective (Agents targeting lymphoid cells surface antigens [I]: CD19, CD20 and CD52). Clin Microbiol Infect 24 Suppl 2(2018) S71–S82

Redelman-Sidi G, Michielin O, Cervera C et al.: ESCMID Study Group for Infections in Compromised Hosts (ESGICH) Consensus Document on the safety of targeted and biological therapies: an infectious diseases perspective (Immune checkpoint inhibitors, cell adhesion inhibitors, sphingosine-1-phosphate receptor modulators and proteasome inhibitors). Clin Microbiol Infect 24 Suppl 2 (2018) S95–S107

Ullmann AJ, Schmidt-Hieber M, Bertz H et al.: Infectious diseases in allogeneic haematopoietic stem cell transplantation: prevention and prophylaxis strategy guidelines 2016. Ann Hematol 95 (2016) 1435–1455

Winthrop KL, Mariette X, Silva JT et al.: ESCMID Study Group for Infections in Compromised Hosts (ESGICH) Consensus Document on the safety of targeted and biological therapies: an infectious diseases perspective (Soluble immune effector molecules [II]: agents targeting interleukins, immunoglobulins and complement factors). Clin Microbiol Infect 24 Suppl 2 (2018) S21–S40

Register